全国普通高等中医药院校药学类专业“十四五”教材（第三轮规划教材）
河南省“十四五”普通高等教育规划教材

生 药 学

（第2版）

（供药学类专业用）

主　编　李　钦　陈建伟
副主编　李宝国　王利丽　张　峰
编　者　（以姓氏笔画为序）
王红刚（广东药科大学）
王利丽（河南中医药大学）
杜鸿志（湖北中医药大学）
李　钦（河南大学）
李宝国（山东中医药大学）
张　峰（河南大学）
张来宾（新乡医学院）
张翠利（黄河科技学院）
陈建伟（南京中医药大学）

中国健康传媒集团
中国医药科技出版社

内容提要

本教材是“全国普通高等中医药院校药学类专业‘十四五’教材（第三轮规划教材）”之一，也是“河南省‘十四五’普通高等教育规划教材”之一。全书分为上、下两篇。上篇为总论，重点介绍生药学的基本理论、基本方法和基本技能，内容涵盖绪论、生药的分类和记载大纲、生药的真实性鉴定、生药的有效性评价、生药的安全性评价、生药的质量控制及质量标准的制定、生药品质的影响因素及调控、生药资源与可持续利用；下篇为各论，分述各类生药，共收载国内外常用生药202种，以自然分类系统编排，对于重点生药，介绍应用历史、来源、植（动）物形态、产地、采制、性状、显微特征、化学成分、理化鉴定、检查、浸出物、含量测定、药理作用、功能与主治等，每科后以二维码形式呈现《中国药典》收载的其他常见生药（221种）及欧美国家常用生药（215种）相关内容。正文插图142幅。书后附彩图46幅。本教材为书网融合教材，即纸质教材有机融合电子教材、教学配套资源（PPT等）。

本教材主要供全国普通高等院校药学类专业教学使用，也可作为相关专业学生、同等学力人员、医药从业人员的自学和参考用书。

图书在版编目（CIP）数据

生药学/李钦，陈建伟主编．—2版．—北京：中国医药科技出版社，2022.11

ISBN 978-7-5214-3103-2

Ⅰ．①生… Ⅱ．①李… ②陈… Ⅲ．①生药学 Ⅳ．①R93

中国版本图书馆CIP数据核字（2022）第050001号

美术编辑 陈君杞

版式设计 友全图文

出版 **中国健康传媒集团** | 中国医药科技出版社

地址 北京市海淀区文慧园北路甲22号

邮编 100082

电话 发行：010-62227427 邮购：010-62236938

网址 www.cmstp.com

规格 787×1092mm 1/16

印张 29 3/4

字数 711千字

初版 2016年3月第1版

版次 2022年11月第2版

印次 2022年11月第1次印刷

印刷 三河市万龙印装有限公司

经销 全国各地新华书店

书号 ISBN 978-7-5214-3103-2

定价 89.00元

获取新书信息、投稿、为图书纠错，请扫码联系我们。

数字化教材编委会

主　编　李　钦　陈建伟

副主编　李宝国　王利丽　张　峰

编　者　（以姓氏笔画为序）

王红刚（广东药科大学）

王利丽（河南中医药大学）

杜鸿志（湖北中医药大学）

李　钦（河南大学）

李宝国（山东中医药大学）

张　峰（河南大学）

张来宾（新乡医学院）

张翠利（黄河科技学院）

陈建伟（南京中医药大学）

前言《

本教材是以2020年版《中华人民共和国药典》（以下简称《中国药典》）为主要依据，在上一版的基础上进行修订，并根据药学专业培养目标的要求，力求兼具科学性、实用性和启发性。本教材主要供普通高等院校药学类专业本科、专升本师生教学使用，亦可作为相关专业学生、同等学力人员、医药从业人员的自学和参考用书。

全书分为上、下两篇。上篇介绍生药学的性质和任务、国内外生药学的发展，系统论述生药学的基本理论、基本方法和基本技能，包括生药的分类和记载大纲、真实性鉴定、有效性评价、安全性评价、质量控制及质量标准的制定，生药品质的影响因素及调控，生药资源与可持续利用。下篇为各类生药分述，共收载国内外常用生药202种，其中重点记述85种（冠以*号），一般简述生药117种；以自然分类系统编排，对于重点生药，介绍其应用历史、来源、植（动）物形态、产地、采制、性状、显微特征、化学成分、理化鉴定、检查、浸出物、含量测定、药理作用、功能与主治等。本教材在章首设置“学习目标”，并将延伸内容以“知识链接”的形式穿插于教材主体内容中；每科植物后面，以二维码形式呈现《中国药典》收载的其他常见生药（221种）及欧美国家常用生药（215种）。正文插图142幅；书后附有生药的基原植物、药材、显微特征等彩色照片共计46幅。书中的术语和概念主要参考中国科学院植物研究所有关专著和《中国药典》。部分插图选自李萍主编的《生药学》。本教材为书网融合教材，即纸质教材有机融合电子教材、教学配套资源（PPT等）。

本教材的编写分工如下：第一章至第四章由李钦编写，第五章至第八章由陈建伟编写，第九章至第十一章、第十二章第一节马兜铃科至苋科由王利丽编写，第十二章第一节木兰科至防己科由张来宾编写，第十二章第一节藤黄科至大戟科由杜鸿志编写，第十二章第一节芸香科至紫草科由王红刚编写，第十二章第一节唇形科至菊科由张翠利编写，第十二章第二节由李宝国编写，第十三章、第十四章由张峰编写。全书由主编和副主编统一审改，编委会集体定稿。

本教材的编写得到了参编院校领导和老师的大力支持，也获得了河南省教育厅的支持和认可，入选河南省“十四五”普通高等教育规划教材。此外，河南大学袁王俊博士帮助鉴定部分生药，河南大学苏亚菲、薛柯、高梦珂、李攀峰、武毅楠等研究生协助主编完成文字校对等工作。在此，向所有相关专家和学者一并表示衷心的感谢。

由于编者水平所限，疏漏、不足之处在所难免，敬请院校师生和广大读者提出宝贵意见，以便修订时完善。

编　者

2022年2月

目录

上篇　总论

下篇 各论

上篇　总论

第一章　绪　论

PPT

学习目标

1. **掌握**　生药的定义；生药学的定义和任务。
2. **熟悉**　古代生药学的起源和发展；我国历代本草沿革。
3. **了解**　现代生药学的发展；我国现代生药学概况。

第一节　生药学的性质和任务

凡具有预防、医疗、诊断疾病和保健作用的物质，统称为“药物”。药物的来源包括天然药物、人工合成药物与生物制品三大类。研究各类常用药物的来源、性质与应用等的学科，称药物学。

我国古代记载药物知识的著作，大多称“本草”，所载药物主要是植物药、动物药和矿物药，其中植物药占多数，故名本草，也就是我国古代的药物学。

“中药”（traditional Chinese madicines，TCMS）是指依据中医学的理论和临床经验应用于预防、医疗和保健的药物，包括中药材（Chinese medicinal materials）、饮片（prepared slices）、提取物（extracts）和中成药（Chinese patent medicines）。

“草药”（herbal medicines）一般是指草医（民间医生）用于治病或地区性口碑相传的民间药物，绝大多数是历代本草无记载的天然药物。随着中药资源普查和对草药的不断研究，一些疗效好的草药逐渐被中医所应用或作药材收购，于是又将中药和草药统称为“中草药”（Chinese herbal medicines）。

“民族药”（ethnomedicines）是指我国少数民族在民族医药理论指导下用于防治疾病的天然药物，如藏药、蒙药、维药等。

生药（crude drug）就是药材，是指未经加工或经简单加工，具有预防、医疗和保健作用的植物、动物和矿物等天然来源的药物。大多数生药都是我国历代本草收载的药物，此外还包括本草未记载、中医不常应用的天然药物（如洋地黄叶、麦角等）。在国外，生药是指来自生物、只经过简单加工而未精制的药物，其种类要少得多。

关于“生药”一词，我国古代文学名著《水浒传》中就多次出现“生药铺”（即今天所说的中药店）；明代太医院规定，“凡天下解纳药材，俱贮本院生药库”，“凡太医院所用药饵，均由……各地解来生药制造”；清朝太医院及御药房的医事制度中有“凡遇内药房取用药材，……俱以生药材交进，由内药房医生切造炮制”。由此可见，生药或生药材是我国古代一直沿用的原料药物，实质上即指药材。

生药学（pharmacognosy）是研究生药的质量和变化规律，探讨其资源和可持续利用的一门学科。

“道地药材”（genuine regional drug）是指一定自然条件、生态环境的地域内所产，且生产集中，栽培技术、采收加工讲究，品质优、疗效好，为世人所公认而久负盛名的药材。在药名前多冠以地名，以示其道地产区。

随着天然药物的普遍使用，加之药品流通领域存在一些习惯用法，生药、中药、草药、中草药、中药材、药材的含义有时难以明确区分。

我国生药资源丰富、种类繁多，使用历史悠久。1983—1987 年的全国第三次中药资源普查结果显示，我国有药用资源种类 12807 种。根据生药学的学科发展趋势，我国现阶段生药学研究的重点如下。

1. 生药成分及其作用机制研究 生药治病的物质基础是其所含的化学成分。要阐明生药治病的机制，首先必须阐明生药所含的化学成分，特别是有效成分。目前除少数生药的有效成分比较清楚外，大多数生药所含化学成分还不清楚。因此，应对常用生药进行系统的化学成分研究，建立符合中医药理论的药效学与分子生物学实验模型，寻找有效部位和有效成分。

在生药活性成分与作用机制研究的基础上，选择中医药有明显优势病种、疗效确切的单味生药或复方制剂，如抗衰老以及治疗心脑血管疾病、老年性疾病（老年痴呆、骨质疏松、更年期综合征等）、免疫性疾病、肿瘤、病毒性疾病等生药。遵循《药物非临床研究质量管理规范》（GLP）、《药物临床试验质量管理规范》（GCP）以及《药品生产质量管理规范》（GMP）等规范研制安全、有效、质量可控的中药，使其达到国际医药市场对产品的要求，从而具有较强的竞争力。

2. 生药质量评价 包括：①利用生药的性状鉴定、显微鉴定、理化鉴定以及 DNA 分子遗传标记鉴定，正确鉴定生药基原，鉴定生药真伪；②利用生药所含有效成分的定性和定量分析、含量限度、生物效应评价等方法进行生药质量优劣鉴定；③分析生药中内源性毒性成分和外源性有害残留物（如重金属、农药残留、黄曲霉毒素和二氧化硫等）及其限量，评价生药的安全性。

3. 生药生产与资源保护 1992 年联合国环境与发展大会上，各国首脑共同签署了《生物多样性公约》（Convention on Biological Diversity），发表了《21 世纪议程》（Agenda 21）。两个文件呼吁：各国应在保护环境和生态不受破坏的前提下发展经济，并强调这是关系到人类前途和发展、全球均应共同关注的重大课题。

受价格和市场的影响，部分野生生药资源遭到毁灭性的破坏。2021 年调整后的《国家重点保护野生药材物种名录》收录 42 种中药材（涉及 76 种动植物）。诸如冬虫夏草、甘草、黄连、川贝母、穿山甲、肉苁蓉等资源数量均已急剧下降。因此，必须积极采取引种、栽培、种质保存、宏观调控等一系列挽救及综合利用等措施。

4. 生药标准化研究 中药标准化是中药现代化、国际化的基础和保证，而生药的标准化是中药研究、开发和临床应用的源头。为保证生药或天然药物的标准化，我国正在积极探索中药材生产质量管理规范（Good Agricultural Practice，GAP）相关政策，以保障中药材质量，为中药材质量标准的制定奠定基础。要做到这些，就要掌握生药引种栽培（养殖）、生态环境、种质和繁殖材料、栽培、采收和产地加工等相关知识和技能，为中药材生产的标准化打下必要的专业基础。

5. 生物技术在生药学研究中的应用

（1）生药分子鉴定 利用生物技术能对生药品种进行鉴定研究。可选择合适的 DNA 分子遗传标记技术，如限制性片段长度多态性（RFLP）、随机扩增多态性 DNA

(RAPD)、DNA 条形码、DNA 微阵列（DNA 芯片）等方法，在植（动）物居群、属、种、亚种、种内变异以及近缘种和混伪品上对研究对象进行准确鉴定。

（2）药用植物生物技术　根据植物细胞的全能性，用药用植物体的一部分组织或细胞在试管内繁殖试管苗和保存种质，利用细胞工程使植物体培养物产生高含量的次生代谢产物。如利用长春花 *Catharanthus roseus*（Linn.）G. Don 培养细胞生产蛇根碱，利用人参 *Panax ginseng* C. A. Meyer 培养细胞生产人参皂苷。利用 DNA 重组技术可从生物体内分离出特定的功能基因，将这些基因导入药用植物体内，可产生优良性状的转基因植物。

6. 中药现代化信息系统的建立

（1）完善中医药大数据库，如中药有效成分数据库、中药药理及毒理数据库、中药复方数据库、中药临床疗效数据库、国外重要植物药数据库等，依靠人工智能从海量的中药信息资源中开发和挖掘最有价值的信息。

（2）随着计算机网络的普及，中药现代化的各种知识将得到广泛的传播。例如，通过各种专家系统和软件，可以把中医防治疾病的经验和知识、中药防治疾病的最新科研成果普及到每家每户。

第二节　生药学的发展简史

一、古代生药学的起源和积累

人类药物知识的起源，可以追溯到远古时代。在寻找食物的时候，人们通过反复尝试逐渐发现，一些有生理活性的植物用来防治疾病，因此有“药食同源”之说。古书记载，神农氏（约公元前 2700 年）尝百草之滋味，用以治病，一日而遇七十毒，说明我们的祖先在长期和自然作斗争的过程中，依靠人体直觉和尝试来认识天然药物的情况。经过长期而广泛的医疗实践，人们掌握的药物知识逐渐丰富起来。在无文字时代，这些知识只能依靠师承口授，在文字产生以后，便逐渐被记录下来，形成医药书籍。由于其中的植物药占大多数，记载药物的著作称为“本草”。“本”和“草”在甲骨文中分别代表植物的地下部分和地上部分，即指植物。据考证，秦汉时期，本草流行已较多。本草著作是我国劳动人民利用药物防治疾病的经验总结，是世界传统医学的宝贵遗产。现知我国最早的药物学专著为《神农本草经》，著者不详，托名于神农。我国历代主要本草著作见表 1-1。

表 1-1　我国历代主要本草简介

书名	作者	年代	说明
神农本草经	不详	东汉末年（公元 1—2 世纪）	全书三卷，载动、植、矿物三类药物 365 种，分上、中、下三品：上品 120 种，多服久服不伤人；中品 120 种，有毒、无毒的均有；下品 125 种，多有毒，不可久服。每药项下载有性味、功能与主治，另有序例简要记述用药基本理论，如有毒无毒、四气五味、配伍法度、服药方法及丸、散、膏、酒等剂型。此书是现知我国最早的药物学专著，可以说是汉以前我国医药知识的总结。原书已失传，但原文被后世本草记载

续表

书名	作者	年代	说明
本草经集注	陶弘景（452—536）	南北朝梁代（502—549）	将《神农本草经》和《名医别录》合并加注而成，载药730种。对原有的性味、功能与主治有所补充，并增加了产地、采集时间和加工方法等。此书是继《神农本草经》之后有确切著作年代和作者的重要本草著作。原书已遗失，现存敦煌残卷。原文被后世本草记载
新修本草（唐本草）	苏敬（苏恭）等23人	唐显庆四年（659）	由朝廷指派苏敬等23人集体编修，载药844种，并附有药图25卷，图经7卷，开创了我国本草著作图文对照的先例。此书由当时政府修订和颁行，可算是我国最早也是世界上最早的一部药典。新增114种药物中不少自印度、波斯、南洋、西域等传入。此书不但对我国药物学的发展影响很大，而且为世界医药的发展做出了重要贡献。原书已佚，内容尚散见于《证类本草》中。现有尚志钧的辑本《唐·新修本草》
本草拾遗	陈藏器	唐开元27年（739）	共10卷，包括序例1卷，拾遗6卷，共载《新修本草》未收之药692种，解纷3卷，主要解决旧本草著作药物记载之纷乱，现知269种，原书已失传。其中绝大部分皆被后世本草引用为正品。仅《证类本草》引用就达488种之多
证类本草（经史证类备急本草）	唐慎微	宋代（1082—1249）	全书共分31卷，载药1748种，其中524种是唐慎微从其他前人本草中辑入，本书增加方论1000余条，附方3000余首，药图294幅。初稿完成于1082年，最后定稿时间约在1098年。由唐氏在掌禹锡《嘉祐补注神农本草》与苏颂《图经本草》的基础上，收集民间验方、各家医药名著以及经史传记、佛书道藏中的有关本草学记载，整理编著而成的。该书在宋代几经修订，被作为官定本而刊行；并随年号更名《经史证类大观本草》（公元1108年）、《政和新修证类备用本草》（公元1116年）和《绍兴校定经史证类备急本草》（公元1159年）。淳祐九年（公元1249年），平阳张存惠将寇宗奭的《本草衍义》随文散入书中，作为增订，改名为《重修政和经史证类备用本草》。该书是宋以前本草学成就的系统总结，故后世有许多已经失传或散佚的古书，可从其引文中略窥梗概
本草纲目	李时珍（1518—1593）	明万历24年（1596）	全书共52卷，载药1892种，新增药374种，附药图1109幅，附方11096首。此书全面整理和总结了16世纪以前我国人民的药物知识。李时珍改绘药图，订正错误，并按药物的自然属性分为十六纲六十类，每药之下，分释名、集解、修治、主治、发明、附方及有关药物等项，体例详明，用字严谨，是我国本草史上最伟大的著作。李时珍长期亲自上山采药，远穷僻壤，遍询土俗，足迹踏遍大江南北，对药物进行实地考察和整理研究，使该书达到了前代本草所未及的水平。此书曾多次刻印，17世纪初传至国外，被译成多国文字，为世界医药学做出了巨大的贡献
本草纲目拾遗	赵学敏	清（1765）	共10卷，载药921种，其中716种为《本草纲目》未收载药物，如冬虫夏草、鸦胆子等
植物名实图考、植物名实图考长编	吴其浚	清（1848）	图考共38卷，载植物1714种；图考长编共22卷，载植物838种。两书共载植物2552种。该书对每种植物的形态、性味、用途和产地、生长环境叙述颇详，并附有精确插图，尤其注重植物的药用价值与同名异物的考证。该书为后人研究和鉴定药用植物提供了宝贵的资料

回顾国外药物知识的历史，以印度和埃及为最早。印度吠陀时期的《寿命吠陀经》（Ajurveda）和约公元前1500年古埃及的《爱柏氏纸草纪事》（Papyrus Ebers）中均有药物记载。希腊、古罗马、阿拉伯在医药发展方面也有悠久的历史，如希腊医生 Pedanius Dioscorides 著有《药物学》（De Materia Medica）、古罗马医生 Glaudius Galenus（131—200）所著“Materia Medica”、阿拉伯医生 Avicenna（980—1037）所著《医药典》（Canon Medicinae）等均为专门的药物学著作，都对古代医药学的发展产生了较大的影响。

二、现代生药学的发展和我国现代生药学概况

（一）现代生药学的发展

生药学是在人类在与疾病作斗争的过程中，随着生产发展和科学进步逐渐积累和发展起来的关于天然药物的科学。从历史来看，生药学的发展大致可分为三个时期，即传统的本草学（或药物学）时期、近代的商品生药学时期和现代的生药学新时期。

从两千多年前古代本草著作出现，直到19世纪中叶生药学发展成为独立的学科，世界各国都处于传统的本草学时期。当时，人们对于药物（生药）的认识，主要是依靠感官和实践经验积累。古代本草书籍的内容是以记载医疗效用为主，兼及生药和药用动植物的名称、产地、形态和感官鉴定的特征等。

自17世纪开始，随着欧洲资本主义机器大生产的建立，生产力和科学文化的迅速发展兴起了近代的自然科学，诸如物理学、化学、生物学等学科快速发展，也促进了药学学科的发展。

19世纪初期，随着化学学科的发展，科学家们相继从植物生药中分离得到生物碱。1804年德国药师 F. W. Sertürner 从罂粟 *Papaver somniferum* L. 的果实中分离到吗啡（morphine），1820年法国学者 Pierre Joseph Pelletier 等从金鸡纳 *Cinchona succirubra* Pav. ex Klotzsch 的树皮中分离到奎宁（quinine），并且证明这些生物碱具有明显的与原植物相同的生理作用，推动了植物类生药活性成分的研究。很多生物碱被分离为纯品，药物生理作用的研究也取得不少成就；同时随着生物科学的进步，生药的来源和形态学的研究也有了新的发展。到19世纪中叶，生药学从药物学中分离出来，成为独立的学科。随着国际交通和国际贸易的发展，生药采购和流通区域扩大，生药种类和数量逐渐增多，当时生药学的主要内容是研究商品生药的来源（生物的和地理的），鉴定商品生药的真伪和优劣。

1838年，德国学者 Schleiden 阐明了细胞是植物体构造的基本单位，并利用显微镜观察了多种生药的显微构造，发现根据显微构造的不同可以准确区分各种生药。其后，利用显微镜鉴定生药的方法得到进一步的发展，成为生药鉴定的重要手段之一。这一时期，德、法、英、美等国对本国药典收载生药和常用生药的显微鉴定进行了系统研究，相继出版了多本生药显微鉴定的专著；同时，化学定性和定量的方法也开始应用到生药鉴定工作中。自此，生药学的研究沿着形态学（包括宏观的和微观的）和化学两个方向前进。

20世纪30年代，药物作用强度（生物效价）的生物测定法得到了迅速的发展，为生药的品质评价提供了新的手段，也为进一步研究生药的活性成分及其含量测定方法提供了有利条件。1930年以后，物理化学的分析方法，如毛细管分析法、比色法、分

光光度法、荧光分析法和柱色谱、纸色谱等逐渐应用于生药分析鉴定。1960年以后，现代仪器分析方法的迅速发展，如紫外光谱、红外光谱、薄层色谱、气相色谱、高效液相色谱、核磁共振、质谱等新的分析方法的应用，推进了生药化学成分及其定性定量分析的研究。此外，利用电子显微镜和X线衍射法研究生药的超微构造，以及利用免疫电泳法鉴定种子类生药等，均在发展之中。

20世纪在西方，随着化学学科的发展，合成药迅速发展。如具有催眠作用的巴比妥类药物风靡一时，后来发现巴比妥有成瘾性；当时被认为无成瘾性的苯并氮䓬类（地西泮），后来被发现也有成瘾性；最大的合成药物的不良反应应属20世纪60年代的“反应停”事件，反应停（thalidomide）用于治疗妇女妊娠期呕吐，该药原来被认为是安全的，因导致大量畸形儿出现，后来从临床被召回。人们认识到，合成药的两大弊端是：副作用和对某些疾病的束手无策。

寻找天然产物仍然是药物发现的主要途径之一。如从植物黄花蒿 *Artemisia annua* L. 中分离到的青蒿素（artemisinin）及其衍生物二氢青蒿素（dihydroartemisinin）、蒿甲醚（artemether）等，为治疗疟疾的一线药物；从植物欧洲短叶红豆杉 *Taxus brevifolia* Nutt. 中分离到的紫杉醇（taxol），为治疗乳腺癌的一线药物；对治疗心血管疾病有效的银杏叶制剂；对轻中度抑郁症有效的贯叶连翘 *Hypericum perforatum* L. 制剂等。于是，国际上“回归自然”的呼声越来越高。生药学重新找回了自己的位置，现代生药学的时代已经到来。

生药有效成分的不断阐明及其分析方法的迅速发展，使人们迎来了现代生药学的新时期，推动了对影响生药品质的各种因素进行的科学探讨。例如，对薄荷、洋地黄、金鸡纳树等进行选种、嫁接、杂交以及环境条件和栽培技术、病虫害防治等方面的研究，以提高产量和质量；对生药采收时期、加工方法和贮藏条件等方面进行研究，力求提高并保持生药的优良品质。

研究目的的变化和研究手段的不断改善，使生药学研究的内容不断扩充。

生药学研究者还利用植物化学分类学知识寻找新资源；通过组织培养和分子生物学技术等手段研究目标成分（leading compound）的生物转化（biotransformation），试图通过控制产生目标成分的相关酶，提高目标成分的生物合成量或产生新的化合物；研究遗传（heredity）、个体发育（ontogeny）和环境（environment）等因素对目标成分生成的影响，试图通过改变各种因素达到提高目标成分含量的目的。

基于分析技术的进步，人们加强了对生药内在质量的评价，对于有效成分不明确的生药，引进指纹图谱（fingerprint）技术全面控制生药质量；同时还强调重金属、农药残留和致病微生物等有害物质的限量检查。

在生物活性检测方面，人们将现代自动化分离检测技术（如色谱－光谱在线联用）与现代分子生物学活性测试技术（如关键酶、靶细胞、微生物等）相结合，创建高通量（high throughput）和免重复（derepeatation）的筛选（screening）平台。

同时，人们还密切关注某些有毒天然成分（如吡咯里西生物碱的肝毒作用，马兜铃酸的肾毒作用）和天然药物与合成药物联合用药时的相互作用。

（二）我国现代生药学概况

我国古代在本草学方面有着光辉的成就，到16世纪末期李时珍的《本草纲目》问世，本草学的发展达到极盛时期，以后发展比较缓慢。20 世纪初期，学者们开始结合分类学的知识对《本草纲目》等书中的动植物进行学名考订。我国生药学的教学和研究自 20 世纪 30 年代由赵燏黄（1883—1960）开始。赵氏于 1934 年与徐伯鋆合编了《现代本草学——生药学》上卷，1937 年叶三多编写了《现代本草学——生药学》下卷。这两本书是当时介绍近代生药学的中文著作，也是生药学课程的教材。

中华人民共和国成立后，在党和国家中医药政策的指引下，中医药事业得到真正的发展，药学院系的生药学课程得到加强，各省（市）先后设立了中医学院中药系和中医药研究机构，药品检验研究院（所）成立中药室，加强了教学、研究和质量检验工作，并开展了 4 次全国性的中草药资源普查工作。

1949—1960 年，我国的生药学研究主要集中于中草药资源和经验鉴定的调查整理和研究，陆续编写出版了《中药鉴定参考资料》第一集（1958）、《中药材手册》（1959）、《药材学》（1960）等书籍。

1960—1962 年进行的第一次全国中药资源普查，以常用中药为主，进行了中草药资源普查和整理工作，出版了《中药志》第一版 Ⅰ～Ⅳ册（1959—1961），发现了一大批地方习用药材品种，如在西藏发现了胡黄连、冬虫夏草、川贝母、大黄等 90 多种当地习用品种。

1969—1973 年进行的第二次全国中药资源普查，掀起了群众性的中草药运动，调查收集了全国各地的中草药资料，并据此整理出版了多部全国性和地方性的中药著作，如《全国中草药汇编》（上、下册），《全国中草药汇编彩色图谱》（1975—1977），《中药大辞典》（1977），《中草药学》上、中、下册（1976—1986），《中药志》第二版 Ⅰ～Ⅵ册（1979—1998）等。这一时期，调查总结的对象由常用中药扩大到民间药，中草药数量有很大增加。

1983—1987 年进行的第三次全国中药资源普查，调查显示我国中药资源种类达 12807 种，其中药用植物 11146 种、药用动物 1581 种、药用矿物 80 种，基本摸清了全国中药资源种类和中药资源分布规律，提出了指导中药材生产合理布局的中药区划和分区系统，建立了全国中药资源普查技术档案和数据库；各地相继发现了许多丰富的新药源，如新疆的紫草、甘草、贝母、阿魏、蛔蒿，青海的枸杞、党参，西藏的胡黄连、大黄，青海和西藏的东莨菪属植物，云南的砂仁、诃子、马钱子、儿茶、芦荟，广西的安息香，广东和广西的降香、苏木、土沉香、萝芙木、羊角拗，东北地区的缬草、鼠李皮、野生麦角等，其中不少品种过去是依靠进口的。1994 年编写出版的《中国中药资源丛书》，包括《中国中药资源》《中国中药资源志要》《中国中药区划》《中国常用中药材》《中国药材资源地图集》和《中国民间单验方》，是一套系统的中药资源专著，有很高的参考价值。

“七五”（1986—1990 年）、“八五”（1991—1995 年）期间，由国家科学技术委员会和国家中医药管理局组织，在徐国钧院士和楼之岑院士的领导下，对 220 种（类）多来源中药材进行了系统的品种整理和质量评价研究，澄清了多来源中药材的品种混乱问题，提出了品种间的鉴定方法和特征，评价了各品种的质量，并根据该研究成果编辑出版了专著《常用中药品种整理和质量研究》。“九五”期间（1996—2000 年）继续进行国家重点科技攻关课题“中药材质量标准的规范化研究”，这一研究成果充实了

《中国药典》药材质量标准内容，最终建立了80种常用中药材国际参照执行标准，还为许多一、二类中药的新药研究奠定了基础。“十五”期间（2001—2005年）科技部实施了“创新药物和中药现代化”的国家重大科技专项，旨在加速实现我国新药研制向自主创新为主转变、提高我国新药研究和开发的综合实力，加快中药现代化、国际化进程，为我国医药产业应对入世后的战略性调整提供科技支撑和保障。“十一五”（2006—2010年）期间，科技部设立了“重大新药创制”专项，指导思想是：立足解决我国当前所面临的两大重大需求，即有效防治重大疾病和有力保障人民健康；带动制药产业发展，转变经济增长方式。“十二五”（2011—2015年）重点任务：研制一批新药和药物大品种，使其创新性、技术水平、市场竞争力和国际化程度显著提升；快速提高技术平台的水平和规范化程度，达到国际先进水平。

自20世纪80年代初起开展的第三次中药资源普查距今已有30余年，期间我国中药产业和中医药事业快速发展，中药资源种类、分布、数量、品质和应用等都发生了很大变化，已不能反映当前中药资源状况。急需药材资源和生态之间以及资源和产业之间、资源状况和人工的规范化种植之间相应的数据信息缺乏。为此，2009年国务院下发《国务院关于扶持和促进中医药事业发展的若干意见》，提出“开展全国中药资源普查，加强中药资源监测和信息网络化建设”。2009年9月，国家中医药管理局成立全国中药资源普查筹备技术专家组，对中药资源普查的组织实施进行整体设计；2011年9月，启动第四次中药资源普查试点工作，明确以下四项任务。①充分了解中药资源：通过实地调查所有药用资源的种类、分布和照片等数据信息，采集标本、药材和种质资源等实物；重点分析研究2010年版《中国药典》收载的593种中药材的蕴藏量、价格和质量等开发利用情况；研究制定各试点省和县区域及国家层面的中药资源保护、利用和发展总体规划，汇总得到全国近12000种药用资源的种类和分布信息。②建立三级动态监测服务体系：探索建立包括中心平台、监测站和监测点（全部试点县）三个层级的中药资源动态监测信息服务体系。收集全国范围中药资源相关信息；提供相关政策和产业发展规划制定所需的信息数据；提供中药材检验检测技术服务；为相关单位提供咨询服务。③建立种苗繁育示范基地和种质资源库：在全国布局建立中药材种苗繁育基地和中药种质资源库，以加强对珍稀、濒危、道地药材的繁育和中药种质资源的保护。④开展相关传统知识情况调查：发现确认一批正在传承应用、有重要价值的医药知识、技术和经验，建立保护名录；成立一个全国中医药传统知识保护中心及6家分中心。

2017年7月《中华人民共和国中医药法》正式实施，2019年10月《中共中央 国务院关于促进中医药传承创新发展的意见》发布，生药产业迎来了快速发展的大好机遇。“十三五”期间，生药产业围绕“有序、安全、有效”的发展目标，涌现出一系列的成果，加快了产业的发展进程，成为脱贫攻坚和乡村振兴的重要抓手。生药标准体系已渐成雏形，中药材农药残留检测、中药材二氧化硫测定和人参、三七种子种苗等近20项ISO国际标准，以及《中药材种子种苗质量标准》等141项中华中医药学会团体标准均获发布，是全球生药标准化建设的重大突破。2020年，农业农村部立项了山茱萸等4项道地药材生产技术规程国家标准和3项（根茎类、果实和种子类、花类）道地药材生产技术规范行业标准，中药材标准体系建设进程加快。生态种植已成共识，

“推行中药材生态种植”已写入《中共中央 国务院关于促进中医药传承创新发展的意见》，目前已有70多种生药开展了林下种植、拟境栽培、野生抚育、间套轮作等生态种植模式的探索与应用，其中人参林下种植已成为东北地区人参生产的重要种植模式，面积超过270万亩。生药质量逐年提高，我国中药材与饮片总体合格率从2013年的64%提升到2019年的90%以上。生药追溯体系建设加快，“互联网+”浪潮涌现，以信息技术倒逼中药材源头治理，目前已开通运行全国中药材供应保障平台、全国中药材流通追溯系统；2010年以来，商务部、财政部分批支持18个省（直辖市、自治区）开展中药材流通追溯体系建设试点，覆盖约2000家企业、1.5万家商户。药食同源类生药持续增长，饲料“禁抗”给生药产业带来重大机遇。虽然生药生产取得了明显的进步，但仍存在道地产区意识不强、种业专业化水平不高、生态种植模式和配套技术体系不完善、专用高效低毒低残留农药产品较少、生药生产机械化水平不高等亟待解决的问题。

随着研究工作的开展，《中国药典》收载药材及饮片的数量有所增减，质量标准不断提高。1953年版《中国药典》收载药材78种，1963年版增至446种，1977年版收载中草药（包括少数民族药）、中草药提取物、植物油脂及一些单味药制剂共882种，1985年版收载713种，1990年版收载784种，1995年版收载920种。2000年版收载药材534种，2005年版收载药材和饮片551种，2010年版收载药材593种，2015年版收载药材和饮片618种，2020年版收载药材和饮片616种。1988年起相继出版英文版《中国药典》。

第二章　生药的分类和记载大纲

PPT

学习目标

1. **掌握**　生药的拉丁名命名原则。
2. **了解**　生药的分类与记载大纲。

第一节　生药的分类法

我国生药品种繁多，总数约有近万种，其中常用生药约500余种。对于生药的分类，不同书籍根据不同的目的和需要，采用不同的分类方法。常见的分类方法有以下几种。

1. 按自然系统分类　根据生药的原植（动）物在分类学上的位置和亲缘关系，依门、纲、目、科、属和种分类排列。这种分类的优点是，同科同属生药在形态、性状、组织构造、化学成分与功效等方面常有共同点，便于比较其特异性，以揭示其规律性，有利于从同科属中寻找具有类似成分、功效的植（动）物，扩大生药资源。本书采用此分类法。

2. 按药用部位分类　首先将生药分为植物药、动物药和矿物药，植物药再按不同的药用部位分为根类、根茎类、皮类、茎木类、叶类、花类、果实类、种子类和全草类等。这种分类法便于学习和研究生药的外部形状和内部构造，掌握各类生药的外部形状和内部构造及其鉴定方法，也便于比较同类生药外部形状和内部构造的异同。特别是传统的生药性状鉴定方法和各类粉末生药的鉴定方法。

3. 按化学成分分类　根据生药中所含的有效成分或活性成分的类别来分类，如含生物碱类成分的生药、含黄酮类成分的生药、含挥发油类成分的生药等。这种分类方法有利于学习和研究生药的有效成分和理化鉴定、质量评价以及有效成分与疗效和生药科属来源之间的关系。但生药的化学成分非常复杂，很多生药的有效成分不止一种，只能按主要有效成分分类。

4. 按药理作用或中医功效分类　根据生药的药理作用或中医功效来分类，如按药理作用分为作用于消化系统的生药、作用于循环系统的生药等，或按中医疗效分为清热药、解表药、泻下药、安神药等。这种分类法便于学习、掌握和研究具有相同或相似药理作用与效用的生药，有利于与临床结合，也可以与活性成分研究相结合。

5. 按字母编排分类　按生药中文名的笔画顺序，以字典形式编排，如《中国药典》《中药大辞典》《中药志》等专著。这是一种最简单的编排法，便于查阅；但各生药间缺少相互联系，教材中多不采用此法。

6. 其他分类法　我国现存最早的本草著作《神农本草经》按药物毒性和用药目的的不同分为上、中、下三品；《本草经集注》按药物自然属性分为玉石、草、木、果菜、米食、有名未用等6类，每类又各分为上、中、下三品；《本草纲目》将药物分为水、火、土、石、草、谷、菜、果、木、器、虫、鳞、介、禽、兽、人16部，又把各部的药物按其生态及性质分为60类，如把草部分为山草、芳草、湿草、毒草、蔓草、水草、石草、苔、杂草等，并把亲缘关系相近的植物排列在一起。

以上各种分类方法各有优点和不足，可根据不同目的和要求选择适宜的分类法。

第二节　生药的记载大纲与命名

一、生药的记载大纲

一般生药学书籍对于常见的、重要的、具有代表性的生药的记载项目比较详细，对其余的生药记载比较简单。生药记载大纲大致包括如下内容。

1. 名称（name）　包括中文名、汉语拼音名、生药拉丁名、英文名和日文名。

2. 来源（或基原，source，origin）　通常指生药的生物来源，包括原植（动）物的科名、植（动）物名称、拉丁学名（latin name）和药用部位（medicinally used part）。

3. 历史（本草记载，medical history）　有的生药学书中有历史或本草记载这一项，可借此了解其药用历史及与现今名称、产地、品种质量相关的本草记载知识，对于考订古今药用品种、澄清混乱品质并与现代科学相论证具有重要意义。如人参始载于《神农本草经》，列为上品，梁代陶弘景论述人参生态时提到“三桠五叶，背阳向阴，欲来求我，椴树相寻”，短短数语，极为确切。本教材重点生药记载此项内容。

4. 植（动）物形态（morphology of plant or animal）　描述原植（动）物的主要外形特征及生长习性，便于野外采集和作为分类学查考的依据。

5. 采制（collection and processing）　简述生药的采收、产地加工、干燥、贮藏和炮制的要点和注意事项，对需要特殊贮藏和加工炮制的生药，可另加说明。

6. 产地（habitat）　或产销，包括生药的主产区、集散地、商品规格、供销情况等。

7. 性状（macroscopical characteristics）　叙述生药的外部形态、色泽、大小、质地、折断现象、断面特征和气、味等特点。

8. 显微特征（microscopical characteristics）　记载生药在显微镜下能观察到的组织构造和粉末特征，或显微化学反应的结果，多数生药都有组织、粉末鉴定的记载，注意超微粉大多粉末特征已破坏，观察不到完整的粉末特征。

9. 化学成分（chemical constituents）　记述生药已知化学成分或活性成分的名称、类别及主要成分的结构。必要时记述主要成分在植物体内的生物合成、分布、积累动态及其与生药栽培、采制、贮藏等的关系。生药的活性成分或有效成分是生药产生疗效的物质基础，也是生药理化鉴定与品质评价的依据。

10. 理化鉴定（physico-chemical identification）　记载利用物理或化学方法对生药所含化学成分所做的定性分析。现在普遍应用薄层色谱法。

11. 检查（test）　记载生药所含杂质、水分、灰分、重金属及有害元素、农药残留、黄曲霉毒素、相关毒性成分等的含量限度。

12. 浸出物（extract）　记载生药用不同溶剂浸出的可溶性物质含量。根据溶剂不同分为：水溶性浸出物、醇溶性浸出物和醚溶性浸出物。

13. 含量测定（assay）　记载生药有效成分或指标成分的定量分析方法及含量限度。现在普遍应用高效液相色谱法和气相色谱法。

14. 药理作用（pharmacological action）　记述生药及其化学成分的现代药理实验研究结果。结合生药的功能、主治，有助于了解生药临床疗效和作用机制。

15. 功效（efficacy）　包括生药的性味、归经、功能、主治、用法与用量等。性味、功能是中医对中药药性和药理作用的认识，也是临床用药的重要依据。归经是生药对机体作用部位的选择，选择的脏腑、经络常是病变所在，归经与多数生药的有效成分在脏腑的分布高度相关。主治是指生药应用于何种疾病或医学上的价值。对于生药的功效，既要记载中医传统用药的经验，也要记载现代医学的内容。

16. 附注（annotation）　记叙与该生药有关的其他内容，如类同品、掺杂品、伪品、同名异物的生药等，或同一植（动）物来源但不同药用部分的生药及其化学成分，或含相同化学成分的药用资源，或相关药用资源的开发利用情况等。

二、生药的拉丁名

生药的拉丁名是国际上通用的名称，使用统一、规范的拉丁名便于生药的科学用药、对外贸易和国际交流与合作研究。

生药的拉丁名通常由两部分组成，第一部分来源于原植（动）物学名，由学名中的属名、种加词（单数属格）组成，第二部分是药用部位名（单数主格），常见的药用部位有根（Radix）、根茎（Rhizoma）、茎（Caulis）、木材（Lignum）、枝（Ramulus）、树皮（Cortex）、叶（Folium）、花（Flos）、花粉（Pollen）、果实（Fructus）、果皮（Pericarpium）、种子（Semen）、全草（Herba）、树脂（Resina）、分泌物（Venenum）等。

第一部分有以下几种类型。

（1）同属中只有一个种作药用或一属中有几个种作同一生药使用时，一般采用属名命名；少数依习惯以种加词命名。药用原植（动）物的属名，如银杏叶 Ginkgo Folium（原植物银杏 *Ginkgo biloba* L.）、麻黄 Ephedrae Herba（原植物草麻黄 *Ephedra sinica* Stapf 、中麻黄 *E. intermedia* Schrenk et C. A. Mey. 或木贼麻黄 *E. equisetina* Bge.）、颠茄草 Belladonnae Herba（原植物颠茄 *Atropa Belladonna* L. ，种加词命名）。

（2）同属中有几种植（动）物分别作不同生药使用的，兼用属名和种加词命名，用以区别同属其他来源的生药。如当归 Angelicae Sinensis Radix 、白芷 Angelicae Dahuricae Radix 、独活 Angelicae Pubescentis Radix。

（3）药用部位包括两个不同器官时，把主要的或多数地区习用的置前，用 et 或 seu 相连接。如大黄 Rhei Radix et Rhizoma、刺五加 Acanthopanacis Senticosi Radix et Rhizoma seu Caulis。

当不同属的植物作同一生药使用时，应分别以属名和药用部位命名。如老鹳草 Erodii Herba Geranii Herba。

（4）原植（动）物和附加词，用以说明具体性质、状态或特征时，则置于最后。

如苦杏仁 Armeniacae Semen Amarum（Amarum，苦的）、熟地黄 Rehmanniae Radix Praeparata（Praeparata，制备的）、鹿茸 Cervi Cornu Pantotrichum（Pantotrichum，未骨化的，具茸毛的）。

（5）少数生药的拉丁名不用原植（动）物学名，仅用该生药原产地的土名或俗名，如牡丹皮 Moutan Cortex（原植物 *Paeonia suffruticosa* Andr.，Moutan 为中文“牡丹”的音译名）。

（6）有些生药的拉丁名中不加药用部位，直接用原植（动）物的属名或种加词。例如：① 某些藻、菌及地衣类生药，如海藻 Sargassum（属名）、茯苓 Poria（属名）；②由完整动物制成的生药，如蛤蚧 Gecko（种加词）、斑蝥 Mylabris（属名）；③动植物的干燥分泌物、汁液等无组织的生药，如麝香 Moschus（属名）、芦荟 Aloe（属名）。有些生药的拉丁名采用原产地的土名或俗名，如阿片 Opium。

（7）矿物类生药的拉丁名，一般采用原矿物拉丁名，如朱砂 Cinnabaris、雄黄 Realgar。

生药拉丁名中的名词和形容词的第一个字母必须大写，连词和前置词一般小写。目前对于生药拉丁名的命名，国际上无统一规定，组成生药拉丁名的两部分词序位置可以互换，如《日本药局方》中生药拉丁名的药用部位放在属、种加词之后；2005 年版及以前的《中国药典》中的中药材的拉丁名采用“药用部位 + 原植（动）物学名”的形式，而从 2010 年版《中国药典》开始，中药材的拉丁名采用“原植（动）物学名 + 药用部位”的形式。本教材中的生药拉丁学名与 2020 年版《中国药典》保持一致。

第三章　生药的真实性鉴定

PPT

学习目标

1. 掌握　生药鉴定的依据；生药鉴定的方法（包括基原鉴定、性状鉴定、显微鉴定、理化鉴定）。

2. 熟悉　生药鉴定的一般程序和方法。

3. 了解　生药鉴定的目的和意义；《中国药典》概况；生药的生物检定；DNA 分子遗传标记技术在生药学研究中的应用。

第一节　生药鉴定的目的和意义

在生药品种整理和提高过程中，品种鉴定是一项基础性工作。我国生药种类繁多，应用历史悠久，产区广泛。历代本草记载、地区用药和使用习惯不同等原因使生药同名异物、同物异名现象普遍存在。生药同名异物现象，如各地商品“白头翁”分属毛茛科、蔷薇科、石竹科、菊科植物；按《唐本草》所述的形态，正品白头翁应为毛茛科植物白头翁 *Pulsatilla chinensis*（Bge.）Regel 的干燥根；而宋《图经本草》所述的白头翁“状如白薇，叶如杏叶，根如蔓青”，从形态描述看不是毛茛科植物；正品白头翁根含皂苷类成分，有抑制阿米巴原虫的作用，临床治疗阿米巴痢疾有效，而属于石竹科和菊科的“白头翁”则无抑制阿米巴原虫的作用。生药同物异名的现象，如大血藤科植物大血藤 *Sargentodoxa cuneata*（Oliv.）Rehd. et Wils. 的藤茎，有的地方称“鸡血藤”，有的地方称“红藤”；而豆科植物密花豆 *Spatholobus suberectus* Dunn 的干燥藤茎为历版《中国药典》收载的正品“鸡血藤”，在有些地区亦称“大血藤”，极易混淆。生药的伪品也较常见，以次充好、以假充真时有发生，特别是一些贵重药材如冬虫夏草、麝香、血竭、西红花、羚羊角、熊胆粉等。

生药的真实性鉴定［也称真伪鉴定（authentic identification）或基原鉴定（original identification）］是指依据生药的性状、显微、理化、DNA 分子遗传标记等特征，鉴定其原植（动）物学名。如三七基原为五加科植物三七 *Panax notoginseng*（Burk.）F. H. Chen 的干燥根和根茎；生药黄芪基原为豆科植物蒙古黄芪 *Astragalus membranaceus*（Fisch.）Bge. var. *mongholicus*（Bge.）Hsiao 或膜荚黄芪 *Astragalus membranaceus*（Fisch.）Bge. 的干燥根。

第二节　生药鉴定的一般程序和方法

生药鉴定就是依据国家药典、有关资料规定或专著对生药进行真实性、纯度及品质优良度的检定，以保证生药品种的真实性、用药的安全有效及质量可控。主要方法有原植（动）物鉴定、性状鉴定、显微鉴定、理化鉴定、DNA 分子遗传标记鉴定。有时也采用生物效应评价法，如用抗凝血酶活性评价水蛭的有效性。

《中国药典》及其增补本、部颁标准和各省、自治区、直辖市药材标准是生药鉴定的主要依据。常用生药鉴定的内容收载于《中国药典》一部，包括：性状、鉴定（显微鉴定、理化鉴定）、检查（杂质、水分、灰分、重金属及有害元素、农药残留、黄曲霉毒素、毒性成分等）、浸出物、含量测定（活性成分、指标成分、挥发油）等。《中国药典》收载的药材和饮片取样法、药材和饮片检定通则、显微鉴定法、杂质检查法、水分测定法、灰分测定法、浸出物测定法、挥发油测定法、重金属检查法、砷盐检查法、农药残留测定法、黄曲霉毒素测定法、二氧化硫残留量测定法以及各种光谱法、色谱法等，都是生药鉴定的方法。

一、检品登记

在开始检验工作之前，首先必须认真做好检品登记工作，包括送检单位、日期、送检目的、样品数量、状态与包装等。

二、生药的取样

生药的取样是指按照《中国药典》的规定选取供检定用生药样品的方法。所取样品应具有代表性、均匀性，并留样保存。取样的代表性直接影响检定结果的正确性，而留样则为日后对检验结果的追踪和仲裁所必需。应由生药检验人员或检验机构指定人员按要求进行取样，以确保样品的代表性和均匀性。因此，必须重视取样的各个环节。

1. 抽取样品前 应注意品名、产地、规格等级及包件式样是否一致，检查包装的完整性、清洁程度以及有无水迹、霉变或其他物质污染等，详细记录。凡有异常情况的包件，应单独检验。

2. 从同批生药包件中抽取检定用样品的原则 总包件数不足 5 件的，逐件取样；5 ~ 99 件的，随机抽 5 件取样；100 ~ 1000 件的，按 5% 比例取样；超过 1000 件的，超过部分按 1% 比例取样；对于贵重生药，不论包件多少均逐件取样。

3. 每一包件的取样原则 每一包件至少在 2 ~ 3 个不同部位各取样品 1 份；包件大的，应从 10cm 以下的深处在不同部位分别抽取；对破碎的、粉末状的或大小在 1cm 以下的生药，可用采样器（探子）抽取样品；对包件较大或个体较大的生药，可根据实际情况抽取有代表性的生药样品。

4. 每一包件取样量 一般生药抽取 100 ~ 500g；粉末状生药抽取 25 ~ 50g；贵重生药抽取 5 ~ 10g。

5. 抽取样品总量 将所取样品混匀，即为抽取样品总量。若抽取样品总量超过检验用量数倍，可按四分法再取样，即对个体较小的生药，应摊成正方形，依对角线划“×”字，使分为四等分，取用对角两份；再如上操作，反复数次，直至最后剩余量能满足供检验用样品量。对于个体较大的生药，可用其他适当方法取样。

6. 最终抽取的供检验用样品量 一般不少于检验所需用量的 3 倍，即 1/3 供实验室分析用，另 1/3 供复核用，其余 1/3 则为留样保存，保存期至少一年。

三、生药的常规检查

（一）杂质检查

1. 杂质的概念　生药中混存的杂质，系指下列各类物质。

（1）来源与规定相同，但其性状或部位与规定不符。

（2）来源与规定不同的有机质。

（3）无机杂质，如砂石、泥块、尘土等。

2. 检查方法

（1）取规定量的供试品，摊开，用肉眼或扩大镜（5～10倍）观察，将杂质拣出，如其中有可以筛分的杂质，则通过适当的筛将杂质分出。

（2）将各类杂质分别称重，计算其在样品中的含量（%）。

如生药中混存的杂质与正品相似，难以从外观鉴定时，可进行显微、理化鉴定试验，证明其为杂质后，计入杂质重量；杂质检查所用的样品量，一般按生药取样法称取。

（二）水分测定

水分的测定，是为了保证生药不因所含水分超过限度而发霉变质。水分测定法常用的有烘干法、甲苯法、费休氏法、减压干燥法和气相色谱法共5种。

供测定用的生药样品，一般先破碎成直径不超过3mm的颗粒或碎片，直径和长度在3mm以下的花类、种子类、果实类生药，可不破碎。减压干燥法需通过二号筛。

第一法（烘干法）：适用于不含或少含挥发性成分的生药。

测定法：取供试品2～5g，平铺于干燥至恒重的扁形称量瓶中，厚度不超过5mm，疏松样品不超过10mm，精密称定，打开瓶盖在100～105℃干燥5小时，将瓶盖盖好，移置干燥器中，冷却30分钟，精密称定，再在上述温度干燥1小时，冷却，称重，至连续两次称重的差异不超过5mg为止。根据减失的重量，计算供试品中含水量（%）。

第二法（甲苯法）：适用于含挥发性成分的生药。

测定法：取供试品适量（相当于含水量1～4ml），精密称定，置500ml的短颈圆底烧瓶中，加甲苯约200ml，必要时加入干燥、洁净的沸石或玻璃珠数粒。连接水分测定管及直形冷凝管，自冷凝管顶端加入甲苯，至充满水分测定管的狭细部分，将烧瓶置电热套中或用其他适宜方法缓缓加热，待甲苯开始沸腾时，调节温度，使每秒馏出2滴。待水分完全馏出，即测定管刻度部分的水量不再增加时，将冷凝管内部先用甲苯冲洗，再用饱蘸甲苯的长刷或其他适宜方法，将管壁上附着的甲苯推下，继续蒸馏5分钟，放冷至室温，拆卸装置，如有水黏附在水分测定管的管壁上，可用蘸甲苯的铜丝推下，放置，使水分与甲苯完全分离（可加亚甲蓝粉末少许，使水染成蓝色，以便分离观察）。检读水量，并计算供试品中含水量（%）。

注：用化学纯甲苯直接测定，必要时甲苯可先加少量蒸馏水，充分振摇后放置，将水层分离弃去，经蒸馏后使用。

此外，《中国药典》收载的水分测定法还有：①费休氏法，包括容量滴定法和库仑滴定法；②减压干燥法，适用于含有挥发性成分的贵重生药；③气相色谱法，适用于生药中微量水分的测定。

（三）灰分测定

生药中灰分的来源，包括生药本身经过灰化后遗留的不挥发性无机盐（主要是草酸钙）以及生药表面附着的不挥发性无机盐类（主要为硅酸盐类），即总灰分。同一种生药，在无外来掺杂物时，一般都有一定的总灰分含量范围。规定生药的总灰分限度，对于保证生药的品质和纯净程度有一定的意义。如果总灰分超过一定限度，表明掺有泥土、砂石等无机物质。有些生药本身含有的无机物差异较大，尤其是含多量草酸钙结晶的生药，测定总灰分有时不足以说明外来无机物的存在，还需要测定酸不溶性灰分，即不溶于10%盐酸的灰分。因生药所含的无机盐类（包括钙盐）大多可溶于稀盐酸中而除去，而来自泥沙等的硅酸盐类则不溶解而残留，故测定酸不溶性灰分能较准确地表明生药中是否有泥沙等掺杂及其含量。

1. 总灰分测定法 测定用的供试品需粉碎，使能通过二号筛，混合均匀后，称取供试品2～3g（如须测定酸不溶性灰分，可取供试品3～5g），置炽灼至恒重的坩埚中，称定重量（准确至0.01g），缓缓炽热，注意避免燃烧，至完全碳化时，逐渐升高温度至500～600℃，使完全灰化并至恒重。根据残渣重量，计算供试品中总灰分含量（%）。

如供试品不易灰化，可将坩埚放冷，加热水或10%硝酸铵溶液2ml，使残渣湿润，然后置水浴上蒸干，残渣照前法炽灼，至坩埚内容物完全灰化。

2. 酸不溶性灰分测定法 取上项所得的灰分，在坩埚中小心加入稀盐酸约10ml，用表面皿覆盖坩埚，置水浴上加热10分钟，表面皿用热蒸馏水5ml冲洗，洗液并入坩埚中，用无灰滤纸滤过，坩埚内的残渣用蒸馏水洗于滤纸上，并洗涤至洗液不显氯化物反应为止。滤渣连同滤纸移置同一坩埚中，干燥，炽灼至恒重。根据残渣重量，计算供试品中酸不溶性灰分的含量（%）。

（四）浸出物测定

对于有效成分尚不明确或尚无精确定量方法的生药，一般可根据已知成分的溶解性质，选用水或其他适当溶剂为溶媒，测定生药中可溶性物质的含量，以示生药的品质。通常选用水或一定浓度的乙醇（或甲醇）、乙醚作浸出物测定。

1. 水溶性浸出物测定法 测定的生药供试品需粉碎，使能通过二号筛，并混合均匀。

（1）冷浸法 取供试品约4g，精密称定，置250～300ml的锥形瓶中，精密加水100ml，密塞，冷浸，前6小时内时时振摇，再静置18小时，用干燥滤器迅速滤过，精密量取续滤液20ml，置已干燥至恒重的蒸发皿中，在水浴上蒸干后，于105℃干燥3小时，置干燥器中冷却30分钟，迅速精密称定重量。除另有规定外，以干燥品计算供试品中水溶性浸出物的含量（%）。

（2）热浸法 取供试品2～4g，精密称定，置100～250ml的锥形瓶中，精密加水50～100ml，密塞，称定重量，静置1小时后，连接回流冷凝管，加热至沸腾，并保持微沸1小时。放冷后，取下锥形瓶，密塞，再称定重量，用水补足减失的重量，摇匀，用干燥滤器滤过，精密量取滤液25ml，置已干燥至恒重的蒸发皿中，在水浴上蒸干后，于105℃干燥3小时，置干燥器中冷却30分钟，迅速精密称定重量。除另有规定外，以干燥品计算供试品中水溶性浸出物的含量（%）。

2. 醇溶性浸出物测定法　照水溶性浸出物测定法测定（热浸法须在水浴上加热）。除另有规定外，以各品种项下规定浓度的乙醇代替水为溶剂。

3. 挥发性醚溶性浸出物测定法　取供试品（过四号筛）2～5g，精密称定，置五氧化二磷干燥器中干燥12小时，置索氏提取器中，加乙醚适量，除另有规定外，加热回流8小时，取乙醚液，置干燥至恒重的蒸发皿中，放置，挥去乙醚，残渣置五氧化二磷干燥器中干燥18小时，精密称定，缓缓加热至105℃，并于105℃干燥至恒重。其减失重量即为挥发性醚溶性浸出物的重量。

第三节　生药的基原鉴定

生药的原植（动）物鉴定，是应用植（动）物分类学的知识和方法，对生药的基原进行鉴定，确定原植（动）物的学名。这是生药鉴定的基础，也是生药生产、资源开发和利用的依据。

进行原植物鉴定，要深入生药的原产地或主产地调查当地名称（包括俗名、土名）、分布、生境、海拔、生态习性、植物特征、当地用药习惯以及产地采收加工等情况，向当地药工、药农、药师、医师等人员学习采药、认药和用药经验；采集带有花、果实、种子等具有分类学特征的植物标本，如为雌雄异株植物，应采到雌、雄两株带花或果实的标本，寄生植物应同时采集寄主，特别要注意采集带有药用部位的标本；对采集到的标本，应用植物分类学的方法，仔细观察植物体各部分的形态，特别是花、果实、种子的形态特征，查阅《中国植物志》《中国高等植物图鉴》以及地方植物志、植物图鉴、药物志等书籍与有关刊物，必要时查阅分类学原始文献进行鉴定；也可到植物标本馆，与收藏的模式标本或已经定名的植物标本核对，或请教植物分类学专家，以正确鉴定学名。

生药原植（动）物标本经过鉴定学名后，必须将分开采集的药用部分标记相同的学名，作为对照生药样品保存，供后续研究及鉴定商品时对比使用。

中华人民共和国成立后，国家共进行了四次全国中药资源普查工作，国家“七五”“八五”“九五”科技攻关研究计划，我国科技工作者对常用中药材品质进行整理和质量规范化研究，基本了解了我国常用生药资源情况，出版了一批专著，如《常用中药材品种整理和质量研究》《中国中药资源丛书》《中药志》《中国药典》《生药学》等，这些都是生药基原鉴定的重要参考资料。

第四节　生药的性状鉴定

性状鉴定（macroscopical identification）是指通过人体的感官看、摸、闻、尝及水试、火试等直观的方法观察生药的形状、大小、色泽、表面、质地、断面以及气、味等特征进行真实性鉴定的方法。性状鉴定是医药工作者长期经验积累的总结，故又称传统经验鉴定。该方法简便易行、快速有效，是最常用的鉴定方法之一，适用于完整生药及饮片的鉴定。

一、对照生药的性状特征

对照生药（reference crude drugs）指经过基原鉴定确定学名的生药。对照生药的性状特征是指依据对照生药描述的生药性状特征，经生药研究者研究制订并记录于国家药品标准、各种著作和文献中，是生药鉴定的依据。

二、性状鉴定的内容

1. 形状（shape） 是指生药的外形。观察时一般不需预处理，如观察很皱缩的全草、叶或花类时，可先浸湿使软化后，展平，观察。观察某些果实、种子类时，如有必要，可浸软后取下果皮或种皮，以观察内部特征，并以简单的词语描述，例如观察外形时常用头（根、根茎的上端）、芦（根端短缩的根茎）、身（主根部分）、梢（根下部或支根）、须（须根或小根）、纹、皱、槽、沟、连珠（根、根茎膨大部分呈连珠状）等描述。

2. 大小（size） 是指生药的长短、粗细（直径）和厚薄。一般应测量较多的供试品，可允许有少量高于或低于规定的数值。测量时应用毫米刻度尺。对细小的种子或果实类，可将每 10 粒种子紧密排成一行，测量后求其平均值。

3. 色泽（colour） 是指在日光下观察生药的表面或断面的色泽（颜色及光泽度）；如用两种色调复合描述颜色时，以后一种色调为主，例如黄棕色，即以棕色为主。

4. 表面（surface） 观察生药表面的光滑、粗糙、皮孔、皱纹、附属物等外观特征。观察时，供试品一般不做预处理。

5. 质地（texture） 是指用手折断生药时的感官感觉，用软、硬、坚韧、疏松、致密、黏性、粉性、轻、重、油润、角质、绵性、柴性等词描述。

6. 断面（fracture） 是指在日光下观察生药的断面色泽（颜色及光泽度）以及断面特征。如折断面不易观察到纹理，可削平后进行观察。观察生药或饮片的断面特征时，常用心（中心部）、菊花心、车轮纹、云锦纹、朱砂点（棕红色油室）、粉尘（指淀粉）、霜（指析出的结晶）等词描述。

7. 气（odour） 是指生药的嗅感。可直接嗅闻，或在折断、破碎或搓揉时进行。必要时可用热水湿润后检查。

8. 味（taste） 指生药的味感。可取少量直接口尝，或加热水浸泡后尝浸出液。有毒生药如需尝味时，应注意防止中毒。注意：①由于舌之各部分味觉有异，舌尖部对甜味敏感，近舌根部对苦味敏感，口尝时要取少量样品在口中咀嚼，使舌头各部分都接触到药液；②对有强烈刺激性和剧毒的生药，口尝时要特别小心，取样要少，尝后应立即吐出，漱口，洗手，以免中毒，如草乌、雪上一枝蒿、半夏、白附子等。

9. 水试（water - based test） 指生药在水中或遇水产生沉浮、溶解、颜色变化及透明度、膨胀性、旋转性、黏性性、酸碱性变化等特殊的现象。如秦皮加热水浸泡，浸出液在日光下显碧蓝色荧光；车前子加水浸泡，则种子黏滑，且体积膨胀。蟾酥断面沾水后，即呈乳白色隆起。

10. 火试（fire - based test） 是观察火烧或煅生药所产生的特殊的气味、颜色、烟雾、闪光和响声等现象，作为鉴定特征之一。如麝香少许用火烧时有轻微爆鸣声，融化膨胀起泡似珠，香气浓烈四溢，无毛、肉焦臭气，灰为白色；血竭隔纸火烤即溶化，对光照视色鲜红如血，燃烧则产生呛鼻的烟气。

知识链接

老药工在长期的鉴定工作中积累的经验鉴定术语生动形象、切合实用，常用的包括：三七的主要性状特征“铜皮、铁骨、狮子头”，天麻的主要性状特征“鹦哥嘴，肚脐眼，点状横环纹，断面玻璃碴”；防风根茎部分称为“蚯蚓头”，党参根头部分称为“狮子头”，款冬花形如“火炬头”，海马的外形为“马头蛇尾瓦楞身”；生药断面，黄芪、甘草断面显“菊花心”，防己断面显“车轮纹”，茅苍术断面有“朱砂点”，大黄断面的“星点”，何首乌断面的“云锦状花纹”，商陆断面的“罗盘纹”；牛黄的“乌金衣、挂甲”等。

三、各类生药的性状鉴定要点

1. 根类（roots） 根类生药大多取自被子植物的根，包括药用为根或以根为主带有部分根茎的生药。根上通常没有节和节间，一般无芽，少数双子叶植物的根有不定芽。要注意辨别其为双子叶植物或单子叶植物的根。双子叶植物根类生药一般呈圆柱形或圆锥形，平直或稍弯曲、扭曲，有的分枝，上端常连有短缩的根茎（习称“芦头”）；表面常较粗糙，多数有木栓、皮孔及支根痕；横断面呈放射状结构，形成层环大多明显，中心常无髓，少数生药有异常构造，如何首乌、牛膝等。单子叶植物根类生药多为须根或须根膨大成块状根，块状根的形状比较多样，如麦冬、天冬为纺锤形；表面常有表皮，较光滑，无木栓及皮孔，横断面不呈放射状，内皮层环明显，中心有髓。

2. 根茎类（rhizomes） 根茎类生药是指植物的地下茎入药，注意区分其为根状茎（常称根茎）、块茎、鳞茎或球茎。根茎类生药表面有节和节间，以单子叶植物的根茎为明显，节上常见有退化的鳞片状叶，有时可见叶痕和芽痕，周围或下侧有不定根或根痕。蕨类植物根茎的表面常见鳞片或鳞毛，有的周围密布整齐的叶柄基。观察根茎类生药的横断面，双子叶植物的根茎呈放射状结构，中心有明显的髓；单子叶植物的根茎不呈放射状，内皮层环大多明显，环圈内外均散有维管束小点；蕨类植物的根茎，有的中心有木部，无髓，有的木部呈完整的环圈，中心有髓，有的为数个维管束断续排列成圈状。对于蕨类植物根茎，也可将叶柄基横切面维管束的数目和排列状况作为鉴定点。

3. 茎类（stems） 茎类生药以植物的地上茎或茎的一部分入药，包括木本植物的枝条、木质藤本的茎、草本植物的茎或茎髓等。一般茎类生药呈圆柱形，也有呈方柱形或扁圆柱形的，大多有明显的节和节间，有的节部膨大并残存小枝痕、叶痕或芽痕，若叶痕显著，可供观察叶序。草质茎干缩后因维管束或机械组织的存在，常形成纵向隆起的棱线或凹沟，表面较光滑；木质茎表面较粗糙，木栓层时有纵横裂纹，皮孔易察见。双子叶植物茎的横断面呈放射状结构，草质茎木部不发达，髓疏松或成空洞，木质茎木部发达，皮部薄；单子叶植物茎不呈放射状结构，维管束散列，无明显的髓。

4. 皮类（barks） 皮类生药是指木本双子叶植物或裸子植物树干、枝条或根的形成层以外的部分，可分为树皮（干皮、枝皮）和根皮。要注意其为完整的皮或为已刮去外皮而以“内皮”（主为韧皮部）入药。皮类生药因所采部位、厚度及加工方法的不同，可呈板片状、卷片状、槽状、筒状或双筒状，根皮形状较不规则，卷曲度不均一，近地面处剥下的根皮有的呈靴状。皮类生药的外表面较粗糙，有纵横裂纹，并有不同形状、大小的皮孔，有时栓皮呈鳞片状剥落，有的干皮附着灰白色的地衣斑块，有的着生钉刺或毛刺，若外皮已刮去则较平滑；内表面一般光滑，颜色较深，常可见纵向细纹理（纤维束）或网状皱纹。皮类生药有的易折断，有的不易折断，这与皮的厚薄及有无纤维层有关。折断面有的平坦或呈颗粒状（示有石细胞群），有的呈纤维状或裂片状，且可层层撕离（示有纤维层），也有的折断时有胶丝相连（示有杜仲胶）或有粉尘。

5. 木类（woods） 木类生药是指树木形成层以内的部分，通常以心材入药。一般将木材锯截成段，或劈成条块，或刨成薄片。注意观察其形状、色泽、表面纹理与斑块、质地、气味，以及横切面、纵切面所呈现的年轮、射线等纹理。

6. 叶类（leaves or leaflets） 叶类生药大多以单叶入药，也有为复叶的小叶或是带叶的枝梢。叶类生药大多卷曲皱缩，观察时首先将皱缩的叶片润湿展平，观察叶片的形状、大小、色泽、叶端、叶基、叶缘、叶脉、上下表面、质地以及叶柄的有无或长短。叶面的表面特征比较多样，有的具较厚的角质层，光滑无毛；有的一面或两面被毛；有的在放大镜下可见腺鳞；有的叶片对光透视可见透明的腺点（油室）。叶柄的平直或扭曲也有鉴定意义。小叶片的基部常不对称。此外，如夹有梗枝，其叶痕在同一水平面上，叶痕旁无芽痕，则为复叶的小叶轴；若叶痕为互生或对生，则为茎枝。

7. 花类（flowers or inflorescences） 花类生药包括：未开放的花蕾或已开放的花朵；或为花的某一部分，如花瓣、花冠、柱头、花粉；或是完整的花序。要辨明入药部位。花的形状比较特异，大多有鲜明的颜色和香气，故较易鉴定。主要观察花的状态、全形、大小、花各部分的形状、色泽、数目、排列、有无毛茸以及气味等，必要时湿润后在解剖镜下观察。若是以花序入药的，注意花序的类型及苞片或总苞的形状。

8. 果实类（fruits） 果实类生药包括：完整的果实；果实的一部分，如果皮、果核、果皮维管束，整个果穗以及果柄、宿萼等。另有商品以果实出售，临用时除去果皮取种子入药的，也归列于果实类。主要观察果实的类型、形状、大小、颜色、顶部、基部、表面和切断面特征，以及有无残存苞片、花萼、雄蕊、柱基及果柄。果实类生药的表面，有的具光泽或被粉霜，有的有隆起的棱线，有的有凹下的油点（油室），有的着生毛茸。对完整的果实，注意所含种子的数目、形状、大小、色泽及表面特征。

9. 种子类（seeds） 种子类生药大多用完整的种子，少数用种皮、种仁，或以附属物假种皮入药。主要观察种子的形状、大小、颜色及表面特征，如种脐、种脊、合点、珠孔位置和形状，有无纹理、突起、毛茸、种阜以及纵横剖面等。剥去种皮后，注意有无胚乳。一般无胚乳种子的内胚乳仅为一层透明膜状物，子叶发达；有胚乳种子的内胚乳，有的富油质，有的为角质样，子叶富油质或粉性。

10. 全草类（herbs） 全草类生药是以草本植物的全株入药，也有将草本植物的地上部分或带叶的花枝、果枝归入全草类的，其中少数为灌木的草质茎。全草类生药的叶大多干缩或破碎，可湿润后摊平观察。若花、果实完整，可依原植物鉴定的方法进行鉴定；若残缺，可根据各部分形态，参照有关类别进行观察。

11. 动物类（animals）　动物类生药是以动物全体或其器官或生理、病理产物、加工品等入药，动物基原可以通过核对文献、核对标本来进行形态观察，如皮肤、肌肉、骨、毛、角等。

12. 矿物类（minerals）　矿物类生药包括可供药用的天然矿物、矿物加工品及动物化石类等。主要观察其结晶形状、结晶习性、透明度、颜色、光泽、硬度、脆性、延展性、弹性、磁性、比重、解理、断口、气味等，此外还依据理化试验等方法进行鉴定。

13. 其他类　生药中还有低等植物，如藻类的藻体，菌类的菌核，高等植物的虫瘿、树脂、油树脂、油胶树脂、树胶等分泌物或渗出物，以及植物的浓缩浸膏等加工品。这类生药按各自的特点加以鉴定。树脂、树胶类可应用烧灼、溶解度、化学反应等方法进行鉴定。

以上所述是完整生药的性状鉴定，而在实际工作中经常需要鉴定生药饮片。生药饮片不同于完整生药，其改变了形状、大小、颜色甚至气味（某些炮制品），加之用机器切片也改变了原手工饮片（如圆片、斜片、平片、节片等）的规则性，应结合完整生药的性状特征，特别是横断面、表面和气味的特征来对比识别。有的饮片特征十分突出，如鸡血藤、槟榔、何首乌等。

第五节　生药的显微鉴定

显微鉴定（microscopical identification）是指用显微镜对生药（饮片）切片、粉末、解离组织或表面制片及含饮片粉末的制剂中饮片的组织、细胞或内含物等特征进行鉴定的一种方法，包括利用显微化学反应确定细胞壁及细胞内含物的性质或某些品种有效成分在组织中的分布。显微鉴定通常应用于单凭性状鉴定不易识别的生药，性状相似不易区别的多来源生药、破碎生药、粉末生药以及用粉末生药制成的中成药的鉴定。

一、制片

1. 横切片或纵切片制片　取供试品欲观察部位，经软化处理后，用徒手或滑走切片法，切成 10 ~ 20μm 的薄片，必要时可包埋后切片。选取平整的薄片置载玻片上，根据观察对象的不同，滴加甘油醋酸试液、水合氯醛试液或其他试液 1 ~ 2 滴，盖上盖玻片。必要时滴加水合氯醛试液后，在酒精灯上加热透化，并滴加甘油乙醇试液或稀甘油，盖上盖玻片。

2. 粉末制片　供试品粉末过四号筛或五号筛，挑取少许置载玻片上，滴加甘油醋酸试液、水合氯醛试液或其他适宜的试液，盖上盖玻片。必要时加热透化。

3. 表面制片　将供试品湿润软化后，剪取欲观察部位约 $4mm^2$，一正一反置载玻片上，或撕取表皮，加适宜的试液或加热透化后，盖上盖玻片。

4. 解离组织制片　将供试品切成长约 5mm、直径约 2mm 的段或厚约 1mm 的片。如供试品中薄壁组织占大部分，木化组织少或分散存在，采用氢氧化钾法；若供试品质地坚硬，木化组织较多或集成较大群束，采用硝铬酸法或氯酸钾法。

5. 花粉粒与孢子制片 取花粉、花药（或小的花）、孢子或孢子囊群（干燥的供试品浸于冰醋酸中软化），用玻璃棒研碎，经纱布过滤至离心管中，离心，取沉淀加新配制的醋酐与硫酸（9∶1）的混合液1～3ml，置水浴上加热2～3分钟，离心，取沉淀，用水洗涤2次，取沉淀少量置载玻片上，滴加水合氯醛试液，盖上盖玻片，或加50%甘油与1%苯酚各1～2滴，用品红甘油胶封藏。

6. 磨片制片 坚硬的动物、矿物类生药，可采用磨片法制片。选取厚度1～2mm的供试材料，置粗磨石（或磨砂玻璃板）上，加适量水，用食指、中指夹住或压住材料，在磨石上往返磨砺，待两面磨平且厚度约数百微米时，将材料移置细磨石上，加水，用软木塞压在材料上，往返磨砺至透明，用水冲洗，再用乙醇处理和甘油乙醇试液装片。

二、显微鉴定的内容

（一）组织鉴定

组织鉴定（histological identification）是通过观察植（动）物的切片或磨片，以生药的组织构造、细胞形状和内含物形态等特征来鉴定生药的真伪，适用于完整生药或能够制成切片的饮片的鉴定。组织鉴定适于生药性状特征相似而组织构造不同的类似品、混淆品、代用品、伪品，或用于同属多来源生药的对比鉴定。

（二）粉末鉴定

粉末鉴定（powder identification）是利用生药的粉末制片或组织解离片，观察生药的细胞、内含物形态特征来鉴定生药真伪。粉末鉴定通常用于粉末生药、外形较大或组织构造无鉴定特征的生药、破碎生药及含生药粉末的中成药的鉴定。

（三）显微化学反应

显微化学反应（micro-chemical reaction）是将生药粉末、手切片或浸出液少量置于载玻片上，滴加某些化学试剂使产生颜色变化、沉淀、结晶、气体逸出等一系列化学反应，在显微镜下观察反应结果，从而进行鉴定。显微化学反应主要用于细胞壁、糖类、蛋白质、草酸盐、碳酸盐和各类化学成分的鉴定。

1. 细胞壁性质的鉴定

（1）木质化细胞壁 加间苯三酚试液1～2滴，稍放置，加盐酸1滴，因木质化程度不同，显红色或紫红色。

（2）木栓化或角质化细胞壁 加苏丹Ⅲ试液，稍放置或微热，显橘红色至红色。

（3）纤维素细胞壁 加氯化锌碘试液，或先加碘试液湿润后，稍放置，再加硫酸溶液（33→50），显蓝色或紫色。

（4）硅质化细胞壁 加硫酸无变化。

2. 细胞内含物性质的鉴定

（1）淀粉粒 ①加碘试液，显蓝色或蓝紫色；②用甘油醋酸试液装片，置偏光显微镜下观察，未糊化的淀粉粒显偏光现象，已糊化的无偏光现象。

（2）糊粉粒 ①加碘试液，显棕色或黄棕色；②加硝酸汞试液，显砖红色。材料中如含有多量脂肪油，应先用乙醚或石油醚脱脂后进行试验。

（3）脂肪油、挥发油或树脂 ①加苏丹Ⅲ试液，显橘红色、红色或紫红色；②加

90%乙醇，脂肪油和树脂不溶解（蓖麻油及巴豆油例外），而挥发油则溶解。

（4）菊糖　加10% α-萘酚乙醇溶液，再加硫酸，显紫红色并溶解。

（5）黏液　加钌红试液，显红色。

（6）草酸钙结晶　①加稀醋酸不溶解，加稀盐酸溶解而无气泡发生；②加硫酸溶液（1→2），逐渐溶解，片刻后析出针状硫酸钙结晶。

（7）碳酸钙结晶（钟乳体）　加稀盐酸溶解并有气泡产生。

（8）硅质　加硫酸不溶解。

3. 细胞内化学成分的鉴定　根据生药中所含的化学成分，选择合适的化学试剂，在显微镜下观察反应结果，可以达到鉴定的目的。如黄连粉末滴加稀盐酸，可见针簇状小檗碱盐酸盐结晶析出；丁香切片滴加3%氢氧化钠的氯化钠饱和溶液，油室内有针状丁香酚钠结晶析出。

4. 微量升华　利用生药中所含的某些化学成分在一定温度下能升华的性质，获得升华物，在显微镜下观察其结晶形状、颜色，或取升华物加某种试剂观察其反应来进行鉴定。如大黄粉末升华物为黄色菱状针晶（低温时）或羽状结晶（高温时），在结晶上加碱液，结晶溶解呈红色。薄荷叶经微量升华得油状物，加硫酸2滴及香草醛结晶少量，初显黄色至橙黄色，再加水1滴，即变紫红色。

三、各类生药的显微观察要点

（一）根类生药

1. 组织构造　首先根据维管组织特征，区别其为双子叶植物根的初生构造、次生构造还是单子叶植物根。

（1）双子叶植物根类生药　多数为次生构造，最外层为木栓组织，少数表皮仍存在，或由皮层细胞木栓化而形成后生皮层；皮层狭窄；韧皮部较发达；形成层环多明显；木质部由导管、管胞、木纤维、木薄壁细胞及木射线组成；中央大多无髓，少数有明显的髓部。

少数双子叶植物根类生药为初生构造，皮层宽，中柱小，木质部束及韧皮部束数目少，相间排列，初生木质部呈星芒状，一般无髓。

有些双子叶植物根有异常构造（又称三生构造），如何首乌根的形成层环外方有数个异常复合维管束。商陆根的有数轮形成层环。

（2）单子叶植物根类生药　一般无木栓组织，其表皮细胞外壁有时增厚，有的表皮发育成数列根被细胞，壁木栓化或木化。皮层宽广，占根的大部分；内皮层凯氏点（带）通常明显；中柱小，木质部束及韧皮部束数目多，相间排列成一圈；中央有髓。

根类生药常有分泌组织，多分布于韧皮部，包括乳汁管、树脂道、油室或油管、油细胞等。常有各种草酸钙结晶，包括簇晶、方晶、砂晶、针晶等。此外，纤维、石细胞及淀粉粒、菊糖的有无及形状也有鉴定意义。

2. 粉末特征　除了无叶肉组织外，其他细胞、组织碎片都有可能存在。根的表皮细胞少见，木栓组织多见，应注意木栓细胞表面观的形状、颜色、壁的厚度。导管一般较粗，应注意其类型、直径、导管分子的长度及末端壁的穿孔、纹孔的形状及排列等。石细胞、纤维较常见，注意其存在状态、颜色、形状、长短大小、壁的厚度、孔沟疏密及胞腔的宽窄。分泌组织、草酸钙结晶、菊糖的有无、形状、类型等都是重要的鉴定依据。淀粉粒一般较小，层纹、脐点有的不明显。根类生药的根头部如附有叶柄、茎的残基或着生毛茸，在粉末中可见到叶柄的表皮组织、气孔及毛茸等。

（二）根茎类生药

1. 组织构造 观察根茎类生药的组织构造，首先根据中柱、维管束的类型，区别其为蕨类植物、双子叶植物或单子叶植物的根茎。

蕨类植物根茎的最外层，多为厚壁性的表皮及下皮细胞，基本薄壁组织较发达。中柱的类型有：①原生中柱，木质部（只有管胞）位于中心，韧皮部位于四周，外有中柱鞘及内皮层；②双韧中柱，木质部呈圆筒状，其内外侧各有韧皮部、中柱鞘及内皮层；③网状中柱，在横切面可见数个分体中柱断续排列成环状，每一分体中柱为一原生中柱状。此外，根茎表面鳞片的形状、边缘特征有一定的鉴定意义。

双子叶植物根茎大多有木栓组织；皮层中有时可见根迹维管束；中柱维管束无限外韧型，环列；中心有髓。少数种类有三生构造，髓部有异型复合维管束（如大黄）。

单子叶植物根茎的最外层多为表皮，皮层中有叶迹维管束，内皮层大多明显，中柱中散有多数有限外韧型维管束，也有周木型维管束。

有的根茎类生药有油室或油细胞；有的含草酸钙针晶束，针晶束大多存在于黏液细胞中。

2. 粉末特征 与根类相似。注意鳞茎、块茎、球茎常含多量较大的淀粉粒；鳞茎的鳞叶表皮常可察见气孔。单子叶植物根茎较易见到环纹导管。蕨类植物根茎只有管胞，没有导管。

（三）茎藤类生药

1. 组织构造 首先根据维管束的类型及排列，区别其为双子叶植物茎或单子叶植物茎。

茎藤类生药，以双子叶植物草质茎或木质茎为多。双子叶植物草质茎大多有表皮，应注意细胞形状、大小、外壁增厚、角质层的厚度、气孔及有无毛茸等；皮层为初生皮层，其外侧常分化为厚角组织，有时可见内皮层，有的薄壁细胞含叶绿体；中柱鞘常分化为纤维或夹杂有石细胞；束中形成层明显；次生韧皮部大多成束状或板状；髓射线较宽，髓较大。木质茎最外层为木栓组织；皮层多为次生皮层；中柱鞘厚壁组织多连续成环或断续；形成层环明显；次生韧皮部及次生木质部成筒状结构；射线较窄，细胞壁常木化；髓较小。

木质藤本茎的木栓层较厚，有的有落皮层；维管组织被射线分隔成明显的放射状纹理，导管孔较大，有髓周厚壁细胞等。此外，注意有无分泌组织、草酸钙结晶、淀粉粒、树脂及色素物等。

单子叶植物茎最外层为表皮，表皮下如有下皮厚壁细胞常为鉴定特征，基本组织中散生多数有限外韧型维管束，中央无髓。

裸子植物茎的木质部主要为管胞，通常无导管，但麻黄茎的构造与双子叶植物草质茎类同。

2. 粉末特征 除了无叶肉组织外，其他组织、细胞及内含物一般都可能存在。

（四）皮类生药

1. 组织构造　皮类生药是指木本植物（主要为双子叶植物和裸子植物）形成层以外的部分，以干皮较多，根皮、枝皮较少，通常包括木栓组织、皮层及韧皮部。应注意木栓细胞的层数、颜色、细胞壁的增厚程度等。皮层狭窄，根皮初生皮层通常已不存在，而为栓内层形成的次生皮层。韧皮部占皮的绝大部分，全部由射线贯穿，因此分为韧皮射线及韧皮束，通常射线所达到的部位即为韧皮部与皮层的分界，应注意韧皮射线的宽度、射线细胞的形状、壁厚度、纹孔、内含物等。韧皮部及皮层往往有厚壁组织存在；有的皮类生药的韧皮部中，纤维或石细胞切向集结成若干层带（硬韧部），与筛管群、薄壁组织（软韧部）相间排列。

皮类生药常有树脂道、油细胞、乳汁管等分泌组织以及草酸钙结晶，有的石细胞中含草酸钙结晶或石细胞、纤维的细胞壁中含有细小的草酸钙方晶，形成嵌晶厚壁细胞或嵌晶纤维。多数皮类生药含淀粉粒，但较微小。

2. 粉末特征　一般不应有木质部的组织，如导管、管胞等。主要有木栓细胞、纤维、石细胞、分泌组织及草酸钙结晶等。筛管分子端壁复筛板的筛域常可察见，松科植物筛胞侧壁上的筛域亦易见。

（五）木类生药

1. 组织构造　通常从三个切面观察组织构造。横切面主要观察年轮情况，木射线宽度（细胞列数）、密度，导管与木薄壁细胞的比例及分布类型，导管和木纤维的形状与直径等；切向纵切面主要观察木射线的宽度、高度及类型，木射线在切向纵切面呈梭形，其宽度是指最宽处的细胞列数，高度是指从上至下的细胞数，同时观察导管、木纤维等；径向纵切面主要观察木射线的高度及细胞类型（同型细胞射线或异型细胞射线），木射线呈横带状，与轴向的导管、木纤维、木薄壁细胞相垂直，同时观察导管的类型，导管分子的长短、直径及有无侵填体，木纤维的类型及大小、壁厚度、纹孔等。

2. 粉末特征　以导管、木纤维、木射线细胞、木薄壁细胞的形态特征以及细胞内含物为主要鉴定点。

（六）叶类生药

1. 组织构造　通常作横切片观察表皮、叶肉及叶脉的组织构造，注意上、下表皮细胞的形状、大小、外壁、气孔、角质层厚度，有无内含物，特别注意毛茸的类型及其特征。有的表皮细胞中含钟乳体（如穿心莲），对于叶肉组织注意栅栏组织细胞的形状、大小、层次及在叶肉中所占的比例和分布。

2. 表面制片　主要观察表皮细胞、气孔及各种毛茸的全形，以及叶肉组织的某些鉴定点，如草酸钙结晶类型及其分布等。应注意上、下表皮细胞的形状，垂周壁，角质层纹理，气孔的型式及副卫细胞数。毛茸为叶类生药的重要鉴定特征，注意观察非腺毛、腺毛的细胞数、细胞形状、细胞壁的厚度及其表面特征。另外，观察叶的表面制片可用于测定栅表细胞比、气孔数、气孔指数及脉岛数，对鉴定亲缘相近的同属植物的叶有一定的参考价值。

3. 粉末特征　与叶的表面制片基本一致，但毛茸多碎断，粉末中还可见到叶片的横断面，注意点同叶肉组织的鉴定。

（七）花类生药

根据目的物的不同，对苞片、花萼、花冠、雄蕊或雌蕊等分别进行表面制片，或对完整的花进行表面制片观察，也对萼筒进行横切面观察（如丁香）。苞片、花萼的构造与叶相似。花粉粒为花类生药的重要特征，应注意其形状、大小、萌发孔、外壁雕纹等。

以花粉粒、花粉囊内壁细胞、非腺毛、腺毛为主要鉴定要点，并注意草酸钙结晶、分泌组织及色素细胞等。

（八）果实类生药

1. 组织构造 一般观察果皮的组织特征。由子房壁分化和增大形成的真果的果皮，可分为外果皮、中果皮及内果皮，内、外果皮相当于叶的上、下表皮，中果皮相当于叶肉。

外果皮为1列表皮细胞，有的表皮细胞含橙皮苷结晶（如花椒），有的散在油细胞，观察注意点同叶。中果皮为多列薄壁细胞，有细小维管束散布，一般为外韧型，也有的为双韧型；中果皮中常有分泌组织及厚壁组织分布。内果皮的变异较大，有的为1列薄壁细胞，有的散在石细胞或结晶细胞层，有的为镶嵌细胞层，也有的为纤维层或石细胞层等。

2. 粉末特征 应注意外果皮细胞的形状、垂周壁的增厚状况、角质层纹理以及非腺毛、腺毛的有无及其特征；中果皮中分泌组织、厚壁组织及结晶的特征；内果皮细胞的形态与类型。对含有种子的果实类生药，其鉴定点参见种子类生药。

（九）种子类生药

1. 组织构造 着重观察种皮的构造。有的种皮的表皮只有1列细胞（如鸦胆子），有的可见气孔，有的部分表皮细胞形成非腺毛，或全部表皮细胞分化成厚壁木化的非腺毛。较多的种皮由数种不同的细胞组织构成。

种子的外胚乳、内胚乳或子叶细胞的形状、细胞壁增厚状况，以及所含脂肪油、糊粉粒或淀粉粒等，也有鉴定意义。如槟榔内胚乳细胞甚厚，有大的类圆形纹孔。

2. 粉末特征 注意种皮的表面观及断面观形态特征，如种皮栅状细胞层的表面观为多角形而小厚壁细胞紧密集结的细胞群。其次应注意种皮支持细胞、油细胞、色素细胞的有无和形态；有无毛茸、草酸钙结晶、糊粉粒、淀粉粒、分泌组织等。糊粉粒仅存在于种子中，是种子的重要鉴定特征。

（十）全草类生药

全草类生药的药用部分可能包括草本植物的各种器官，进行显微鉴定可参照以上各类生药的鉴定特征。

（十一）菌类生药

菌类生药多以菌核和子实体入药，显微鉴定时，无淀粉粒和高等植物的显微特征，注意菌丝的形状、颜色、大小，结晶的有无及类型、形状、大小，团块、子实体的形态。

（十二）动物类生药

动物类生药常根据鉴定对象的不同，应用显微特征鉴定其真伪，制作显微片，包括粉末片、动物组织切片和磨片（贝壳类、角类、骨类、珍珠等）。如麝香、牛黄可进行粉末鉴定；羚羊角、鹿茸、鹿角等角类生药可进行组织、粉末鉴定；金钱白花蛇、乌梢蛇等蛇类生药主要鉴定鳞片；石决明、珍珠等贝壳类生药可进行磨片鉴定，特别是珍珠，显微磨片可见有明显的同心环状结构及珍珠特有彩光，而伪品只有平行排列的结构。

四、其他显微鉴定技术

除了常用的普通光学显微镜外，扫描电子显微镜（scanning electron microscope）、偏振光显微镜（polarized microscope）、荧光显微镜（fluorescence microscope）、激光扫描共聚焦显微镜（laser scanning confocal microscope）、紫外光显微镜（ultraviolet microscope）等显微技术在生药鉴定方面都有应用。

1. 扫描电子显微镜　扫描电子显微镜能使物质的图像呈现显著的表面立体结构（三维空间），分辨率高，放大倍率可达20多万倍，观察样品制备简单，有的生药粉末或新鲜材料可直接送入观察，所以其在生药鉴定，特别是在同属植物种间的表面结构的鉴定比较上，已成为一种新的手段并广泛应用。如研究花粉粒、种皮和果皮的表面纹饰，茎、叶表皮组织的结构（毛茸、腺体、气孔、角质层、蜡层、分泌物等），个别组织和细胞（管胞、导管、纤维、石细胞）的细微特征，木类生药的解剖以及动物体壁、鳞片及毛茸等的鉴定。

2. 偏振光显微镜　偏振光显微镜下，待鉴定的生药中含有的组织、细胞及内含物等鉴定要素在色彩上表现出一定的变化，可作为大多数植物、动物和矿物类生药显微鉴定的依据之一。如不同类型淀粉粒均呈现不同的黑十字形象。石细胞常呈亮黄色或亮橙黄色，纤维、导管呈强弱不同的色彩，且细胞壁越厚，木化程度越高，在黑暗背景中亮度越高；动物的毛发、骨骼、横纹肌等呈现出强烈的颜色和条纹，通过普通显微镜和偏振光显微镜的对比观察，可使显微鉴定的准确性大为提高；大多数矿物类生药为结晶矿物，如石膏、石英、云母石、寒水石等，在暗视野中均会出现强烈的、多种颜色的干涉色带，非常直观明显。

3. 荧光显微镜　利用某些生药在紫外光照射下会发出荧光的性质，可在荧光显微镜下进行鉴定。如将沉香粉末于荧光显微镜下观察，国产沉香部分颗粒显海蓝色荧光，部分颗粒显灰绿色荧光；而进口沉香部分颗粒显竹黄绿色荧光，部分颗粒显橘绿色荧光。

第六节　生药的理化鉴定

生药的理化鉴定是利用物理的或化学的分析方法，对生药中所含有效成分或主要成分进行定性和定量分析，以鉴定其真伪和品质优劣的一种方法。生药的理化鉴定技术发展很快，新的分析手段和方法不断出现，是确定生药真伪优劣和控制药品质量最为重要的技术手段。常用的理化鉴定方法有物理常数法、化学反应法、光谱法和色谱法。

光谱法中常用紫外光谱法和荧光光谱法；色谱法包括薄层色谱法、高效液相色谱法和气相色谱法。其中，薄层色谱法常用于生药真实性鉴定。

一、一般理化鉴定

1. 物理常数 挥发油、油脂类、树脂类、液体类（如蜂蜜）和加工类生药，测定相对密度、旋光度、折光率、凝固点、熔点、硬度、黏稠度、沸点等物理常数，对鉴定该类生药的真实性和纯度具有重要的意义。

2. 膨胀度 是生药膨胀性质的指标，主要用于含黏液质、胶质和半纤维素类的生药。膨胀度系指按干燥品计算，每1g生药在水或其他规定的溶剂中，在一定的时间与温度条件下膨胀后所占有的体积（ml）。

3. 化学定性分析 利用生药的化学成分能与某些试剂产生特殊的气、味、颜色、沉淀或结晶等反应来鉴定生药的真伪。一般在试管中进行，亦有直接在生药切片或粉末上进行的，以了解该成分所在部位。如将马钱子胚乳薄片置白瓷板上，加1%钒酸铵的硫酸溶液1滴，迅速显紫色（示士的宁）；赤芍用水提取，滤液加三氯化铁试液，生成蓝黑色沉淀。

4. 荧光分析 利用生药中所含的某些化学成分在紫外光或自然光下能产生一定颜色荧光的性质进行鉴定，通常直接取生药饮片、粉末或浸出物在紫外光灯下进行观察。常用紫外光灯的波长为365nm和254nm。如黄连折断面的木质部显金黄色荧光；秦皮的水浸液显天蓝色荧光。有些生药本身不产生荧光，但用酸、碱或其他化学方法处理后，可使某些成分在紫外光灯下产生荧光。例如，芦荟水溶液与硼砂共热，所含芦荟素即反应显黄绿色荧光。

5. 泡沫指数和溶血指数的测定 利用皂苷的水溶液振摇后能产生持久性的泡沫和溶解血液中的红细胞的性质，可将含皂苷类成分生药的泡沫指数和溶血指数作为质量指标。如猪牙皂的水煎液，强烈振摇，即产生持久性的泡沫（持续15分钟以上）。

二、薄层色谱法

薄层色谱法系将供试品溶液点于薄层板上，在展开容器中用展开剂展开，使供试品所含成分分离，所得色谱图与适宜的标准物质按同法所得的色谱图对比，亦可用薄层扫描仪进行扫描，用于鉴定、检查或含量测定。

薄层色谱法具有操作简便、快速、结果直观等优点，已成为理化鉴定中最常用的鉴定方法。操作方法一般包括以下5个步骤。

1. 薄层板 有市售薄层板（普通板或高效板）和自制薄层板。

（1）市售薄层板 临用前一般应在110℃活化30分钟。聚酰胺薄膜不需活化。铝基片薄层板、塑料薄层板可根据需要剪裁，但须注意剪裁后的薄层板底边的固定相层不得有破损。如在存放期间被空气中杂质污染，使用前可用三氯甲烷、甲醇或二者的混合溶剂在展开缸中上行展开预洗，晾干，110℃活化，置干燥器中备用。

（2）自制薄层板 将1份固定相和3份水（或加有黏合剂的水溶液，如0.2%～0.5%羧甲基纤维素钠水溶液，或为规定浓度的改性剂溶液）在研钵中按同一方向研磨混合，去除表面的气泡后，倒入涂布器，在玻板上平稳地移动涂布器进行涂布（厚度为0.2～0.3mm），取下涂好薄层的玻板，置水平台上，于室温下晾干后，在110℃烘30分钟，随即置于有干燥剂的干燥箱中备用。使用前检查其均匀度，在反射光及透视光下检视，表面应均匀、平整、光滑，并且无麻点、无气泡、无破损及污染。

2. 点样　应在洁净干燥的环境中，用专用毛细管或配合相应的半自动、自动点样器点样于薄层板上。一般为圆点状或窄细的条带状，点样基线距底边10～15mm，高效板一般基线离底边8～10mm。圆点状的直径一般不大于4mm，高效板一般不大于2mm。接触点样时，注意勿损伤薄层表面。条带状的宽度一般为5～10mm，高效板条带宽度一般为4～8mm，可用专用半自动或自动点样器进行喷雾法点样。点间距离可视斑点扩散情况，以相邻斑点互不干扰为宜，一般不少于8mm，高效板供试品间隔不少于5mm。

3. 展开　将点好供试品的薄层板放入展开缸，浸入展开剂的深度以距原点5mm为宜，密闭。除另有规定外，一般上行展开8～15cm，高效薄层板上行展开5～8cm。溶剂前沿达到规定的展距，取出薄层板，晾干，待检测。

展开前如需要溶剂蒸气预平衡，可在展开缸中加入适量的展开剂，密闭，一般保持15～30分钟。溶剂蒸气预平衡后，应迅速放入载有供试品的薄层板，立即密闭，展开。如需使展开缸达到溶剂蒸气饱和的状态，则须在展开缸的内壁贴与展开缸高、宽同样的滤纸，一端浸入展开剂中，密闭一定时间，使溶剂蒸气达到饱和，再如法展开。

必要时，可进行二次展开或双向展开，进行第二次展开前，应使薄层板残留的展开剂完全挥干。

4. 显色与检视　有颜色的物质可在可见光下检视。无色物质可用喷雾法或浸渍法，以适宜的显色剂显色，或加热后显色，在可见光下检视。有荧光的物质或显色后可激发产生荧光的物质，可在紫外光灯（365nm或254nm）下观察荧光斑点。对于在紫外光下有吸收的成分，可用带有荧光剂的薄层板（如硅胶GF_{254}板），在紫外光灯（254mn）下观察荧光板面上的荧光物质淬灭形成的斑点。

5. 色谱记录与识别　薄层色谱图像一般可采用摄像设备拍摄，以光学照片或电子图像的形式保存。也可用薄层扫描仪扫描或其他适宜的方法记录相应的色谱图。对所得色谱的识别，主要是观察供试品溶液所显主斑点的颜色（或荧光）和位置是否与对照品溶液的斑点一致。

《中国药典》一部采用薄层色谱法鉴定已达2000余项。现举例如下。

黄连的薄层色谱鉴定：《中国药典》收载的黄连基原植物有毛茛科植物黄连*Coptis chinensis* Franch、三角叶黄连*Coptis deltoidea* C. Y. Cheng et Hsiao或云连*Coptis teeta* Wall.的干燥根茎，三种基原黄连的薄层色谱显示相似的荧光斑点，为该生药多基原使用提供了依据之一。

取本品粉末0.25g，加甲醇25ml，超声处理30分钟，滤过，取滤液作为供试品溶液。另取黄连对照药材0.25g，同法制成对照药材溶液。再取盐酸小檗碱对照品，加甲醇制成每1ml含0.5mg的溶液，作为对照品溶液。照薄层色谱法试验，吸取上述三种溶液各1μl，分别点于同一高效硅胶G薄层板上，以环己烷－乙酸乙酯－异丙醇－甲醇－水－三乙胺（3∶3.5∶1∶1.5∶0.5∶1）为展开剂，置用浓氨试液预饱和20分钟的展开缸内，展开，取出，晾干，置紫外光灯（365nm）下检视。供试品色谱中，在与对照药材色谱相应的位置上，显4个以上相同颜色的荧光斑点；对照品色谱相应的位置上，显相同颜色的荧光斑点（彩图1）。

第七节 DNA 分子遗传标记鉴定

生药的性状、显微和理化鉴定等方法是生药真实性鉴定的主流方法，其优点是简便、易行、价廉。但是以形态学为主的生药鉴定方法，对同属多来源生药及种内的一些变异（如道地药材）、动物药等存在一定的困难。

DNA（deoxyribonucleic acid）分子标记直接检测药材 DNA 分子上的差异，具有三个特点。①遗传稳定性：DNA 分子作为遗传信息的直接载体，不受外界因素和生物体发育阶段及器官组织差异的影响，每一个体的任一细胞均含有相同的遗传信息。因此，用 DNA 分子特征作为标记进行物种鉴定更为准确可靠。②遗传多样性：DNA 分子标记技术直接测定遗传物质本身（DNA 序列）的变化，不同物种、种内变异等均可在 DNA 分子上找到差异，种间的变异称为物种多样性，种内的变异即生物的遗传多样性（genetic diversity）。通过比较 DNA 分子的差异来鉴定物种就是 DNA 分子标记鉴定（identification by DNA molecular marker）。由于 DNA 分子不同区域（编码区和非编码区）在生物进化过程中所承受的选择压力不同，DNA 分子的不同区域有不同程度的变化。因此，选择适当的 DNA 分子标记技术即可在分子水平上对生药进行准确鉴定。③化学稳定性：DNA 分子除具有较高的遗传稳定性外，比其他生物大分子如蛋白质（如同工酶）等，具有较高的化学稳定性。即便是陈旧标本中的 DNA 仍可用于 DNA 分子标记的研究。

一、常用 DNA 分子标记技术

DNA 分子标记技术大致可分为三类：一是以电泳和分子杂交为基础的 DNA 分子标记技术，如 RFLP 分子标记；二是基于电泳技术和链式聚合酶反应（polymerase chain reaction，PCR）技术的分子标记，如 RAPD、SSR、AFLP 和 ISSR 等分子标记；第三类是基于测序的分子标记（如 SNP 和 EST 标记）和基因芯片。

（一）限制性片段长度多态性

生物在进化过程中，由于种种原因引起的基因突变和 DNA 分子结构重排，造成了分子内核苷酸排列顺序的改变，当这种改变处于限制性酶切位点时，酶切后产生的 DNA 的片段长度将发生改变，即限制性酶谱的条带方式将出现不同，产生多态性。限制性片段长度多态性（restriction fragment length polymorphism，RFLP）的基本原理是用限制性内切酶酶切 DNA 后电泳，转移到薄膜上，与同位素或非同位素标记的探针杂交，显示与探针含同源顺序的酶切片断在长度上的差异。RFLP 的优点是其为一种共显性标记，结果稳定可靠，重复性好；缺点是对 DNA 样品的数量与纯度要求高、操作复杂、费时费力，如果用放射性探针，还存在安全性问题，而且适用的探针难找。由于存在这些缺点，RFLP 标记在生药鉴定中的研究较少。

（二）随机扩增多态性 DNA

随机扩增多态性 DNA（random amplified polymophismic DNA，RAPD）分子标记是以基因组 DNA 为模板，通常以一个由 9~10bp 核苷酸组成的寡核苷酸序列为引物，进行 PCR 扩增，经琼脂糖凝胶电泳检测 DNA 序列长度多态性。扩增产生多态性的分子基础是模板 DNA 扩增区段上引物结合的碱基序列发生突变，因此，不同来源的基因组在该区段上表现为扩增产物有无的差异或扩增片段大小的差异。其优点是模板需要量少，对 DNA 质量要求不高，操作简单易行，不需要接触放射性物质，引物通用性高；缺点是结果可靠性和重复性、分辨率低。RAPD 分子标记由于操作简单，在生药鉴定中研究较多。

（三）简单重复序列

简单重复序列（simple sequence repeats，SSR）又称微卫星 DNA（microsatellite DNA）标记。SSR 是指以几个核苷酸（一般 1 ~ 6 个）为单位，多次串联重复的 DNA 序列。微卫星广泛分布于真核生物基因组中，每隔 10 ~ 50bp 就有一个微卫星。微卫星在基因组中的分布是随机的，不仅可以存在于内含子中，也可以存在于编码区和染色体的其他任一区域。每个 SSR 座位两侧一般是相对保守的单拷贝序列，因此，可根据两侧序列设计一对特异引物来扩增 SSR。SSR 的优点是重演性高、多态性好、大多共显性和在植物基因组中丰度高、标记可以在不同品种间转移等；缺点是引物开发费用高和通用性低。

（四）扩增片段长度多态性

扩增片段长度多态性（amplified fragment length polymorlphism，AFLP）是由荷兰科学家 Vos Pieter（1993）发展起来的一项专利技术，实质是 RFLP 和 RAPD 两项技术的结合，具有 RFLP 的稳定性和 RAPD 的高效性，因而比 RAPD 技术更优越。AFLP 标记的基本原理是基于对植物基因组 DNA 酶切，再经 PCR 扩增后选择限制片段。在使用 AFLP 标记技术进行研究时，由于不同物种的基因组 DNA 大小不同，基因组 DNA 经限制性酶酶切后产生的限制性片段的分子量大小不同。使用特定的双链接头与酶切 DNA 片段连接作为扩增反应的模板，用含有选择性碱基的引物对模板 DNA 进行扩增，选择性碱基的种类、数目和顺序决定了扩增片段的特殊性。所以，只有限制性位点侧翼的核苷酸与引物的选择性碱基相匹配的限制性片段才可以被扩增。扩增产物经聚丙烯酰胺凝胶电泳分离，然后根据凝胶上 DNA 指纹的有无来检测多态性。AFLP 的优点是 DNA 需要量少、检测效率高、多态性高、可靠性好、重复性高。

（五）生药 DNA 条形码分子鉴定法

DNA 条形码由加拿大动物学家 Hebert 等首次提出，它是利用基因组中一段公认的标准短序列来进行生药鉴定的分子鉴定技术。DNA 条形码直接利用 DNA 序列进行物种鉴定，重复性好。由于不同物种的 DNA 序列由腺嘌呤（A）、鸟嘌呤（G）、胞嘧啶（C）、胸腺嘧啶（T）四种碱基以不同顺序排列组成，对一定长度的 DNA 序列进行分析即能够区分不同物种。

生药 DNA 条形码分子鉴定是以核糖体 DNA 第二内部转录间隔区（ITS2）为主体条形码序列鉴定生药的方法体系。其中，植物类生药选用 ITS2 为主体序列，以叶绿体 *psb*A-*trn*H为辅助序列；动物类生药选用细胞色素 c 氧化酶亚基Ⅰ（COⅠ）为主体序列，以 ITS2 为辅助序列。

知识链接

1. ITS2　ITS（internal transcribed spacer of nuclear ribosomal DNA）为内部转录间隔区，是核糖体 RNA（rRNA）基因非转录区的一部分。ITS 位于 18S rRNA 基因和 28S rRNA 基因之间，中部被 5.8S rRNA 基因一分为二，即 ITS1（the first internal transcribed spacer）区和 ITS2（the second internal transcribed spacer）区。5.8S、18S 和 28S 进化速率较慢，常用于探讨科级和科级以上等级的系统发育问题；而间隔区 ITS（包括 ITS1 和 ITS2）进化速率较快，一般用于研究属间、种间甚至居群间等较低分类等级之间的系统关系。

2. *psb*A-*trn*H *psb*A-*trn*H 基因间区是位于叶绿体基因 *psb*A 基因和 *trn*H 基因之间的一段非编码区，该间区进化速率较快，常用于植物属间、种间的系统发育研究。

3. CO Ⅰ CO Ⅰ为线粒体基因组的蛋白质编码基因，全称为细胞色素 c 氧化酶亚基Ⅰ（cytochrome c oxidase subunit Ⅰ），由于该基因进化速率较快，常用于分析亲缘关系密切的种、亚种及地理种群之间的系统关系。

生药 DNA 条形码分子鉴定法的仪器要求和测定步骤如下。

1. 仪器的一般要求 所用仪器有电子天平、离心机、PCR 仪、电泳仪和测序仪。

DNA 序列测定用测序仪，是一台具有自动灌胶、自动进样、自动数据收集分析等功能的，全自动电脑控制测定 DNA 片段中碱基顺序或大小以及定量用的精密仪器。测序方法主要采用双脱氧链终止法，又称 Sanger 法。传统 Sanger 法采用同位素标记，目前常用的自动测序仪是基于毛细管电泳和荧光标记技术的 DNA 测序仪，大大提高了 DNA 测序的速度和准确性。4 种双脱氧核苷酸（ddNTP）的碱基分别用不同的荧光进行标记，在通过毛细管时，不同长度的 DNA 片段上的 4 种荧光基团被激光激发，发出不同颜色的荧光，被电荷耦合元件（charge-coupled device，CCD）图像传感器检测系统识别，并直接翻译成 DNA 序列，获得供试品的峰图文件和序列文件。

测序仪的配置包括毛细管电泳仪、计算机、液晶显示器以及数据采集和分析软件。仪器主要具有进样、电泳、检测、清洗四大功能，其中，进样部分的主要作用是放置待检测的样品；起电泳功能的主要部件是毛细管和泵，在 60℃条件下电泳，区分不同长度的 DNA 片段；检测部件主要是激光电源、激光管、光电转换装置；清洗部分的主要作用是对毛细管进样口进行清洗，保证自动灌胶、上样、电泳过程中无交叉污染。

2. 测定步骤 本法主要包括供试品处理、DNA 提取、DNA 条形码序列 PCR 扩增、电泳检测和序列测定、序列拼接及结果判定，主要步骤如下。

（1）供试品处理 按药材和饮片取样法取样，除另有规定外，生药和饮片使用 75%乙醇擦洗表面后晾干，或采取其他有效去除微生物污染的方法。称取 10～100mg 备用。供试品具体取样部位根据不同药材特性做出相应规定。

（2）DNA 提取 DNA 的提取包括使用研钵或研磨仪破碎细胞，粉碎成细粉，用试剂盒法进行 DNA 的分离和纯化等步骤。目前常用试剂盒包括植物基因组 DNA 提取试剂盒和动物组织/细胞基因组 DNA 提取试剂盒，实验选用的试剂盒须能够提取到满足后续实验要求的模板 DNA。

由于植物类生药种类繁多，可根据所鉴定生药的具体情况对提取方法加以改进。例如：植物细胞内含有大量多糖、多酚等次生代谢产物，这些物质在提取 DNA 的过程中与 DNA 共沉淀，形成黏稠的胶状物，难以溶解或氧化产生褐变，严重影响 DNA 提取的产量与质量以及后续的 PCR 扩增实验。但如在提取 DNA 过程中加入抗氧化剂 β-巯基乙醇，则可抑制氧化反应，避免其褐化。再如：聚乙烯吡咯烷酮（PVP）是酚的络合物，能与多酚形成一种不溶的络合物质，有效去除多酚，减少 DNA 提取过程中酚的污染；同时它也能和多糖结合，有效去除多糖。因此，若将 PVP 和 β-巯基乙醇配合使用，能够有效地防止 DNA 提取过程中多酚及多糖的污染。此外，乙二胺四乙酸（EDTA）能螯合 Mg^{2+} 或 Mn^{2+}，从而抑制 DNA 酶（DNase）活性，防止 DNA 被其降解；在天然状态下，DNA 与蛋白质以 DNA－蛋白质复合物（DNP）的形式存在，十六烷基三甲基溴化铵（CTAB）是一种阳离子去污剂，可溶解细胞膜，并与 DNA 形成复合物，使细胞中的 DNP 释放出来，该复合物在高盐溶液（>0.7mol/L NaCl）中能充分溶解，存在于液相中，通过有机溶剂抽提，去除蛋白质、多糖、酚类等杂质后，加入乙醇沉淀即可使 DNA 分离出来。三羟甲基氨基甲烷（Tris-HCl，pH 8.0）溶液可提供一个缓冲环境，防止 DNA 被降解。

根及根茎类、茎木类、皮类：通常根和根茎组织中多酚、多糖含量高，在研磨时多酚极易氧化成醌类，使 DNA 带有一定颜色，在纯化过程中很难去除，影响后续的 PCR 反应，所以在提取根及根茎类生药 DNA 时一定要注意多糖、多酚的去除。提取此类生药 DNA 时，水浴时间一般为 90 分钟，对于质地坚硬的根、根茎类和茎木类生药，可以延长水浴时间并降低水浴温度，如 56℃ 水浴 8～12 小时，使得 DNA 充分释放到缓冲溶液中。此外，根茎类生药由于富含纤维和淀粉等贮藏物质，需加大样品量才能提取到足量 DNA，可用大体积离心管（5ml 或 15ml）抽提。皮类生药组织富含薄壁组织和纤维等，加液氮不易研磨成细粉，需适当增加样品量，同时应增加 β-巯基乙醇和 PVP 的使用量。

叶、花、全草类：该类生药采用试剂盒法一般都能成功提取 DNA，对于保存时间较久的叶、花、全草类生药可适当增加水浴时间，同时适当降低水浴温度，如 56℃ 水浴 8～12 小时等。

果实、种子类：果实及种子类生药多富含油脂，研磨时易被氧化，且易黏着在研钵壁上，损失较大，提取时需增加样品量。另外，对研磨后的材料可用丙酮浸提，去除脂溶性酚类化合物。

动物生药：肌肉类动物生药如海龙、蛇类、蛤蚧等，需使用 75% 乙醇擦拭表面消除外源性污染，待乙醇挥发后进行充分磨碎。含脂类较多的动物内脏器官如蛤蟆油，首先用不含蛋白酶 K 和十二烷基硫酸钠（SDS）的缓冲液浸泡生药，SDS 是一种阴离子表面活性剂，在 55～65℃ 条件下能裂解细胞，释放出核酸；然后在试剂盒消化缓冲液中增加 SDS 含量，有利于脱去脂类。角甲类生药如龟甲、鳖甲和鹿茸等，由于 DNA 含量较低，样品量要适当增大，也可用大体积离心管抽提。壳类生药如石决明、瓦楞子、蛤壳等，由于存在共生或寄生生物，提取前需进行去除。

（3）PCR 扩增　植物类生药及其基原物种扩增 ITS2 或 *psb*A-*trn*H 序列，动物类生药及其基原物种扩增 COⅠ序列，通用引物及扩增条件如下，特殊规定见各生药项下。

ITS2 序列扩增正向引物 ITS2F：5′-ATGCGATACTTGGTGTGAAT-3′；反向引物 ITS3R：5′-GACGCTTCTCCAGACTACAAT-3′。*psb*A-*trn*H 序列扩增正向引物 *psb*AF：5′-GTTATGCATGAACGTAATGCTC-3′；反向引物 *trn*HR：5′-CGCGCATGGTGGATTCACAATCC-3′。COⅠ序列扩增正向引物 HCO2198：5′-TAAACTTCAGGGTGACCAAAAAAT-

CA-3′；反向引物 LCO1490：5′-GGTCAACAAATCATAAAGATATTGG-3′。

PCR 反应体系以 25μl 为参照，包括：1×PCR 缓冲液（不含 $MgCl_2$），2.0mmol/L $MgCl_2$，0.2mmol/L dNTPs，0.1μmol/L 引物对，模板 DNA，1.0U *Taq* DNA 聚合酶，加灭菌双蒸水至 25μl。设置未加模板 DNA 的 PCR 反应为阴性对照。

ITS2 序列扩增程序：94℃ 5 分钟；94℃ 30 秒，56℃ 30 秒，72℃ 45 秒，35～40 个循环；72℃ 10 分钟。*psb*A-*trn*H 序列扩增程序：94℃ 5 分钟；94℃ 1 分钟，55℃ 1 分钟，72℃ 1.5 分钟，30 个循环；72℃ 7 分钟。COⅠ序列扩增程序：94℃ 1 分钟；94℃ 1 分钟，45℃ 1.5 分钟，72℃ 1.5 分钟，5 个循环；94℃ 1 分钟，50℃ 1.5 分钟，72℃ 1 分钟，35 个循环；72℃ 5 分钟。

（4）PCR 产物检测　采取琼脂糖凝胶电泳方法检测 PCR 产物。电泳后，PCR 产物应在相应的 DNA 条形码序列长度位置（具体见各生药项下）出现一条目的条带，阴性对照应无条带。

（5）测序　切取目的条带所在位置并在紫外灯下迅速凝胶，采用琼脂糖凝胶 DNA 回收试剂盒进行纯化。使用 DNA 测序仪对目的条带进行双向测序，PCR 扩增引物作为测序引物，测序原理同 Sanger 测序法。有目的条带的样品在测序仪上进行双向测序。

（6）生药 DNA 条形码序列获得　①序列拼接：对双向测序峰图，应用有序列拼接功能的专业软件进行序列拼接，去除引物区。②序列质量与方向：为确保 DNA 条形码序列的可靠性，需去除测序结果两端信号弱或重叠峰区域，序列方向应与 PCR 扩增正向引物方向一致，获得相应的 DNA 序列。

（7）结果判定　将获得的序列与国家药品监督管理部门认可的中药材 DNA 条形码标准序列比对。如在生药 DNA 条形码鉴定系统（http：//www.tcmbarcode.cn）中应用 BLAST（Basic Local Alignment Search Tool，即基于局部序列比对并对数据库进行快速搜索的工具，其特点是仅搜索序列之间高度相似区域，精确且快速，是目前应用最广泛的序列相似性搜索工具之一）方法进行结果判定。具体流程为：登录中药材 DNA 条形码鉴定系统数据库网站，在主页点击"物种鉴定"。根据需鉴定物种的种类，选择对应的鉴定数据库，如点击植物类药材鉴定（ITS/ITS2）。将需要鉴定的物种序列复制后，粘贴到"植物类药材鉴定（ITS/ITS2）"的序列输入栏中，点击"提交"按钮，进行 BLAST 鉴定。BLAST 比对结果中，在"序列比对信息"栏查看相关比对信息，"物种鉴定结果"栏显示查询序列与数据库中目标序列的序列相似性（指序列比对过程中查询序列和目标序列之间相同或相似核苷酸或氨基酸残基占全部比对核苷酸或氨基酸残基的百分比）及目标序列对应的基原物种。如果植物类药材 ITS/ITS2 序列比对后最接近的物种为真菌，则需采用 *psb*A-*trn*H 序列重复上述方法流程。

二、DNA 分子标记在生药鉴定中的应用

1. 在生药鉴定中的应用　将 DNA 分子标记用于生药鉴定，首先要解决是否能从生药样品中获得高质量的 DNA 并可用于 PCR。

邵鹏柱（1994）用 RAPD 分子标记对人参、西洋参、三七 3 种人参属生药和桔梗、紫茉莉、栌兰、商陆等伪品生药进行鉴定，发现 RAPD 分子标记能对这些生药进行有效鉴定。党荣理（2003）对新疆产兰麻黄、中麻黄、膜果麻黄和木贼麻黄的 RAPD 图

谱进行研究，发现 RAPD 分子标记可有效鉴定该四种生药。金成庸（2000）对茵陈原植物茵陈蒿的代用品韩茵陈及其同名植物白莲蒿进行鉴定，测定 rDNA ITS 序列，序列分析显示两者有明显差异。

2. 在道地药材鉴定中的应用　道地药材的形成主要受遗传因子和环境因子的影响。应用 DNA 分子标记技术比较道地药材与非道地药材的差异，既有助于阐明道地药材的成因，又可同时准确区分道地药材与非道地药材。

青藏高原 3 个区域 5 个代表性地方的 13 个冬虫夏草（*Cordyceps sinensis*）样本的 RAPD 表明，来自同一产地的样本间遗传差异非常小，同一区域不同产地的样本间遗传差异较大，不同区域的样品间遗传差异更大，为冬虫夏草的药材道地性研究提供了分子水平的依据。

第四章　生药的有效性评价

PPT

学习目标

1. 掌握　生药定量分析与方法学验证。

2. 熟悉　生药中各类化学成分的理化性质、鉴定方法及与生药品质的关系。

3. 了解　生药指纹图谱；生药中多类成分的同时定量分析；生药的生物效应评价法。

生药的有效性取决于所含的化学成分，目前大多数生药的有效性可以通过与生药疗效相关联的化学成分的定量、定性分析来评价，少数生药的有效性也可以用生物效应来评价。但由于生药作用于人体的整体性和复杂性，生物效应评价法的建立仍存在难度，该方法应用较少。

第一节　定量分析与方法学验证

生药化学成分的分析方法有多种，其中，分光光度法和色谱法是目前常用的方法。

一、光谱法

光谱法（spectrometry）是基于测量物质与电磁辐射作用时，由物质内部发生量子化的能级之间的跃迁而产生的发射、吸收或散射辐射的波长和强度进行分析的方法。按不同的分类方式，光谱法可分为发射光谱法、吸收光谱法、散射光谱法；或分为原子光谱法和分子光谱法；或分为能级谱，电子、振动、转动光谱，电子自旋及核自旋谱等。生药学鉴定中应用较多的有以下三种。

1. 紫外-可见分光光度法（ultraviolet-visible spectrophotometry）　是通过测定被测物质在特定波长处或一定波长范围内光的吸光度或发光强度，对该物质进行定性和定量分析的方法。

基本原理：单色光辐射通过被测物质的溶液时，一部分光被体系吸收，被该物质吸收的量与该物质的浓度和液层的厚度（光路长度）成正比，即朗伯（Lambert）-比尔（Beer）定律，其关系式为：

$$A = ECL \qquad (4-1)$$

式中，A 为吸光度；E 为吸光系数；C 为溶液浓度；L 为溶液层厚度。

其中，吸光系数与溶液的本性、温度以及波长等因素有关。溶液中其他组分（如溶剂等）对光的吸收可用空白液扣除。

分光光度法的应用光区包括紫外光区（200～400nm）、可见光区（400～760nm）、红外光区（2.5～25μm）。紫外光区与可见光区是常用的。用紫外光源测定无色物质的方法，称紫外分光光度法；用可见光源测定有色物质的方法，称可见分光光度法。

紫外 - 可见分光光度法适用于生药中大类成分的含量测定，如总生物碱、总黄酮等。《中国药典》一部采用该法测定人工牛黄中的胆酸和胆红素。

2. 红外分光光度法（infrared spectrophotometry）　是以红外光区电磁波连续光谱作为辐照源照射样品，记录样品吸收曲线的一种物理光学分析方法。红外光谱专属性强，几乎没有两种单体的红外光谱完全一致。在药物分析中，以红外光谱具有的“指纹”特性作为药物鉴定的依据，是各国药典共同采用的方法。红外光谱可用于生药的定性鉴定，如将生药粉末直接压片鉴定真伪；也可以用生药提取物获得红外光谱，鉴定生药。

3. 原子吸收分光光度法（atomic absorption spectrophotometry）　用于测定显原子状态的金属元素和部分非金属元素，如铅、铬、砷、汞、铜等，是目前用于生药和中成药中微量元素测定的常用方法之一。

二、色谱法

色谱法（chromatography）又称层析法，是分离天然化学物质和合成有机物质的一种重要方法。根据色谱分离原理的不同，可分为吸附色谱法、分配色谱法、离子交换色谱法和排阻色谱法（凝胶色谱法）等；按照色谱分离方法的不同，可分为柱色谱法、纸色谱法、薄层色谱法、气相色谱法、高效液相色谱法等，生药鉴定中应用较多的是后三种方法。

（一）薄层色谱法

薄层色谱法（thin layer chromatography，TLC）又称薄层层析法，系指将供试品溶液点于薄层板上，在展开容器内用用展开剂展开，使供试品所含成分分离，所得色谱图与适宜的标准物质按同法所得的色谱图对比，亦可用薄层扫描仪进行扫描，用于鉴定、检查或含量测定。然而，受效能、灵敏度、精密度、重现性、准确度等的限制，薄层色谱法现少用于生药成分的含量测定。

（二）高效液相色谱法

高效液相色谱法（high performance liquid chromatography，HPLC）是采用高压输液泵将规定的流动相泵入装有填充剂的色谱柱，对供试品进行分离测定的色谱方法。注入的供试品，由流动相带入柱内，各组分在柱内被分离，并进入检测器检测，由积分仪或数据处理系统记录和处理色谱信号。

高效液相色谱法具有分离效能高、分析速度快、重现性好、准确度和灵敏度高，适应范围广，流动相选择范围宽，色谱柱可反复使用以及组分易收集等优点，已成为生药成分分离和定性、定量分析不可缺少的工具。随着高效液相色谱仪的普及和蒸发光散射检测器（ELSD）、质谱检测器的普遍应用，HPLC 在生药分析中的应用愈加广泛，已成为生药含量测定的首选和主流方法。

1. 对仪器的一般要求和色谱条件　高效液相色谱仪由高压输液泵、进样器、色谱柱、检测器、积分仪或数据处理系统组成。色谱柱内径一般为 2.1 ~ 4.6mm，填充剂粒径约为 2 ~ 10μm。超高效液相色谱仪是耐超高压、小进样量、低死体积、高灵敏度检测的高效液相色谱仪。

（1）色谱柱 ①反相色谱柱：以键合非极性基团的载体为填充剂填充而成的色谱柱。常见的载体有硅胶、聚合物复合硅胶和聚合物等；常用的填充剂有十八烷基硅烷键合硅胶、辛基硅烷键合硅胶和苯基硅烷键合硅胶等。②正相色谱柱：用硅胶填充剂或键合极性基团的硅胶填充而成的色谱柱。常见的填充剂有硅胶、氨基键合硅胶和氰基键合硅胶等。氨基键合硅胶和氰基键合硅胶也可用作反相色谱。③离子交换色谱柱：用离子交换填充剂填充而成的色谱柱。有阳离子交换色谱柱和阴离子交换色谱柱。④手性分离色谱柱：用手性填充剂填充而成的色谱柱。

色谱柱的内径与长度，填充剂的形状、粒径与粒径分布、孔径、表面积、键合基团的表面覆盖度、载体表面基团残留量，填充的致密与均匀程度等均影响色谱柱的性能，应根据被分离物质的性质来选择合适的色谱柱。

温度会影响分离效果，未指明色谱柱温度时系指室温，应注意室温变化的影响。为改善分离效果，可适当调整色谱柱的温度。

残余硅羟基未封闭的硅胶色谱柱，流动相 pH 值一般应在 2 ~8 之间。烷基硅烷带有立体侧链保护，或残余硅羟基已封闭的硅胶、聚合物复合硅胶或聚合物色谱柱可耐受更广泛 pH 值的流动相，可用于 pH 值小于 2 或大于 8 的流动相。

（2）检测器 最常用的检测器为紫外 - 可见分光检测器，包括二极管阵列检测器，其他常见的检测器有荧光检测器、蒸发光散射检测器、电雾式检测器、示差折光检测器、电化学检测器和质谱检测器等。

紫外 - 可见分光检测器、荧光检测器、电化学检测器为选择性检测器，其响应值不仅与被测物质的量有关，还与其结构有关；蒸发光散射检测器、电雾式检测器和示差折光检测器为通用检测器，对所有物质均有响应；结构相似的物质在蒸发光散射检测器和电雾式检测器的响应值几乎仅与被测物质的量有关。

紫外 - 可见分光检测器、荧光检测器、电化学检测器和示差折光检测器的响应值与被测物质的量在一定范围内呈线性关系；蒸发光散射检测器的响应值与被测物质的量通常呈指数关系，一般需经对数转换；电雾式检测器的响应值与被测物质的量通常也呈指数关系，一般需经对数转换或用二次函数计算，但在小质量范围内可基本呈线性。

不同的检测器，对流动相的要求不同。紫外 - 可见分光检测器所用流动相应符合紫外 - 可见分光光度法对溶剂的要求；采用低波长检测时，还应考虑有机溶剂的截止使用波长。蒸发光散射检测器、电雾式检测器和质谱检测器不得使用含不挥发性成分的流动相。

（3）流动相 反相色谱系统的流动相常用甲醇 - 水系统或乙腈 - 水系统，用紫外末端波长检测时，宜选用乙腈 - 水系统。流动相中如需使用缓冲溶液，应尽可能使用低浓度缓冲盐。用十八烷基硅烷键合硅胶色谱柱时，流动相中有机溶剂一般应不低于 5%，否则易导致柱效下降、色谱系统不稳定。

正相色谱系统的流动相常用两种或两种以上的有机溶剂，如二氯甲烷和正己烷等。

流动相注入液相色谱仪的方式（又称洗脱方式）可分为两种：一种是等度洗脱，另一种是梯度洗脱。用梯度洗脱分离时，梯度洗脱程序通常以表格的形式在品种项下规定，其中包括运行时间和流动相在不同时间的成分比例。

（4）色谱参数调整 各品种项下规定的条件除固定相种类、流动相组分、检测器类型不得改变外，其余如色谱柱内径、长度、填充剂粒度、流动相流速、流动相组分比例、柱温、进样量、检测器的灵敏度等，均可适当改变，以适应供试品并达到系统适用性试验的要求。

2. 系统适用性试验 色谱系统的适用性试验通常包括理论板数、分离度、重复性和拖尾因子等四个指标。其中，分离度和重复性尤为重要。

通常用规定的对照品对色谱系统进行系统适用性试验。

（1）色谱柱的理论板数（n） 用于评价色谱柱的分离效能，由于不同物质在同一色谱柱上的色谱行为不同，采用理论板数作为衡量柱效能的指标时，应指明测定物质，一般为待测组分或内标物质的理论板数。在规定的色谱条件下，注入供试品溶液或内标物质溶液，记录色谱图，量出供试品主成分峰或内标物质峰的保留时间 t_R（以分钟或长度计，下同，但应取相同单位）和峰宽（W）或半高峰宽（$W_{h/2}$），按 $n=16(t_R/W)^2$ 或 $n=5.54(t_R/W_{h/2})^2$ 计算色谱柱的理论板数。

（2）分离度（R） 用于评价待测物质与被分离物质之间的分离程度，是衡量色谱系统分离效能的关键指标。可以通过测定待测物质与已知杂质的分离度，也可以通过测定待测物质与某一指标性成分（内标物质或其他难分离物质）的分离度，或将供试品或对照品用适当的方法降解，通过测定待测物质与某一降解产物的分离度，对色谱系统分离效能进行评价与调整。

无论是定性鉴定还是定量测定，均要求待测物质色谱峰与内标物质色谱峰或特定的杂质对照色谱峰及其他色谱峰之间有较好的分离度。除另有规定外，待测物质色谱峰与相邻色谱峰之间的分离度应不小于1.5。分离度的计算公式为：

$$R = \frac{2(t_{R_2} - t_{R_1})}{W_2 + W_1} \tag{4-2}$$

式中，t_{R_2} 为相邻两色谱峰中后一峰的保留时间；t_{R_1} 为相邻两色谱峰中前一峰的保留时间；W_1、W_2 及 $W_{1,h/2}$、$W_{2,h/2}$ 分别为此相邻两色谱峰的峰宽及半高峰宽（图4－1）。

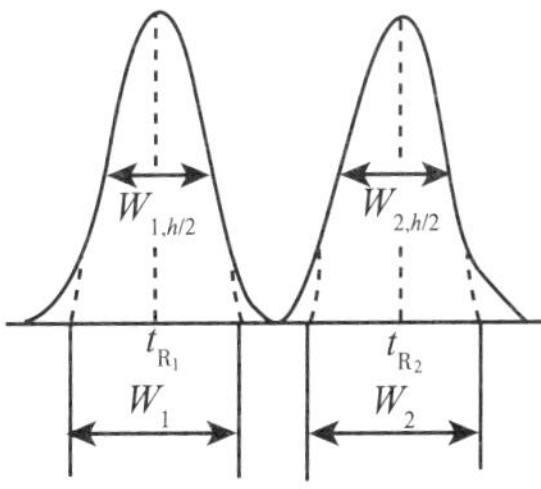

图4－1 分离度

当对测定结果有异议时，色谱柱的理论板数（n）和分离度（R）均以峰宽（W）的计算结果为准。

（3）灵敏度 用于评价色谱系统检测微量物质的能力，通常以信噪比（S/N）来表示。建立方法时，可通过测定一系列不同浓度的供试品或对照品溶液来测定信噪比。定量测定时，信噪比应不小于10；定性测定时，信噪比应不小于3。系统适用性试验中，可以设置灵敏度实验溶液来评价色谱系统的检测能力。

（4）拖尾因子（T） 用于评价色谱峰的对称性。拖尾因子计算公式为：

$$T = \frac{W_{0.05h}}{2d_1} \tag{4-3}$$

式中，$W_{0.05h}$ 为5%峰高处的峰宽；d_1 为峰顶在5%峰高处横坐标平行线的投影点至峰前沿与此平行线交点的距离（图4－2）。

以峰高作定量参数时，除另有规定外，T 值应在0.95～1.05之间。

以峰面积作定量参数时，一般的峰拖尾或前伸不会影响峰面积积分，但严重拖尾会影响基线和色谱峰起止的判断和峰面积积分的准确性，此时应在品种正文项下对拖尾因子做出规定。

（5）重复性　用于评价色谱系统连续进样时响应值的重复性能。除另有规定外，通常取各品种项下的对照品溶液，连续进样5次，其峰面积测量值（或内标比值或其校正因子）的相对标准偏差应不大于2.0%。视进样溶液的浓度和（或）体积、色谱峰响应和分析方法所能达到的精度水平等，对相对标准偏差的要求可适当放宽或收紧，放宽或收紧的范围以满足品种项下检测需要的精密度要求为准。

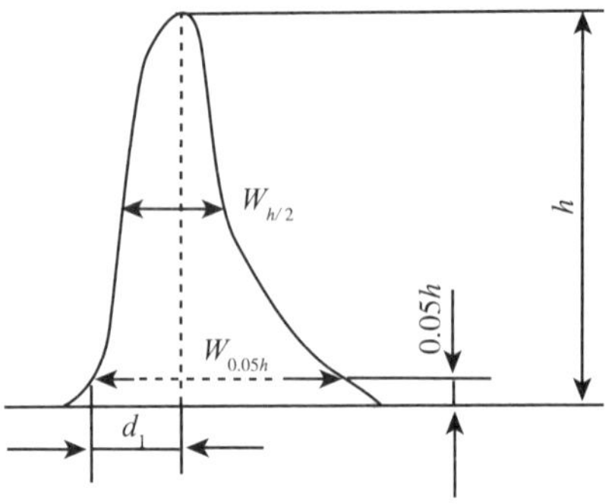

图4－2　拖尾因子

3. 测定法

（1）定性分析　常用方法主要有：①利用保留时间定性；②利用光谱相似度定性；③利用质谱检测器提供的质谱信息定性。

（2）定量分析　常用方法如下。

①内标法：按品种正文项下的规定，精密称（量）取对照品和内标物质，分别配成溶液，各精密量取适量，混合配成校正因子测定用的对照溶液。取一定量进样，记录色谱图，测量对照品和内标物质的峰面积或峰高，按下式计算校正因子：

$$\text{校正因子}(f) = \frac{A_S/C_S}{A_R/C_R} \tag{4-4}$$

式中，A_S为内标物质的峰面积或峰高；C_S为内标物质溶液的浓度；A_R为对照品的峰面积或峰高；C_R为对照品溶液的浓度；f为校正因子。

再取含有内标物质的供试品溶液，进样，记录色谱图，测量供试品中待测成分和内标物质的峰面积或峰高，按下式计算含量：

$$\text{含量}(C_X) = f \times \frac{A_X}{A'_S/C'_S} \tag{4-5}$$

式中，A_X为供试品的峰面积或峰高；C_X为供试品溶液的浓度；A'_S为内标物质的峰面积或峰高；C'_S为内标物质的浓度；f为校正因子。

采用内标法，可避免因样品前处理及进样体积误差对测定结果的影响。

②外标法：按各品种项下的规定，精密称（量）取对照品和供试品，配制成溶液，分别精密取一定量，进样，记录色谱图，测量对照品溶液和供试品溶液中待测成分的峰面积（或峰高），按下式计算含量：

$$\text{含量}(C_X) = C_R\frac{A_X}{A_R} \tag{4-6}$$

式中，各符号意义同上。

由于微量注射器不易精确控制进样量，当采用外标法测定供试品中成分或杂质含量时，以定量环或自动进样器进样为宜。

③峰面积归一化法：按各品种项下的规定，配制供试品溶液，取一定量进样，记录色谱图。测量各峰的面积和色谱图上除溶剂峰以外的总色谱峰面积，计算各峰面积占总峰面积的百分率。通常用于对照品纯度的检查。用于杂质检查时，由于仪器响应的线性限制，峰面积归一化法一般不宜用于微量杂质的检查。

（三）气相色谱法

气相色谱法（gas chromatography，GC）是采用气体为流动相（载气）流经装有填充剂的色谱柱进行分离测定的色谱方法。物质或其衍生物气化后，被载气带入色谱柱进行分离，各组分先后进入检测器，用数据处理系统记录色谱信号。

气相色谱法主要用于含挥发性成分的生药鉴定，其精密度高、分离效能高；但所得数据只有保留时间，多数情况下在高温下进行。若成分不气化，就不能进行分析，故应用范围受到一定限制。

1. 对仪器的一般要求　所用仪器为气相色谱仪。由载气源、进样部分、色谱柱、柱温箱、检测器和数据处理系统组成。进样部分、色谱柱和检测器的温度均应根据分析要求适当设定。

（1）载气源　气相色谱法的流动相为气体，称为载气，氦、氮和氢可用作载气，可由高压钢瓶或高纯度气体发生器提供，经过适当的减压装置，以一定的流速经过进样器和色谱柱；根据供试品的性质和检测器种类选择载气，常用载气为氮气。

（2）进样部分　进样方式一般可采用溶液直接进样、自动进样或顶空进样。

溶液直接进样采用微量注射器、微量进样阀或有分流装置的气化室进样；采用溶液直接进样或自动进样时，进样口温度应高于柱温 30～50℃；进样量一般不超过数微升；柱径越细，进样量应越少，采用毛细管柱时，一般应分流以免过载。

顶空进样适用于固体和液体供试品中挥发性组分的分离和测定。将固态或液态的供试品制成供试液后，置于密闭小瓶中，在恒温控制的加热室中加热至供试品中挥发性组分在液态和气态达至平衡后，由进样器自动吸取一定体积的顶空气注入色谱柱。

（3）色谱柱　色谱柱为填充柱或毛细管柱。填充柱的材质为不锈钢或玻璃，内径为 2～4mm，柱长为 2～4m，内装吸附剂、高分子多孔小球或涂渍固定液的载体，粒径为 0.18～0.25mm、0.15～0.18mm 或 0.125～0.15mm。常用载体为经酸洗并硅烷化处理的硅藻土或高分子多孔小球，常用固定液有甲基聚硅氧烷、聚乙二醇等。毛细管柱的材质为玻璃或石英，内壁或载体经涂渍或交联固定液，内径一般为 0.25mm、0.32mm 或 0.53mm，柱长 5～60m，固定液膜厚 0.1～5.0μm，常用的固定液有甲基聚硅氧烷、不同比例组成的苯基甲基聚硅氧烷、聚乙二醇等。

新填充柱和毛细管柱在使用前需老化处理，以除去残留溶剂及易流失的物质。色谱柱如长期未用，使用前应老化处理，使基线稳定。

（4）柱温箱　由于柱温箱温度的波动会影响色谱分析结果的重现性，柱温箱精度应在 ±1℃，且温度波动小于每小时 0.1℃。温度控制系统分为恒温和程序升温两种。

（5）检测器　适合气相色谱法的检测器有火焰离子化检测器（flame ionization detector，FID）、热导检测器（thermal conductivity detector，TCD）、氮磷检测器（nitrogen－

phosphorus detector，NPD）、火焰光度检测器（flame photometric detector，FPD）、电子捕获检测器（electron capture detector，ECD）、质谱检测器（mass spectrometric detector，MSD）等。火焰离子化检测器对碳氢化合物响应良好，适合检测大多数药物；氮磷检测器对含氮、磷元素的化合物灵敏度高；火焰光度检测器对含磷、硫元素的化合物灵敏度高；电子捕获检测器适于含卤素的化合物；质谱检测器还能给出供试品某个成分相应的结构信息，可用于结构确证。除另有规定外，一般用火焰离子化检测器，用氢气作为燃气，空气作为助燃气。在使用火焰离子化检测器时，检测器的温度一般应高于柱温，并不得低于150℃，以免水汽凝结，通常为250～350℃。

（6）数据处理系统　可分为记录仪、积分仪以及计算机工作站等。

各品种项下规定的色谱条件，除检测器种类、固定液品种及特殊指定的色谱柱材料不得改变外，其余如色谱柱内径、长度、载体牌号、粒度、固定液涂布浓度、载气流速、柱温、进样量、检测器的灵敏度等，均可适当改变，以适应具体品种并符合系统适用性试验的要求。一般色谱图约于30分钟内记录完毕。

2. 系统适用性试验　除另有规定外，应照本节“三、色谱法（二）高效液相色谱法”项下的规定。

3. 测定法　①内标法；②外标法；③峰面积归一化法；④标准溶液加入法。其中，①～③法的具体内容均同本节“二、色谱法（二）高效液相色谱法”中的规定。

标准溶液加入法：精密称（量）取某个杂质或待测成分对照品适量，配制成适当浓度的对照品溶液，取一定量，精密加到供试品溶液中，根据外标法或内标法测定杂质或主成分含量，再扣除加入的对照品溶液含量，即得供试品溶液中某个杂质和主成分的含量。

也可按下述公式进行计算，加入对照品溶液前后校正因子应相同，即：

$$\frac{A_{iS}}{A_X}=\frac{C_X+\Delta C_X}{C_X} \tag{4-7}$$

则待测组分的浓度 C_X 可通过如下公式进行计算：

$$C_X=\frac{\Delta C_X}{(A_{iS}/A_X)-1} \tag{4-8}$$

式中，C_X 为供试品中组分X的浓度；A_X 为供试品中组分X的色谱峰面积；ΔC_X 为所加入的已知浓度的待测组分对照品的浓度；A_{iS} 为加入对照品后组分X的色谱峰面积。

由于气相色谱法的进样量一般仅数微升，为减小进样误差，当采用手工进样时，由于留针时间、室温等对进样量的影响，以采用内标法定量为宜；当采用自动进样器时，由于进样重复性的提高，在保证分析误差的前提下，也可采用外标法定量。当采用顶空进样时，由于供试品和对照品处于不完全相同的基质中，可采用标准溶液加入法以消除基质效应的影响；当标准溶液加入法与其他定量方法结果不一致时，应以标准加入法结果为准。

高效毛细管电泳（high performance capillary electrophoresis，HPCE）和毛细管电色谱（capillary electrochromatography，CEC）等色谱分析方法在生药分析中也有应用。

三、定量分析方法的方法学验证

生药中化学成分的定量分析，是评价生药质量的重要手段。在进行定量分析方法学研究或起草药品质量标准时，定量分析方法必须经过验证，以证明采用的含量测定方法符合相应分析要求。

验证内容包括：准确度、精密度（包括重复性、中间精密度和重现性）、专属性、检测限、定量限、线性、范围和耐用性等。

（一）准确度

准确度（accuracy）系指用该方法测定的结果与真实值或参考值接近的程度，一般用回收率（recovery rate,%）表示。准确度应在规定的范围内测试。用于定量测定的分析方法均需做准确度验证。

1. 测定方法的准确度　可用已知纯度的对照品做加样回收率测定，即于已知被测成分含量的供试品中再精密加入一定量的已知纯度的被测成分对照品，依法测定。用实测值与供试品中含有量之差，除以加入对照品量计算回收率。在加样回收率试验中须注意，对照品的加入量与供试品中被测成分含有量之和必须在标准曲线线性范围之内；加入的对照品的量要适当，过小则引起较大的相对误差，过大则干扰成分相对减少，真实性差。

$$回收率\% = \frac{C - A}{B} \times 100\% \tag{4-9}$$

式中，A 为供试品所含被测成分量；B 为加入对照品量；C 为实测值。

2. 数据要求　在规定范围内，取同一浓度的供试品，用 6 个测定结果进行评价；或设计 3 个不同浓度，每个浓度各分别制备 3 份供试品溶液进行测定，用 9 个测定结果进行评价，一般中间浓度加入量与所取供试品含量之比控制在 1:1 左右，其他两个浓度分别约为供试品含量的 80% 和 120% 。应报告供试品取样量、供试品中含有量、对照品加入量、测定结果和回收率（%）计算值，以及回收率（%）的相对标准偏差（RSD%）或可信限。

（二）精密度

精密度（precision）是指在规定的测试条件下，同一个均匀供试品，经多次取样测定所得结果之间接近的程度。精密度一般用偏差、标准偏差或相对标准偏差表示。

精密度包含重复性、中间精密度和重现性。在相同操作条件下，由同一个分析人员在较短的时间间隔内测定所得结果的精密度称为重复性（repeatability）；在同一个实验室，不同时间由不同分析人员用不同设备测定结果之间的精密度称为中间精密度（intermediate precision）；在不同实验室由不同分析人员测定结果之间的精密度称为重现性（reproducibility）。用于定量测定的分析方法均应考察方法的精密度。

1. 重复性　在规定范围内，取同一浓度的供试品，用 6 个测定结果进行评价；或设计 3 个不同浓度，每个浓度各分别制备 3 份供试品溶液进行测定，用 9 个测定结果进行评价。

2. 中间精密度　为考察随机变动因素对精密度的影响，应进行中间精密度试验。变动因素为不同日期、不同分析人员、不同设备等。

3. 重现性　当分析方法将被法定标准采用时，应进行重现性试验。如建立药典分析方法时，通过不同实验室的复核检验得出重现性结果。复核检验的目的、过程和重现性结果均应记载在起草说明中。应注意重现性试验样品本身的质量均匀性和储存运输中的环境影响因素，以免影响重现性结果。

4. 数据要求 均应报告标准偏差、相对标准偏差或可信限。

（三）专属性

专属性（specificity）系指在其他成分可能存在的情况下，采用的方法能正确测定出被测成分的特性。鉴定试验、限量检查、含量测定等方法均应考察其专属性。

1. 鉴定试验 应能与可能共存的物质或结构相似化合物区分。不含被测成分的供试品，以及结构相似或组分中的有关化合物，均不得干扰测定。显微鉴定、色谱及光谱鉴定等应附相应的代表图像或图谱。

2. 含量测定和限度检查 以不含被测成分的供试品（除去含待测成分生药或不含待测成分的模拟复方）试验来说明方法的专属性。色谱法、光谱法等应附样品及空白样品的代表性图谱，并标明被测成分在图谱中的位置，色谱法中的分离度应符合要求，必要时可采用二极管阵列检测器和质谱检测器进行峰纯度检查。

（四）检测限

检测限（limit of detection，LOD）是指供试品中被测物质能被检测出的最低量。检测限是一种限度检验效能指标，即反映方法与仪器的灵敏度和噪音的大小。常用信噪比法，即把已知浓度供试品测出的信号与空白样品测出的信号进行比较，算出能被可靠地检测出的最低浓度或量。一般以信噪比（S/N）为 3∶1 或 2∶1 时的相应浓度或注入仪器的量确定检测限。

检测限的报告数据应附图谱，说明测试过程和检测限结果。

（五）定量限

定量限（limit of quantification，LOQ）是指供试品中被测成分能被定量测定的最低量，其测定结果应具有一定的准确度和精密度。用于限量检查的定量测定的分析方法应确定定量限。

常用信噪比法测定定量限。一般以信噪比（S/N）为 10∶1 时相应的浓度或注入仪器的量进行确定。

（六）线性

线性（linearity）是指在设计的范围内，测试结果与供试品中被测物质浓度直接呈正比关系的程度。线性是定量测定的基础。

应在规定的范围内测定线性关系。可用一贮备液经精密稀释或分别精密称样，制备一系列供试品的方法进行测定，至少制备 5 个浓度的供试品。以测得的响应信号作为被测物浓度的函数作图，观察是否呈线性，再用最小二乘法进行线性回归。必要时，响应信号可经数学转换，再进行线性回归计算。回归方程的相关系数（r）越接近于 1，表明线性关系越好。

线性关系的数据包括回归方程、相关系数和线性图。

（七）范围

范围（range）系指能达到一定精密度、准确度和线性，测试方法适用的高低限浓度或量的区间。

范围应根据分析方法的具体应用和线性、准确度、精密度结果及要求确定。对于有毒的、具特殊功效或药理作用的成分，其范围应大于被限定含量的区间。

（八）耐用性

耐用性（robustness）是指在测定条件有小的变动时，测定结果不受其影响的承受程度。要为方法可用于常规检验提供依据，开始研究分析方法时，就应考虑其耐受性。方法的耐用性好，意味着该方法对测定条件的要求不苛刻，一定条件的变化对测定结果的影响不大。如果测试条件要求苛刻，应在方法中写明。

典型的变动因素有：样品溶液的稳定性，样品提取的次数和时间等；液相色谱法典型的变动因素有：流动相的组成比例和 pH 值，不同厂牌、不同批号同类型的色谱柱，柱温，流速及检测波长等；气相色谱法的变动因素有：不同厂牌、不同批号的色谱柱、固定相，不同类型的担体，柱温，进样口和检测器温度等。薄层色谱的变动因素有：不同厂牌的薄层板，点样方式以及展开时温度和相对湿度的变化等。

经试验，应说明小的变动能否通过设计的系统适用性试验，以确保方法有效。

第二节　生药中的主要化学成分及其分析方法

一、黄酮类

1. 结构特征和分类　黄酮类（flavonoids）为两个苯环之间通过三碳链连接而成 C_6—C_3—C_6基本骨架的一类化合物。根据基本结构，黄酮类化合物主要分为黄酮、黄酮醇、二氢黄酮、二氢黄酮醇、异黄酮、二氢异黄酮、查耳酮、橙酮、花色素、黄烷类化合物。此外，由黄酮、二氢黄酮、查耳酮或二氢查耳酮以 C—C 或 C—O—C 键方式连接而成的二聚体为双黄酮（biflavonoids）。黄酮类成分的结构类型见表 4－1。

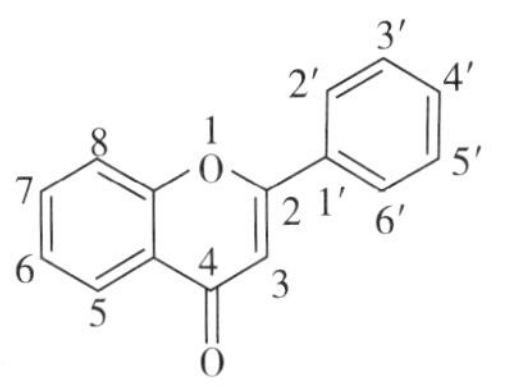

2-苯基色原酮

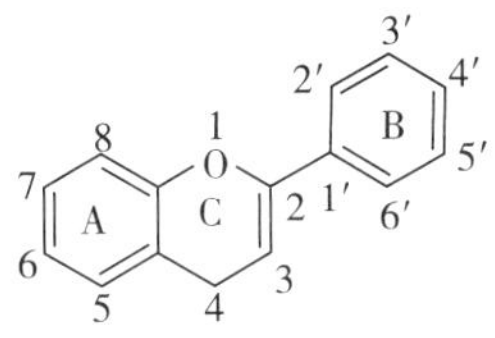

C_6—C_3—C_6 基本骨架

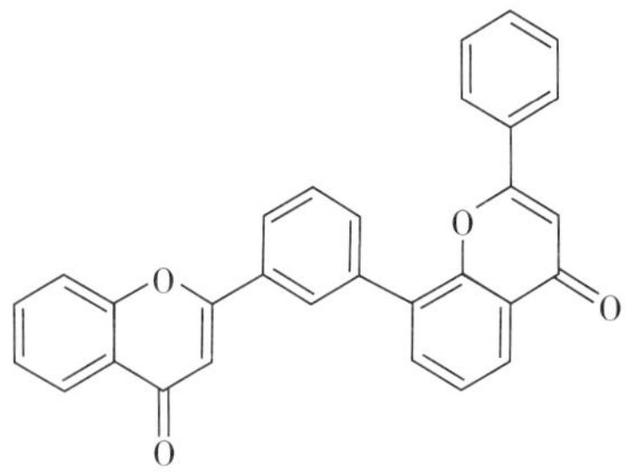

双黄酮

表 4－1　黄酮类化合物的结构类型

名称	基本母核	名称	基本母核
黄酮 （flavone）	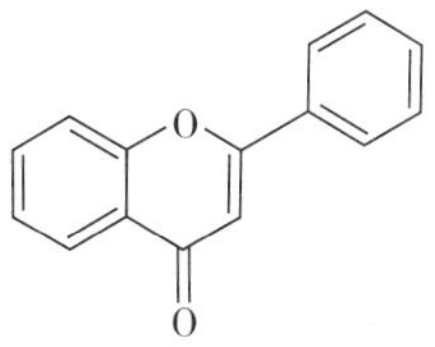	二氢异黄酮 （dihydroisofavone）	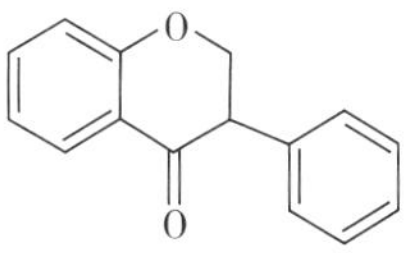

续表

名称	基本母核	名称	基本母核
黄酮醇（flavonol）	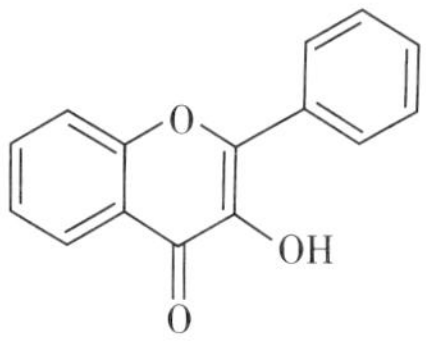	查耳酮（chalcone）	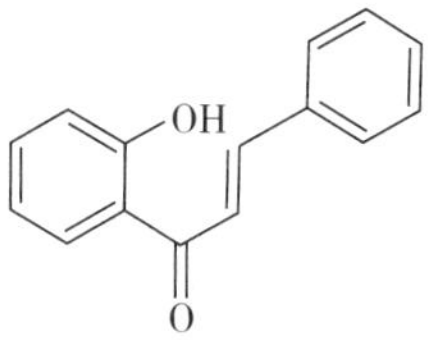
二氢黄酮（dihydroflavone）	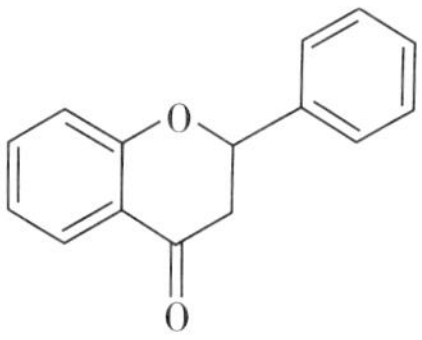	橙酮（aurone）	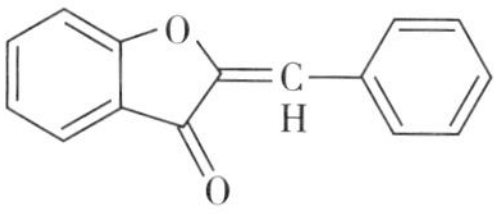
二氢黄酮醇（dihydroflavonol）	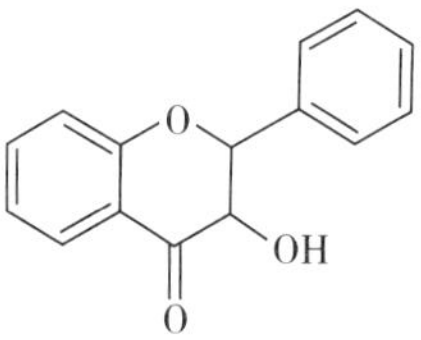	黄烷（flavane）	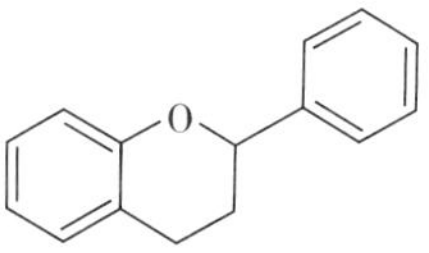
异黄酮（isofavone）	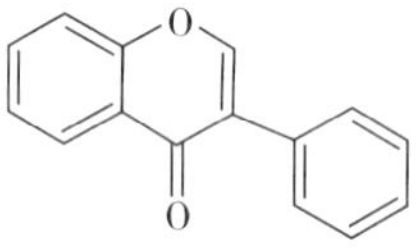	花色素（anthocyanidin）	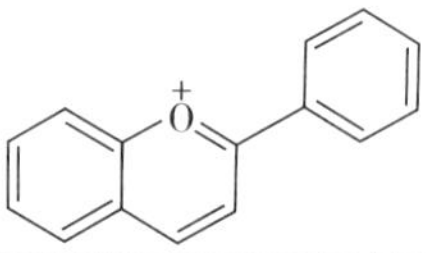

黄酮类化合物除少数游离外，大多数与糖结合成苷（O-苷或 C-苷）。糖基多连在 C_8 或 C_6 位置上，连接的糖有单糖（葡萄糖、半乳糖、鼠李糖等）、双糖（槐糖、龙胆二糖、芸香糖等）、三糖（龙胆三糖、槐三糖等）与酰化糖（2-乙酰葡萄糖、咖啡酰葡萄糖等）。

2. 分布与活性 黄酮类化合物在植物界中分布广泛，主要分布于高等植物的水龙骨科、银杏科、小檗科、豆科、芸香科、唇形科、菊科和鸢尾科等植物类群中；在菌类、藻类和地衣类等低等植物中较少见。主要含黄酮类的生药有槐花、葛根、银杏叶、淫羊藿、黄芩、山楂叶、密蒙花、石韦、苍耳子等。

已发现的天然黄酮类化合物有 2000 余种，多数具有极强的生物活性，具有保护心脑血管、抗氧化、抗肿瘤、抗炎、抗菌、抗病毒、雌激素样作用等药理活性。银杏双黄酮（ginkgetin）、槲皮素（quercetin）、葛根素（puerarin）、芦丁（rutin）等均具有扩张血管的作用，用于治疗冠心病。山柰酚（kaempferol）、山楂黄酮等具有降低血脂及胆固醇的作用。大豆素（daidzein）具有解除平滑肌痉挛的作用。黄芩苷（baicalin）、水飞蓟宾（silybin）有很强的保肝作用，用于治疗急慢性肝炎、肝硬化及多种中毒性肝损伤。

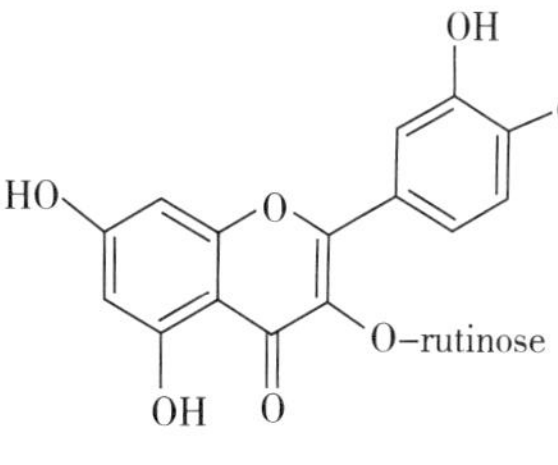

芦丁

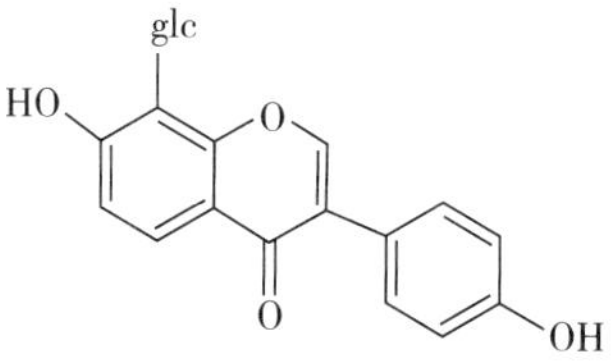

葛根素

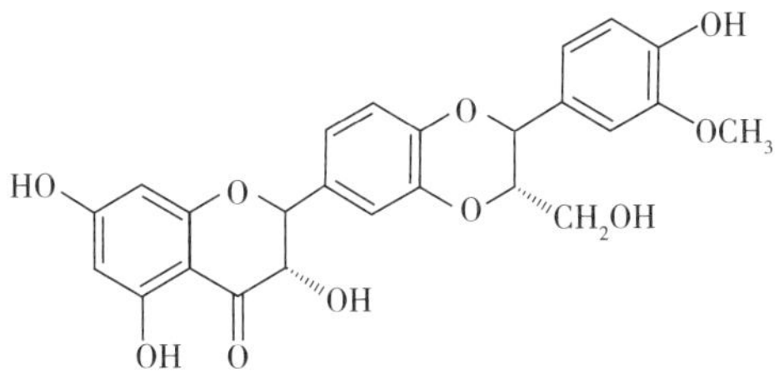

水飞蓟宾

3. 理化性质与鉴定　黄酮苷一般易溶于热水，能溶于水、甲醇、乙醇、乙酸乙酯等溶剂，在乙醚、三氯甲烷、苯中难溶。游离的黄酮一般难溶于水，而溶于甲醇、乙醇、乙酸乙酯、乙醚等。黄酮类化合物因分子中多有酚羟基，故显酸性，可溶于碱性水溶液。又因分子中 γ-吡喃环上的 1 位氧原子有未共用的电子对，故表现微弱的碱性，可与强无机酸生产盐（呈特殊颜色），但生成的盐极其不稳定，加水后即可分解。

鉴定反应如下。

（1）盐酸 - 镁粉还原反应　取生药粉末少许置试管中，用乙醇或甲醇温浸提取，提取液加镁粉少许振摇，滴加几滴浓盐酸，1 ~ 2 分钟内即出现颜色。大多黄酮醇、二氢黄酮及二氢黄酮醇类显红 - 紫红色，黄酮类显橙色，异黄酮及查耳酮类无变化。如芦丁的盐酸镁粉反应中，溶液由黄色变红色。

（2）其他还原反应　①盐酸 - 锌粉反应：黄酮、黄酮醇类常不显色，只有二氢黄酮醇类可被锌粉还原呈深红色。②钠 - 汞齐反应：黄酮类成分可产生黄、橙、红等色。③四氢硼钠（钾）反应：仅二氢黄酮醇类可被四氢硼钠还原呈红色，其他黄酮类不反应。

（3）与金属盐类试剂的络合反应　黄酮类成分和铝盐、镁盐、铅盐、锆盐等试剂反应，生成有色的络合物，可作为某些类型黄酮的鉴定。产生络合作用的条件是黄酮类成分必须具备下列条件之一：如5-OH、3-OH 或邻二羟基。根据有色络合物的最大吸收波长，可进行定量测定。常用的试剂有三氯化铝、醋酸铅、醋酸镁与二氯氧化锆等。

（4）薄层色谱　黄酮在可见光及荧光下均会呈现黄色斑点，用氨气熏后，斑点会更明显；也可以使用三氯化铝喷雾显色，不同黄酮类化合物显色后的颜色略有差异。

4. 定量分析方法　利用黄酮类化合物可与金属盐类试剂产生有色络合物的反应，用紫外 - 可见分光光度法测定总黄酮类的含量，如用紫外 - 可见分光光度法测定山楂叶中总黄酮的含量。也有用 HPLC-UV 法测定总黄酮的，如《中国药典》通过测定银杏叶中槲皮素、山柰酚及异鼠李酚的含量，进而计算出总黄酮苷的含量。黄酮单体化合物的测定方法一般都采用 HPLC-UV 法，如葛根素（葛根）、黄芩苷（黄芩）以及山柰酚（红花）的含量测定。

二、蒽醌类

1. 结构特征和分类　凡具有以下基本结构的成分称为蒽醌类（anthraquinones）化合物。由蒽醌的衍生物与糖结合的苷称为蒽醌苷。

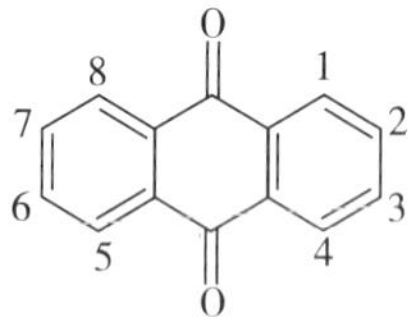

蒽醌母核

存在于植物体中的还有其他类型的蒽类衍生物，如氧化蒽酚、蒽酚、蒽酮、二蒽酮、二蒽醌等。

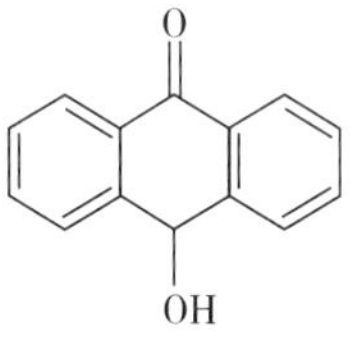

氧化蒽酚

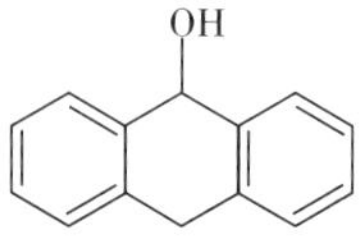

蒽酚

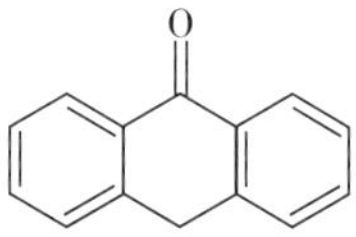

蒽酮

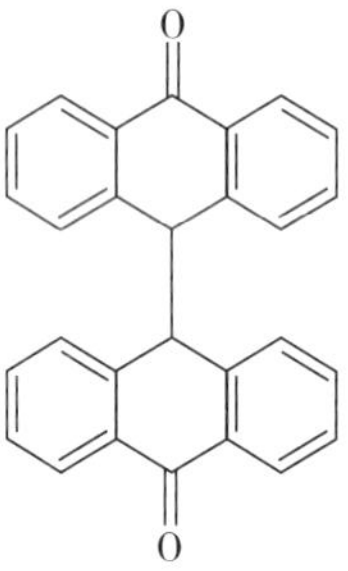

二蒽酮

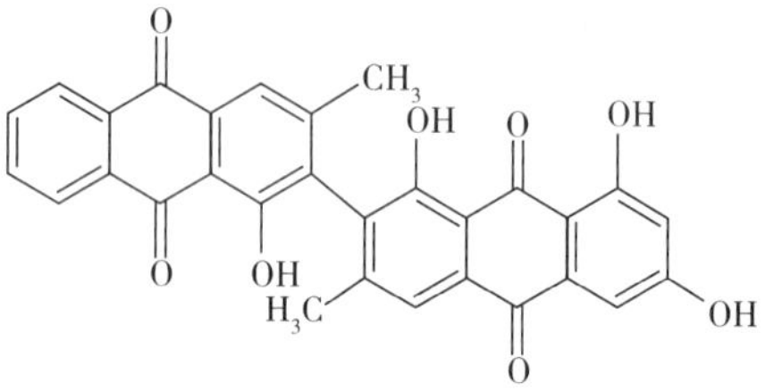

二蒽醌（山扁豆醌）

2. 分布与活性 蒽醌类化合物主要集中分布在蓼科、鼠李科、豆科、茜草科、百合科、杜鹃花科、马鞭草科等植物类群中。主要含蒽醌类成分的生药有大黄、何首乌、虎杖、茜草、巴戟天、番泻叶、决明子、芦荟等。

丹参中的丹参酮类为邻菲醌类，具有抗动脉粥样硬化、保护心肌、减少心律失常等作用，是丹参中的重要有效成分。紫草中的紫草素（shikonin）和异紫草素（alkannin）等萘醌类衍生物，具有止血、抗炎、抗菌、抗病毒及抗癌作用。

3. 理化性质与鉴定 蒽醌类成分具升华性，常压下加热即可升华。游离蒽醌及其还原型蒽醌可溶于丙酮、甲醇、乙醇，微溶于苯、乙醚、三氯甲烷，难溶于水。结合蒽醌（含还原型）易溶于甲醇、乙醇、丙酮、乙酸乙酯，也溶于冷水，几乎不溶于苯、乙醚、三氯甲烷等。蒽醌和蒽酚类衍生物多具有荧光。

游离蒽醌与结合蒽醌因都含酚羟基，具一定酸性，能与不同的碱形成类盐物，所以在碱性溶液中比在中性的有机溶媒中溶解度大得多，但酸性大小可随酚羟基的数目及位置不同而不同，酸性由强到弱的顺序是：—COOH（溶于 $NaHCO_3$ 溶液）>2 个以上 β-酚羟基（溶于 Na_2CO_3 溶液）>1 个 β-酚羟基（溶于 1% NaOH 溶液）>2 个以上 α-酚羟基（溶于 5% NaOH 溶液）。

羟基蒽醌类衍生物常用以下方法检查。

（1）与碱的显色反应　羟基蒽醌类能溶解于碱溶液中，而显红色或紫红色，加酸后颜色消失，若再加碱又显红色。蒽酚、蒽酮、二蒽酮类必须被氧化成蒽醌后，才会呈阳性反应。此反应可以在生药断面、粉末或取生药浸出液滴于滤纸上进行。

（2）Bornträger 反应　取生药粉末少许于试管中，加碱液数毫升，振摇后过滤，得红色的滤液，加盐酸酸化后，溶液转为黄色，加乙醚 2ml，振摇后静置分层，乙醚层显黄色，分取醚层于另一试管中，加碱液振摇，醚层褪为无色。水层显红色。显示羟基蒽醌类成分存在。

（3）醋酸镁反应　取生药粉末的乙醇浸出液于试管中，加入醋酸镁甲醇液，加热片刻，即可显色。此反应也可在滤纸上进行，即将生药的乙醇浸出液滴于滤纸上，干后喷雾醋酸镁甲醇液，加热片刻即显色。在蒽醌类化合物分子中，如果有一个 α-酚羟基或一个 β-酚羟基或两个酚羟基位于不同苯环 α-位上，则显橙黄色至橙色；如果有一个 α-酚羟基，并另有一个在邻位时显蓝色至蓝紫色，在间位时显橙红色至红色，在对位时显紫红色至紫色。

4. 定量分析方法　利用蒽醌类可与醋酸镁生成稳定的有色络合物，可用紫外－可见分光光度法测定生药中的总蒽醌含量。由于结合蒽醌和游离蒽醌的生物活性不同，《中国药典》规定用 HPLC 法测定何首乌中总蒽醌和游离蒽醌的含量，再计算出结合蒽醌的含量，进而制定限量指标。

三、皂苷类

1. 结构特征和分类　皂苷（saponins）的水溶液经振摇后可产生持久的泡沫，因而得皂苷之名。皂苷广泛存在于植物界，是高等植物中的一种特殊的苷类成分，由苷元和糖或糖醛酸组成。根据水解之后生成的皂苷元的结构，皂苷可分为三萜皂苷与甾体皂苷两大类。

（1）三萜皂苷（triterpeniod saponins）　三萜皂苷的皂苷元为 30 个碳原子组成的三萜类衍生物。大多数苷元在 C_{24} 或 C_{28} 位有—COOH 基，故又称酸性皂苷，如甘草酸。少数苷元只含有醇羟基而呈中性，如人参皂苷。三萜皂苷元分为四环三萜和五环三萜两类。

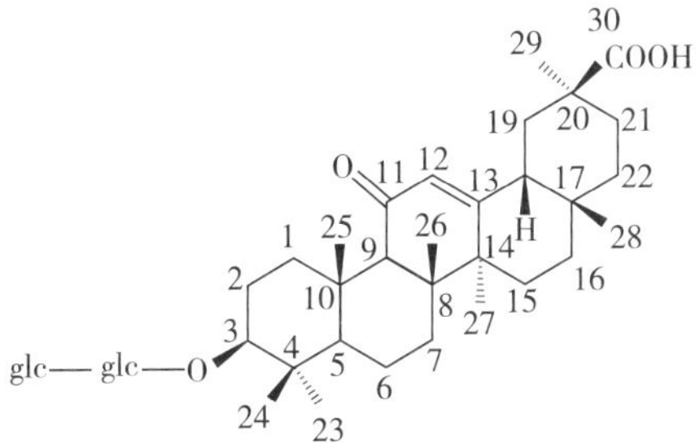

甘草酸

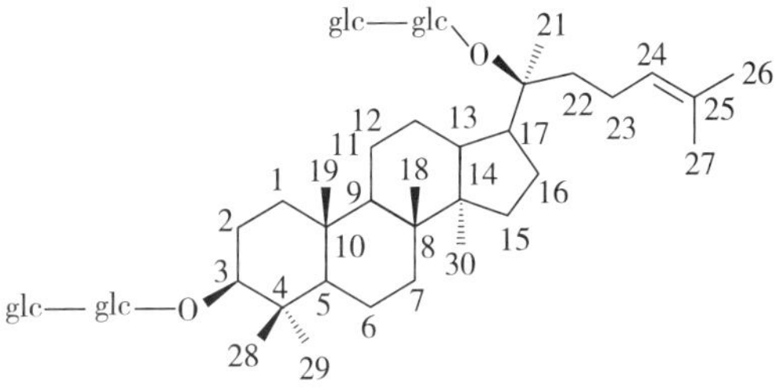

人参皂苷 Rb_1

（2）甾体皂苷（steroidal saponins）　甾体皂苷的皂苷元是由以 27 个碳原子为母核的螺甾烷（spirostane）组成的，其不含羧基。根据螺甾烷结构中 C_{25} 的构型和 F 环的环合状态分为四种类型：螺甾烷醇类（spirostanols），C_{25} 为 S 构型；异螺甾烷醇类（isospirostanols），C_{25} 为 R 构型；呋甾烷醇类（furostanols），F 环为开链衍生物；变形螺甾烷醇类（pseudo-spirostanols），F 环为五元四氢呋喃环。

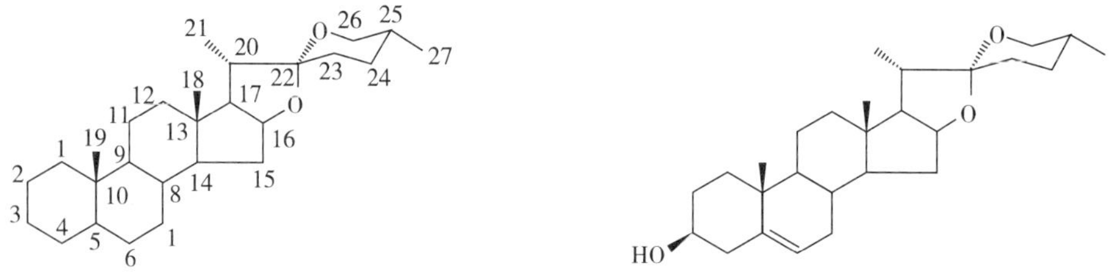

螺甾烷　　　　薯蓣皂苷元

2. 分布与活性　三萜皂苷主要分布于豆科、五加科、毛茛科、伞形科、桔梗科、葫芦科、鼠李科和报春花科等植物中；甾体皂苷大多数分布于单子叶植物中，如百合科、龙血树科、龙舌兰科、薯蓣科等。此外，双子叶植物中的茄科也含有甾体皂苷。主含三萜皂苷的生药有人参、三七、西洋参、甘草、黄芪、柴胡、党参、桔梗、南沙参、白头翁、酸枣仁、远志、山银花等；主含甾体皂苷的生药有麦冬、天门冬、重楼、知母、黄精、薤白、山药、穿山龙等。

皂苷能与红细胞膜上的胆甾醇相互作用，使红细胞膜渗透性增加，导致红细胞膜破裂，使血红蛋白流失而具有溶血作用。因此，含有皂苷的药物不能静脉注射，但口服毒性较小。三萜皂苷是生药中的主要药效成分，如人参中的多种人参皂苷具有抗癌、抑制中枢、神经保护及抗疲劳等多种生理活性。甘草酸（glycyrrhizic acid）是甘草中的主要皂苷成分，具有抗炎、抗肝炎病毒、免疫调节等活性。从薯蓣科植物中分离得到的薯蓣皂苷元（diosgenin）是临床上应用的各种激素的前体化合物。从薤白中分离得到的薤白皂苷（macrostemonoside）具有抑制血小板聚集的生物活性。

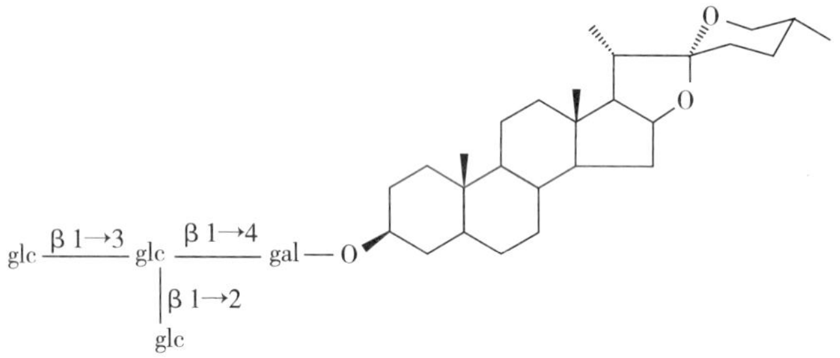

薤白皂苷 A

3. 理化性质与鉴定　皂苷多为白色无定形粉末，少数为晶体，味苦而辛辣，对黏膜有刺激性。皂苷一般可溶于水、甲醇和稀乙醇，易溶于热水、热甲醇及热乙醇，不溶于乙醚、三氯甲烷及苯。皂苷是很强的表面活性剂，即使高度稀释也能形成皂液。

鉴定反应：

（1）泡沫试验　取皂苷水溶液 1～2ml 于试管中，强烈振摇，产生持久性泡沫（10 分钟不消失），并且不因加热而消失。这点可与其他物质产生的泡沫进行区别。

（2）溶血试验　取生药水浸液 1ml，加 1.8% 氯化钠溶液 1ml 及 2% 红细胞悬浮液 1ml，摇匀后放置，数分钟后可见溶液变透明红色。

（3）显色反应　包括三种。

① 醋酐－浓硫酸反应（Liebermann-Burchard reaction）：取生药 70% 乙醇提取液 1ml，水浴蒸干，将样品溶于醋酐中，加浓硫酸－醋酐（1∶20），可产生黄→红→紫的颜色变化，最后褪色。

② 三氯醋酸反应：将样品溶液点于滤纸上，喷 25% 三氯醋酸乙醇溶液，三萜皂苷加热至 100℃生成红色渐变为紫色，甾体皂苷加热至 60℃即发生颜色变化。

③芳香醛－硫酸或高氯酸反应：在以芳香醛为显色剂的反应中，以香草醛使用最为普遍，且显色灵敏。空白对照溶液色浅，因而该反应常作为人参皂苷、甘草皂苷、柴胡皂苷等三萜皂苷的显色剂，也可用作甾体皂苷的显色剂。另外，还可用对二甲氨基苯甲醛代替香草醛作为显色剂。

4. 定量分析方法　生药中的总皂苷的含量可以利用皂苷与香草醛－高氯酸的显色，应用紫外－可见分光光度法进行测定。皂苷单体化合物的测定多采用 HPLC-UV，但由于皂苷的紫外吸收多是在 203nm 左右的末端吸收，此时可以用蒸发光散射检测器（ELSD）代替 UV 检测器。如黄芪中的黄芪甲苷的含量测定。

四、生物碱类

1. 结构特征和分类　生物碱（alkaloids）是存在于自然界（主要为植物，有的也存在于动物）中的一类含氮的碱性有机化合物。大多数生物碱可以与有机酸（草酸、苹果酸、枸橼酸、酒石酸等）结合成盐，有的结合成苷。在生物体中，除以酰胺形式存在的生物碱外，仅少数碱性极弱的生物碱以游离状态存在。如咖啡碱（caffeine）、秋水仙碱（colchicine）等。

生物碱的分类：按照生物碱的基本结构可分为 60 余种，常见的结构类型如下。

（1）有机胺类（amine）　氮原子位于直链上，如麻黄碱、益母草碱、秋水仙碱等。

（2）吡咯烷类（pyrrolidine）　如古豆碱、野百合碱、千里光碱等。

（3）吡啶类（pyridine）　如胡椒碱、半边莲碱、槟榔碱、苦参碱等。

（4）喹啉类（quinoline）　如奎宁、喜树碱等。

（5）异喹啉类（isoquinoline）　如小檗碱、吗啡、可待因、粉防己碱、青藤碱等。

（6）莨菪烷类（tropane）　如莨菪碱、东莨菪碱、颠茄碱、可卡因等。

（7）吲哚类（indole）　如利血平、长春新碱、麦角新碱、士的宁等。

（8）嘌呤类（purine）　咖啡碱、可可碱、茶碱等。

（9）喹唑酮类（quinazolone）　如常山碱等。

（10）亚胺唑类（imidazoles）　如毛果芸香碱等。

（11）萜类（terpenoids）　如乌头碱、石斛碱、黄杨碱等。

（12）甾体类（steroid）　如茄碱（龙葵碱）、贝母碱、藜芦碱等。

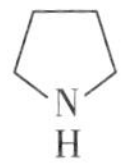

吡咯烷类

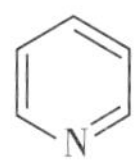

吡啶类

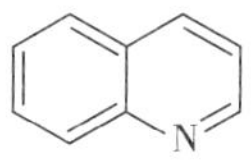

喹啉类

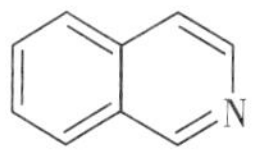

异喹啉类

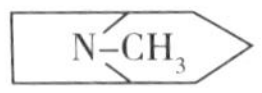

莨菪烷类

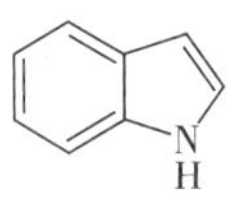

吲哚类

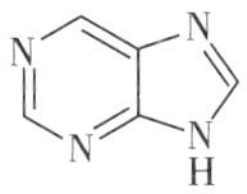

嘌呤类

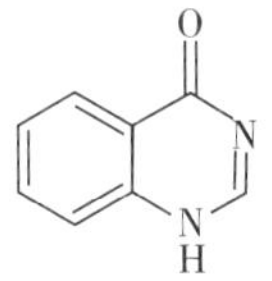

喹唑酮类

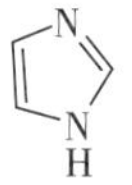

亚胺唑类

2. 分布与活性 绝大多数生物碱分布在高等植物中，尤其是双子叶植物中，如毛茛科、罂粟科、防己科、茄科、夹竹桃科、芸香科、豆科、小檗科等。主含生物碱的生药有：附子、黄连、麻黄、防己、延胡索、马钱子、槟榔、洋金花、贝母、苦参、百部等。生物碱是生药中一类重要的生物活性成分，迄今为止已经从自然界分离出一万多种生物碱，其中 80 多种已经应用于临床。如麻黄中的麻黄碱具有松弛支气管平滑肌、收缩血管、兴奋中枢神经的作用，临床用于治疗哮喘。小檗碱存在于黄连、黄柏、十大功劳和三颗针等植物中，具有抗菌、消炎作用，用于治疗肠道感染、痢疾。

3. 理化性质与鉴定

（1）性状 大多数生物碱为结晶状固体，少数为液体，如菸碱、毒藜碱、槟榔碱等，味苦。一般生物碱均无色，少数具颜色，如小檗碱（黄色）、血根碱（红色）；液体生物碱通常不含氧原子，或分子中的氧原子多形成酯键。生物碱一般无挥发性，少数例外，如麻黄碱与液态生物碱。

（2）旋光性 大多数生物碱含不对称碳原子，所以有旋光性。大多数生物碱具左旋光性。

（3）酸碱性 大多数生物碱具碱性反应。碱性的强弱与分子中氮原子存在的状态有密切关系，一般是季胺碱 > 叔胺碱 > 仲胺碱。若氮原子呈酰胺状态，则碱性极弱甚至消失，如秋水仙碱等。有的生物碱分子具有酚羟基或羧基，因而具酸碱两性，如槟榔次碱（arecaidine）和吗啡（morphine）等。

（4）溶解度 游离生物碱极性较小，不溶或难溶于水，溶于乙醇、甲醇、三氯甲烷、乙醚、丙酮等有机溶剂，也能溶于稀酸的水溶液而生成盐类。生物碱盐类易溶于水和乙醇，不溶或难溶于有机溶剂。此性质可用于生物碱的提取、分离和纯化。但也有例外，如麻黄碱可溶于水或有机溶剂；小檗碱可溶于水，其盐在冷水中反而难溶；酚性生物碱可溶于氢氧化钠溶液；所有季铵盐生物碱由于能离子化，亲水性强，均能溶于水等。

（5）沉淀反应 大多数生物碱在酸性水溶液中可与一些特殊的试剂（生物碱沉淀剂）反应，生成沉淀。利用这些沉淀反应，可以预试生物碱的存在与否，也可以用于生物碱的精制。水浸液中某些成分（如蛋白质、鞣质、胺类等）也能和生物碱沉淀剂产生沉淀，因此，必须将水浸液精制后再行试验。一般用 3 种以上生物碱沉淀剂试验，若均为负反应，可以肯定不含生物碱；若呈正反应，精制后再试验，再均呈正反应，才可确证存在生物碱。常用的生物碱沉淀剂如下。

① 碘化铋钾试剂（Dragendoff 试剂，$BiI_3 \cdot KI$）：在酸性溶液中与生物碱反应生成橘红色沉淀［$Alk \cdot KI \cdot (BiI_3)_n$，其中 Alk 表示生物碱，下同］。此反应很灵敏。

② 碘－碘化钾试剂（Wagner 试剂，$I_2 \cdot KI$）：在酸性溶液中与生物碱反应生成棕红

色沉淀（$Alk \cdot HI \cdot I_n$）。

③ 碘化汞钾试剂（Mayer 试剂，$HgI_2 \cdot KI$）：在酸性溶液中与生物碱反应生成白色或黄白色沉淀［$Alk \cdot HI \cdot (HgI_2)_n$］。

④ 硅钨酸试剂（Bertrand 试剂，$SiO_2 \cdot I_2WO_3$）：在酸性溶液中与生物碱反应生成灰白色沉淀。

⑤ 磷钼酸试剂（Sonnenschein 试剂，$H_3PO_4 \cdot I_2MoO_3$）：在中性或酸性溶液中与生物碱反应生成鲜黄色或棕黄色沉淀。此反应很灵敏。

⑥ 苦味酸试剂（Hager 试剂）：在中性溶液中与生物碱生成淡黄色沉淀。

（6）显色反应 生物碱能与某些试剂（显色剂）生成特殊的颜色，可供生物碱的识别。试验中，应对供试液进行纯化精制，纯度愈高，显色愈明显。显色剂的种类很多，除浓硫酸、浓硝酸、硫酸和重铬酸钾、浓盐酸或氯化铁外，大多数是浓硫酸中加入少量其他化学试剂组成。常用的显色剂如下。

① 矾酸铵－浓硫酸溶液（Mandelin 试剂）：为 1% 矾酸铵的浓硫酸溶液。与多数生物碱反应，呈现不同的颜色，如遇阿托品、东莨菪碱显红色，遇士的宁显紫色，遇奎宁显淡橙色，遇吗啡显棕色，遇可待因显蓝色。

② 钼酸铵（钠）－浓硫酸溶液（Fröhde 试剂）：为 1% 钼酸铵或钼酸钠的浓硫酸溶液。与可待因显黄色，与小檗碱显棕绿色，与乌头碱显黄棕色，与阿托品及士的宁不显色。在使用时应注意，该试剂与蛋白质也能显色。

③ 甲醛－浓硫酸试剂（Marquis 试剂）：为 30% 甲醛溶液 0.2ml 与浓硫酸 10ml 的混合液。与可待因显红色至黄棕色，与吗啡显紫红色，与咖啡碱反应不显色。

④ 浓硫酸：与乌头碱显紫色，与小檗碱显绿色，与阿托品不显色。

⑤ 浓硝酸：与小檗碱显棕红色，与秋水仙碱显蓝色，与乌头碱显红棕色，与咖啡碱不显色。

4. 定量分析方法 欲测定生药中的生物碱含量，首先应将其从植物组织中定量分离出来，精制后选择合适的方法进行测定。生物碱的定量分析方法大多是根据它含有的氮原子或双键或分子中官能团理化性质而设计的。如重量法测定总碱是根据游离生物碱和生物碱盐在水和水不相溶的有机溶剂中溶解度的不同而设计的，也可以利用与沉淀试剂发生反应形成不溶性盐来进行设计。容量法则是利用氮原子的碱性在水介质中进行的中和滴定；又因为大多数生物碱在酸性溶液中可与某些重金属络盐定量发生沉淀，沉淀中金属或剩余试剂中的金属，经适当处理后，按络量法测定。比色法测定总碱含量是最重要的方法之一，它是根据生物碱与特定试剂发生反应产生的颜色，或生物碱与酸性染料在一定条件所成的复合物颜色等，按比色法完成总碱的测定。另外，大多数生物碱分子结构中含有双键，在紫外区有吸收，因此，可按紫外分光光度法于特定波长处测定吸收系数相近的总碱含量。同理，有荧光的生物碱也可用荧光分光光度法测定。以上均属测定总碱的方法，但测定指定成分的含量，就有一定的困难。目前，多采用薄层色谱或柱色谱进行预分离，取待测组分按比色法、分光光度法（包括可见、紫外、荧光）测定，也可直接在薄层板上按上述方法测定。挥发性生物碱组分最好用 GC 法或 HPLC 法，当然，HPLC 法可以测定几乎所有类型的单体生物碱的量。

五、强心苷类

1. 结构特征和分类 强心苷（cardiac glycoside）是一类具选择性强心作用的甾体苷类化合物。

强心苷的苷元是甾体衍生物，苷元部分根据在 C_{17} 位上连接的不饱和内酯环的不同分为两类。

（1）甲型 又称强心甾烯型（cardenolide）。甲型强心苷元 C_{17} 位连接的是 1 个 α,β-不饱和五元内酯环，这一类苷元都由 23 个碳原子构成，其母核称强心甾。

目前临床上应用的和植物中发现的强心苷中，绝大多数属于此类。如强心甾烯。

（2）乙型 又称蟾蜍甾烯型（bufadienolide）。乙型强心苷元 C_{17} 位连接的是 1 个 α,β-及 γ,δ-双重不饱和六元内酯环，这一类苷元都由 24 个碳原子构成，其母核称蟾蜍甾或海葱甾。

自然界中仅少数几种强心苷元属于这一类型，如蟾蜍甾二烯或海葱甾二烯。

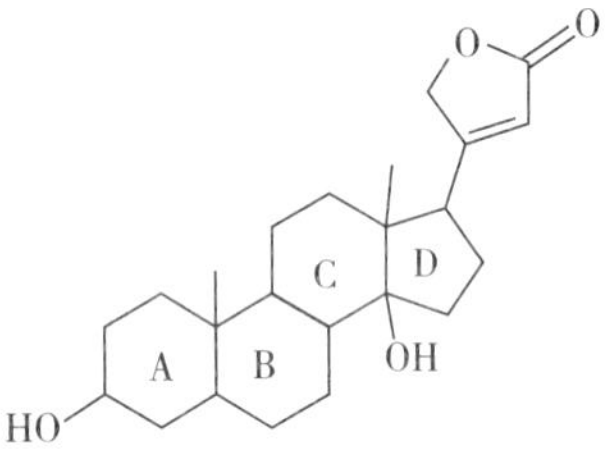

强心甾烯型

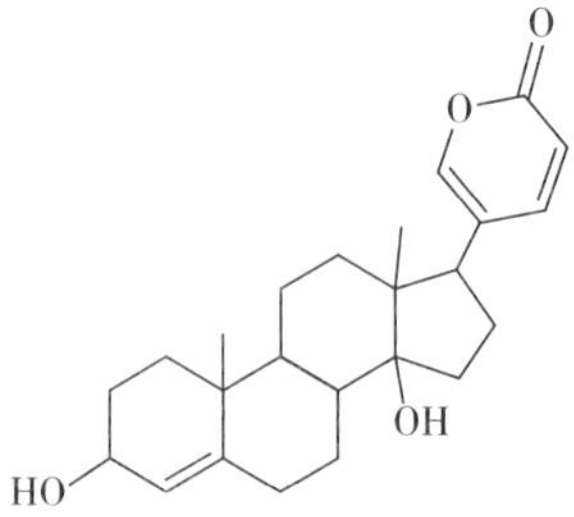

蟾蜍甾烯型

2. 分布与活性 强心苷仅分布于被子植物中。甲型强心苷：主要分布于玄参科、夹竹桃科、萝藦科、百合科、十字花科、毛茛科等植物中。乙型强心苷：主要分布于百合科、毛茛科等植物中。主含强心苷类成分的生药有洋地黄叶、毛花洋地黄叶、香加皮、黄花夹竹桃等。其中的地高辛（digoxin）、毛花苷丙（lanatoside）及洋地黄毒苷（digitoxin）等强心苷类化合物具有强心作用，主要用于治疗充血性心力衰竭及节律障碍等心脏疾病。

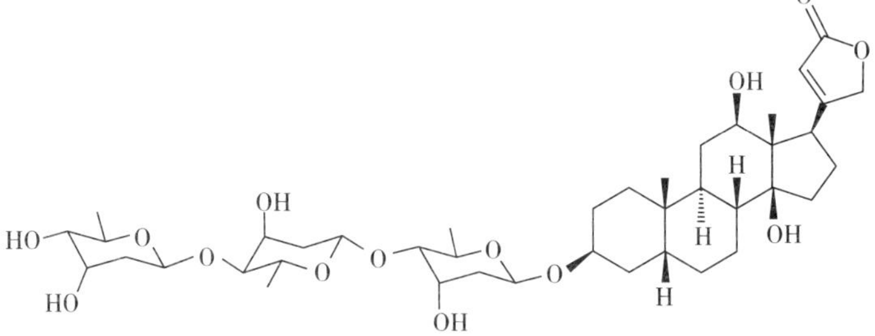

地高辛

3. 理化性质与鉴定 强心苷类化合物多为无色晶体或无定形粉末，中性物质，有旋光性。C_{17} 位上的侧链为 β-构型者味苦，而 α-构型者味不苦，但无疗效。对黏膜有刺激性。强心苷一般可溶于水、甲醇、乙醇、丙酮等极性溶剂，难溶于乙醚、苯、石油醚等非极性溶剂。弱亲脂性苷略溶于三氯甲烷－乙醇（2∶1），亲脂性苷略溶于乙酸乙酯、含水三氯甲烷、三氯甲烷－乙醇（3∶1）等。

鉴定反应如下。

（1）作用于α-去氧糖的反应 包括两种。

① Keller-Kiliani（K-K）反应：取生药粉末1g，加70%乙醇热浸，滤过，滤液蒸干，残渣溶于1ml 0.5%三氯化铁－冰醋酸溶液后倾入试管，沿管壁滴加浓硫酸1ml，两液层接触处显棕色环，冰醋酸层显蓝绿色。

② 对二甲氨基苯甲醛反应：将含有α-去氧糖的强心苷醇溶液滴在滤纸上，干燥后，喷对二甲氨基苯甲醛试剂（1%对二甲氨基苯甲醛4ml，加浓盐酸1ml），并于90℃加热30秒，可显灰红色斑点。

（2）作用于α,β-不饱和内酯环的反应 甲型强心苷在碱性醇溶液中，双键由20（22）转移到20（21），生成C_{22}活性亚甲基，能与下列活性亚甲基试剂作用而显色，乙型强心苷在碱性醇溶液中不能产生活性亚甲基，故无此类反应。具体包括如下。

① 亚硝酰铁氰化钠反应（Legal反应）：取样品的醇溶液1ml，蒸去溶剂，放冷后，加吡啶少许使残渣溶解，加0.5%亚铁试液4～6滴，摇匀，再加入10%氢氧化钠1～2滴，即显红色并逐渐消失。

② Kedde反应（3,5-二硝基苯甲酸反应）：取供试品甲醇或乙醇液于试管中，加Kedde试剂（3,5-二硝基苯甲酸1g溶于50ml甲醇中，加入2mol/L氢氧化钾溶液50ml，用时新配）3～4滴，产生红色或红紫色。

上述颜色反应都可以作为强心苷的纸色谱或薄层色谱的显色剂，可先喷以试剂，再喷醇性氢氧化钠溶液，呈现紫色斑点，几分钟后褪色。

（3）作用于甾体母核的反应 不是强心苷的专一反应，反应一般在无水条件下，经强酸（如硫酸、磷酸、高氯酸）、中等强度的酸（如三氯乙酸）或Lewis酸（如三氯化锑、二氯化锌等）的作用，甾体化合物经脱水形成双键，双键移位，分子间缩合形成共轭双键系统，并在浓酸溶液中形成多烯阳碳离子的盐而呈现一系列的颜色变化。如醋酐－浓硫酸反应（Liebermann-Burchard反应）：取试样溶于冰醋酸，加浓硫酸－醋酐（1∶20）混合液数滴，反应液呈黄→红→蓝→紫→绿等变化，最后褪色。

4. 定量分析方法 利用强心苷中α,β-不饱和五元内酯易与某些芳香硝基化合物（如间二硝基苯）形成有色加成物，采用紫外－可见分光光度法测定生药中总强心苷的含量。单体强心苷可用薄层扫描法、HPLC法或柱前衍生化气相色谱法测定。生药中强心苷类成分通常用甲醇提取直接分析。如《中国药典》采用HPLC法测定蟾酥中强心苷类成分蟾毒灵、华蟾酥毒基和脂蟾酥毒配基。

六、香豆素类

1. 结构特征和分类 香豆素（coumarins）又称香豆精，为顺式邻羟基桂皮酸的内酯，具特异香气。按母核上取代基的不同而分为以下几类。

（1）羟基香豆素类（hydroxylcoumarins） 只有苯环上有取代基的香豆素。如七叶苷（aesculin）、东莨菪苷等。

（2）呋喃香豆素（furocoumarins） 香豆素核上的异戊烯基常与邻位酚羟基环合成呋喃环，又可分为6,7-呋喃骈香豆素（简称呋喃骈香豆素）和7,8-呋喃骈香豆素（简称异呋喃骈香豆素），如补骨脂内酯（psoralen）。

（3）吡喃香豆素（pyranocoumarins） 香豆素C-6或C-8异戊烯基与邻酚羟基环合而成2,2-二甲基-α-吡喃环结构，形成吡喃香豆素。如美花椒内酯（xanthoxyletin）、白花前胡甲素（praeuptorin A）等。

此外，还有双香豆素类（biscoumarins）如双七叶内酯和双氢异香豆素类（dihydro-isocoumarins，如岩白菜内酯）等。

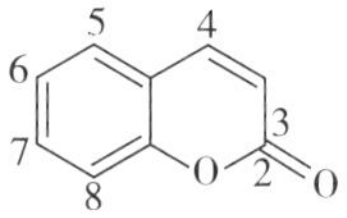

香豆素母核

2. 分布与活性 香豆素集中分布于伞形科、芸香科、豆科、菊科、瑞香科、木犀科等植物类群中。主要含有香豆素的生药有前胡、秦皮、茵陈、蛇床子等。香豆素类化合物具有多方面的生物活性，如补骨脂内酯、佛手内酯等呋喃香豆素具有光敏活性，对白癜风、银屑病有一定治疗作用。

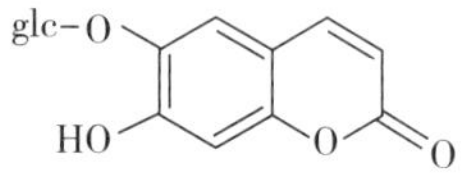

七叶苷

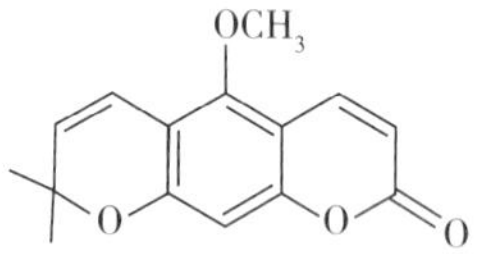

美花椒内酯

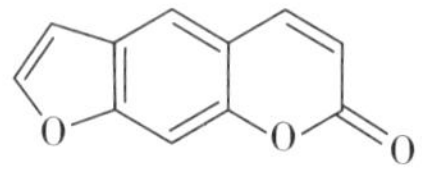

补骨脂内酯

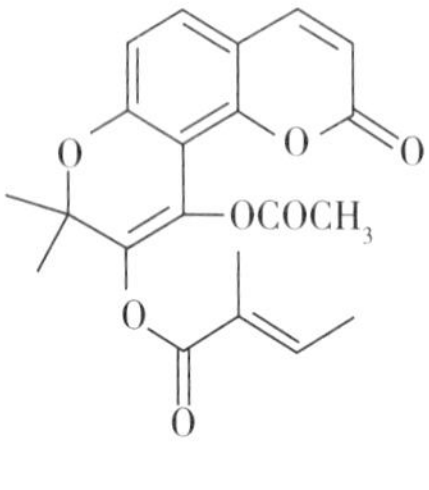

白花前胡甲素

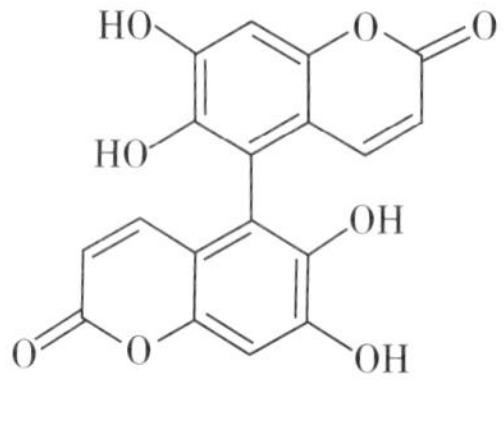

双七叶内酯

3. 理化性质与鉴定 游离的香豆素多为无色结晶，且大多有香气，味苦。香豆素中分子量小的有挥发性，能随水蒸气蒸馏，并能升华。游离的香豆素能溶于沸水，难溶于冷水，易溶于甲醇、乙醇、三氯甲烷和乙醚；香豆素苷类能溶于水、甲醇和乙醇，难溶于乙醚等极性小的有机溶剂。香豆素类及其苷因分子中具有内酯环，在强碱溶液中内酯环可以开环生成顺邻羟基桂皮酸盐，加酸又可重新闭环成为原来的内酯；但长时间在碱中放置或经UV光照射，则可转变为稳定的反邻羟基桂皮酸盐，再加酸就不能环合成内酯环。香豆素与浓碱共沸，往往得到酚类或酚酸等裂解产物。因此用碱液提取香豆素时，必须注意碱液的浓度，并应避免长时间加热，以防破坏内酯环。

鉴定反应如下。

（1）异羟肟酸铁反应 碱性条件下，香豆素内酯可开环，与盐酸羟肟缩合成异羟肟酸，然后在酸性条件下与三价铁离子络合呈红色。生药粉末用甲醇提取，滤液中加7%盐酸羟胺的甲醇溶液与10% NaOH的甲醇溶液各数滴，水浴微热，冷后，用稀盐酸调节 pH 至 3～4，加 1% 三氯化铁试液，溶液显红色或紫色。

（2）酚类试剂反应　该类化合物多具酚羟基，能和常规酚类试剂反应，如三氯化铁、硝酸银等。如果香豆素类化合物的 C_6 位上没有取代基，则能和 Emerson 反应显橙 - 红色。

4. 定量分析方法　香豆素类化合物有很强的紫外吸收，可利用紫外 - 分光光度法测定生药中总香豆素的含量。单体香豆素成分的含量多采用 HPLC 法，如《中国药典》用 HPLC 法测定补骨脂中的补骨脂素和异补骨脂素的含量。

七、环烯醚萜类

1. 结构特征　环烯醚萜类（iridoids）是由 2 个异戊二烯构成的含有 10 个碳原子的一类单萜化合物，其母核都为环状，具有烯键和醚键，常与糖结合成环烯醚萜苷类（iridoid glycosides）。

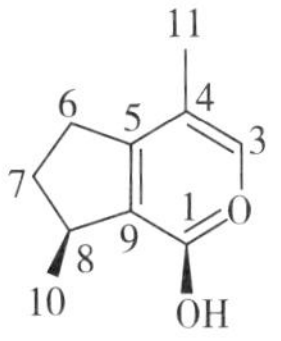

环烯醚萜

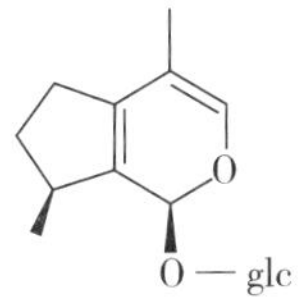

环烯醚萜苷

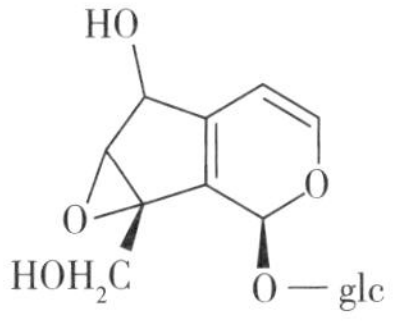

梓醇

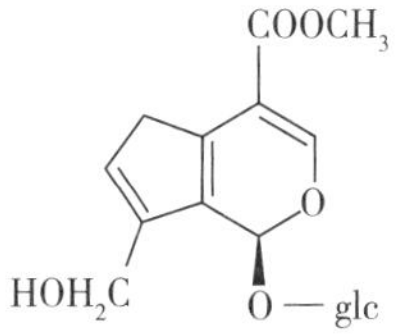

栀子苷

裂环烯醚萜类（secoiridoids）是环烯醚萜类的开环衍生物，其基本结构及一些重要化合物的结构如下：

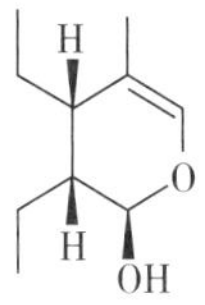

裂环烯醚萜

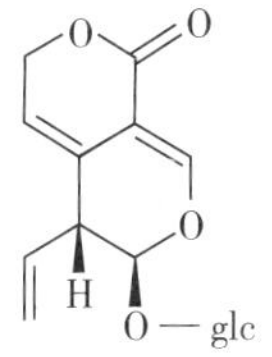

龙胆苦苷

2. 分布与活性　环烯醚萜类集中分布于玄参科、茜草科、唇形科、山茱萸科、马钱科、车前草科、败酱科、马鞭草科、忍冬科、木犀科、杜仲科等植物类群中。主含环烯醚萜的生药有玄参、地黄、栀子、金银花、车前子等。

环烯醚萜类化合物具有多方面的药理活性，如杜仲中的桃叶珊瑚苷（aucubin）对肝细胞有很好的保护作用；京尼平苷（geniposide）能促进胆汁分泌。

3. 理化性质与鉴定　环烯醚萜苷类化合物多为白色结晶体或无定形粉末，多具旋光性、吸湿性，味苦。该类化合物分子量一般较小，大多具有极性官能团，偏亲水性，易溶于水、甲醇，可溶于乙醇、丙酮和正丁醇，难溶于三氯甲烷、乙醚、苯等亲脂性有机溶剂。环烯醚萜苷对酸很敏感，其苷键极易被酸水解，生成的苷元很不稳定，易发生聚合反应，在不同水解条件下（温度、酸度等），产生不同颜色的变化或沉淀。玄参、地黄等炮制加工变黑，均与此有关。环烯醚萜分子结构中具有半缩醛羟基，性质很活泼，能与一些试剂产生颜色反应，可用于环烯醚萜及其苷的鉴定。

氨基酸反应：游离的苷元与氨基酸加热，产生深红色至蓝色，最后生成蓝色沉淀。

乙酸 - 铜离子反应：苷元溶于冰醋酸，加少量铜离子，加热，显蓝色反应。

4. 定量分析方法 环烯醚萜类化合物与 Shear 试剂等反应生成稳定的有色化合物，可利用紫外－分光光度法测定生药中总环烯醚萜类化合物的含量。单体环烯醚萜苷类成分的含量多采用 HPLC-UV 法，如《中国药典》采用 HPLC 法测定玄参中的哈巴苷和哈巴俄苷的总含量。

八、挥发油

1. 结构特征和分类 挥发油（volatile oils）又称精油（essential oils），是存在于植物中的一类具有芳香气味、常温下能挥发，可随水蒸气蒸馏出来而又与水不相混溶的挥发性油状液体的总称。

挥发油为多种类型化合物的混合物，其中有脂肪族化合物、芳香族化合物，但更多为萜类衍生物。挥发油中的萜类主要为单萜与倍半萜，其中的萜类化合物可以含氧或不含氧。对于大多数挥发油来说，不含氧的烃类成分虽占大量，但多数无芳香气因而不是重要成分。含氧衍生物有醇、醛、酮、醚、酸、酚、酯等，含量虽较少但大多具有优异芳香气，是挥发油中的重要成分。

2. 分布与活性 挥发油集中分布于唇形科、伞形科、菊科、芸香科、樟科、姜科等植物类群中。主含挥发油的生药有薄荷、藿香、茴香、当归、白芷、艾叶、茵陈、生姜、姜黄、苍术、白术、木香、川芎、陈皮、沉香等。

3. 理化性质与鉴定 大多数挥发油无色或淡黄色，均具特殊气（多为香气）与辛辣味，一般在室温下可挥发。极大多数挥发油比水轻，仅少数挥发油比水重，如丁香油、桂皮油等，相对密度一般在 0.850～1.180。挥发油难溶于水，能完全溶解于无水乙醇、乙醚、三氯甲烷、脂肪油中；在各种不同浓度的含水乙醇中可溶解一定量，乙醇浓度越小，挥发油溶解的量也越少。各种挥发油均具一定的旋光性与折光率，折光率是挥发油质量鉴定的重要依据，一般挥发油的折光率都在 1.450～1.560。挥发油是由多种化学成分组成的混合物，故多数无确定的沸点与凝固点。在低温时，挥发油中常可有固体物质（为油的组成之一）析出，如薄荷油中析出薄荷醇，桂皮油中析出桂皮醛，樟油中析出樟脑等。挥发油一般遇到香草醛浓硫酸试液呈现多种颜色。

4. 定量分析方法 挥发油的含量可用挥发油测定法测定，《中国药典》（通则 2204）记载甲法和乙法，分别用于相对密度小于 1 和大于 1 的挥发油的测定。分析其组成成分常用 GC 法或 GC-MS 法。

九、木脂素类

1. 结构特征和分类 木脂素（lignans）是一类由两分子苯丙素衍生物（即 C_6—C_3 单体）聚合而成的化合物，多数呈游离状态，少数与糖结合成苷存在于植物的木部和树脂中，故而得名。

常见化合物如厚朴中的厚朴酚（magnolol）、五味子中的五味子素（schisandrin）、鬼臼中的鬼臼毒素（podophyllotoxin）等。

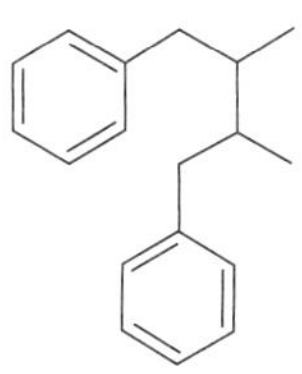

木脂素母核

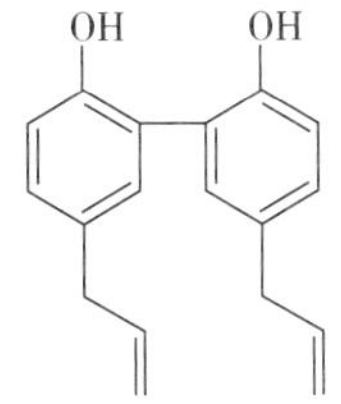

厚朴酚

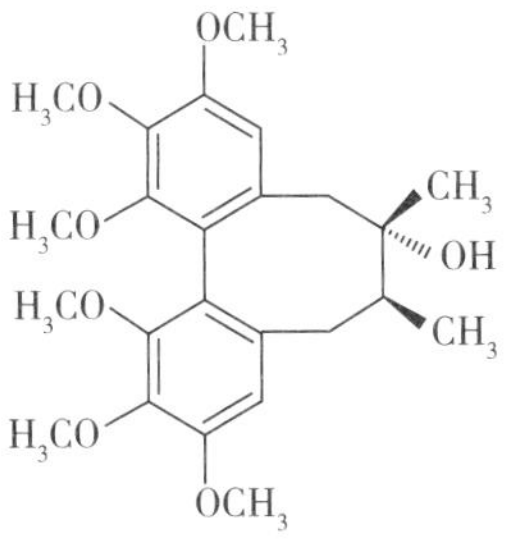

五味子素

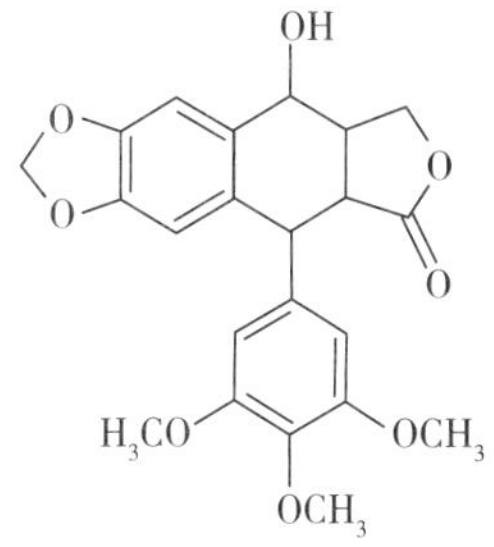

鬼臼毒素

2. 分布与活性　木脂素类化合物主要分布于木兰科、樟科、芸香科、爵床科、蔷薇科、菊科等植物类群中。主含木脂素的生药有厚朴、五味子、牛蒡子等。

木脂素类化合物具有多种药理作用，如五味子中的木脂素类成分具有保肝、镇静、抗肿瘤等活性。

3. 理化性质与鉴定　木脂素类化合物多数为无色结晶，一般无挥发性，不能随水蒸气蒸馏，只有少数木脂素在常压下能因加热而升华。游离的木脂素是亲脂性的，一般难溶于水，易溶于亲脂性有机溶剂和乙醇中。具有酚羟基的木脂素还可溶于碱性水溶液中。

木脂素分子中常有醇羟基、酚羟基、甲氧基、亚甲二氧基、羧基及内酯等基团，因而也具有这些官能团的性质和反应。如三氯化铁或重氮化试剂可用于酚羟基的检查。

4. 定量分析方法　利用木脂素类化合物可与变色酸反应生成有色络合物，可应用紫外－可见分光光度法测定生药中木脂素类化合物的总含量。生药中单体木脂素类成分的定量分析一般采用 HPLC 法，如《中国药典》测定厚朴中的厚朴酚与和厚朴酚的含量。

十、有机酸类

1. 结构特征和分类　有机酸（organic acid）是分子结构中含有羧基的化合物（不包括氨基酸）。有机酸分为脂肪族有机酸（如油酸、棕榈酸、枸橼酸、维生素 C 等）、芳香族有机酸（如桂皮酸、绿原酸等）、萜类有机酸（如熊果酸、甘草次酸等）。

2. 分布与活性　有机酸广泛分布于植物的叶、根，特别是果实中，如乌梅、五味子、覆盆子等。除少数以游离状态存在外，一般都与钾、钠、钙等结合成盐，有些与生物碱类结合成盐。脂肪酸多与甘油结合成酯或与高级醇结合成蜡，如亚油酸、亚麻酸、花生四烯酸等是人体必需的脂肪酸，能促进血液中胆固醇的运行和减少其在血管壁上的沉积。有的有机酸是挥发油与树脂的组成成分。萜类有机酸往往具有多种生物活性，如齐墩果酸具有保肝、抗炎、抗肿瘤、抑制血小板聚集等活性。

3. 理化性质与鉴定　有机酸多溶于水或乙醇，呈显著的酸性反应，难溶于其他有机溶剂。有些芳香酸类可溶于有机溶剂，难溶于水，有或无挥发性。在水溶液中能与氯化钙、醋酸铅、氢氧化钡等生成沉淀。此性质可用于提取分离或去除有机酸。

4. 定量分析方法　总有机酸的含量可用电位滴定法及分光光度法测定；单体有机酸可用薄层扫描法或 HPLC 法测定。

十一、鞣质类

1. 结构特征和分类 鞣质（tannins）又称单宁，是存在于植物体内的一类结构比较复杂的多元酚类化合物，分子量500～3000。鞣质根据其化学结构可分为两大类。

（1）可水解鞣质（hydrolysable tannins） 是由酚酸及其衍生物与葡萄糖或多元醇通过苷键或酯键而形成的化合物。其可被酸、碱、酶（如鞣酶、苦杏仁酶等）水解，水解后的酚酸又可分为没食子酸鞣质（gallotannin）和逆没食子酸鞣质（ellagotannin）两类。含这类鞣质的生药有五倍子、大黄、没食子、柯子、石榴皮等。

（2）缩合鞣质（condensed tannins） 是由儿茶素（catechin）或其衍生物棓儿茶素（gallocatechin）等黄烷-3-醇（flavan-3-ol）化合物以C—C键聚合而形成的化合物。通常三聚体以上才具有鞣质的性质。因结构中无苷键与酯键，不能被酸、碱水解。缩合鞣质的水溶液在空气中久置能进一步缩合，形成红棕色沉淀，称鞣红（phlobaphene）。当与酸、碱共热时，鞣红的形成更为迅速。如切开的生梨、苹果等久置会变红棕色，茶水久置形成红棕色沉淀等。含缩合鞣质的生药更广泛，如儿茶、茶叶、虎杖、桉叶、金鸡纳皮、槟榔等。

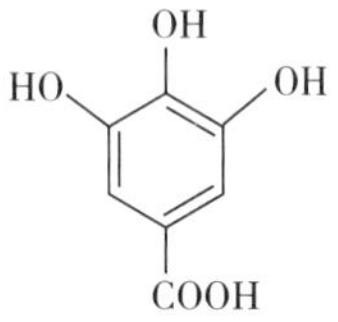

没食子酸

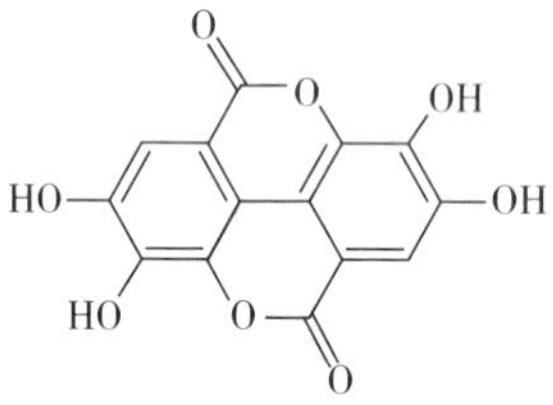

逆没食子酸

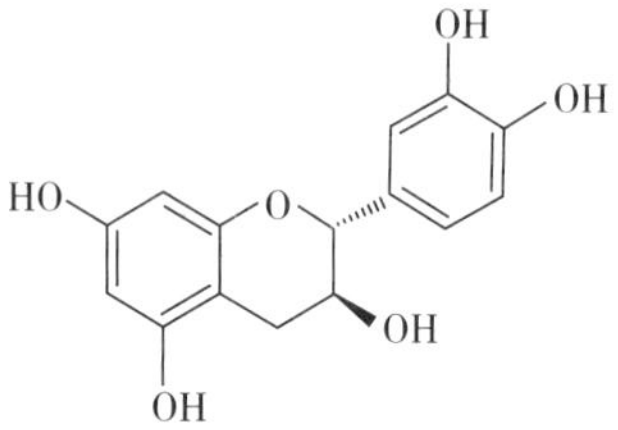

儿茶素

2. 分布与活性 鞣质广泛存在于植物界，约70%以上的生药中含有鞣质类化合物，尤以裸子植物及双子叶植物的杨柳科、山毛榉科、蓼科、蔷薇科、豆科、桃金娘科和茜草科中为多。鞣质存在于植物的皮、木、叶、根、果实等部位，树皮中尤为常见。如五倍子所含鞣质的量可高达70%以上。

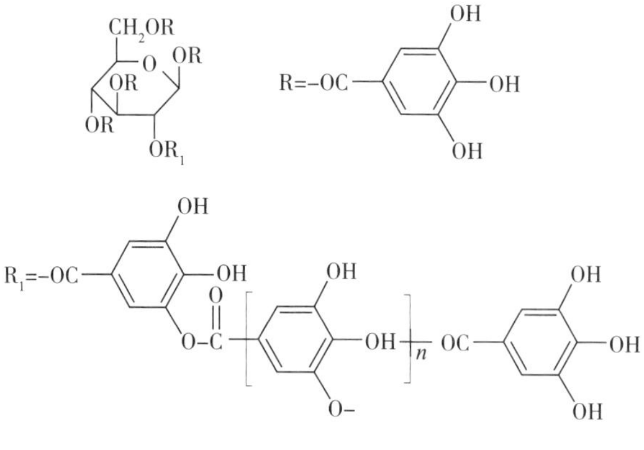

五倍子鞣质 $n=1\sim2$

生药中的鞣质被视为收敛、止泻和抗菌类的成分。虎杖中的缩合鞣质是治疗烧伤的活性成分，鞣质还能与蛋白质结合，形成不溶于水的沉淀，故鞣质又是制革工业的重要原料。

3. 理化性质与鉴定　鞣质大多为无定形粉末，仅少数为晶体。鞣质可溶于水、乙醇和甲醇，形成胶体溶液，可溶于乙酸乙酯和丙酮，不溶于石油醚、乙醚、三氯甲烷与苯。味涩，具收敛性，易潮解，较难提纯。鞣质具较多的酚羟基，特别有邻位酚羟基易被氧化，难以得到无色单体，多为杏黄色、棕色或褐色。鞣质为强还原剂，可使 $KMnO_4$ 褪色，极易被氧化，特别在碱性条件下氧化更快。

鞣质一般可用三氯化铁反应、溴水反应、醋酸铅反应、二甲氨基苯甲醛反应、甲醛浓盐酸－硫酸铁铵反应等检识。

4. 定量分析方法　总鞣质的含量测定有很多方法，如重量法、容量法、紫外－可见分光光度法等，《中国药典》通则 2202 收载有总鞣质含量的标准测定法。单体鞣质应用 HPLC 法测定，如《中国药典》用 HPLC 法测定五倍子中没食子酸（单体鞣质）的含量。

十二、多糖类

1. 结构特征和分类　多糖（polysaccharides）由 10 个以上的单糖分子聚合而成，通常是由几百甚至几千个单糖分子组成，可用通式 $(C_6H_{10}O_5)_n$ 表示。由一种单糖组成的多糖称为均多糖，如淀粉、纤维素和糖原；由两种以上单糖组成的多糖称为杂多糖，如阿拉伯胶是由戊糖和半乳糖等组成。多糖不是一种纯粹的化学物质，而是聚合程度不同的物质的混合物。

2. 理化性质与鉴定　多糖类一般不溶于水，无甜味，不能形成结晶，无还原性和变旋现象。多糖也是糖苷，所以可以水解，在水解过程中，往往产生一系列的中间产物，最终完全水解得到单糖。

多糖水解后可以用单糖的定性反应鉴定，如用 Fehling 反应、Molish 反应、成脎试验及纸色谱法和薄层色谱法等。

3. 定量分析方法　多糖的含量测定多采用容量滴定法及紫外－可见分光光度法，以无水葡萄糖为对照品。《中国药典》规定，灵芝中灵芝多糖的含量采用紫外－分光光度法测定，以无水葡萄糖计不得少于 0.9%。

十三、其他类

此外，生药中还有蛋白质、氨基酸、树脂类、植物色素和无机成分等许多其他类成分，如动物类生药中广泛含有的蛋白质（proteins）、氨基酸（amino acids）和酶（enzymes）等。有些氨基酸已用于医疗，如精氨酸、谷氨酸用于肝昏迷，甲硫氨酸用于肝硬化，组氨酸用于消化道溃疡，水蛭多肽用于抗凝血，天花粉蛋白用于中期妊娠引产。锌为哺乳动物正常生长和发育所必需，钴为维生素 B_{12} 合成所必需。

第三节　生药中多类成分的同时定量分析

生药成分复杂多样，其药理活性往往是多成分协同作用的结果。如银杏叶保护心脑血管的作用，是银杏内酯类的拮抗血小板活化作用以及银杏黄酮醇苷的调节血脂代谢、抗氧化作用等共同作用的结果。同样，生药的药理活性往往也不是单一的。如山楂的增加冠状动脉血流量、抗心肌缺血、抗心律不齐作用是因含有黄酮类成分，而其助消化作用则因含有山楂有机酸和脂肪酶类成分。因而，生药的有效性评价需要对其所含有的不同类别成分进行定量分析。此外，对于大多数有效成分尚不明确的生药而言，多类成分的定量分析也是控制其质量的有效手段。由于理化性质上的差异，同一生药中的不同类别成分通常采用不同的测定方法分别进行定量分析。

HPLC 常用于生药的多种成分同时定量分析。举例如下。

采用 HPLC-ELSD 法同时测定银杏酮酯滴丸中 4 种萜类内酯的含量（图 4－3，图 4－4）。

色谱条件：Angilent Hypersil ODS（5μm，4mm×250mm）柱；流动相：四氢呋喃－甲醇－水（10∶20∶70）；流速：1.0ml/min；柱温：35℃；理论板数按白果内酯峰计算应不低于 2500，白果内酯峰与银杏内酯 C 峰的分离度应大于 1.5。

对照品：银杏内酯 A（GA）、银杏内酯 B（GB）、银杏内酯 C（GC）、白果内酯（BB）。

供试品：银杏酮酯滴丸。

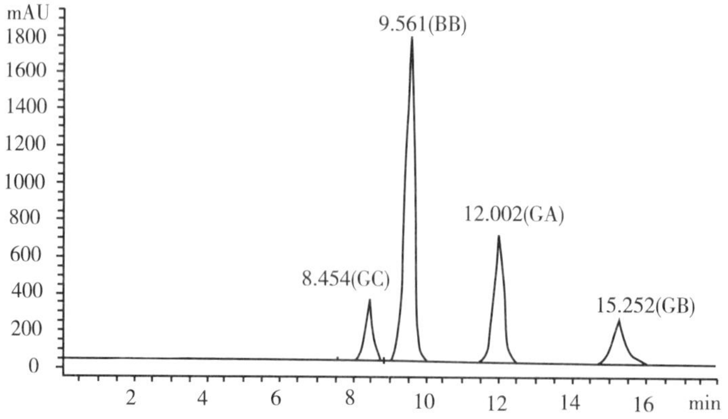

图 4－3　萜类内酯混合对照品溶液 HPLC 图

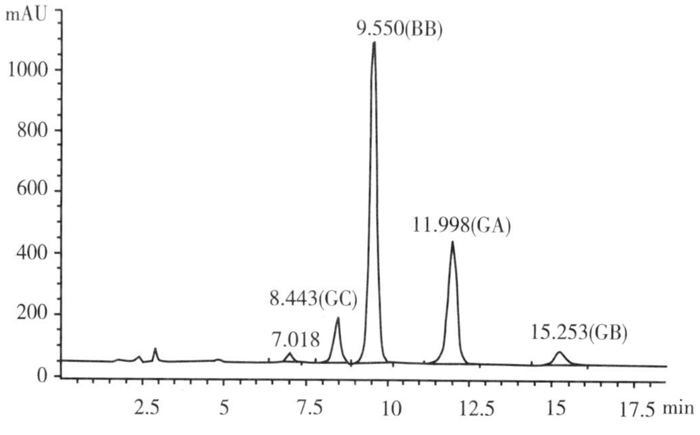

图 4－4　银杏酮酯滴丸供试品溶液 HPLC 图

第四节　生药指纹图谱

一、指纹图谱技术简介

生药指纹图谱（fingerprint）是指生药经适当的处理后，采用一定的分析手段，得到的能够反映生药中整体化学或生物信息，标定生药整体特性的共有峰的色谱、光谱及分子生物图谱。生药特征图谱是指生药经适当的处理后，采用一定的分析手段和仪器检测得到，能够识别其中各种组分群体特征的共有峰的图谱。它是一种综合的、可量化的鉴定手段，它建立在生药成分系统分析的基础上，通过指纹图谱的特征性表征，能有效地鉴定样品的真伪或产地；也可通过指纹图谱主要特征峰的面积及其相对比例的确定来控制样品的质量。

按测定手段的不同，生药指纹图谱分为化学指纹图谱和生物指纹图谱。化学指纹图谱多运用色谱、光谱技术测定，包括色谱指纹图及光谱指纹图；而生物指纹图谱则包括基因组学指纹图谱、蛋白组学指纹图谱。目前以薄层色谱指纹图谱、高效液相色谱指纹图谱、气相色谱指纹图谱、高速逆流色谱指纹图谱等色谱指纹图谱和 DNA 指纹图谱较为常用。

二、指纹图谱的技术要求及应用

1. 样品的来源及数量　供试品的取样参照《中国药典》（通则 0211）规定的方法取样，保证供试品的代表性和均一性。由于生药来源广泛，所含化学成分的种类及数量受到产地、采制等环节的影响，为了确保指纹图谱的系统性，必须进行具有广泛代表性的样品收集，尤其是不同产地、不同采收加工方式的样品的收集，只有实现了样品的代表性，才能保证建立的指纹图谱的有效性。一般要求不少于 10 批样品的收集数量，而且要有翔实的记录，必须明确样品来源的详细信息，动、植物生药须明确品种、药用部位、产地、采收期、产地加工和炮制方法；矿物药另须明确矿物的类、族及主要成分等。

2. 指纹图谱的采集　采用 HPLC 和 GC 制定指纹图谱，其指纹图谱的记录时间一般为 1 小时；采用薄层扫描法制定指纹图谱，必须提供从原点至溶剂前沿的图谱；采用光谱方法制定指纹图谱，必须按各种光谱的相应规定提供全谱。对于化学成分类型复杂的品种，必要时可建立多张指纹图谱。根据 10 批次以上供试品的检测结果所给出的相关参数，制定指纹图谱。

3. 共有指纹峰的标定　标定共有峰时，应选择 10 批以上供试品中都出现的色谱峰作为共有峰，峰面积不能太小，以免由于仪器的检测灵敏度的变化而使该峰丢失。非共有峰的标定，应根据 10 批供试品检测结果，标定不能在每批供试品中都出现的色谱峰作为非共有峰。采用色谱方法制定的指纹图谱，必须根据参照物的保留时间，计算各指纹峰的相对保留时间。光谱法采用波长或波数标定指纹峰。

4. 共有指纹峰面积的比值　以对照品作为参照物的指纹图谱，以参照物峰面积作为 1，计算各共有峰面积与参照物峰面积的比值；以内标物作为参照物的指纹图谱，则以其中某一个峰面积相对较大且较稳定的共有峰的面积作为1，计算其他各指纹峰面积的比值。各共有峰的面积比值必须相对固定。

生药供试品图谱中各共有峰面积的比值与指纹图谱各共有峰面积的比值比较，单峰面积占总峰面积大于或等于20%的共有峰，其差值不得大于±20%；单峰面积占总峰面积小于10%的共有峰，峰面积比值不作要求，但必须标定相对保留时间。未达基线分离的共有峰，应计算该组峰的总峰面积作为峰面积，同时标定该组各峰的相对保留时间。

5. 非共有峰面积 生药供试品的图谱与指纹图谱比较，非共有峰总面积不得大于总峰面积的10%。

6. 指纹图谱的辨识 将供试品的图谱与指纹图谱进行直观的比较，并经手工计算量化参数；求出样品之间的相似度，或经计算机处理比较指纹图谱的相关性。

指纹图谱的辨识应注意指纹特征的整体性，一个品种的指纹图谱是由多个具有指纹意义的峰组成的完整图谱，各有指纹意义的峰的位置（保留时间或比移值）、大小或高低（积分面积或峰高）、各峰之间相对比例是指纹图谱的综合参数，辨识比较时须从整体的角度考虑，注意各有意义的峰之间相互的依存关系。有的品种，特别是复方制剂，必要时需要两张以上的指纹图谱构成。

指纹图谱的相似性从两方面考虑，一是色谱的整体“面貌”，即有指纹意义的峰的数目、峰的位置和顺序、各峰之间的大致比例等是否相似，以判断样品的真实性；二是样品与对照样品或“标准图谱”之间或不同批次样品指纹图谱之间总积分值作量化比较，应符合有关规定。指纹图谱相似度的判读也可通过计算机指纹图谱相似度评价软件进行。

第五节 生药的生物效应评价法

生物效应评价法是以药物的生物效应为基础，以生物统计为工具，运用特定的实验设计，测定药物有效性的一种方法，从而达到控制生药质量的作用。生物效应评价法适用于结构复杂或理化方法不能测定其含量，或者理化测定不能反映其临床生物活性的药物，较多地应用于生物制品及化学药品的质量控制，如胰岛素降血糖生物测定法、抗生素微生物检定法。

生药来源广泛，含有多种化学成分且具有多种药理作用，因此，仅控制少数成分还不能完全满足生药质量控制的需求，难以准确控制和评价生药的有效性和安全性。有必要在现有含量测定的基础上增加生物效应评价。因此，生物效应评价法是评价生药有效性的一个重要的辅助方法，在某些生药的质量控制和评价中具有独到的优势，如《中国药典》用抗凝血酶活性来评价水蛭药材的有效性，并规定每1g水蛭抗凝血酶活性不得低于16.0U。目前生药的生物检定方法有：酶活力、抗凝血素活性、抗氧化活性、抗菌活性等。

生药的生物效应评价法应符合的基本原则：①药理学研究基本原则（如随机、对照、重复等原则）；②还应体现中医药特点，建立的方法与该生药的“功能与主治”相关；③品种选择合理，优先考虑适应证明确的品种，对中药注射剂、急重症用药重点进行研究；④方法科学可靠，对于不能建立生物效价测定的可考虑采用生物活性限制测定，待方法成熟后可进一步研究采用生物效应测定法。建立的生物效应评价法还要进行方法学验证。

生药的生物效应评价法的基本内容。①实验条件：试验系统包括整体动物、离体气管、血清、微生物、组织、细胞、亚细胞器、受体、离子通道和酶等。应选择背景资料清楚、影响因素少、检测指标灵敏和成本低廉的试验系统，首选中药标准品，也可考虑化学药作对照品。②实验设计：检测指标应客观、明确、专属性强，能够体现供试品的功能与主治或药理作用，采用多剂量组试验，给药途径一般与临床用药途径一致。③采用生物学统计方法对结果进行统计分析。④按照品种的效价范围和可信限率（FL%）限值进行结果判断。

尽管生物效应评价在生药质量控制中有独到优势，但生物检定影响因素多，实验设计和数据处理复杂。因此，建立生药生物检定方法时应选择操作简单、量效关系确切的生物检定模型，严格按照生物统计学要求设计实验，控制实验影响因素，降低系统误差，提高生药生物检定方法的重现性和耐用性。此外，由于生药的药理作用往往不是单一的，而是多途径、多靶点整合作用的结果，如何对这些整合作用进行生物效应评价是一个需要不断探索和解决的问题。

第五章　生药的安全性评价

PPT

学习目标

1. **掌握**　生药内源性毒性成分和外源性有害残留物的种类。

2. **熟悉**　生药内源性毒性成分和外源性有害残留物的检测方法和限量标准。

安全性是药品属性中最基本的要素之一。随着中药在世界范围内的广泛应用，由生药原料所引发的中药安全性问题日益成为人们关注焦点，特别是20世纪90年代初至21世纪初在国外发生的一系列中药不良反应的报道，如欧洲的马兜铃酸事件（1993）以及美国含汞、砷中药安全性事件（2006）等，更加剧了人们对中药安全性的担忧与思考。

生药的安全性评价（safety evaluation of crude drugs）是指利用理化分析和毒理学等方法，检测生药中的有毒有害物质，评价其在临床使用过程中的安全性。它是药品有效质量监控的重要组成部分，对确保临床用药安全具有重要意义。

生药有毒有害物质是影响生药安全性的物质基础。主要分为两大类：一类是生药自身含有的内源性毒性化学成分；另一类是生药在生产加工、贮藏等过程中受污染产生的外源性有害残留物。

第一节　生药中内源性毒性成分的检测

一、生药中的内源性毒性成分

生药中的内源性毒性成分（endogennous toxic components）是指生药自身含有的对肝、肾等脏器有严重损害的毒性化学成分。此类成分种类较多，但引起世界范围内关注的主要是具有肾毒性的马兜铃酸类（renal toxic aristolochic acids）和具有肝毒性的吡咯里西啶生物碱（heptotoxic pyrrolizidine alkaloids）。多数国家药典已制定了限量检查。

1. 具有肾毒性的马兜铃酸类成分　马兜铃酸（aristolochic acids，AAs）是一类具有致癌性和肾毒性的硝基菲羧酸类衍生物，主要有马兜铃酸Ⅰ（$C_{17}H_{11}O_7N$），分子量341.27，其化学名为8-甲氧基-3,4-亚甲二氧基-10-硝基菲-1-甲酸，曾称“木通甲素”，是马兜铃属植物中毒性最强的成分；马兜铃酸Ⅱ（$C_{16}H_9O_6N$），分子量311.25，在C_8位上比马兜铃酸Ⅰ少一个—OCH_3。实验研究证实，含马兜铃酸的生药可引起肾损害。

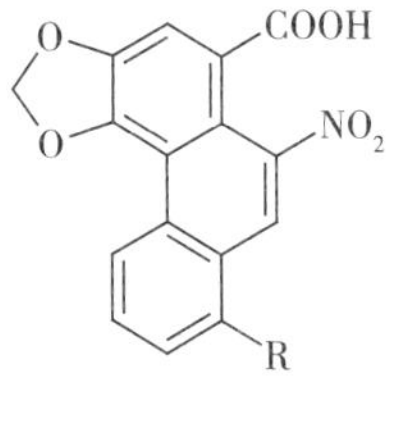

马兜铃酸Ⅰ　R=OCH_3

马兜铃Ⅱ　R=H

知识链接

马兜铃酸事件

1992 年，比利时的一个减肥诊所因妇女服用香港进口的减肥中药而发生肾衰竭，引起医学界注意；1993 年，比利时学者 Vanherweghem 首次报道了 9 例长期服用含广防己（*Aristolochia fungchi*）的减肥药的年轻女性出现急性进行性间质纤维化肾炎，且在 1 ~ 2 年内发展为肾衰竭终末期，即使停止用药也难以恢复，后经检测发现其中含有马兜铃酸。随后，日、美、加等国家亦报道不少类似病例，该病被西方通称为“马兜铃酸肾病”（aristolochic acid nephropathy，AAN）。1999 ~ 2001 年，北京中日友好医院收治了近 70 例服用含马兜铃酸的中药制剂（龙胆泻肝丸）引起急慢性肾衰竭的患者，即 2003 年国内“龙胆泻肝丸事件”，直指含马兜铃酸生药“关木通”。2000 年 6 月 9 日，美国 FDA 下令停止一切已知含有或怀疑含有马兜铃酸的原料和成品的进口、制造和销售，被怀疑的植物涉及马兜铃属所有种（包括关木通、马兜铃、青木香、天仙藤、广防己等），以及细辛属、千金藤属、青藤属、木防己属、蝙蝠葛属、铁线莲属等 70 余种，并指出：亚洲草药中马兜铃属植物药的应用可能导致肾衰竭或癌症。2001 年，国家中医药管理局启动“含马兜铃酸中药的安全性研究”重大专项课题。“马兜铃酸事件”“龙胆泻肝丸事件”引发了人们对生药及其制剂安全性、质量可控性、药品有效监管等的诸多思考。

AA 引起肾毒性的主要特点为肾小管坏死、肾间质进行性纤维化，其致病机制初步认为是：①直接刺激肾小管上皮细胞，引起细胞毒性反应；②AA 及其代谢产物抑制肾小管上皮细胞的增殖能力，致使肾小管上皮细胞持续修复不良，并可诱导肾间质成纤维细胞活化，人肾小管上皮细胞（HKC）向肌成纤维细胞转化；③损伤肾小管壁，引起管壁缺血缺氧；④肾小管坏死区域存在炎性细胞浸润；⑤AA 生物转化代谢酶基因多态性；⑥AA - DNA 加合物损伤等。此外值得注意的是，动物实验发现 AA 会导致癌症，包括肾、膀胱、胃和肺的肿瘤。有些曾服用此类药物的患者也被诊断患有泌尿道癌症。2012 年，所有马兜铃酸类物质（马兜铃酸、含马兜铃酸的化合物及植物）均被世界卫生组织（WHO）下属的国际癌症研究机构列为 1 类致癌物。

AA 主要存在于马兜铃科（Aristolochiaceae）马兜铃属（*Aristolochia* L.）、细辛属（*Asarum* L.）的植物中。全世界马兜铃属植物约 350 种，我国产 39 种、2 变种、3 变型，其中供药用的有 20 多种，有生药标准的 15 种。曾收载于历版《中国药典》的马兜铃属生药有：马兜铃（马兜铃 *Aristolochia debilis* Sieb. et Zucc. 或北马兜铃 *A. contorta* Bge. 的果实，至 2015 年版）、天仙藤（马兜铃或北马兜铃的地上部分，至 2015 年版）、青木香（马兜铃或北马兜铃的根，至 2000 年版）、关木通（东北马兜铃 *A. Manshuriensis* Kom. 的藤茎，至 2000 年版）、广防己（广防己 *A. fangchi* Y. C. Wu ex L. D. Chou et S. M. Hwang 的根，2000 年版）、寻骨风（绵毛马兜铃 *A. mollissima* Hance 的全草，至 1977 年版）等，目前马兜铃属生药已全部被《中国药典》除名。细辛属植物约 90 种，我国有 30 种、4 变种、1 变型，其中 12 种有生药标准。曾收载于历版《中国药典》的生药有：杜衡（杜衡 *Asarum forbesii* Maxim 的干燥全草，至 1977 年版）和细辛 [北细辛 *A. heterotropoides* Fr. Schmidt var. *mandshuricum*（Maxim.）Kitag.、汉城细辛 *A.*

sieboldii Miq. var. *seoulense* Nakai 或华细辛 *A. sieboldii* Miq. 的全草，至 2000 年版]。2005 年版至 2020 年版《中国药典》基于历代本草典籍均强调“细辛用根”“双叶服之害人，须拣去”，以及现代化学分析表明细辛的根和根茎含马兜铃酸甚微，故将其药用部位“全草”修订为“根和根茎”；为了防止细辛地上部位，特别是叶柄残基混入细辛药材，规定了马兜铃酸 I 的限量检查。

为保证人体用药安全，解决木通品种的混用问题，国家药品监督管理局于 2003 年 4 月，发布《关于取消关木通药用标准的通知》（国药监注〔2003〕121 号），禁止关木通药材在市场上流通，中成药处方中含有的关木通以木通替换；2004 年 8 月，国家食品药品监督管理局发布《关于加强广防己等 6 种药材及其制剂监督管理的通知》（国食药监注〔2004〕379 号），取消广防己和青木香的药用标准，用防己（防己科植物粉防己 *Stephania tetrandra* S. Moore 的干燥根）、土木香（菊科植物土木香 *Inula helenium* L. 的干燥根）分别替换广防己、青木香，同时规定含马兜铃、寻骨风、天仙藤、朱砂莲的中药制剂严格按处方药管理（根据附件，含马兜铃、寻骨风、天仙藤、朱砂莲药材的中成药品种有 36 种）。2020 年版《中国药典》再次取消马兜铃、天仙藤的药用标准，细辛属生药仅保留细辛一种。

2. 具有肝毒性的吡咯里西啶生物碱 吡咯里西啶生物碱（pyrrolizidine alkaloids，PAs）是目前已知的继马兜铃酸后一类肝毒性很强的天然次生代谢产物。

（1）PAs 的结构类型 PAs 由千里光次碱（necine）和千里光次酸（necic acid）两个基本部分组成，而具有 1,2 位不饱和双键形成烯丙醇酯结构的 PAs 对人类具有强烈的肝毒性。根据结构特征，PAs 可分为 otonecine 型或 retronecine 型两大类。

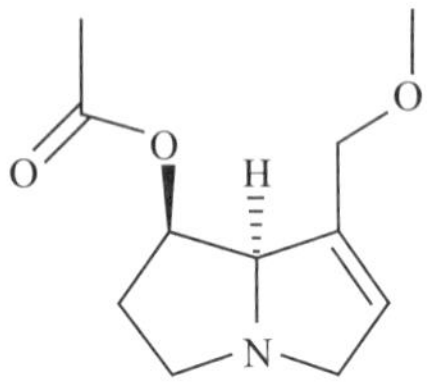

retronecine 型

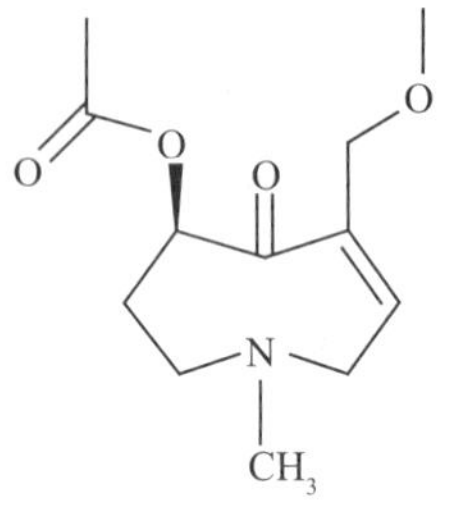

otonecine 型

（2）PAs 的分布与毒性作用 据统计，有超过 400 种 PAs 存在于 13 个科超过 6000 种植物中，占世界有花植物总数的 3%。其中 95% 以上的植物集中于菊科（Compositae）、紫草科（Boraginaceae，聚合草属和天芥菜属）、豆科（Leguminosae）、兰科（Orchidaceae）四个科中，其他少量分布于毛茛科（Ranunculaceae）、厚壳科（Ehretiaceae）、玄参科（Scruphulariaceae）、夹竹桃科（Apocynaceae）、百合科（Liliaceae）等中。据最新检测显示，《中国药典》收载生药中 PAs 总检出量≥0. 1μg/kg 的达 271 种，其中≥10μg/kg 的有 44 种，包括菊科的千里光、款冬花、佩兰、野马追、大蓟、蓍草、茵陈、臭灵丹草，唇形科的半枝莲，玄参科的苦玄参、北刘寄奴，大戟科的飞扬草、地锦草，豆科的番泻叶、鸡骨草，紫草科的紫草，夹竹桃科的罗布麻叶，木贼科的木贼等。野百合碱（monocrotaline）、千里光碱（senecionine）以及阿多尼弗林碱（adonifoline）、千里光菲灵碱（seneciphylline）等是从常用生药中分离的 PAs。

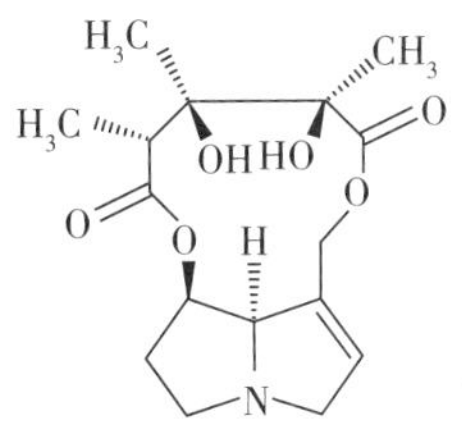

野百合碱（monocrotaline）

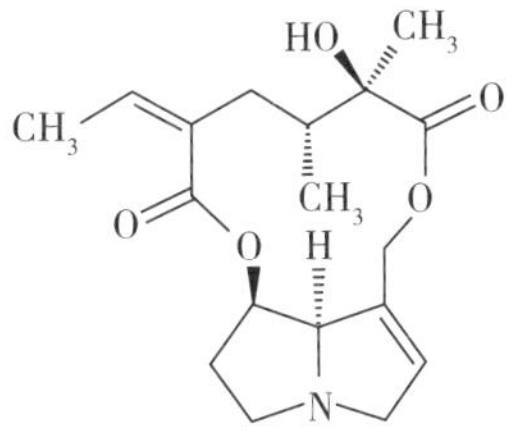

千里光碱（senecionine）

PAs 对植物来说具有化学防卫的功能，在一定程度上可抵御草食动物、昆虫和植物病原的侵害。其成分本身没有毒性，但人畜服用后，经肝脏代谢成活性“代谢吡咯（metabolic pyrroles）”，能迅速与有关的酶、蛋白、DNA 及 RNA 结合产生肝毒性，可以通过间接的食物污染如谷物、牛奶、蜂蜜或牧草的污染或者直接通过含 PAs 的传统草药、补剂、茶等对人类或牲畜生命造成极大的毒害。调查表明，在俄罗斯、印度、阿富汗、牙买加、南非、美国等地，许多肝病的发生均与服用含 PAs 的草药有关。目前已报道 600 多种 PAs，其中一半具有肝毒性，临床上可导致肝窦阻塞综合征（hepatic sinusoidal obstruction syndrome，HSOS）。PAs 具有强烈的肝毒性、肺毒性、基因毒性、致癌性等，已引起世界各国食品与药品监管及研究机构的高度关注。

除上述两类内源性肝肾毒性成分外，值得注意的是生药中尚存在对人体极易产生毒性的药效成分。如夹竹桃科、萝藦科植物所含强心苷类成分较易产生心脏毒性；具有强心作用的蟾酥（Bufonis Venenum）所含蟾毒配基类成分可引起心血管毒性反应；具有镇痛、强心等作用的毛茛科植物川乌、附子所含乌头碱（aconitine）、中乌头碱（mesaconirine）、次乌头碱（hypaconitine）等可引起心血管毒性，并可损害外周脊髓；具有镇痛作用的马钱子所含吲哚类生物碱士的宁（strychnine），罂粟壳所含吗啡（morphine）及颠茄属生药所含阿托品（atropine）、天仙子胺（hyoscyamine）等莨菪烷类生物碱，可产生不同程度的中枢神经毒性；具有止咳平喘作用的苦杏仁和具有活血化瘀作用的桃仁所含苦杏仁苷（amygdalin）经酶解后释放出剧毒的氢氰酸，可以抑制呼吸酶，造成细胞内窒息；具有祛风除湿作用的雷公藤所含雷公藤甲素（triptolide）可引起溶血性贫血、缺血性贫血、白细胞减少、粒细胞缺乏、再生障碍性贫血，严重者导致死亡等造血系统毒性反应。

二、生药中内源性毒性成分的检测方法

当今国内外列入生药及其制品限量检查的内源性毒性成分主要是 AA 和 PAs。这两类成分均可用高效液相色谱法、高效毛细管电泳及其与质谱的联用技术进行检测，现以《中国药典》法定限量检查方法为例，简要介绍细辛中马兜铃酸Ⅰ（aristolochic acid Ⅰ）的限量检测和千里光中阿多尼弗林碱高效液相色谱－质谱定量分析。

1. 细辛中马兜铃酸Ⅰ的高效液相色谱限量检测

（1）对照品　马兜铃酸Ⅰ。

（2）色谱条件与系统适用性试验　以十八烷基硅烷键合硅胶为填充剂；以乙腈为流动相 A，以 0.05% 磷酸溶液为流动相 B，按表 5－1 的规定进行梯度洗脱；检测波长为 260nm。理论板数按马兜铃酸Ⅰ峰计算应不低于 5000。

表5-1 马兜铃酸Ⅰ高效液相梯度洗脱流动相

时间（分钟）	流动相A（%）	流动相B（%）
0~10	30→34	70→66
10~18	34→35	66→65
18~20	35→45	65→55
20~30	45	55
30~31	45→53	55→47
31~35	53	47
35~40	53→100	47→0

对照品溶液的制备、供试品溶液的制备及测定法：见《中国药典》细辛项。

本品按干燥品计算，含马兜铃酸Ⅰ（$C_{17}H_{11}O_7N$）不得过0.001%。

2. 千里光中阿多尼弗林碱高效液相色谱-质谱限量检测

（1）对照品　阿多尼弗林碱、野百合碱（内标）。

（2）色谱、质谱条件与系统适用性试验　色谱柱：Agilent ZORBAX SB-C_{18}（100mm×2.1mm，3.5μm）；柱温：30℃；流动相：0.5%甲酸溶液∶乙腈（93∶7）；流速：0.2ml/min；检测 $m/z=366^+$、326^+；进样量：2μl。理论板数按阿多尼弗林碱峰计算应不低于8000。

对照品溶液的配制、对照药材的提取与测定：详见《中国药典》千里光项。

本品按干燥品计算，含阿多尼弗林碱（$C_{18}H_{23}NO_7$）不得过0.004%（表5-2，图5-1）。

表5-2 千里光对照药材含阿多尼弗林碱含量

对照品名称	保留时间（min）	拖尾因子	理论板数	含量
阿多尼弗林碱	4.6	1.16	8593	0.0004%

注：内标野百合碱需要选择正离子模式质荷比为326进行检测，建议同时监测326和366两个质荷。

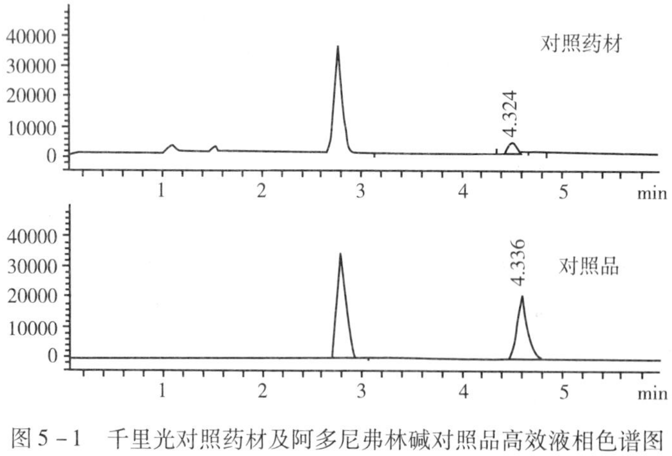

图5-1 千里光对照药材及阿多尼弗林碱对照品高效液相色谱图

三、生药中内源性毒性成分的限量

生药中的内源性毒性成分可分为两种情况：一种为无任何药效的毒性成分，如千里光中的吡咯里西啶类生物碱（PAs）等；另一种既是毒性成分又是药效成分，即以其毒性成分治疗疾病，如附子中的乌头碱、马钱子中的士的宁等。为了保证临床用药安全有效，有必要对生药中的内源性毒性成分规定含量限度。对于第一种情况，则要规定含量限量或服用限量（上限），针对含 PAs 类成分的生药及其制品，WHO、欧盟及德国、荷兰等国均制定了相关的安全指南或法规。WHO 在“PAs 的健康及安全指南（Pyrrolizidine alkaloid health and safety guide，1989）”中警示，PAs 导致人肝小静脉闭塞性疾病（VOD）的每日最低摄入量为 0.015mg/kg（相当于 70kg 体重成人每日摄入 PAs >1mg 就可能导致 VOD）；欧盟限定 PAs 日摄入量标准为 0.4248μg（按成人体重 60kg 计算）；德国卫生部规定，含 PAs 的草药制品每日摄入量不得超过 1μg，长期服用时则不得超过 0.1μg，且孕妇及哺乳期妇女不得使用；荷兰规定，草药制品或提取物中总 PAs 含量（包括 PANOs）分别不得超过 1μg/kg 或 1μg/L；澳大利亚/新西兰规定，每人每日 PAs 的摄入量不得大于 1μg/kg。《中国药典》规定千里光含阿多尼弗林碱不得超过 0.004%，生药每天最大用量不得超过 30g。

目前我国仅在《中国药典》中规定了千里光药材中 PAs（阿多尼弗林碱）的限量，其他含 PAs 生药及其中成药中 PAs 的限量标准以及临床用药的安全性已纳入国家药品监管风险评估体系。

对于第二种情况，则应规定含量幅度（上、下限），如《中国药典》规定川乌含乌头碱（$C_{34}H_{47}NO_{11}$）、次乌头碱（$C_{33}H_{45}NO_{10}$）和新乌头碱（$C_{33}H_{45}NO_{11}$）的总量应为 0.050%～0.17%；规定马钱子含士的宁（$C_{21}H_{22}N_2O_2$）的量应为 1.20%～2.20%。

第二节　生药中外源性有害残留物的检测

生药来源于自然环境下生长的植物、动物或矿物，其存在外源性有害残留物（extrinsic harmful residues）的概率较高，已严重影响生药的安全使用。目前已纳入国家法典限量检查的有重金属及有害元素，残留农药、残留二氧化硫和真菌毒素等。

一、生药中重金属及有害元素的检测

重金属（heavy metals）通常是指一类密度大于 4.5kg/dm^3 的金属或合金物质，主要有铅（Pb）、汞（Hg）、镉（Cd）、铜（Cu）、银（Ag）、铋（Bi）、锑（Ti）、锡（Sn）等。有害元素（hazadous elements）是指砷（As）。联合国粮农组织（FAO）和 WHO 将镉（Cd）、铅（Pb）、汞（Hg）、铜（Cu）、铬（Cr^{6+}）、砷（As）等列为严重污染的、对人体有害的重金属及有害元素。摄入机体后，它们主要与体内酶蛋白上的—SH（巯基）和—S—S—（二硫键）牢固结合，从而使蛋白质变性，酶失去活性，组织细胞出现结构和功能上的损害。其危害程度取决于重金属在环境、食品和生物体中存在的浓度和化学形态。

值得一提的是，传统中药中的有毒元素有时是作为有效成分配方使用，如六神丸由牛黄、麝香、珍珠、雄黄、蟾酥、冰片组成，其中雄黄的主要成分就是 As_2S_2。由于中成药大多由多味中药组成，不同的配方可能存在不同砷形态（价态）的转化。早期研究发现，元素形态不同，其毒性、生物利用度、生物累计效应及迁移率等性质就会

有差别。为了充分考虑 As 和 Hg 不同形态的毒理学性质的不同，《中国药典》规定了 As 和 Hg 形态及其价态的分析。

知识链接

砷与汞

砷（^{33}As）是一种自然存在的元素，存在于地壳，广泛分布于环境中。一般砷的化合物以 +5、+3、0、-3 四种价态存在。金属砷只有在很少情况下产生。砷的化合物被认为对人的皮肤和肺有致癌作用，不同形态的砷具有不同的化学和毒物学性质，其中 As^{3+} 和 As^{5+} 的毒性最大，一甲基砷（MMA）和二甲基砷酸（DMA）具有中等毒性，而砷甜菜碱（AB）和砷胆碱（AC）相对来说是无毒的。在动物体内，无机砷的生物甲基化作用被认为是一个去毒性过程，产物被排泄或储存。

汞（^{47}Hg）又称水银，是唯一在常温下呈液态并易流动的金属。蒸气比重为 6.9。汞在自然界中以金属汞、无机汞和有机汞的形式存在。无机汞包括一价汞和二价汞；有机汞的主要存在形态有甲基汞、乙基汞、二甲基汞等。环境中任何形式的汞均可转化为剧毒的甲基汞，其在人体蓄积的部位主要在脑、肝、肾，2017 年被 WHO 列为 2B 类致癌物。

生药中重金属污染的因素主要有土壤母质、生物体自身特性（如对特定金属元素的富集）、工业“三废”（废气、废水、废渣）排放物、农药化肥的施用、仓储熏蒸剂、加工炮制过程中使用的劣质甚至有害的辅料、容器以及包装材料等。

（一）生药中重金属及有害元素的检测方法

重金属总量检测常用硫代乙酰胺或硫化钠显色反应比色法测定。有害元素砷常用古蔡法或二乙基二硫代氨基甲酸银法测定。单个重金属及有害元素测定可采用原子吸收光谱法，多元素同时测定采用电感耦合等离子体质谱法（ICP-MS）或电感耦合等离子体原子发射光谱法（ICP-AES）。近年来，以高效液相分离元素的不同形态，以电感耦合等离子质谱作为检测器，在线检测元素不同形态的高效液相色谱-电感耦合等离子体质谱联用法（HPLC-ICP-MS）亦用于生药样品中砷、汞、硒、锑、铅、铬、溴、碘等元素的价态分析。

1. 原子吸收分光光度法（atomic absorption spectrophotometry，AAS） 测量对象是呈原子状态的金属元素和部分非金属元素，如铅、镉、砷、汞、铜等，是基于测量蒸气中原子对特征电磁辐射的吸收强度进行定量分析的一种仪器分析方法。除另有规定外，铅和镉用石墨炉法，砷用氢化物法，汞用冷蒸气吸收法，铜用火焰法（《中国药典》通则 0406）。

2. 电感耦合等离子体原子发射光谱法（inductively coupled plasma atomic emission spectrometry，ICP-AES） 是以等离子体为激发光源的原子发射光谱分析方法，可进行多元素的同时测定。样品由载气（氩气）引入雾化系统进行雾化后，以气溶胶形式进入等离子体的中心通道，在高温和惰性气氛中被充分蒸发、原子化、电离和激发，发射出所含元素的特征谱线。根据各元素特征谱线的存在与否，鉴定样品中是否含有某种元素（定性分析），根据特征谱线强度测定样品中相应元素的含量（定量分析）。本法适用于各类药品中从痕量到常量的元素分析，尤其是矿物类生药、营养补充剂等的元素定性定量测定。

3. 电感耦合等离子体质谱法（inductively coupled plasma-mass spectrometry，ICP-MS）　是以等离子体为离子源的一种质谱型元素分析方法，主要用于多种元素的同时测定，并可与其他色谱分离技术联用，进行元素形态及其价态分析。其原理为样品由载气（氩气）引入雾化系统进行雾化后，以气溶胶形式进入等离子体中心区，在高温和惰性气氛中被去溶剂化、汽化解离和电离，转化成带正电荷的正离子，经离子采集系统进入质量分析器，质量分析器根据质荷比进行分离，根据元素质谱峰强度测定样品中相应元素的含量。本法灵敏度高，适用于各类生药从痕量到微量的元素分析，尤其是痕量重金属元素的测定。

4. 汞、砷元素形态及其价态测定法　通常采用 HPLC-ICP-MS 测定生药供试品中元素形态及其价态，包括汞元素形态及其价态测定法和砷元素形态及其价态测定方法。

（1）汞元素形态及其价态测定法　照高效液相色谱－电感耦合等离子体质谱测定法（《中国药典》通则 0412）测定。

色谱、质谱条件与系统适用性试验：以十八烷基硅烷键合硅胶为填充剂；以 0.01mol/L-甲醇-乙酸铵溶液（含 0.12% L-半胱氨酸，调节 pH 至 7.5，8∶92）为流动相；流速为 1.0ml/min。以同轴雾化器的电感耦合等离子体质谱（具碰撞反应池）进行检测；测定时选取同位素为 ^{202}Hg，根据干扰情况选择正常模式或碰撞池反应模式。混合对照品溶液中 3 种不同形态汞的分离度应大于 1.5（图 5－2）。

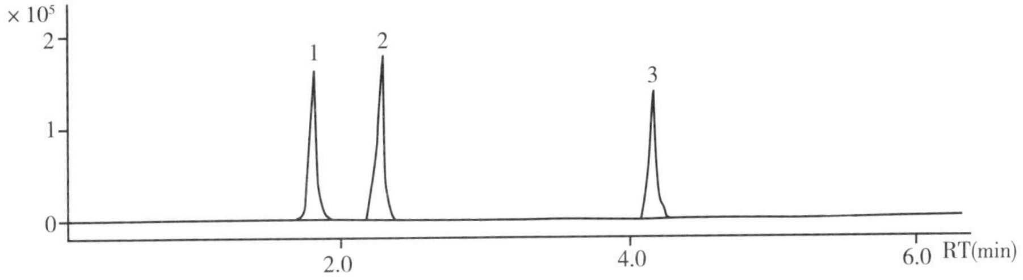

图 5－2　汞元素形态及价态示意图

1. 氯化汞（二价汞）；2. 甲基汞；3. 乙基汞

标准曲线溶液的制备：先用 8% 甲醇制备含氧化汞、甲基汞、乙基汞的对照品储备液（每 1ml 含 3 种不同形态汞各 100ng，均以汞计）；再用对照品储备液加 8% 甲醇配制成每 1ml 含 3 种不同形态汞各 0.5ng、1ng、5ng、10ng、20ng 的系列浓度混合溶液。

供试品溶液的制备：取供试品适量，精密称定，分别加人工胃液和人工肠液适量，置 37℃ 水浴中超声处理，摇匀，取适量，静置约 24 小时，吸取中层溶液适量，用微孔滤膜（10μm）滤过，精密量取续滤液适量，用 0.125mol/L 盐酸溶液稀释至一定体积，即得。同法制备试剂空白溶液。

测定法：分别吸取系列浓度对照品溶液和供试品溶液各 20～100μl，注入液相色谱仪测定。以各系列浓度对照品溶液中不同形态汞的峰面积值为纵坐标，相应浓度为横坐标，绘制标准曲线，计算供试品溶液中不同形态汞或价态汞的含量，即得。

（2）砷元素形态及其价态测定法　照高效液相色谱－电感耦合等离子体质谱测定法（《中国药典》通则 0412）测定。

色谱、质谱条件与系统适用性试验：以聚苯乙烯-二乙烯基苯共聚物载体键合三甲基铵阴离子交换材料或相当的材料为填充剂（250×4.1mm；10μm）；以0.025mol/L磷酸二氢铵溶液（调节pH至8.0）为流动相A，以水为流动相B，按表5-3进行梯度洗脱；流速为1.0ml/min。以具同轴雾化器的电感耦合等离子体质谱（具碰撞反应池）进行检测；测定时选取同位素为^{75}As，选择碰撞池反应模式或根据不同仪器的要求选用适宜校正方程对测定的元素进行校正。

表5-3　砷元素形态及其价态高效液相色谱梯度洗脱流动相

时间（分钟）	流动相A（%）	流动相B（%）
0~15	0→100	100→0
15~20	100→0	0→100
20~25	0	100

混合对照品溶液中6种不同形态砷的分离度应符合要求，其中，砷胆碱、砷甜菜碱和亚砷酸根的分离度应不小于1.0（图5-3）。

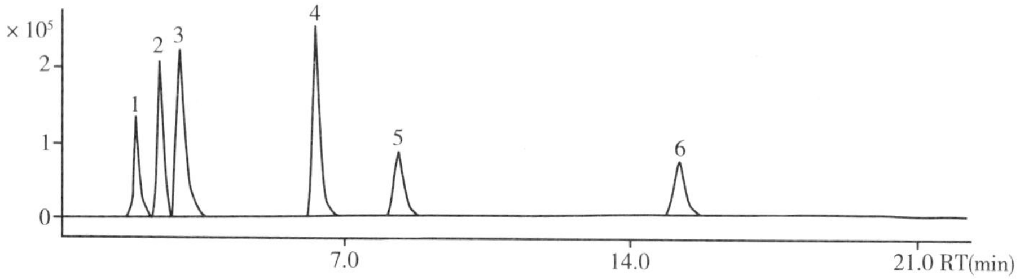

图5-3　砷元素形态及价态示意图

1. 砷胆碱；2. 砷甜菜碱；3. 亚砷酸（三价砷）；
4. 二甲基砷；5. 一甲基砷；6. 砷酸（五价砷）

标准曲线溶液的制备：先加水制成含亚砷酸根、砷酸根、一甲基砷、二甲基砷、砷胆碱、砷甜菜碱对照品储备溶液（每1ml含6种形态及价态砷各2.0μg，均以砷计）；再用对照品储备液加0.02mol/L乙二胺四乙酸二钠溶液制成每1ml含6种形态及价态砷各1ng、5ng、20ng、50ng、100ng、200ng、500ng的系列溶液。

供试品溶液的制备：取供试品适量，精密称定，加人工肠液适量，置37℃水浴中超声处理，摇匀，取适量，静置约24小时，吸取中层溶液适量，用微孔滤膜（10μm）滤过，精密量取续滤液适量，用0.02mol/L乙二胺四乙酸二钠溶液稀释至一定体积，摇匀，即得。同法制备试剂空白溶液。

测定法：分别吸取系列浓度对照品溶液与供试品溶液各20~100μl，注入液相色谱仪测定。以各系列浓度对照品溶液测得不同砷形态或价态的峰面积值为纵坐标，相应浓度为横坐标，绘制标准曲线，计算供试品中不同形态或价态砷的含量。

除上述重金属污染检测外，生药在种植、生产、加工等过程中还可能会引入铝、铬、铁、钡等金属元素，其含量过高亦会带来潜在危害，有关测定方法参见《中国药典》四部“中药中铝、铬、铁、钡元素测定指导原则”（通则9304）。

（二）生药中常见重金属及有害元素的限量

随着生药重金属污染越来越受到社会的广泛关注，我国于 2001 年和 2005 年制（修）订了第一个《药用植物及制剂外经贸绿色行业标准》（Green standards of medicinal plants and preparations for foreign trade and economy；WM 2－2001，WM/T 2－2004），规定了进出口药用植物及制剂的绿色品质标准，包括药用植物原料、饮片、提取物及其制剂等的重金属及砷盐限量：重金属总量≤20.0mg/kg，铅≤5.0mg/kg，镉≤0.3mg/kg，汞≤0.2mg/kg，铜≤20.0mg/kg，砷≤2.0mg/kg。2017 年，国家卫生计生委和国家食品药品监督管理总局联合发布 GB 2762－2017《食品安全国家标准 食品中污染物限量》，规定了食品中铅、镉、汞、砷、锡、镍、铬等的限量指标。自 2005 年版《中国药典》首次规定生药中铅、镉、砷、汞、铜 5 种有害元素的测定方法和限量标准，几经修订、增补，至 2020 年版《中国药典》已规定了 39 种生药（含炮制品 1 种）和 18 种植物油脂和提取物中重金属及有害元素的限量，2020 年版新增白芷、当归、葛根、黄精、人参、三七、栀子、桃仁、酸枣仁、山茱萸 10 种生药，并将植物类生药镉的限量从 0.3mg/kg 调至 1mg/kg（表 5－4，表 5－5）。

中国台湾、香港、澳门，亚洲及欧美各国亦对生药、中草药及其制品或膳食补充剂制定了重金属或有害元素的限量标准（表 5－6）。

表 5－4　《中国药典》规定的 39 种生药重金属及有害元素的限量（mg/kg）

名称	总重金属	总砷*	铅（Pb）	汞（Hg）	砷（As）	镉（Cd）	铜（Cu）
阿胶、珍珠、牡蛎、蛤壳	—	—	5	0.2	2	0.3	20
黄芪、金银花、白芍、西洋参、甘草、丹参、枸杞子、山楂、白芷、当归、葛根、黄精、人参、三七、栀子、桃仁、酸枣仁、山茱萸	—	—	5	0.2	2	1	20
海螵蛸	—	—	5	0.2	10	5	20
水蛭	—	—	10	1	5	1	—
冬虫夏草	—	—	5	0.2	—	0.3	20
昆布、海藻	—	—	5	0.1	—	4	20
蜂胶	—	—	8	—	—	—	—
冰片（合成龙脑）	5	2	—	—	—	—	—
鹿角胶	30	2	—	—	—	—	—
龟甲胶、地龙	30	—	—	—	—	—	—
白矾	20	—	—	—	—	—	—
煅石膏	10	—	—	—	—	—	—
石膏	10	2	—	—	—	—	—
芒硝、西瓜霜	10	10	—	—	—	—	—
玄明粉	20	20	—	—	—	—	—
滑石粉	40	2	—	—	—	—	—

* 《中国药典》通则 0822 砷盐检查法。

表 5-5 《中国药典》规定的18种植物油脂和提取物重金属及有害元素的限量（mg/kg）

植物油脂和提取物名称	总重金属	总砷*	铅（Pb）	汞（Hg）	砷（As）	镉（Cd）	铜（Cu）
八角茴香油	5	—	—	—	—	—	—
丁香罗勒油、丹参水提物（丹参总酚酸提取物）、丹参酮提取物、牡荆油、桉油	10	—	—	—	—	—	—
三七三醇皂苷、黄芩提取物、银杏叶提取物	20	—	—	—	—	—	—
莪术油	10	2	—	—	—	—	—
连翘提取物	20	2	—	—	—	—	—
灯盏花素	—	—	5	0.2	2	0.3	—
人参茎叶总皂苷	—	—	2	0.2	2	0.2	20
人参总皂苷	—	—	3	0.2	2	0.2	20
三七总皂苷、茵陈提取物、积雪草总苷、薄荷脑	—	—	5	0.2	2	0.3	20

*《中国药典》通则0822砷盐检查法。

表 5-6 部分国家、地区和组织规定的草药及其制品中重金属及有害元素的限量（mg/kg）

国家/地区/组织	适用范围	总重金属	铅（Pb）	汞（Hg）	砷（As）	镉（Cd）	铬（Cr）	铜（Cu）
美国	美国药典（USP 43-NF 38）膳食补充剂草药	10	5	1（甲基汞0.2）	2	0.5	—	—
	膳食补充剂成品（mg/d）	—	0.02	0.02	0.01	0.006	0.02	—
欧盟	欧洲药典（EP 10.0，2019）草药	—	5	0.1	—	1	—	—
加拿大	草药	—	10	0.2	5	0.3	2	—
	草药产品（mg/d）	—	0.02	0.02	0.01	0.006	0.02	—
	膳食补充剂原料	—	10	—	5	0.3	0.2	—
德国	草药	—	5	0.1	5	0.2	—	—
英国	英国药典（BP，2020）草药	—	5	0.1	5	1	—	—
澳大利亚	草药	—	5	—	—	1	—	—
俄罗斯	俄罗斯联邦国家药典（RFSP XⅢ，2015）药用植物原料和草药制剂	—	6	0.1	0.5	1	—	—
日本	日本药典（JP XⅧ，2021）生药	—	10	—	5	—	—	—
	汉方提取物	30	—	—	3	—	—	—
韩国	韩国药典（KP，X）草药	20	5	0.2	3	0.3	—	—
印度	草药	—	10	1	3	0.3	—	—
泰国	草药和成品	—	10	—	4	0.3	—	—
马来西亚	草药成品	—	10	0.5	5	0.3	—	10

续表

国家/地区/组织	适用范围	总重金属	铅（Pb）	汞（Hg）	砷（As）	镉（Cd）	铬（Cr）	铜（Cu）
新加坡	新加坡健康科学局（HAS）草药	—	20	0.5	5	—	—	—
越南	草药	—	10	0.5	4	1	—	—
中国台湾	台湾中药典（THP，第三版）中药材	20	5	0.2	3	1	—	—
中国香港	香港中药材标准中药材	—	5	0.2	2	1	—	—
中国澳门	外用中药制剂	20	20	0.5	5	—	—	150
WHO	草药标准草药	—	5	0.2	2	0.3	—	—
中国外经贸行业标准	WM/T 2 - 2004 药用植物及制剂	20	5	0.2	2	0.3	—	20
ISO 18664 - 2015	中医药 - 中药材重金属限量	—	5	0.2	2	0.3	—	20

二、生药中农药残留量的检测

有机农药残留（organic pesticide residues）为生药中的主要外源性有害残留物之一，对人体危害较大，大多来自生药种植生产过程中施用的人工合成有机杀虫剂、除草剂等，且生药在种植、采收、包装运输、贮藏等环节都有可能被农药污染。我国曾大量生产和使用过滴滴涕、六氯苯、氯丹和七氯等农药。使用的农药，一般只有10%～20%附着在作物上，其余80%～90%都流失到土壤、空气和水体中，对环境的污染和对人体的危害都很大。为了从源头上控制生药及其制品的品质，《中国药典》在“9302中药有害残留物限量制定指导原则”中阐述了中药中农药残留最大限量制定的有关理论依据、最大限量理论值计算方法和有关影响限量制定的因素，在“0212药材和饮片检定通则”中规定了33种禁用农药，在“2341农药残留量测定法”中新增第五法“药材及饮片（植物类）中禁用农药多残留测定法”，要求采用气相色谱-串联质谱法或液相色谱-串联质谱法，对药材及饮片（植物类）33种禁用农药及其代谢物、异构体残留物进行测定。

（一）生药中有机农药残留量的检测方法

有机农药按化学结构类型，可分为有机氯农药、有机磷农药、有机氮农药、拟除虫菊酯类农药、有机硫农药、醚类化合物、酮类化合物、杂环类化合物、苯氧羧酸类、酚类化合物、脲类化合物、二氮苯类、苯甲酸类以及香豆素类化合物；按防治对象，可分为杀虫剂、杀菌剂、杀螨剂、除草剂、杀线虫剂及杀鼠剂等。其中，有机氯农药为持久性有机污染物（persistent organic pollutants，POPs），其降解物或有毒代谢物具有致癌、致畸、致基因突变的作用，易导致生物体内分泌紊乱、生殖及免疫功能失调、发育紊乱等疾病。有机磷农药是一类高效广谱杀虫剂，世界上现有数百种之多，其残留进入食物链在人体中累积达一定程度，就会对人体造成损害，引发病变，出现呼吸障碍、心搏骤停、休克、昏迷、痉挛、烦躁不安、疼痛、肺水肿、脑水肿等症状。有机农药残留量的检测方法中，常用的有气相色谱法、气相色谱－质谱联用法、柱后衍生高效液相色谱法、高效液相色谱－串联质谱仪测定法等。

《中国药典》“2341 农药残留量测定法”规定采用气相色谱法（通则 0521）、液相色谱（通则 0512）和质谱法（通则 0431）测定药材、饮片及制剂中部分农药残留量。第一法、第二法、第三法规定采用气相色谱法，第四法和第五法规定采用气相色谱－串联质谱法和液相色谱－串联质谱法（供试品溶液的制备详见通则 2341）。

1. 第一法 有机氯类农药残留量（organochlorine pesticide residues）测定法——色谱法。

本法包括 9 种有机氯类农药残留量测定法和 22 种有机氯类农药残留量测定法。

例如：毛细管气相色谱法测定菊花中 18 种有机氯农药残留量

色谱条件：DB-1701 石英毛细管柱（30m × 0. 32mm × 0. 25μm）；载气为高纯氮；进样量 1μl；进样口温度 210℃；程序升温：初始温度 120℃，保持 2 分钟，以每分钟 8℃升至 180℃，保持 4 分钟，再以每分钟 8℃升至 225℃，以每分钟 10℃升至 270℃，保持 10 分钟；^{63}Ni-ECD 电子捕获检测器；检测器温度 300℃。

对照品：见图 5－4。

供试品溶液的制备：取菊花药材，采用改进的硫酸磺化法制备供试品溶液。检测图谱见图 5－4。

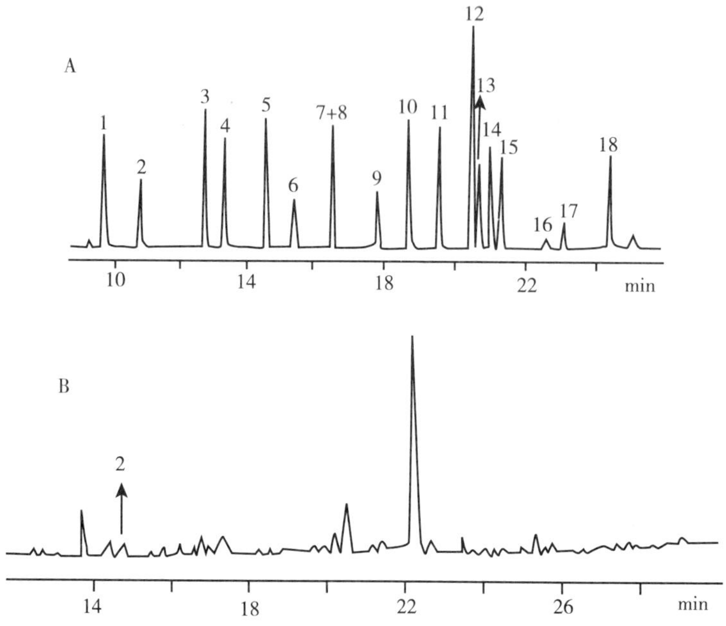

图 5－4 菊花中 18 种有机氯农药残留量气相色谱图

A. 对照品 B. 供试品

1. 四氯硝基苯；2. 六氯苯；3. α-BHC；4. 五氯硝基苯；5. γ-BHC；6. 七氯；7. 艾氏剂；8. 甲基五氯苯基硫醚；9. β-BHC；10. δ-BHC；11. 环氧七氯；12. α-硫丹；13. 反式氯丹；14. 顺式氯丹；15. *p*, *p*′-DDE；16. *o*, *p*′-DDT；17. *p*, *p*′-DDD；18. *p*, *p*′-DDT

色谱峰对应成分与对照品标注应一致

2. 第二法　有机磷类农药残留量（organophosphorus pesticides residues）测定法——色谱法。

本法系用气相色谱法测定生药中部分有机磷农药残留量的方法。

例如：中药材中25种有机磷类农药的定性及定量分析

对照品：25种有机磷类农药对照品见图5－5。

GC-FPD检测：DB-5毛细管色谱柱（30m×0.32mm×0.25μm）；载气：高纯氮气（纯度≥99.999%）；流速：1ml/min；进样量：2μl；进样方式：分流进样；分流比：5∶1；进样口温度：290℃；程序升温：起始温度100℃，以10℃/min升至190℃，保持5分钟，以2℃/min升至220℃，保持5分钟，再以20℃/min升至300℃，保持5分钟；检测器温度：300℃；氢气流量：80ml/min；空气流量：120ml/min。浓度为0.2mg/L的25种有机磷农药的气相色谱图见图5－5。

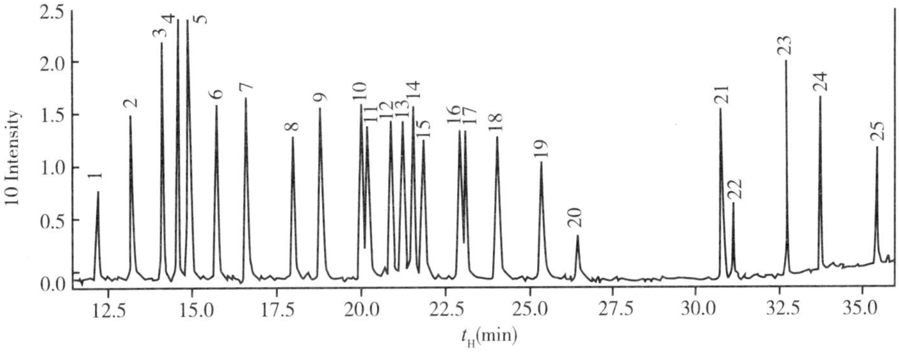

图5－5　25种有机磷农药的气相色谱图

A. 对照品　B. 供试品

1. 久效磷（12.164min）；2. 乐果（13.184min）；3. 特丁磷（14.095min）；4. 二嗪磷（14.584min）；5. 乙拌磷（14.914min）；6. 异稻瘟净（15.719min）；7. 除线磷（16.644min）；8. 皮蝇磷（18.007min）；9. 杀螟硫磷（18.816min）；10. 倍硫磷（20.018min）；11. 对硫磷（20.203min）；12. 毒壤磷（20.919min）；13. 溴硫磷（21.266min）；14. 嘧啶磷（21.589min）；15. 甲基异柳磷（21.888min）；16. 异柳磷（22.918min）；17. 稻丰散（23.103min）；18. 杀扑磷（24.065min）；19. 灭菌磷（25.389min）；20. 丙溴磷（26.478min）；21. 三唑磷（30.743min）；22. 敌瘟磷（31.082min）；23. 达嗪硫磷（32.684min）；24. 溴苯磷（33.701min）；25. 蝇毒磷（35.441min）

3. 第三法　拟除虫菊酯类农药残留量（pyrethroid pesticide residues）测定法——色谱法。

本法系用气相色谱法测定生药中部分拟除虫菊酯类农药残留量的方法。

例如：固相萃取气相色谱内标法测定桔梗中拟除虫菊酯类农药残留量

对照品：见图5－6。

色谱条件：SE-54毛细管柱（30m×0.32mm×0.25μm）；载气为高纯氮；流速：1ml/min；不分流进样，进样量1μl；进样口温度：200℃；程序升温：初始温度150℃，以每分钟7℃升至270℃，保持20分钟；^{63}Ni-ECD电子捕获检测器；检测器温度300℃。

供试品溶液的制备：中药材样品以石油醚提取，经CARB/NH_2固相萃取小柱净化后制备成供试品溶液。代表性色谱图见图5－6。

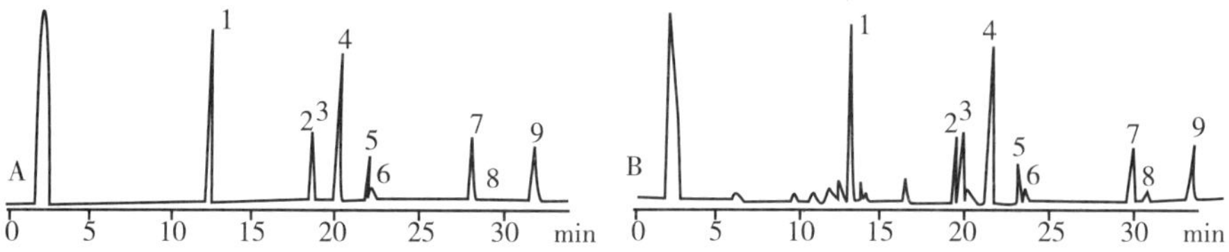

图 5－6　拟除虫菊酯类农药对照品及桔梗中拟除虫菊酯类农药残留量气相色谱图

A. 对照品；B. 样品＋内标物

1. 6-羟基-7-甲氧基香豆素（内标物）；2. 联苯菊酯；3. 甲氰菊酯；

4. 氯氟氰菊酯；5，6. 氯菊酯；7，8. 氰戊菊酯；9. 溴氰菊酯

色谱峰对应成分与对照品标注应一致

4. 第四法　农药多残留量（pestieide multiresidues）测定法——质谱法。

农药多残留量检测指标选择的主要依据：高毒、高残留农药，禁限用农药，我国广泛使用的农药和部分农药有毒理学意义的代谢产物等。分为气相色谱－串联质谱法和液相色谱－串联质谱法。

（1）气相色谱－串联质谱法

色谱条件：以 5% 苯基甲基聚硅氧烷为固定液的弹性石英毛细管柱（30m × 0.25mm × 0.25 μm）。进样口温度 240℃，不分流进样。载气为高纯氦气（He）。进样口为恒压模式，柱前压力为 146kPa（氘代倍硫磷保留时间为 19.0 分钟）。程序升温：初始温度 70℃，保持 2 分钟，先以每分钟 25℃ 升至 150℃，再以每分钟 3℃ 升至 200℃，最后以每分钟 8℃ 升至 280℃，保持 10 分钟。

质谱条件：以三重四极杆串联质谱仪检测；离子源为电子轰击源（EI），离子源温度 280℃。碰撞气为氮气或氩气，流速 1.5ml/min。质谱传输接口温度 280℃。质谱监测模式为多反应监测（MRM），91 种农药及内标对照品的保留时间、监测离子对、碰撞电压（CE）与检出限参考值详见《中国药典》通则 2341 表 2。为提高检测灵敏度，可根据保留时间分段监测各农药。为提高检测灵敏度，可根据保留时间分段监测各农药。如应用该法测定金银花中 192 种农药多残留，氯氟氰菊酯、氯氰菊酯、氰戊菊酯、甲氰菊酯、毒死蜱、对硫磷、三唑醇、三氯杀螨醇、三唑磷、哒螨酮、噻嗪酮、乙酰甲胺磷等农药被检出。

（2）液相色谱－串联质谱法

色谱条件：以十八烷基硅烷键合核壳硅胶为填充剂（15cm × 3mm，2.7μm）；以 0.05% 甲酸溶液（含 10mmol/L 甲酸铵）为流动相 A，以 0.05% 甲酸的甲醇溶液（含 10mmol/L 甲酸铵）为流动相 B，按表 5－7 进行梯度洗脱；柱温为 25℃，流速为 0.4ml/min。

表 5－7　农药多残留量高效液相色谱流动相

时间（分钟）	流动相 A（%）	流动相 B（%）	时间（分钟）	流动相 A（%）	流动相 B（%）
0 ~ 1	95	5	9 ~ 16	25→5	75→95
1 ~ 4	95→40	5→60	16 ~ 20	5	95
4 ~ 8	40→36	60→64	20 ~ 20.1	9→95	95→5
8 ~ 8.5	36→32	64→68	20.1 ~ 25	95	5
8.5 ~ 9	32→25	68→75			

质谱条件：以三重四极杆串联质谱仪检测；离子源为电喷雾（ESI）离子源，监测模式为多反应监测（MRM），正离子或负离子扫描模式选择和526种农药及内标对照品的保留时间、监测离子对、碰撞电压（CE）和检出限的参考值详见《中国药典》通则2341表4。为提高检测灵敏度，可根据保留时间分段监测各农药。

5. 第五法 药材及饮片（植物类）中禁用农药多残留（forbidden pesticide residues）测定法——质谱法。

分为气相色谱-串联质谱法和高效液相色谱-串联质谱法。

（1）气相色谱-串联质谱法

色谱条件：用（50%苯基）-甲基聚硅氧烷为固定液的弹性石英毛细管柱（30m×0.25mm×0.25 μm）。进样口温度250℃，不分流进样。载气为高纯氦气（He）。进样口为恒压模式，柱前压力为146kPa。程序升温：初始温度60℃，保持1分钟，以每分钟30℃升至120℃，再以每分钟10℃升至160℃，再以每分钟2℃升至230℃，最后以每分钟15℃升温至300℃，保持6分钟。

质谱条件：以三重四极杆串联质谱仪检测；离子源为电子轰击源（EI），离子源温度250℃。碰撞气为氮气或氩气。质谱传输接口温度250℃。质谱监测模式为多反应监测（MRM），各化合物参考保留时间、监测离子对、碰撞电压（CE）详见《中国药典》通则2341表6。为提高检测灵敏度，可根据保留时间分段监测各农药。

（2）高效液相色谱-串联质谱法

色谱条件：以十八烷基硅烷键合硅胶为填充剂（10cm×2.1mm×2.6 μm）；以0.1%甲酸溶液（含5mmol/L甲酸铵）为流动相A，以乙腈-0.1%甲酸溶液（含5mmol/L甲酸铵）（95：5）为流动相B，按表5-8进行梯度洗脱；流速为每分钟0.3ml，柱温为40℃。

表5-8 流动相梯度

时间（分钟）	流动相A（%）	流动相B（%）
0~1	70	30
1~12	70→0	30→100
12~14	0	100

质谱条件：以三重四极杆串联质谱仪检测；离子源为电喷雾（ESI）离子源，正离子扫描模式。监测模式为多反应监测（MRM），各化合物参考保留时间、监测离子对、碰撞电压（CE）详见《中国药典》通则2341表7。为提高检测灵敏度，可根据保留时间分段监测各农药。

供试品溶液制备有直接提取法、快速样品处理法（QuEChERS）法和固相萃取法（详见《中国药典》通则2341）。

（二）生药中有机农药残留的限量

有机农药最大残留量（maximum residue limit，MRL）系指在农业生产或保护商品的过程中，按照良好农药规范（GAP）直接或间接使用农药后，允许农药在各种农产品及食品中或表面残留的最大浓度。MRL一旦制定完成就成为法律的强制标准，不仅是判断农产品质量安全的重要技术指标，同时也可以成为一种“绿色贸易壁垒”，对于地区间或国家间的贸易具有重要意义。

1. 国内生药中有机农药最大残留限量 2021年，国家卫生健康委员会、农业农村部、国家市场监督管理总局三部委联合发布最新《食品安全国家标准 食品中农药最大残留限量》（GB 2763－2021），增加了2985项农药最大残留限量，修订了原标准中194项农药最大残留限量值，规定了猴头菇、银耳等食用菌，薄荷、豆蔻、桂皮等调味品，人参、石斛、枸杞、金银花等药用植物的测定部位。《中国药典》在“0212 药材和饮片检定通则”中明确规定，除另有规定外，药材及饮片（植物类）禁用农药不得检出（不得过定量限）。禁用农药包括有机氯类、有机磷类、氨基甲酸酯类、拟除虫菊酯类、有机氮类、苯基吡唑类以及二苯醚类、磺酰脲类、除草剂类等不同化合物类型的33种农药及其代谢物、异构体共54个残留物（定量限详见表5－9），同时规定人参等5种生药中其他有机氯类农药残留限量标准（表5－10），规定人参皂苷、人参茎叶总皂苷2种提取物中六六六（总BHC）不得过0.1mg/kg，滴滴涕（总DDT）不得过1mg/kg，五氯硝基苯（PCNB）不得过0.1mg/kg。

表5－9 《中国药典》33种禁用农药及其代谢物、异构体定量限（mg/kg）

	农药名称	残留物	定量限
1	甲胺磷（methamidophos）	甲胺磷	0.05
2	甲基对硫磷（parathion-methyl）	甲基对硫磷	0.02
3	对硫磷（parathion）	对硫磷	0.02
4	久效磷（monocrotophos）	久效磷	0.03
5	磷胺（phospjamidon）	磷胺	0.05
6	六六六（benzene hexachloride，BHC）	α-六六六、β-六六六、γ-六六六、δ-六六六之和，以六六六表示	0.1
7	滴滴涕（dichlorodiphenyl trichloroethane，DDT）	4,4′-滴滴涕、2,4′-滴滴涕、4,4′-滴滴伊、4,4′-滴滴滴之和，以滴滴涕表示	0.1
8	杀虫脒（chlordimeform）	杀虫脒	0.02
9	除草醚（nitrofen）	除草醚	0.05
10	艾氏剂（aldrin）	艾氏剂	0.05
11	狄氏剂（dieldrin chlorohydrin）	狄氏剂	0.05
12	苯线磷（fenamiphos）	苯线磷及其氧类似物（砜、亚砜）之和，以苯线磷表示	0.02
13	地虫硫磷（fonofos）	地虫硫磷	0.02
14	硫线磷（cadusafos）	硫线磷	0.02
15	绳毒磷（cordophos）	绳毒磷	0.05
16	治螟磷（sulfotep）	治螟磷	0.02
17	特丁硫磷（terbufos）	特丁硫磷及其氧类似物（砜、亚砜）之和，以特丁硫磷表示	0.02
18	氯磺隆（chlorsulfuron）	氯磺隆	0.05

续表

	农药名称	残留物	定量限
19	胺苯磺隆（ethametsulfuron）	胺苯磺隆	0.05
20	甲磺隆（metsulfuron-methyl）	甲磺隆	0.05
21	甲拌磷（phorate）	甲拌磷及其氧类似物（砜、亚砜）之和，以甲拌磷表示	0.02
22	甲基异柳磷（isofenphos-methyl）	甲基异柳磷	0.02
23	内吸磷（demeton）	*O*-异构体与 *S*-异构体之和，以内吸磷表示	0.02
24	克百威（carbofuran）	克百威与3-羟基克百威之和，以克百威表示	0.05
25	涕灭威（aldicarb）	涕灭威及其氧类似物（砜、亚砜）之和，以涕灭威表示	0.1
26	灭线磷（ethoprophos）	灭线磷	0.02
27	氯唑磷（isazofos）	氯唑磷	0.01
28	水胺硫磷（isocarbophos）	水胺硫磷	0.05
29	硫丹（thiosulfan）	α-硫丹和 β-硫丹与硫丹硫酸酯之和，以硫丹表示	0.05
30	氟虫腈（fipronil）	氟虫腈、氟甲腈、氟虫腈砜与氟虫腈亚砜之和，以氟虫腈表示	0.02
31	三氯杀螨醇（dicofol）	*o,p'*-异构体与 *p,p'*-异构体之和，以三氯杀螨醇表示	0.2
32	硫环磷（phosfolan）	硫环磷	0.03
33	甲基硫环磷（phosfolan-methyl）	甲基硫环磷	0.03

表 5－10　《中国药典》5 种生药其他有机氯类农药残留限量标准（mg/kg）

农药名称	生药名称	限量
五氯硝基苯	黄芪、甘草、人参、西洋参、红参	0.1
六氯苯	人参、西洋参	0.1
七氯（七氯、环氧七氯之和）	人参、西洋参、红参	0.05
氯丹（顺式氯丹、反式氯丹和氧化氯丹之和）	人参、西洋参、红参	0.1

据最新报道，在对 100 批人参样品采用第五法进行的 33 种禁用农药多残留检测中，发现在 5 批人参样品中检出我国禁用农药 3 种，其中六六六（以总量计）和滴滴涕检出最大值分别为 0.08mg/kg 和 0.06mg/kg，检出甲拌磷最大值 0.01mg/kg，提示可能存在农田污染和违规使用问题。

2. 国外生药中有机农药最大残留限量　为了保障公共卫生和健康安全，保护生态环境，各国通过立法规定了农药最大残留限量（MRL）标准。国际食品法典委员会（CAC）对 200 多种农药制定了 3574 项限量标准，欧盟、美国和日本则分别对 179、258、229 种农药，分别制定了 26052、7455、9013 项限量标准。设立严格的农药残留限量标准，有利于保证本国公民的身体健康，然而，设定过于严苛的农药最大残留限量标准又可能构成技术性贸易壁垒而阻碍贸易自由，因此，关于制定草药农药残留标准制度的争论及利弊分析的研究从未停止过。一个国家或组织制定何种草药农药残留限量标准制度，需要在各种利益之间寻求平衡，同时一国或组织的农药残留限量标准制度并不是一成不变的，往往随国内实际情况的变化及时进行相应的修订。

2021 年 7 月 6 日欧盟（European Communities，EC）正式实施（EU）2021/1110 指令，对 2005 年颁布的农药残留限量法规（EC）No 2005/396 中部分农产品的农药残留限量做了修订。这是继 2014 年、2015 年、2016 年、2018 年和 2020 年以来第六次修订农药残留标准指令。随着欧盟草药消费者对中草药的需求越来越大，对很多药材都在寻找人工种植的途径，农药残留问题也开始凸显。农药最大残留限量标准越来越成为影响我国中草药出口的阻碍。欧盟一份报告显示，草药中检测的农药残留物达 162 种。近年来，各国均修订了草药及其制剂中多农药残留的限量标准，《欧洲药典》（EP）10.0（2019）和《英国药典》（BP）（2020）规定了草药及其制剂中 69 种农药及其代谢物、异构体共 105 个残留物的最大限量。《美国药典 USP 43 – NF 38》规定了膳食补充剂草药中 70 种农药及其异构体、代谢物共 108 个残留物的限量标准。2022 年 1 月 19 日，韩国食药部（MFDS）发布 3701 号通知，向公众开放“农兽药残留物质信息”查询平台（https://www.foodsafetykorea.go.kr/residue），提供农药、兽药的残留许可标准制、修订时的实时信息等。表 5 – 11 汇总了我国及欧盟、英国、美国、俄罗斯、韩国、日本等国规定的草药及其制剂中主要有机农药残留最大限量。

表 5 – 11 部分国家、地区和组织规定的草药及其制剂中有机农药残留最大限量（mg/kg）

农药名称	国家/地区/组织	草药及其提取物/制剂及适用范围	限量（小于等于）
有机氯类			
六六六（Hexachloro-cyclohexane，简称 HCCH，或 BHC）	中华人民共和国外经贸行业标准	WM/T 2 – 2004 药用植物原料及制剂的外经贸行业标准 药用植物原料及制剂	0.1
六六六（α-，β-，γ-，δ-之和）	中国	中国药典（ChP 2020）人参总皂苷、人参茎叶总皂苷	0.1
	中国台湾	台湾中药典（THP，第三版，2018 年）人参、甘草、西洋参、红芪、番泻叶、黄芪	0.9
		大枣、山茱萸	0.2
	韩国	韩国药典（KP Ⅹ）草药	0.2
	日本	日本药典（JP ⅩⅧ）细辛、黄芪、肉桂、陈皮、山茱萸、人参、甘草、酸枣仁、枇杷叶、牡丹皮、紫苏、远志、炙甘草、红参、番泻叶	0.2
六六六（α-，β-，γ-之和）	俄罗斯	俄罗斯联邦国家药典（RFSP ⅩⅢ，2015）药用植物原料和草药制剂	0.1
六六六（α-，β-，δ-等异构体之和）	中国香港	香港中药材标准 收载中药材	0.3

续表

农药名称	国家/地区/组织	草药及其提取物/制剂及适用范围	限量（小于等于）
有机氯类			
六六六（α-，β-，δ- 和 ε 异构体之和）	欧盟	欧洲药典（EP 10.0）草药及其制剂	0.3
	英国	英国药典（BP 2020）草药及其制剂	0.3
	美国	USP 43 – NF 38 膳食补充剂草药	0.3
林丹（γ-六六六）（Lindan，γ-hexachlorocyclohexane）	中国香港	香港中药材标准 收载中药材	0.6
	欧盟	EP 10.0 草药及其制剂	0.6
	英国	BP 2020 草药及其制剂	0.6
	美国	USP 43 – NF 38 膳食补充剂草药	0.6
DDT（Dichloro diphenyl trichloromethylmethane）	中华人民共和国外经贸行业标准	WM/T 2 – 2004 药用植物原料及制剂的外经贸行业标准 药用植物原料及制剂	0.1
DDT 及其代谢物（DDD、DDE）的总量	俄罗斯	RFSP XIII 药用植物原料和草药制剂	0.1
DDT（*p*,*p*′-DDE、*o*,*p*′-DDT、*p*,*p*′-DDD、*p*,*p*′-DDT 之和）	中国	ChP 2020 人参总皂苷、人参茎叶总皂苷	1
	中国台湾	THP 第三版 人参、甘草、西洋参、红芪、番泻叶、黄芪	1
		THP 第三版 大枣、山茱萸	0.2
	中国香港	香港中药材标准 收载中药材	1
	中华人民共和国外经贸行业标准	WM/T 2 – 2004 药用植物原料及制剂的外经贸行业标准 药用植物原料及制剂	0.1
	韩国	KP X 草药	0.1
	日本	JP XVIII 细辛、黄芪、肉桂、陈皮、山茱萸、人参、甘草、酸枣仁、枇杷叶、牡丹皮、紫苏、远志、炙甘草、红参、番泻叶	0.2
DDT（*o*，*p*′-DDE，*p*，*p*′-DDE，*o*，*p*′-DDT，*p*，*p*′-DDT，*o*，*p*′-TDE and *p*,*p*′-TDE 之和）	欧盟	EP 10.0 草药及其制剂	1
	英国	BP 2020 草药及其制剂	
	美国	USP 43 – NF 38 膳食补充剂草药	1
五氯硝基苯（Quintozene）	中国	ChP 2020 甘草、黄芪、人参、西洋参、红参、人参总皂苷、人参茎叶总皂苷	0.1
	药用植物及制剂外经贸绿色行业标准（中国）	药用植物原料及制剂的外经贸行业品质检验	0.1
五氯硝基苯［五氯硝基苯、五氯苯胺（Pentachloraniline）和甲基五氯苯硫醚（Methyl penthachlorphenyl sulfide）之和］	中国台湾	THP 第三版 人参、甘草、西洋参、红芪、番泻叶、黄芪	1
	中国香港	香港中药材标准收载中药材	1
	欧盟	EP 10.0 草药及其制剂	1
	英国	BP 2020 草药及其制剂	1
	美国	USP 43 – NF 38 膳食补充剂草药	1

续表

农药名称	国家/地区/组织	草药及其提取物/制剂及适用范围	限量（小于等于）
有机氯类			
艾氏剂（Aldrin）	药用植物及制剂外经贸绿色行业标准（中国）	药用植物原料及制剂的外经贸行业品质检验	0.02
	韩国	KP Ⅹ草药	0.01
	俄罗斯	RFSP ⅩⅢ药用植物原料和草药制剂	不得检出
狄氏剂（Dieldrin）	韩国	KP Ⅹ草药	0.01
艾氏剂和狄氏剂之和	中国香港	香港中药材标准 收载中药材	0.05
	美国	USP 43 – NF 38 膳食补充剂草药	0.05
	英国	BP 2020 草药	0.05
	欧盟	EP 10.0 草药	0.05
异狄氏剂（Endrin）	中国香港	香港中药材标准 收载中药材	0.05
	欧盟	EP 10.0 草药及其制剂	0.05
	英国	BP 2020 草药	0.05
	俄罗斯	RFSP ⅩⅢ药用植物原料和草药制剂	0.05
	韩国	KP Ⅹ草药	0.01
七氯（Heptachlor）	俄罗斯	RFSP ⅩⅢ药用植物原料和草药制剂	不得检出
七氯、环氧七氯（Heptachlorepoxide）之和	中国	ChP 2020 人参、西洋参	0.05
	中国香港	香港中药材标准 收载中药材	0.05
七氯［七氯、顺式环氧七氯（cis-Heptachlorepoxide）和反式环氧七氯（trans-Heptachlorepoxide）之和］	欧盟	EP 10.0 草药及其制剂	0.05
	英国	BP 2020 草药及其制剂	0.05
	美国	USP 43 – NF 38 膳食补充剂草药	0.05
六氯苯（Hexachlorbenzene）	中国	ChP 2020 人参、西洋参	0.1
	中国香港	香港中药材标准 收载中药材	0.1
	欧盟	EP 10.0 草药及其制剂	0.1
	英国	BP 2020 草药及其制剂	0.1
	美国	USP 43 – NF 38 膳食补充剂草药	0.1
氯丹［顺式氯丹（cis-Chlordane）、反式氯丹、氧化氯丹（Oxychlordane）之和］	中国	ChP 2020 人参、西洋参、红参	0.1
	中国香港	香港中药材标准 收载中药材	0.05
	欧盟	EP 10.0 草药及其制剂	0.05
	英国	BP 2020 草药及其制剂	0.05
	美国	USP 43 – NF 38 膳食补充剂草药	0.05
	俄罗斯	RFSP ⅩⅢ药用植物原料和草药制剂	0.05
拟除虫菊酯类			
氯氰菊酯（Cypermethrin）	韩国	KP Ⅹ知母	0.5

续表

农药名称	国家/地区/组织	草药及其提取物/制剂及适用范围	限量（小于等于）
拟除虫菊酯类			
氯氰菊酯及其异构体之和	欧盟	EP 10.0 草药及其制剂	1
	英国	BFSP 2020 草药及其制剂	1
	美国	USP 43 – NF 38 膳食补充剂草药	1
	俄罗斯	RFSP XⅧ药用植物原料和草药制剂	1
氰戊菊酯（Fenvalerate）	欧盟	EP 10.0 草药及其制剂	1.5
	英国	BP 2020 草药及其制剂	1.5
	美国	USP 43 – NF 38 膳食补充剂草药	1.5
溴氰菊酯（Deltamethrin）	欧盟	EP 10.0 草药及其制剂	0.5
	英国	BP 2020 草药及其制剂	0.5
	美国	USP 43 – NF 38 膳食补充剂草药	0.5
有机磷类			
乐果和氧化乐果之和（Dimethoate & Omethoate）	欧盟	EP 10.0 草药及其制剂	0.1
	英国	BP 2020 草药及其制剂	0.1
	美国	USP 43 – NF 38 膳食补充剂草药	0.1
	俄罗斯	RFSP XⅢ药用植物原料和草药制剂	0.1
甲胺磷（methamidophos）	欧盟	EP 10.0 草药及其制剂	0.05
	英国	BP 2020 草药及其制剂	0.05
	美国	USP 43 – NF 38 膳食补充剂草药	0.05
	俄罗斯	RFSP XⅢ药用植物原料和草药制剂	0.05
久效磷（Monocrotophos）	欧盟	EP 10.0 草药及其制剂	0.1
	英国	BP 2020 草药及其制剂	0.1
	美国	USP 43 – NF 38 膳食补充剂草药	0.1
	俄罗斯	RFSP XⅧ药用植物原料和草药制剂	0.1
二嗪农（Diazinon）	欧盟	EP 10.0 草药及其制剂	0.5
	英国	BP 2020 草药及其制剂	0.5
	美国	USP 43 – NF 38 膳食补充剂草药	0.5
乙硫磷（Ethion）	欧盟	EP 10.0 草药及其制剂	2
	英国	BP 2020 草药及其制剂	2
	美国	USP 43 – NF 38 膳食补充剂草药	2
杀扑磷（Methidathion）	欧盟	EP 10.0 草药及其制剂	0.2
	英国	BP 2020 草药及其制剂	0.2
	美国	USP 43 – NF 38 膳食补充剂草药	0.2
敌敌畏（Dimethyl dichloroviny phosphate, Dichlorvos, DDVP）	欧盟	EP 10.0 草药及其制剂	1
	英国	BP 2020 草药及其制剂	1
	俄罗斯	RFSP XⅢ药用植物原料和草药制剂	1

续表

农药名称	国家/地区/组织	草药及其提取物/制剂及适用范围	限量（小于等于）
有机磷类			
乙酰甲胺磷（Acephate）	欧盟	EP 10.0 草药及其制剂	0.1
	英国	BP 2020 草药及其制剂	0.1
	美国	USP 43 – NF 38 膳食补充剂草药	0.1
马拉硫磷和马拉氧磷（Malathion and Malaoxon）之和	欧盟	EP 10.0 草药及其制剂	1
	英国	BP 2020 草药及其制剂	1
	美国	USP 43 – NF 38 膳食补充剂草药	1
	俄罗斯	RFSP XⅢ药用植物原料和草药制剂	1
对硫磷（Parathion）	日本	日本汉方及生药制剂农药残留量的行业标准含远志、山茱萸、紫苏及陈皮的汉方制剂	0.5
乙基对硫磷（Parathion – ethyl）和乙基对氧磷（Paraoxon – ethyl）之和	欧盟	EP 10.0 草药及其制剂	0.5
	英国	BP 2020 草药及其制剂	0.5
	美国	USP 43 – NF38 膳食补充剂草药	0.5
	俄罗斯	RFSP XⅢ药用植物原料和草药制剂	0.5
甲基对硫磷（Parathion – methyl）和甲基对氧磷（Paraoxon – methyl）之和	欧盟	EP 10.0 草药及其制剂	0.2
	英国	BP 2020 草药及其制剂	0.2
	美国	USP 43 – NF 38 膳食补充剂草药	0.2
	俄罗斯	RFSP XⅢ药用植物原料和草药制剂	0.2

三、生药中真菌毒素的检测

真菌毒素（mycotoxin）是生物毒素（biotoxin）中有害残留物的主要类别，是一类由真菌次级代谢产生的能引起毒性反应的小分子化合物。其主要包括黄曲霉毒素（aflatoxins，AFT 或 AF）、赭曲霉毒素 A（ochratoxin A，OTA）、呕吐毒素（deoxynivalenol，DON 或 vomitoxin）、玉米赤霉烯酮（zearalenon，ZEA）和展青霉素（patulin）、桔青霉素（citrinin）、伏马毒素 B_1、B_2（fumonisin，FB）及 T-2 毒素（T-2 toxin 或 T-2 mycotoxin）等。由于其污染率高，毒性大，可引起肝、肾毒性，具有致癌性和致突变性等，严重威胁植（动）物源生药及其制品的用药安全，我国食品、药品法规已经制定了相关的真菌毒素限量标准和法定检测方法，对食品、药品实行最严格的安全预警监测和安全风险评估。

《中国药典》四部修订的“真菌毒素检测法”适用于药材、饮片及中药制剂中黄曲霉毒素 B_1、B_2、G_1、G_2，赭曲霉毒素 A，呕吐毒素（脱氧雪腐镰刀菌烯醇），玉米赤霉烯酮，展青霉素，伏马毒素 B_1、B_2 及 T-2 毒素的测定。该法按真菌毒素的类别分为：黄曲霉毒素测定法、赭曲霉毒素 A 测定法、玉米赤霉烯酮测定法、呕吐毒素测定法、展青霉素测定法和多种真菌毒素测定法。其中，黄曲霉毒素测定法除液相色谱法、液相色谱 – 串联质谱法外，新增酶联免疫法（详见《中国药典》通则 2351）。

中药中真菌毒素的分类：真菌毒素是由各种各样的真菌菌核所产生的。曲霉属（Aspergillus）、镰刀菌属（Fusarium）和青霉属（Penicillium）包括了绝大多数的产毒真菌。与曲霉属相关的真菌毒素主要包括黄曲霉毒素、赭曲霉毒素 A 等；与镰刀菌属相关的真菌毒素主要包括玉米赤霉烯酮、T-2 毒素、呕吐毒素（脱氧雪腐镰刀菌烯醇）和伏马毒素等；与青霉属相关的真菌毒素主要包括展青霉素和桔青霉素等。

监控品种：由于各类真菌毒素发生毒性的机理不同，容易受污染的对象也有所不同。因此，应选取容易受污染的中药品种进行相应毒素检测方法的开发。《中国药典》四部"9305 中药中真菌毒素测定指导原则"规定：粮谷类、种子类、油性成分多的品种应注意黄曲霉毒素的检测；与粮谷类有类似基质的中药材应注意赭曲霉毒素、呕吐毒素和玉米赤霉烯酮的检测，如淡豆豉、薏苡仁、白扁豆等；酸性果实类中药应注意展青霉素的检测，如枸杞子、乌梅、酸枣仁等。处方中含有易污染的药材以及生粉投料的中成药品种应注意相关真菌毒素的检测。国内外将黄曲霉毒素定为食品与生药重点检测的真菌毒素。

《中国药典》已规定检测黄曲霉毒素的生药共计 24 种，检测玉米赤霉烯酮 1 种（表 5－12）。

表 5－12　《中国药典》规定检测真菌毒素的 25 种生药品种

真菌毒素名称	植（动）物药类别	生药名称	《中国药典》首载版本
黄曲霉毒素	根类（1 种）	远志	2015 年版
	块茎类（1 种）	延胡索	2020 年版
	果实类（4 种）	陈皮、使君子	2010 年版第二增补本
		麦芽、大枣	2015 年版
	种子类（9 种）	胖大海、桃仁、酸枣仁	2010 年版第二增补本
		柏子仁、莲子、薏苡仁、决明子、肉豆蔻、槟榔	2015 年版
		马钱子	2020 年版
	动物类（8 种）	僵蚕	2010 年版第二增补本
		地龙、蜈蚣、水蛭、全蝎	2015 年版
		九香虫、土鳖虫、蜂房	2020 年版
玉米赤霉烯酮	种子类（1 种）	薏苡仁	2020 年版

（一）黄曲霉毒素的检测

1. 黄曲霉毒素　黄曲霉毒素是由黄曲霉（*Aspergillus flavus*）和寄生曲霉（*A. parasiticus*）产生的结构和理化性质相似的一类次生代谢产物，广泛存在于自然界中，是迄今发现的毒性最强的一类真菌毒素，能强烈破坏人和动物的肝脏组织，严重时会导致肝癌甚至死亡。目前已分离鉴定出 18 种黄曲霉毒素，即黄曲霉毒素 B_1、B_2、G_1、G_2、M_1、M_2、P_1、Q、H_1、G_{2a}、B_{2a}（AFB_1、AFB_2、AFG_1、AFG_2、AFM_1、AFM_2、AFP_1、AFQ、AFH_1、AFG_{2a}、AFB_{2a}）和黄曲霉醇（aflatoxical）。其中以 AFB_1 最为多见，AFB_1 是目前所有已知致癌物中致癌力最强的一种，其毒性是氰化钾的 10 倍，砒霜的 68 倍，被 WHO 的癌症研究机构确定为 1 类致癌物，故在生药和食品检测中，AFB_1 常作为主要污染指标；M_1 是 AFB_1 在体内经过羟化而衍生成的代谢产物，能在摄入 AFB_1 奶牛的鲜乳中检测到；黄曲霉醇是 AFB_1 在生物体内的还原产物，其急性毒性是 AFB_1 的 1/20；AFP_1 和 AFQ_1 是 AFB_1 在生物体内的另 2 种代谢物，其急性毒性均低于 AFB_1；AFB_2 和 AFG_2 的衍生物为 AFB_{2a}、AFG_{2a}。国内外生药和食品常规检测的 4 种天然的黄曲霉毒素及其 2 种代谢物（AFM_1 和 AFM_2）的毒性大小排列顺序依次为：$AFB_1 > AFM_1 > AFG_1 > AFB_2 > AFG_2 > AFM_2$。

生药和食品污染黄曲霉毒素主要与品种、产地有关。如薏米、益智仁、柏子仁等油性大、易霉变的生药容易受到污染；其次与工艺剂型有关，如豆豉、曲类中药在自然发酵过程中，极易发生霉变；再次，生药产地加工干燥过程处理不及时或未及时晾晒或贮存不当，而产生霉变，尤其是在炎热潮湿的地区。

AF 的基本骨架均为二呋喃香豆素衍生物，易溶于三氯甲烷和甲醇，而不溶于正己烷、石油醚与乙醚。通常将在 365nm 波长紫外光下产生蓝紫色荧光的称为 B 族（425nm），如 AFB_1 和 AFB_2；而将产生黄绿色荧光的称为 G 族（450nm），如 AFG_1 和 AFG_2。AF 纯品为无色结晶，耐高温，AFB_1 的分解温度为 268℃。如在带水条件下加温，可破坏部分毒素。

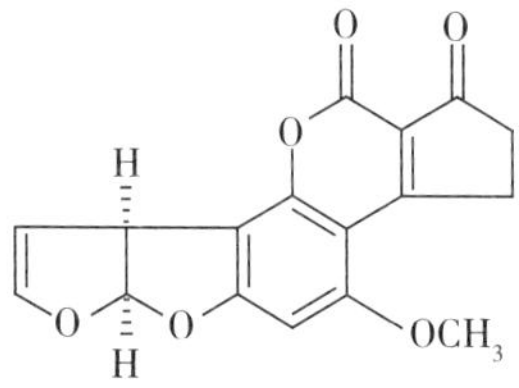

AFB_1
（蓝紫色荧光）

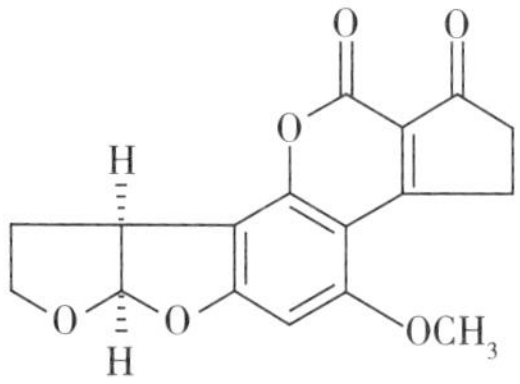

AFB_2
（蓝紫色荧光）

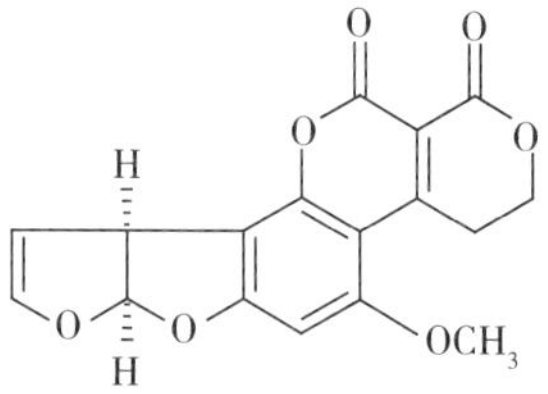

AFG_1
（黄绿色荧光）

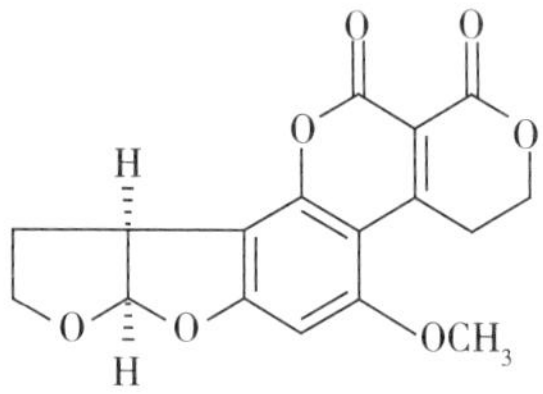

AFG_2
（黄绿色荧光）

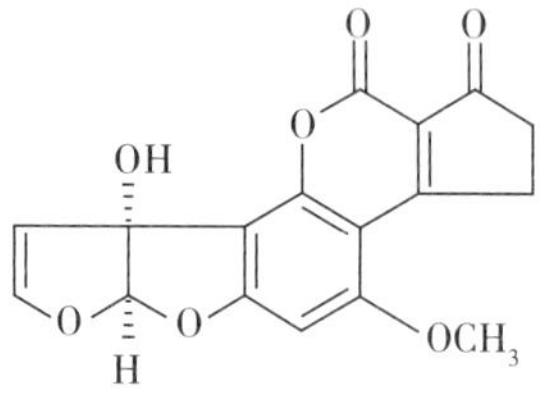

AFM_1
（蓝紫色荧光）

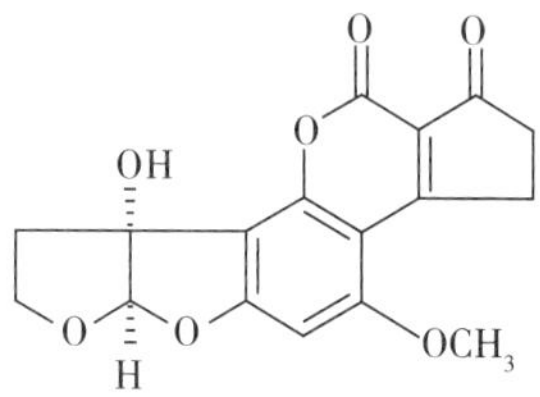

AFM_2
（蓝紫色荧光）

2. 黄曲霉毒素的检测方法 黄曲霉毒素是我国食品和农产品的常规检测项目，其分析方法从最初以薄层色谱法（TLC）为主，发展为高效液相色谱法（HPLC）、微柱法（亦称微柱筛选法）、免疫化学法［包括免疫亲和柱荧光光度法（IAC）、免疫亲和柱净化荧光光度法（SFB）、间接竞争性酶联免疫吸附法（enzyme-linked immunosorbent assay，ELISA）、金标免疫层析检测技术（GICA）等］等多种测定方法。这些新方法、新手段的快速应用，为黄曲霉毒素的检测分析提供了更广泛的选择余地，适应了不同的检测目的和要求。黄曲霉毒素检测现行国家标准为 2016 年国家卫生计生委和国家食品药品监督管理总局联合发布实施的《食品安全国家标准 食品中黄曲霉毒素 B 族和 G 族的测定》（GB 5009. 22 - 2016），代替《食品中黄曲霉毒素 B_1 的测定》（GB/T 5009. 22 -2003）、《食品中黄曲霉毒素 B_1、B_2、G_1、G_2 的测定》（GB/T 5009. 23 - 2006）、《食品安全国家标准 食品中黄曲霉毒素 M_1 和 B_1 的测定》（GB/T 5009. 24 - 2010）、《食品中黄曲霉毒素的测定 免疫亲和层析净化高效液相色谱法和荧光光度法》（GB/T 18979 -2003）等。《中国药典》通则 2351“真菌毒素测定法”亦规定了三种法定测定方法。第一法和第二法用高效液相色谱法或高效液相色谱 - 串联质谱法测定药材、饮片及制剂中的黄曲霉毒素（以 AFB_1、AFB_2、AFG_1 和 AFG_2 总量计）。高效液相色谱法专属性较强，重现性较好，假阳性率较低，较多应用于单一成分真菌毒素的分析或者同种类真菌毒素的多成分分析；高效液相色谱－质谱联用法可以实现多成分同时检测，解决色谱分离不完全及假阳性的情况，当出现基质干扰或含量较低而难以采用高效液相色谱法准确测定时，应采用高效液相色谱－质谱联用法测定，该方法还可用于不同种类真菌毒素同时测定，实现真菌毒素的高通量快速筛选及含量测定。当测定结果不符合规定时，以第二法测定结果为准（详见《中国药典》9305 中药中真菌毒素测定指导原则）；第三法酶联免疫法，系用酶联免疫吸附法测定药材、饮片及制剂中黄曲霉毒素，适宜大批样品集中检测。现以第一法为例。

例如：高效液相色谱法测定酸枣仁中黄曲霉毒素含量

色谱条件：以十八烷基硅烷键合硅胶为填充剂；以甲醇－乙腈－水（27∶18∶55）为流动相，流速 0.8ml/min；采用柱后衍生法检测，衍生溶液为 0.05% 的碘溶液（取碘 0.5g，加入甲醇 100ml 使溶解，用水稀释至 1000ml 制成），衍生化泵流速 0.3ml/min，衍生化反应温度 70℃；以荧光检测器检测，激发波长 $\lambda_{ex}=360$nm，发射波长 $\lambda_{em}=450$nm。

混合对照品溶液的制备：精密量取黄曲霉毒素混合标准品溶液（美国 SUPELCO 公司，Lot：LB 33367；黄曲霉毒素 B_1、黄曲霉毒素 B_2、黄曲霉毒素 G_1、黄曲霉毒素 G_2 标示浓度分别为 1.0μg/ml、0.3μg/ml、1.0μg/ml、0.3μg/ml）0.5ml，置 10ml 量瓶中，用甲醇稀释至刻度，作为储备液；精密量取储备液 1ml，置 25ml 量瓶中，用甲醇稀释至刻度，即得。

供试品溶液的制备：取供试品粉末约 15g（过二号筛），精密称定，加入氯化钠 3g，置于均质瓶中，精密加入 70% 甲醇溶液 75ml，高速搅拌 2 分钟（搅拌速度大于 11000r/min），离心 5 分钟（离心速度 2500r/min），精密量取上清液 15ml，置 50ml 量瓶中，用水稀释至刻度，摇匀，用微孔滤膜（0.45μm）滤过，量取续滤液 20.0ml，通过免疫亲和柱（AflaTest® P），流速 3ml/min，用水 20ml 洗脱，洗脱液弃去，使空气进入柱子，将水挤出柱子，再用适量甲醇洗脱，收集洗脱液，置 2ml 量瓶中，并用甲醇稀释至刻度，摇匀，即得。

代表性色谱图见图 5－7。

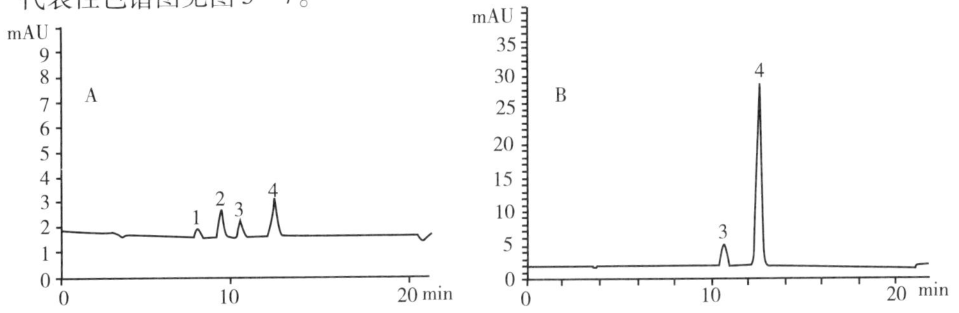

图 5－7 酸枣仁中黄曲霉毒素 B_1、B_2、G_1、G_2 高效液相色谱图

A. 对照品；B. 供试品

1. 黄曲霉毒素 G_2；2. 黄曲霉毒素 G_1；3. 黄曲霉毒素 B_2；4. 黄曲霉毒素 B_1

3. 黄曲霉毒素的限量 目前国际上不建议设定黄曲霉毒素的安全耐受量和无毒作用剂量，也无最大限量理论值计算公式，限量越低越好。黄曲霉毒素限量标准的制定，应根据具体品种和具体污染状况，参考相关品种国外药典和各国、各国际组织相关限量标准等规定，尽可能将其限量控制在最低范围内，以降低安全风险。通常要求规定 AFB_1、AFB_1、AFB_2、AFG_1、AFG_2 总和的限量标准。《中国药典》规定了陈皮、胖大海、桃仁、酸枣仁、柏子仁、莲子、使君子、槟榔、麦芽、肉豆蔻、决明子、薏苡仁、大枣、马钱子14种果实种子类生药，远志、延胡索2种根和根茎类生药，僵蚕、地龙、蜈蚣、水蛭、全蝎、九香虫、土鳖虫、蜂房8种动物类生药，含 AFB_1 不得过 5μg/kg，含 AFG_2、AFG_1、AFB_2 和 AFB_1 总量不得过 10μg/kg。《香港中药材标准（1－10册）》和《台湾中药典（第三版）2018》亦规定了相应的限量检查。近年来，KP X、EP 10.0（2019）、BP 2020、USP 43－NF 38（2020）、JP XVIII（2021）等各国药典均相应增修了草药（生药）中黄曲霉毒素的限量值（表5－13）。

表5－13 部分国家、地区和组织规定的生药中黄曲霉毒素（AF）的限量（μg/kg）

国家/地区/组织	适用范围	限量（小于等于）	
		AFB_1	AF（$B_1+B_2+G_1+G_2$）
欧盟	EC No 1881/2006 辣椒属、胡椒属、肉豆蔻、干姜、姜黄及其混合物	5	10
	EP 10.0 延胡索、马钱子（Nux－vomica）、云南马钱（Ignatia）等	2	4
英国	BP 2020 草药	2	4
美国	USP 43－NF 38 膳食补充剂草药	5	20
德国	草药	2	4
日本	JP XVII生药	—	10
韩国	KPX甘草、远志、半夏、郁金、红花、柏子仁、决明子、酸枣仁、桃仁、苦杏仁、巴豆、白扁豆、莲子、肉豆蔻、瓜蒌子、槟榔	10	15
中国香港	香港中药材标准 收载的中药材	5	10
中国台湾	台湾中药典（第三版） 防风、玄参、延胡索、黄芪、红芪、甘草、远志、香附、射干、山药、柏子仁、八角茴香、大枣、女贞子、小茴香、山茱萸、决明子、使君子、枸杞子、胖大海、胡椒、山楂、苦杏仁、桃仁、莲子、陈皮、橘皮、麦芽、酸枣仁、薏苡仁、大腹皮、槟榔、地龙、水蛭、白僵蚕、全蝎	5	10
中国外经贸行业标准	WM/T2－2004 药用植物及制剂绿色行业标准 药用植物及制剂	5	—

（二）其他真菌毒性的检测

截至2003年底，大约有100个国家在食品和（或）饲料领域建立了真菌毒素的法规，制定了各种特定的限量标准，该数目还在继续增加之中。2004年，FAO通报了各国有关真菌毒素的管理状况（Worldwide Regulations for Mycotoxins in Food and Feed 2003）（罗马，2004年），并指出，在世界许多地方，目前真菌毒素已经构成重要的食品安全问题。鉴于脱氧雪腐镰刀菌烯醇（deoxynivalenol，DON）、展青霉素（patulin）、赭曲霉毒素A（ochratoxin A，OT A）及玉米赤霉烯酮（zearalenon，ZEA）具有毒性、致癌性、致突变性和致畸毒性，2016年，国家卫生计生委和国家食品药品监督管理总局联合发布《食品安全国家标准 食品中桔青霉素的测定》(GB 5009.222－2016)、《食品安全国家标准 食品中玉米赤霉烯酮的测定》(GB 5009.209－2016)和《食品安全国家标准 食品中展青霉素的测定》(GB 5009.185－2016),并于2017年6月23日施行;2017年又发布并实施第三次修订版GB 2761－2017《食品安全国家标准 食品中真菌毒素限量》(替代GB 2761－2005和GB 2761－2011),规定:以山楂为原料的制品中展青霉素的限量指标为50μg/kg;谷物及其制品(玉米、小麦、大麦)中脱氧雪腐镰刀菌烯醇的限量指标为1000μg/kg;谷物及其制品(稻谷、大豆)中赭曲霉毒素A的限量指标为5μg/kg;谷物及其制品(小麦、玉米)中玉米赤霉烯酮的限量指标为50μg/kg。《中国药典》亦规定薏苡仁含玉米赤霉烯酮不得过500μg/kg。2006年,欧盟(EC No 1881/2006)规定:香料生药胡椒属(果实部分,包括黑色胡椒和白色胡椒)、肉豆蔻(nutmeng)、干姜(ginger)、姜黄(turmeric)及其混合物中OT A的限量标准为15μg/kg;辣椒属(其干果,整个的或者磨碎的,包括干辣椒、干辣椒粉、牛角椒,以及红辣椒粉)OT A的限量标准为30μg/kg,甘草根的浸渍物中OT A限量标准为20μg/kg,作为饮料和点心的甘草提取物中OT A的限量标准为80μg/kg。《欧洲药典10.0》亦规定甘草根(Liquiritiae radix)和调味用甘草干浸膏(Liquorice dry extract for flavouring purposes)中OT A的限量标准分别为20μg/kg和80μg/kg。

四、生药中二氧化硫残留量的检测

二氧化硫(sulfur dioxide,SO_2)是硫黄熏药(蒸)过程中产生的一种无色、有刺激性气味的有毒成分(化学反应式为:$S + O_2 = SO_2$),具有腐蚀性、致敏性、致癌性和生殖毒性等。使用硫黄熏药是一些中药材产地粗加工过程中的一种习用方法,目的是防霉、防腐和干燥等。2004年国家食品药品监督管理局专门下文,禁止使用硫黄熏制中药材。但目前仍有不少药商违法使用这种方法熏制可食用的中药材,如山药、葛根、党参、百合、金银花、菊花、枸杞子等。最新研究发现,硫黄熏蒸后中药材的性状及化学成分多有改变,除了可能破坏药材中的有效成分,并可导致部分药材化学成分转化,改变药效、增加毒性外,更严重的是经硫黄熏蒸过的药材中残留的二氧化硫会破坏消化道和呼吸道系统,对肝、肾等器官也有严重损害;尤其是当熏药的硫黄质量较差(如工业硫黄),且含有较大量的Pb、Hg、As等重金属及有害元素时,会导致药材Pb、Hg、As等有害物质残留超标,若用量较大或长期用药,会引起慢性中毒。2005年版《中国药典》取消了药材的“硫黄熏蒸养护法”;2008年12月12日卫生部公布的《食品中可能违法添加的非食用物质和易滥用的食品添加剂名单(第一批)》中也规定,工业硫黄是违法添加的非食用物质,对人体健康有严重危害。

为防止中药材粗加工过程中滥用或者过度使用硫黄熏蒸,保证中药质量和安全有效,国家药典委员会在2003年立项对中药材及饮片中的二氧化硫残留量测定方法和限量进行研究,并收载于2005年版《中国药典》增补本中。近年来,国家药典委员会在专题研究和充分论证的基础上,参照世界卫生组织(WHO)、国际法典委员会(CAC)、联合国粮食及农业组织(FAO)等国际组织的相关规定,并根据中国食品药品检定研究院等单位的长期研究及监测数据,鉴于目前尚无简便易行且有效的中药材硫黄熏蒸加工替代方法，确定现阶段采取分级限定控制中药材及其饮片中的二氧化硫残留量，并制订了中药材及饮片中二氧化硫残留限量标准。

（一）二氧化硫残留量的检测方法

《中国药典》通则2331规定，酸碱滴定法、离子色谱法、气相色谱法为经硫黄熏蒸处理过的药材或饮片中二氧化硫残留量的法定测定方法。具体品种可根据情况选择适宜方法进行测定。鉴于二氧化硫在样品中的不均匀性和随时间挥发的特点，二氧化硫残留量的检测结果不予复验。检测结果为限度150mg/kg ±30%（即105～195mg/kg）和限度400mg/kg ±20%（即320～480mg/kg）时，应采用离子色谱法复试作为最终测定结果。

1. 第一法：酸碱滴定法 本方法系将中药材以水蒸气蒸馏法进行处理（图5－8）。样品中的亚硫酸盐系列物质加酸处理后转化为二氧化硫，随水蒸气蒸馏，并被过氧化氢吸收、氧化为硫酸根离子，采用酸碱滴定法测定，最后折算二氧化硫计算结果（详见《中国药典》通则2331）。

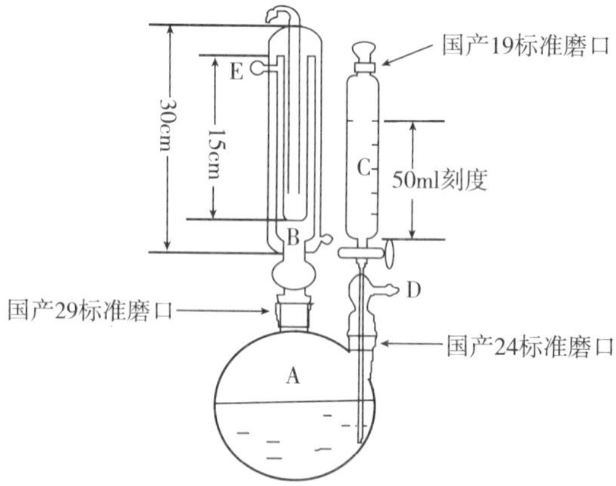

图5－8 酸碱滴定法仪器装置

A. 1000ml 两颈圆底烧瓶；B. 竖式回流冷凝管；C.（带刻度）分液漏斗；D. 连接氮气流入口；E. 二氧化硫气体导出口。另配磁力搅拌器、电热套、氮气源及气体流量计

2. 第二法：离子色谱法 本方法系将中药材以水蒸气蒸馏法进行处理（图5－9）。样品中的亚硫酸盐系列物质加酸处理后转化为二氧化硫，随水蒸气蒸馏，并被过氧化氢吸收、氧化为硫酸根离子，采用离子色谱仪检测，最后折算二氧化硫计算结果（详见《中国药典》通则2331）。

3. 第三法：气相色谱法 本法系测定药材及饮片中二氧化硫残留量的方法。

（1）色谱条件与系统适用性试验 以 Agilent GS-GASPRO 为固定相的毛细管柱（柱长30m，柱内径0.32mm）或等效柱，热导检测器，检测器温度为250℃。程序升温：初始50℃，保持2分钟，以每分钟20℃升至200℃，保持2分钟。进样口温度为200℃，载气为氦气，流速为每分钟2.0ml。顶空进样，采用气密针模式（气密针温度为105℃）的顶空进样，顶空瓶的平衡温度为80℃，平衡时间均为10分钟。

（2）对照品溶液的制备 先将亚硫酸钠对照品加入含0.5%甘露醇和0.1%乙二胺四乙酸二钠的混合溶液溶解，制成每1ml含亚硫酸钠50.0mg的对照品储备液。再用含

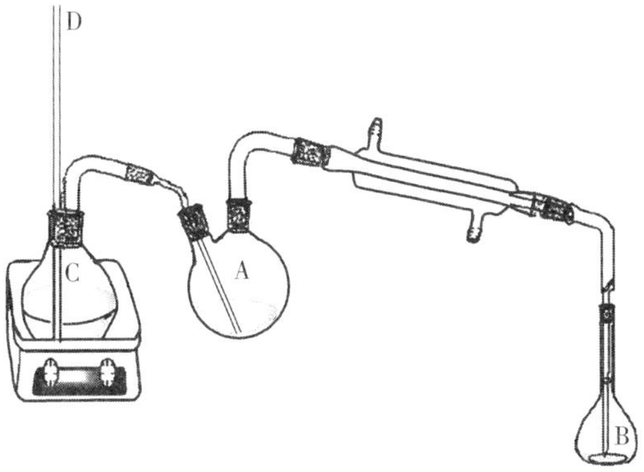

图 5-9　离子色谱法水蒸气蒸馏装置

A. 两颈烧瓶；B. 接收瓶；C. 圆底烧瓶；D. 直形长玻璃管

0.5%甘露醇和0.1%乙二胺四乙酸二钠的溶液分别稀释成每1ml含亚硫酸钠0.5、1、2、5、10mg的对照品工作溶液。再次分别准确称取1g氯化钠和1g固体石蜡（熔点52~56℃）于20ml顶空进样瓶中，精密加入2mol/L盐酸溶液2ml，将顶空瓶置于60℃水浴中，待固体石蜡全部溶解后取出，放冷至室温使固体石蜡凝固密封于酸液层之上（必要时用空气吹去瓶壁上冷凝的酸雾），分别精密量取上述0.5、1、2、5、10mg/ml的对照品工作溶液各100μl置于石蜡层上方，密封，即得。

（3）供试品溶液的制备　同（2）制备含2mol/L盐酸2ml的固体石蜡，取样品细粉约0.2g，精密称定，置于石蜡层上方，密封，即得。

（4）测定法　分别精密吸取经平衡后的对照品和供试品的顶空瓶气体1ml，注入气相色谱仪，记录色谱图，按外标标准曲线法定量，测得结果乘以0.5079，即为二氧化硫含量。

（二）二氧化硫残留量的限量

2011年国家食品药品监督管理局组织制订了中药材及其饮片二氧化硫残留限量标准，规定山药、天冬、天花粉、天麻、牛膝、白及、白术、白芍、党参、粉葛等11种传统习用硫黄熏蒸的中药材及其饮片，二氧化硫残留量不得超过400mg/kg；其他中药材及其饮片（除矿物药外）的二氧化硫残留量不得超过150mg/kg。香港特区政府卫生署发布，自2022年6月1日起更新实施中药材及其饮片的二氧化硫残留限量标准，即所有中药材（另有规定及矿物类除外）不多于150mg/kg；天冬、天花粉、天麻、牛膝、白及、白术、白芍、党参不多于400mg/kg；葛根（野葛）不多于150mg/kg，粉葛（甘葛藤）不多于400mg/kg。上述限量标准均在WHO认可的安全标准范围内。韩国是我国中草药主要出口国，早在2003年，韩国食品药品安全厅从人类健康的角度对草药中的硫含量设定了百万分级的量化指标；2007年进一步提高限量标准，将二氧化硫最高残留限量从30~1500mg/kg调整为30mg/kg，草药品种由原来的206个增加到266个（包括姜黄、诃子、葛根等中药材）。

第六章　生药的质量控制及质量标准的制定

PPT

学习目标

1. **掌握**　生药质量控制的依据。
2. **熟悉**　质量标准特性与制定原则。
3. **了解**　生药质量标准制定的内容、技术要求和起草说明。

生药（药材）质量是生药的品种来源、产地、生境、生产加工、商品规格、性状与显微鉴定特征、纯净度与理化特性、功效成分与质量标志、临床疗效与毒副作用等要素的综合表征。

药品质量标准是政府对药品质量规格及检验方法所做的技术规定，是药品生产、供应、使用、检验和管理部门共同遵循的法定依据。优良的药品质量标准应该能够保证控制药品的安全性和有效性，能够起到促进药品质量提高的作用。

生药质量控制是指采用法定标准的检验方法及其措施（标准操作规程等）监控生药质量，使之达到药用要求（安全有效、稳定可控）。

第一节　生药质量控制的依据

根据《中华人民共和国药品管理法》（2019 年修订版）第八条，国务院药品监督管理部门主管全国药品监督管理工作。生药质量控制的主要依据国家药品标准（国家药典和国务院药品监督管理部门颁布的有关药品标准），其次是地方药品标准。二者均为法定标准。

一、国家药品标准

国家药品标准，是指国务院药品监督管理部门颁布的《中华人民共和国药典》、药品注册标准和其他药品标准，其内容包括质量指标、检验方法以及生产工艺等技术要求。

1.《中华人民共和国药典》　简称《中国药典》，英文全称为 Pharmacopoeia of the People's Republic of China，英文简称为 Chinese Pharmacopoeia，英文缩写为 ChP，是国家药品的法典，亦称国家药典。它规定了药品的来源、质量要求和检验方法，全国的药品生产、供应、使用和检验等单位都必须遵照执行。《中国药典》由国家药典委员会编纂，经国家药品监督管理部门会同国家卫生健康主管部门破准并颁布执行。中华人民共和国成立以来，我国共颁布十一版，前十版为 1953 年版（含 1 个增补本）、1963 年版、1977 年版、1985 年版（含 1 个增补本）、1990 年版（含 2 个增补本）、1995 年版（含 2 个增补本）、2000 年版（含 2 个增补本）、2005 年版（含 2 个增补本）、2010 年版（含 3 个增补本），2015 年版（含 1 个增补本）。现行版为 2020 年版，分为四部：

一部收载中药 2711 种（包括药材及饮片、植物油脂和提取物、成方制剂和单味制剂等），并配套出版《中国药典中药材薄层色谱彩色图集》等丛书。二部收载化学药 2712 种。三部收载生物制品 153 种。四部收载通用技术要求 361 个，检测方法及其他通则 281 个、指导原则 42 个；收载药用辅料 335 种。此外，1988 年以来英文版《中国药典》相继出版，包括 1985 年版、1990 年版、1995 年版、2000 年版、2005 年版、2010 年版、2015 年版。2020 年版《中国药典》一部英文版翻译于 2020 年 6 月启动。

2. 局（部）颁药品标准　即国家药品监督管理局药品标准（简称局颁药品标准）。《中国药典》未收载的品种，凡属来源清楚、疗效确切、较多地区经营使用的中药材（包括蒙药、藏药、维药等），由国家药典委员会编纂出版，国务院药品监督管理部门颁布执行，作为《中国药典》的补充标准，如《国家药品标准 - 新药转正标准》（1 ~ 88 册）、儿茶等 43 种进口药材质量标准。1998 年以前，由卫生部药典委员会编纂、卫生部批准颁布的标准称为《中华人民共和国卫生部药品标准》（简称《部颁药品标准》），包括：《中华人民共和国卫生部药品标准 中药材》（第一册，收载 101 种中药材；《中华人民共和国卫生部药品标准 中药成方制剂》（全 20 册，收载中药成方制剂 3901 种），其中第 16 册与第 18 册为保护品种。

3. 药品注册标准　是指国务院药品监督管理部门批准给申请人特定药品的标准，生产该药品的药品生产企业必须执行该注册标准。药品注册标准不得低于《中国药典》的规定。通常分为局颁暂行药品标准或局颁试行药品标准。

（1）局颁暂行药品标准　指新药经临床试验或试用后报试生产时制订的药品标准。该标准仅在临床试验期间有效，并且仅供研制单位与临床试验单位使用。

（2）局颁试行药品标准　指暂行药品标准执行两年后，如果药品质量稳定转为正式生产时的药品标准。局颁试行药品标准执行两年后，如果药品质量仍然稳定，依据《中华人民共和国药品管理法实施条例》等有关规定，经国务院药品监督管理部门批准可转为局颁标准。

4. 药品补充检验方法和检验项目　《中华人民共和国药品管理法实施条例》（2019 年修订）第八章第五十三条规定：对有掺杂、掺假嫌疑的药品，在国家药品标准规定的检验方法和检验项目不能检验时，药品检验机构可以补充检验方法和检验项目进行药品检验；经国务院药品监督管理部门批准后，使用补充检验方法和检验项目所得出的检验结果，可以作为药品监督管理部门认定药品质量的依据。自 2003 年初至 2012 年 6 月，经国务院药品监督管理部门批准，共发布药品补充检验方法和检验项目（supplementary testing method and items，STMI）批准件 165 项，涉及药品 200 余个，其中中药品种 117 个，占 70.09%；2013 年至 2021 年 10 月，又发布了 103 个品种的 96 个补充检验方法和检验项目。如 2011 年 1 月 25 日国家食品药品监督管理局发布的“冬虫夏草中苋菜红、胭脂红、日落黄、亮蓝、猩红补充检验方法”（批准件编号：2011004），2012 年 4 月 23 日国家食品药品监督管理局发布的“阿胶中牛皮源含量的补充检验方法”（批准件编号：2012001），2014 年 10 月 28 日国家食品药品监督局发布的“红花药材（饮片）中偶氮玉红、日落黄补充检验方法”（批准件编号：2014016），2021 年 9 月国家药品监督局发布的《人参、西洋参药材中高锰酸盐检查项补充检验方法》（BJY 202109），这些补充检验方法主要为针对非法添加非正品原料、化学物质、非法染色、掺假成分等的检查，对遏制和打击药品掺杂、掺假等违法犯罪行为具有重要意义和特殊作用。

二、地方药品标准

各省、直辖市、自治区药品监督管理部门审批实施的药品标准，简称地方药品标准，仅对本地区有约束力，如原江苏省食品药品监督管理局发布实施的《江苏省中药材标准》（2016 年修订版）等。值得关注的是，2005—2020 年，中国香港特区政府卫生署制定出版了《香港中药材标准》（1 ~ 10 册），共收载生药 330 种，分为中文版和英文版，每种药附药材、显微、薄层色谱鉴定彩图，对确保香港地区中药材的安全及质量，保障公众健康，促进中药国际贸易，起到了有效的监管作用。

中国食品药品检定研究院及各省（自治区、市）、市县（区）食品药品检验所（检验研究院）或药品检验检测研究中心（药品检验院）为法定的药品检验机构，药品合格与否，以药品检验机构出具的检验报告为准。

此外，药品生产企业自行制定并用于本企业药品质量控制的标准，称企业标准，为非法定标准。企业技术方法尚不够成熟，但企业标准对药品特性具有特殊的内控作用。企业标准通常在检查项目和限度上高于法定标准。

第二节　质量标准的特性与制定原则

一、质量标准的特性

质量标准通常具有以下三个特性。

1. 权威性　药品必须符合国家药品标准或省、市、自治区药品标准，但国家均不排除生产厂可以采用非药典方法进行检测。偶有产品含量处于合格边缘或需要仲裁时，只有法定标准，特别是国家药典具有权威性。

2. 科学性　质量标准是对具体对象研究的结果，有其适用性的限制。如西洋参的质量标准，进口西洋参与国内引种西洋参的质量标准不仅含量限度不同，且测定方法也不同。在未统一标准前，应严格依据各自的标准评价其质量合格与否，方法的确定与规格的制定均应有充分的科学依据。

3. 进展性　质量标准是对现时期药品质量指标、检测方法阶段性的技术规定，法定标准也难免有不够全面之处。随着生产技术水平的提高和检测手段的改进，药品标准要不断进行修订和完善。国家药典一般每 5 年修订一次，期间还会经历不断的修订、完善、提高检测方法和限度要求，以增补本颁布实施。

二、质量标准制定的原则

根据国家药品标准制定的总指导原则是“科学、规范、实用”。质量标准的制定应遵循以下基本原则。

1. 坚持提高药品质量、维护公众健康的原则　保障药品质量与用药安全，促进我国医药事业的健康发展。

2. 坚持继承、发展、创新的原则　促进科学研究与标准化工作的有效结合，提高我国药品标准中的自主创新技术含量。

3. 坚持科学、实用、规范的原则 制定、修订药品标准时，应充分考虑来源、生产、流通及使用等各个环节中影响药品质量的因素，设置科学的检测项目，建立可靠的检测方法，规定合理的判断标准；在确保能准确控制质量的前提下，应倡导简单实用；药品标准的体例格式、文字术语、计量单位、数字符号以及通用检测方法等应统一规范。

4. 坚持质量可控性原则 国家药品标准适用于对合法生产的药品质量进行控制，所建立的检测方法应专属、准确、精密。

5. 坚持标准先进性原则 《中国药典》所载药品的质量标准，应充分反映现阶段国内外药品质量控制的先进水平，对于多企业生产的同一品种，其标准的制定应在科学合理的基础上坚持就高不就低的标准先进性原则。

6. 坚持标准发展的国际化原则 注重新技术和新方法的应用，积极采用国际药品标准的先进方法，加快与国际接轨的步伐。促进我国药品标准，特别是中药标准的国际化。

第三节 生药质量标准制定的内容、检测方法及技术要求

除《中国药典》外，我国新药研制明确要求制定临床研究用质量标准及生产用质量标准，以确保临床研究试验药品的质量稳定一致及上市药品的质量。只要有药品生产、销售使用，就要有质量标准的监测和保证。因此，质量标准是“终身”伴随产品的，其质量标准的制定在新药品研发和名优产品二次开发中均具有相当重要的地位。

一、生药质量标准制定的主要内容

生药（药材）是生产中药成方制剂的原料，生药的质量优劣直接影响中药成方制剂的品质。因此，生药质量标准研究的各项内容都应进行细致的考察及试验，各项试验数据要求准确可靠，以保证生药质量的可控性和重现性。

生药（药材）质量标准制定的主要内容包括：名称、来源、性状、鉴定、检查、浸出物、特征图谱或指纹图谱、含量测定、炮制、性味与归经、功能与主治、用法与用量、注意、贮藏等（参见第三章第二节）。质量标准的书写格式参照《中国药典》。

二、检测方法和检测指标的制定

生药（药材）质量标准中检测方法和检测指标的制定：在有效性方面要强化中药标准的专属性和整体性，逐步脱离化学药品单一成分定性定量的模式；要体现复杂体系整体控制的设计思想，以建立符合我国生药应用特点的质量标准体系，逐步由单一指标性成分定性定量向活性、有效成分及生物测定的综合检测过渡，向多成分、组分测定及指纹或特征图谱整体质量控制模式转化，建立科学合理的控制指标。在安全性方面，应注重建立和完善检测方法和指标，加强对重金属及有害元素、残留农药、残留溶剂、残留二氧化硫、微生物、真菌毒素等外源污染物的检测。

实验中应注重绿色环保要求，尽量采用毒害小、污染少的试剂、试药，避免使用苯等毒性大的溶剂；并尽量采用《中国药典》中已收载的试剂与试液。

三、生药质量标准制定的技术要求

技术要求主要是指质量标准起草说明的内容，旨在说明质量标准中各项规定指标的依据、技术条件和注意事项等，要求论述总结有理有据，实验数据翔实。实验记录书写应真实、完整、清晰，保持原始性并具有可追溯性，应按要求建档并永久保存。质量标准中各项内容的具体要求如下。

（一）供起草用样品要求

收集的样品应具有代表性，应选择在主产区收集，如有道地产区则选择在道地产区收集，避免在迁地植物种质保存区（如标本园）采集；药材样品产地加工遵循当地传统方法；对于容易区分的多来源品种，每种来源都要收集 3 ~5 批样品，单来源的品种至少应收集 10 批以上（道地产地样品不少于 2 ~3 批）。避免由同一供货渠道收集实际为一批样品的“多批样品”。同时还应注意多收集该品种的易混伪品，供比较研究用。

收集的药材样品应标明产地（如有可能标明野生或家种）、收集地、收集时间等。新增药材品种要求附带 2 份腊叶标本，腊叶标本须经相关专家签名鉴定。

收集到的样品应由专家予以鉴定，药材鉴定时要注意品种的变异情况，每份样品均应标明鉴定人（并写入起草说明）。样品量除满足起草研究、留样观察外，还应有不少于 3 倍检验量的样品供复核用。

（二）名称

生药名称包括中文名、汉语拼音及生药拉丁名，按《中药及天然药物命名原则》有关规定命名。

（三）来源

来源包括基原［即原植（动）物的科名，植（动）物的中文名、拉丁学名］、药用部位、采收季节、产地加工和药材传统名称；矿物药包括该矿物的类、族、矿石名或岩石名、主要成分及产地加工。

基原植物的科名、拉丁学名主要参照 *Flora of China* 或《中国植物志》《中国高等植物图鉴》的相关卷册核定。各地方植物志、《新编中药志》《常用中药材品种整理和质量研究》等资料仅供参考。

1. 新增入《中国药典》的中药材 应进行原植物的鉴定，并提供腊叶标本和药材供复核用，同时在起草说明中提供本草考证、药用资源调查、基原鉴定以及临床应用情况等有关研究资料。

2. 采收时间和方法 采收时间与药材质量有密切关系，故对采收时间应进行考察，并在起草说明中列入考察资料。对于《中国药典》未收载的新增药材品种，要对采收时间进行重点考察。

采收时间如必须控制在某生长阶段的，则应明确规定，如“花盛开时采收”“枝叶茂盛时采收”；有的品种对采收时间段虽不十分敏感，但某生长阶段的采收质量相对较好，则可规定为“全年均可采收，以枝叶茂盛时采收为佳”等。

道地药材的采收时间较为明确，应尽量清楚记述，如药材白芷：“川白芷 6 月，禹白芷 8 月，祁白芷 9 月……采挖”。

凡全年均可采收，对药材质量无影响者，规定为“全年均可采收”。

药材的性状与采收时间有密切关系，故用于药材性状描述的样品应为在该时间段内采收的样品。

3. 产地加工　主要规定药材采收后进行加工处理的基本要求。

有的药材由于地区习惯不同，加工的方法不一，尽可能选择能确保质量且具有代表性的一种方法，必要时也可列两种方法。

如果是在产地加工成片（段），应在起草说明中明确。

加工处理应重点注明以下方法（因其影响药材质量及性状），如“烘干”“趁鲜切片后干燥”“开水略烫后干燥”“刮去外皮后干燥”等。

书写格式：在来源中不列小标题，科名不附拉丁名，拉丁学名不加括号。拉丁学名的属名第一个字母大写，种加词（或种本名）小写，命名人姓氏第一个字母大写，如缩写须加缩写点。采收季节和产地加工应简明扼要，不写详细过程。药材为同属或不同属的多来源植（动）物时，把质量好、产量大、使用面广的排在前面。如为两个种，学名之间加“或”字连接；两个种以上的，前几个用“、”号连接，最后两个之间用“或”字连接。属名应写全名，不缩写。如大黄：本品为蓼科植物掌叶大黄 *Rheum palmatum* L.、唐古特大黄 *Rheum tanguticum* Maxim. ex Balf. 或药用大黄 *Rheum offcihale* Baill. 的干燥根和根茎。秋末茎叶枯萎或次春发芽前采挖，除去细根，刮去外皮，切瓣或段，绳穿成串干燥或直接干燥。

（四）性状

用于制定性状描述的药材，应为专家鉴定确认的正确物种。

性状主要指药材的形状、大小、表面（色泽、特征）、质地、断面、气味等特征。按药材的实际形态描述主要特征，文字要简练，用语要准确。性状主要运用感官鉴定，如用眼看（较细小的可借助于扩大镜或解剖镜）、手摸、鼻闻、口尝等。多植（动）物来源的药材，其性状无明显区别者，可合并描述；有明显区别者，应分别描述。应尽量多描述断面特征，以便进行破碎药材的性状鉴定。

（五）鉴定

鉴定系指鉴定药材真伪的方法，包括经验鉴定、显微鉴定、理化鉴定、聚合酶链式反应法等。所建立的鉴定项目应符合总则的要求，并应尽可能区别同类相关品种或可能存在的易混淆品种。对无专属性、重现性差的项目，尽量不予收载。

1. 经验鉴定　是用传统的实践经验，对药材的某些特征，采用直观方法鉴定真伪的方法。

2. 显微鉴定　系指用显微镜对药材的切片、粉末、解离组织或表面制片的显微特征进行鉴定的一种方法。①凡有下列情况的药材，应尽量规定显微鉴定：组织构造特殊或有明显特征可以区别类似品或伪品的；外形相似或破碎不易识别的；或某些常以粉末入药的毒性或贵重药材。②鉴定时选择具有代表性的样品，根据鉴定的对象与目的，参照《中国药典》选用不同的试剂制备组织、表面或粉末显微切片观察。对植物类中药，如根、根茎、藤茎、皮、叶等类，一般制作横切片观察，必要时制作纵切片；果实、种子类多制作横切片或纵切片观察；木类药材制作横切片、径向纵切片及切向纵切片三个面观察。观察粉末类药材或药材粉末特征时，制作粉末装片。③显微粉末鉴定：通常观察并收载药材细粉（过五号筛，80 目）的特征，以便与成方制剂粉末药材通常以细粉投料的生产实际相一致。但观察药材粉末，尤其是腺毛、非腺毛、纤维、导管等细长特征时，也可取过四号筛（65 目）的药材粉末观察。④对于多来源药材或易混淆品应注意考察显微特征是否一致，在组织构造和粉末特征研究的基础上，确定显微特征的相同点和不同点，并说明其专属性。⑤显微书写时可省略制片过程，简写成“取本品，置显微镜下观察……”，之后描述各药材的显微特征，力求准确规范。起草说明中还应附上清晰的显微特征照片及图注和放大倍数。

3. 理化鉴定 包括物理、化学、光谱、色谱等方法。根据药材中所含化学成分而规定。必须注重方法的专属性及重现性，中药材因成分复杂、干扰物质多，一般理化鉴定、光谱鉴定方法很难符合专属性的要求，因此，除矿物药材及炮制品外，原则上不予采用。

化学试验所用试液，应尽量采用《中国药典》中已收载的，《中国药典》未收载的用括号写明配制方法或在标准正文后加注。

（1）一般理化鉴定 应在明确鉴定成分或成分类别时，选择专属性强且反应明显的显色反应、沉淀反应、荧光现象等理化鉴定。选择显色反应、沉淀反应，一般选择 1 ~ 2 项，供试液应经初步分离提取，以避免出现假阳性的结果。选择荧光特征鉴定时，可采用药材新的切面（或粉末），置紫外光灯下直接观察，或药材经过提取处理后直接观察，或将溶液滴在滤纸上观察，使用波长根据实际应用标明。注意荧光颜色描述应尽量准确。荧光鉴定的收载一定要慎重，应考察药材放置不同时间引起的荧光变化情况。

凡药典中“一般鉴定试验”有规定的鉴定反应，在正文中应明确使用的具体方法，同时说明供试品溶液制备的方法。

（2）光谱鉴定 矿物药的某些光谱特征可作为鉴定的依据，如石膏红外吸收图谱具有二水硫酸钙（$CaSO_4 \cdot 2H_2O$）的特征吸收峰。其他药材当无法建立专属性鉴定时，如含有的化学成分在紫外或可见光区有特征吸收光谱，也可作为鉴定的依据。鉴定特征可采用测定最大吸收波长，如有 2 ~ 3 个特定吸收波长时，可测定各波长吸收度的比值。

（3）色谱鉴定 色谱鉴定是利用薄层色谱、气相色谱或液相色谱等对药材进行真伪鉴定的方法。薄层色谱法因具有专属性强、快速、经济、操作简便、重现性好等优点而被广泛采用。气相色谱与高效液相色谱鉴定一般用于薄层色谱分离度差、难以建立有效鉴定方法的样品，其条件一般不能采用与含量测定相同的色谱条件进行，因为含量测定色谱条件的建立只考虑单一的被测成分，而鉴定需要获得能表征该品种有别于其他品种的整体特征。因此，气相色谱与高效液相色谱在鉴定中主要用于多植物来源的种间和种内或难鉴定易混淆药材特征图谱的鉴定。

①薄层色谱法（TLC）：对于多植物来源药材的色谱行为是否一致要重点考察，在化学物质研究的基础上，确定其色谱行为的相同点和不同点，说明所选择条件的专属性。考察不同植物来源对照药材的色谱差异，提供考察色谱图。如果多植物来源对照药材的色谱行为差异大，应明确所使用对照药材的植物来源。

TLC 可以在一块薄层板上容纳多个样品及出现多个信息（斑点、色泽、R_f值等），只要一些特征斑点（含未知成分）具再现性，就可以作为确认依据（彩图 1 即黄连薄层色谱鉴定图）。同时，由于 TLC 不需特殊的仪器，操作简便，且高效吸附剂、商品化的预制板、摄像装置的普及应用极大地提高了分离效果、检出灵敏度、准确性和重现性，TLC 已成为目前应用最多的鉴定方法。

②液相色谱法（HPLC）：液相色谱法可用于药材的特征或指纹图谱鉴定。当药材存在易混淆品、伪品而显微特征或薄层色谱又难以鉴定时，可考虑建立药材的特征或指纹图谱鉴定。

药材特征或指纹图谱研究应符合“《中国药典》中药质量标准研究制定技术要求”中该项目的有关要求。同时还应注意下述要点：①试验用样品应鉴定准确、来源固定、质量符合该品种标准项下的有关规定。②应用液相色谱建立特征或指纹图谱时，应进行色谱条件优化以保证信息最大化。流动相应保证被分析样品尽量多的特征峰流出并达到较好分离，可采用固定比例（等梯度洗脱）或按程序改变比例（梯度洗脱）。根据被测成分的性质选用适宜的色谱柱，注意色谱柱的类型、性能、适用范围、适宜的 pH 值范围等。根据所测定成分的特性选择适宜的检测器，如紫外检测器（UV）、荧光检测器、示差折光检测器、蒸发光散射检测器（ELSD）、质谱检测器等。检测波长选择应考虑多数特征峰或指纹峰的响应值。选定的色谱条件应确保特征峰或指纹峰与相邻峰间达到分离要求。③制备供试溶液的基本原则是具有代表性和完整性。样品的制备是整个分析步骤中关键的起始部分，样品制备的方法直接影响整体分析结果的优劣及可信程度。因此，样品的制备必须能够充分保留样本的基本特性，并尽量使药材中的某类特征成分较多地在特征或指纹图谱中被反映出来。④特征或指纹图谱辨识的主要目的是确定获得的特征或指纹图谱是否具有特征性或指纹性。特征图谱的辨识应从整体的角度综合考虑，经对 10 批以上样品图谱进行研究和比较，确定具有特征意义的峰作为特征或指纹峰，确定合理的参比峰，给予编号。

原则上应根据该药材所含主成分进行相关表征，并体现在特征图谱中，一般要求至少指认其中 3 个以上的有效成分、特征成分或主成分并对其比例做出规定。对色谱峰个数及指认色谱峰的相对保留时间和相对峰面积做出规定。

如《中国药典》规定羌活的对照特征图谱应具有羌活醇、阿魏酸苯乙醇酯、异欧前胡素、镰叶芹二醇 4 个特征峰（图 6－1）。

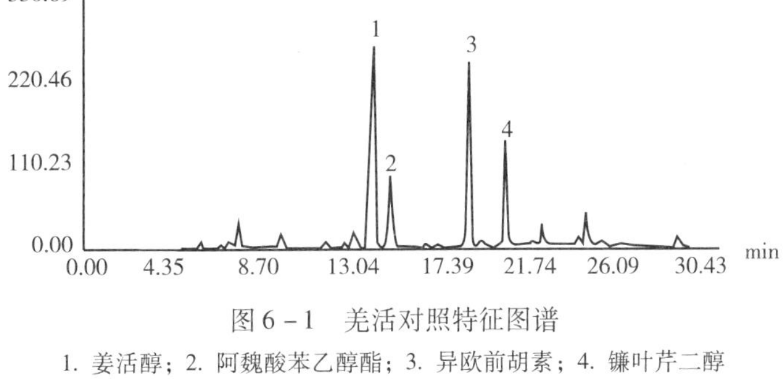

图 6－1 羌活对照特征图谱

1. 姜活醇；2. 阿魏酸苯乙醇酯；3. 异欧前胡素；4. 镰叶芹二醇

③气相色谱法（GC）：适用于含挥发性成分药材的鉴定，采用气相色谱法建立特征或指纹图谱的要求可参照《中国药典》总则和液相色谱法的相关要求。

（4）聚合酶链式反应或限制性片段长度多态性聚合酶链反应鉴定法 即 PCR 或

PCR-RFLP 法，是指通过比较生药的 DNA 分子遗传多样性差异来鉴定生药的基原、确定学名的方法。该法适用于采用性状、显微、理化以及色谱鉴定等方法难以鉴定的样品的鉴定，如同属多基原植物药或动物药等的鉴定。2010 年版《中国药典》首次收载动物类生药乌梢蛇、蕲蛇的分子鉴定方法，2010 年版第一增补本增加植物类生药川贝母，2015 年版第一增补本增加金钱白花蛇，至 2020 年版增加霍山石斛，共计 5 种生药。DNA 分子标记鉴定参照《中国药典》通则 9107“中药材 DNA 条形码分子鉴定法指导原则”，鉴定流程包括：DNA 提取、纯化方法的考察、DNA 分子标记方法的确定、PCR 反应条件的确定和电泳检查。

（六）检查

检查系指对药材的纯净程度、可溶性物质、有害或有毒物质进行的限量检查，包括水分、灰分、杂质、毒性成分、重金属及有害元素、农药残留、黄曲霉毒素、二氧化硫残留等。应根据药材的具体情况规定检查项目，制订能真实反映其质量的指标和限度，以确保安全与有效。

如产地加工中易带进非药用部位的，应规定杂质检查；易夹带泥沙的，须做酸不溶性灰分检查；一般均应有水分、灰分检查；栽培药材，还应提供重金属及有害元素、农药残留量等研究资料，必要时在正文中做相应规定；易霉变的品种应增加黄曲霉毒素检查；某些品种还需进行二氧化硫残留量检查。

凡《中国药典》中同一检查项下收载多个方法的，应在标准中明确具体的试验方法，同时描述供试品溶液制备的方法。

在制定限度时注意使用具有代表性的样品来积累数据，制剂出切实可行的限度。

常见的检查项目如下。

1. 杂质 系指药材中混存的，同一来源但其性状或部位与规定不符，或混入无机杂质，如砂石、泥块，以及其他与该品种来源不相符合的物质。根据药材的具体情况考虑是否收载，测定方法照《中国药典》通则 2301“杂质检查法”。如采用特殊方法进行杂质检查，应给出具体方法，如麝香采用显微镜检法、蒲黄采用筛分法等。为保证生药质量，有的生药需规定药用部位的比例。如《中国药典》规定：番泻叶杂质不得过 6%；穿心莲、薄荷中叶不得少于 30%。

2. 水分 水分过高或易吸湿容易引起发霉变质的中药材，一般应规定水分检查。制订水分限度应考虑南北气候、温度、湿度差异以及药材包装、贮运的实际情况。可规定水分限度或干燥失重，如《中国药典》规定人参水分不得过 12.0%，蜂胶减失重量不得过 2.0% 等。测定方法照《中国药典》通则 0832“水分测定法”。

3. 灰分 灰分包括总灰分和酸不溶性灰分，根据药材的具体情况，可规定其中一项或两项。凡易夹杂泥沙、加工时也不易除去的药材或生理灰分高的药材，除规定总灰分外还应规定酸不溶性灰分，如银杏叶、紫花地丁、猪苓等。测定方法照《中国药典》通则 2302“灰分测定法”。

4. 膨胀度 膨胀度是某些药材膨胀性质的指标，系指按干燥品计算，每 1g 药材在水或其他规定的溶剂中，在一定的时间与温度条件下膨胀后所占有的体积毫升数。该项主要用于含黏液质、胶质和半纤维素类的药材。测定方法照《中国药典》通则 2101“膨胀度测定法”。

5. 出芽率　对某些经发芽加工的生药，应规定出芽率检查。如《中国药典》规定麦芽、稻芽和谷芽的出芽率不得少于85%。

6. 色度　含挥发油或油脂类成分的中药，在贮藏过程中常发生氧化、聚合、缩合而致变色或“走油”。《中国药典》规定检查白术的色度，就是利用白术的酸性乙醇提取液与黄色9号标准比色液比较不得更深，用以检查有色杂质的限量，从量化的角度评价和控制其药材变色、走油变质的程度。

7. 酸败度　酸败是指油脂或含油脂的种子类药材，在贮藏过程中，与空气、光线接触，发生复杂的化学变化，产生特异的刺激臭味（俗称哈喇味），即产生低分子化合物醛类、酮类和游离脂肪酸，从而影响药材的感观和内在质量。本检查系通过酸值、羰基值或过氧化值的测定，控制含油脂的种子类的酸败程度。如《中国药典》规定蓖麻子的酸败度为：酸值不得过35.0，羰基值不得过7.0，过氧化值不得过0.20。测定方法照《中国药典》通则2303“酸败度测定法”。

8. 重金属及有害元素　根据种植（养殖）生药的具体情况，可规定重金属及有害元素（铅、镉、砷、汞、铜）的检查。测定方法照《中国药典》通则2321“铅、镉、砷、汞、铜测定法”。

9. 农药残留量　系指施用的农药残存在生物体和环境中的农药原体、有毒代谢物，降解物和杂质的总称。为了确保用药安全，对中药成方制剂和单味制剂中使用较多、用药时间较长、药食两用、儿童用药及进出口较多的中药材品种，应根据中国农药施用的实际情况，和各类农药的理化性质、残留期长短、降解物及其毒性等情况（重点针对常用、禁用、剧毒及土壤及水环境中难于降解且易残留农药品种），建立合适的检测项目。测定方法照《中国药典》通则2341“农药残留量测定法”。

我国农药残留量限度的确定：可根据国家卫生健康委、国家药品监督管理局及相关组织规定的农药每日最大摄取量、中国人的身体情况和中药材常用服用剂量，制订各种农药在不同药材中的农药残留限度要求。

10. 二氧化硫残留量　传统习用硫黄熏蒸的中药材存在硫黄熏蒸记载，但对熏蒸后会降低其有效性或所含成分发生改变的品种，以及属于传统进口的药材或地方药材的品种，均从严制订二氧化硫残留限量标准。测定方法照《中国药典》通则2331“二氧化硫残留量测定法”。

11. 有毒有害成分　有的有毒药材如炮制不当会引起中毒，应进行针对性的限量检查。例如，制川乌、制草乌、附子中均含有毒的双酯型生物碱，《中国药典》分别规定其使用安全限度依次为不得过0.040%、0.040%和0.020%；又如桑寄生无一定寄主，若寄生于有毒植物夹竹桃树上，其药材很可能会累积寄主的毒性成分强心苷，故《中国药典》规定不得检出强心苷成分，以防有毒夹竹桃寄生混入。

12. 混伪、掺假　针对大黄生药商品常易混入同属波叶大黄组植物的根及根茎，《中国药典》在大黄检查项规定，采用聚酰胺薄膜，以土大黄苷对照品，照薄层色谱法点样、展开，于紫外光（365nm）下检视不得显相同的亮蓝色荧光斑点。血竭检查项规定，在与松香对照品色谱相应的位置上，不得显相同颜色的斑点；再喷以10%硫酸乙醇溶液，在105℃加热至斑点显色清晰，置紫外光灯（365nm）下检视，不得显相同的蓝白色荧光斑点。针对有的生药掺伪染色，《中国药典》通则9303“色素测定法指导原则”规定，中药（中药材和中药饮片）不应使用色素。脂溶性色素包括苏丹红Ⅰ、苏丹红Ⅱ、苏丹红Ⅲ、苏丹红Ⅳ、苏丹红G、分散红9、808猩红等，可选用乙腈等作为溶剂；水溶性色素包括孔雀石绿、新品红、金胺O、罗丹明B、金橙Ⅰ、酸性黑Ⅰ、亮蓝G、亮蓝、羊毛绿、柠檬黄、日落黄、亮黄、金橙Ⅱ、酸性橙10、赤藓红、酸性红73、苋菜红、酸性红18、诱惑红、曙红等，可选用水作为溶剂。常用的定性测定方法包括薄层色谱法、高效液相色谱法、高效液相色谱-质谱联用法等。

其他检查项目还有：酸碱度，如芒硝、玄明粉、滑石粉、水蛭等；pH值，如冰片（合成龙脑）；不挥发物，如冰片（合成龙脑）遗留残渣不得过0.035%；水不溶物，如阿胶、龟甲胶的水不溶物不得过2.0%等；醇不溶物，如血竭的醇不溶物不得过20%。牛黄检查项规定，照高效液相色谱法不得检出游离胆红素。

（七）浸出物

浸出物系指用水、乙醇或其他适宜溶剂，有针对性地对药材中相应的有效类物质进行测定，根据采用溶剂的不同分为：水溶性浸出物、醇溶性浸出物及挥发性醚浸出物等。该项适用于尚无法建立含量测定，或虽已建立含量测定但所测定成分与功效相关性差或含量低的药材，以便更好地控制质量。对纳入标准正文的适宜的浸出物应提供选择所用溶剂的依据，提供多产地样品实测数据（至少10批20个样品的数据，以干燥品计）并据此制订限量指标。测定方法照《中国药典》通则2201“浸出物测定法”，并注明所用溶剂。

（八）含量测定

含量测定系指用化学、物理或生物的方法，对药材含有的有效成分、指标成分或类别成分进行测定，以评价其内在质量的项目和方法。

1. 测定成分的选定 ①应首选有效或活性成分，如药材含有多种活性成分，应尽可能选择与中医用药功能与主治相关的成分。②为了更全面地控制质量，可以采用同一方法测定2个以上多成分含量，一般以“总量计”（含总量计算）制订含量限度为宜。③对于尚无法建立有效成分含量测定，或虽已建立含量测定但所测定成分与功效相关性差或含量低而其有效成分类别又清楚的药材，可进行有效类别成分的测定，如总黄酮、总生物碱、总皂苷、总鞣质等的测定；含挥发油成分的，可测定挥发油含量。④某些品种，除检测单一专属性成分外，还可测定其他类别成分，如：五倍子测定没食子酸及鞣质；姜黄测定姜黄素及挥发油含量等。⑤应选择测定药材所含的原形成分，不宜选择测定水解成分。⑥不宜采用无专属性的指标成分和微量成分（含量低于万分之二的成分）定量。

2. 含量测定方法 含量测定方法很多，常用的如经典分析方法（容量法、重量法）、紫外-可见分光光度法、高效液相色谱法、薄层色谱扫描法、气相色谱法、其他理化检测方法以及生物测定法等。

3. 含量测定方法验证 含量测定应进行分析方法验证，以确证其可行性，验证方法按《中国药典》通则9101“分析方法验证指导原则”执行。验证内容有准确度（即回收率试验）、精密度、线性、范围、耐用性等（表6-1）。准确度试验：回收率应在95%~105%；前处理较复杂的方法，可在90%~110%；RSD%应<5%。精密度试验：RSD%应<3%。

表 6-1　不同分析方法验证适用范围、注意点及精密度要求

方法	说明	精密度要求（两份测定结果的相对平均偏差）
容量法	矿物类药材，中和法、碘量法等，消耗滴定液控制在 10～20ml	≤2%
重量法	选择供试品用量、提取分离纯化及干燥等条件	≤3%
氮测定法	含蛋白质或氨基酸的中药	≤3%
紫外-可见分光光度法	吸光度应在 0.3～0.7，供试品与对照品的最大吸收波长应一致	≤2%（对照品比较法） ≤2%（比色法）
薄层色谱扫描法	选择在一定条件下能产生荧光的成分，不提倡显色后扫描	≤5%
高效液相色谱法或高效液相色谱-质谱法	若选用二极管阵列检测器或质谱检测器，应对所测定的样品峰进行单一性验证，并列入起草说明	≤2% 蒸发光散射检测器≤5%
气相色谱法	含挥发性成分的含量测定	≤2%
电感耦合等离子体质谱法	用于多种元素的同时测定	≤20%，检测限附近可放宽至 50% 或以上
原子吸收分光光度法	测定原子态的金属元素和部分非金属元素	≤20%，检测限附近可放宽至 50% 或以上

4. 含量限（幅）度的制定　含量限（幅）度应根据药材的实际情况来制定。一般应根据不低于 10 批样品的测定数据，按其平均值的 ±20% 作为限度的制定幅度，以干燥品来计算含量；对毒性药材要制定限度范围，根据毒理学研究结果及中医临床常用剂量，确定合理的上下限数值。含量限度规定的方式有以下 4 种。①所测定成分为有效成分时可只规定下限；所测定成分为有毒成分时可作限量检查，只规定上限。②所测定成分为有毒成分同时又为有效成分时必须规定幅度。如马钱子："本品按干燥品计算，含士的宁（$C_{21}H_{22}N_2O_2$）应为 1.20%～2.20%"。③凡含有两种以上的有效成分，而且该类成分属于相互转化的，可规定两种成分之和，如苦参："本品按干燥品计算，含苦参碱（$C_{15}H_{24}N_2O$）和氧化苦参碱（$C_{15}H_{24}N_2O_2$）的总量，不得少于 1.2%"。④多植物来源的药材，如外形能区分开而其含量差异又较大者，可制订两个指标，如昆布："本品按干燥品计算，海带含碘（I）不得少于 0.35%；昆布含碘（I）不得少于 0.20%"。

四、国家药品标准物质

国家药品标准物质系指供国家法定药品标准中药品的物理、化学及生物学等测试用，具有确定的特性或量值，用于校准设备、评价测量方法、给供试药品赋值或鉴定用的物质。药品质量标准制定应使用国家法定部门认可的国家药品标准物质。若使用自行研制的，应照《中国药典》通则 9901"国家药品标准物质制备指导原则"执行。

国家药品标准物质应具备稳定性、均匀性和准确性。国家药品标准物质在分级分类、建立、使用、稳定性监测、标签说明书、储存及发放方面应符合下列有关规定。

（一）国家药品标准物质的分级与分类

1. 国家药品标准物质共分为两级

（1）一级国家药品标准物质　具有很好的质量特性，其特征量值采用定义法或其

他精准、可靠的方法进行计量。

（2）二级国家药品标准物质　具有良好的质量特性，其特征量值采用准确、可靠的方法或直接与一级标准物质相比较的方法进行计量。

2. 国家药品标准物质共分为五类

（1）标准品（standard substance）　系指含有单一成分或混合组分，用于生物检定，抗生素或生化药品中效价、毒性或含量测定的国家药品标准物质。其生物学活性以国际单位（IU）、单位（U）或以重量单位（g、mg、μg）表示。

（2）对照品（chemical reference substance）　系指含有单一成分、组合成分或混合组分，用于化学药品、抗生素、部分生化药品、药用辅料、中药材（含饮片）、提取物、中成药、生物制品（理化测定）等检验及仪器校准用的国家药品标准物质。

（3）对照提取物（reference extract）　系指经特定提取工艺制备的含有多种主要有效成分或指标性成分，用于中药材（含饮片）、提取物、中成药等鉴定或含量测定用的国家药品标准物质。

（4）对照药材（reference crude drug）　系指基原明确、药用部位准确的优质中药材经适当处理后，用于中药材（含饮片）、提取物、中成药等鉴定用的国家药品标准物质。

（5）参考品（reference material）　系指用于定性鉴定微生物（或其产物）或定量检测某些制品生物效价和生物活性的国家药品标准物质，其效价以特定活性单位表示；或指由生物试剂、生物材料或特异性抗血清制备的用于疾病诊断的参考物质。

（二）国家药品标准物质的建立

建立国家药品标准物质的工作包括：确定品种、获取候选药品标准物质、确定标定方案、分析标定、审核批准和分包装。

1. 品种的确定　除另有规定外，根据国家药品标准制定或修订所提出的使用要求（品种、用途等），确定需要制备的品种。

2. 候选药品标准物质的获取　候选标准品、对照品及参考品应从正常工艺生产的原料中选取一批质量满意的产品或从中药材（含饮片）中提取获得。候选对照提取物应从基原明确的中药材（含饮片）或其他动植物中提取获得。候选对照药材应从基原和药用部位明确的中药材中获得。

3. 国家药品标准物质的标定　国家药品标准物质的标定须经 3 家以上国家药品监督管理部门认可的实验室协作完成。参加标定单位应采用统一的设计方案、统一的方法和统一的记录格式，标定结果应经统计学处理（需要至少 5 次独立的有效结果）。国家药品标准物质的标定结果一般采用各参加单位标定结果的均值表示。

国家药品标准物质的标定包括定性鉴定、结构鉴定、纯度分析、量值确定和稳定性考察等。

4. 分装、包装　国家药品标准物质的分包装条件参照药品 GMP 要求执行，主要控制分包装环境的温度、湿度、光照及与安全性有关的因素等。国家药品标准物质采用单剂量包装形式以保证使用的可靠性。包装容器所使用的材料应保证国家药品标准物质的质量。

（三）国家药品标准物质的使用

国家药品标准物质供执行国家法定药品标准使用，包括校准设备、评价测量方法和对供试药品进行鉴定或赋值等。

国家药品标准物质所赋量值只在规定的用途中使用有效。如果作为其他目的使用，其适用性由使用者自行决定。

国家药品标准物质单元包装一般供一次使用；标准物质溶液应临用前配制。否则，使用者应证明其适用性。

（四）国家药品标准物质的稳定性监测

国家药品标准物质的发行单位应建立常规的质量保障体系，对其发行的国家药品标准物质进行定期监测，确保国家药品标准物质正常储存的质量。如果发现国家药品标准物质发生质量问题，应及时公示停止该批号标准物质的使用。

（五）国家药品标准物质的储存

国家药品标准物质的储存条件根据其理化特性确定。除另有规定外，国家药品标准物质一般在室温条件下储存。

（六）国家药品标准物质的标签及说明书

国家药品标准物质的标签应包括国家药品标准物质的名称、编号、批号、装量、用途、储存条件和提供单位等信息；供含量测定用的标准物质还应在标签上标明其含量信息。

国家药品标准物质的说明书除提供标签所标明的信息外，还应提供有关国家药品标准物质的组成、结构、来源等信息，必要时应提供对照图谱。

国家药品标准物质对确认和评价生药的真伪优劣具有至关重要的作用。《中国药典》通则8061“对照品 对照药材 对照提取物”收载（化学）对照品504种（含混标），对照药材399种，对照提取物23种。

第四节　生药质量标准（修订）起草说明示例

一、概述

生药质量标准在制订的同时，应编写质量标准（修订）起草说明（文件）。起草说明是对制订的质量标准的详细注释，充分反映制订质量标准的过程，有助于判断所制订质量规格的合理性及各种检测方法的可靠性。起草说明的项目应与质量标准草案正文一一对应。

质量标准（修订）起草说明不属于药品法规，也不是药典的注释，而是制订各项目的依据、技术条件和注意事项，既包括理论性解释，又要有实践工作中的经验总结和实验数据。尤其是对生药真伪鉴定及质量控制方面的经验和实验研究，即使不太成熟，但有实用意义的也可编写在内。

二、示例：三白草质量标准（修订）起草说明

三白草（Saururi Herba）最早收载于2005年版《中国药典》，根据2010年版《中

国药典》增修订品种及药品标准提高修订要求，确定三白草主要修订内容：①薄层色谱鉴定仅用三白草对照药材，缺三白草指标成分作对照；②三白草含量测定项缺失，难以有效地控制药材质量。

三白草修订标准经山西省药品检验所复核，国家药典委员会审定，收载于2010年版、2015年版和2020年版《中国药典》。现将其质量标准草案和修订起草说明（按照2020年版《中国药典》编制格式）简介如下。

（一）三白草质量标准（修订）草案

三白草

Sanbaicao

SAURURI HERBA

本品为三白草科植物三白草 *Saururus chinensis*（Lour.）Baill. 的干燥地上部分，全年均可采收，洗净，晒干。

【性状】本品茎呈圆柱形，有纵沟4条，一条较宽广；断面黄棕色至棕褐色，纤维性，中空。单叶互生，叶片卵形或卵状披针形，长4～15cm，宽2～10cm；先端渐尖，基部心形，全缘，基出脉5条；叶柄较长，有纵皱纹。总状花序于枝顶与叶对生，花小，棕褐色。蒴果近球形。气微，味淡。

【鉴定】（1）本品叶表面观：上下表皮细胞略呈多角形，角质层纹理明显，表皮中有油细胞散在，圆形，直径32～44μm，内含黄色油滴。上表皮无气孔。下表皮气孔多，不定式，有腺毛，2～3个细胞，长40～70μm，基部直径12～16μm。

茎横切面：表皮细胞类方形，下皮厚角细胞在棱线处较多。皮层可见通气组织，由类圆形薄壁细胞构成，排列成网状，有大型腔隙；有油细胞和分泌管散在，油细胞内含黄色油滴，分泌管内含淡棕色物质。中柱鞘纤维3～4列断续排列成环。维管束外韧型。髓部宽广，亦可见通气组织；有油细胞散在。薄壁细胞大多含草酸钙簇晶，直径12～25μm。

（2）取本品粉末2g，加甲醇30ml，超声处理20分钟，滤过，滤液浓缩至2ml，加于活性炭－氧化铝柱（活性炭0.2g，中性氧化铝100～200目，4g，内径为10mm，干法装柱）上，用甲醇60ml洗脱，收集洗脱液，蒸干，残渣加乙酸乙酯1ml使溶解，作为供试品溶液。另取三白草对照药材2g，同法制成对照药材溶液。再取三白草酮对照品，加乙酸乙酯制成每1ml含1mg的溶液，作为对照品溶液。照薄层色谱法（通则0502）试验，吸取上述供试品溶液和对照药材溶液各10ml、对照品溶液5ml，分别点于同一硅胶G薄层板上，以石油醚（60～90℃）－丙酮（5:2）为展开剂，展开，取出，晾干，喷以10%硫酸乙醇溶液，在105℃加热至斑点显色清晰。供试品色谱中，在与对照药材色谱和对照品色谱相应的位置上，显相同颜色的斑点。

【检查】杂质：不得过3%（通则2301）。

水分：不得过13.0%（通则0832第二法）。

总灰分：不得过12.0%（通则2302）。

酸不溶性灰分：不得过3.0%（通则2302）。

【浸出物】照醇溶性浸出物测定法（通则2201）项下的热浸法测定，用稀乙醇作溶剂，不得少于10.0%。

【含量测定】照高效液相色谱法（通则0512）测定。

色谱条件与系统适用性试验：以十八烷基硅烷键合硅胶为填充剂；以甲醇－水(63∶37)为流动相；检测波长为230nm。理论板数按三白草酮峰计算应不低于4000。

对照品溶液的制备：取三白草酮对照品适量，精密称定，加甲醇制成每1ml含40μg的溶液，即得。

供试品溶液的制备：取本品粉末（过四号筛）约0.5g，精密称定，置具塞锥形瓶中，精密加入甲醇25ml，密塞，称定重量，放置30分钟，超声处理（功率500W，频率25kHz）40分钟，放冷，再称定重量，用甲醇补足减失的重量，摇匀，滤过，取续滤液，即得。

测定法：分别精密吸取对照品溶液10μl与供试品溶液10～20μl，注入液相色谱仪，测定，即得。

本品按干燥品计算，含三白草酮（$C_{20}H_{20}O_6$）不得少于0.10%。

（二）三白草质量标准（修订）起草说明

1. 概述　三白草为三白草科植物三白草 *Saururus chinensis*（Lour.）Baill干燥地上部分。始载于《新修本草》，现为较常用中药，具有清热解毒、利尿消肿之功效。主要分布于安徽、江苏、浙江、湖北、山东、河北、福建、江西、四川等地。收载于1995版《中国药典》至以后的历版药典，其药用部位有较大变更，2000年版以前用“全草或根茎”，2005年版以后更为“地上部分”。据了解，我国广东、重庆、福建等地以及韩国习惯用根茎。最新研究发现根茎中含有具抗炎、抗氧化、保肝等多种活性的木脂素类成分。

本质量标准在2005年版《中国药典》三白草质量标准的基础上，主要修订了三白草薄层色谱鉴定项，增订了含量测定项。经山西省食品药品检验所复核，增修订项目的方法基本可行，重现性较好。

2. 质量标准起草说明

【来源】同《中国药典》2005年版（附原色药材原植物照片）。

【性状】同《中国药典》2005年版（附原色药材性状照片）。

【鉴定】（1）显微鉴定　同《中国药典》2005年版（附原色药材显微组织结构或粉末鉴定照片）。

（2）显色反应　取本品粉末2g，加石油醚（60～90℃）10ml，浸渍过夜，滤过，滤液挥干，有特异的芳香气；加1%香草醛磷酸溶液，即显红色，放置后变为蓝紫色。

（3）薄层色谱鉴定　原质量标准中薄层色谱鉴定仅以三白草对照药材为对照进行鉴定，缺少三白草专属性指标成分的对照。根据文献及药理药化实验研究，本质量标准选择三白草中与其中医功效相关的药理活性成分三白草酮与三白草对照药材同时应用于薄层色谱鉴定，并进行了以下方法学考察。

①供试品溶液的制备方法：先后对提取溶剂（乙酸乙酯、甲醇、乙醇、50%乙醇等），提取方式（超声、回流）以及吸附剂用量、提取时间进行考察，结果表明以甲醇30ml超声处理20分钟效果最佳。样品脱色前处理方法：比较0.1g∶4g、0.2g∶4g、0.5g∶4g等不同比例的活性炭－氧化铝柱层析以及不同洗脱剂和用量的脱色效果，结果表明在活性炭－氧化铝比例为0.2g∶4g，用甲醇60ml洗脱，可基本脱除药材中色素等干扰成分，样品展开的效果最好。

②薄层板：比较了自制硅胶G薄层板和预制硅胶G薄层板，确定采用预制硅胶G薄层板。

③展开系统：比较石油醚－丁酮（5∶2）、正己烷－丙酮（5∶2）、氯仿－甲醇（10∶1）、

氯仿-丙酮（6:1，3:1）、氯仿-乙酸乙酯（9:1）、正己烷-丁酮（2:1）等展开系统，确定采用石油醚（60~90℃）-丙酮（5:2）为展开剂。薄层色谱图如彩图2所示。

注：曾对三白草中新分离得到的成分里卡灵A进行薄层色谱鉴定试验，发现该成分在多批三白草药材中显示很淡的斑点，甚或检测不到，高效液相色谱也印证了这一现象，故将其舍去。

【检查】 按实测数据修订了《中国药典》2005年版三白草杂质、水分、灰分限度。

【浸出物】 同《中国药典》2005年版。

【含量测定】（1）指标成分选择依据及对照溶液的制备

①指标成分选择依据：已知三白草全草含多种木脂素类成分。其中，三白草酮（sauchinone）为木脂素类成分，化学性质稳定，专属性强，平均含量达0.1829%，具有抗炎、抗氧化、保肝等药理活性；里卡灵A（licarin A）是新近从三白草中分离得到的木脂素类成分，迄今也仅见3种植物中存在，专属性较好，它可通过抗氧化发挥神经保护作用，诱导人白细胞凋亡，体外具有抑制PLCγ1从而对人体肿瘤细胞增殖起抑制作用以及显著的杀锥虫活性（MC_{100}，123μmol/L），优于阳性对照药棉酚。两者的药理作用与三白草“清热解毒，利尿消肿”的传统功效及临床治疗病症有一定相关性，为三白草的有效成分之一。且三白草酮尚未见报道于其他植物，为从三白草中提取的结构独特的木脂素类成分。故本标准拟选择三白草酮或里卡灵A作为三白草生药质量控制的指标成分。

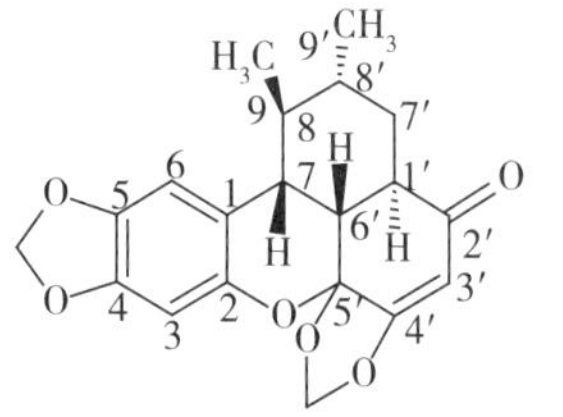

三白草酮（sauchinone）

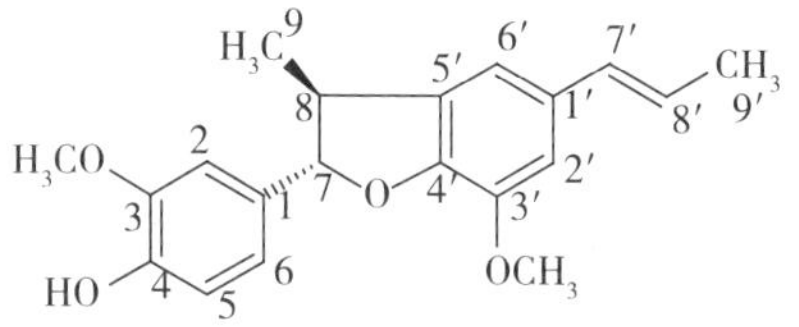

里卡灵A（licarin A）

②对照品溶液的制备：分别精密称取三白草酮、里卡灵A对照品10mg置50ml量瓶中，加甲醇至刻度，摇匀，即得对照品储备液（0.2mg/ml）。分别精密吸取三白草酮对照品储备液0.4、0.8、1.2、1.6、2.0、4.0ml，里卡灵A对照品储备液0.2、0.4、0.8、1.2、1.6、2.0ml置10ml量瓶中，加甲醇至刻度，摇匀，即得系列浓度的混合对照品溶液。

（2）仪器与色谱条件　Agilent 1200色谱工作站系统，G1316A恒温柱箱，G1312A二元泵，G1322A在线脱气机，G1329A自动进样器；Aiglengt TC-C_{18}柱（4.6mm×250mm，5μm），Aiglengt Eclipse XDB-C_{18}柱（4.6mm×150mm，5μm），Hanbon Lichrospher C_{18}柱（4.6mm×250mm，5μm）；流动相为甲醇-水（63:37），检测波长为230nm；流速为0.8ml/min；柱温为30℃；理论板数按三白草酮和里卡灵A计算应不低于4000。检测器：G1315D型DAD检测器；KQ-500DE型数控超声清洗器（超声功率500W，频率40kHz）；BT 125D电子天平（德国Sartorius）；三白草酮、里卡灵A为自制，经MS、NMR确定结构，HPLC面积归一化测定质量分数均大于98%。乙腈、甲醇为色谱纯，水为重蒸馏水，使用前均经0.45μm滤膜滤过，其他试剂均为分析纯。

（3）试验设计

①检测波长的确定：考察三白草酮和里卡灵A对照品的紫外光谱图及其三白草药

材在230nm、260nm和290nm等不同波长下的液相色谱图峰形、峰面积，选择230nm为两成分的检测波长（图6－2，图6－3，彩图3）。

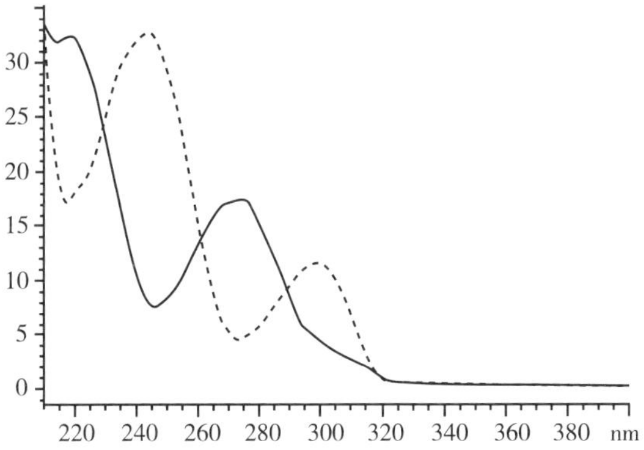

图6－2　三白草酮和里卡灵A对照品紫外光谱图

虚线：三白草酮；实线：里卡灵A

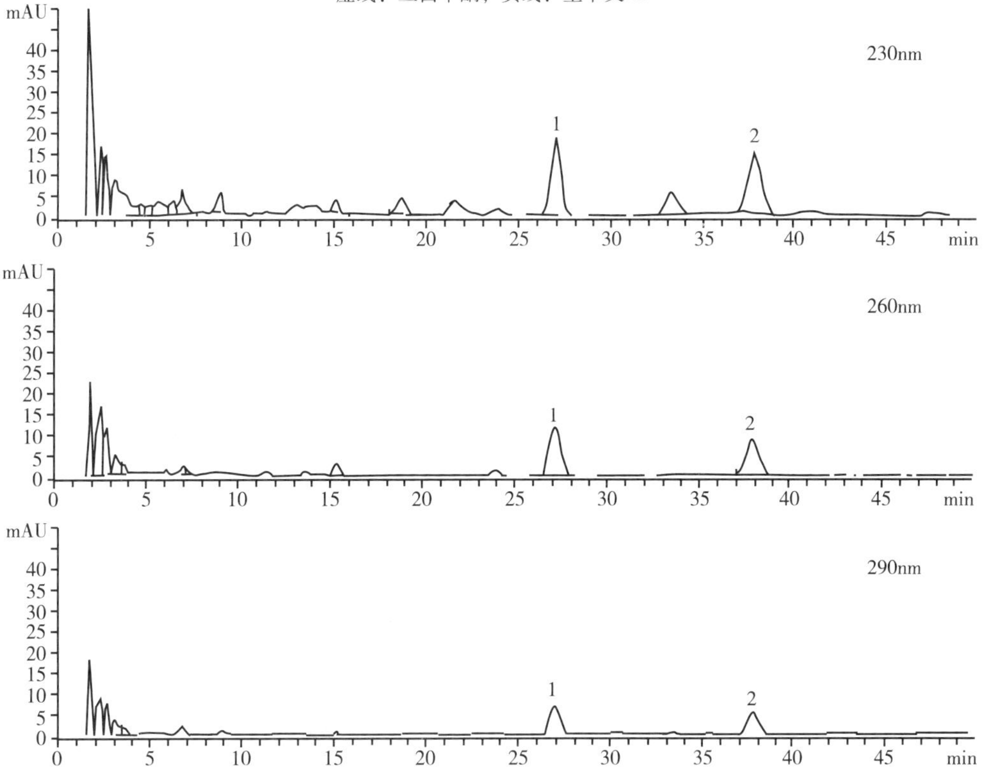

图6－3　三白草药材不同波长下测定的液相色谱图

1. 三白草酮；2. 里卡灵A

②流动相的选择：由于三白草酮、里卡灵A结构中几乎不含酸性基团，故未考察pH对分离效果的影响。在不加酸的条件下，考察了甲醇－水、乙腈－水两种洗脱系统的分离效果、出峰顺序、峰形，结果表明，两个洗脱系统均无显著差别，三白草酮、里卡灵A均达到基线分离，色谱峰的对称性均较好（图6－4）。考虑乙腈的价格及毒性，故确定以甲醇－水（63∶37）为流动相。

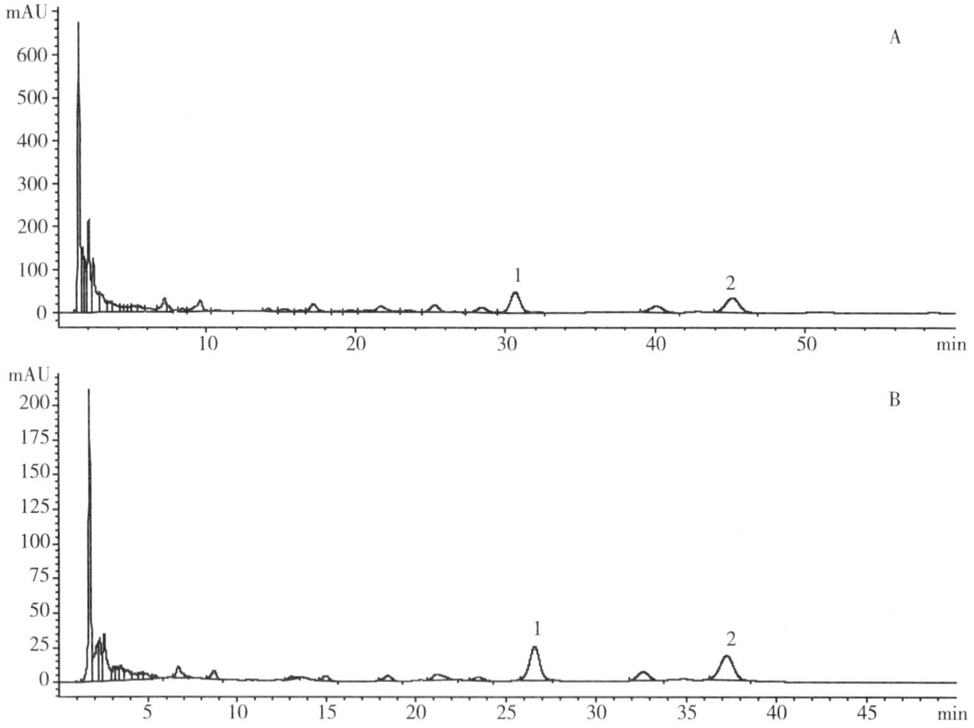

图6-4　不同流动相系统色谱图

A. 甲醇-水系统；B. 乙腈-水系统

③系统适应性试验。

耐用性考察和色谱柱的选择：采用 Agilent1200 系列高效液相色谱仪，在上述色谱条件下考察三种不同型号 C_{18} 柱对分离度的影响，结果表明，三白草药材中三白草酮、里卡灵 A 均达到基线分离。其中，Aiglengt Eclipse XDB - C_{18} 柱出峰时间适中，峰形较好，故确定采用 Aiglengt Eclipse XDB - C_{18} 柱（表6-2，图6-5）。

表6-2　不同型号色谱柱分离供试品色谱参数

色谱柱	分离度		理论板数		对称因子	
	三白草酮	里卡灵 A	三白草酮	里卡灵 A	三白草酮	里卡灵 A
Aiglengt Eclipse XDB - C_{18}	2.41	4.09	85958	86616	1.00	0.95
Aiglengt TC - C_{18}	1.97	2.91	7149	121504	0.99	1.01
Hanbon Lichrospher C_{18}	2.36	4.76	5991	40421	0.97	0.96

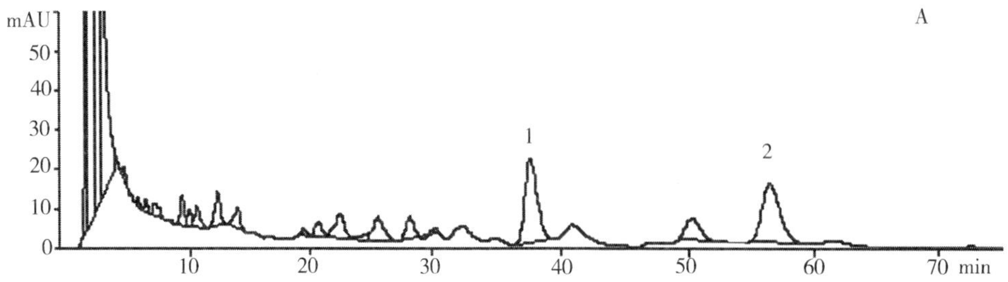

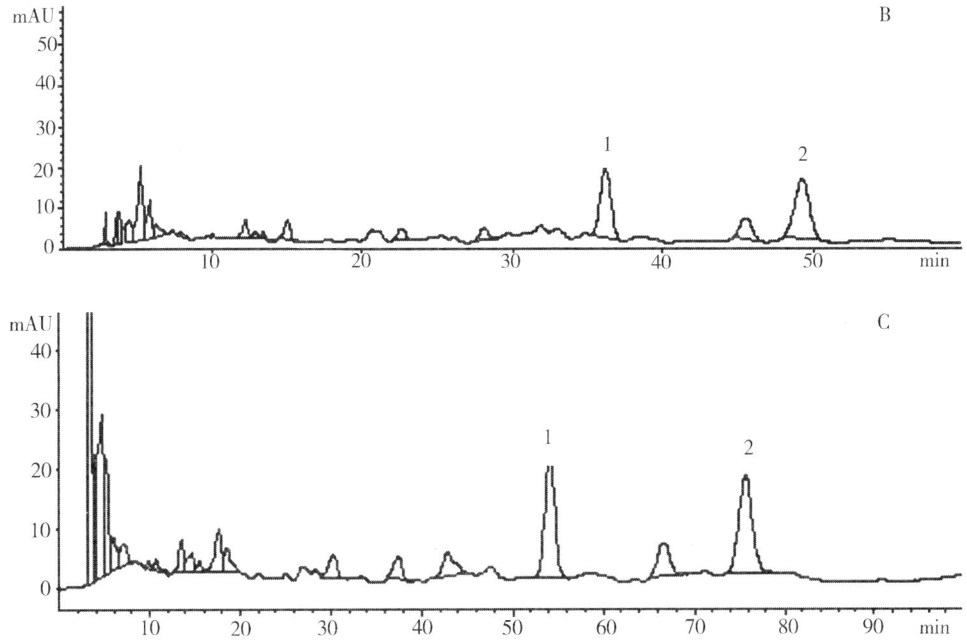

图6－5　不同 C_{18} 柱的分离色谱图（三白草）

A. Aiglengt TC－C_{18} 柱（4.6mm×250mm，5μm）；B. Hanbon Lichrospher C_{18} 柱（4.6mm×250mm，5μm）；

C. Aiglengt Eclipse XDB－C_{18} 柱（4.6mm×150mm，5μm）

1. 三白草酮；2. 里卡灵 A

流动相比例、柱温对系统适应性的影响：采用 Aiglengt Eclipse XDB－C18 柱，分别考察甲醇－水不同的流动相体系（63∶37、65∶35、60∶40）及不同的柱温（25℃、30℃、35℃），结果表明，三白草酮、里卡灵 A 均能达到基线分离，表明系统适应性良好。

④提取条件的优化：以三白草酮、里卡灵 A 的色谱峰面积为考察指标，选择提取溶剂，采用单因素实验方法，先后对提取溶剂（70% 甲醇、甲醇、乙醇）、提取方法（超声、回流）以及提取时间进行考察，最终确定最佳提取条件为：药材粉末加甲醇25ml，放置 30 分钟，超声处理（功率 500W，频率 25kHz）40 分钟。

⑤线性关系考察：取上述系列混合对照品溶液，分别进样 10μl 进行分析，测定峰面积，以进样量（X）为横坐标，峰面积（Y）为纵坐标，作标准曲线，并以最小二乘法分别计算得回归方程，三白草酮：$Y=25668X+19.71$（$R^2=0.9999$），在 0.08032～0.8032μg 范围内呈很好的线性关系；里卡灵 A：$Y=57825X+42.35$（$R^2=0.9995$），在 0.04024～0.4024μg 范围内呈很好的线性关系。

⑥精密度试验：精密吸取同一份三白草药材样品溶液，按前文中“测定法”，重复进样 6 次，三白草酮和里卡灵 A 峰面积测定值 RSD 分别为 0.515% 和 0.938%。

⑦稳定性试验：精密吸取同一份三白草药材样品溶液，按前文中“测定法”，分别于 0、2、4、6、8、12、24 小时测定并记录峰面积，三白草酮和里卡灵 A 峰面积测定值 RSD 分别为 2.80% 和 1.53%，表明样品溶液在 24 小时内稳定性良好。

⑧重复性试验：称取同一批三白草药材粉末 6 份，精密称定，按前文中“供试品溶液的制备”项制备供试品溶液并记录峰面积，计算三白草酮和里卡灵 A 的 6 次含量

测定结果的 RSD 分别为 2. 910% 和 2. 819% 。

⑨准确度（回收率）试验：精密称取已知含量的三白草药材粉末（SBC001，含三白草酮 0. 1604%，里卡灵 A 0. 0647%）约 0. 25g，平行 6 份，每份按一定比例精密加入对照品储备液，按前文中“供试品溶液的制备”制备供试品溶液并记录峰面积，计算加样回收率。结果见表 6－3。

表 6－3 三白草酮和里卡灵 A 加样回收率试验

编号	药材重量（g）	药材中含量（mg）	对照品加入量（mg）	测得总量（mg）	回收率*（%）	平均回收率（%）	RSD（%）
三白草酮加样回收率试验							
1	0. 2593	0. 4158	0. 3414	0. 7620	101. 4	100. 8	2. 13
2	0. 2538	0. 4070	0. 3414	0. 7597	103. 3		
3	0. 2584	0. 4144	0. 4217	0. 8298	98. 5		
4	0. 2551	0. 4091	0. 4217	0. 8428	102. 9		
5	0. 2537	0. 4068	0. 5020	0. 9114	100. 5		
6	0. 2523	0. 4046	0. 5020	0. 8976	98. 2		
里卡灵 A 加样回收率试验							
1	0. 2593	0. 1954	0. 1610	0. 3698	102. 1	100. 5	2. 57
2	0. 2538	0. 1913	0. 1610	0. 3571	103. 0		
3	0. 2584	0. 1947	0. 2012	0. 3964	100. 2		
4	0. 2551	0. 1922	0. 2012	0. 3992	102. 9		
5	0. 2537	0. 1912	0. 2414	0. 4248	96. 8		
6	0. 2523	0. 1901	0. 2414	0. 4275	98. 3		

* 回收率（%）＝［（测得总量－药材中含量）/加入量］×100%。

⑩样品测定：按前文中的方法测定 10 批三白草药材，按干燥品计算，结果见表 6－4。

表 6－4 10 批三白草药材中三白草酮和里卡灵 A 含量（%）

编号	产地及批号	含量（%）三白草酮	含量（%）里卡灵 A
SBC001	安徽 081201	0. 1604 ±0. 005	0. 0754 ±0. 0037
SBC002	湖北 080822	0. 1463 ±0. 003	0. 0173 ±0. 0001
SBC003	浙江 080821	0. 2803 ±0. 000	0. 0162 ±0. 0011
SBC004	江苏 080610	0. 3943 ±0. 005	0. 0241 ±0. 0002
SBC005	河北 081127	0. 1101 ±0. 002	0. 0133 ±0. 0006
SBC006	安徽 081127	0. 1388 ±0. 005	0. 0585 ±0. 0028
SBC007	河南 081129	0. 1101 ±0. 002	0. 0890 ±0. 0014
SBC008	湖北 081130	0. 0648 ±0. 004	0. 0185 ±0. 0013
SBC009	湖北 061213	0. 2393 ±0. 008	未检出
SBC010	江苏 812114	0. 0820 ±0. 008	0. 0539 ±0. 0024

第七章　生药品质的影响因素及调控

PPT

学习目标

1. **掌握**　生药品质的影响因素。
2. **熟悉**　生药规范化生产与质量调控。

生药的临床疗效及其药效物质基础——有效成分（群）的种类（组成）及含量是评价生药品质优劣的主要依据，也是生药品质形成与调控的核心。生药有效成分是生物体内一大类并非生长发育所必需的小分子有机化合物，其产生和分布通常有种属、器官、组织和生长发育期的特异性。影响生药品质的因素较多，主要有生药品质形成的内在的物种遗传基因及其生长发育的调控因素，生药品质形成的外在地理环境因素，以及生药种植、采收、加工、贮藏过程等人为因素。

第一节　物种对生药品质的影响

一、概述

物种一般定义为林奈种，即“分类学种”（taxonomic species）或“形态学种”（morphological species）。在生药质量控制与评价中，它是决定生药真实性、安全性、有效性和质量稳定性的核心因素。物种不同，品质殊异。不同的物种由于遗传基因的不同，其合成与积累有效成分的种类及含量存在很大差异。《药品管理法》规定，“生产药品所需的原料、辅料，必须符合药用要求。……药品必须符合国家药品标准”。我国的生药商品流通中长期存在的一药多源、同名异物、同物异名的现象，是造成生药品种使用混乱、有效成分差异较大、质量参差不齐的主要原因。多基原生药我国自古有之，系指来源于不同物种，但有相似成分或疗效、临床应用相同的生药。据统计，2020 年版《中国药典》收载 149 种多基原生药，其中二基原 84 种，如厚朴、蟾酥等；三基原 39 种，如黄连、甘草等；四基原 8 种，龙胆、秦艽、郁金、秦皮、山银花、苦杏仁、淫羊藿、地龙；五基原 2 种，钩藤、海马；六基原 2 种，川贝母、石决明；不定基原（指同属植物或近似种可作同一生药使用）7 种，三颗针、芦荟、松花粉、蒲黄、石斛、蒲公英、乳香；栽培变种作同一生药的 7 种，如芸香科植物橘 *Citrus reticulata* Blanco 及其栽培变种可用作陈皮、青皮、橘红或橘核，类似的还有枳实、枳壳和辣椒。同名异物，有效成分差异迥异，如“防己”，流通商品多达 10 余种，主要来源于防己科（Menispermaceae）和马兜铃科（Aristolochiaceae）。来源于防己科的有千金藤属的“粉防己”（粉防己 *Stephania tetrandra* S. Moore 的根）、木防己属的“木防己”［防己 *Cocculus trilobus*（Thunb.）DC. 的根］、秤钩风属的“湘防己”［秤钩风 *Diploclisia affinis*（Oliv.）Diels 的根及老茎］等；来源于马兜铃科的有马兜铃属的“广防己”（广防

己 *Aristolochia fangchi* Y. C. Wu ex L. D. Chow et S. M. Hwang 的根）、“汉中防己”（异叶马兜铃 *Aristolochia heterophyla* Hemsl. 的根）、“黑面防己”（耳叶马兜铃 *Aristolochia tagala* Champ. 的根）等。其中，仅粉防己含有肌肉松弛成分——粉防己碱（tetrandrine），可用作“汉肌松”的原料；马兜铃科的广防己、汉中防己、黑面防己，均含肾毒性马兜铃酸类成分，误用易导致中毒。又如“金银花”，《本草纲目》曰“其花长瓣垂须，黄白相半，而藤左缠，故有金银、鸳鸯以下诸名。……对节生叶。叶似薜荔而青，有涩毛。三、四月开花，长寸许，一蒂两花二瓣，如半边状。……花初开者，蕊瓣俱白色；经二三日，则色变黄。新旧相参，黄白相映，故呼金银花”，其形态特征与忍冬科植物忍冬 *Lonicera japonica* Thunb. 的干燥花蕾相符，是传统公认的道地药材及主流商品，首载于 1963 年版《中国药典》；1977 年版《中国药典》基于当时的基础研究和认识水平，增收了同科植物红腺忍冬 *L. hypoglauca* Miq.、山银花 *L. confuse* DC. 和毛花柱忍冬 *L. dasystyla* Rehd. 三个来源，形成了一味多基原生药，从有效成分来看，忍冬以木犀草苷为主，其余品种木犀草苷含量甚少，以皂苷、绿原酸为主，两者成分差异较大。为保护传统道地药材，2005 年版《中国药典》修订了金银花生药的来源，仍将忍冬作为金银花生药的唯一基原，而将忍冬属其余品种和新增的灰毡毛忍冬 *Lonicera macranthoides* Hand. -Mazz. 作为山银花生药的基原，金银花新增木犀草苷的含量测定，山银花新增灰毡毛忍冬皂苷乙和川续断皂苷乙的含量测定。为提高专属性，2020 年版《中国药典》新增了金银花对照特征图谱。

以上体现了药典标准修订的合理性和科学性。综上，鉴定物种的真实性是生药品质有效控制的关键，具有举足轻重的作用。

二、种内变异对生药品质的影响

种内变异影响生药品质是基于生药基原（物种）分布的广泛性，同一物种在不同地理区域生态环境下，可分化出不同的种下类群，其中包括一些具有明显化学性状特征的化学宗（chemical race）、化学型（chemical type）或化学变种（chemovarietas），这些不同的化学宗、化学型或化学变种之间存在化学成分的种类、绝对含量及各成分间相对含量的差异，进而影响疗效。

1. 不同“宗”（race，介于变种与亚种之间的分类等级）对有效成分的影响 如毛茛科植物亚欧唐松草 *Thalictrum minus* L. 分为 race A 和 race B，动物实验表明，race B 的根有降压效果，而 race A 则无，原因在于 race B 根含有唐松草拉宾（thalirabine）和唐松草西宾（thaliracebine）生物碱，具有显著的降血压活性。

2. 种内化学型对有效成分的影响 如伞形科植物蛇床 *Cnidium monnieri*（L.）Cuss. 的果实，根据其香豆素成分化学结构的差异及各成分的有无与含量的高低，结合地理分布，分为 3 个化学型。化学型Ⅰ：以蛇床子素（osthole）和线型呋喃香豆素（linear furocoumarin）为主要成分，分布于福建、浙江、江苏等亚热带常绿阔叶林区域；化学型 Ⅱ：以角型呋喃香豆素（angle-furocoumarins）为主要成分，分布于辽宁、黑龙江、内蒙古等温带针阔叶混交林区域；化学型 Ⅲ：蛇床子素、线型和角型呋喃香豆素同时存在，为混合的过渡类群，分布于河南、河北、山西等暖温带落叶阔叶林区域的过渡地带。过渡类群蛇床子中的香豆素类成分还表现为量和质的变化，即从南到北，蛇床子素的含量逐渐降低直至检测不出，角型呋喃香豆素则从无到有且含量逐渐升高。又如唇形科植物薄荷 *Mentha haplocalyx* Briq. 为世界性广布种，分布于北半球的温带地区，在我国广布于南北各省。由于其生态适应幅度大，自然杂交现象普遍，以及有性和无性繁殖并存，薄荷种在内在形态和化学型上都产生了很多变异。据国产 22 个居群野生薄荷 *Mentha haplocalyx* Briq. 样品挥发油成分分析，薄荷可归为 6 个化学型，即薄荷酮-胡薄荷酮型（menthone-pulegone type）、胡椒酮型（piperitone type）、氧化胡椒酮-氧化胡椒烯酮型（piperitoneoxide-piperitenoneoxide type）、芳樟醇-氧化胡椒酮型（linalool-piperitoneoxide type）、香芹酮型（carvone type）和薄荷醇－乙酸薄荷酯型（menthol-menthylacetate type）。

3. 栽培变异对有效成分的影响　如菊科植物红花 *Carthamus tinctorius* L. 在我国已有 2100 多年的栽培与用药历史，由于长期的自然和人工选择，形成了适合不同气候条件栽培的人工居群或品种。对山西、新疆两个生态地区栽培的 22 个红花品种中的黄酮类成分的分析表明，不同红花品种间总黄酮含量相差 4.8 倍（1.62% ~7.82%），山柰酚-3-*O*-芸香糖苷含量相差 10.5 倍（0.085% ~0.895%），总黄酮及山柰酚-3-*O*-芸香糖苷以合肥红花、亳州红花、鱼台红花含量较高；总黄酮及芦丁、山柰酚-3-*O*-芸香糖苷在山西种植的芮城红花中的含量显著高于同年在新疆种植的，而同一地区不同年份种植的含量无明显变化。

第二节　药用植物生长发育对生药品质的影响

除物种的遗传基因外，生药品质还受药用植物生长发育的影响。掌握植物药生长发育不同时期有效成分的累积规律，对提高生药单位面积产量与质量、调控生药质量都有指导意义。

一、药用植物生长年限对生药品质的影响

药用植物生长按周期长短分为一年生、两年生和多年生，木本植物可达千年以上。由于药用植物生长发育期的不同，药用器官中的有效成分积累也会发生变化，如不适时采收将直接影响生药的品质。如多年生植物人参 *Panax ginseng* C. A. Mey.，其根中人参总皂苷的含量随着生长年限的增加而不断升高，以 1 ~6 年朝鲜生长的人参为例，生长第 1 年人参总皂苷含量为 1.32%，生长到第 6 年含量增至 3.11%；且根重也随生长年限的增加而增加，在第 4 ~5 年根重增加了 1 倍。根据人参的生长年限与有效成分含量、根重的关系，将第 5 年夏末确定为人参的最佳采收期。又如蒙古黄芪 *Astragalus membranaceus*（Fisch.）Bge. var. *mongholicus*（Bge.）Hsiao 的根，分析栽培于山西胡会乡 1 ~5 年生的黄芪中黄芪甲苷和黄芪多糖的含量，前 3 年黄芪甲苷含量随着生长年限而增长，第 1 年为 0.048%，第 2 年的为 0.098%，第 3 年黄芪甲苷和黄芪多糖均达到最高，为 0.205% 和 2.68%，生长 3 年后，其含量略有下降；生长年限达到 5 年以上，黄芪芦头下的空心度明显增长。综合考虑生药品质和经济收益，栽培黄芪在生长年限 3 年时采收比较合宜。

二、药用植物物候期对生药品质的影响

物候期是指动植物的生长、发育、活动等规律与生物的变化对节候的反应。药用植物的物候期包括播种期、出苗期、拔节期、现蕾期、开花期、成熟期等。药用植物体内有效成分的形成积累，除随生长年限变化外，在一年内还随季节及物候期的不同而变化。一般而言，以地上部分入药的，以生长旺盛的花蕾、花期的有效成分积累为高；以地下部分入药的，休眠期积累为高。物候期不同，次生代谢产物的合成、转输、积累不同，药用器官中有效成分的含量亦随之发生变化。如茵陈，为菊科植物滨蒿 *Artemisia scoparia* Waldst. et Kit. 或茵陈蒿 *Artemisia capillaris* Thunb. 的干燥地上部分，为治疗黄疸要药。根据采收期的不同，茵陈通常分为“绵茵陈”（春季幼苗高6～10cm 时采收者）和“花茵陈”（秋季花蕾长成至花初开时采割者）。不同物候期，即幼苗期、花前期、花蕾期（带花蕾枝梢）、开花期（带花枝梢）的茵陈蒿中滨蒿内酯的含量（mg/g）分别为0.02、0.03、17.00、16.50；而滨蒿以幼苗期的绿原酸含量最高（接近20mg/g），随着生长的继续，含量先迅速下降、后平稳下降。由此可见，“绵茵陈”几乎不含滨蒿内酯，“花茵陈”则含较大量的滨蒿内酯。因此，《中国药典》采用绿原酸（≥0.50%）或滨蒿内酯（≥0.20%）分别作为“绵茵陈”或“花茵陈”的质量控制指标。又如金银花，为忍冬科植物忍冬 *Lonicera japonica* Thunb. 的干燥花蕾或带初开的花，为清热解毒、疏散风热常用生药，其生长发育可划分为幼蕾期、三青期、二白期、大白期、银花期、金花期、凋花期，以其干蕾重为衡量指标，金银花花蕾7个生育时期干物质的积累动态依大小次序为：银花期 > 大白期 > 金花期 > 凋花期 > 二白期 > 三青期 > 幼蕾期；金银花花蕾中的主要有效成分之一——绿原酸在7个生长时期单蕾中绿原酸含量的动态变化为：从幼蕾期到大白期，绿原酸含量逐步增加，于大白期达最高峰，之后开始降低。大白期花蕾中绿原酸的含量是幼蕾期的约1.2倍，是银花期的约1.5倍。综合其干物质积累量与绿原酸变化动态，花蕾采收的最佳形态指标应在每茬花的大白期，但实际上，花蕾从二白期到大白期的间隔较短，很难掌握，生产上一般认为二白期、大白期采收最佳。

三、药用植物器官和组织对生药品质的影响

药用植物的器官和组织不同以及发育时期不同，有效成分的产生、分布和积累量都不同，有的分布差异较大。对于多器官部位入药的全草类生药，合理选择符合药用要求的器官和采收时间是调控生药品质的关键。如贯叶金丝桃采收期的确定：《中国药典》规定贯叶金丝桃 *Hypericum perforatum* L.（藤黄科植物）以干燥地上部分入药，根据抗抑郁成分金丝桃素在其根、茎、叶、花、果实中含量分布的差异，以及花中含量最高、茎中含量甚微，确定夏、秋两季开花时采割地上部分为宜。

若药用器官毒性影响安全用药，应适时研究变更。如细辛，2000年版《中国药典》规定为马兜铃科植物北细辛 *Asarum heterotropoides* Fr. Schmidt var. *mandshuricum*（Maxim.）Kitag.、汉城细辛 *A. sieboldii* Miq. var. *seoulense* Nakai 或华细辛 *A. sieboldii* Miq. 的干燥全草。美国 FDA 将其列入已知含马兜铃酸草药名单，国家药典委员会对收入《中国药典》的三个细辛品种药用器官的安全性进行重新评价。以华细辛为例，其根、

芦头、叶柄、叶片、花和全草中肾毒性成分马兜铃酸 A 的含量（mg/g）依次为 0.79、0.8、17.1、46.4、115 和 16.2，根及根茎中马兜铃酸类成分约为全草的 1/20，据此，自 2005 年版《中国药典》起将细辛的药用部位改全草为根及根茎，确保细辛的用药安全。

同一物种不同药用器官由于有效成分的较大差异，其药性和功效截然相反，若混用会直接影响临床疗效。如麻黄与麻黄根，二者源于同一种植物的不同器官，前者用草质茎，辛温，发汗散寒，宣肺平喘，利水消肿，含麻黄碱；后者用根，甘平，敛汗固表，治体虚自汗、盗汗，含降压成分麻黄根碱 A、B、C。

非药用器官有效成分的研究为药用新资源的确定提供了科学依据。如杜仲（*Eucommia ulmoides* Oliv.）全株含有相似的有效成分。2005 年以前《中国药典》仅收载树皮，杜仲树皮药源紧缺时曾以 3 倍的杜仲叶替代。经研究，杜仲不同器官（部位）同一有效成分含量的高低顺序为：绿原酸：叶 > 雄花 > 皮 > 果；桃叶珊瑚苷：果 > 叶 > 皮 > 雄花；总黄酮：雄花 > 叶 > 皮 > 果；杜仲胶：果 > 皮 > 叶 > 雄花；同一部位不同有效成分含量的高低顺序为：叶：绿原酸 > 总黄酮 > 杜仲胶 > 桃叶珊瑚苷；皮：杜仲胶 > 桃叶珊瑚苷 > 绿原酸 > 总黄酮；雄花：总黄酮 > 桃叶珊瑚苷 > 绿原酸；果：杜仲胶 > 桃叶珊瑚苷 > 总黄酮 > 绿原酸。结果显示，叶部绿原酸、桃叶珊瑚苷、总黄酮等有效成分的含量均高于皮部，正式被 2005 年版《中国药典》收载。

第三节　环境因子对生药品质的影响

环境因子是指某特定生物体或生物群体周围的全部环境要素的总和，包括空间及直接或间接影响该生物体或生物群体生存和繁殖的各种因素。有关环境因子对生药品质影响的认识，可以追溯到 2500 多年前的春秋战国时期，《晏子春秋 · 内篇杂下之十》谓："橘生淮南则为橘，生于淮北则为枳，叶徒相似，其实味不同。所以然者何？水土异也。"说明环境因子对生药品质的形成具有重要作用。环境因子是药用植物生长发育和生药品质形成的物质能量基础，它与遗传基因共同作用，影响着生药有效成分的合成与累积。我国幅员辽阔，地形、地貌、气候条件复杂多样，形成了以地理环境为特征的优质道地药材。如吉林抚松的人参、青海的大黄、甘肃岷县的当归、四川石柱的黄连、云南文山的三七、广东的阳春砂仁等。美国生态学家 Daubenminre RF（1947）将环境因子分为 3 大类：气候类、土壤类和生物类；7 个并列的项目：土壤、水分、温度、光照、大气、火和生物因子。它们的时空变化和综合作用对药用植物产生不同的效应，影响生药的品质。

一、土壤因子对药用植物有效成分的影响

土壤是指覆盖在地球陆地表面的能够生长植物的疏松层，是植物生长的基地。而其之所以能生长植物，是因为它具有肥力。土壤的肥力及其发挥，既有土壤本身内在的因素，包括土壤的物质组成和一系列性质，也有外界的条件，涉及地区的自然环境及土地的基本建设标准和耕作栽培管理等措施的质量。土壤条件是影响药用植物有效成分积累的较复杂因素。

土壤的性质、pH 值对药用植物的分布和生长有一定影响，如甘草 *Glycyrriza uralensis Fisch.* 为干旱地区自然资源之一，分布广泛，主要分布在北半球北纬 36°~57°，东经 0°~126°，东起我国的东北、内蒙古，西至地中海沿岸。甘草也是钙质土壤的指示植物，其甘草酸的含量亦会受土壤环境的影响，分析表明，各种土壤环境中生长的野生甘草中的甘草酸含量依次为：栗钙土 > 棕钙土 > 风沙土 > 盐碱化草甸土 > 次生盐碱化草甸土 > 碳酸盐黑钙土。

施用氮、磷、钾等营养元素及微量元素肥料可以促进某些药用植物有效成分的积累。如氮元素可以提高茄科植物生物碱的积累，施用氨态的氮肥能促进颠茄生物碱的合成，而施用碳酸铵则可使生物碱积累获得最大效益。增加肥料中的磷钾比例，可提高栽培黄花蒿中青蒿素的含量；采用有机肥、有机无机配施施肥方式可使黄花蒿叶片、茎和根系中青蒿素的含量分别提高 1.18 ~ 1.39 倍、2.81 ~ 3.06 倍和 1.00 ~ 2.02 倍。施用钼肥可以提高洋地黄中强心苷的含量。

土壤的湿度对药用植物有效成分积累的影响：如在沼泽地栽培的缬草，其挥发油含量较干地的少，甚至完全不能产生挥发油。

土壤微生物对药用植物有效成分积累的影响：在野生黄花蒿根际土壤中，微生物标记性磷脂脂肪酸（PLFA）总含量与黄花蒿植株生物量以及青蒿酸和青蒿素产量呈极显著正相关，微生物生物量碳氮与青蒿酸和青蒿素产量呈显著或极显著正相关。这些说明黄花蒿根际土壤中多种微生物的生长繁殖增强了酶的活性，提高了土壤养分的有效性，对野生黄花蒿生长及其有效成分的含量具有显著影响。

二、水分因子对药用植物有效成分的影响

水是构成植物体的主要成分之一，是光合作用的原料。水分可使植物体温度趋于稳定，保持地球温度的相对稳定。水也是植物生理生化过程进行的必要介质。虽然植物具有调控和平衡水分的作用，但适宜的降水量对某些药用植物有效成分的形成和积累是有利的。如对于洋地黄叶中强心苷的积累和产量提高，较低的湿度是先决条件之一。欧薄荷中的挥发油在中等雨量时含量达到最高；缬草根和芫荽果实中的挥发油，白芥子中的白芥子苷（sinalbin）随雨量的增加而增加。温暖的大陆性干旱气候则对药用植物中生物碱的积累有利。如欧莨菪 *Scopolia carniolica* Jacq. 中的阿托品含量，在高加索地区为 1%，是瑞典栽培（0.3% ~0.5%）的 2 ~3.3 倍；在克里米亚生长的颠茄叶中的生物碱含量（1.29%）是列宁格勒生长（0.41% ~ 0.6%）的 2.15 ~3.14 倍；生长在俄罗斯萨拉托夫州的曼陀罗叶中的生物碱含量（约 0.4 %）是列宁格勒生长（0.28%）的 1.43 倍。

三、温度因子对药用植物有效成分的影响

温度是植物生活的重要条件之一，温度的改变能影响植物体内酶的活性和生化反应速率，从而影响植物的生长发育和有效成分的形成。药用植物最适温度因生物种类、生长发育阶段和生理活动以及植物体部分的不同而异。各种植物对温度的改变反应并不一致，但在一定的范围内，气温的升高对多数植物的生长发育及活性成分积累有利。颠茄、秋水仙、欧乌头、紫花洋地黄和欧薄荷等植物的有效成分含量都与年平均温度

成正相关性。毒芹在苏格兰并不产生毒性的毒芹碱；欧乌头的根在寒冷气候条件下栽培可渐变为无毒的，而生长在温暖的地中海地区就变为有毒的。

四、光因子对药用植物有效成分的影响

光是生物有机体进行生命活动的能量来源。太阳光辐射提供能量，绿色植物才能进行光合作用，直接或间接以植物为食的动物才能生存。光因子是诸多环境因子中对药用植物生长发育起决定性作用的因子，太阳光辐射是植物制造有机物质的唯一能源。光照时间、光照强度等影响各种化学成分在植物体内的积累。如颠茄 *Atropa belladoma* L. 露天栽培，全草中阿托品（atropine）含量为 0.703%；而荫蔽条件下栽培，含量为 0.38%。穿心莲 *Andrographis paniculata*（Burm. f.）Nees 原产热带雨林区，其总内酯含量与温度、日照条件有关。据研究，在北京全日照条件下，蕾期时叶总内酯较遮荫条件下高 10%～20%。紫花洋地黄 *Digitalis purpurea* L. 为喜阳植物，通常生活在向阳处，光不仅对其种子萌发有促进作用，日照时间也可影响洋地黄生长期的长短。许多资料表明，昼夜间叶中强心苷含量有明显变化，这是由于这些强心苷是在植物的同化组织中于阳光的照射下形成的，在日出前采的叶中含量低，一天之内生物活性增强并达到最高峰的时候是中午或下午，中午采的叶要比早晨 8 时采的具有更高的生理活性。在向阳处采的叶要比阴处采的生理活性强。一些含挥发油的植物如薄荷栽培到阳光充足的地方，叶的腺毛密度增加，挥发油含量提高；而栽培在阴处的薄荷含薄荷脑（menthol）较多，薄荷酮（menthone）较少。虽然充足的阳光一般可提高活性成分含量，但也不尽然，如小豆蔻 *Elettaria cardamomum* Maton 则需荫蔽才能生长良好，含油量也会更高。

第四节　采收、加工、贮藏对生药品质的影响

野生或家种家养植（动）物类生药的合理采收、产地加工、贮藏，对于保证生药品质具有重要意义。

一、采收对生药品质的影响

适时采收对生药品质至关重要。生药有效成分含量的高低与采收的季节、时间、方法等有着密切的关系。历代中医药学家早有论述。南北朝·陶弘景《本草经集注》谓："其根物多以二月八月采者，谓春初津润始萌，未充枝叶，势力淳浓也。至秋枝叶干枯，津润归流于下也。大抵春宁宜早，秋宁宜晚，花、实、茎、叶，各随其成熟尔。"元·李杲《用药法象》谓："凡诸草、木、昆虫，产之有地；根、叶、花、实，采之有时。失其地，则性味少异；失其时，则气味不全。"唐·孙思邈《千金翼方》亦云："夫药采取，不知时节，不以阴干暴干，虽有药名，终无药实，故不依时采取，与朽木不殊，虚费人工，卒无裨益。"民间也有采药谚语："春采茵陈夏采蒿，知母黄芩全年刨，九月中旬采菊花，十月上山摘连翘。"这些宝贵的经验，大多已被长期实践所证实。天麻红棕色芽苞未出土时采之称"冬麻"，质坚体重，质优；茎已出土时采之为"春麻"，质轻泡，质次。所以，适时采收可以保证或提高生药的品质。这些采收论述

是长期实践经验的总结，表明采收是由植物体的生长阶段、药用部位的成熟程度以及能采收的质量和难易所决定的。

植（动）物类生药的品质与其有效成分的种类和数量存在密切的关系，而植（动）物体内有效成分的积累是动态或随生长发育而变的，即有效成分含量（Y）是时间（X）的函数，可以用数学表达为 $Y=f(X)$。生药适宜采收期的确定，通常应将药用器官的产量与有效成分积累的动态变化结合起来考虑。在实际生产实践中，这两个峰值有时一致，有时不一致，应视具体情况而定。①当有效成分含量只显一个高峰期，而药用器官（部位）的产量变化不大时，含量的高峰期即为适宜采收期。如金荞麦［金荞麦 *Fagopyrum dibotrys*（D. Don）Hara 的干燥根茎］，3 月中旬出苗，6 月中旬后根茎迅速增长，至 10 月下旬植株枯萎前产量达到高峰，此时也是根茎中缩合原花色素苷元含量的高峰，二者的高峰即为适宜采收期。②当有效成分含量高峰期与药用部位产量高峰期不一致时，应考虑有效成分的总含量，当总含量达最大值时，即为适宜采收期。即：有效成分总量 = 生药产量/单位面积 × 有效成分含量（%）。如薄荷（唇形科植物薄荷 *Mentha haplocalyx* Briq.）一年采收两次，第一次在小暑后大暑前（7 月中下旬），主要供提取薄荷脑（*l*-menthol）用；第二次在霜降之前（10 月中下旬），主要作生药用。实验证明，薄荷在花蕾期的叶片的油含量最高，原油的含脑量则以花盛期为最高，而叶的产量在花后期最高。薄荷叶产量曲线与挥发油含量曲线的相交点 C 即为适宜采收期（图 7－1）。③当有多种因素影响生药质量情况时，要综合多种指标确定最佳采收期。④在确定适宜采收期的时候，要注意有毒成分的含量变化情况，尽量做到在有效成分含量最高而有毒成分含量最低时采收。

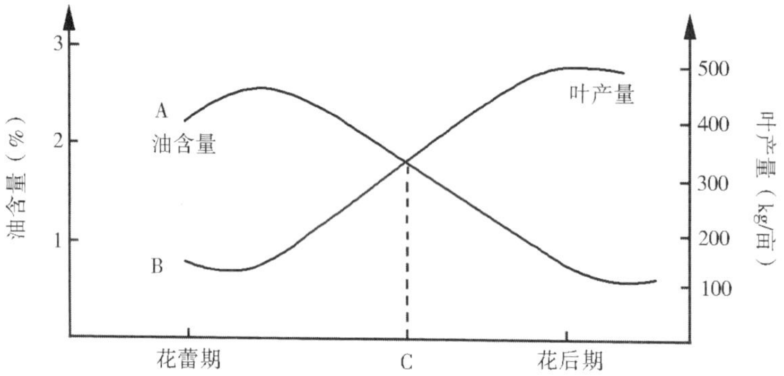

图 7－1　薄荷适宜采收期曲线图

实践经验表明，生药中有效成分的积累是动态的，含量随年、月、日、时发生有节律的变化。运用好这些节律，适时采收，将有助于保证生药的品质。

1. 生药有效成分随年变化　多年生植物类生药在一定的生长期内有效成分含量随生长年龄增加而增加，达到一定生长年限后增加趋缓。如西洋参 *Panax quinquefolium* L. 中人参总皂苷的含量：1 年生为 2.75%，2 年生为 4.76%，3 年生为 5.32%，4 年生为 6.36%，5 年生以上者虽有所增加但不显著，故 4～5 年采收为佳。又如黄连 *Coptis chinensis* Franch. 2～5 年生根茎中总生物碱与小檗碱的含量均呈逐年上升趋势，总生物碱以 5 年生最高，为 14.65%；小檗碱亦以 5 年生最高，为 8.90%。再如明党参 *Changium smyrnioides* Wolff 的多糖含量与其生长规律有明显的相关性，2～3 年生为生长高峰期，4 年生后进入转折点，生长速度变得缓慢，因此，为节约成本，利用地力，宜在 3 年生，即移栽后第 2 年进行采收。动物类生药亦呈现类似规律，如麝香的产量旺期是 3 ~ 7.5 岁，原麝 *Moschus moschiferus* L. 最高产香年龄为 4.5 岁，产香 18.04g，林麝 *Moschus berezovskii* Flerov 是 5.5 岁，产香 18.46g，13 岁以后的麝基本不分泌麝香。

此外，在选择有效成分含量最高的年龄期作为最佳采收期时，还要考虑产量及经济效益等诸多因素。如 1 ~ 5 年生威灵仙（东北铁线莲 *Clematis madshurica* Rupr. 的根及根茎）中的齐墩果酸含量随生长年限的增加而增加，1 ~ 2 年生者齐墩果酸含量偏低，仅能达到 3 ~ 5 年生者含量的 20% 左右；从第 3 年开始，其根及根茎生长迅速，有效成分含量也明显增加，此时无论是有效成分的含量，还是根及根茎的生物产量，都符合采收要求；第 4 年后齐墩果酸的含量增加不明显。因此，东北铁线莲的最佳采收年限应为 3 ~ 4 年（图 7 - 2）。牡丹皮（牡丹 *Paeonia suffruticosa* Andr. 的根皮）5 年生者含丹皮酚最高，为 3.71 %，但同 3 年生者（3.20%）的含量差异并不显著，且 3 年少两年时间，故以 3 年为最佳采收年限。

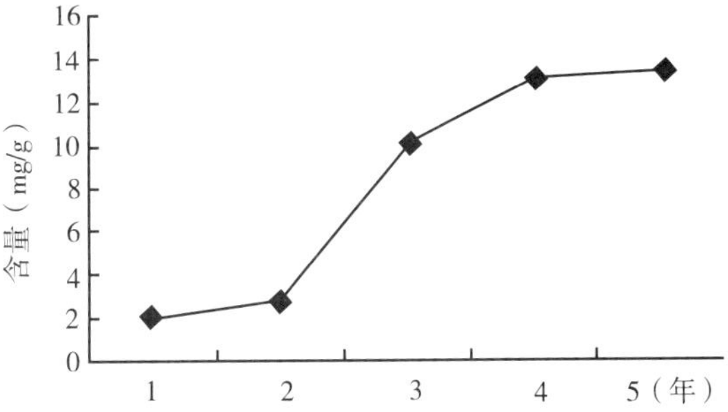

图 7 - 2　威灵仙（东北铁线莲）不同采收年齐墩果酸的含量变化

2. 生药有效成分随季变化　某些生药的有效成分含量随季节的变化而变化。银杏 *Ginkgo biloba* L. 叶中的内酯类化合物总含量在夏季后期达到最高，约为 2.307mg/g，落叶前仅为 0.770mg/g，相当于最高期的 1/3，故以秋季叶尚绿时采收为佳。人参根部提取物的皂苷含量在 8 月（夏季）可达 22.6%，而在 12 月（冬季）则降为 7.8%，故以 8 月份采收为佳。越南产黄花蒿 5 月龄植物叶中青蒿素的含量最高（0.86% 干重），此时期叶的产量也最高；之后青蒿素的含量逐渐降低。越南黄花蒿植株中倍半萜类成分青蒿酸和青蒿素 B 的含量在 5 月龄也是最高，分别为 0.16% 和 0.08%。故 5 月是越南黄花蒿的最佳采收期。

3. 生药有效成分随月变化　植（动）物类生药有效成分的含量在不同月份呈现较大的差异，如射干 *Belamcanda chinemsis*（L.）DC. 中鸢尾苷（tectoridin）的含量在 1 月最高（0.227%），其次为 2 月、7 月；野鸢尾苷（iridin）的含量在 4 月最高（0.309%），其次为 7 月、1 月、2 月；鸢尾苷元（tectorigenin）的含量在 4 月最高（0.325%），其次为 7 月、5 月；野鸢尾苷元（irigenin）的含量在 5 月最高（1.008%），其次为 3 月、7 月、4 月；次野鸢尾黄素（irisflorentin）的含量在 4 月最高（0.487%），其次为 3 月、5 月；德鸢尾素（irilone）的含量在 3 月最高（0.045%），其次是 4 月、5 月；总异黄酮含量在 4 月最高（2.082%），除鸢尾苷外的其余成分在 4 月均可达到或接近最大值，参考其生物学产量，4 月应为最佳采收期，与春天为射干传统采收期相一致（图 7 - 3）。如少棘巨蜈蚣 *Scolopendra subspinipes mutilans* L. Koch 秋季（9 月）采收，其蛋白质、游离氨基酸及组胺的含量均高于春季（5 月），质量较优，镇痛作用也较强。

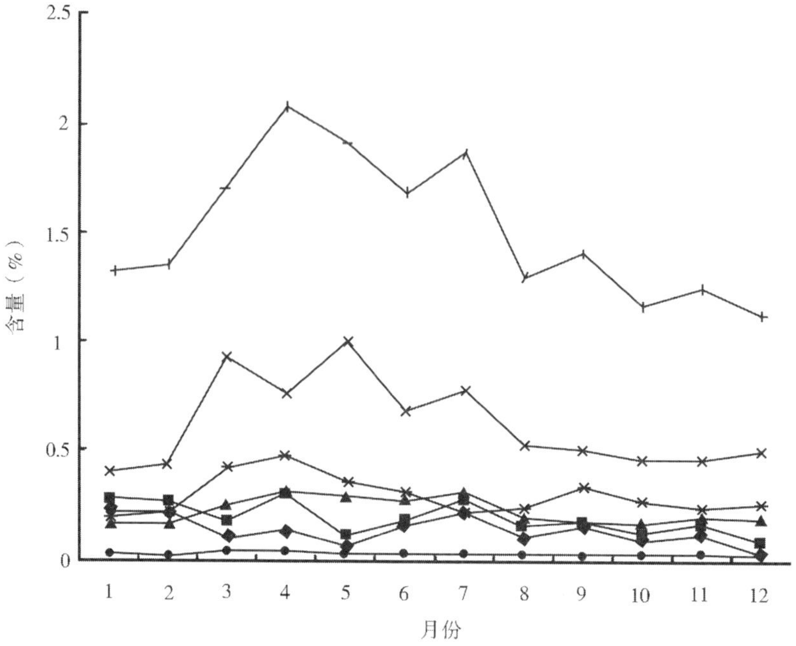

图7-3　不同月份射干中总黄酮和6种异黄酮的含量动态变化

—◆—鸢尾苷；—■—野鸢尾苷；—▲—鸢尾苷元；—×—野鸢尾苷元；

—✳—次野鸢尾黄素；—●—德鸢尾素；—+—总异黄酮

4. 生药有效成分随日变化　生药有效成分的含量在同月不同日亦不相同。水蛭（蚂蟥 *Whitmania pigra* Whitman）一般7～8月间采集，但其有效成分6-氧嘌呤含量和抗凝血酶活性在7月28日均为最高。

5. 生药有效成分随时变化　生药有效成分含量在日内的不同时间段亦有变化。伊犁贝母 *Fritillaria pallidiflora* Schrenk 的新生鳞茎一天内有效成分的含量变化似循子午流注规律，其总生物碱和西贝素（sipeimine）在午时正中（白天12时）含量最高，分别为0.75%、0.60%；而在子时正中（夜间12时）含量最低，分别为0.33%和0.17%，最高点与最低点相差约3倍（图7-4）。又如青蒿（黄花蒿 *Artemisia annua* L.）中的青蒿素在每日中午12时及下午16时含量最高，分别为1.197%和1.204%。

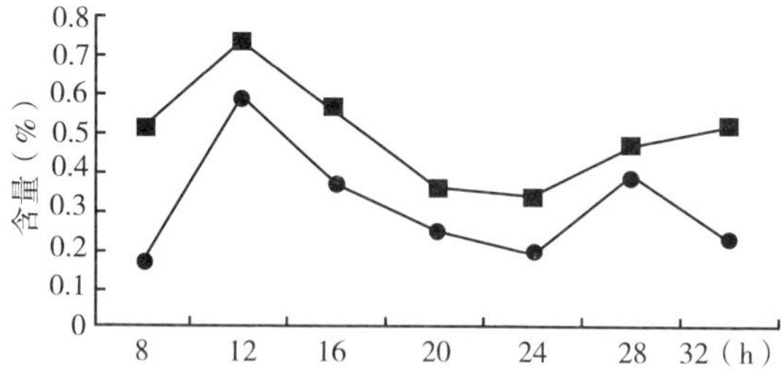

图7-4　伊犁贝母一日内不同时间总生物碱和西贝素的含量变化

■总生物碱；●西贝素

茵陈（Artemisiae Scopariae Herba），传统以幼苗入药，含较高的绿原酸，几乎检测不到具有生理活性的蒿属香豆素。蒿属香豆素仅在花头部含有，在9月含量达最高

(1.41%)，其后降低；茵陈色酮在此期间花头部含量亦达最高（1.05%），在叶中则以8月含量最高，故《中国药典》规定，春季幼苗高6～10cm采收或秋季花蕾长成至花初开时采割，分别称为“绵茵陈”和“花茵陈”。但由于使用习惯的原因，临床上普遍使用绵茵陈，而花茵陈则很少使用。

二、产地加工对生药品质的影响

凡在产地对生药的初步处理与干燥，称“产地加工”（processing in producing area）或“初加工”（primary processing）。生药采收后，除少数要求鲜用（如生姜、鲜石斛、鲜芦根等）外，绝大多数需进行产地加工或一般修制处理。

生药产地加工的意义包括以下几点。①去除非药用部位、杂质（砂石、泥土、虫卵等），纯净生药：如根和根茎类生药要除去残留茎基和叶鞘等；全草类生药要除去其他杂草和非入药的根与根茎等。②保持生药活性成分，保证药效：有些含苷类的生药如苦杏仁、白芥子、黄芩等，经加热处理，能使其中与苷类共存的酶失去活性，避免苷类成分被酶解。③消除或降低刺激性或其他副作用：有些生药的表面有毛状物，如不除去，服用时可能黏附或刺激咽喉的黏膜，使咽喉发痒，甚至引起咳嗽，如枇杷叶、狗脊等。④利于运输、贮藏、保管：通过产地简单加工、干燥后的生药，包装成件，利于运输。而蒸制桑螵蛸，则是为了杀死虫卵，便于生药贮藏保管。

生药产地加工的方法包括拣、洗、漂、去壳、切片、蒸、煮、烫、发汗、干燥等。产地加工是生药生产的重要环节，也是影响生药质量的重要因素之一。例如，厚朴传统的产地加工以川朴产区的发汗方法为独特，通常是将剥取的鲜厚朴皮蒸或置沸水中微煮，变软时取出，发汗至内表面及断面变为紫褐色或棕褐色，并出现油润光泽时取出晒干。研究表明，发汗除能有效克服厚朴干燥过程中产生的结壳，使其内外干燥一致，加快干燥速度外，还能促进通过桂皮酸途径生物转化生成木脂素类成分，从而使厚朴酚与和厚朴酚含量大幅度提高（图7-5）。

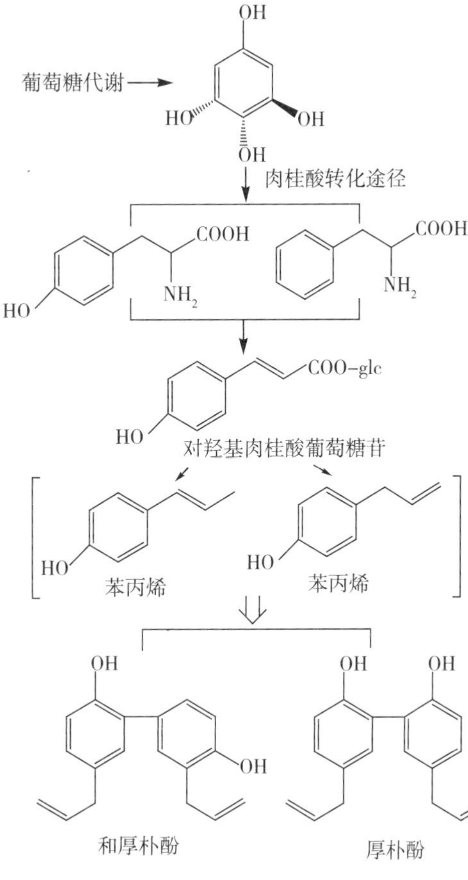

图7-5　厚朴发汗过程中木质素类成分转化积累途径

鲜大黄已知含有蒽酚或蒽酮的羟基衍生物、游离和结合型蒽醌类成分，以及鞣质、二苯乙烯苷等苷类成分，采收后蒽酚或蒽酮的羟基衍生物不稳定，会慢慢氧化成蒽醌类成分。产地加工过程通常是先切去根茎顶端的生长点、修剪除去粗皮及须根，然后按商品规格切成段、块或片，晾晒至切面处收缩并现油状颗粒时再行阴干、烘干或熏烤至干。研究表明，鲜大黄在干燥过程中产生下列一系列的化学转化：鲜大黄中蒽酚类成分缓慢被氧化为蒽醌衍生物，结合型蒽醌转化为游离蒽醌，以及鞣质的氧化聚合等（图7－6，图7－7）。

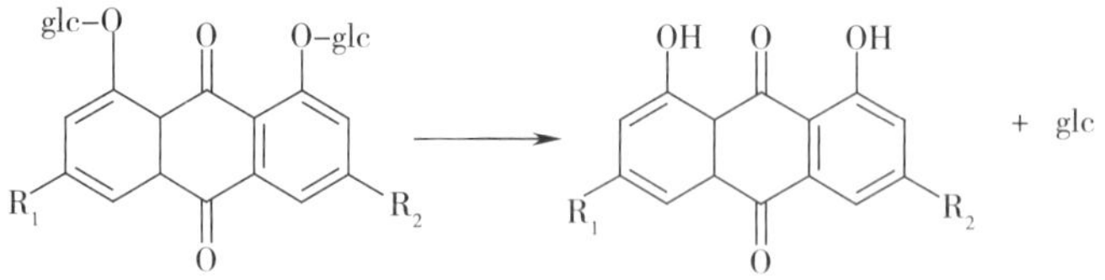

图7－6 大黄主要蒽醌苷转化为蒽醌苷元类成分

大黄酚：R_1 = H，R_2 = CH_3；大黄素甲醚：R_1 = CH_3，R_2 = CH_3；

大黄素：R_1 = OH，R_2 = CH_3；芦荟大黄素：R_1 = H，R_2 = CH_2OH；

大黄酸：R_1 = H，R_2 = COOH

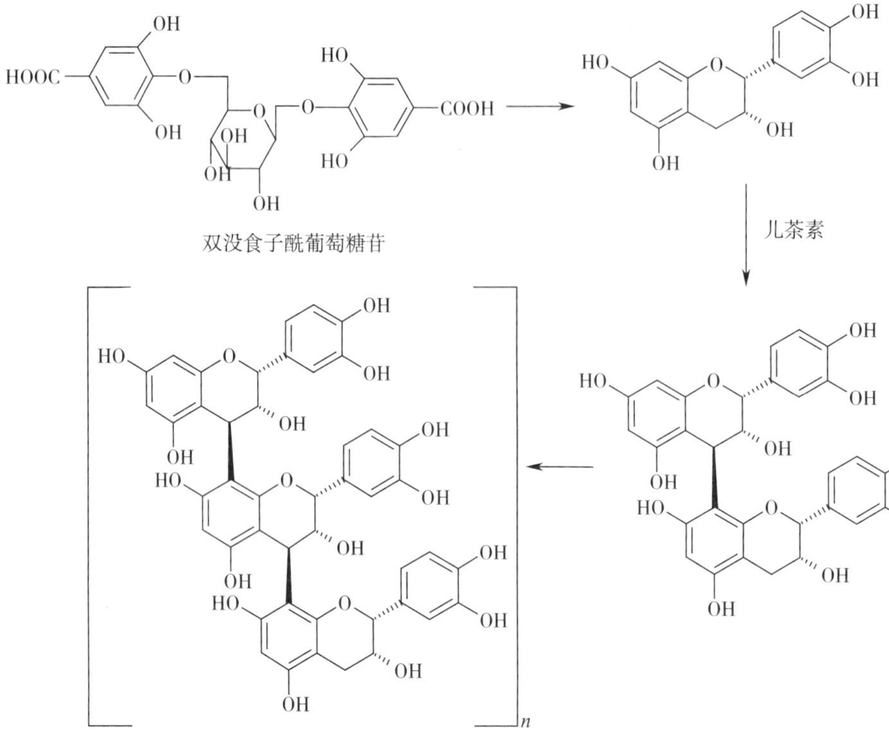

图7－7 产地加工过程中大黄鞣质氧化聚合化学变化途径

“发汗”是生药初加工过程的独特方法和重要环节，影响生药的性状与品质。其通常分为普通发汗和加温发汗两大类。普通发汗法是对新鲜生药或一定程度失水生药进行堆置，必要时尚需进行覆盖，促其发热，以使其内部水分向外扩散，形成“发汗”的征象。如玄参、地黄、丹参、板蓝根、大黄、续断、白芍、黄芪、薄荷等。加温发汗法是对新鲜生药或一定程度失水生药实施增温措施后，进行密闭堆积使之“发汗”，如皮类药材厚朴、杜仲用沸水烫淋数遍加热，然后堆积发汗；在云南地区，茯苓的产地加工过程为：先将柴草烧热，相间铺放茯苓，再盖草密闭促其“发汗”。“发汗”过程的化学物质转化机制比较复杂，在酶促反应下发生一系列的水解、氧化、聚合等生物化学反应，是导致生药外观性状和内在品质发生变化的主要机制。如玄参科植物玄参 *Scrophularia ningpoensis* Hemsl.、地黄 *Rehmannia glutinosa* (Gaertn.) Libosch. ex Fisch. et Mey. 等的块根在产地加工中需经“发汗”处理，既可加快干燥过程，又使生药呈色、药性增强。其机制是：生药所含丰富的酚性物质（如地黄中含有的咖啡酰葡萄糖苷等）在多酚氧化酶（PPO）催化作用下形成对应的醌类产物，呈色的醌式结构分子进一步聚合或与其他芳香化物结合形成更大的共轭体系，产生黑色或褐色，从而导致生药品质的改变。一些需经“发汗”实现生药性状或其药性改变的皮类、芳香全草类药材，其转化原理与之相类似。在 PPO 酶促作用下的化学转化机制如图 7－8 所示。

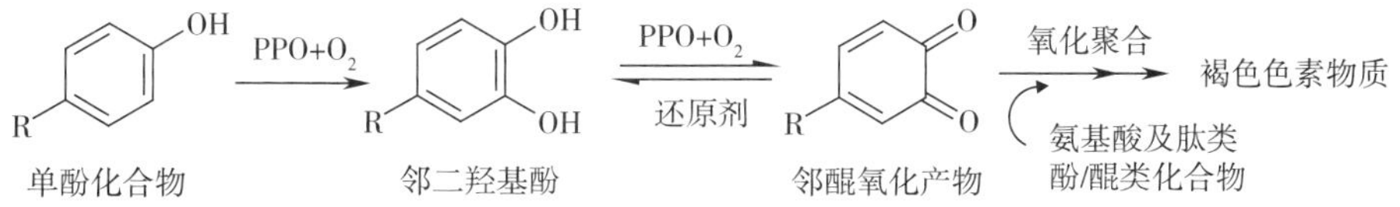

图 7－8　酚类物质酶促反应及化学转化关系

除酶促反应外，“发汗”过程中还会发生美拉德反应（Maillard reaction）。有些生药（如地黄、玄参、丹参等）在初加工“发汗”过程中，随着温度的逐渐升高，发生非酶催化的褐变反应，颜色不断加深，直至呈现黑色、油润的独特性状。如鲜地黄在发汗过程中所含精氨酸与葡萄糖的美拉德反应见图 7－9。

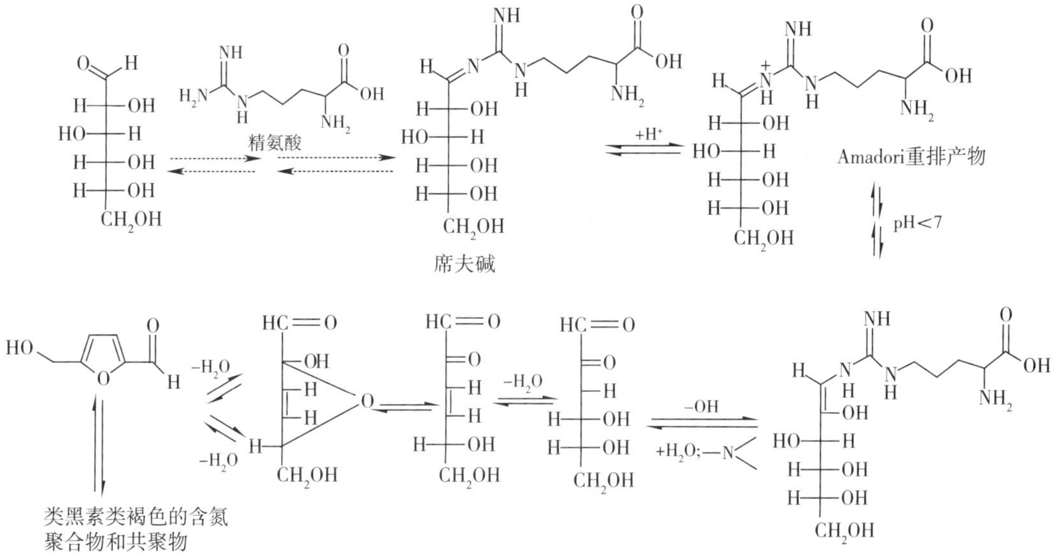

图 7－9　地黄发汗过程中糖与氨基酸（精氨酸）的美拉德反应

知识链接

酶促反应与美拉德反应

多酚氧化酶（polyphenoloxidase，PPO）是一种含铜酶，它能够催化酚类物质转变成醌。植物组织损伤后的褐变主要是PPO作用于天然底物酚类物质所致。PPO广泛存在于植物的花序、叶片、根及根茎等分生组织器官中，一般在幼嫩组织中的产生和累积的量较高。生药在“发汗”过程中，PPO的活性在适宜水分条件下，随温度的升高而增强。生药成分化学结构中若具有邻位酚羟基，在PPO的作用下极易氧化，缩合成高分子有色物质。

美拉德反应于1912年由法国化学家Maillard发现，为氨基化合物与还原糖之间发生的非酶催化的褐变反应，又称“非酶棕色化反应”，或羰氨反应。该反应最终生成棕色甚至是黑色的大分子物质——蛋白黑素或类黑精（melanoidins）。

三、贮藏过程对生药品质的影响

贮藏（storage）是生药流通过程中的重要环节。生药在贮藏过程中，由于自身理化性质和外界诸因素的相互作用，会渐进式发生外在的生物、物理、化学变化，产生发霉（指生药表面或内部滋生霉菌及其代谢产物）、虫蛀（指生药被仓虫蛀蚀受损、变质，常见蛀洞及蛀粉）、变色（指生药发生色泽的改变）、泛糖（指生药变软、变色后，表面溢出或渗出带黏性的“油渍样”物质）、走油（指生药内部油质渗出表面或变质后表面泛出油样物质）、变味（指生药气味发生质的改变）、气味散失（指生药气味逐渐散逸）、枯朽（指生药干裂发脆至枯萎朽木状）、风化（指某些含结晶水的矿物类生药逐渐脱水成粉末状）、融化粘连（指生药受热发生粘连变形甚至融化流失）等现象，内在的氧化、聚合或分解反应、酶促反应及转化反应等导致生药中有效成分含量的增减、转化、逸失，霉菌虫害的侵蚀及其有害次生代谢产物的污染等。

（一）影响生药品质的贮藏环境因素

影响生药品质的贮藏环境因素主要有空气、温度、湿度、日光、霉菌、虫害。

1. 空气 空气含有多种成分，其中，氧和臭氧对生药的变质起重要作用。臭氧是强氧化剂，在空气中的含量虽然微少，但可以加速生药中有机物质发生化学变化，特别是脂肪油的变质。因氧气的作用而引起的化学变化是颇为复杂的，在自然条件下是某些药物中的挥发油、脂肪油、糖类等成分氧化、酸败、分解，使药物表面呈现浸油状的变质现象，俗称“泛油”；使花类药物易变色，气味散失；也能氧化矿物药，使灵磁石变为呆磁石。

2. 温度 温度是影响生药品质的重要因素。通常在常温（15～20℃）条件下，生药成分相对稳定。温度过高或过低都会促使生药质变。随着温度的升高，生物、物理、化学变化均可加速：外表油润的生药，因受热和空气的影响会发生外表失润，如当归等；阿胶、鹿角胶等动物胶类和乳香等树脂类生药，会因受热变软，粘连成块；含脂肪类成分的生药会因受热产生油分外溢、氧化变色，如刺猬皮、九香虫等泛油后，色泽加深，如怀牛膝、川芎等易起油的生药在高温条件下，油脂就会溢出表面，色也随之变黄；芳香解表类生药受热后会导致芳香成分散逸，颜色随之变黑，如荆芥、薄荷、香薷、木香等；雄黄遇热氧化成砒霜。温度过低时，某些新鲜生药如鲜石斛、鲜芦根等亦会发生外观与内在成分的变化。

3. 湿度 湿度是指空气中水蒸气含量多少的程度，也就是空气潮湿的程度。生药自身能否保持正常的含水量，与空气的湿度有密切关系。生药储藏的安全水分范围［参见国家医药管理局（82）药储字第17号文］因品种而异，其水分限量应符合《中国药典》的规定。空气的湿度变化不仅可引起生药外形或体态发生改变以及含水量和化学成分的变化，而且还会导致微生物、害虫的滋生。如果贮存容器不当、包装不好，生药吸收了空气中的水分，含水量即会增高。含淀粉、黏液质、糖类等成分的怕潮易霉的药物，受潮后就容易发生霉变。含盐类矿物药，在潮湿空气影响下易潮解、溶化。然而，相对湿度小于60%时，生药的含水量又易逐渐降低，含结晶水的药物易失去结晶水而风化。

4. 日光　日光是一种可见的辐射波，由于其红外线的热力作用，日光照射后必然会引起温度的升高，尤其对花类生药的色素和叶绿素有破坏作用，能使其变色。如玫瑰花、月季花、红花等常经日光照射，不仅色泽渐渐变暗，而且变脆，引起散瓣。日光还能使生药变色、气味散失、挥发、风化、泛油，如当归、川芎、薄荷等含芳香挥发性成分的药，若常经日光照射，不仅会变色，而且挥发油散失，质量降低。

5. 霉菌　霉菌的生长和繁殖需要三个先决条件：适宜的湿度、适宜的温度和霉菌繁殖所必需的营养物。一般室温在20～35℃，相对湿度在75%以上，霉菌极易萌发为菌丝，发育滋长，溶蚀药物组织，使之发霉、腐烂变质而失效。尤以含富营养物质的生药，如瓜蒌、牛膝、柏子仁、金银花、肉苁蓉等，极容易感染霉菌而发霉、腐烂变质。

6. 虫害　生药害虫的发育和蔓延，与其环境内部的温度、空气的相对湿度以及生药的成分和含水量有关。一般而言，温度在18～35℃，药材含水量达13%以上及空气的相对湿度在70%以上时，最适宜害虫繁殖生长。尤其是含蛋白质、淀粉、油脂、糖类的生药最易受虫蛀蚀心，如蕲蛇、冬虫夏草、芡实、莲子、薏苡仁、黄芪、党参、枸杞等。

（二）贮藏过程中生药中有效成分发生量变

生药有效期与其有效成分的稳定性密切相关。生药贮藏期过长，可直接导致其有效成分量的改变。绵马贯众（粗茎鳞毛蕨 *Dryopteris crassirhizoma* Nakai 的干燥根茎及叶柄残基）在2年贮藏期中，东北贯众素（dryocrassin）含量由4.221%降至3.071%，减少了约27%；总间苯三酚衍生物含量由8.482%降至7.808%，减少了约8%（图7－10）。姜黄（姜黄 *Curcuma longa* L. 的干燥根茎）中姜黄素（curcumin）和挥发油的含量在贮藏3年时分别降低9.1%和2.9%，贮存4年时分别降低21.1%和8.8%，故姜黄的贮藏年限不宜超过3年。浙江产菊花（*Chrysanthemum morifolium* Ramat.）中总黄酮的含量随贮藏期的延长而降低，贮藏1～5年的菊花总黄酮含量减少依次为6.50%、5.95%、5.53%、4.12%、3.66%，提示菊花不宜久存。益母草（*Leonurus japonicus* Houtt.）中

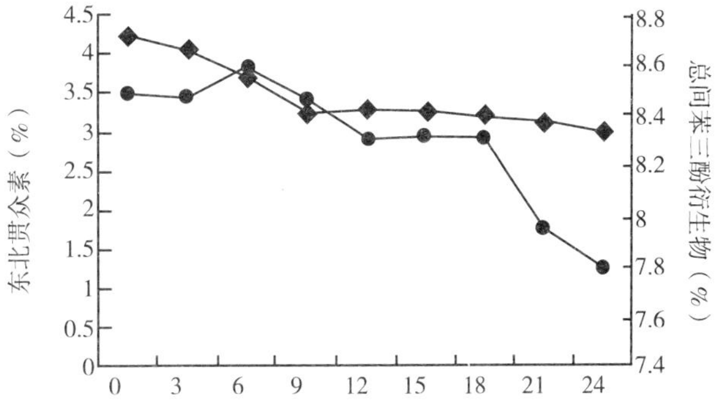

图7－10　绵马贯众不同贮藏期成分含量变化
◆东北贯众素；●总间苯三酚衍生物

的生物碱含量，贮藏1年时含量无明显变化，贮藏2年后含量损失20% ~50%，贮藏3年后损失达80%。石菖蒲（*Acorns tatarinowii* Schott的干燥根茎）中挥发油的含量随贮藏期增加而减少，贮藏1年、2年、3年后分别减少约20%、35%和50%。新鲜大黄中含有蒽酚类成分，贮存2年以上则检测不到蒽酚。桃仁中维生素E和小蓟中维生素C的含量会随着贮藏时间的延长而降低。

中医临床和本草记载，有些生药宜陈用。南北朝·陶弘景《本草经集注》述："凡狼毒、枳实、橘皮、半夏、麻黄、吴茱萸皆须陈久者良，其余须精新也"。新会陈皮（Citri Reticulatae Pericarpium）是广东省江门市新会区的传统名产，国家地理标志保护产品和广东省非物质文化遗产，现今储存最久达80年。据研究，贮藏1年、5年、10年、15年、30年、38年的新会陈皮中的主要成分橙皮苷逐年增多，并发现在久置过程中产生了有机酸或有机酯类物质；贮藏1年、3年、6年、9年、12年、15年、18年、25年、28年、33年的新会陈皮中的橙皮苷、川陈皮素、3，5，6，7，8，3′，4′-七甲氧基黄酮、橘皮素和5-羟基-6，7，8，3′，4′-五甲氧基黄酮等5种黄酮类成分的含量，随贮藏年限的延长有一定增加趋势。以上验证了古人"陈久者良"的说法具有一定的科学依据。

（三）贮藏过程中生药中有效成分结构发生改变

生药中某些化学性质不稳定的有效成分在贮藏过程中易发生结构改变。如黄芪中含有的不稳定成分丙二酰黄芪皂苷Ⅰ在贮藏过程中会逐渐转化为黄芪皂苷Ⅰ（图7－11）。

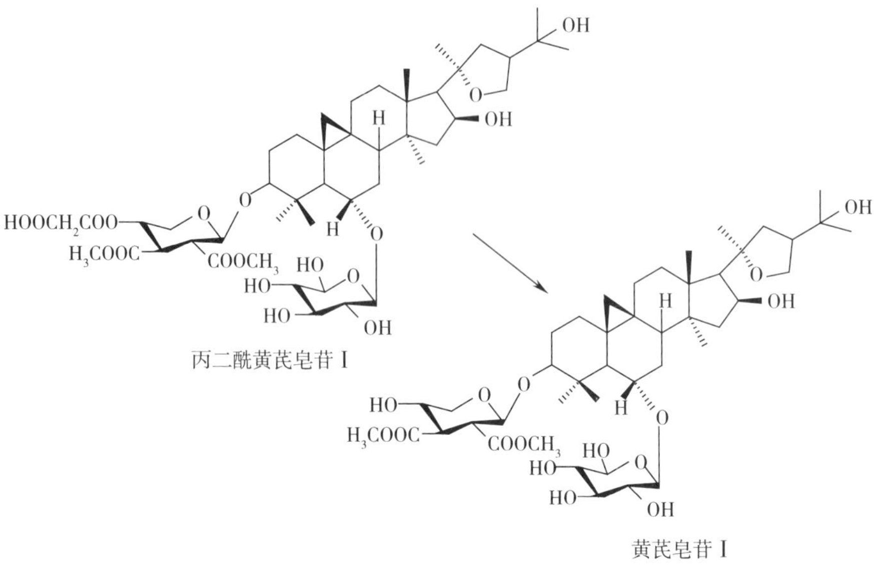

图7－11 黄芪贮藏过程中三萜皂苷的变化途径之一

（四）贮藏过程中生药中有效成分发生的质变及其物理化学机制

1. 生物氧化（biological oxidation） 指物质在生物体内的一系列氧化过程，包括脱氢、加氧等氧化反应。可分为两大类：一类通过氧化反应将次生代谢产物等进行生物转化；另一类通过氧化反应将蛋白质、脂肪、糖类等营养物质进行分解，生成H_2O和CO_2，同时伴有ATP生物能的生成。生物氧化的主要特点是：酶的催化；氧化进行过程伴随生物还原反应的发生；水是许多生物氧化反应的氧供体，通过加水脱氢作用直接参与氧化反应。生物氧化是生药变质的主因之一。生物氧化的结果是导致生药变色、泛糖、走油、酸败产生“哈喇”气味，促使有效成分发生质变。高温、高湿、日光等会提高其氧化反应速率。

（1）富含蛋白质类生药　动物类生药富含蛋白质和脂肪。蛋白质氧化是多途径的。其一，蛋白质在氧化过程中致使多肽链发生氧化断裂，蛋白质侧链氨基酸发生氧化修饰，以及发生蛋白质 - 蛋白质交联。其二，蛋白质中的半胱氨酸的巯基（—SH）可被氧化转换成二硫键，酪氨酸可被氧化形成二酪氨酸，造成蛋白质交联。其三，蛋白质氧化形成羰基基团，在此过程中，一些必需氨基酸如赖氨酸、苏氨酸的结构会发生不可逆转的氧化修饰，从而导致蛋白质功能丧失。其四，脂类的氧化产物可以引发蛋白质的氧化。脂质过氧化产物如 4-羟基壬烯醛（hydroxynonenal）和丙二醛（malondialdehyde）可以与赖氨酸、组氨酸及半胱氨酸残基共价结合。蛋白质氧化后的产物可分解为有异味的醛酮类物质，产生强烈的“哈喇”气味。如哈蟆油、九香虫等。

（2）富含脂肪类生药　在温热和潮湿的环境中，脂肪易氧化、水解，产生酸败（rancidification），即所谓的臭油味。按化学反应机制，酸败分为氧化酸败和水解酸败。A. 氧化酸败：在不饱和脂肪链双键位置发生氧化断裂，生成不稳定的过氧化物，进一步氧化产生醛类、酚类、醇类、酮类和有机酸等，并有部分脂肪酸游离出来，使酸度增加。B. 水解酸败：是简单的水解反应。在微生物解脂酶的作用下，脂肪分解为脂肪酸、甘油二酯、甘油一酯和甘油。两者产生的游离脂肪酸经一系列酶促作用后生成 β-酮酸，脱羧后成为具有苦味及臭味的低级酮类，同时甘油还易被氧化成有特臭的 1,2-内醚丙醛。在柏子仁、苦杏仁、桃仁、郁李仁、麻油等生药中极易发生酸败。长期过量服用酸败的生药对人体健康有害，轻者呕吐、腹泻，重者能引起肝脏肿大。

（3）富含糖类生药　糖类是多羟基醛或多羟基酮及其缩聚物和某些衍生物的总称，分为单糖、低聚糖和多糖。多糖（polysaccharide）是由糖苷键结合的糖链，为 10 个以上的单糖组成的聚合糖高分子碳水化合物。由相同的单糖组成的多糖称为同多糖，如淀粉、糖原等；以不同的单糖组成的多糖称为杂多糖，如阿拉伯胶等。糖类的有氧氧化（aerobicoxidation）主要是醛糖的伯羟基被氧化成羧基，生成糖醛酸化合物及其衍生物或有黏性的多聚糖醛酸类物质，如海藻酸。如牛膝，其“泛糖”后，脱皮甾酮、齐墩果酸含量均下降。天冬、玉竹等容易发黏，贮藏过程中受潮氧化会导致原汁不断外渗，使颜色变枯黄。淀粉被氧化变色、变性，习称“陈化”。稻米等在储藏过程中，通常支链淀粉在脱支酶作用下降解成直链淀粉，导致淀粉各组分变化，微观结构变化，水溶性降低；淀粉长链部分的比率增高，会限制淀粉粒的潜膨胀能力，导致淀粉黏度下降，糊化温度升高。含淀粉的山药、芡实、莲子等具有类似的“陈化”机制。

（4）富含多酚类生药　在一定条件下，多酚物质之间也容易发生络合反应而形成红褐色的产物。生药中的多酚物质主要有植物色素、鞣质、维生素等。生药色素如类胡萝卜素、醌类、黄酮类及羟基类黄酮色素等，可与空气中的氧气反应而自动氧化、聚合，使生药颜色改变。如西红花（番红花 *Crocus sativus* L. 干燥的柱头）中的类胡萝卜素糖酯（carotenoid glucose esters）Ⅰ、Ⅱ、Ⅲ，其中，类胡萝卜素糖酯Ⅲ（crocin，藏红花素）具有明显的降低血清胆固醇、甘油三酯和抑制血液中胆红素的作用，在温度（25℃、50℃）、光照、空气及 β-葡萄糖酶的作用下，类胡萝卜素糖酯Ⅲ和（或）类胡萝卜素糖酯Ⅱ被逐渐氧化分解成类胡萝卜素糖酯Ⅰ，使其药效降低（图 7 - 12）。

在 -20℃下贮藏，西红花的药理活性相对稳定，可达 2 年以上。

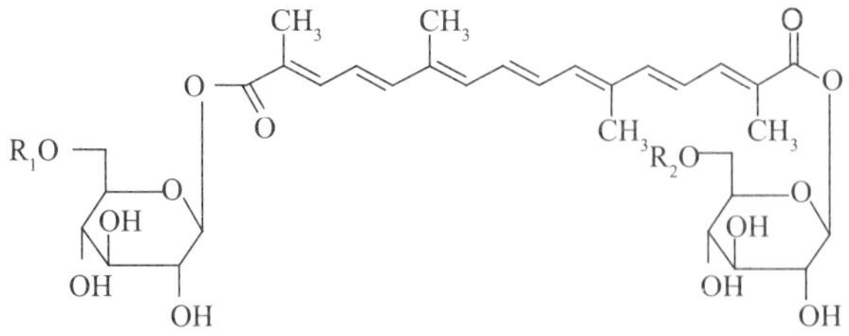

图 7-12 西红花类胡萝卜素糖酯（色素）结构

Ⅰ：藏红花酸-β-D-葡萄糖二酯，$R_1=R_2=H$；

Ⅱ：藏红花酸-(β-D-龙胆二糖)-(D-葡萄糖)酯，R_1 = β-D-glucosyl，$R_2=H$；

Ⅲ：藏红花素，$R_1=R_2$ = β-D-glucosyl

此外，多酚类化合物氧化变色的化学过程涉及含水量、空气、光线、微生物、温度、湿度等诸多因素。如花类生药中的花色素类成分，贮藏过程中受上述诸因素的影响，易发生羟基化、甲基化、糖基化修饰和分子偶联等一系列化学变化而导致变色（图 7-13）。

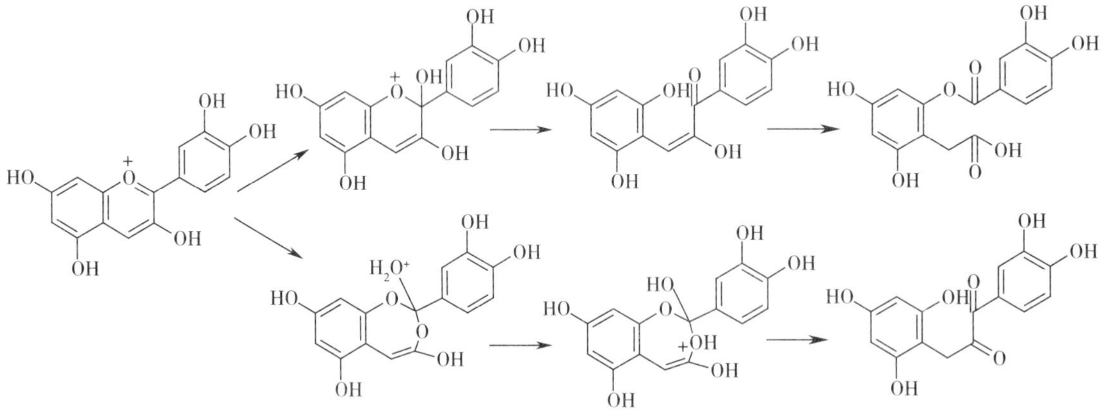

图 7-13 花类生药贮藏过程中氧化变色可能发生的化学转化

2. 酶促反应（enzyme-catalyzed reactions） 酶是一种生物催化剂，在生药中普遍存在，在一定条件下，酶能促进生药中苷类有效成分的水解；有时还会进一步发生氧化、聚合形成有色化合物，而使生药色泽发生改变。黄芩（Scutellariae Radix）受潮后，在酶的作用下，抗菌成分黄芩苷（baicalin）发生水解，生成黄芩素（baicalein），黄芩素被氧化生成绿色的醌类成分，使生药由棕黄色变为鲜绿色，俗称“绿芩”。保持干燥以防止酶解是保证贮藏期黄芩品质的关键。苦杏仁泛红变色也是酶促作用的结果。

第五节 生药规范化生产与质量调控

植（动）物类生药的生产主要涉及野生和栽培（养殖）。后者生产过程的科学管理和质量调控，是提高生药品质和保证生药质量稳定的基础与关键。

一、国内外植物药规范化生产管理法规概况

日本是制定植物药规范化生产管理起步最早的国家。1986 年，日本厚生省提出制定《药用植物栽培与品质评价》，从 1988 年启动这项工作到 2002 年，出版了 10 册共 53 种《药用植物栽培与品质评价》指针，其中 1992 年出版的第 1 册收载了黄连、地黄、大黄、当归、柴胡 5 种。在此基础上，日本于 2003 年制定了《药用植物良好农业和采集规范》(Good Agricultural and Collection Practices for Medicinal Plants，GACP)，从栽培、采收、干燥、包装、贮藏、运输、设备、人员、文件管理、培训和教育、质量控制 11 个方面规范了药用植物种植和采收的各个环节。

GAP 的概念最早由欧洲特殊药物制造业协会于 1998 年在布鲁塞尔会议上提出。同年，欧盟出台了《药用和芳香植物优化种植生产质量规范（GAP）条例》，并于 2002 年公布了《草药原料良好种植和采收规范细则》（Points to Consider Good Agricultural and Collection Practice for Starting Materials of Herbal Origin），从总则、质量保证、人员培训、建筑与设施、设备、文件管理、种子与繁殖材料、栽培、采集、初加工、包装、贮藏与分发 14 个方面规范了植物材料和药用植物生产、加工的整个过程。我国良好农业规范（GAP）认证分 GAP^{+}（一级）和 GAP（二级）两个等级（彩图 4）。

2003 年，WHO 以英、法、西文颁布了《药用植物良好农业和采集规范（GACP）指南》[WHO Guidelines on Good Agricultural and Collection Practices（GACP）for Medicinal Plants]，分别对药用植物种植和野生药用植物的采集给予了规范指引，并于 2005 年以中、英文发布了世界卫生组织专著《青蒿种植和采收质量管理规范》[WHO monograph on good agricultural and collection practices（GACP）for *Artemisia annua* L.]。

WHO 及一些国家药用植物规范化生产法规的颁布与实施，推动了我国中药材生产规范化管理法规的制定。

我国《中药材生产质量管理规范（试行）》（Good Agricultural Practice for Chinese Crude Drugs，GAP）于 2002 年 6 月 1 日由国家药品监督管理局颁布实施。共 10 章 57 条，包括产地生态环境、种质与繁殖材料、栽培与养殖管理、采收与初加工、包装、运输与贮藏、质量管理、人员和设备、文件管理等环节的管理。适用于中药材生产企业种植、养殖或野生抚育中药材的全过程。为加强中药材生产的监督管理，规范中药材 GAP 认证工作，自 2003 年启动中药材 GAP 认证至 2016 年 2 月国务院决定取消中药材 GAP 认证行政许可事项［《国务院关于取消 13 项国务院部门行政许可事项的决定》（国发〔2016〕10 号）］，其间全国共有 129 家企业建设的 167 个中药材种植基地（不包括复认证基地）通过 GAP 认证。2016 年 3 月 18 日，国家食品药品监督管理总局发布《关于取消中药材生产质量管理规范认证有关事宜的公告》（2016 年第 72 号），强调“国家食品药品监督管理总局将继续做好取消认证后中药材 GAP 的监督实施工作。2022 年 3 月 1 日，国家药品监督管理局、农业农村部、国家林业和草原局、国家中医药管理局联合发布新版《中药材生产质量管理规范》（2022 年第 22 号，以下简称新版《规范》）。新版《规范》共 14 章 144 条，包含：总则，质量管理，机构与人员，设施、设备与工具，基地选址，种子种苗或其他繁殖材料，种植与养殖，采收与产地加工，包装、放行与储运，文件，质量检验，内审，投诉、退货与召回，附则。新版《规范》较试行版的 10 章 57 条增加了 4 章 87 条，适用于中药材生产企业（包括具有企业性质

的种植、养殖专业合作社或联合社）规范生产中药材的全过程管理，是中药材规范化生产和管理的基本要求。《规范》涉及的中药材是指来源于药用植物、药用动物等资源，经规范化的种植（含生态种植、野生抚育和仿野生栽培）、养殖、采收和产地加工后，用于生产中药饮片、中药制剂的药用原料。

新版《规范》鼓励中药饮片生产企业、中成药上市许可持有人等中药生产企业在中药材产地自建、共建符合本规范的中药材生产企业及生产基地，将药品质量管理体系延伸到中药材产地；鼓励中药生产企业优先使用符合本规范要求的中药材。药品批准证明文件等有明确要求的，中药生产企业应当按照规定使用符合本规范要求的中药材。相关中药生产企业应当依法开展供应商审核，按照本规范要求进行审核检查，保证符合要求。

值得注意的是，新版《规范》实施，不采用备案制、认证制，采用延伸审计方式，中药企业可按要求在产品上进行标记；强调建立中药材生产企业及其生产基地台账和信用档案，实施动态监管、过程管理。

二、中药材生产质量调控及技术要点

中药材生产质量调控的目的是规范中药材生产，保证中药材质量，促进中药标准化、现代化。

中药材生产质量调控的核心技术是建立中药材（含植物、动物药）生产全过程的质量调控管理体系。就植物药而言，就是从播种，经过植物不同的生长、发育阶段到收获，及至形成商品药材（经初加工）为止的质量调控。

中药材生产质量调控包括产地生态环境、种质与繁殖材料、栽培与养殖管理、采收与初加工、包装、运输与贮藏等。

（一）产地生态环境的质量调控

中药材生产基地的选择遵循地域性、安全性、适宜性、合理性的原则。生产基地空气、土壤、灌溉水、药用动物饮用水应符合国家相应标准。

（二）种质与繁殖材料的质量调控

准确地鉴定养殖、栽培或野生采集的药用动植物的物种（包括亚种、变种或品种、中文名及拉丁学名等），并实行检验和检疫制度，防止病虫害和杂草的传播。开展种质资源品质评价，从中选择并确定性状良好的中药材品种种质，作为中药材种植品种的基原。

制定繁殖材料采集操作规程，包括种子采集操作规程、中药材种子质量标准等，以确保种质的质量。进行中药材的繁殖、育苗方法或育苗时间对中药材的质量、采收期影响的对比试验和研究，优选好的技术和方法。制订种子育苗及移栽操作规程，进行中药材品种种质的复壮和纯化工作，建立野生原产地或农家品种引种地的溯源档案。

（三）栽培与养殖管理的质量调控

1. 药用植物栽培 ①应根据药用植物的营养特点及土的供肥能力，确定施肥种类、时间和数量。施用肥料的种类以有机肥为主，以保证养分的持续供应和土壤的长期通气性，在适当发育阶段可有限度地使用化学肥料，促进生长。②适时、合理灌溉和排水，保持土壤的良好通气条件。湿度会影响药用植物活性成分积累，也会影响病虫害的发生和流行速度。③适时打顶、摘蕾等措施可保证光合作用产物的有效积累，提高产量，对糖类、苷类等产物的积累通常具有促进作用。适时整枝修剪、覆盖遮阴等栽培措施是调整光照、提高药用器官产量和保证质量稳定的最有效的措施。④采用综合病虫害防治方法。控制高毒、高残留农药以及重金属农药的使用，降低中药材中的农药残留量，减少污染。

2. 药用动物养殖　①药用动物养殖方式和方法应根据其生存环境、食性、行为特点及对环境的适应能力等确定。②控制饲养密度，保持养殖环境清洁卫生，防止致病原微生物的滋生和病害的蔓延。③适时适量地补充营养饲料，不得添加激素、类激素等添加剂。④建立消毒制度等病害预防措施可保证动物健康生长，并降低病死率；禁止将中毒、感染疫病的动物入药。

（四）采收与初加工的质量调控

采集野生或半野生药用动植物应坚持“最大持续产量”原则，在保护药材资源的同时，使物种及遗传多样性得到保护。根据产品质量及植物单位面积产量或动物养殖数量，结合传统经验综合考虑采收期、采收年限对药材产量和质量的影响；道地药材应按传统方法进行加工。药用部位采收和初加工是中药材净制的关键环节，应尽可能地剔除杂质、混入的有害物质、腐烂变质的部位，拣选、清洗、切制、干燥等过程中应保证中药材不受污染、有效成分不被破坏。加工场地应清洁、通风，具有遮阳、防雨和防鼠、虫及禽畜的设施。鲜用药材采用冷藏、砂藏、罐贮、生物保鲜等适宜的保鲜方法，尽可能不使用保鲜剂和防腐剂。

（五）包装、运输与贮藏

包装应按标准操作规程操作，批包装应记录品名、规格、产地、批号、重量、包装工号、包装日期，以保证中药材质量的稳定性和可追溯性。所有包装材料应无污染、清洁、干燥、无破损，避免中药材二次污染，保证质量；毒性、麻醉性、贵重药材应使用特殊包装。并应贴上相应的标记。

中药材批量运输时，不应与其他有毒、有害、易串味物质混装。

通风、干燥、低温、避光是防止药材发霉、虫蛀、走油等变质现象的主要条件。应加强管理，保证药材质量，同时加强鼠害防治。

知识链接

中药材生产质量调控规范术语

1. 中药材　指药用植物、动物的药用部分采收后经产地初加工形成的原料药材。

2. 中药材生产企业　指具有一定规模，按一定程序进行药用植物栽培或动物养殖、药材初加工、包装、储存等生产过程的单位。

3. 最大持续产量　即不危害生态环境，可持续生产（采收）的最大产量。

4. 道地药材　传统中药材中具有特定的种质、特定的产区或特定的生产技术和加工方法所生产的优质中药材。

5. 种子、菌种和繁殖材料　植物（含菌物）可供繁殖用的器官、组织、细胞等；菌物的菌丝、子实体等；动物的种物、仔、卵等。

6. 病虫害综合防治　从生物与环境整体观点出发，本着预防为主的指导思想和安全、有效、经济、简便的原则，因地制宜，合理运用生物的、农业的、化学的方法及其他有效生态手段，把病虫的危害控制在经济阈值以下，以达到提高经济效益和生态效益之目的。

7. 半野生药用动植物　指野生或逸为野生的药用动植物辅以适当人工抚育和中耕、除草、施肥或喂料等管理的动植物种群。

第八章　生药资源与可持续利用

PPT

学习目标

1. 掌握　生药资源的概念；物种濒危等级及保护等级的划分，我国野生药材资源的保护等级。

2. 熟悉　生药资源保护的相关法规与途径。

3. 了解　生药资源的可持续利用。

我国的生药资源（resources of crude drugs）是国家战略性资源，是促进中医药事业和中药大健康产业发展的物质基础，关系到中医药事业的可持续发展。生药资源可持续利用（sustainable utilization of crude drug resources）的基本点是保护和利用并举，核心是发展。

第一节　生药资源概述

生药资源一般包括植物药、动物药和矿物药资源，前两者合称为生物药资源，因其在一定程度上循环利用且可以更新，亦称可再生资源（renewable resources），广义上还包括利用生物技术繁育的生物个体和活性物质；后者称为非生物药资源，因其储量有限且不可更新，亦称不可再生资源（non-renewable resources）。

一、物种濒危等级及保护等级的划分

野生动植物是主要的生药资源，但随着社会经济的高速发展，生态环境的恶化，生药需求量的快速增加以及资源的不合理利用，许多野生动植物种类已经灭绝或趋于濒危。

（一）世界自然保护联盟物种濒危等级

物种濒危等级是人为制定的衡量物种或生态系统濒危程度或受威胁状况的等级系统。其中最常用的是世界自然保护联盟（the International Union for Conservation of Nature，IUCN）制定和发布的濒危物种等级系统。2011 年公布的《濒危物种红色名录》显示，在生存状况已知的 59508 种生物之中，有 19265 种濒临灭绝，占总数的 32.4%。根据濒危程度，IUCN 将濒危物种划分为灭绝（extinct）、野生灭绝（extinct in the wild）、极危（critically endangered）、濒危（endangered）、易危（vulnerable）、低危（lower risk）、数据不足（data deficient）及未评估（not evaluated）8 个等级。

（二）中国植（动）物红皮书的物种等级

中国植物红皮书的物种等级划分参照 IUCN 的等级制定，采用“濒危”“稀有”和“渐危”3 个等级。①濒危（endangered）种：指处于灭绝危险中的物种，即物种在其分布的全部或显著范围内有随时灭绝的危险。这类植物通常生长稀疏，个体数和种群

数低，且分布高度狭域。由于栖息地丧失或破坏或者过度开采等原因，其生存濒危。②稀有（rare）种：指那些并不是立即有灭绝危险但分布区有限或仅零星存在的物种，即物种虽无灭绝的直接危险，但其分布范围很窄或很分散或属于不常见的单种属或寡种属。③渐危（vulnerable）种：指那些在可以预见的将来很可能成为濒危的物种，即物种的生存受到人类活动和自然原因的威胁。这类物种由于毁林、栖息地退化及过度开采，在不久的将来有可能被归入“濒危”等级。中国动物红皮书的物种等级划分亦参照1996年版IUCN《濒危物种红色名录》，根据中国的国情，分为了野生灭绝（Ex）、绝迹（Et）、濒危（E）、易危（V）、稀有（R）和未定（I）等。

据统计，我国高等植物大约有4600种处于濒危或受威胁状态。近50年来，约有200种高等植物灭绝，平均每年灭绝4种。野生动物中约有400种处于濒危或受威胁状态。

（三）我国野生动植物的保护等级

1. 我国野生动物的保护等级　1988年12月10日由国务院批准颁布《国家重点保护野生动物名录》使用2个保护等级，将中国特产稀有或濒于灭绝的野生动物列为一级保护动物，而数量较少或有濒于灭绝危险的野生动物列为二级保护动物。2018年新修订《中华人民共和国野生动物保护法》第二十一条明令：禁止猎捕、杀害国家重点保护野生动物。因科学研究、种群调控、疫源疫病监测或者其他特殊情况，需要猎捕国家一级保护野生动物的，应当向国务院野生动物保护主管部门申请特许猎捕证；需要猎捕国家二级保护野生动物的，应当向省、自治区、直辖市人民政府野生动物保护主管部门申请特许猎捕证。

2. 我国野生植物的保护等级　我国是野生植物种类最丰富的国家之一，仅高等植物就达3.6万余种，其中特有种高达1.5万～1.8万种，占我国高等植物总数近50%。1987年出版的由原国家环境保护局和中国科学院植物研究所编著的《中国珍稀濒危保护植物名录》（第一册）收载389种濒危植物，其中药用植物超过169种（约占43.44%）。1999年国务院颁布的《国家重点保护野生植物名录》（第一批）收录255种，其中一级保护52种、二级保护203种。为拯救濒危野生植物，维护生物多样性和生态平衡，推进生态文明建设，2021年8月7日经国务院批准，2021年9月7日国家林业和草原局、农业农村部发布了新调整的《国家重点保护野生植物名录》（2021年第15号）。调整后的《名录》共列入国家重点保护野生植物455种和40类，包括国家一级保护野生植物54种和4类，国家二级保护野生植物401种和36类。《名录》调整了18种野生植物的保护级别，删除了35种野生植物，新增野生植物268种和32类。新增一级保护野生植物中，药用植物有霍山石斛 *Dendrobium huoshanense*、红豆杉属所有种（*Taxus* spp.）、昆布 *Ecklonia kurome* 等；新增二级保护野生植物中，药用植物有石杉属所有种（*Huperzia* spp.）、重楼属所有种（除北重楼外，*Paris* spp. excl. *P. verticillata*）、贝母属所有种（*Fritillaria* spp.）、金线兰属所有种（*Anoectochilus* ssp.）、白及 *Bletilla striata*、杜鹃兰 *Cremastra appendiculata*、石斛属所有种（除霍山石斛和曲茎石斛外，*Dendrobium* spp. excl. *D. huoshanense*，*D. flexicaule*）、天麻 *Gastrodia elata*、手参 *Gymnadenia conopsea*、海南龙血树 *Dracaena cambodiana*、剑叶龙血树 *D. cochinchinensis*、黄连属所有种（*Coptis* spp.）、大花红景天 *Rhodiola crenulata*、锁阳 *Cynomorium songari-*

cum、降香（降香黄檀）*Dalbergia odorifera*、山豆根 *Euchresta japonica*、甘草（乌拉尔甘草）*Glycyrrhiza uralensis*、胀果甘草 *G. inflata*、越南槐 *Sophora tonkinensis*、玫瑰 *Rosa rugosa*、黄檗 *Phellodendron amurense*、金荞麦 *Fagopyrum dibotrys*、巴戟天 *Morinda officinalis*、新疆紫草（软紫草）*Arnebia euchroma*、草苁蓉 *Boschniakia rossica*、肉苁蓉 *Cistanche deserticola*、管花肉苁蓉 *Cistanche mongolica*、雪莲 *Saussurea involucrata*、人参属所有种（*Panax* spp.）、明党参 *Changium smyrnioides*、川明参 *Chuanminshen violaceum*、珊瑚菜（北沙参）*Glehnia littoralis*、阜康阿魏 *Ferula fukanensis*、新疆阿魏 *Ferula sinkiangensis*、冬虫夏草 *Cordyceps sinensis* 等。从管理体制上看，324 种和 25 类由林业和草原主管部门分工管理，131 种和 15 类由农业农村主管部门分工管理。我国的生药主要来源于植物，其中大部分为种子植物（约占植物药总数的90%）。从种类上看，我国的生药资源虽然相当丰富，但近年来我国高等植物的濒危物种数量不断增加，其中被子植物的濒危物种比例已超过 3%，具有重要药用价值的裸子植物濒危物种比例更是高达近 40%，如苏铁、银杏、三尖杉、红豆杉、中国粗榧、榧、侧柏、金钱松、草麻黄等。

3. 我国野生动物的保护等级 我国是世界上野生动物种类最多的国家之一，仅脊椎动物就有 4000 多种，占世界总量的 10% 以上。中华人民共和国成立以来，我国十分重视濒危药用动物的保护，1989 年《国家重点保护野生动物名录》收录的 256 种中，一级保护药用动物有 67 种，二级保护药用动物有 96 种，共占比约 64%；2003 年和 2020 年又分别将麝类、穿山甲所有种调升为国家一级保护野生动物。2021 年 2 月 1 日经国务院批准，国家林业和草原局、农业农村部联合发布公告（2021 年第 3 号），公布了新调整的《国家重点保护野生动物名录》。调整后的《名录》新增 517 种，共列入野生动物 980 种和 8 类，其中，国家一级保护野生动物 234 种和 1 类、国家二级保护野生动物 746 种和 7 类。上述物种中，686 种为陆生野生动物，294 种和 8 类为水生野生动物。其中，列入一级保护的重要的药用动物有穿山甲属所有种（*Manis* spp.），麝属（*Moschus*）的林麝 *M. berezovskii*、马麝 *M. chrysogaster*，原麝 *M. moschiferus* 等 5 种，梅花鹿 *Cervus nippon*、高鼻羚羊（赛加羚羊）*Saiga tatarica*、海龟科所有种（*Cheloniidae* spp.）等。在管理体制上，上述物种中，686 种按陆生野生动物由林草部门管理，294 种和 8 类按水生野生动物由渔业部门管理。保护濒危动物不单纯是一般地保留该动物物种，更重要的是如何保护濒危动物的生存和繁衍。此项工作关系到野生动物这一可再生资源的持续利用、对正常生态系统的维持以及各种遗传物质的长久保存，有助于造福当今人类和我们的子孙后代。《名录》调整后，我国相关部门将依法依规进一步加大保护力度，严防乱捕滥猎野生动物及破坏栖息地行为，严厉打击违法犯罪行为，坚决禁止滥食及非法交易野生动物活动。应广泛开展宣传教育，提高公众对国家重点保护野生动物的科学认知，发动公众自觉抵制违法行为，支持保护工作，形成共同保护的良好局面。

（四）我国野生药材资源的保护等级

1987 年国务院发布的《野生药材资源保护管理条例》规定了我国野生药材保护的等级标准，分为三级。①一级：濒临灭绝状态的稀有珍贵野生药材物种。②二级：分布区域缩小、资源处于衰竭状态的重要野生药材物种。③三级：资源严重减少的主要野生药材物种。《国家重点保护野生药材物种名录》（第一批）共收载药材 76 种，其中药用植物 58 种，药用动物 18 种。药用植物中，属于二级保护的 13 种，包括人参、杜仲、甘草（3 种）、黄连（3 种）、厚朴（2 种）、黄柏（2 种）、血竭；三级保护的 45 种，如贝母、石斛、紫草、五味子、龙胆、细辛、远志、黄芩、羌活、天门冬、连翘、防风、山茱萸、肉苁蓉等。药用动物中，一级保护的有虎、豹、赛加羚羊和梅花鹿4种；二级保护的有黑熊、棕熊、马鹿、林麝、原麝、马麝（由于资源锐减，2002年，麝类动物的保护级别由二级升至一级）、乌梢蛇、银环蛇、五步蛇、穿山甲［为进一步加大对穿山甲的保护力度，2020年我国将穿山甲属（*Manis*）所有种的保护级别由二级调升至一级，并从2020年版《中国药典》除名］、中华大蟾蜍、黑眶蟾蜍、中国林蛙、蛤蚧14种。

二、我国生药资源的基本状况

中华人民共和国成立以来，我国开展了四次全国性的中药资源普查，基本摸清了我国中药资源家底。据1984—1994年第三次全国中药资源普查统计，我国生药资源达12807种，其中药用植物11146种，药用动物1581种，药用矿物80种，总储量约为850万吨。2011—2020年，国家中医药管理局组织开展了第四次全国中药资源普查，已对全国31个省近2800个县开展中药资源调查，获取了2000多万条调查记录，收集了46万余份药材样品、腊叶标本、种质资源，汇总了1.3万多种中药资源的种类和分布等信息，其中有3150种为中国特有种；发现新物种79种，其中60%以上的物种具有潜在的药用价值。我国已建设28个中药材种子种苗繁育基地和2个中药材种质资源库（四川、青海），6个传统知识调查分中心（东北、华东、西北、华南、华中、西南），形成了中药资源保护和可持续利用的长效机制。基于100多万个样方的调查数据，可以估算《中国药典》收载563种中药材的蕴藏量。生态环境部发布的数据显示，截至2019年，我国已建立各级各类自然保护地1.18万处，包括10个国家公园体制试点区、2750个自然保护区、3548个森林公园、1051个风景名胜区、898个国家级湿地公园、650个地质公园等，占国土陆域面积的18%、领海面积的4.6%，已提前实现联合国《生物多样性公约》提出的到2020年保护地面积达到17%的目标。89%的国家重点保护野生动物种类和86%的国家重点保护野生植物种类都在保护地中得到保护。

中华人民共和国成立以来，我国野生植物药材的抚育取得显著成效，约5000种药用植物引种或保存在全国各地的植物园和药用植物园中，300余种常用中药材已实现人工栽培，选育了257个中药材新品种。根据《全国中药材生产统计报告（2020年）》，近10年，国内中药材生产无论基地建设还是种植面积，都保持着高速增长，全国中药材种植总面积达8339万亩。截至2020年底，注册合作社达283243家，种植基地12300多个。值得注意的是，超过70%的合作社、种植基地注册于2015年之后，与中药材产业脱贫攻坚时间点吻合。“十三五”以来，中药材需求发生了巨大变化，中药材除了要满足中成药、中药饮片和中药配方颗粒等中药工业的原料需求外，更重要的是还要满足大健康产业对中药保健产品、药食同源类健康食品和其他健康养生产品的多层次需求。2021年国内中药材市场年需求量在400万吨以上，较10年前的2011年（约50万吨）增长了约8倍。需求增加给自然环境和资源造成了巨大的压力，野生药用植物资源迅速萎缩，甘草、冬虫夏草、人参、石斛、川贝母、雪莲、羌活、单叶蔓荆、黄皮树、银柴胡、肉苁蓉、三叶半夏、新疆阿魏、紫草等100多种药材的资源量普遍下降，影响60多个药材品种的医疗用药。长叶榧、见血封喉、峨眉野连、八角莲、凹叶厚朴、杜仲、小勾儿茶、野山参、黑节草等30多种药材因野生资源稀少，无法提供商品或只能提供少量商品，处于濒临灭绝的边缘。目前处于濒危状态的近3000种植物中，用于中药或具有药用价值的占60%～70%。动物药亦有类似问题，对于一些极其珍稀的濒危品种，国家现已有明文规定，不准药用、食用。由于目前关键技术等的限制，人工驯养、繁殖还不能从根本上解决这些珍稀品种的种群数量速减问题。虽然矿物类生药的品种和临床使用量远不及植物类和动物类生药，但却是生药资源中具有一定特殊性和不可替代性的重要组成部分。目前对其药用价值的评价和利用研究相对薄弱，有必要重视药用矿物资源的保护和利用。

鉴于上述生药资源在用药需求与生态保护之间存在的突出矛盾，生药资源可持续利用的重要性日渐凸显。我国政府已采取一些必要措施来保护珍稀濒危药用动植物资源，并大力推动药材产业基地建设，生药资源急剧减少的状况有所缓解，但形势依然不容乐观。如何从生药资源的合理应用、濒危药用动植物资源的保护、新药用资源的寻找等方面着手开展科学研究和有效管理，已成为生药资源可持续利用的关键。

第二节 生药资源的保护

生药资源的保护是可持续利用的重要方面，也是一项系统工程，既要有国家法律、政策支撑，如建立珍稀濒危药用动植物及道地药材保护区、选择性限制药材出口等；也要有科技支撑，如野生药用动植物的人工栽培与养殖、濒危动植物药材替代品的寻找等。

发展和保护中药材资源，要坚持政府引导与市场主导相结合，坚持资源保护与产业发展相结合，坚持提高产量与提升质量相结合，以实现资源保护与监测体系基本建立，濒危药材供需矛盾有效缓解，常用药材生产稳步发展，科技水平大幅提升，药材质量安全明显改善，现代生产流通体系初步建成，产品供应充足，市场价格稳定，中药材保护和发展水平显著提高。

生药资源的保护途径主要包括以下几个方面。

一、生药资源保护相关法律法规的建立及实施

1. 认真履行国际相关公约 1973年3月3日，《濒危野生动植物种国际贸易公约》(Convention on International Trade in Endangered Species of Wild Fauna and Flora，CITES)在美国华盛顿签署。这是一项在控制国际贸易、保护野生动植物方面具有权威、影响广泛的国际公约，其宗旨是通过许可证制度，对国际野生动植物及其产品、制成品的进出口实行全面控制和管理，以促进各国保护和合理开发野生动植物资源。截至2019年，全世界已有183个国家成为公约的缔约国，我国于1981年4月8日正式加入公约，并认真履行公约义务。此外，我国也是《国际植物保护公约》(International Plant protection Convention，IPPC)、《生物多样性公约》(Convention on Biological Diversity)的缔约国。

2. 制定和颁布我国相关法律和法规 为保护我国重要的濒危药用动植物资源并为其生境筑起坚实的法律防线，我国政府制定和修订颁布了《中华人民共和国环境保护法》(2014年修订)、《中华人民共和国森林法》(2019年修订)、《中华人民共和国草原法》(2021年修正)、《中华人民共和国渔业法》(2020年修订)以及专门的《中华人民共和国野生植物保护条例》(2017年修订)、《野生药材资源保护管理条例》(1987年)、《中华人民共和国野生动物保护法》(2018年第三次修正)、《中华人民共和国陆

生野生动物保护实施条例》（2016 年修订）、《中华人民共和国水生野生动物保护实施条例》（2013 年修订）等相关法规。此外，国家还发布了针对一些珍稀濒危药用动植物的专项保护通知，如 1993 年国务院颁发《关于禁止犀牛角和虎骨贸易的通知》，规定禁止犀牛角和虎骨及其制品的国内、国际贸易，禁止生产含有犀牛角和虎骨成分的中成药，并取消了《中国药典》中犀牛角和虎骨及其制品的药品标准；2000 年国务院发布《关于禁止采集和销售发菜制止滥挖甘草和麻黄草有关问题的通知》，同年国家经贸委发布了《关于保护甘草和麻黄草药用资源组织实施专营和许可证管理制度的通知》。2007 年，国家林业局等五部局联合发布《关于加强赛加羚羊、穿山甲、稀有蛇类资源保护和规范其产品入药管理的通知》。根据国家有关法规、条例的要求，结合本地的实际情况，各省、市也相继颁布实施了有关生物资源保护的条例，如《黑龙江省野生药材资源保护条例》《阿坝藏族羌族自治州野生中药材、菌类植物资源保护管理条例》《西藏自治区冬虫夏草采集管理暂行办法》《辽宁省野生珍稀植物保护暂行规定》等。这些法律和法规已建立起我国基本的野生动植物保护的法律和实施体系。

3. 从国家战略性资源高度制定发展保护中药材资源政策　当今社会医学模式和医疗模式的转变，给中医药保障人类健康的医疗模式带来了发展机遇，复方药物将是 21 世纪国际新药研发的重要方向。随着中药产业的快速发展，面对中药材需求的不断增加、部分野生药材资源趋于枯竭以及供应短缺矛盾突出等，中药材资源的可持续利用已经成为重大的经济、社会和科学问题，关乎中医药事业健康可持续发展大计。国家高度重视，相继于 2015 年由国务院办公厅转发工业和信息化部、中医药局、发展改革委、科技部、财政部、环境保护部、农业部、商务部、卫生计生委、食品药品监管总局、林业局、保监会 12 个部门《中药材保护和发展规划（2015—2020 年）》，强调中药材是中药工业的生产原料，是中医药事业传承和发展的物质基础，是我国独特且具有战略意义的宝贵资源；2016 年由国务院印发《中医药发展战略规划纲要（2016—2030 年）》，首次在国家层面编制发展规划，将中医药发展列入国家发展战略；2017 年 7 月 1 日，我国首部为传统中医药振兴而制定的国家法律——《中华人民共和国中医药法》施行，为中药材产业的可持续发展提供了强有力的法律保障和政策支持。

二、就地保护与野生抚育

1. 就地保护　在原产地建立野生药材自然保护区，对珍稀濒危药用物种就地保护（*in situ* conservation），既可保证物种的正常生长发育，还能保持物种在原生态环境下的生存能力及种质资源（germplasm resources），如峨眉山国家公园中受到保护的药用植物物种就有1655种。

2. 野生抚育　在保护和恢复生态环境的基础上，通过封禁、人工管理、人工补种、仿野生栽培等方式开展野生抚育（wild nursery），可加速生药资源的更新和恢复。近年来，川贝母、甘草、黄连、冬虫夏草等生药的野生抚育取得明显进展。

三、迁地保护与离体保存

1. 迁地保护（*ex situ* conservation）　是指通过建立药用植物园、动物园的方式将野生动植物从原产地迁移到条件良好的人工环境中进行繁育，是一种保护濒危物种的有效方式，还可以研究这些物种的生物学和生态学特性，以保护物种和扩大种源。

2. 离体保存（*in vitro* conservation） 是指利用现代生物技术，特别是低温保存技术，将生物体的一部分（如器官、组织、细胞或原生质体等）进行长期贮存以保存物种的种质。常用的方法包括建立种子库、基因库、细胞库等。

四、药用动植物的人工栽培与养殖

对野生动植物进行引种（introduction）与驯化（domestication），实现人工栽培（cultivation）与养殖（reproduction），变野生药材为家种、家养，建立规范的药材 GAP 基地，不仅可以有效保证药材的质量，而且可以保护野生药材资源，是生药资源可持续的重要措施。

原 CFDA 的 66 批 GAP 检查公告显示，2004—2016 年全国共认证了 82 个种植（养殖）品种（其中植物药 81 种，动物药 1 种），包括何首乌、虎杖、白芍、黄连、附子、延胡索、太子参、甘草、黄芪、红芪、苦参、板蓝根、天花粉、人参、西洋参、三七、北柴胡、当归、川芎、白芷、龙胆、黄芩、丹参、玄参、地黄、桔梗、党参、云木香、苍术、麦冬、短葶山麦冬、川贝母、平贝母、滇重楼、黄精、半夏、山药、泽泻、郁金、温郁金、莪术（蓬莪术）、温莪术、天麻、鸡血藤、厚朴、牡丹皮、银杏叶、款冬花、金银花、山银花（灰毡毛忍冬）、菊花、野菊花、红花、西红花、五味子、决明子、化橘红、山茱萸、栀子、罂粟壳、夏枯草、枸杞子、薏苡仁、头花蓼、鱼腥草、淫羊藿（巫山淫羊藿）、肿节风、冬凌草、苦地丁、灯盏花、绞股蓝、管花肉苁蓉、穿心莲、益母草、荆芥、广藿香、青蒿（仅供提取青蒿素使用）、石斛（含金钗石斛）、铁皮石斛、螺旋藻、茯苓、美洲大蠊等，大大推进了大宗常用中药材的规模化、规范化种植。据调查，全国用于饮片和中成药的药材有 1000 ~ 1200 余种，其中，野生中药材种类占 80% 左右，栽培药材种类占 20% 左右。在常用的 500 ~ 600 种药材中，主要依靠人工栽培的已达 250 多种，且近一半品种已绝大部分或全部来源于人工栽培，如板蓝根、地黄、山药、茯苓、党参、当归、黄连、川芎、乌头、浙贝母、延胡索、白芍、金银花、天麻、麦冬、巴戟天、佛手、广藿香等。并且，在长期的人工栽培实践中，通过系统选育、杂交、诱变、多倍体育种等手段进行中药材的良种选育研究，获得了丹参、浙贝母、延胡索、地黄、吴茱萸、栝楼、薄荷、牛膝、青蒿等众多的优质高产新品种。此外，在引进国外药用物种方面，已成功引种了颠茄、西洋参、洋地黄、金鸡纳、西红花、丁香、白豆蔻、番泻叶、安息香等，解决了一些进口药材资源紧缺的问题。

动物药是传统中医药不可或缺的重要组成部分，有显效、特需、紧缺等特点。早在 1983 年国家医药管理局公布的 140 种紧缺药材中，动物药占 60%。据不完全统计，目前我国含麝香、豹骨、羚羊角、穿山甲、熊胆、稀有蛇类等珍稀濒危药用资源成分的中成药品种有 600 ~ 700 种，生产厂家近 1000 家。其中，安宫牛黄丸、片仔癀、六神丸、八宝丹、西黄丸、紫雪散、至宝丹等“国宝级中药”均含有动物药。据亚洲动物基金估计，中国现存野生黑熊种群为 1.2 万 ~ 1.8 万头。我国在药用动物的饲养驯化方面也取得了长足进步。例如，20 世纪 50 年代初期，仅东北等少数地区养鹿，共约 2000 头，年产鹿茸 300kg 左右，药用的绝大部分靠野生猎取；此后，在国家有关部门的组织和支持下，鹿的饲养范围逐步扩大，现已遍及全国，品种从梅花鹿扩展到马鹿（主要在新疆）。到 1979 年，全国共养鹿 25 万头，收购鹿茸 3.3 万 kg（包括少数野生），商品供应出现饱和。1985 年，全国养鹿减到 20 万头，收购鹿茸 3.2 万 kg，比 1950 年增长约 100 倍，基本满足了药用的需要。目前，梅花鹿养殖地区已遍布全国各地，存栏数约 56 万头。

对于一些自然繁殖能力低、资源极其珍稀濒危的药用植物，则可以应用组织细胞培养技术开展大规模无性繁殖，在较短时间内得到大量的新生植株，不仅可以保留母本的遗传特性，还可以脱毒、实现工业化生产，有效减轻对野生资源的压力，这对珍稀濒危物种的保护和资源再生尤其重要。迄今为止，我国的药用植物离体培养和试管繁殖研究已取得一定成果，应用离体培养技术已获得 100 多种药用植物的试管植株，如试管繁殖技术已应用于培植怀地黄、枸杞、苦丁茶等中药材，微型繁殖技术在石斛、芦荟的研究中也获得成功。

五、生药的合理采收与人工更新

合理采收，既可保证生药品质，还可以保证药材原动植物的再生能力和资源的良性循环。合理采收主要体现在采收方法、采收季节和采收量三个方面。

1. 采收方法 采收药材时，除获得药用部位外，还应注意原动植物的再生能力和资源的良性循环。药农在药材采收实践中，除推广边挖边育、挖大留小、挖密留疏等行之有效的采收方法外，还创新和改良了一些方法。过去胡黄连采收时，茎苗作废物弃去，1978 年西藏将其茎苗作为繁殖材料，获得成功，降低了育苗成本；吉林省对刺五加采取留幼株并保留部分根茎在土内的方法，保护了刺五加资源。20 世纪 70—80 年代，我国成功将环状剥皮技术应用于木本药用植物黄檗、杜仲、肉桂、厚朴等皮类药材的采收，有效保护了珍贵的药用资源和生态环境。藏药独一味的基原植物为唇形科植物独一味 *Lamiopllomis rotata*（Benth.）Kudo，其药用部位为带根的全草，由于独一味只在高海拔的高寒地区生长，资源稀少，在大量研究证明其地上部分与根及根茎所含成分基本一致的基础上，2010 年版《中国药典》将其药用部位修改为地上部分，保留其根部使之得以重新繁育。又如，获取麝香的传统方法是杀麝取香，捕杀野生麝时不分成幼和雌雄，造成大量误杀（幼体和雌体没有麝香），每取得 1 个麝香囊，约有 3 头麝被捕杀。现在，四川阿坝藏族羌族自治州的马尔康养麝试验场开发出了“捅槽取香”“手术取香”及“等压法”三种活麝取香技术，取香后，麝生长正常并能继续再生麝香，既保证了药材的供应与使用，又保持了麝的种群数。

2. 采收季节 避开药用动植物的繁殖期，在药用部位的主要活性成分积累到最高时进行适时采收，如在采收全草和枝叶类生药时，应尽量在果实成熟后进行，便于利用种子维持种群的自然繁衍更新；而在采收树皮类生药时，应选择形成层活动能力旺盛的季节进行。

3. 采收量 野生或半野生药用动植物药材的采收应坚持最大持续产量（maximum sustainable yield）原则，即根据每一种药用动植物资源的再生能力进行合理采收，合理的采收量应控制在年最大允收量范围之内，保证常采常生、永续利用。若超负荷采收，资源得不到及时补充和恢复，则会导致资源减少甚至消亡。年最大允收量因药用部位的不同而异，一般根和根茎类药材为 10%，茎叶类药材为 30%～40%，花和果实类药材为 50%。

六、生物技术在药用活性成分规模生产中的应用

基因工程、蛋白质工程、代谢工程、细胞工程、酶工程、发酵工程等现代生物技术以及合成生物学（synthetic biology）技术在药用活性成分紫杉醇、青蒿素和丹参酮、人参皂苷等研究及生产中的成功应用，为生药资源的保护与可持续利用及其珍稀天然产物的异源生物合成提供了全新的机遇。

1. 利用组织细胞培养物来替代全植物生产药用活性成分 迄今，利用生物技术从各种植物组织培养物中生产的药用活性成分已有200多种，其中，药用活性成分含量超过或等于全株植物水平的有40余种。如人参培养细胞中人参皂苷的含量是天然植株的5.7倍。从新疆紫草高产细胞系悬浮培养物种中得到紫草宁（shikalkin），含量达到干重的14%，高出紫草根数倍，该技术已成功获得商品化，不但使逐年锐减的野生紫草资源得到了保护，而且除用作天然色素外，在抗炎、抗肿瘤、抗病毒等活性方面显示具有新药开发的前景。

2. 应用基因工程技术生产药用活性成分 水蛭素（hirudin）是从水蛭中发现的由65~66个氨基酸残基组成的小分子蛋白质（多肽），是迄今为止作用最强的特异性凝血酶抑制剂。由于过度利用和生境遭到破坏等原因，野生水蛭资源短缺，提取水蛭素成本高昂。应用基因工程技术工业化生产的化学结构、药理活性与天然水蛭素基本相同的重组水蛭素（recombinant hirudin）已在国内外上市，这是应用基因工程手段生产有效成分的成功范例。

3. 应用合成生物学技术生产珍稀药用活性成分 青蒿素（artemisine）是我国科学家从黄花蒿茎叶中提取的有过氧基团的倍半萜内酯抗疟一线药物。然而，植物提取成本高，产量很低，用化学方法合成十分困难且成本高昂。2006年，美国加州大学伯克利分校的Keasling实验室将来源于不同生物的基因进行设计、组装，最后在酵母工程菌中建立了一条非天然的代谢途径，用于大量合成抗疟疾药青蒿素的前体——青蒿酸，合成量达到153mg/L。目前，通过合成生物学策略制备青蒿素的前体如紫穗槐-4，11-二烯、青蒿酸和二氢青蒿酸，然后通过半合成的方法合成青蒿素的产量已经达到工业化水平。丹参酮（tanshinones）是丹参中具有抑菌、消炎、活血化瘀活性的脂溶性菲醌化合物。2009年，我国科学家通过功能基因组学方法，首次克隆并鉴定了其合成前体——次丹参酮二烯的两个酶SmCPS和SmKSL，并在大肠杆菌中构建了代谢途径，其产量达到2.5mg/L；在此基础上成功设计开发了一套组合调控酿酒酵母萜类合成途径的功能模块，使次丹参酮二烯产量达到488mg/L。紫杉醇（taxol）是从紫杉树皮中提取的年需求量达数百千克的天然抗肿瘤药物，其在树皮中的含量仅为0.00001%~0.069%，天然资源极其紧缺。2010年，麻省理工学院和塔夫茨大学的合作者通过在大肠杆菌中重建紫杉二烯的合成途径，成功地获得了紫杉醇的中间体；再通过调控上游和下游模块转化大肠杆菌，构建成生物合成紫杉烯的工程菌，使紫杉烯的产量提高到1020mg/L。这些研究印证了通过合成生物学的设计实现珍稀天然产物异源生物合成的可行性，且显示这一技术具有巨大优势和应用潜力。

知识链接

合成生物学

生物技术（biotechnology）又称生物工程（bioengineering），是指将生物化学、分子生物学、微生物学、遗传学等的原理与生化工程相结合，以工业规模利用现有生物体系制造工业产品，即将活的生物体、生命体系或生命过程产业化。合成生物学（synthetic biology）最初由Hobom B.于1980年提出，用于表述基因重组技术；随着分子系统生物学的发展，2000年E. Kool在美国化学年会上重新提出这一概念，其于2003年被定义为基于系统生物学的遗传工程和工程方法的人工生物系统研究，从基因片段、DNA分子、基因调控网络与信号传导路径到细胞的人工设计与合成。目前，合成生物学的主要研究内容是通过人工设计和构建新的生物学元件来合成新的生物学系统，如酶分子、基因环路甚至生命；或是改造自然界中存在的生物系统和生物过程。

第三节　生药资源的可持续利用

根据资源可持续发展理论，生药资源可持续利用应该以不损害资源生态环境为前提，以保持中药资源永久性的可持续利用为关键，以满足中医临床医疗、康复保健和其他社会需求为目的。生药资源的可持续利用应遵循两条基本原则：一要符合自然界中的能量、物质循环周而复始的自然规律；二要符合经济开发中物尽其用、综合开发、效益最大化的经营法则。同时，应科学、充分、合理、有效地利用已有的生药资源；广泛深入地寻找和发掘新药源和新用途，多方位、多层次开发新产品，满足不断增长的社会需求。

生药资源可持续利用的方式包括：①以农业生产方式为主的一级开发，如进口胡黄连、西洋参的引种栽培；②以工业生产方式为主的二级开发，如将沙棘（Hippophae Fructus）果实加工成沙棘保健饮料、沙棘粉、沙棘果油，将其种子加工成沙棘籽油等产品；③以科技创新方式为主的三级开发，如以有效成分或部分有效成分为指标，从50种国产丹参属植物的根中寻找丹参酮II_A含量高的种类，经综合分析比较认为，少毛甘西鼠尾草（*Salvia prewalskii* var. *glabtescens*）及丹参白花变型（*S. miltiorrhiza* f. *alba*）是较理想的原料。也可通过生药替代品寻找，非药用部位扩大利用，新药源、新药用成分的发现，资源综合利用等途径实现。

一、濒危药用动植物生药替代品的寻找与利用

生药替代品系指在特定条件下，当正品药材严重缺乏而无法获得时，经过比较研究并报有关管理部门特许，用其他药效相同或相近的品种替代用之。随着中药大健康产业的发展，人们对疗效卓著、用途广泛、需求量大的濒危、稀有的药用动植物资源及其名贵中药材的需求与日俱增，替代品是缓解需求压力的途径之一。

1. 天然替代品　早在汉代，医著中就有记载。如张仲景曰："无猪胆，以羊胆代之。"积极寻找有效的稀有濒危动植物替代品，不仅可以解决临床应用等方面的市场需求，更重要的是可以在很大程度上降低稀有药用动植物的濒危程度。例如，肉苁蓉为

著名的滋补壮阳药，有补肾阳、益精血、润肠通便等功效，素有“沙漠人参”之美誉，但近年来由于大规模采挖、寄主植物遭破坏等原因，其资源日渐短缺。通过对同属植物肉苁蓉、管花肉苁蓉和盐生肉苁蓉等进行的系统比较研究，学者们发现地区习用品管花肉苁蓉 *Cistanche tubulosa*（Schrenk）Wight 与肉苁蓉 *C. deserticola* Y. C. Ma 的化学成分和主要药效基本相同，而且有效成分松果菊苷的含量更高，其资源相对丰富，可以作为肉苁蓉的替代品。2005 年版《中国药典》正式收载该品种，缓解了肉苁蓉资源紧缺的问题。又如，川贝母由于生境遭破坏、多年采挖、自然繁殖率低等原因，其野生资源已趋匮乏，基于植物分类学、植物化学、药效学、毒理学等一系列基础研究的成果，将有长期栽培和药用历史、有稳定资源量的瓦布贝母 *Fritillaria unibracteata* Hsiao et K C. Hsia var. *wabuensis*（S. Y. Tang et S. C. Yue）Z. D. Chen 和太白贝母 *Fritillaria taipaiensis* P. Y. Li 作为川贝母基原收入 2010 年版《中国药典》，对保证川贝母商品的稳定供应和满足临床使用起到了积极作用。研究成功的进口生药国产替代品包括：以国产安息香替代进口安息香，以国产云南马钱子替代进口皮氏马钱子，以西藏胡黄连替代进口的印度胡黄连，以国产大风子替代进口大风子，以新疆阿魏替代进口阿魏，以国产沉香［土木香 *Aqulilaria sinensis*（Lour.）Spreng. 含树脂的心材］替代进口沉香等。这些药效相近的国产生药的替代，满足了临床配方和成方制剂生产的需求。

2. 人工替代品 其研究与开发是缓解濒危、稀有名贵中药材需求的重要途径之一。牛黄（Bovis Calculus）为牛 *Bos taurus domesticus* Gmelin 的干燥胆结石，是许多传统名贵中成药如安宫牛黄丸、大活络丸、人参再造丸、牛黄清心丸等的重要原料之一。由于天然牛黄药源极少、价格昂贵，长期以来不能满足临床用药需求。20 世纪中叶，我国开始天然牛黄替代品研究，经过近半个世纪的努力，成功研发出 3 种牛黄代用品。①人工牛黄（Bovis Calculus Artifactus）：参照天然牛黄所含的化学成分，从牛、羊、猪等动物的胆汁中提取主要有效成分胆红素、胆酸等配制而成。②培植牛黄（Bovis Cultured Calculus）：通过在牛胆囊中植入异物，人为使胆囊中胆汁感染，使可溶性胆汁凝固、沉积而形成。③体外培育牛黄（Bovis Calculus Sativus）：根据天然牛黄形成机制，应用现代生物工程技术，模拟体内胆红素钙结石形成的生化过程，在体外牛胆囊胆汁内培育而形成。这些替代品满足了医疗与制药需求，成功解决了我国牛黄资源极度稀缺的问题。临床已应用的其他濒危、稀有生药替代品还包括：水牛角替代犀牛角，塞隆骨替代虎骨，以活体引流熊胆汁（熊胆粉）替代熊胆，以人工合成麝香（十五环酮）替代麝香，以合成龙脑“冰片”替代天然冰片，以冬虫夏草菌丝体（蝙蝠蛾拟青霉）发酵工程获得的虫草菌粉替代冬虫夏草等。人工替代品的应用既缓解了对稀缺野生资源的依赖，又使濒危动植物资源得以保护。

二、传统生药非药用部位的开发与利用

传统生药非药用部位是扩大新药源、提高资源利用率的一条重要途径。植物类生药采收过程废弃的传统“非药用部位”生物量巨大，弃之可惜。传统植物类生药往往仅取其某一药用器官，如根、根茎、叶、花或果实，如当归 *Angelica sinensis*（Oliv.）Diels 采收加工时仅取其根部入药，而生物产量约为根部 1.5 倍的地上茎叶被丢弃；又如菊 *Chrysanthemum morifolium* Ramat. 仅采摘花蕾或开放的头状花序入药，其高可达 1m

左右的植株的生物产量为花序的10余倍，但被弃之。此类“非药用部位”经系统化学、药理学及毒理学研究、科学评价发现具有潜在的药用价值，从而扩大为新的药用部位加以利用。如人参，传统以其根入药，今研究发现其茎、叶都含有较高含量的人参皂苷，茎、叶因而成为提取人参皂苷的优良资源。此外，钩藤的茎枝、黄连的地上部分和须根、杜仲叶、苏木根、由砂仁叶提取的挥发油等，经研究均已供药用。

同一生药通常含多种具有不同结构类型、不同生物活性的有效成分，通过多种药理活性筛选，可研发形成功效各异的药品。如山莨菪含多种莨菪烷类生物碱，具有不同的生物活性和治疗功能：阿托品（atropin）及其衍生物后马托品（houmatropin）用于胃解痉、眼科散瞳；东莨菪碱（scopolamine）用于治疗各种中毒性休克、眩晕病；樟柳碱（anisodine）用于治疗偏头痛型血管性头痛、视网膜血管痉挛、神经系统炎症和有机磷中毒等。

三、基于植物化学分类学的新药源研发

根据植物化学分类学（chemotaxonomy of plants）中“亲缘关系相近的植物类群具有相似的化学成分”的理论，有方向、有目标地从同科属亲缘关系较近的种类中寻找新的药用资源，或从已知含有特定成分的植物类群中选择含量高的种类作为候选药用新资源。20世纪50年代，我国从印度引进了一种商品名叫“Serpina”（音译名为寿比南）的降血压药，其由夹竹桃科植物印度蛇根木 *Rauvolfia serpentina*（Linn.）Benth. ex Kurz 中提出的总生物碱研制而成，主要活性成分为利血平（reserpine）。我国无印度蛇根木物种分布，但在海南等地有同属植物萝芙木 *R. verticillata*（Lour.）Baill. 的分布，经研究发现，萝芙木不仅含有利血平，而且其总生物碱的降压作用更加温和、缓慢而持久，且副作用少而轻微，以萝芙木总碱制成的“降压灵”沿用至今。与此同时，经研究证实，我国萝芙木属（*Rauvolfia*）的大部分种类均可作为利血平的药源植物加以利用。薯蓣属植物（*Discorea* spp.）因含有合成甾体激素类药物的主要原料——薯蓣皂苷元（diosgenin）而备受关注，经研究发现，薯蓣属根茎组（Sect. *Stenophora*）植物的根茎中均有较高含量的薯蓣皂苷元，如三角叶薯蓣 *D. deltoidea* Wall. 含1.8%～5.4%，盾叶薯蓣 *D. zingiberensis* C. H. Wright 含1.05%～4.90%，它们被作为薯蓣皂苷元的优质药源植物而大面积推广栽培。

四、药用动植物中有效成分的发现与新药研发

从药用动植物中发现有效成分（部位）是中药新药研究与开发的有效途径之一，并可提高药用资源的生物利用率。从药用植物中制备有效部位成功开发为新药的有：银杏提取物用于治疗神经系统疾病（如老年痴呆症、帕金森病、脑梗死等）及心血管疾病（冠心病、高血压、高血脂等）；贯叶连翘提取物用于防治抑郁症、调节情感障碍和情绪失调等。从药用植物中直接提取活性成分并广泛用于临床的一线药物有：从千金藤属（*Stephania*）植物中提取催眠、镇痛药物罗痛定；从小檗属（*Berberis*）植物中提取抗菌消炎药物小檗碱；从岩白菜属（*Bergenia*）植物中提取治疗气管炎的药物岩白菜素（bergenin）；从蛇足石杉 *Huperzia serrata*（Thanb.）Trev. 中提取治疗老年痴呆的药物石杉碱甲（huperzine A）等。

有些药用植物含有的某些成分可作为新药的半合成原料，通过化学合成或结构改造可制成高效、低毒的新药物。例如，从红豆杉枝叶中提取10-去乙酰巴卡亭（10-deacetylbaccatin Ⅲ），再经过化学半合成生产紫杉醇和多西他赛，可在不破坏红豆杉野生植物资源的基础上实现资源的可持续利用；云南产草药三分三（*Anisodus acutangulus*）含莨菪碱达1%，经化学方法处理，可转化为抗胆碱药阿托品；从黄藤茎木中提取巴马汀，经氢化后得到延胡索乙素，比从延胡索中直接提取延胡索乙素更经济实用；从丹参中提取丹参酮$Ⅱ_A$，经磺化后得到丹参酮$Ⅱ_A$磺酸钠，大大增强了水溶性，获得了具有更高疗效的新药物。天然化学成分经结构修饰后用于临床的成功实例还有抗疟药双氢青蒿素、蒿甲醚、青蒿琥酯，抗肿瘤药甲基斑蝥素、羟基斑蝥素、斑蝥酸钠、紫杉醚等。

五、海洋生药的新药开发

我国拥有3.2万公里的海岸线，海洋生物资源蕴藏量丰富，《中华本草》记载的海洋生药资源达802种，常用的约128种，如海藻、海马、海龙、石决明、牡蛎、海参、海胆等。

1. 从传统海洋生药中发现药用成分研制成新药 如用从海藻中提取的褐藻酸钠、甘露醇等制成的降糖素，用于辅助治疗糖尿病。海洋生药中已开发用于临床的药物或制剂有：河豚毒素（TTX）、鲎试剂（LAL）、藻酸双酯钠（PSS）、甘露醇烟酸酯、藻酸丙二酯、人造皮肤、海星胶代血浆、角鲨烯、石房蛤毒素、西加毒素、珍珠精母注射液、褐藻淀粉硫酸酯、刺参多糖钾注射液等。

2. 从海洋生物中发现新药源和药用成分 据统计，已知有230种藻类含有各种维生素，246种海洋生物含有抗癌物质。已从软珊瑚中分离出十三元环二萜内酯和去甲大环二萜内酯，从耳壳藻中分离出单萜内酯，从刺参体壁分离出酸性黏多糖等。

近10年来，全球海洋天然产物与海洋药物研究蓬勃发展，我国科学工作者平均每年在我国海域发现200多种新的天然产物（药物先导化合物）。这些海药资源的医药价值大大优于陆药或人工合成药物，尤其是在抗癌、抗病毒、抗炎、抗真菌与节育等方面的潜力更引人注目，有望催生一批具有我国自主知识产权的海洋新药。

六、药用动植物资源的综合开发利用

药用动植物资源除用于医疗用途外，在生物农药、食品添加剂、化妆品等方面亦大有可为。例如，从除虫菊、鱼藤、苦楝子、大蒜、雷公藤中开发出了低残留、低成本及无公害的生物农药除虫菊酯、鱼藤酮、苦楝素、乙蒜素、雷公藤总生物碱；从姜黄、栀子、紫苏、紫草、红花、茜草等药用植物中开发出种类繁多、安全性高的天然食用色素；从罗汉果中得到的罗汉果皂苷、从甘草中得到的甘草酸可作为低热量无糖甜味剂，供糖尿病患者食用；从薄荷、玫瑰花、檀香、人参、丹参、金银花、两面针中开发出多种类型的天然化妆用品；从阿胶、珍珠、蜂胶、哈蟆油、海参、乌梢蛇、葛根、黄精、薏苡仁中开发出多种具有保健功能的食品。随着科学研究的不断深入，生药资源的开发利用将会在广度和深度上取得新的突破。

下篇　各论

第九章 藻、菌、地衣类

PPT

学习目标

1. 掌握 带 * 重点生药的鉴定特征（包括基原、性状、显微及理化特征）和活性成分。

2. 熟悉 一般生药的化学成分和鉴定特征（包括基原、性状、显微及理化特征）。

3. 了解 重点生药和一般生药的含量测定方法、功能与主治；重点生药国内外研究概况。

第一节 藻类生药

藻类（algae）为自养型原始低等植物，植物体构造简单，没有真正的根、茎、叶的分化。其特征是一般具光合作用色素，能进行光合作用，制造养分供本身需要。藻类依据其光合作用色素的种类和贮存养分的种类、细胞壁的成分、鞭毛着生的位置和类型、生殖方式和生活史等，通常分为 8 个门：蓝藻门（Cyanophyta）、裸藻门（Euglenophyta）、绿藻门（Chlorophyta）、轮藻门（Charophyta）、金藻门（Chrysophyta）、甲藻门（Pyrrophyta）、褐藻门（Pheaophyta）和红藻门（Rhodophyta）。与药用关系密切的主要分布于褐藻门与红藻门，少数在绿藻门。常见生药有褐藻类的昆布、海带、羊栖菜、海蒿子；红藻类的海人草、鹧鸪菜、石花菜等；绿藻类的石莼及孔石莼。

藻类的主要化学成分包括四类。①碳水化合物类：包括多糖、单糖、双糖、糖醛酸类及其衍生物，多糖类成分有海带多糖及马尾藻聚糖等。②色素类：海藻含叶绿素、藻蓝素、藻褐素、藻红素等色素。③蛋白质、肽、氨基酸类：藻类含有丰富的蛋白质、氨基酸及其衍生物，具有补益作用。其中，海带氨酸具有降压作用。④无机元素类：藻类含有丰富的微量元素，如碘、钾、钙、铁等。

昆布 Thallus Laminariae, Thallus Eckloniae

本品为海带科植物海带 *Laminaria japonica* Aresch. 或翅藻科植物昆布 *Ecklonia kurome* Okam. 的干燥叶状体。夏、秋二季采捞，晒干。主产于辽宁及山东沿海。海带，卷曲折叠成团状，或缠结成把。全体呈黑褐色或绿褐色，表面附有白霜。用水浸软则膨胀成扁平长带状，长 50 ~ 150cm，宽 10 ~ 40cm，中部较厚，边缘较薄而呈波状，类革质，残存柄部扁圆柱状。气腥，味咸。昆布，卷曲皱缩成不规则团块。全体呈黑色，较薄。用水浸软则膨胀成扁平的叶状，长宽均为 16 ~ 26cm，厚约 1.6mm，两侧呈羽状深裂，裂片呈长舌状，边缘有小齿或全缘。质柔滑。本品以水浸泡即膨胀，表面黏滑，附着透明黏液质。手捻不分层者为海带，分层者为昆布。

主要化学成分：①多糖类，如褐藻酸（alginic acid）及海带聚糖（海带素，laminarin）；②氨基酸类，如海带氨酸（laminine）、谷氨酸；③另含棕榈酸（palmitic acid）、油酸、维生素、甘露醇等。药理实验表明昆布提取物有降压作用，能加速胆固醇的消除而改善血脂代谢紊乱，增强机体的抗脂质过氧化作用，有利于抗动脉硬化，此外还具降血糖、抗肿瘤、提高机体免疫功能等作用。本品性寒，味咸。能软坚散结，消痰，利水。用于瘿瘤，瘰疬，睾丸肿痛，痰饮水肿。用量6～12g。

海藻　Sargassum

本品为马尾藻科植物海蒿子 *Sargassum pallidum*（Turn.）C. Ag. 或羊栖菜 *S. fusiforme*（Harv.）Setch. 的干燥藻体。前者习称“大叶海藻”，后者习称“小叶海藻”。夏、秋二季采捞，除去杂质，洗净，晒干。产于辽宁、山东、浙江、福建、广东沿海区域。大叶海藻，皱缩卷曲，黑褐色，有的被白霜，长30～60cm。主干呈圆柱状，具圆锥形突起，主枝自主干两侧生出，侧枝自主枝叶腋生出，具短小的刺状突起。初生叶披针形或倒卵形，长5～7cm，宽约1cm，全缘或具粗锯齿；次生叶条形或披针形，叶腋间有着生条状叶的小枝。气囊黑褐色，球形或卵形，有的有柄，顶端钝圆，有的具细短尖。质脆，潮湿时柔软；水浸后膨胀，肉质，黏滑。气腥，味微咸。小叶海藻，较小，长15～40cm。分枝互生，无刺状突起。叶条形或细匙形，先端稍膨大，中空。气囊腋生，纺锤形或球形，囊柄较长。质较硬。海藻主含褐藻酸（alginic acid）、马尾藻多糖（sargassan）、不饱和脂肪酸、甘露醇、甜菜碱、维生素、无机元素等成分。本品性寒，味苦、咸。能软坚散结，消痰，利水。用于瘿瘤，瘰疬，睾丸肿痛，痰饮水肿。用量6～12g。

第二节　菌类生药

菌类植物一般不含具光合作用的色素，没有根、茎、叶分化，是依靠现存有机物质生活的一类低等植物。

菌类可分为细菌门、黏菌门和真菌门。与药用植物关系密切的为细菌门与真菌门，菌类生药均属真菌门。

真菌（fungi）是具有细胞核、细胞壁的异养植物。其营养体除少数原始种类为单细胞外，一般都是向四周伸展的分枝丝状体，称菌丝体（mycelium）。多数真菌的菌丝都有横隔壁，把菌丝隔成许多细胞，菌丝的每一部分都有潜存的生长能力，菌丝壁（细胞壁）大多数由几丁质组成。真菌营养体的结构是很疏松的，但是，当环境条件不良或繁殖时，菌丝体上的菌丝相互紧密地缠结在一起，变态成菌丝组织体。常见的菌丝组织体有菌核（sclerotium）、子座（stroma）和根状菌索（rhizomorph）。

1. 菌核　菌丝密结成的，颜色深、质地坚硬的核状体。菌核质地坚硬，在适宜的条件下，可萌发成菌丝体或子实体。

2. 子座　真菌从营养阶段到繁殖阶段的一种过渡形式，是容纳子实体的褥座，有疏丝组织和拟薄壁组织的分化。子座形成后，往往随即在上面产生子实体。

3. 根状菌索　真菌的菌丝体有的可以纠结成绳索状，外形和高等植物的根相似，称为根状菌索。常见的如引起木材腐烂的担子菌的菌丝结成绳索状。根状菌索可抵抗不良环境，遇到适宜的条件可恢复生长。

主要的菌类生药有冬虫夏草、灵芝、茯苓、猪苓、雷丸、马勃、云芝、银耳等。菌类生药的主要化学成分有多糖类、氨基酸类、核苷类、生物碱类、蛋白酶类、甾醇类和三萜类，其中，多糖类成分如灵芝多糖、茯苓多糖、云芝多糖等大多数有增强免疫及抗肿瘤作用。

*冬虫夏草 Cordyceps

《本草从新》载："冬在土中，身活如老蚕，有毛能动，至夏则毛出土上，连身俱化为草。"赵学敏《本草纲目拾遗》载："出四川江油县化林坪，夏为草，冬为虫。"

【来源】本品为麦角菌科真菌冬虫夏草菌 *Cordyceps sinensis*（Berk.）Sacc. 寄生在蝙蝠蛾科昆虫蝙蝠蛾幼虫体上的子座及幼虫尸体的干燥复合体。

【植物形态】子座出自寄主的头部，单生，稀 2~3 个，细长棒状，4~11cm。子座头部稍膨大，长 1.5~4cm，密生多数子囊壳，子囊壳大部分陷入子座中，壳内有多数细长的子囊，每一子囊内有 2~8 个线形、具隔膜的子囊孢子。

冬虫夏草的形成：夏季，子囊孢子从子囊射出后，产生芽管（或从分生孢子产生芽管），芽管穿入寄主幼虫体内生长，染病幼虫钻入土中，冬季形成菌核，幼虫死亡但角皮仍保持完整。翌年夏季，从幼虫尸体的前端生出子座，成为冬虫夏草。分布于西藏、四川、青海等，海拔在 3000~4500m 的高山草甸（图 9-1）。

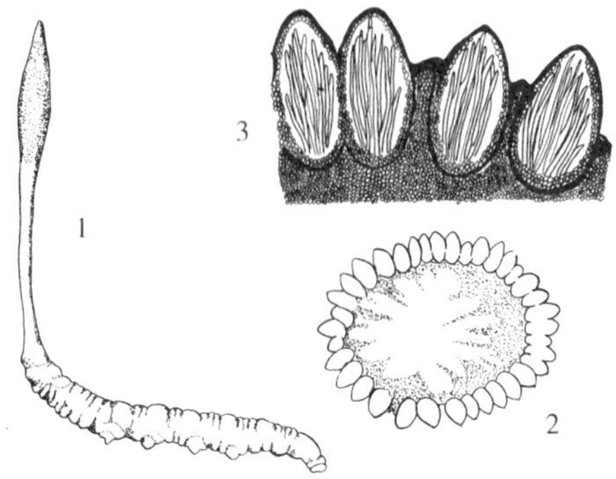

图 9-1 冬虫夏草

1. 全形；2. 子座横切面（示子囊壳）；3. 子囊壳放大（示子囊）

【采制】夏初 6~7 月，子座出土后，孢子未发散时采挖，除去似纤维状的附着物及杂质，晒至 6~7 成干，晒干或低温干燥。

【产地】主产于西藏、四川阿坝、甘肃、青海、云南等地。

【性状】本品由虫体和从头部长出的真菌子座相连而成。虫体似蚕，长 3~5cm，直径 0.3~0.8cm；表面深黄色至黄棕色，环纹明显，有 20~30 条，近头部的环纹较细密；头部红棕色，有足 8 对，中部 4 对较明显；质脆，易折断，断面略平坦，淡黄白色。子座细长圆柱形，长 4~7cm，直径约 0.3cm；表面深棕色至棕褐色，有细纵皱纹，上部稍膨大；质柔韧，断面类白色。气微腥，味微苦（图 9-1）。

以完整、虫体丰满肥大、外色黄亮、内部色白、子座短者为佳。

【显微特征】 虫体横切面：①横切面呈不规则形，四周为虫体的躯壳，黄棕色至棕色，着生长短不一的锐刺毛和长绒毛。②躯壳内为大量菌丝，其间有裂隙。

子座横切面：①子座周围有1列子囊壳，子囊壳呈卵形至椭圆形，内有多数线性的子囊。②子囊内有2～8个线性子囊孢子，子囊孢子细长，有多数横隔。③子座中央充满菌丝，其间有裂隙。④子座先端为不育顶端（先端无子囊壳）。

【化学成分】 ①冬虫夏草核苷类成分：如虫草素（cordycepin）、腺嘌呤（adenine）、腺苷（adenosine）、尿嘧啶（uracil）、尿苷（uridine）、鸟嘌呤（guanine）、鸟苷（guanoside）等。②氨基酸、多肽及蛋白质类成分：含粗蛋白25%～30%；总氨基酸含量高于20%。另含麦角甾醇类、甘露醇类、脂肪酸类成分和37种无机元素。

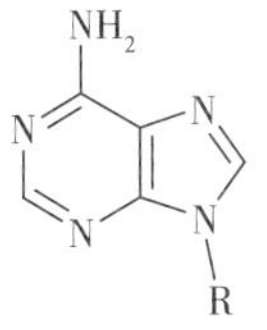

腺嘌呤 R=H

腺苷 R=

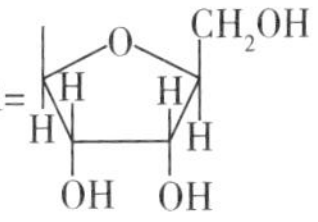

【检查】 重金属及有害元素：采用原子吸收分光光度法或电感耦合等立体质谱法测定，铅不得过5mg/kg，镉不得过1mg/kg，汞不得过0.2mg/kg，铜不得过20mg/kg。

【含量测定】 采用高效液相色谱法测定腺苷。本品按干燥品计算，含腺苷（$C_{10}H_{13}N_5O_4$）不得少于0.010%。

【药理作用】 ①促进呼吸系统功能：本品水提液具有明显的增强肾上腺素分泌、扩张动物支气管、平喘、祛痰等作用，可对肺心病呼吸衰竭发挥辅助治疗作用。②调节心血管系统功能：本品有负性心率、降低心肌耗氧量、增加心输出量和冠脉血量、改善心肌缺血、抗血小板聚集、抗心律失常、降低血压、扩张血管的功能。③免疫增强作用：本品能使小鼠脾脏增重，对泼尼松龙和环磷酰胺引起的脾重减轻有明显的拮抗作用；本品可促进体液免疫功能，提高氢化可的松所致免疫抑制状态小鼠的血清溶血素及脾细胞免疫溶血活性。此外还有抗肿瘤、抗衰老、抗氧化等作用。

【功能与主治】 性平，味甘。能补肺益肾，止血，化痰。用于肾虚精亏，阳痿遗精，劳嗽咯血，久咳虚喘，腰膝酸痛等。用量3～9g。

知识链接

1. 湖南产亚香棒虫草 *Cordyceps hawkesii* Gary 及四川产凉山虫草 *C. liangshanensis* Zhang, Liu et Hu 在民间亦作药用，不能作为正品冬虫夏草使用。亚香棒虫草子座单生或有分支，子座色深，有纵皱纹或纵棱。凉山虫草虫体较粗，虫体断面类白色，周边略呈红棕色。子座线性，较细长，最长可达30cm。

2. 显微特征：冬虫夏草横切面为淡黄色，中央有明显暗棕色"V"形纹；凉山虫草横切面黄白色，中央无纹理；亚香棒虫草横切面为黄白色，中央稍有灰棕色"一"字纹。

3. 蛹虫草 *Cordyceps militaris*（Fr.）Link.、新疆虫草 *C. myrmecophila* Ces. 和人工伪造者为冬虫夏草常见伪品。新疆虫草表面土黄色至紫褐色，有不太明显环纹，近头部的环纹较细密，尾端似蚕尾，质脆易断，断面黄白色。多无子座，偶见个别细圆柱形子座，前端膨大呈圆球形。蛹虫草虫体为鳞翅目、鞘翅目多种昆虫的蛹，呈椭圆形，有环纹，无足，酱紫色。子座从蛹的头部长出，肉质，头部椭圆形，顶端钝圆，无不孕端，表面密生许多突起的细疣，橙黄或橙红色，柄细长，约4cm，圆柱形。人工伪品多为豆粉及淀粉等混合经模压后染色，插入子座后拼接而成。体重，质坚实，断面无组织结构。

4. 人工培养冬虫夏草菌丝体获得成功，其化学成分及药理作用近似天然的冬虫夏草。虫草菌丝体多糖含量大于5%，甘露醇含量达8%～11%，均高于天然冬虫夏草。其制剂（金水宝胶囊）能补益肺肾，秘精益气，用于肺肾两虚，精气不足，久咳虚喘，神疲乏力，不寐健忘，腰膝酸软，月经不调，阳痿早泄；慢性支气管炎、慢性肾功能不全、高脂血症、肝硬化见上述症状者。

*灵芝 Ganoderma

灵芝的药用记载始见于《神农本草经》，将灵芝分为赤芝、黑芝、青芝、白芝、黄芝五类；并详细描述了各类灵芝的药性，指出：赤芝"苦、平、无毒"，主治"胸中结"，"益心气，补中，增智慧，不忘"，列为上品。灵芝被历代医家尊为经典，沿用至今。

【来源】 本品为多孔菌科真菌赤芝 *Ganoderma lucidum*（Leyss. ex Fr.）Karst. 或紫芝 *G. sinense* Zhao, Xu et Zhang 的干燥子实体。

【植物形态】 赤芝的菌盖（菌帽），木栓质，肾形、半圆形或圆形，直径10～18cm，厚1～2cm，皮壳坚硬，初生为黄色，后渐变为红褐色，外表有漆样光泽，具环状棱纹和辐射状皱纹，边缘薄而平截，常稍内卷。菌盖下表面菌肉白色至浅棕色，由无数菌管构成；菌柄侧生，长达19cm，粗约4cm，红褐色至紫褐色，较光亮。菌管内有多数孢子，孢子细小，褐色卵形。生长于栎树及其他阔叶树桩旁，喜生于植被密度大、光照短、表土肥沃、潮湿疏松之处。

紫芝的子实体形状与灵芝相似，主要区别为紫芝菌盖与菌柄的皮壳呈紫黑色或黑色；菌肉锈褐色；孢子卵形，内壁有显著小疣。

【采制】 全年采收，除去杂质，剪除附有的朽木、泥沙或培养基质的下端菌柄，阴干或40～50℃烘干。

【产地】 赤芝产于华东、西南地区及河北、山西、江西、广西、广东等省区。紫芝产于浙江、江西、湖南、广西、福建和广东等省区。现已有人工培植。

【性状】 赤芝：外形呈伞形，菌盖肾形、半圆形或近圆形，宽10～18cm，厚1～2cm。皮壳坚硬，黄褐色至红褐色，有光泽，具环状棱纹和辐射状皱纹，边缘薄而平截，常稍内卷。菌肉白色至淡棕色。菌柄圆柱形，侧生，少偏生，长7～15cm，直径1～3.5cm，红褐色至紫褐色，光亮。孢子细小，黄褐色。气微香，味苦涩。

紫芝：皮壳紫黑色，有漆样光泽。菌肉锈褐色。菌柄长17～23cm。

栽培品：子实体较粗壮、肥厚，直径12～22cm，厚1.5～4cm。皮壳外常被有大量粉尘样的黄褐色孢子。

以个大、菌盖肉厚、漆样光泽明显者为佳。

【化学成分】 赤芝中含有三萜类成分如灵芝酸（ganoderic acid）A、B、C_1、C_2、D_1，赤芝酸（lucidenic acid）A、B、C、D_1，灵赤酸（ganolucidic acid）等；多糖类成分灵芝多糖（ganoderan）等；此外，还含有麦角甾醇、核苷类、氨基酸类、蛋白质等。

紫芝中含有多糖、麦角甾醇、海藻糖、有机酸、甘露醇和氨基酸等成分，另从天然紫芝中分离得到多种生物碱类成分如甜菜碱等。

【理化鉴定】薄层色谱：粉末用乙醇提取，滤过，滤液蒸干，残渣加甲醇溶解作供试品溶液。以灵芝对照药材作对照。用硅胶 G 板，以石油醚（60～90℃）－甲酸乙酯－甲酸（15∶5∶1）的上层溶液展开，紫外光灯（365nm）下检视。供试品色谱中，在与对照药材色谱相应的位置上，显相同颜色的荧光斑点。

【检查】水分不得过 17.0％；总灰分不得过 3.2％。

【浸出物】照水溶性浸出物测定法项下的热浸法测定，不得少于 3.0％。

【含量测定】采用硫酸蒽酮法测定灵芝多糖，本品按干燥品计算，含灵芝多糖以无水葡萄糖（$C_6H_{12}O_6$）计，不得少于 0.50％。

采用分光光度法测定三萜及甾醇，本品按干燥品计算，含三萜及甾醇以齐墩果酸（$C_{30}H_{48}O_3$）计，不得少于 0.50％。

【药理作用】①灵芝多糖具有广泛的免疫调节活性，能提高机体免疫活性。实验证明，大多数具有生理活性的灵芝多糖是 8-D-葡聚糖，灵芝多糖提取物能提高癌症晚期病人的免疫功能。②灵芝中的蛋白多糖有抗病毒活性，与酸结合的灵芝多糖（APBP）有抗疱疹病毒（HSV)-1 和 HSV-2 的活性。同时现代药理学研究证明，灵芝具有抗惊厥、止咳祛痰平喘、抗肝损伤、抗辐射、抗衰老、抗氧化等多种作用。

【功能与主治】性平，味甘。能补气安神，止咳平喘。用于眩晕不眠，心悸气短，虚劳咳喘。用量 6～12g。

知识链接

云芝（Coriolus）为多孔菌科真菌采绒革盖菌 *Coriolus versicolor*（L. ex Fr.）Quel 的干燥子实体。菌盖单个呈扇形、半圆形或贝壳形，常数个叠生成覆瓦状或莲座状，常无柄。菌盖表面密生灰、褐、蓝、紫黑等颜色的绒毛（菌丝），构成多色的狭窄同心性环带，边缘薄；腹面灰褐色、黄棕色或淡黄色，无菌管处呈白色，菌管密集。革质，不易折断，断面菌肉类白色，菌管单层，多为浅棕色。气微，味淡。健脾利湿，清热解毒。含云芝多糖，具有一定的抗癌活性。

灵芝在其子实体发育成熟后，不断从菌管中弹射出孢子，可集成孢子粉。灵芝孢子有一层极难被人体胃酸消化的几丁质构成的外壁，不破壁的孢子粉不易被人体消化吸收，利用生物酶解法、化学法、物理法等打开这层外壁后，人体对灵芝孢子粉的吸收率可提高 45 倍之多。灵芝孢子粉中含有多种三萜类化合物、生物碱、核苷类、高分子多糖及其他生理活性物质，已测得 19 种氨基酸，其中赖氨酸、苏氨酸、丝氨酸、缬氨酸、异亮氨酸、亮氨酸、苯丙氨酸等 7 种是人体必需的；含有多种微量元素，其中，Al、Fe、Mg、K、Ca、Zn、P、Na，另含抗癌效用的有机锗（Ge）。灵芝破壁孢子粉具有广泛的药理活性，包括抗肿瘤、保肝、降血压、提高免疫、清除自由基、抗氧化、抗衰老及镇静等诸多功效。目前，国内已有诸多灵芝破壁孢子粉的生产厂家。

*茯苓　Poria

始载于《神农本草经》，列为上品。云：“茯苓味甘平，主胸胁逆气，忧恚、惊邪、恐悸，心下结痛，寒热烦满，咳逆口焦舌干，利小便，久服安魂养神，不饥延年。”

【来源】本品为多孔菌科真菌茯苓 *Poria cocos*（Schw.）Wolf 的干燥菌核。

【植物形态】菌核大小不一，多呈类球形或拳形。表面粗糙，呈瘤状突起，淡灰棕色或黑褐色，断面近外皮处粉红色，内部白色。子实体无柄，平伏于菌核表面，伞形，直径0.5～2cm；菌管多数，着生于子实体下面，管孔多角形至不规则形，孔壁平滑，孔缘渐变为齿状；孢子长椭圆形至近圆柱形。寄生于赤松、马尾松等的根上，全国大部分地区有产。

【采制】人工栽培茯苓于接种后第二年7～9月进行采挖。除去泥沙，用稻草围盖，堆置"发汗"（内部水分渗出），摊晾，待表面稍干后，再"发汗"3～4次，阴干，称"茯苓个"；削去外皮切成块片称"茯苓片"；切成方形者称"茯苓块"；带棕红色或淡红色部分切成的片块称"赤茯苓"，近白色部分切成的片块称"白茯苓"；中间有松根者称"茯神"；削取得到的外皮为"茯苓皮"。

【产地】主产于安徽、湖北、云南、河南等省，现以人工培植为主。以云南产品质最佳，称"云苓"；安徽产量最大，称"安苓"，销全国并出口。

【性状】茯苓个：呈类球形、椭圆形或不规则团块，大小不一。外皮薄而粗糙，棕褐色至黑褐色，有明显的皱缩纹理。体重、质地坚实，断面颗粒性，有的具裂隙，外层淡棕色，内部白色、少数淡红色，有的中间抱有松根。气微、味淡，嚼之黏牙（图9-2）。

茯苓皮：呈不规则片状，外面棕褐色至黑褐色，内面白色或淡棕色。质较松软，略有弹性。

茯苓块、茯苓片：多呈方形或长方形块片，白色、淡红色或淡棕色，平滑细腻（彩图5）。

茯神：呈方形，中间有明显松根，质坚实，色白。

茯苓个：以体重、质坚实、外皮色棕褐、纹细、无裂隙、断面白色细腻、黏牙力强者为佳。

【显微特征】粉末灰白色。①以水或稀甘油装片，可见无色不规则形颗粒团块、末端钝圆的分枝状团块及细长菌丝；遇水合氯醛液黏化成胶冻状，加热团块物溶化。②用5%氢氧化钾溶液装片，可见菌丝细长，稍弯曲，有分支，无色（内层菌丝）或棕色（外层菌丝），长短不一，直径3～8μm，稀至16μm，偶见横隔（图9-3，彩图6）。

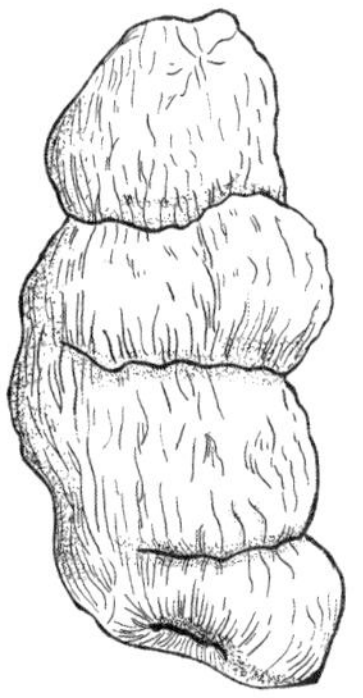

图9-2　茯苓（菌核）外形

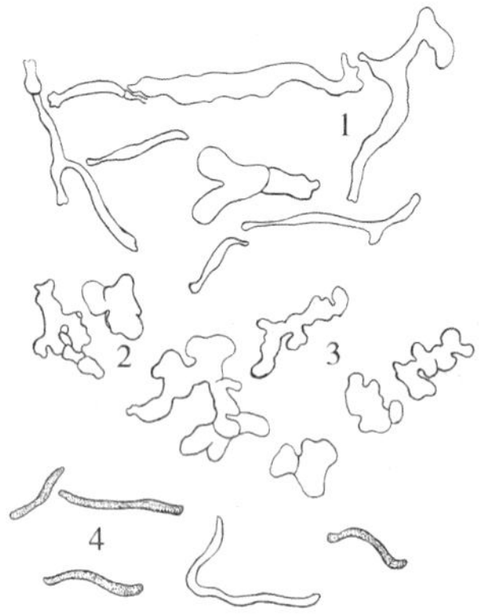

图9-3　茯苓（菌核）粉末

1. 分枝状团块；2. 颗粒状团块；3. 无色菌丝；4. 棕色菌丝

【化学成分】①多糖类：如 β-茯苓聚糖（β-pachyman）、茯苓次聚糖（pachymaran）等。β-茯苓聚糖为具有 β-(1→6) 吡喃葡聚糖支链的 β-(1→3) 吡喃葡聚糖，无明显抗肿瘤活性；切断支链成 β-(1→3) 葡聚糖，即茯苓次聚糖，具有抗肿瘤活性。②三萜类：主要有茯苓酸（pachymic acid）、松苓酸（pmicoic acid）、土莫酸（tumulosic acid）、齿孔酸（eburicoic acid）等。另含有机酸类、蛋白质、麦角甾醇等。

【理化鉴定】①取茯苓粉末少量或茯苓片，加碘化钾碘试液 1 滴，显深红色；加α-萘酚试液及浓硫酸各 1 滴，显橙红至深红色。②粉末加乙醚超声提取，滤过，滤液蒸干，残渣加甲醇使溶解，作为供试品溶液。以茯苓对照药材作对照。用硅胶 G 薄层板，以甲苯－乙酸乙酯－甲酸（20∶5∶0.5）展开，用2%香草醛硫酸溶液－乙醇（4∶1）混合溶液加热显色。供试品色谱中，在与对照药材色谱相应的位置上，显相同颜色的斑点。

【检查】水分不得过 18.0 %；总灰分不得过 2.0%。

【药理作用】本品具有增强机体免疫、抗肿瘤及利尿作用。

【功能与主治】性平，味甘、淡。能利水渗湿，健脾宁心。用于水肿尿少，痰饮眩悸，脾虚食少，便溏泄泻，心神不安，惊悸失眠。用量 9～15g。

知识链接

茯神是多孔菌科真菌茯苓核中间天然抱有松根的白色部分。在切制鲜茯苓前，将松枝或者松块戳到或钉进菌核里，待干后切成茯神。茯神木坚硬，手推易呈整体活动，易脱落，在周围的茯苓中极少延伸，或者不延伸。以正品及伪品茯神各一块分别置于两杯装有清水的烧瓶中，稍浸，放正品茯神的杯中可有较多的棕褐色的松屑，伪品则较少或者无。

茯苓主要为人工栽培品，目前主要采用的栽培方法为菌丝引种法。菌丝引种是应用微生物分离技术，从优质菌核中分离、培养获得菌种，再通过原种、栽培种的制作，培育成纯菌种（栽培种常以松木片或松木条作为培养基质），然后接种于椴木或树蔸。同时，用液体深层发酵培养菌丝体代替野生或人工栽培菌核，用于加工成各种营养保健品及开发生物药物，是茯苓生产的重要发展方向，有着巨大的产业化前景。

猪苓　Polyporus

本品为多孔菌科真菌猪苓 *Polyporus umbellatus*（Pers.）Fries 的干燥菌核。春秋二季采挖，除去泥沙，干燥。常寄生于壳斗科植物桦树及槭树根旁土壤中。主产于陕西、云南，河南、山西、河北、四川等省亦产。呈条形、类圆形或扁块状，有的有分枝，长 5～25cm，直径 2～6cm。表面黑色、灰黑色或棕黑色，皱缩或有瘤状突起。体轻，质硬，断面类白色或黄白色，略呈颗粒状。气微、味淡。猪苓的主要化学成分为：多糖类，如猪苓葡聚糖I；甾体类，如多孔菌甾酮（polyporusterone）A、B、C、D、E、F、G，麦角甾-4，6，8（14），22-四烯-3 酮［ergosta-4，6，8（14），22-tetraen-3-one］等。具有利尿、抗肿瘤、保肝等作用。性平，味甘、淡。功效为利水渗湿，用于小便不利，水肿，泄泻，淋浊，带下等症。用量 6～12g。

马勃　Lasiosphaera Calvatia

本品为灰包科真菌脱皮马勃 *Lasiosphaera fenzlii* Reich.、大马勃 *Calvatia gigantea*

(Batsch ex Pers.) Lloyd、紫色马勃 *C. lilacina* (Mont. et Berk.) Lloyd 的干燥子实体。夏、秋二季子实体成熟时及时采收，除去泥沙，干燥。脱皮马勃呈扁球形或类球形，无不孕基部，直径 15 ~ 20cm。包被灰棕色至黄褐色，纸质，常破碎呈块片状，或已全部脱落。孢体灰褐色或浅褐色，紧密，有弹性，用手撕之，内有灰褐色棉絮状的丝状物。触之则孢子呈尘土样飞扬，手捻有细腻感。臭似尘土，无味。大马勃不孕基部小或无。紫色马勃包被薄，两层，紫褐色，孢体紫色。主含马勃素、麦角甾醇等成分，功效为清肺利咽，止血。用量 2 ~ 6g。外用适量，敷患处。

雷丸 Omphalia

本品为白蘑科真菌雷丸 *Omphalia lapidescens* Schroet. 的干燥菌核。秋季采挖，洗净，晒干。呈类球形或不规则团块，直径 1 ~ 3cm。表面黑褐色或棕褐色，有略隆起的不规则网状细纹。质坚实，不易破裂，断面不平坦，白色或浅灰黄色，常有黄白色大理石样纹理。气微，味微苦，嚼之有颗粒感，微带黏性，久嚼无渣。断面色褐呈角质样者，不可供药用。主含雷丸素，功效为杀虫消积。不宜入煎剂，一般研粉服，一次 5 ~ 7g。

第三节　地衣类生药

地衣是一类特殊的生物有机体，是由一种藻类和一种真菌共生的复合体。由于菌、藻之间长期的生物结合，地衣不同于一般真菌和一般藻类，而具有独特的形态、结构、生理和遗传学特征。地衣中共生的真菌绝大多数为子囊菌亚门，少数为担子菌亚门；藻类为蓝藻和绿藻。

地衣的形态有壳状、叶状和枝状，也有不少过渡类型。地衣中的藻细胞进行光合作用，为整个地衣植物制造养分，而共生的真菌则吸收水分和无机盐，为藻类进行光合作用提供原材料。

地衣含有地衣酸、多糖类、蒽醌类、氧化蒽醌类、二苯并呋喃类、黄酮衍生物及含氮化合物等。地衣酸是地衣的主要代谢产物，现在已知的地衣酸有 150 余种，很多地衣酸具有抗菌作用；地衣多糖有抗肿瘤作用。所以，地衣为尚待开发利用的植物资源。

常见的地衣类生药有松萝、石耳等。

松萝 Usnea

本品为松萝科植物环裂松萝 *Usnea diffracta* Vain. 或长松萝 *U. longissima* Ach. 的干燥地衣体。全体淡灰绿色，长丝状，基部生于潮湿山林老树或沟谷的岩壁上。环裂松萝先端分枝多而长松萝全株细长不分枝。松萝含松萝酸 (usnic acid)、巴尔巴地衣酸 (barbatic acid)、地衣酸 (lichenic acid)、地衣多糖 (lichenin)。松萝酸具有抗病原微生物、抗癌、解毒等作用。本品性平，味甘、苦。能止咳平喘，活血通络，清热解毒，祛风湿。用于头痛目赤，咳嗽痰多，高血压症，月经不调。用量 6 ~ 10g。

第十章　蕨类植物门

PPT

学习目标

1. 掌握　带＊重点生药的鉴定特征（包括基原、性状、显微及理化特征）和活性成分。

2. 熟悉　一般生药的化学成分和鉴定特征（包括基原、性状、显微及理化特征）。

3. 了解　重点生药和一般生药的含量测定方法、功能与主治；重点生药的国内外研究概况。

蕨类植物是具维管束的、进化水平最高的孢子植物，有独立生活的孢子体和配子体，孢子体发达，有根、茎、叶的分化。茎多为根状茎，常被鳞片并着生须根，叶自根茎生出，小型叶或大型叶，小型叶无叶隙和叶柄，大型叶具叶柄。小型叶类型的孢子囊单生形成孢子叶球，大型叶的孢子囊常聚集成孢子囊群。蕨类植物茎的中柱主要为原始的原生中柱、管状中柱、网状中柱和散生中柱等，无次生构造，木质部均为管胞。蕨类植物的各种中柱类型，是蕨类植物的鉴定依据之一。毛茸常为单细胞非腺毛、腺毛、节状毛、星状毛等，有的具间隙腺毛。孢子的大小、形状及构造同样具有鉴定意义。

现有蕨类植物约12000种，以热带、亚热带分布最多。我国约有2600种，与药用相关的主要有石松科、卷柏科、木贼科、紫萁科、蚌壳蕨科等，其中可供药用的约300种，主要的蕨类生药有石杉、红豆杉、绵马贯众、骨碎补、海金沙、狗脊、伸筋草、木贼、卷柏等。

蕨类植物主要含有的化学成分包括黄酮类、生物碱类、酚类、萜类、甾体化合物及脂肪油等。①黄酮类：木贼属含有山柰酚（kaempferol）、槲皮素（quercetin）及其苷类；卷柏含有芹菜素（apigenin）及木犀草素（luteolin）；骨碎补含有橙皮苷（hesperidin）及柑橘苷（naringin）；石韦属（*Pyrrosia*）含有芒果苷（mangiferin）和异芒果苷（isomangiferin）等黄酮类化合物。②酚类：二元酚及其衍生物普遍存在于大叶型蕨类植物中，属苯丙素酚类的咖啡酸（caffeic acid）、绿原酸（chlorogenic acid）、阿魏酸（ferulic acid）等均有抑菌、止血、利胆及升高白细胞等作用；间苯三酚衍生物常存在于鳞毛蕨属（*Dryopteris*）植物中，绵马贯众含有的绵马酸类（filicic acids）和黄绵马酸类（flavaspidic acids）化合物有驱虫和抗病毒活性。③生物碱类：广泛地存在于小叶型蕨类植物中，一般含量较低，如伸筋草含有解热作用的石松碱（lycopodine）和伸筋草碱（clavatine）等，石松属含有石松碱（lycopodine）及石松毒碱（clavatoxine）等。此外，蕨类植物尚含有甾体类、三萜类、蒽醌类、皂苷类及挥发油类等成分。木贼科植物含有多量的二氧化硅及硅酸盐类化合物，具有降压、降糖等作用。

1. 石杉科 Huperziaceae

石杉科植物为多年生小型草本植物，附生、土生或伴生于苔藓层中。根着生主茎基部，其不定根和真菌共生，菌丝代替根毛吸收营养、水分和矿物质。主茎短，具星芒状中柱。枝有规律地等位二歧分叉成等长分枝，叶螺旋状排列，孢子叶与营养叶同型或多少异型，龙骨状。孢子囊横肾形，腋生。

我国有该科植物2属5组，约150种，分布于全国各地。主要的生药有石杉、中华石杉、东北石杉、蛇足石杉、皱边石杉、四川石杉等。

本科植物的化学成分主要为生物碱类，如石杉碱甲（huperzine A）为乙酰胆碱酯酶抑制剂，具有低毒、高效和高选择性等优点，对重症肌无力、记忆力减退和老年性痴呆具有良好的疗效。

*石杉 Huperziae Herba

《植物名实图考》：洗肿毒、跌打及鼻孔作痒。

【来源】本品为石杉科植物蛇足石杉 *Huperzia serrata*（Thunb.）Trev. 或石杉 *H. selago*（L.）Bernh. 的干燥全草。

【植物形态】蛇足石杉：多年生草本。全株暗绿色，根须状。枝直立或下部平卧，单一或有少数叉状分枝。叶纸质，有短柄，略呈四行疏生，大小不一，狭披针形，先端渐尖，基部狭窄，边缘有不规则的尖锯齿。孢子叶与普通叶同型。孢子囊肾形，淡黄色，横生于全株叶的叶腋内，两端超出叶缘。孢子呈四面体，同型（图 10－1）。

石杉：茎直立或斜上，二歧式分枝。叶线状披针形，全缘；中脉较明显。孢子囊肾形，生于上部叶腋，黄褐色，孢子四面体。

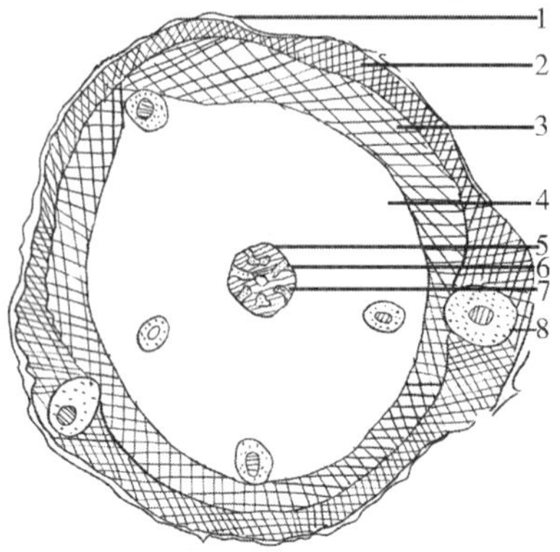

图 10－1 蛇足石杉（茎）横切面简图
1. 表皮；2. 厚壁细胞；3. 纤维束；4. 皮层；
5. 内皮层；6. 木质部；7. 韧皮部；8. 叶迹维管束

生于苔藓、针叶林及针阔混交林下苔藓层中。蛇足石杉分布于东北、华东、中南及西南。石杉分布于东北、陕西、四川、云南、新疆等地。

【采制】夏末秋初采收，阴干或鲜用。

【产地】主产于东北、华东、西南。

【性状】蛇足石杉：全草暗绿色，稍有光泽，茎上部有叉状分枝，叶椭圆形，叶长10～12mm，宽2～4mm，先端渐尖，基部渐狭，边缘有不整齐的锐锯齿，中脉明显，叶薄纸质，孢子囊多生于叶腋处，营养叶与孢子叶同型，孢子囊淡黄色，肾形，光滑，成熟易裂开。

【显微特征】茎横切面：表皮细胞1列，外被角质层。皮层由20～30余列薄壁细胞组成，细胞壁不均匀加厚，近表皮的1～2列薄壁细胞略呈长方形，向内为圆形或多角形，细胞间隙明显。有叶迹维管束分布于皮层。内皮层明显。中柱鞘为1至数列较小的细胞。纺锤状中柱，木质部为外始式，多原型，木质部与韧皮部相间排列，有的完全隔开，韧皮部由筛胞和薄壁细胞组成。

全草粉末：灰绿色。表皮细胞类长方形或不规则形，垂周壁弯曲。可见不等式气孔。木化纤维较多。梯形管胞多见，亦可见网纹、孔纹和螺纹管胞。石细胞呈方形或多角形，胞腔小，孔沟明显，并有层纹。

【化学成分】从蛇足石杉已经分离鉴定的生物碱超过90个，三萜超过30个。①生物碱类：石杉碱（huperzine）A、B、E、F、G、J、K、L，蛇足石杉碱 B（huperzinine B），石松灵碱（lycodoline），石松碱（lycopodine）等。②三萜类：千层塔烯二醇-3-乙酸酯（serratenediol-3-acetate）、21-表千层塔烯二醇（21-episerratenediol）、千层塔烯二醇（serratenediol）、16-氧千层塔烯二醇（16-oxoserratenediol）、千层塔烯三醇（tohogenol）等。另据报道，蛇足石杉黄酮类化合物具有抗肿瘤、抗心脑血管疾病等作用。

石杉含石松碱（lycopodine）、尖叶石松碱（acrifoline）、石松灵碱（lycodoline）、伪卷柏石松碱（pseudoselagine）等。

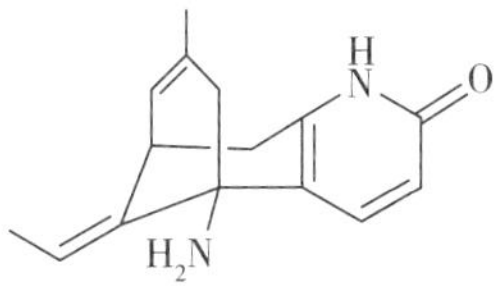

石杉碱A

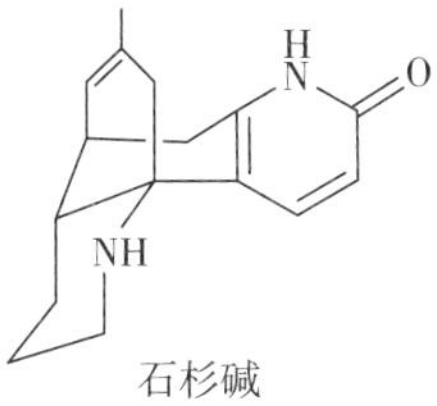

石杉碱

【药理作用】①对中枢神经系统的作用：石杉碱 A 是一种强效可逆的胆碱酯酶抑制剂。石杉碱 B 亦有此作用。石杉碱 A 能明显降低雄性老年大鼠海马、皮质和血清中的丙二醛水平，有益于老年痴呆（AD）的治疗。②镇痛作用：石杉碱 A 具有一定的镇痛效果，热板法（热刺激）和腹部收缩（化学刺激）法证实，其对大鼠产生剂量依赖性提高疼痛阈的作用。另外，石杉碱 A 可以用于改善重症肌无力、老年记忆功能障碍等症。

【功能与主治】性平，味微苦。能祛风除湿，退热，止血，续筋，消肿止痛。用于肺炎，肺痈，劳伤吐血，痔疮便血，跌打损伤，肿毒等。

知识链接

Huperzia 属多种植物亦可作为提取石杉碱甲（Hup A）的原料。不同地区的蛇足石杉所含 Hup A 的量有一定差异，其含量受各种环境因素的影响较大，例如，贵州、广东和安徽产地的 Hup A 含量分别 0.018%、0.021%、0.020%。其次，不同种间 Hup A 的含量也有一定的差异，如长柄石杉 *H. longipetiolata*（*Spring*）C. M. Yang 含量较高，四川石杉 *H. sutchueniana*（*Herte*）Ching 含量相对较低。另外，植物不同药用部位 Hup A 的含量比较结果显示，Hup A 集中分布在植物的地上部分。

2. 鳞毛蕨科 Dryopteridaceae

鳞毛蕨科为多年生草本。根茎多粗短，直立或斜生，密被鳞片，网状中柱，叶柄多被鳞片或鳞毛；叶轴上有纵沟；叶片 1 至多回羽状。孢子囊群背生或顶生于小脉，囊群盖圆盾形或圆形，有时无盖。孢子呈两面形，表面具疣状突起或有翅。配子体心脏形，腹面具假根，精子器位于下端，颈卵器位于上端近凹陷处。

本科约 20 属，1700 余种，主要分布于温带和亚热带。我国有 14 属，约 700 余种，药用约有 5 属，60 种。

*绵马贯众　Dryopteridis Crassirhizomatis Rhizoma

【来源】本品为鳞毛蕨科植物粗茎鳞毛蕨 *Dryopteris crassirhizoma* Nakai 的干燥根茎及叶柄残基。

【植物形态】多年生草本，高 50 ~ 100cm。根茎粗壮，有许多坚硬的叶柄基部及黑色细根，密生棕褐色披针形的大鳞片。叶簇生于根茎顶端，具长柄，叶片倒披针形，二回羽状全裂或深裂，中轴及叶脉上多少被褐色鳞片，羽片可达 30 对以上，披针形，小羽裂片长圆形。孢子囊群分布于叶中部以上的羽片上，生于叶背小脉中部以下，每裂片 1 ~ 4 对，囊群盖圆肾形或肾形。

【采制】秋季采挖，削去叶柄、须根，除去泥沙，晒干。

【产地】主产于黑龙江、吉林、辽宁、内蒙古等地。

【性状】全体呈倒圆锥形，稍弯曲，上端钝圆或截形，下端较尖，有的纵剖为两半，长 7 ~ 20cm，直径 5 ~ 8cm；外表黄棕色，根茎四周密被排列整齐的叶柄基部及膜质鳞片，顶端中心有密被鳞片及卷曲的冬芽，下端常残留坚韧弯曲的黑色须根。叶柄基部扁圆柱形，稍弯曲，长 3 ~ 5cm，直径 0.5 ~ 1cm，末端较细，表面绿褐色或黑棕色，微有光泽，具纵棱；质硬脆，断面类圆形，淡棕色，近边缘有黄白色点状分体中柱 5 ~ 13 个，排列成环。剥去叶柄基部，可见根茎呈类圆柱形，直径 1 ~ 2cm；质硬脆，断面类多角形，深绿色至棕色，有黄白色较大点状分体中柱 5 ~ 13 个，环列。气特异；味微甜，后微苦涩。

以个大、质坚实、叶柄残基断面棕绿色者为佳。

【显微特征】叶柄基部横切面：表皮为 1 列外壁稍厚的小型细胞，常脱落。下皮为 1 ~ 3 列薄壁细胞及 4 ~ 10 列多角形厚壁细胞。基本组织细胞圆形或椭圆形，排列疏松，细胞间隙较大，有单细胞间隙腺毛（分泌细胞），呈球状或棒状，含棕色分泌物。分体中柱 5 ~ 13 个，环状排列，扁圆形或类圆形，中央为木质部，管胞多角形，周围为数列韧皮部细胞，再外为 1 列束鞘细胞，最外层为内皮层细胞，凯氏点明显。根茎的组织构造类同，在环列的分体中柱外侧，还有多数较小的分体中柱散在（图 10 - 2，图 10 - 3）。

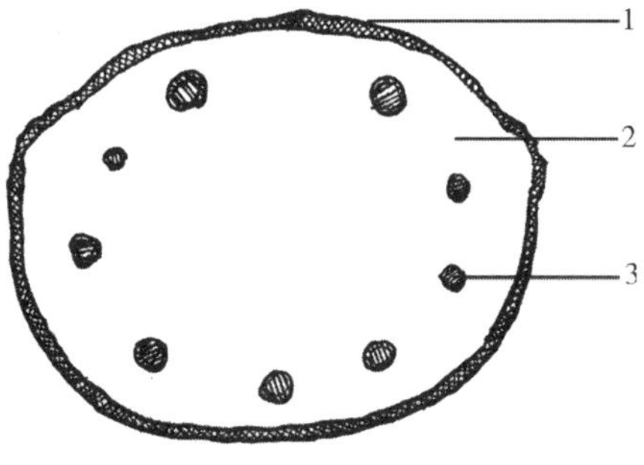

图 10 - 2 粗茎鳞毛蕨（叶柄基部）横切面

1. 厚壁组织；2. 基本薄壁组织；3. 周韧维管束

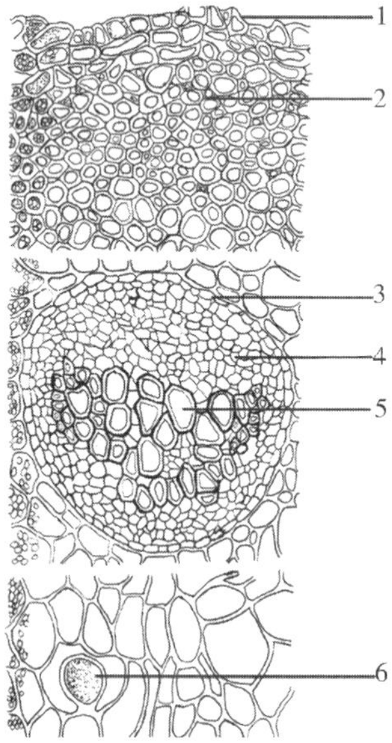

图 10 - 3 粗茎鳞毛蕨（叶柄基部）横切面（详图）

1. 厚壁组织；2. 淀粉粒；3. 内皮层；4. 韧皮部；5. 木质部；6. 间隙腺毛

【化学成分】含有间苯三酚类、萜类及黄酮类化合物。间苯三酚衍生物如绵马精（filmarone），其性质不稳定，能缓慢分解产生绵马酸类（filicic acids），包括绵马酸BBB、PBB、PBP、ABB、ABP、ABA；黄绵马酸类（flavaspidic acids），包括黄绵马酸BB、PB、AB；白绵马素类（albaspidins），包括白绵马素AA、BB、PP；去甲绵马素类（desaspidins），包括去甲绵马素AB、BB、PB；以及绵马酚（aspidinol）、绵马次酸（filicinic acid）等。还从中分离出绵马贯众素（东北贯众素，dryocrassin）。

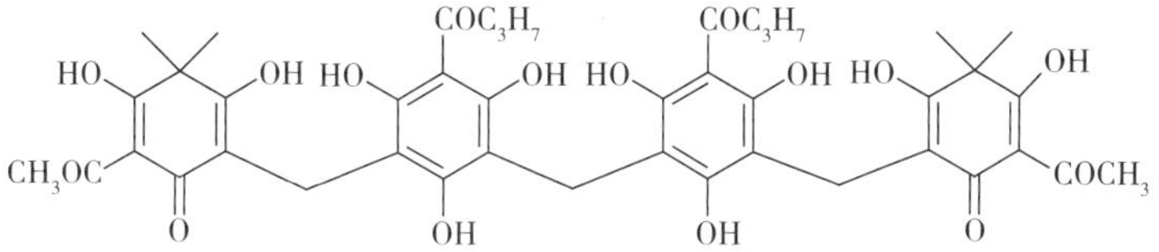

绵马贯众素

另含黄酮醇类化合物crassirhizomoside A、B、C及挥发油类。

【理化鉴定】（1）取叶柄基部或根茎横切片，滴加1%香草醛盐酸试液，镜检，可见细胞间隙腺毛呈红色。

（2）薄层色谱：粉末用环已烷超声提取，滤过，滤液浓缩作为供试品溶液。以绵马贯众对照药材作对照。用硅胶G薄层板，以正已烷－三氯甲烷－甲醇（30∶15∶1）展开，0.3%坚牢蓝BB盐的稀乙醇溶液显色，在40℃放置1小时。供试品色谱中，在与对照药材色谱相应的位置上，显相同颜色的斑点。

【检查】水分不得过12.0%；总灰分不得过7.0%；酸不溶性灰分不得过3.0%。

【浸出物】照醇溶性浸出物热浸法测定，用稀乙醇作溶剂，不得少于25.0%。

【药理作用】①驱虫及抗疟作用：绵马贯众中的绵马贯众素对绦虫有较强的毒性，对猪蛔虫、绵羊肺线虫、肝吸虫也有不同程度的抑制作用。②抗病毒及抗菌作用：贯众对流感病毒、副流感病毒、腺病毒、柯萨奇病毒等均有明显抑制作用；对大肠杆菌和金黄色葡萄球菌有较好的抗菌作用，也有广谱的体外抗菌作用。③抗肿瘤作用：贯众提取物（抗肿瘤有效部分为间苯三酚类化合物）对宫颈癌U14、Lewis肺癌有抑制作用。另外，绵马贯众对实验性肝损伤具有保护作用。

【功能与主治】性微寒，味苦；有小毒。能清热解毒，止血，驱虫。用于时疫感冒，风热头疼，温毒发斑，疮疡肿毒，崩漏下血，虫积腹痛。用量5～10g。

知识链接

商品贯众来源复杂，各地已发现有6科12属不少于35种蕨类植物。常见者有下列4科5种植物。

1. 紫萁贯众　为紫萁科（Osmundaceae）植物紫萁 *Osmunda japonica* Thunb. 的干燥根茎和叶柄基部。叶柄基部断面中柱呈U字形，分体中柱周韧型，韧皮部多见棕红色分泌细胞散在。

2. 峨眉蕨贯众　为蹄盖蕨科（Athyriaceae）植物河北峨眉蕨 *Lunathyrium vegetius* (Kitagawa) Ching 或陕西峨眉蕨 *L. giraldii* (Christ) Ching 的根茎和叶柄基部。两种的叶柄基部断面构造相同，叶柄基部常呈菱形，具分体中柱2个，呈“八”字形排列，其间常有一暗色点或形成空洞。

3. 荚果蕨贯众 为球子蕨科（Onocleaceae）植物荚果蕨 *Matteuccia struthiopteris*（L.）Todaro 的根茎和叶柄基部。叶柄基部断面特征与峨眉蕨相似，具分体中柱 2 个，"八"字形排列，但无暗色点和空洞。

4. 狗脊贯众 为乌毛蕨科（Blechnaceae）植物单芽狗脊蕨 *Woodwardia unigemmata*（Makino）Nakai 的根茎和叶柄基部。叶柄基部断面类三角形，常有分体中柱 5～8 个，排成半环状，末端 2 个较大，呈"八"字形。

5. 苏铁蕨贯众 为乌毛蕨科（Blechnaceae）植物苏铁蕨 *Brainea insignis*（Hook.）J. Sm. 的根茎及叶柄基部。叶柄基部断面类方形，分体中柱 8～12 个，基本组织中有众多红棕色石细胞群。

3. 水龙骨科 Polypodiaceae

水龙骨科为陆生或附生蕨类植物，根状茎横走，被阔鳞片，网状中柱。叶同型或二型；单叶，全缘或羽状半裂至一回羽状分裂。孢子囊群圆形或线形，或有时布满叶背，无囊群盖；孢子囊梨形或球状梨形；孢子两面型。

本科约 50 属，600 种，我国约 27 属，150 种，主要生药有骨碎补、石韦、铁线蕨等。

主含黄酮类、皂苷及挥发油等成分。

骨碎补 Drynariae Rhizoma

本品为水龙骨科植物槲蕨 *Drynaria fortunei*（Kunze）J. Sm. 的干燥根茎。全年均可采挖，除去泥沙，干燥，或再燎去茸毛。主产于湖北、浙江，西南地区亦产。药材呈扁平长条状，多弯曲，有分枝，长 5～15cm，宽 1～1.5cm，厚 0.2～0.5cm。表面密被深棕色至暗棕色的小鳞片，柔软如毛，经火燎者呈棕褐色或暗褐色，两侧及上表面均具凸起或凹下的圆形叶痕，少数有叶柄残基及须根残留。体轻，质脆，易折断，断面红棕色，维管束呈黄色点状，排列成环。气微，味淡、微涩。骨碎补主要含有黄酮类、三萜类、挥发油、酚酸及其苷类化合物，现代药理及临床研究表明，骨碎补具有良好的促进骨折愈合、抗骨质疏松、抗炎、促进牙齿生长、防治中毒性耳聋、降血脂等活性。本品含柚皮苷（$C_{27}H_{32}O_{14}$）不得少于 0.50%。本品性温，味苦。能补肾强骨，疗伤止痛。用于肾虚腰痛，跌扑闪挫，筋骨折伤，耳鸣耳聋，牙齿松动。外治斑秃，白癜风。用量 3～9g；鲜品 6～15g。外用鲜品适量。

《中国药典》收载的其他蕨类常见生药

第十一章　裸子植物门

PPT

学习目标

1. 掌握　带＊重点生药的鉴定特征（包括基原、性状、显微及理化特征）和活性成分。

2. 熟悉　一般生药的化学成分和鉴定特征（包括基原、性状、显微及理化特征）。

3. 了解　重点生药和一般生药的含量测定方法、功能与主治；重点生药的国内外研究概况。

裸子植物是一类介于蕨类植物与被子植物之间的维管植物。该类植物多为乔木或灌木，少为藤本，多为常绿性，稀为落叶性。叶针形、条形或鳞片形，极少为扁平形阔叶。花被常缺，雌雄同株或异株，小孢子叶（雄蕊）聚生成雄球花，大孢子叶（雌蕊）聚生成雌球花，每个大孢子叶上或边缘有裸露的胚珠。胚珠裸露于心皮的边缘上，整个胚珠发育成种子。

现存的裸子植物有12科，71属，800余种，广泛分布于世界各地，尤以北半球亚热带高山地区及温带至寒带分布为多，常成大面积森林。我国有11科，41属，300余种，资源丰富，品种较多，有不少为我国特有科属，如银杏科（Ginkgoaceae）、银杉属（*Cathaya*）、水杉属（*Melasequoia*）、金钱松属（*Pseudolarix*）、水松属（*Glyplostrobus*）、侧柏属（*Biota*）、白豆杉属（*Pseudotaxus*）等。主要的生药有麻黄、银杏叶、白果、红豆杉、侧柏叶、松节油、松花粉、三尖杉、中华粗榧、苏铁等。

裸子植物所含化学成分主要如下。①黄酮类：黄酮类及双黄酮类化合物在裸子植物中普遍存在，其中黄酮类化合物包括槲皮素（quercetin）、山柰酚（kaempferol）及芸香苷（rutin）等。双黄酮成分是裸子植物与少数蕨类植物的特征性成分，银杏叶含银杏双黄酮（ginkgetin）、异银杏双黄酮（isoginkgetin）、去甲银杏双黄酮（bilobetin）等，具有扩张血管的作用；侧柏含穗花杉双黄酮（amentoflavone）、扁柏双黄酮（hinokiflavone）、新柳杉双黄酮（neocryptomerin）等。②生物碱类：麻黄属植物含有多种有机胺生物碱，L-麻黄碱（L-ephedrine）、L-去甲基麻黄碱（L-norephedrine）等用于治疗支气管哮喘引起的鼻塞等症。粗榧科三尖杉属植物枝叶含三尖杉碱（cephalotaxine）等多种生物碱及其酯类。红豆杉科植物含有的紫杉醇（taxol）具有显著的抗肿瘤作用。③树脂、挥发油及有机酸等：松科、柏科植物富含树脂和挥发油，具祛风湿和止痛的功效。

1. 银杏科 Ginkgoaceae

落叶乔木，树干高大；分长枝与短枝。单叶，扇形，有长柄，在长枝上螺旋状排列散生，在短枝上成簇生状，具多数叉状并列细脉，2裂，常具波状缺刻。球花单性，雌雄异株，生于短枝上，呈簇生状；雄球花具梗，柔荑花序状，雄蕊多数，螺旋状着生，排列较疏，具短梗，花药 2，药室纵裂，药隔不发达；雌球花具长梗，顶端常分 2 叉，叉顶生珠座，各具 1 枚直立胚珠。种子核果状，具长梗，下垂，外种皮肉质，中种皮骨质，内种皮膜质，胚乳丰富；子叶 2 枚。

本科仅银杏属（*Ginkgo*）1 属，1 种和几个变种，产于辽宁、山东、河南、四川等省。

*银杏叶 Folium Ginkgo

【来源】 本品为银杏科植物银杏 *Ginkgo biloba* L. 的干燥叶。

【植物形态】 植物形态特征与科特征相同，花期 3～4 月，种子成熟期 9～11 月。

【采制】 秋季叶尚绿时采收，低温干燥，贮存。

【性状】 叶片多皱折或破碎，完整者呈扇形，长 3～12cm，宽 5～15cm。黄绿色或浅棕黄色，上缘呈不规则的波状弯曲，有的中间凹入，深者可达叶长的 4/5。叶脉自基部射出多回二叉细脉，细而密，光滑无毛，易纵向撕裂。叶基楔形，叶柄长 2～8cm。体轻。气微，味微苦。

以叶片大、完整、色黄绿、无杂质者为佳。

【化学成分】 银杏叶中的活性成分是黄酮类化合物和银杏内酯；此外，还有有机酸类、酚类、聚戊烯醇类等。①黄酮类成分：从银杏叶中已分离的黄酮类化合物有 40 余种。其中含量较高的有：单黄酮类，如山柰素、槲皮素、异鼠李素是其治疗心脑血管系统疾病的主要有效成分；双黄酮类，如银杏双黄酮（ginkgetin）、去甲银杏双黄酮（bilobetin）、异银杏双黄酮（isoginkgetin）等；黄酮苷类，如槲皮素-3-*O*-鼠李糖苷及苷元、槲皮素-3-葡萄糖苷、杨梅树皮素-3-*O*-葡萄糖-6-鼠李糖苷及苷元等。②内酯类：如银杏内酯（ginkgolide）A、B、C、M、J，白果内酯（bilobalide）等。尚含有机酸类，如白果酸（ginkgolic acid）、氢化白果酸（hydroginkgolic acid）等成分；同时含有多种营养成分，如蛋白质、糖类、维生素 C、维生素 E、胡萝卜素及多种无机元素。

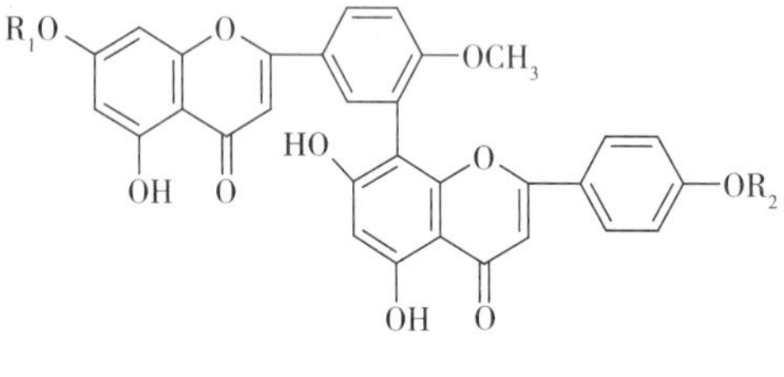

	R_1	R_2
银杏双黄酮	CH_3	H
去甲银杏双黄酮	H	H
异银杏双黄酮	H	CH_3

【理化鉴定】 黄酮类成分薄层色谱：粉末用 40% 甲醇回流提取，滤过，取滤液作为供试品溶液。以银杏叶对照药材作对照。以乙酸乙酯－丁酮－甲酸－水（5∶3∶1∶1）展开，以 3% 三氯化铝乙醇溶液显色，紫外灯（365nm）下检视。供试品色谱中，在与对照药材色谱相应的位置上，显相同颜色的荧光主斑点。

内酯类成分薄层色谱：粉末用 50% 丙酮回流提取，滤过，滤液蒸干，残渣加水使溶解，用乙酸乙酯振摇提取 2 次，合并乙酸乙酯液，蒸干，残渣加 15% 乙醇使溶解，加于聚酰胺柱上，用 5% 乙醇洗脱，收集洗脱液，水浴蒸去乙醇，水液用乙酸乙酯振摇提取 2 次，合并乙酸乙酯液，蒸干，残渣加丙酮使溶解，作为供试品溶液。以银杏内酯 A、银杏内酯 B、银杏内酯 C 及白果内酯作对照。用甲苯－乙酸乙酯－丙酮－甲醇

(10∶5∶5∶0.6）展开，醋酐蒸气熏，加热，紫外光灯（365nm）下检视。供试品色谱中，在与对照品色谱相应的位置上，显相同颜色的荧光斑点。

【检查】 杂质不得过2%；水分不得过12.0%；总灰分不得过10.0%；酸不溶性灰分不得过2.0%。

【浸出物】 照醇溶性浸出物测定法项下的热浸法测定，用稀乙醇作溶剂，不得少于25.0%。

【含量测定】 采用高效液相色谱法测定总黄酮醇苷和萜类内酯。本品按干燥品计算，含总黄酮醇苷不得少于0.40%；含萜类内酯以银杏内酯A（$C_{20}H_{24}O_{9}$）、银杏内酯B（$C_{20}H_{24}O_{10}$）、银杏内酯C（$C_{20}H_{24}O_{11}$）和白果内酯（$C_{15}H_{18}O_{8}$）的总量计，不得少于0.25%。

【药理作用】 ①改善心脑血管循环：银杏叶黄酮及内酯类成分具有扩张冠状动脉、增加血流量、改善末梢循环和脑循环的作用。②对中枢神经系统的作用：银杏提取物具有改善脑循环、保护血脑屏障、改善记忆力以及调节中枢神经递质如去甲肾上腺素、5-羟色胺、乙酰胆碱等的作用。③抑制血小板聚集和血栓形成：银杏内酯为血小板活化因子（PAF）的拮抗剂，对血小板聚集有明显的抑制作用。此外还有提高机体免疫、抗癌、抗氧化、抗过敏、抗病原微生物等作用。

【功能与主治】 性平，味苦、甘、涩。能活血化瘀，止痛，敛肺，平喘。用于肺虚咳喘，冠心病，心绞痛，高血脂。用量9～12g。

知识链接

1. 白果　为银杏 *Ginkgo biloba* L. 的干燥成熟种子。药材略呈椭圆形，一端稍尖，另端钝，长1.5～2.5cm，宽1～2cm，厚约1cm。表面黄白色或淡棕黄色，平滑，具2～3条棱线。中种皮（壳）骨质，坚硬。内种皮膜质，种仁宽卵球形或椭圆形，一端淡棕色，另一端金黄色，横断面外层黄色，胶质样，内层淡黄色或淡绿色，粉性，中间有空隙。气微，味甘、微苦。主要含白果酸（ginkgolic acid）、氢化白果酸（hydroginkgolic acid）、氢化白果亚酸（hydroginkgolinic acid）、白果酚（ginkgol）、白果醇（ginnol）、脂肪油等。外种皮含约1.3%的黄酮类化合物。本品性平，味甘、苦、涩。有毒。具敛肺定喘，止带浊，缩小便之功能。用于痰多喘咳，带下白浊，遗尿尿频。用量4.5～9g。生食有小毒。

2. 银杏酸（ginkgolic acids，Gas）　是银杏中除了黄酮和内酯外的另一具有重要生理活性的组分，存在于银杏的叶、果和外种皮中，以外种皮中含量最高。近年来的研究表明，银杏酸具有致过敏、抗肿瘤、抗病毒、抗炎、抗氧化和致突变性等作用，同时具有强烈的杀虫、抑菌和杀菌的活性。银杏酸的致敏性、胚胎毒性和细胞毒性等毒副作用也影响着银杏的使用。因此，应该对银杏及其提取物中的银杏酸含量进行限量检测。

3. 银杏叶提取物　为银杏叶经过加工制成的提取物，具有拮抗血小板活化因子、清除自由基、抗炎、抗焦虑、抗过敏、扩张血管、保护心脑血管及抗肿瘤等多种药理学活性。《中国药典》规定：银杏叶提取物中总黄酮醇苷含量不得少于24%，含萜类内酯的总量不得少于6.0%；含银杏酸不得过5mg/kg。

2. 红豆杉科 Taxaceae

红豆杉科为常绿乔木或灌木。叶披针形或针形，螺旋状排列或交互对生，基部扭转成 2 列，下面沿中脉两侧各具 1 条气孔带。球花单性异株，稀同株；雄球花常单生或成穗状花序，雄蕊多数，具 2 ~ 9 个花药，花粉粒无气囊；雌球花单生或成对，胚珠 1 枚，生于苞腋，基部具盘状或漏斗状珠托。种子浆果状或核果状，包被于肉质的假种皮中。

本科植物有 5 属，23 种，主要分布于北半球。我国有 4 属，12 种。主要的属有红豆杉属（*Taxus*）、榧树属（*Torreya*）等。重要的生药有东北红豆杉、红豆杉、云南红豆杉、香榧子、血榧等。

红豆杉科植物具有裸子植物典型的组织构造，维管束具有形成层，为开放型维管束；木质部中的输导组织由管胞构成，并起支持作用。筛胞不具伴胞。

本科植物主要含有两类成分。①萜类：红豆杉属植物含有紫杉烷二萜类特征性成分，如紫杉醇具有极强的抗肿瘤药理活性，临床上用于治疗乳腺癌、卵巢癌、肺癌、子宫内膜癌等癌症。②黄酮类：东北红豆杉含有槲皮素，浆果紫杉含银杏双黄酮（ginkgetin），具有降低血清胆固醇的作用，用于治疗心绞痛。

*红豆杉 Cortex，Ramulus et Folium Taxi

【来源】本品为红豆杉科植物东北红豆杉 *Taxus cuspidata* Sieb. et Zucc. 或红豆杉 *T. chinensis*（Pilg.）Rehd. 的干燥树皮和枝叶。

【植物形态】东北红豆杉：常绿亚乔木。树皮红褐色或灰红褐色，片状剥裂，裂片新面紫红色。枝互生，幼枝深绿色，老时红褐色。叶条形，有短柄，生于主枝上者为螺旋状排列，生于侧枝上者叶柄基部左右扭转，成不规则羽状排列。背面有两条灰绿色气孔带。雌雄异株；球花单生于前年枝的叶腋；雄蕊 6 ~ 14，集生成头状；雌花具一胚珠，卵形，淡红色。种子坚果状，卵圆形，稍扁，红褐色；假种皮杯状，深红色，肉质，富浆汁。花期 5 ~ 6 月，果期 7 ~ 8 月。

红豆杉：叶螺旋状着生，基部扭转排成二列，中脉气孔带上有密生均匀的小乳头点。雌雄异株；球花单生叶腋；雌球花的胚珠单生于花轴上部侧生短轴的顶端，基部托以圆盘状假种皮。种子扁卵圆形，生于红色肉质的杯状假种皮中。生于海拔 1500 ~ 2000m 或以上的山地。分布于甘肃南部、陕西南部、湖北西部和四川。东北红豆杉、红豆杉均为国家一类保护珍稀濒危物种，人工栽培已获成功。

【采制】枝叶四季均可采收，鲜用或晒干备用。

【产地】东北红豆杉主产于东北；红豆杉主产于西北、西南。

【性状】东北红豆杉：干皮弯曲或浅槽状；外表面灰棕色，粗糙；内表面红棕色，有细纵纹；质硬而脆，断面纤维性。枝皮红褐色，有浅裂，有密生稍突起的叶柄残基。枝的横断面灰白色至淡棕色，周围有较薄的栓皮，年轮和放射状木射线可见，髓部细小，棕色，常枯朽。气特异，味苦涩。

红豆杉：树皮微卷，外表面灰褐色，易脱落，内表面黄红色，有纵沟纹；质坚，折断面厚 10 ~ 15mm，不整齐，纤维状；水浸液红色，活性炭脱色不褪；气微，味微涩。

【显微特征】东北红豆杉枝条横切面（4 年生）表面残留表皮和皮层组织。木栓层由 6 ~ 10 列细胞组成，细胞壁略厚，排列整齐沿切线延长；栓内层为 5 ~ 7 列细胞，排列疏松并向内逐渐变小。韧皮部细胞排列整齐。形成层明显。木质部发达，由管胞、纤维管胞及少量散在纤维组成；年轮清晰。髓射线宽 1 ~ 3 列细胞，细胞由内向外逐渐增大并呈径向延长；环髓带由 2 ~ 5 列含深色物的细胞组成。

【化学成分】东北红豆杉：树皮和枝叶含紫杉烷（taxane）类二萜成分，主要有紫杉醇（taxol），三尖杉宁碱（cephalomannine），紫杉素（taxinine）A、B、C、E、H、J、K、L、M，东北红豆杉素（taxacin），东北红豆杉素Ⅰ5-*O*-桂皮酰基三乙酸酯（taxicin Ⅰ5-*O*-cinnamol triacetate），10-去酰基巴卡亭Ⅲ（10-deacetylbaccatin Ⅲ），东北紫杉素 D ~ Z（taxuspine D ~ Z）等。

红豆杉：枝叶和树皮含紫杉醇，10-去乙酰基紫杉醇（10-deacetyltaxol），10-去乙酰基三尖杉宁碱（10-deacetylcephalomannine），10-去乙酰基巴卡亭Ⅲ，东北红豆杉素，欧紫杉吉酚（taxagifine），1-羟基-7，9-二去乙酰基巴卡亭Ⅰ（1-hydroxy-7，9-dideacetylbaccatin Ⅰ），紫杉碱 M（taxinine M），紫杉齐三烯 A、B（taxachitriene A，B），5-去乙酰基紫杉齐三烯 B（5-deacetyltaxachitriene B），7，9-二去乙酰基巴卡亭Ⅵ等。

从欧洲产的 *Taxus baccata* 中分离到紫杉醇类衍生物，将此化合物进行分解，获得了形成紫杉醇构造中心的紫杉烷环，并进行结构改造，合成出与紫杉醇类似的化合物 taxothere。该化合物对乳腺癌、子宫癌的治疗有特异的疗效，1995 年美国 FDA 已批准应用于临床，治疗转移性乳腺癌；1996 年，日本厚生省亦批准使用。

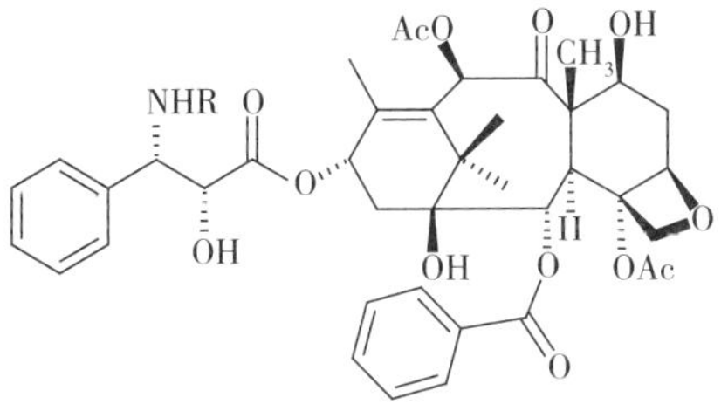

紫杉醇　R = C_6H_5CO

三尖杉宁碱 R = $CH_3CH=CCH_3CO$

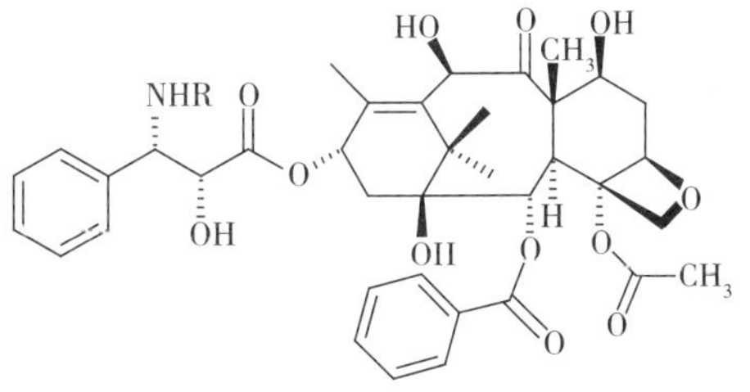

taxothere R = COOBu-t

【理化鉴定】薄层色谱：粉末用二氯甲烷 - 甲醇（1∶1）超声提取，滤过，滤液减压浓缩，加二氯甲烷 - 水（1∶1）萃取，二氯甲烷层浓缩作供试品。用紫杉醇对照品作对照。用硅胶 GF_{254} 板，二氯甲烷 - 甲醇（95∶5）展开，紫外灯下（254nm）观察，供试品色谱中，在与对照品色谱相应的位置上，显相同颜色的斑点。

【含量测定】文献有报道采用 HPLC 法测定紫杉醇的含量。

【药理作用】现代药理学研究发现，红豆杉属植物具有抗肿瘤、抗炎、抗菌、保肝、止痛、抗惊厥、降血糖、抗氧化、抗应变性、退热等多方面的药理作用。

其抗癌的主要成分紫杉醇在生物体内能够与微管蛋白结合，促进微管蛋白聚合装配成微管二聚体，从而抑制细胞中微管的正常生理解聚，抑制了纺锤体的形成，使细胞分裂停止在 G_2 期及 M 期，阻止癌细胞的快速繁殖而抑制肿瘤细胞的生长。其作用机制与长春新碱和秋水仙碱相反。体内实验结果表明，紫杉醇对黑色素瘤 B16 和 MX-1 乳腺癌活性很强，对 S180 实体瘤、Lewis 肺癌、瓦克癌瘤 256、LX-1 肺癌、CX-1 结肠癌、结肠癌-26 以及 P388、P1534、L1210 白血病均有显著的抑制作用。

【功能与主治】 枝叶性平，味淡。能利尿消肿，温肾通经。用于治疗肾炎水肿，小便不利，糖尿病，月经不调等症。用量叶 3 ~ 6g，水煎服；小枝（去皮）9 ~ 15g。树皮及枝叶均用于提取紫杉醇的原料。紫杉醇在临床上用于治疗卵巢癌、乳腺癌、肺癌、脑癌、子宫内膜癌等恶性肿瘤，其中，对乳腺癌效果最好。

知识链接

1. 我国除东北红豆杉、红豆杉外，尚有 2 种 1 个变种，分别为云南红豆杉 *Taxus yunnanesis* Cheng et L. K. Fu、西藏红豆杉 *T. wallichiane* Zucc. 及南方红豆杉 *T. chinensis* var. *mairei*（Lemeé et Lévl.）Cheng et L. K. Fu。其树皮及枝叶均可用于提取紫杉醇的原料。我国红豆杉中紫杉醇的含量一般为 0.004% ~0.01% ，且多分布于树皮中，因此，提取紫杉醇时整个植株的利用率低。曼地亚红豆杉（*T. media*）是一种天然杂交品种，其母本为东北红豆杉（*T. cuspidata*），父本为欧洲红豆杉（*T. baccata*）。曼地亚红豆杉的紫杉醇含量高达 0.03% ~0.06%，是国内品种的 10 倍。1996 年，我国将曼地亚红豆杉引种栽培，经过数年试验研究，引种获得成功。

2. 除了直接从红豆杉中提取外，获取紫杉醇的途径还包括红豆杉的植物组织培养途径、人工种植途径、生物合成途径、化学合成及微生物生产途径。其中，植物组织培养方法因具有如下特殊的优点而成为商业化生产较有效的途径：可以在生物反应器中大规模培养细胞，并且通过控制培养条件使培养细胞合成大量紫杉醇；培养细胞除合成紫杉醇外，还可以生产紫杉醇半合成的前体物质及其他有抗癌活性的、原植体内不含有的化合物。红豆杉细胞培养目前已成为解决紫杉醇药源紧缺的重要途径之一。

《中国药典》收载的其他红豆杉科生药

3. 麻黄科 Ephedraceae

麻黄科为小灌木或亚灌木。小枝对生或轮生，节明显，节间具纵沟，茎内次生木质部具导管。叶呈鳞片状，于节部对生或轮生，基部多少连合，常退化成膜质鞘。雌雄异株，稀同株。雄球花由数对苞片组合而成，每苞有 1 雄花，每花有 2 ~8 雄蕊，花丝合成一束，雄花外包有膜质假花被，2 ~4 裂；雌球花由多数苞片组成，仅顶端 1 ~3 片苞片生有雌花，雌花具顶端开口的囊状假花被，包于胚珠外，胚珠 1，具一层珠被，珠被上部延长成珠被（孔）管，自假花被开口处伸出。种子浆果状，成熟时，假花被发育成革质假种皮，外层苞片发育而增厚成肉质状、红色，富含黏液和糖质。胚乳丰富，胚具子叶2枚。

本科仅1属，约40种，我国有16种，4变种，分布区较广，以内蒙古、新疆分布最多，西北及云南、四川等地种类较多；常生于干旱山地及荒漠中。

本科多数种类含生物碱。

*麻黄 Ephedrae Herba

始载于《神农本草经》，列为中品。《图经本草》载："生晋地及河东，今近京多有之，以荥阳、中牟者为胜。苗春生，至夏五月则长及一尺以来。梢上有黄花，结实如百合瓣而小，又似皂荚子，味甜，微有麻黄气，外红皮，裹仁子黑，根紫赤色。俗说有雌雄二种，雌者于三月、四月内开花，六月内结子。雄者无花，不结子。至立秋后采收其茎，阴干令青"。

【来源】 本品为麻黄科植物草麻黄 *Ephedra sinica* Stapf、中麻黄 *E. intermedia* Schrenk et C. A. Mey. 或木贼麻黄 *E. equisetina* Bge. 的干燥草质茎。

【植物形态】 草麻黄：草本状小灌木，高20~40cm。木质茎匍匐状，绿色草质茎直立。小枝对生或轮生，节明显，节间长2~6cm，直径约2mm。叶膜质，鞘状，2裂，基部约1/2合生，裂片三角状披针形，先端渐尖，多反卷。雌雄异株，雄球花顶生，3~5聚成复穗状，雌球花常单生枝顶，成熟时呈红色浆果状。种子两枚，卵状。花期5~6月，种子8~9月成熟。生于山坡、河滩、干旱荒地，成片丛生。

中麻黄：直立小灌木，高20~100cm。木质茎直立或斜向生长，基部多分枝；草质茎对生或轮生，常被白粉，节间长3~6cm，直径1~2.5mm。叶片3裂，基部1/2~2/3合生，裂片先端尖锐。雄球花数个簇生于节上；雌球花3个轮生或2个对生于节上。种子常3粒。花期5~6月，种子7~8月成熟。

木贼麻黄：直立小灌木，高达1m。木质茎直立或斜向生长，上部多分枝；草质茎对生或轮生，多分枝，节间短，长1~2.5cm，直径1~1.5mm，常被白粉。叶片2裂，褐色，基部1/2~2/3合生，先端不反卷。雄球花多单生或3~4个集生于节上；雌球花成对或单生于节上。种子通常1粒。花期7月，种子8~9月成熟。

【采制】 9月为最佳采收期，割取草质茎，于通风处晾至7~8成干时再晒干。如暴晒则色变黄，受霜冻则色变红，药效均会受影响。

【产地】 草麻黄主产于内蒙古、新疆；中麻黄主产于甘肃、青海、内蒙古；木贼麻黄主产于山西、甘肃、宁夏、新疆、河北、内蒙古等地。草麻黄产量大，中麻黄次之，两者多混用，木贼麻黄产量小。

【性状】 草麻黄：细长圆柱形，少分枝，直径1~2mm，有时有少量灰棕色木质茎。表面淡绿至黄绿色，有细纵棱18~20条，触之微有粗糙感；节明显，节间长2~6cm，节上有膜质鳞叶，长3~4mm，基部约1/2合生，上部2裂（稀3裂），锐三角形，先端渐尖，反卷。体轻质脆，断面类圆形或扁圆形，略呈纤维性，中心暗红棕色。气微香，味涩、苦。

中麻黄：略成三棱形，分枝较多，有粗糙感，直径1.5~3mm，常带棕色木质茎。节间长2~6cm，细纵棱18~28条；膜质鳞叶长2~3mm，基部1/2~2/3合生，上部3裂（稀2裂），先端稍反卷；断面略成三角状圆形。

木贼麻黄：细圆柱形，分枝较多，无粗糙感，直径1～1.5mm，常带灰黑棕色木质茎。节间长1.5～3cm，有细纵棱13～14条；膜质鳞叶长1～2mm，基部1/2～2/3合生，上部2裂，短三角形，先端钝，多不反卷；断面类圆形。

以干燥、茎粗、淡绿色、内心充实、味苦涩者为佳。

【显微特征】 草麻黄：茎节间横切面表皮细胞一列，类方形，外被厚的角质层，脊线较密，有蜡质疣状突起，两棱脊间有下陷气孔；有棱脊18～20条，每条棱脊内侧有下皮纤维束。皮层宽广，外侧薄壁细胞径向延长，有纤维束散在，中柱鞘纤维束新月形，位于韧皮部外侧。维管束8～10个，韧皮部窄，束内形成层明显，老枝可见束间形成层，木质部类三角形。髓部薄壁细胞壁非木化，常含红棕色块状物，偶有环髓纤维。表皮细胞外壁、皮层细胞及纤维壁中均可见草酸钙砂晶或方晶（图11－1）。

中麻黄：棱脊18～28个；维管束12～15个，形成层环类三角形；髓薄壁细胞微木化，环髓纤维多。

木贼麻黄：棱脊13～14个；维管束8～10个，形成层环类圆形；髓薄壁细胞壁木化，无环髓纤维。

草麻黄：粉末淡棕色。①表皮细胞类长方形，外壁布满草酸钙砂晶，角质层厚约至18μm。②气孔特异，长圆形，保卫细胞侧面观呈哑铃形或电话听筒形。③皮层纤维长，直径10～24μm，壁厚，有的木化，壁上布满砂晶，形成嵌晶纤维。④螺纹、具缘纹孔导管直径10～15μm，导管分子斜面相接，接触面具多数穿孔，形成特殊的麻黄式穿孔板。此外，薄壁细胞中常见细小簇晶、红棕色块状物、少量石细胞、髓部薄壁细胞及木纤维（图11－2）。

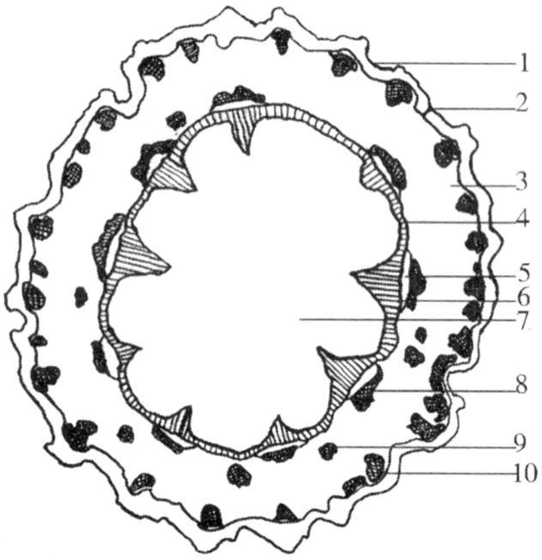

图11－1 草麻黄（茎）横切面

1. 表皮；2. 气孔 3. 皮层；4. 形成层；5. 韧皮部；6. 木质部；7. 髓部；8. 中柱鞘纤维；9. 皮层纤维；10. 下皮纤维

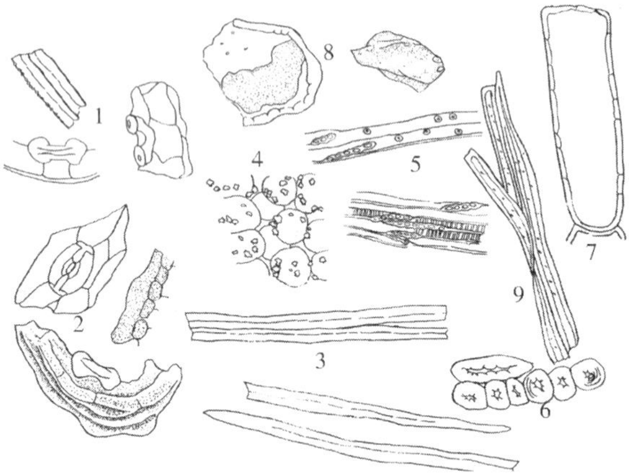

图11－2 草麻黄（茎）粉末

1. 气孔；2. 表皮碎片；3. 纤维；4. 草酸钙结晶；5. 导管；6. 石细胞；7. 髓部薄壁细胞；8. 棕色块；9. 木纤维

【化学成分】 麻黄含多种有机胺类生物碱、挥发油及黄酮类成分。

（1）生物碱 主要为L-麻黄碱（L-ephedrine）、L-*N*-甲基麻黄碱（L-*N*-methylephedrine），其次为D-伪麻黄碱（D-pseudoephedrine）、D-*N*-甲基伪麻黄碱（D-*N*-methylpseudoephedrine)、L-去甲基麻黄碱（L-norephedrine）、D-去甲基伪麻黄碱（D-norpseudoephedrine）等。

（2）挥发油　从草麻黄挥发油中分离出2，3，5，6-四甲基吡嗪（2，3，5，6-tetramethylpyrazine）、萜品烯-4-醇（terpine-4-ol）及桂叶烯（myrcene）等。

（3）黄酮类　主要有芹菜素（apigenin）、山柰酚（kaempferol）、槲皮素（quercetin）、无色矢车菊素（leuoc-ycmidin）及小麦黄素（tricin）等。

另含多糖类、有机酸、氨基酸及无机元素。

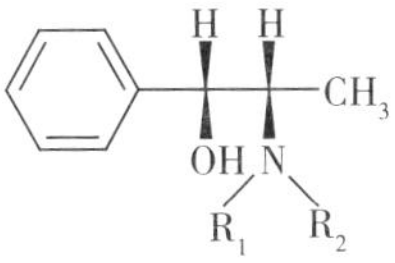

	R_1	R_2
L-麻黄碱	CH_3	H
L-*N*-甲基麻黄碱	CH_3	CH_3
L-去甲基麻黄碱	H	H

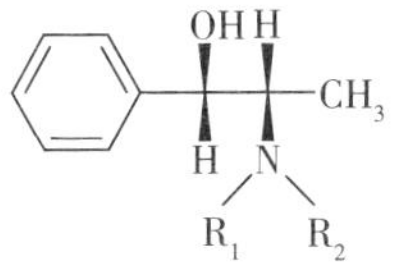

	R_1	R_2
D-伪麻黄碱	CH_3	H
D-*N*-甲基伪麻黄碱	CH_3	CH_3
D-去甲基伪麻黄碱	H	H

【理化鉴定】粉末：微量升华，得细小针状或颗粒状结晶。

薄层色谱：粉末用浓氨液碱化，三氯甲烷回流提取，滤过，滤液蒸干，残渣加甲醇溶解作供试品，以盐酸麻黄碱对照品作对照。用硅胶G板，以三氯甲烷-甲醇-浓氨试液（20∶5∶0.5）展开，茚三酮试液105℃显色。供试品色谱中，在与对照品色谱相应位置上，显相同颜色的红色斑点。

【检查】杂质不得过5%；水分不得过9.0%；总灰分不得过10.0%。

【含量测定】采用高效液相色谱法测定盐酸麻黄碱和盐酸伪麻黄碱。本品按干燥品计算，含盐酸麻黄碱（$C_{10}H_{15}NO \cdot HCl$）和盐酸伪麻黄碱（$C_{10}H_{15}NO \cdot HCl$）的总量不得少于0.80%。

【药理作用】麻黄药理作用广泛，具发汗、利尿、镇咳、平喘、抗过敏、升高血压、兴奋中枢神经系统、解热、抗病毒及影响神经肌肉传递等多种作用。①发汗作用：实验证明，麻黄中的挥发油及麻黄碱有发汗作用。麻黄碱虽不能诱发人体出汗，但当人处在温热环境中，用麻黄碱50～60mg，汗腺分泌比未用麻黄碱者更多、更快。②利尿作用：麻黄有一定的利尿作用，以D-伪麻黄碱作用最为显著。对于利尿作用的机制，有学者认为是由于其扩张肾血管使肾血流增加；也有认为是阻碍肾小管对钠离子重吸收的缘故。

【功能与主治】性温，味辛、微苦。能发汗散寒，宣肺平喘，利尿消肿。用于风寒感冒，胸闷喘咳，风水水肿，支气管哮喘。蜜麻黄润肺止咳。多用于表证已解，气喘咳嗽。用量2～10g。

知识链接

1. 我国麻黄属植物除上述3种麻黄药用外，还有：丽江麻黄 *Ephedra liliangensis* Florin，产于四川、云南、贵州等地；单子麻黄 *E. monosperma* Gmel. ex C. A. Mey.，产于四川、甘肃、新疆等地；西藏中麻黄 *E. intermedia* var. *tibetica* Stapf，主产于西藏。

以上几种麻黄均具较高含量的生物碱类化合物。膜果麻黄 *E. przewalskii* Stapf 分布较广，但麻黄碱含量较低，不能检出，在蒙古国民间有药用，治疗胃炎。

2. 麻黄根为草麻黄与中麻黄的干燥根及根茎。呈圆柱形，略弯曲。表面红棕色或灰棕色，有纵皱纹和支根痕。外皮粗糙，易成片状剥落。根茎具节，表面有横长突起的皮孔。体轻，质硬而脆，断面皮部黄白色，木部淡黄色或黄色，射线放射状，中心有髓。气微，味微苦。麻黄根不含麻黄碱类成分，含麻黄根素（ephedrannin），麻黄根碱 A、B、C（ephedradine A，B，C），麻黄考宁（maokonine）等。本品性平，味甘。功效与麻黄不同，能止汗。用于体虚自汗。用量 2 ~ 9g。

3. 麻黄生物碱的管理与控制：冰毒的化学名称为甲基苯丙胺，又称去氧麻黄碱。将麻黄碱分子结构中的一个羟基去掉氧原子，就变成了去氧麻黄碱，而这个改变在催化剂存在的条件下加氢还原就可以产生，制造过程非常简单。原国家食品药品监督管理总局《国家药物滥用监测年度报告》（2016）显示，含甲基苯丙胺的毒品（俗称“冰毒”）是我国流行滥用的主要毒品，且有逐年增加的趋势。因此，国家已经建立健全相关法规，加强对麻黄药材、麻黄碱等原料药的监督和管理。

第十二章　被子植物门

学习目标

1. 掌握　带＊重点生药的鉴定特征（包括基原、性状、显微及理化特征）、活性成分及功效。

2. 熟悉　一般生药的化学成分和鉴定特征（包括基原、性状、显微及理化特征）。

3. 了解　重点生药和一般生药的含量测定方法、功能与主治；重点生药的国内外研究概况。

第一节　双子叶植物纲

PPT：1 马兜铃科～3 蓼科

1. 马兜铃科 Aristolochiaceae

马兜铃科为多年生草本或藤本。单叶互生，叶片多心形或盾形，多全缘，无托叶。花两性；单被，辐射对称或左右对称，花被下部合生成管状，顶端 3 裂或向一侧扩大；子房下位或半下位，中轴胎座，蒴果。

本科有 8 属，约 600 种，我国有 4 属，70 多种，主要属有马兜铃属（*Aristolochia*）、细辛属（*Asarum*）、马蹄香属（*Saruma*）。主要的生药有马兜铃、细辛、青木香、天仙藤、寻骨风、广防己、关木通、杜衡、马蹄香等。

本科植物茎维管束多数，外韧型，最主要特征是髓射线明显，初生射线宽而长，次生射线较窄而短，使维管束相互分离形成特异的形状（马兜铃式结构）。叶表皮上的毛茸多单列；角质层常具颗粒，上表皮或下表皮有乳突，气孔不定式。草酸钙结晶较常见，为小方晶、针晶或簇晶，分泌细胞存在于茎、叶、花、果实和种子中。

本科植物的化学成分主要如下。① 挥发油：主要分布于马兜铃属和细辛属植物，油中主要成分为单萜、倍半萜和苯丙烯类，如柠檬烯、γ-松油烯（γ-terpinene）、1，8-桉叶精、龙脑、α-松油二环烯、土青木香酮（aristolone）、甲基丁香酚（methyl eugenol）、黄樟醚（safrole）等，甲基丁香酚是细辛属特征性成分。②生物碱类：多为异喹啉类季铵碱，如木兰碱、轮环藤酚碱（cyclanoline）及去甲乌药碱（higenamine）等。③菲类化合物：硝基菲类有机酸及其衍生物为马兜铃科植物的特征性成分，这类成分如马兜铃酸（aristolochic acid）、马兜铃内酰胺（aristololactam）等有抗菌、增加吞噬细胞活力等作用，但对肾有毒性，使用时应特别注意控制用量。

＊细辛　Asari Radix et Rhizoma

始载于《神农本草经》。《本草纲目》载："细辛非华阴者不得为真，若单用末，不可过一钱，多则气闷塞，不通者死”。

【来源】本品为马兜铃科植物北细辛 *Asarum heterotropoides* Fr. Schmidt var. *mandshuricum*（Maxim.）Kitag.、汉城细辛 *A. sieboldii* Miq. var. *seoulense* Nakai 或华细辛 *A. sieboldii* Miq. 的根及根茎。前两种习称“辽细辛”。

【植物形态】北细辛：多年生草本。根茎横走，生有多数细长的根。叶 2 ~ 3 片，心形或肾状心形；叶柄长约 15cm。花单生于叶腋，接近地面；花被筒壶状，紫色，顶端 3 裂，裂片向外反卷；雄蕊 12，花丝与花药等长；子房半下位，花柱 6，顶端 2 裂，柱头侧生。蒴果肉质，半球形。花期 5 月，果期 6 月。

汉城细辛：叶片较厚，叶下面通常密生较长的毛；叶柄被疏毛。

华细辛：根茎较长，直立或横走。叶 1 ~ 2 片，叶柄长 10 ~ 15cm。花紫黑色，花被管钟状，花被顶裂片平展而不反卷；花丝长于花药。蒴果近球形。

【采制】移栽田生长 3 ~ 5 年，直播地生长 5 ~ 6 年采收，9 月中旬采挖全株，除去泥土，阴干。

【产地】北细辛主产于辽宁、吉林、黑龙江，产量大，销全国并出口。华细辛主产于山东、安徽、陕西、四川、湖北，自产自销。汉城细辛主产于辽宁、吉林，产量小，多自产自销。

【性状】北细辛：常卷缩成团。根茎横生呈不规则圆柱状，具短分枝，长 1 ~ 10cm，直径 0. 2 ~ 0. 4cm。表面灰棕色，粗糙，有环形的节，节间长 0. 2 ~ 0. 3cm，分枝顶端有碗状的茎痕。根细长，密生节上，长 10 ~ 20cm，直径 0. 1cm。表面灰黄色，平滑或具纵皱纹。有须根及须根痕。质脆，易折断，断面平坦，黄白色或白色。气辛香，味辛辣，麻舌。

汉城细辛：根茎直径 0. 1 ~ 0. 5cm，节间长 0. 1 ~ 1cm。

华细辛：根茎长 5 ~ 20cm，直径 0. 1 ~ 0. 2cm，节间长 0. 2 ~ 1cm。气味较弱。

均以根灰黄、干燥、味辛辣而麻舌者为佳。

【显微特征】北细辛根横切面：表皮脱落，下皮为 1 列类方形或类长方形细胞，外侧常残留表皮细胞。皮层宽大，薄壁细胞充满细小类球形淀粉粒。油细胞散列。内皮层明显，可见凯氏点。较粗的根中偶见石细胞。中柱鞘为 1 列薄壁细胞，次生组织不发达，初生木质部通常三原型，稀二原型或四原型，韧皮部束 4 个，与木质部束间隔排列。形成层隐约可见。

【化学成分】细辛主含挥发油。北细辛全草油中主要为甲基丁香酚（methyl eugenol）、黄樟醚（safrole）、细辛醚（asaricin）、榄香脂素（elemicin）、1，8-桉叶素（1，8-cineole）等。华细辛全草油中主要为甲基丁香酚、细辛醚、榄香脂素、α-侧柏烯（α-thujene）、黄樟醚、肉豆蔻醚（myristicin）等。汉城细辛全草油中主要为甲基丁香酚、榄香脂素、黄樟醚、细辛醚、卡枯醇（kakuol）等。非挥发性成分包括 β-谷甾醇（β-sitosterol）、马兜铃酰胺Ⅰ（aristololactam Ⅰ）、7-甲氧基马兜铃酰胺（7-methoxy-aristololactam）、马兜铃酸Ⅳa（aristolochic acid Ⅳa）、对羟基苯甲酸、山柰酚-3-*O*-葡萄糖苷等。

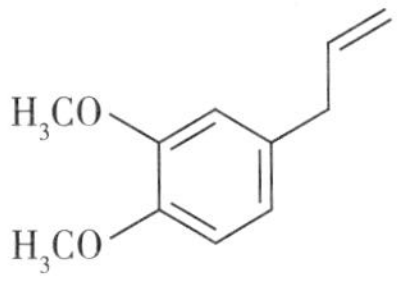

甲基丁香酚

【理化鉴定】粉末：取本品粉末1g，用乙醚冷浸15分钟，滤过，取滤液1ml置蒸发皿中，回收乙醚后加1%香草醛浓硫酸试剂数滴，溶液由棕色转为棕紫色（检查挥发油）。

薄层色谱：粉末加甲醇超声提取，滤过，滤液蒸干，残渣加甲醇溶解作为供试品溶液，以细辛对照药材和细辛脂素对照品作对照。用硅胶G薄层板，以甲苯－乙酸乙酯－水－甲酸（20:1:1:1）展开，以1%香草醛硫酸溶液加热显色。供试品色谱中，在与对照品色谱相应的位置上，显相同颜色的斑点。

【检查】水分不得过10.0%，总灰分不得过12.0%；酸不溶灰分不得过5.0%。

采用高效液相色谱法测定马兜铃酸Ⅰ限量，本品按干燥品计算，含马兜铃酸Ⅰ（$C_{17}H_{11}O_7N$）不得过0.001%。

【含量测定】采用挥发油测定法测定，本品含挥发油不得少于2.0%（ml/L）。采用高效液相色谱法测定细辛脂素，本品按干燥品计算，含细辛脂素（$C_{20}H_{18}O_6$）不得少于0.050%。

【药理作用】①对呼吸系统的作用：细辛挥发油对组胺和乙酰胆碱所引起的支气管痉挛有明显的对抗作用，其中，甲基丁香酚单体对豚鼠气管亦有明显的松弛作用。②解热、镇痛作用：细辛挥发油对四氢β-萘胺或伤寒、外伤寒甲乙混合菌苗所致人工发热家兔有解热作用，细辛水提液和挥发油均有较强的镇痛作用。③毒性：细辛的不同提取物均能不同程度地导致小鼠出现抽搐、惊厥和死亡等急性毒性反应；另外，黄樟醚有致癌作用。此外，细辛还有抗菌、降压和局麻等作用。

【功能与主治】性温，味辛。能祛风散寒，通窍止痛，温肺化饮。用于风寒感冒，头痛，牙痛，鼻塞鼻渊，风湿痹痛，痰饮喘咳。用量1～3g。外用适量。不宜与藜芦同用。

知识链接

1. 2000年版以前的《中国药典》收载细辛的药用部位为“全草”，而历代本草记载细辛的药用部位均为“根”。经化学成分含量检测，细辛地上部分的马兜铃酸和马兜铃内酰胺类成分含量较高，其中，细辛花中含量最高，其次为叶片及叶柄，全草含量约为根含量的20多倍。因此，从2005年版《中国药典》开始将细辛的药用部位改为“根及根茎”。

2. 尚有同属多种植物如杜衡 *Asarum forbesii* Maxim.、单叶细辛 *A. himalaicum* Hook. f. et Thoms. ex Klotzsch.、双叶细辛 *A. caulescens* Maxim.、小叶马蹄香 *A. ichangense* C. Y. Cheng et C. S. Yang 等植物的根及根茎在不同地区作细辛或土细辛使用，应用时应加以鉴定。

2. 杜仲科 Eucommiaceae

杜仲科为落叶乔木，枝、叶折断时有银白色橡胶丝。单叶互生，边缘有锯齿，无托叶。花单性异株，无被；雄花密集成头状花序状；雌花单生，子房上位，心皮2，合生。翅果扁平，内有种子1粒。

全科1属，1种，为我国特产。分布于我国中部及西南各省区，各地有栽培。

本科的化学成分包括杜仲胶（gutta-percha），为硬质橡胶。另含降压成分松脂醇二葡萄糖苷（pinoresinol-di-*O*-β-D-glucopyranoside）、桃叶珊瑚苷（aucubin）、杜仲苷（ulmoside）等。

*杜仲 Eucommiae Cortex

始载于《神农本草经》，列为上品。《本草纲目》载："其皮中有银丝如绵，故曰木棉"。

【来源】 本品为杜仲科植物杜仲 *Eucommia ulmoides* Oliv. 的干燥树皮。

【植物形态】 落叶乔木，高达20m。树皮灰褐色，粗糙，折断时有银白色橡胶丝。幼枝有黄褐色毛，后变无毛。单叶互生，叶片椭圆形或卵状椭圆形。花单性，雌雄异株，生于当年枝基部，无花被，有梗，雄蕊4～10；雌花单生或簇生，具短梗。翅果扁平，周围具薄翅。种子狭长椭圆形。花期4月，果期10月（彩图7）。

【采制】 栽培10～20年，4～6月剥取，刮去粗皮，堆置"发汗"至内皮呈紫褐色，晒干。

【产地】 主产于贵州、陕西、湖北、四川等地。以贵州、四川产量大，质量佳。

【性状】 呈板片状或两边稍向内卷，大小不一，厚3～7mm。外表面淡棕色或灰褐色，有明显的皱纹或纵裂槽纹，具斜方形皮孔，有的可见地衣斑，有的树皮较薄，未去粗皮者可见明显的皮孔。内表面暗紫色，光滑。质脆，易折断，断面有细密、银白色、富弹性的橡胶丝相连。气微，味稍苦。嚼之有胶状残留物（彩图8）。

以皮厚、块大、去净粗皮、内表面暗紫色、断面丝多者为佳。

【显微特征】 老树皮横切面：有较厚的落皮层，落皮层内侧有数层木栓细胞，其下可见栓内层。韧皮部占大部分，有5～7条横向排列的石细胞层，每层厚约3列细胞，石细胞壁极厚。射线宽2～3列细胞，有不规则形的橡胶质团块散布，以近石细胞处为多见。

粉末：深灰棕色。①石细胞甚多，大多成群，类长方形、类方形、类圆形、长条形或不规则形，直径20～80μm，长约至180μm，壁厚6～28μm，大多厚薄不匀，孔沟明显，有的分枝，胞腔大小不一，有的内含橡胶团块。②橡胶丝细长条状，稍弯曲或扭曲成团，直径8～16μm，表面略粗糙，显颗粒性。③木栓细胞表面观多角形，壁不均匀增厚，木化，纹孔细小，胞腔内常含橙红色物；侧面观长方形，壁三面增厚，一面薄，孔沟明显。④筛管分子端壁复筛板的筛域椭圆形，较大，侧壁上的筛域较小，类圆形。⑤淀粉粒稀少而小，单粒类球形（图12－1，彩图9）。

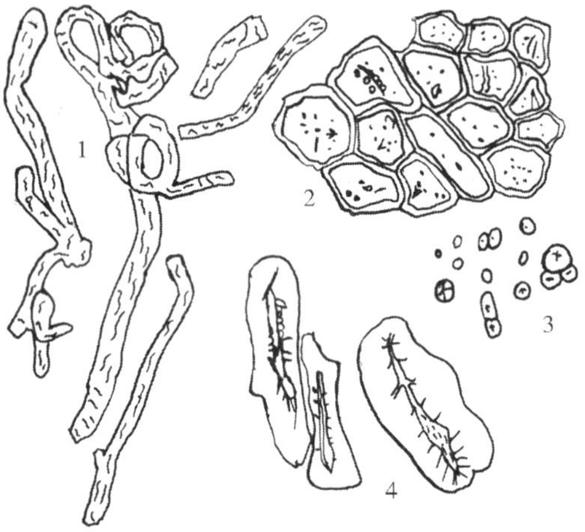

图12－1 杜仲（树皮）粉末

1. 橡胶丝；2. 木栓细胞；3. 淀粉粒；4. 石细胞

【化学成分】（1）木脂素及其苷类 主要具有降压作用的松脂醇二葡萄糖苷（pinoresinol-di-*O*-β-D-glucopyranoside）、丁香树脂酚（syringaresinol）、杜仲树脂酚（medioresinol）、杜仲素A（eucommin A）等。

（2）环烯醚萜类 主要有桃叶珊瑚苷（aucubin）、杜仲苷（ulmoside）、京尼平苷

（geniposide）、京尼平酸（geniposidic acid）等。

（3）其他　含杜仲胶约20%。近年来，从新鲜杜仲树皮中分离纯化到一种能抑制真菌生长的蛋白，命名为杜仲抗真菌蛋白。

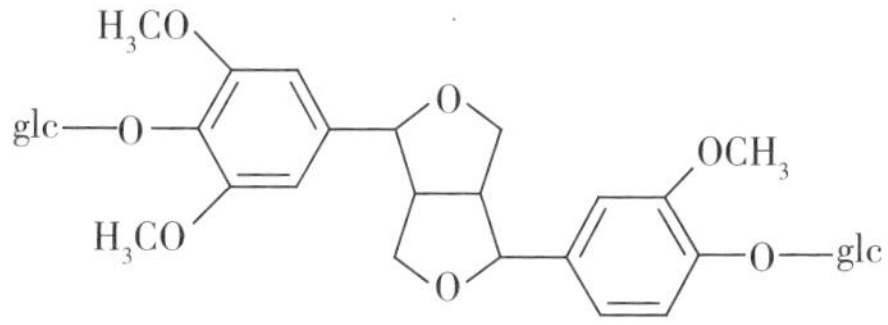

松脂醇二葡萄糖苷

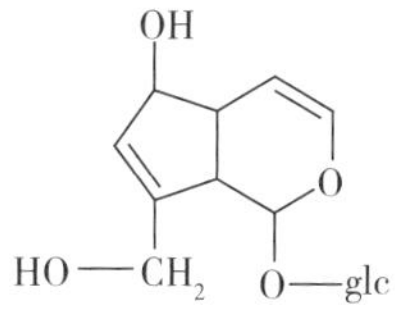

桃叶珊瑚苷

【理化鉴定】粉末加三氯甲烷浸渍2小时，滤过，滤液挥干，加乙醇1ml，产生具弹性的胶膜。

【检查】水分不得过13.0%；总灰分不得过10.0%。

【浸出物】照醇溶性浸出物测定法项下的热浸法测定，用75%乙醇作溶剂，不得少于11.0%。

【含量测定】采用高效液相色谱法测定松脂醇二葡萄糖苷。本品含松脂醇二葡萄糖苷（$C_{32}H_{42}O_{16}$）不得少于0.10%。

【药理作用】①降压作用：杜仲的降压作用与其含有的松脂素二葡萄糖苷、环烯醚萜苷、绿原酸等成分有关。②骨细胞增殖作用：经药理学实验证实，杜仲中极性较大的萃取物可能含有直接作用于成骨细胞的活性成分。③免疫增强作用：杜仲煎剂能明显增强小鼠巨噬细胞的吞噬功能。此外还有抗氧化、抗肿瘤、降血脂、抗炎、利尿、抑制子宫收缩等作用。

【功能与主治】性温，味甘。能补肝肾，强筋骨，安胎。用于肝肾不足，腰膝酸软，筋骨无力，头晕目眩，妊娠漏血，胎动不安。用量6～10g。

附：杜仲叶

杜仲叶（eucommiae folium）为杜仲科植物杜仲 *Eucommia ulmoides* Oliv. 的干燥叶。夏、秋二季枝叶茂盛时采收，晒干或低温烘干。叶多破碎，完整叶片展平后呈椭圆形或卵形。表面黄绿色或黄褐色，微有光泽，先端渐尖，基部圆形或广楔形，边缘有锯齿，具短叶柄。质脆，搓之易碎，折断面有少量银白色橡胶丝相连。气微，味微苦。化学成分与杜仲相似，含木质素类及环烯醚萜类成分，另含有机酸类绿原酸、咖啡酸及黄酮类化合物山柰酚、槲皮素等成分。本品含绿原酸（$C_{16}H_{18}O_9$）不得少于0.080%。功效与杜仲相似。用量10～15g。

知识链接

1. 杜仲混伪品主要来源于卫矛科植物宝兴卫矛 *Euonymus mupinensis* Loes et Rehd、大花卫矛 *E. grandiflorus* Wall.、扶芳藤 *E. fortunei* Emerald Gaiety 等及夹竹桃科植物白杜仲藤、毛杜仲藤、红杜仲等的皮。其主要性状区别为：杜仲橡胶丝多而密，银白色，富弹性；伪品杜仲橡胶丝的数量、密度较正品少，比较稀疏，且绝大多数伪品胶丝弹性差，拉之易断。显微特征方面：粉末含草酸钙结晶、乳汁管、胶丝少成条者为夹竹桃科植物；无乳汁管者为卫矛科植物；含有大量石细胞、草酸钙方晶、胶丝多成条或者扭曲成团者为杜仲。

2. 杜仲为我国特有的植物，产量占全世界的95%以上，杜仲树皮和叶均为常用生药，具有补肝肾、强筋骨、降血压等作用。杜仲还含杜仲胶，是世界上极少数分布于亚热带和温带的优质天然橡胶资源，杜仲橡胶广泛用于化工（橡胶）、航空航天、交通运输、医疗等行业。杜仲为雌雄异株植物，杜仲雄花为新资源食品，可加工成杜仲雄花茶饮用；杜仲果实可以提取杜仲籽油，杜仲籽油为新资源食品，油中含有丰富的不饱和脂肪酸，其中α-亚麻酸含量达60%以上，可以补充体内的不饱和脂肪酸；杜仲叶可以制成饲料添加剂，用于家畜、家禽、宠物的养殖，提高动物的免疫力，在无抗养殖中发挥了积极作用；杜仲还有在失重状态下的抗衰老作用，可制成航天食品。

3. 蓼科 Polygonaceae

蓼科为草本或灌木，茎节常膨大。单叶互生，托叶膜质，包于茎节形成托叶鞘。花两性或单性异株；单被，花被片3～6，常花瓣状；子房上位。瘦果或小坚果，常包于宿存花被内。

本科约30属，800余种。我国有15属，200余种，主要的属为蓼属（*Polygonum*）、大黄属（*Rheum*）、酸模属（*Rumex*）等。主要的生药有大黄、何首乌、虎杖、拳参、扁蓄、金荞麦、辣蓼、杠板归、蓼大青等。

本科植物叶多为异面型，腺毛广泛存在，有时聚生在叶表面或叶柄的凹陷处，形成花外蜜腺；蓼属植物的叶常有分泌细胞或分泌腔，呈透明点状。叶薄壁细胞常含有草酸钙簇晶。茎的表皮下常有厚角组织束或厚壁组织束，有的还有小型维管束；木栓组织常发生于表皮下，中柱鞘有厚壁组织，连续成环或成纤维束存在。一些种类的地下器官中有异常维管束，如髓维管束（如酸模属），木内韧皮部、束间韧皮束、皮层维管束围绕纤维束成半圆形，如沙拐枣属（*Calligonum*）。草酸钙簇晶多见，偶见方晶。本科植物细胞常含鞣质，有时存在于茎的薄壁组织中的特殊囊内。木质部具典型的单纹孔分隔纤维，长度中等或非常短，常附有含晶细胞。

本科植物普遍含有蒽醌类、黄酮类、鞣质及各种苷类。①蒽醌类衍生物：广泛存在于蓼科植物中，如大黄属、酸模属、蓼属。有的是游离状态；有的结合成苷，如大黄素（emodin），大黄素甲醚（physcion），番泻苷A、B、C、D（sennoside A，B，C，D）为泻下有效成分。新鲜植物含有蒽酚及其衍生物，贮存时间过长则被氧化成蒽醌；两分子蒽酚还可以结合成二蒽酮，如大黄蒽酮B（reidin B）。②黄酮类成分：分布于荞麦属（*Fagopyrum*）和蓼属（*Polygonum*）等，如芦丁、扁蓄苷（avicularin）、虎杖黄酮苷（reynoutrin）、金丝桃苷等。③鞣质：在本科植物中普遍存在，具有收敛、止血、抗菌的作用。另含芪类化合物如土大黄苷（rhaponticin）、芪三酚苷（polydatin）以及萘醌类化合物等。

*大黄 Rhei Radix et Rhizoma

始载于《神农本草经》，列为下品。《新修本草》载："大黄性温润，而易壤蛀，火干乃佳。二月、八月日烈，恐不时燥，即不堪矣。叶、子、茎并似羊蹄，但粗长而厚。其根细者，亦似宿羊蹄，大者乃如碗，长二尺”。

【来源】 本品为蓼科植物掌叶大黄 *Rheum palmatum* L.、唐古特大黄 *R. tanguticum* Maxim. ex Balf. 或药用大黄 *R. officinale* Baill. 的干燥根及根茎。

【植物形态】 掌叶大黄：多年生高大草本，根及根茎肥厚，茎中空。基生叶有肉质粗壮的长柄，叶片宽卵形或近圆形，3～7 掌状中裂；茎生叶互生，具浅褐色膜质托叶鞘。疏散圆锥花序；花红紫色，花被片 6。瘦果三棱状，具翅。花期 6～7 月，果期 7～8 月（彩图 10）。

唐古特大黄：形态与掌叶大黄的主要区别为叶片分裂极深，裂片披针形；花序分枝紧密，常向上紧贴于茎。

药用大黄：与掌叶大黄的区别为叶浅裂，一般仅达叶片 1/4 处，裂片宽三角形；花较大，直径约 4mm，白色。

【产地】 掌叶大黄：主产于甘肃礼县、宕昌、岷县、文县、临夏、武威，青海同仁、同德、贵德，西藏昌都与那曲地区，四川阿坝与甘孜州产量较大。唐古特大黄主产于青海与甘肃祁连山北麓，西藏东北部及四川西北部亦有少量。

药用大黄：产于四川北部、东部及南部盆地边缘，贵州北部、西部，云南西北部，湖北西部，陕西南部。产量很小，多销当地，通称“马蹄大黄”。

【采制】 10～11 月间地上部分枯萎时，或 4～5 月未开花前采挖生长三年以上的植物地下部分，除去顶芽及细根，刮去外皮，根茎按大小横切或纵切成厚片或瓣状或马蹄状，也有加工成卵圆形和圆柱形的；粗根切成段，加工时忌用铁器，焙干或阴干。

【性状】 根茎：呈圆柱形、马蹄形、卵形或不规则块状，或纵剖为半圆柱形块状，长 3～17cm，直径 3～10cm。除尽外皮者，表面黄棕色或红棕色，较平滑，可见类白色的网状纹理（系类白色的薄壁组织夹有棕红色的射线）；残留的外皮或外皮未去尽者表面暗棕色，有纵横粗皱纹。质坚实，有的中心较松软，横断面红棕或黄棕色，颗粒性，皮部极狭，可见暗色形成层环纹，其内侧有细密的棕红色射线，髓占绝大部分，有多数星点（异型维管束），成环或散在。气清香，味苦、微涩，嚼之黏牙，有砂粒感，并使唾液染成黄色。

根：呈圆柱形或类圆柱形，大小不等。表面黄棕色至红棕色，有时可见黄棕色与白色相间的网状纹理。质较坚实，断面黄色至橙黄色，形成层环明显，木部发达，射线橙红色，无星点（彩图 10）。

以个大、质坚实、气清香、味苦而微涩者为佳。

【显微特征】 根茎横切面：木栓层与皮层大多已除去，偶有部分残留。韧皮部射线 1～4 列细胞，较平直，内含棕色物。形成层细胞扁平。木质部射线宽 1～4 列细胞，内含深棕色物，导管径向稀疏排列。髓部宽广，主为薄壁组织，散有多数异型维管束（星点），排成 1～2 圈或散在。异型维管束形成层类圆形，木质部在外，韧皮部在内，射线呈星芒状射出，含深棕色物，在韧皮部近形成层处常可见黏液腔。薄壁细胞含众多淀粉粒；草酸钙簇晶大而多，直径多在 100μm 以上（图 12－2）。

根茎粉末：棕黄色。掌叶大黄：①草酸钙簇晶众多，完整者直径 20～160μm，棱角大多短钝，有的长尖；有的簇晶呈不规则矩圆形。②导管主为网纹导管和具缘纹孔导管，直径约至140μm，非木化或微木化，具缘纹孔椭圆形或斜方形，有的横向延长；另有螺纹和环纹导管。③淀粉粒大多圆球形，直径3～45μm，脐点常呈星状、十字状；复粒由2～7分粒组成（图12－3，彩图11）。

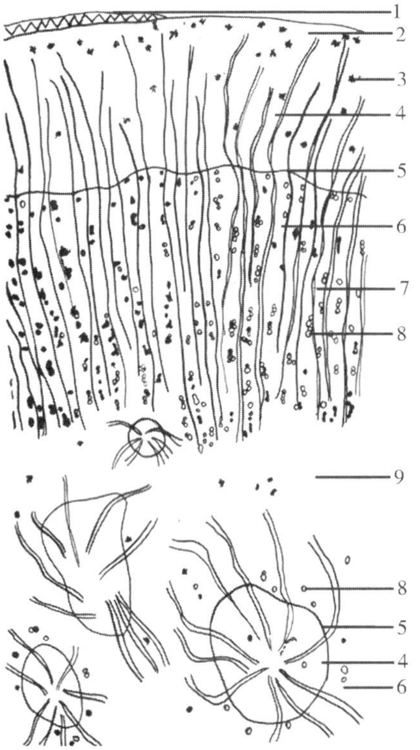

图12－2 大黄（根茎）横切面

1. 木栓层；2. 皮层；3. 草酸钙簇晶；4. 韧皮部；5. 形成层；6. 木质部；7. 射线；8. 导管；9. 髓

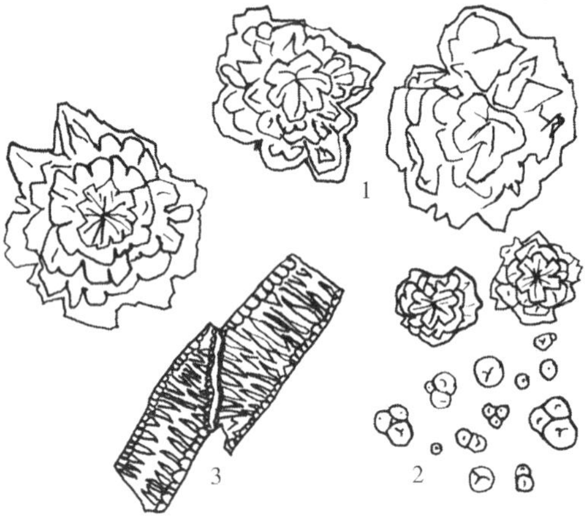

图12－3 掌叶大黄（根茎）粉末

1. 草酸钙簇晶；2. 淀粉粒；3. 导管

【化学成分】三种大黄均含结合蒽醌及游离蒽醌衍生物，含量以总蒽醌计为2%～6.2%。游离蒽醌有大黄素（emodin）、大黄素甲醚（physcion）、芦荟大黄素（aloe-emodin）、大黄酸（rhein）、大黄酚（chrysophanol）、土大黄素、异大黄素等；结合蒽醌主要有番泻苷（sennoside）A、B、C、D、E、F，大黄酚-1-葡萄糖苷，大黄素-8-葡萄糖苷，芦荟大黄素-8-葡萄糖苷，大黄酸苷A～D等。蒽酚及蒽酮类有大黄二蒽酮（rheidin）A、B、C及其苷类如番泻苷（sennoside）A、B、C等。尚含鞣质、有机酸、糖类、挥发油和萘苷类成分等。

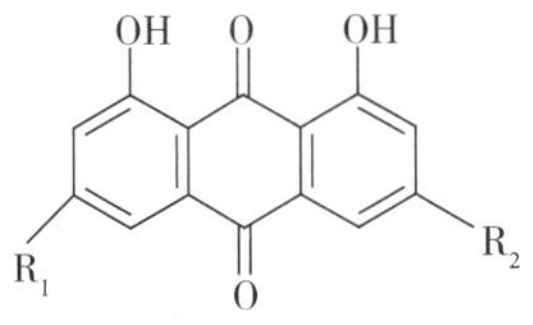

	R_1	R_2
大黄素	OH	CH_3
大黄素甲醚	OCH_3	CH_3
大黄酚	H	CH_3
芦荟大黄素	H	CH_2OH
大黄酸	H	COOH

【理化鉴定】粉末：取本品粉末少量，进行微量升华，可见菱状针晶或羽状结晶。

（蒽醌类反应）。

薄层色谱：粉末用甲醇浸提，滤过，滤液蒸干，残渣加水溶解，盐酸酸化，乙醚萃取，蒸干，残渣加三氯甲烷溶解作供试品。以大黄对照药材和大黄酸对照品作对照，用硅胶 H 板，以石油醚（30～60℃）－甲酸乙酯－甲酸（15∶5∶1，上层）展开，紫外灯（365nm）下检视。供试品色谱中，在与对照药材和对照品色谱相应的位置上，显相同的 5 个橙黄色荧光主斑点，氨熏后变为红色。

【检查】 土大黄苷取本品粉末 0.1g，加甲醇 10ml，超声处理 20 分钟，滤过，取滤液 1ml，加甲醇至 10ml，作为供试品溶液。另取土大黄苷对照品，加甲醇制成每 1ml 含 10μg 的溶液，作为对照品溶液（临用新制）。照薄层色谱法试验，吸取上述两种溶液各 5μl，分别点于同一聚酰胺薄膜上，以甲苯－甲酸乙酯－丙酮－甲醇－甲酸（30∶5∶5∶20∶0.1）为展开剂，展开，取出，晾干，置紫外光灯（365nm）下检视。供试品色谱中，在与对照品色谱相应的位置上，不得显相同的亮蓝色荧光斑点。

水分不得过 15.0%；总灰分不得过 10.0%。

【浸出物】 照水溶性浸出物测定法项下的热浸法测定，不得少于 25.0%。

【含量测定】 采用高效液相色谱法测定。本品含总蒽醌，以芦荟大黄素（$C_{15}H_{10}O_5$）、大黄酸（$C_{15}H_8O_6$）、大黄素（$C_{15}H_{10}O_5$）、大黄酚（$C_{15}H_{10}O_4$）和大黄素甲醚（$C_{16}H_{12}O_5$）的总量计，不得少于 1.50%；本品含游离蒽醌，以芦荟大黄素（$C_{15}H_{10}O_5$）、大黄酸（$C_{15}H_8O_6$）、大黄素（$C_{15}H_{10}O_5$）、大黄酚（$C_{15}H_{10}O_4$）和大黄素甲醚（$C_{16}H_{12}O_5$）的总量计，不得少于 0.20%。

【药理作用】 ①泻下作用：主要致泻成分为番泻苷，其次为芦荟大黄素和大黄酸。能够增加肠张力，增强胃肠运动力，产生泻下作用。②抗菌作用：大黄抗菌谱广，具有对金黄色葡萄球菌、溶血性链球菌、伤寒杆菌、痢疾杆菌及幽门螺杆菌等多种革兰阳性菌和革兰阴性菌较好的抑制作用；抑制多种真菌、流感病毒、肝炎病毒及艾滋病病毒（HIV－RT）。③保肝作用：大黄能促进胆汁分泌、胆囊收缩、胆道括约肌松弛，而起利胆退黄作用，为治疗湿热黄疸的要药。此外，大黄还具有利胆、抗消化道溃疡、抗肿瘤、调节免疫等作用。

【功能与主治】 性寒，味苦。能泻下攻积，清热泻火，凉血解毒，逐瘀通经，利湿退黄。用于实热便秘，积滞腹痛，泻痢不爽，湿热黄疸，血热吐衄，目赤，咽肿，肠痈腹痛，痈肿疔疮，瘀血经闭，跌扑损伤，外治烧伤烫伤。用量 3～15g，用于泻下不宜久煎。外用适量，研末，调敷患处。孕妇及月经期、哺乳期慎用。

知识链接

同属一些植物在部分地区或民间称为山大黄、土大黄等而作药用，有时与上述三种正品大黄混淆。主要有藏边大黄 *Rheum emodi* Wall.、河套大黄 *R. hotaoense* C. Y. Cheng et C. T. Kao、华北大黄 *R. franzenbachii* Münt 及天山大黄 *R. wittrochii* Lundstr.。商品中根的比例很大，香气弱，含有游离的和结合的蒽醌类成分，但不含或仅含痕量的大黄酸和番泻苷。由于均含有土大黄苷（rhapoticin），其断面在紫外光灯下均显亮蓝紫色荧光而易与正品大黄区别。土大黄的泻下作用均很弱，通常外用为收敛止血药，或作兽药和工业染料。

*何首乌 Polygoni Multiflori Radix

始载于《开宝本草》，谓："根大如拳，有赤白二种。"李时珍《本草纲目》云："能养血益肝，固精益肾，健筋骨，乌须发，为滋补良药"。

【来源】 本品为蓼科植物何首乌 *Polygonum multiflorum* Thunb. 的干燥块根。

【植物形态】 多年生缠绕草本。根末端肥大呈不整齐块状。叶互生，具长柄；叶片心形，全缘；托叶鞘膜质。圆锥花序顶生或腋生，花多数，白色。瘦果椭圆形，有三棱，包于宿存的翅状花被内。花期 8 ~ 10 月，果期 9 ~ 11 月。生于山坡石缝中、篱边、林下或灌木丛中。

【产地】 何首乌主产于河南、湖北、广西、广东、贵州、四川、江苏，销全国及出口。此外，湖南、山西、浙江、安徽、江西、山东、云南等省亦产，但大多自产自销。

【采制】 秋冬两季采挖块根，洗净，切去两端，块根大者可再对半剖开，或切片晒干。生用，或用黑豆汁拌匀，蒸成制首乌。

【性状】 块根呈团块状或不规则纺锤形，长 6 ~ 15cm，直径 4 ~ 12cm。表面红褐色或红棕色，皱缩不平，有不规则浅沟或皱纹，并有横长皮孔，两端有细根痕。质坚实而重，不易折断，横切面淡红棕色，粉性，皮部常有 4 ~ 11 个类圆形异型维管束环列，形成云锦样花纹，中央木部较大，有的呈木心。气微，味微苦而甘涩。

制首乌多为不规则皱缩状的块片，表面黑褐色，凹凸不平，质坚硬，断面角质样，棕褐色或黑色，气微，味微甘而苦涩。

以个大、质坚实而重、红褐色、断面显云锦花纹、粉性足者为佳。

【显微特征】 块根横切面：木栓层为数列细胞，充满红棕色物。韧皮部较宽广，散有类圆形异型维管束（复合维管束）4 ~ 11 个，外韧型，导管稀少。根的中央形成层成环；木质部导管较少，有少数木纤维。薄壁细胞含草酸钙簇晶及淀粉粒（图 12 - 4）。

粉末：黄棕色。①草酸钙簇晶较多，直径 10 ~ 80（160）μm，有的簇晶与较大的类方形结晶合生。②棕色细胞类圆形或椭圆形，壁稍厚，胞腔内充满淡黄棕色或棕色物，并含淀粉粒。③淀粉粒众多，单粒类球形，直径 4 ~ 50μm，脐点星状、点状或三叉状；复粒由 2 ~ 9 分粒组成。④木纤维多成束，细长，直径 17 ~ 34μm，有斜纹孔。此外可见导管、木栓细胞、棕色块（图 12 - 5）。

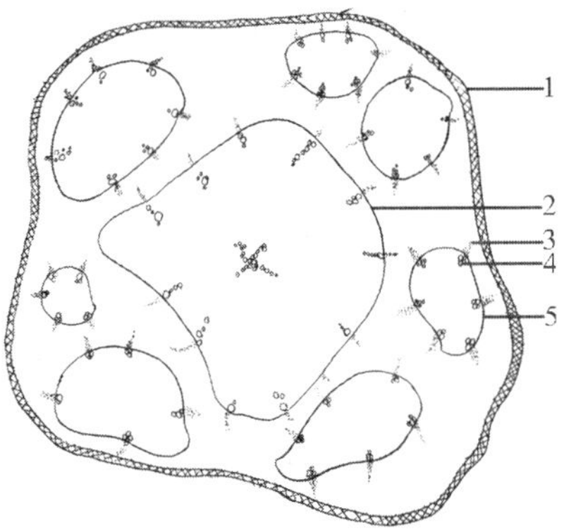

图 12 - 4 何首乌（块根）横切面

1. 木栓层；2. 形成层；3. 韧皮部；4. 木质部；5. 异型维管束

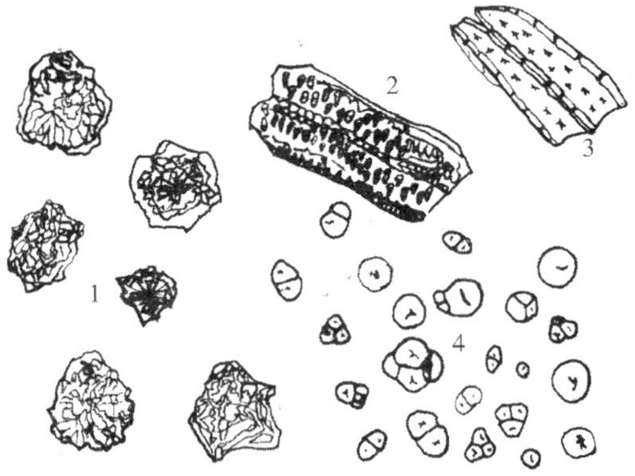

图 12 - 5 何首乌（块根）粉末

1. 草酸钙簇晶；2. 导管；3. 木纤维；4. 淀粉粒

【化学成分】①卵磷脂（lecithin）：约3.7%，有磷脂酰乙醇胺、磷脂酰甘油、双磷脂酰甘油、磷脂酸等。②蒽醌衍生物：约1.1%，主要为大黄酚、大黄素，其次为大黄酸、大黄素甲醚。尚含有芦荟大黄素、大黄素-1，6-二甲醚、大黄素-8-甲醚等。③芪类：如2，3，5，4′-四羟基二苯乙烯-2-*O*-β-D-葡萄糖苷，约1.2%，被认为是何首乌的主要成分。还有2，3，5，4′-四羟基二苯乙烯-2，3-二-*O*-β-D-吡喃葡萄糖苷、2，4，6，4′-四羟基二苯乙烯-2-*O*-β-D-吡喃葡萄糖苷、四羟基反式二苯乙烯-2-*O*-(2″-*O*-没食子酰)-β-D-吡喃葡萄糖苷、2，3，5，4′-四羟基二苯乙烯-2-*O*（3′-*O*-没食子酰)-β-D-吡喃葡萄糖苷、土大黄苷等。

另含儿茶精类，如儿茶精、表儿茶精、3-*O*-没食子酰原矢车菊素 B_1（3-*O*-galloyl-procyanidin B_1）、3，3′-双-*O*-没食子酰原矢车菊素 B_2（3，3′-di-*O*-galloyl-procyanidin B_2）等。

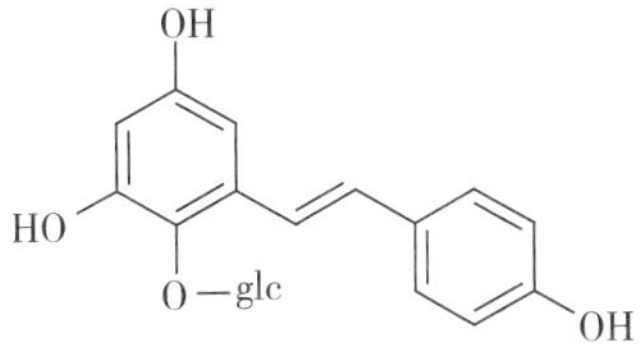

2，3，5，4′-四羟基二苯乙烯-2-*O*-β-D-葡萄糖苷

【理化鉴定】粉末：约0.1g，加10%氢氧化钾溶液10ml，煮沸3分钟，冷后过滤。取滤液，加盐酸使成酸性，再加等量乙醚，振摇，醚层应显黄色。分取醚液4ml，加氨试液2ml，振摇，氨液层显红色（蒽醌类化合物反应）。

薄层色谱：粉末加乙醇，加热回流提取，滤液浓缩作为供试品溶液。以何首乌对照药材作对照。用硅胶H薄层板，先以三氯甲烷－甲醇（7∶3）展开3.5cm，取出，晾干；再以三氯甲烷－甲醇（20∶1）展开，展至约7cm，取出，晾干，紫外光灯（365nm）下检视。供试品色谱中，在与对照药材色谱相应的位置上，显相同颜色的荧光斑点。

【检查】水分不得过10.0%；总灰分不得过5.0%。

【含量测定】采用高效液相色谱法测定。本品含2，3，5，4′-四羟基二苯乙烯-2-*O*-β-D-葡萄糖苷（$C_{20}H_{22}O_9$）不得少于1.0%；含结合蒽醌以大黄素（$C_{15}H_{10}O_5$）和大黄素甲醚（$C_{16}H_{12}O_5$）的总量计，不得少于0.10%。

【药理作用】①泻下及抑菌作用：蒽醌类具有泻下作用，对结核杆菌、福氏痢疾杆菌均有抑制作用。②降血脂及抗动脉粥样硬化作用：何首乌能抑制胆固醇在肝内沉积，降低血清胆固醇含量，具有抗动脉粥样硬化的作用。③神经保护作用：二苯乙烯苷对老年性痴呆等神经系统退行性疾病的防治有一定的作用，同时，制首乌提取物可浓度依赖性地抑制白细胞介素-1（IL-1）及一氧化氮的产生，从而发挥神经元保护作用。此外还具有抗氧化、增强免疫、延缓衰老、抗辐射损伤、保护肝脏等作用。

【功能与主治】性温，味苦、甘、涩。生首乌能解毒，消痈，截疟，润肠通便。用于瘰疬疮痈，风疹瘙痒，肠燥便秘，高血脂。用量3～6g。制首乌能补肝肾，益精血，乌须发，壮筋骨。用于眩晕耳鸣、须发早白，腰膝酸软，肢体麻木，神经衰弱，高脂血症。用量6~12g。

知识链接

1. 首乌藤（夜交藤） 为何首乌的藤茎。秋、冬季落叶时采收。茎细圆柱形，扭曲，有分枝，直径4~7mm。表面紫红色，粗糙，具扭曲的纵皱纹，有突起的皮孔及芽痕，外皮易呈鳞片状剥落。断面皮部紫红色，木部导管孔明显。性平，味甘。能养血安神，祛风通络。用于神经衰弱，失眠多梦，风湿痹痛，贫血；外治皮肤瘙痒。用量9~15g；外用适量，煎水洗患处。

2. 白首乌 为萝藦科植物戟叶牛皮消 *Cynanchum auriculatum* Royle ex Wight 的块根。呈不规则团块状或类圆形，长1.5~7cm，直径1~5cm。表面棕色至棕褐色，光亮且凹凸不平，皮孔横长，栓皮层层脱落，脱落处浅土黄色，略具条网状纹理。质硬脆，易折断，断面平坦，类白色，有稀疏黄色放射状纹理。气微，味微苦。可用于体虚失眠，健忘多梦，皮肤瘙痒。用量9~30g。

虎杖 Polygoni Cuspidati Rhizoma et Radix

本品为蓼科植物虎杖 *Polygonum cuspidatum* Sieb. et Zucc. 的干燥根茎及根。主产于江苏、浙江、安徽、广东、广西、四川、云南等省区。根茎圆柱形，略弯曲，节部稍膨大，表面棕褐色，有纵皱纹及须根痕，节上常有鞘状鳞片及芽痕，断面有髓。质坚硬，纤维性。切面呈放射状菊花纹，木质部占根大部分，棕黄色。气微弱，味极苦而涩。主要含蒽醌类、黄酮类及二苯乙烯类化合物。蒽醌类主要有大黄素-8-葡萄糖苷、大黄素甲醚-8-葡萄糖苷、大黄素、大黄素甲醚、大黄酚等；黄酮类有槲皮素、槲皮素-3-阿拉伯糖苷等；另含酚类、游离的氨基酸及鞣质等。本品含大黄素（$C_{15}H_{10}O_5$）不得少于0.60%，含虎杖苷（$C_{20}H_{22}O_8$）不得少于0.15%。本品对金黄色葡萄球菌、肺炎双球菌、流感病毒、乙脑病毒等多种病原微生物有抑制作用。此外还有抗炎、止血、镇痛、降血脂、抗艾滋、保肝等作用。本品性微寒，味微苦。能散瘀定痛，祛风利湿，止咳化痰；用于关节痹痛，湿热黄疸，癥瘕，经闭，水火烫伤，跌扑损伤，痈肿疮毒，咳痰增多。用量9~15g，外用适量，制成煎液或油膏涂敷。孕妇慎用。

《中国药典》收载的其他蓼科常见生药

欧美国家常用蓼科植物药

4. 苋科 Amaranthaceae

多草本，单叶对生或互生，无托叶。花小，辐射对称，花单被，每花下常有1枚干膜质苞片和2枚小苞片；胞果，稀浆果和坚果。

本科约65属，900种，我国约13属，59种，常见的药用植物有牛膝、川牛膝、青葙子、鸡冠花、千日红、刺苋菜等。本科的化学成分有皂苷、昆虫蜕皮激素及生物碱类如甜菜碱（betaine）。

牛膝　Achyranthis Bidentatae Radix

本品为苋科植物牛膝 *Achyranthes bidentata* Bl. 的干燥根。主产于河南，习称"怀牛膝"，为"四大怀药"之一。根呈细长圆柱形，稍弯曲，长 15～70cm，直径 0.4～1cm。表面灰黄色或淡棕色，具略扭曲而细微的纵皱纹，有横长皮孔及稀疏的细根痕。质硬而脆，受潮则变柔软，断面平坦，黄棕色，微呈角质样，中央有细小黄白色木心，周围有 2～4 轮维管束小点。气微，味微甜而苦涩。牛膝含有多种皂苷类成分、甾酮类成分及黄酮类成分。皂苷类成分主要为以齐墩果酸为苷元的三萜皂苷；甾酮类化合物为 β-蜕皮甾酮等。本品含 β-蜕皮甾酮（$C_{27}H_{44}O_7$）不得少于 0.030%。二氧化硫残留量不得过 400mg/kg。牛膝皂苷有兴奋子宫、抗生育和保护神经生长的作用，甾酮类具有调节糖代谢的作用，牛膝多糖有免疫增强作用。此外，还有延缓衰老、降血糖、抗病毒、镇痛等作用。本品性平，味苦、酸。能补肝肾，强筋骨，逐瘀通经，引血下行。用于腰膝酸痛，筋骨无力，经闭癥瘕，肝阳眩晕。用量 5～12g。孕妇慎用。

川牛膝　Cyathulae Radix

本品为苋科植物川牛膝 *Cyathula officinalis* Kuan 的干燥根。主产于四川。根近圆柱形，微扭曲，有少数分枝，长 30～60cm，直径 0.5～3cm。表面黄棕色或灰褐色，具纵皱纹、支根痕和多数横长的皮孔样突起。质韧，不易折断，断面淡黄白色或黄棕色，有多数点状维管束，排列成数轮，呈同心环。气微，味微甜。根主含甾类化合物，如杯苋甾酮（cyasterone）、异杯苋甾酮（isocyasterone）、红苋甾酮（rubrosterone）、5-表杯苋甾酮（5-epicyasterone）、羟基促脱皮甾酮等。并含有甜菜碱、阿魏酸、多糖等。本品含杯苋甾酮（$C_{29}H_{44}O_8$）不得少于 0.030%。本品有兴奋子宫、抗生育、免疫增强、保肝、利胆、抗炎、改善血液和微循环等作用。本品性平，味甘、微苦。能逐瘀通经，通利关节，利尿通淋。用于经闭癥瘕，胞衣不下，关节痹痛，足痿筋挛，尿血血淋，跌扑损伤。用量 4.5～9g。

《中国药典》收载的其他苋科生药

PPT：5 木兰科，6 樟科

5. 木兰科 Magnoliaceae

乔木或灌木，落叶或常绿，皮、叶、花均有香气（含挥发油）。单叶互生，托叶大而早落，脱叶环痕明显。花大、单生、两性，花被以 3 为基数（6～12 枚）排成数轮；雄蕊、雌蕊多数，分离且螺旋状排列于柱状花托上；花托于果时延长，子房上位。聚合蓇葖果或聚合浆果。种子胚小，具丰富的胚乳。

木兰科约 18 属，约 300 种，主要分布于亚洲东南部、南部，北美东南部、中美、南美北部。我国有 14 属，约 160 多种，主要分布于东南至西南部，北方亦有栽培。已知药用约 13 属，113 种，主要有木兰属（*Magnolia*）、五味子属（*Schisandra*）、八角属

(*Illicium*)、含笑属（*Michelia*）、鹅掌楸属（*Liriodendron*）等。主要的生药有厚朴、辛夷、五味子、八角茴香、滇鸡血藤、地枫皮、含笑等。

本科植物的导管多单个散在或数个相聚，端壁多单穿孔，亦有梯状穿孔；射线宽3～4列细胞，偶见单列同型或异型。常见油细胞、黏液细胞、纤维、石细胞和草酸钙小方晶。

本科植物的主要化学成分有挥发油、生物碱、木脂素、内酯类和酚性成分。①挥发油：多为芳香族衍生物或倍半萜类，如大茴香脑（anethol）、大茴香醛（anisaldehyde）等。②生物碱：多为异喹啉类生物碱，如木兰箭毒碱（magnocurarine）、木兰花碱（magnoflorine）等，具抗菌消炎、利尿降压、松弛肌肉以及阻断中枢神经节的作用。③木脂素：如五味子素（schisandrin），多存在于五味子属植物中，具有抑制中枢神经、降低转氨酶等作用。④内酯类：如多种倍半萜内酯，多存在于含笑属植物中，有的具抗癌活性；而具有毒性的倍半萜内酯多存在于八角属植物中，如莽草毒素（anisatine）。⑤酚性成分：如厚朴酚（magnolol）与和厚朴酚（honokiol），多存在于厚朴、凹叶厚朴及同属其他植物中，具有抗炎、抗菌、保护心脑血管系统、抗氧化、抗肿瘤等作用。

*厚朴　Magnoliae Officinalis Cortex

始载于《神农本草经》，列为中品。陶弘景曰：“厚朴出建平、宜都。极厚，肉紫色为好，壳薄而白者不佳。”李时珍曰：“其木质朴而皮厚，味辛烈而色紫赤，故有厚朴、烈、赤诸名。”

【来源】 本品为木兰科植物厚朴 *Magnolia officinalis* Rehd. et Wils. 或凹叶厚朴 *M. officinalis* Rehd. et Wils. var. *biloba* Rehd. et Wils. 的干燥干皮、根皮或枝皮。

【植物形态】 厚朴：落叶乔木，高5～15m。树皮紫褐色。小枝幼时有细毛，老时无毛，冬芽粗大，圆锥状，芽鳞密被淡黄褐色绒毛。叶互生，椭圆状倒卵形，长22～45cm，宽12～20cm，先端圆而有短急尖头，稀钝，基部楔形，有时圆形，全缘，上面淡黄绿色，无毛，幼叶下面密生灰色柔毛，有白粉，侧脉上密生长毛；叶柄长3～4cm。花与叶同时开放，单生枝顶，杯状，白色，芳香，直径约15cm；花梗粗短，密生丝状白毛；花被片9～12（17），厚肉质，几等长；萼片长圆状倒卵形，淡绿白色，常带紫红色；花瓣匙形，白色；雄蕊多数，螺旋状排列；雌蕊心皮多数，分离，子房长圆形。聚合蓇葖果长椭圆状卵形，长9～12cm，直径5～6.5cm，心皮排列紧密，成熟时木质，顶端有弯尖头。种子三角状倒卵形，外种皮红色。花期4～5月。果期9～10月（彩图12）。

凹叶厚朴：与厚朴的区别为叶先端有凹缺，形成二圆裂。多为栽培品。

【产地】 主产于湖北、四川、浙江、贵州、湖南。以湖北、四川所产质量最佳，称“紫油厚朴”；浙江产者称“温朴”，质量亦好。江西、福建、广西、陕西、甘肃等地亦产少量。

【采制】 4～6月剥取，根皮和枝皮直接阴干；干皮置沸水中微煮后，堆置阴湿处，

“发汗”至内表面变紫褐色或棕褐色时，蒸软，取出，卷成筒状，干燥。或刮去粗皮，洗净，润透，切丝，干燥。

【性状】 由于厚朴采皮的部位、加工及形状的不同，其商品有筒朴、靴朴、根朴和枝朴四类。

筒朴：干皮经加工后呈单卷筒状（“筒朴”）或双卷筒状（“如意朴”），长 30 ~ 35cm，厚 0.2 ~ 0.7cm。外表面灰棕色或灰褐色，粗糙，有时看见鳞片状、剥落的栓皮，椭圆形皮孔和纵皱纹明显，刮去粗皮者显黄棕色。内表面紫棕或深紫色，平滑而具细密纵纹，划之显油痕。质坚硬，难折断，断面外侧灰棕色颗粒性，内侧紫褐色纤维性，有的可见晶亮小点。有香气，味辛辣而微苦（彩图 12）。

靴朴：上端为单卷筒状，基部展开呈喇叭口状，有纵裂纹及横皱纹呈凹沟状；因厚薄不匀形成紫棕和灰黄相间的花纹；长 15 ~ 40cm，厚 0.3 ~ 0.8cm。其他特征同干皮。

根朴：根皮筒状或不规则块片，有的弯曲似鸡肠，习称“鸡肠朴”。质硬，较易折断，断面纤维性。气味与干皮同，但咀嚼后残渣较多。

枝朴：枝皮加工成呈单筒状，长 10 ~ 20cm，厚 0.1 ~ 0.2cm。质脆，易折断，断面纤维性。气味与干皮同，但咀嚼后残渣较多。

以皮厚、肉细、油性大、香味浓、断面内侧紫棕、有晶亮小点（闪光性结晶）、咀嚼无渣者为佳。

饮片呈弯曲的丝条状或单、双卷筒状。外表面灰褐色，有时可见椭圆形皮孔或纵皱纹。内表面紫棕色或深紫褐色，较平滑，具细密纵纹，划之显油痕。切面颗粒性，有油性，有的可见小亮星。气香，味辛辣、微苦。

以皮厚、肉细、油性足、内表面紫棕色且有发亮结晶物、香气浓者为佳。

【显微特征】 横切面：木栓层为 10 余列木栓细胞，有时可见落皮层。栓内层由石细胞环带组成，内侧散有分枝状石细胞群和油细胞；纤维束稀少。韧皮部占绝大部分，韧皮射线宽 1 ~ 3 列细胞，向外渐宽；纤维束众多，略切向断续排列成层；壁极厚；油细胞颇多，单个散在或 2 ~ 5 个相连。薄壁细胞中可见少数草酸钙小方晶。枝皮横切面：韧皮部外侧具大型纤维束（多达 400 多个细胞），即中柱鞘纤维束（图 12 - 6）。

粉末：棕色。厚朴粉末特征：①石细胞甚多，呈长圆形、类方形或不规则分枝状，类方形者直径 11 ~ 65μm，分枝状者长约 220μm，有的分枝短而钝圆，有的分枝长而锐尖。②木栓细胞不规则多角形，壁木栓化。③油细胞椭圆形或类圆形，直径 50 ~ 85μm，壁木化，腔内含黄棕色油滴状物。此外，有筛管分子、木栓细胞及草酸钙小方晶（图 12 - 7，彩图 13）。

凹叶厚朴粉末特征：分枝状石细胞长约至 326μm，纤维边缘作锯齿状者较易见；油细胞较少见，直径约至 100μm。

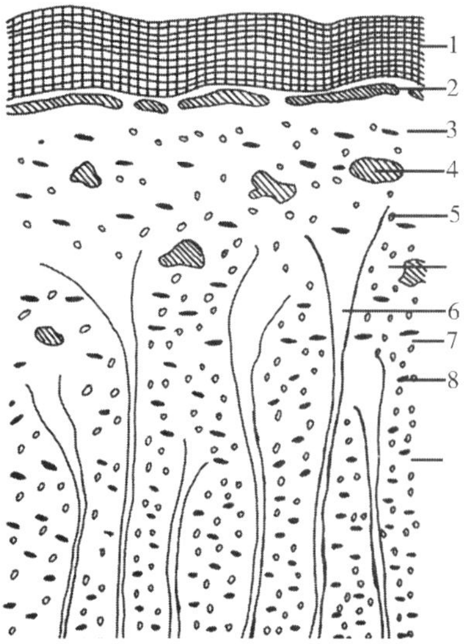

图 12-6 厚朴（干皮）横切面

1. 木栓层；2. 栓内层（石细胞层）；3. 皮层；4. 石细胞群；5. 油细胞；6. 韧皮射线；7. 韧皮部；8. 纤维束

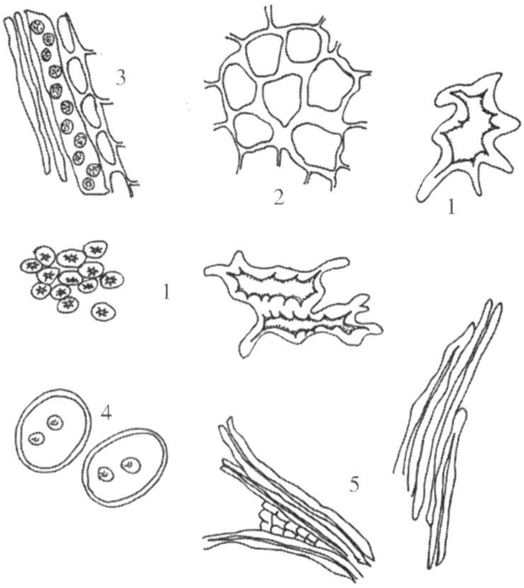

图 12-7 厚朴（干皮）粉末

1. 石细胞；2. 木栓细胞；3. 筛管分子；4. 油细胞；5. 纤维及射线细胞

【化学成分】①木脂素类：厚朴酚（magnolol），和厚朴酚（honokiol），四氢厚朴酚（tetrahydromagnolol），异厚朴酚（isomagnolol），和厚朴新酚（obovatol），6′-*O*-甲基和厚朴酚（6′-*O*-methylhonokiol）等。②单萜木脂素类：辣薄荷基厚朴酚（piperitylmagnolol），双辣薄荷基厚朴酚（dipiperitylmagnolol），辣薄荷基和厚朴酚（piperitylhonokiol）等。③降木脂素类：厚朴三酚（magnatriol）B，厚朴醛（magnaldehyde）B、D 等。④双木脂素类：厚朴木脂素（magnolignan）F、G、H 等。⑤挥发油类：β-桉油醇（β-eudesmol）、荜澄茄醇（cadinol）、对聚伞花素（*p*-cymene）等。⑥生物碱类：木兰箭毒碱（magnocurarine，又名厚朴碱）、柳叶木兰花碱（salicifoline，又名沙里西弗林）、木兰花碱（magnoflorine，又名木兰碱）、番荔枝碱（anonaine）、鹅掌楸碱（liriodenine）等，多属阿朴啡（aporphine）型生物碱。

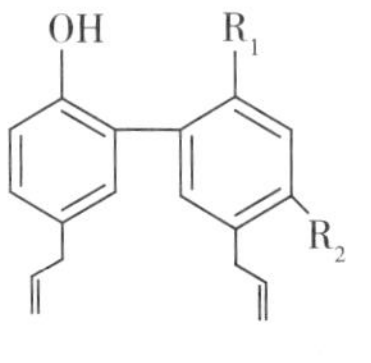

厚朴酚 R_1=OH　R_2=H
和厚朴酚 R_1=H　R_2=OH

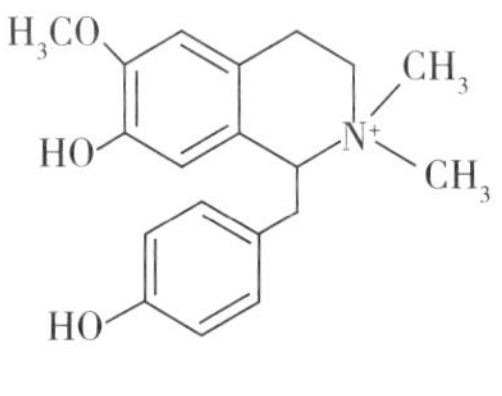

木兰箭毒碱

【理化鉴定】薄层色谱：粉末用甲醇振摇提取，滤过，滤液作为供试品溶液。以厚朴酚与和厚朴酚对照品作对照，用硅胶 G 薄层板，以甲苯-甲醇（17:1）展开，10%香草醛硫酸溶液加热显色。供试品色谱中，在与对照品色谱相应的位置上，显相同颜色的斑点。

【检查】水分不得过 15.0%；总灰分不得过 7.0%；酸不溶性灰分不得过 3.0%。

【含量测定】采用高效液相色谱法测定厚朴酚与和厚朴酚。本品按干燥品计算，含厚朴酚（$C_{18}H_{18}O_2$）与和厚朴酚（$C_{18}H_{18}O_2$）的总量不得少于2.0%。

【药理作用】①肌肉松弛作用：厚朴酚与和厚朴酚具有持久的肌肉松弛作用，木兰箭毒碱能够麻痹运动神经末梢，引起全身松弛性运动麻痹。②对神经系统的作用：腹腔注射可抑制小鼠的自发活动，厚朴酚与和厚朴酚也具有显著的中枢抑制作用；厚朴酚与和厚朴酚可明显抑制吗啡戒断反应，这一抑制效应与脑内β内啡肽（β-EP）的增加有关。③抗溃疡作用：厚朴5%乙醇提取物对黏膜溃疡呈显著抑制作用。④镇痛抗炎作用：厚朴乙醇提取物有明显镇痛作用，显著抑制乙酸引起的小鼠腹腔毛细血管通透性升高，抑制二甲基苯引起的小鼠耳肿及角叉菜胶引起的小鼠足跖肿胀。此外，还有抗菌、抗病毒、抗肿瘤、抗氧化、抗腹泻、抗血栓及抗凝、保护脑缺血、预防皮肤衰老等作用。

【功能与主治】味苦、辛，性温。归脾、胃、肺、大肠经。能燥湿消痰，下气除满。用于湿滞伤中，脘痞吐泻，食积气滞，腹胀便秘，痰饮喘咳。用量3~10g。

附：厚朴花 Magnoliae Officinalis Flos

本品为木兰科植物厚朴 *Magnolia officinalis* Rehd. et Wils. 或凹叶厚朴 *M. offinalis* Rehd. et Wils. var. *biloba* Rehd. et Wils. 的干燥花蕾。春季花未开放时采摘，稍蒸后，晒干或低温干燥。本品呈长圆锥形，长4~7cm，基部直径1.5~2.5cm。红棕色至棕褐色。花被多为12片，肉质，外层的呈长方倒卵形，内层的呈匙形。雄蕊多数，花药条形，淡黄棕色，花丝宽而短。心皮多数，分离，螺旋状排列于圆锥形的花托上。花梗长0.5~2cm，密被灰黄色绒毛，偶无毛。质脆，易破碎。气香，味淡。采用高效液相色谱法测定厚朴酚与和厚朴酚，本品含厚朴酚（$C_{18}H_{18}O_2$）与和厚朴酚（$C_{18}H_{18}O_2$）的总量不得少于2.0%。本品能芳香化湿，理气宽中。用于脾胃湿阻气滞，胸脘痞闷胀满，纳谷不香。

知识链接

1. 习用品　尚有数种木兰科植物的树皮在一些地区作厚朴使用，如滇缅厚朴 *Magnolia rostrata* W. W. Smith、滇藏木兰 *M. campbellii* Hook. f. et Thoms.、武当玉兰 *M. spregeri* Pamp.、凹叶木兰 *M. sargentiana* Rehd. et Wils.、玉兰 *M. denudata* Desr.、威氏玉兰 *M. Wilsonii* Rehd、湖北木兰 *M. sprengeri* Pamp、山玉兰 *M. Delavayi* Franch、桂南木莲 *Manglietia chingii* Dandy 等。上述木兰属和木莲属植物的树皮中，除滇缅厚朴含厚朴酚与和厚朴酚（总量3.59%~7.25%）外，其余均不含上述两种成分，不可作厚朴药用。

2. 中外药典比较　①《日本药局方》的厚朴来源比《中国药典》多收载一种来源植物：日本厚朴 *Magnolia obovata* Thunb.（*M. hypoleuca* Siebold et Zuccarini 和 *M. officinalis* Rehd. et Wils. 的拉丁异名）。②药用部位：《中国药典》规定为干燥干皮、根皮或枝皮；《日本药局方》规定为干燥干皮；《欧洲药典》规定为干燥干皮和枝皮。

辛夷 Magnoliae Flos

本品为木兰科植物望春花 *Magnolia biondii* Pamp.、玉兰 *M. denudata* Desr. 或武当玉兰 *M. sprengeri* Pamp. 的干燥花蕾。主产于河南、四川、湖南、湖北。冬末春初花蕾期采摘，除去枝梗、杂质，阴干。望春花形似毛笔头，呈长卵形，长 1.2 ~ 2.5cm，直径 0.8 ~ 1.5cm（玉兰长 1.5 ~ 3cm、直径 1 ~ 1.5cm；武当玉兰长 2 ~ 4cm，直径 1 ~ 2cm）。基部具短梗，梗上具类白色点状皮孔。苞片 2 ~ 3 层，每层 2 片，两层苞片间有小鳞芽，苞片外表面密被灰白色或灰绿色茸毛，内表面类棕色，无毛。花被片 9，棕色，外轮花被片 3，条形，约为内两轮的 1/4，呈萼片状，内两轮花被片 6，每轮 3，轮状排列［玉兰：花被片 9，内外轮同型；武当玉兰：花被片 10 ~ 12（15），内外轮无显著差异］；雄蕊和雌蕊多数，螺旋状排列。质脆易碎。气芳香，味辛凉而稍苦。含木兰脂素（magnolin）、辛夷脂素（fargesin）、松脂素 B 二甲醚（pinoresinol dimethylether）、里立脂素 B 二甲醚（lirioresinol B dimethylether）等木脂素类成分；李还含挥发油，油中主要为桉油精（cineole）、丁香酚（eugenol）、胡椒酚甲醚（chavicol methylether）等。本品含挥发油不得少于 1.0%（ml/g），含木兰脂素（$C_{23}H_{28}O_7$）不得少于 0.40%。辛夷有收缩鼻黏膜血管、抗炎、抗变态反应、抗病原微生物、抗氧化、舒张平滑肌、提高免疫力、降血压等作用。能散风寒，通鼻窍。用于风寒头痛，鼻塞流涕，鼻鼽，鼻渊。对辛夷的开发和利用主要在辛夷精油的提取和鼻炎用药以及香精的研究开发方面。

* 五味子 Schisandrae Chinensis Fructus

始载于《神农本草经》，列为上品。苏颂曰：“春初生苗，引赤蔓于高木，其长六七尺。叶尖圆似杏叶。三四月开黄白花，类莲花状。七月成实，丛生茎端，如豌豆许大，生青熟红紫。”李时珍谓：“五味子今有南北之分，南产者色红，北产者色黑，入滋补药必用北产者乃良。”

【来源】 本品为木兰科植物五味子 *Schisandra chinensis*（Turcz.）Baill. 的干燥成熟果实。习称“北五味子”。

【植物形态】 落叶木质藤本，茎皮红褐色或灰褐色，皮孔明显。叶互生，膜质，宽椭圆、卵形或倒卵形，柄细长，先端急尖，基部楔形。花单性，雌雄异株；雄花具长梗，花被 6 ~ 9，长圆形，粉白或粉红色，雄蕊 5，基部合生，排列于柱状花托顶端；雌花花被 6 ~ 9，雌蕊群近卵圆形，雌蕊多数，柱头鸡冠状，螺旋状排列在花托上，子房卵圆或倒梨形，后期花托延长成穗状；聚合果，肉质小浆果红色，近球形；种子肾形，1 ~ 2 枚，淡褐色，种皮光滑，种脐凹入呈 U 形。花期 5 ~ 7 月，果期 6 ~ 9 月。

【产地】 主产于辽宁、吉林、黑龙江、河北等地。

【采制】 秋季果实成熟时采摘，除去果梗和杂质，置蒸笼内蒸透，取出晒干或低温干燥。酒五味子：取净五味子，加黄酒拌匀，密闭，隔水蒸，待酒吸尽，取出，晒干。此外尚有用蜜蒸、醋蒸的，方法与酒蒸同（每 50kg 用黄酒 10kg，或蜂蜜 15kg，或米醋 7.5kg）。

【性状】 呈类球形或扁球形，直径 5 ~ 8mm；表面红、紫红或暗红色，皱缩而油润；有的表面黑红色或有“白霜”；果肉柔软；种子 1 ~ 2 粒，肾形，表面棕黄色，有光泽，种皮薄而脆；果肉气微，味酸；种子气香，味辛、微苦。

以粒大、肉厚、色红、显油性、有光泽者为佳。

【显微特征】 横切面：外果皮为1列类方形细胞，壁稍厚，外被角质层，表皮细胞间嵌有类圆形油细胞；中果皮薄壁细胞10余列，含淀粉粒，有小型外韧型维管束；内果皮细胞1列，小方形；种皮表皮为1列栅状排列的石细胞，长约70μm，直径25~35μm，壁厚，孔沟细密而明显；种皮内层石细胞数列，类圆、类方或多角形，排列较疏松且纹孔较大；内侧为几层薄壁细胞，种脊处有维管束；油细胞层为1层长方形细胞，内含棕黄色油滴；其内为3~5列小形薄壁细胞；种皮内表皮为1列壁稍厚的小细胞；胚乳细胞含脂肪油滴及糊粉粒（图12-8）。

粉末：暗紫色。种皮表皮石细胞表面观呈多角形或长多角形，排列紧密，直径18~50μm，壁厚，孔沟极细密，胞腔内含深棕色物；种皮内层石细胞较大，呈类圆形、多角形或不规则形，排列疏松，纹孔较大。果皮表皮细胞表面观类多角形，其中嵌有类圆形油细胞，垂周壁呈连珠状增厚，油细胞和果皮表皮细胞表面具放射状的角质线；中果皮细胞皱缩，含暗棕色物和淀粉粒；还可见纤维、导管和内胚乳细胞等（图12-9）。

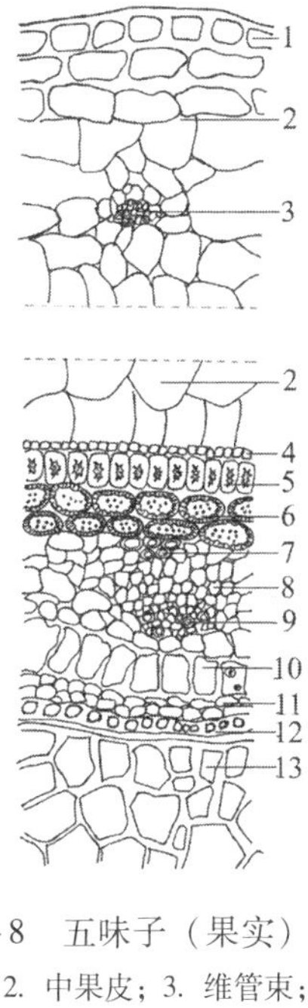

图12-8　五味子（果实）横切面

1. 外果皮；2. 中果皮；3. 维管束；4. 内果皮；5. 种皮表皮石细胞；6. 种皮内层石细胞；7. 纤维束；8. 薄壁细胞；9. 种脊维管束；10. 油细胞；11. 薄壁细胞；12. 种皮内表皮细胞；13. 胚乳细胞

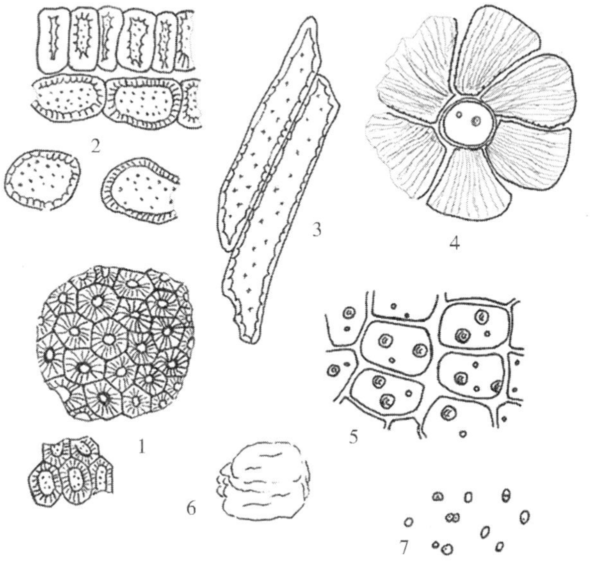

图12-9　五味子（果实）粉末

1. 种皮表皮石细胞；2. 种皮内层石细胞；3. 纤维；4. 果皮表皮细胞（含细胞）；5. 内胚乳细胞；6. 中果皮细胞；7. 淀粉粒

【化学成分】 ①木脂素类：五味子素（schisandrin），五味子甲素（去氧五味子素、五味子素A，deoxyschisandrin），五味子乙素（γ-五味子素、五味子素B，schisandrin B），五味子丙素（schisandrin C），五味子醇甲（schisandrol A），五味子醇乙（schisandrol B)，五味子酯甲（schisantherrin A），五味子酯乙（schisantherrin B），戈米辛（gomisin）A、B、C、D、E、F、G、H、J、K_1、K_2、K_3、L_1、L_2、M_1、M_2、N_2、O、R等。②挥发油：五味子挥发油含有单萜类、含氧单萜类、倍半萜类、含氧倍半萜类和少量醇、酸等含氧化合物，其中以倍半萜类为主，如α-侧柏烯（α-thujene）、α-及β-蒎烯（pinene）、樟烯（camphene）、α-水芹烯（α-phellandrene）、β-松油烯（β-terpinene）、4-松油烯醇（terpinen-4-ol）、α-松油烯醇（α-terpineol）、荜澄茄烯、依兰烯、防风根烯、倍半菖烯、α-花柏烯、花柏醇等。③多糖类：五味子多糖的含量可达11.98%。

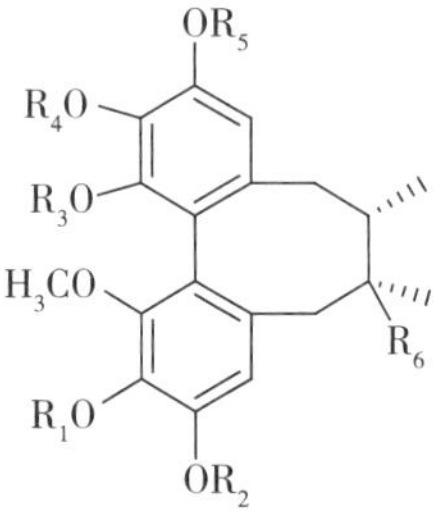

	R_1	R_2	R_3	R_4	R_5	R_6
五味子甲素	CH_3	CH_3	CH_3	CH_3	CH_3	H
五味子乙素	$—CH_2—$		CH_3	CH_3	H	
五味子酚	CH_3	CH_3	H	CH_3	CH_3	H
五味子醇甲	CH_3	CH_3	CH_3	CH_3	CH_3	OH
五味子醇乙	CH_3	CH_3	CH_3	$—CH_2—$		OH

【理化鉴定】薄层色谱：粉末用三氯甲烷回流提取作为供试品溶液。以五味子对照药材和五味子甲素对照品作对照，用硅胶GF_{254}薄层板，以石油醚（30～60℃）-甲酸乙酯-甲酸（15:5:1）的上层溶液展开，紫外光灯（254nm）下检视。供试品色谱中，在与对照药材和对照品色谱相应的位置上，显相同颜色的斑点。

【检查】杂质不得过1%；水分不得过16.0%；总灰分不得过7.0%。

【含量测定】采用高效液相色谱法测定五味子醇甲。本品按干燥品计算，含五味子醇甲（$C_{24}H_{32}O_7$）不得少于0.40%。

【药理作用】①抗肝损伤作用：五味子能明显降低CCl_4引起的谷丙转氨酶升高，激活合成代谢过程以促进受损肝细胞的修复，并能增强脱氧核糖核酸合成物和鸟氨酸脱羧酶的活性，使肝脏细胞再生。②中枢调节作用：改善人的智力活动，五味子醇提物及五味子醇甲对中枢神经系统有安定和抗惊厥作用，能减少小鼠的自主活动。③呼吸兴奋作用：对正常兔、麻醉兔和犬都有明显的呼吸兴奋作用，对抗吗啡的呼吸抑制作用。④抗氧化作用：五味子酮、五味子乙素和五味子二醇对大鼠脑、肝、肾微粒体的脂质过氧化有显著的抑制作用，其作用强度为五味子酮>五味子乙素>五味子二醇，比维生素C的抗氧化作用强。此外，还有增强免疫功能、抗衰老、抗肿瘤、改善心脏功能、改善视力等作用。

【功能与主治】味酸、甘，性温。归肺、心、肾经。能收敛固涩，益气生津，补肾宁心。用于久嗽虚喘，梦遗滑精，遗尿尿频，久泻不止，自汗盗汗，津伤口渴，内热消渴，心悸失眠。用量2～6g。

附：南五味子 Schisandrae Sphenantherae Fructus

本品为木兰科植物华中五味子 *Schisandra sphenanthera* Rehd. et Wils. 的干燥成熟果实。秋季果实成熟时采摘，晒干，除去果梗和杂质。本品呈球形或扁球形，直径4～6mm。表面棕红色至暗棕色，干瘪，皱缩，果肉常紧贴于种子上。种子1～2，肾形，表面棕黄色，有光泽，种皮薄而脆。果肉气微，味微酸。本品含五味子酯甲（$C_{24}H_{32}O_7$）不得少于0.20%。

知识链接

1. 五味子属多种植物亦可供药用，如翼梗五味子 *Schisandra henryi* Clarke、红花五味子 *S. rubriflora*（Franeh.）Rehd. et Wils. 的果实均含有与五味子类似的木脂素成分。

2. 南五味子属植物如南五味子 *Kadsura japonica* Dunal、长梗五味子 *K. longipedunculata* Finet et Gagnep. 的果实亦有药用价值。

3. 五味子和华中五味子的茎中亦含多量的木脂素类成分，故该部位可开发利用。

《中国药典》收载的其他木兰科生药

6. 樟科 Lauraceae

樟科为常绿或落叶木本，常具油细胞，皮、叶、花均芳香。叶互生、对生或轮生，具柄，通常革质；无托叶；羽状脉、三出脉或离基三出脉。花通常两性，3基数；花被筒辐射状，漏斗状或坛状，花被裂片6或4，2轮（或为9，3轮）；花被筒脱落或呈一果托；雄蕊3～12，第1、2轮花药内向，第三轮外向，第四轮雄蕊常退化，花丝基部常具2腺体，花药瓣裂；子房常上位，3心皮合生，1室1胚珠。果实为核果或浆果。

樟科约45属，2000～2500种，分布于热带及亚热带地区，分布中心在东南亚及巴西。我国约20属，1400余种、43变种和5变型，大多分布于长江以南各省区。已知药用120余种，主要有樟属（*Cinnamomum*）、山胡椒属（*Lindera*）、木姜子属（*Litsea*）、新木姜子属（*Neolitsea*）、月桂属（*Laurus*）等。主要的生药有肉桂、桂枝、乌药、山胡椒、木姜子、山鸡椒、阴香、月桂等。

本科植物的茎、叶、皮常具含挥发油或黏液质的分泌细胞。单细胞毛壁厚。茎的中柱鞘和叶的主脉部分可见纤维和石细胞连续或断续成环，石细胞常三面增厚呈“U”字形。韧皮部纤维或纤维束众多，薄壁细胞中可见草酸钙针晶。

本科植物主要含挥发油和生物碱。前者包括具杀虫止痒、消肿止痛作用的樟脑（camphor）、具抗炎作用的桂皮醛（cinnamaldehyde）、具抗病毒作用的月桂叶油、具抗肿瘤作用的桂皮酸（cinnamic acid）等；生物碱则主要为异喹啉类生物碱，如乌药中的新木姜子碱（laurolitsine）、波尔定碱（boldine）、去甲异波尔定碱（norisoboldine）等木姜子碱，还有利尿作用的无根藤碱。

*肉桂 Cinnamomi Cortex

以“牡桂”“箘桂”之名始载于《神农本草经》：“箘桂，叶似柿叶，中有纵纹三道，表里无毛而光泽。”，列为上品。而肉桂之名始见于《新修本草》。

【来源】本品为樟科植物肉桂 *Cinnamomum cassia* Presl 的干燥树皮。

【植物形态】常绿乔木，高 12 ~ 17m，其树皮、叶、幼果均芳香而辛辣，树皮灰褐色，芳香，幼枝略呈四棱形。叶互生，革质；长椭圆形至近披针形，长 8 ~ 17cm，宽 3.5 ~ 6cm，先端尖，基部钝，全缘，上面绿色，有光泽，下面灰绿色，被细柔毛；具离基 3 出脉，于下面明显隆起，细脉横向平行；叶柄粗壮，长 1 ~ 2cm。圆锥花序腋生或近顶生，长 10 ~ 19cm，被短柔毛；花小，直径约 3cm；花梗长约 5mm；花被管长约 2mm，裂片 6，黄绿色，椭圆形，长约 3mm，内外密生短柔毛；发育雄蕊 9，3 轮，花药卵圆状长圆形，4 室，瓣裂，外面 2 轮花丝上无腺体，花药内向，第 3 轮雄蕊外向，花丝基部有 2 腺体，最内尚有 1 轮退化雄蕊，花药心脏形；雌蕊稍短于雄蕊，子房椭圆形，1 室，胚珠 1，花柱细，与子房几等长，柱头略呈盘状。浆果椭圆形或倒卵形，先端稍平截，暗紫色，长 12 ~ 13mm，外有宿存花被。种子长卵形，紫色。花期 6 ~ 8 月。果期 10 ~ 12 月。

【产地】国内主产于广西（产量大，销全国）、广东、福建、台湾、海南、云南等地。国外产于越南、印度等国。

【采制】剥取 6 ~ 10 年桂树的树皮，加工成不同规格的药材。官桂：剥取 5 ~ 6 年生幼树的干皮和粗枝皮，晒 1 ~ 2 天后，卷成圆筒状，阴干或低温干燥。企边桂：剥取十年生以上的肉桂干皮，两端削成斜面，夹在特制的凸凹木板内，压成两侧内卷的浅槽状，晒干或低温干燥。板桂：剥取 10 年以上老树下部近地面的干皮，夹在木制的桂夹内，晒至九成干时取出，纵横堆叠，加压，约 1 个月完全干燥。桂碎：为肉桂加工过程中的边条和碎块，多供作香料用。

【性状】本品呈槽状或卷筒状，长 30 ~ 40cm，宽 3 ~ 10cm，厚 0.2 ~ 0.8cm。外表面灰棕色，稍粗糙，有不规则的细皱纹及横向突起的皮孔，有的可见灰白色地衣斑。内表面红棕色，略平坦，有细纵纹，划之显油痕。质硬脆，易折断，断面不平坦，外层棕色而粗糙，内层红棕而油润，两层间有 1 条黄棕色的线纹（石细胞环带）。有浓烈的特殊香气，味甜而辛。

以不破碎、体重、外皮细、肉厚、断面色紫、油性大、香气浓厚、味甜辣、嚼之渣少者为佳。

【显微特征】横切面：木栓细胞数列，最内层细胞外壁木质化增厚。皮层较宽，散有石细胞、油细胞和黏液细胞。中柱鞘石细胞群断续排列成环，外侧伴有纤维束，石细胞通常外壁较薄。韧皮部约占皮的 1/2，射线宽 1 ~ 2 列细胞，内含细小草酸钙针晶；纤维单个或 2 ~ 3 个成束散在；油细胞随处可见。薄壁细胞含淀粉粒（图 12 - 10）。

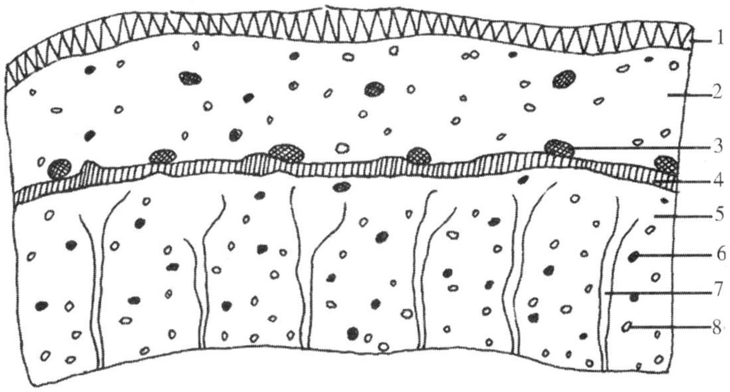

图 12-10　肉桂（树皮）横切面

1. 木栓层；2. 皮层；3. 中柱鞘纤维束；4. 石细胞层；5. 韧皮部；6. 纤维；7. 射线；8. 油细胞

粉末：红棕色。纤维多单个散在，长梭形，长 195～920μm，直径约至 50μm，壁厚，木质化。石细胞类方或类圆形，直径 32～88μm，壁厚，有的一面菲薄。油细胞类圆形或椭圆形，直径 45～108μm。草酸钙针晶细小，成束或散在，射线细胞中较多。木栓细胞多角形，含红棕色物（图 12-11）。

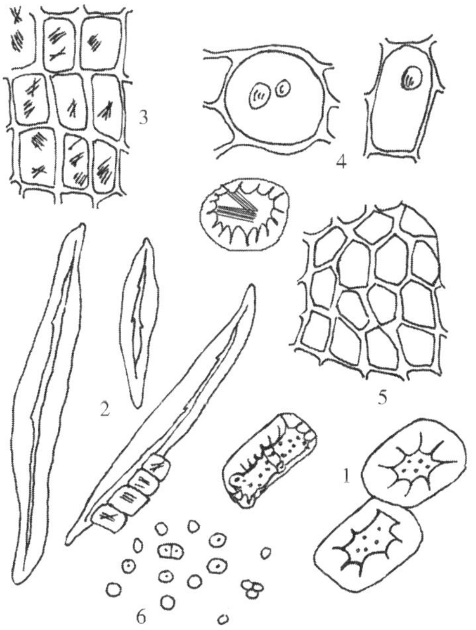

图 12-11　肉桂（树皮）粉末

1. 石细胞；2. 纤维；3. 射线细胞（含草酸钙针晶）；

4. 油细胞；5. 木栓细胞；6. 淀粉粒

【化学成分】含挥发油 1%～2%，其主要成分为桂皮醛（cinnamaldehyde），还有乙酸桂皮酯（cinnamyl acetate）、桂皮醇（cinnamyl alcohol）、桂皮酸（cinnamic acid）、苯丙醇乙酸酯（phenylpropyl acetate）、桂皮酸乙酯（ethylcinnamate）、苯甲酸苄酯（benzyl benzoate）、苯甲醛（benzaldehyde）、香豆素（coumarin）、β-荜澄茄烯（β-cadinene）、菖蒲烯（calamenene）、β-榄香烯（β-elemane）、原儿茶酸（protocatechuic acid)、反式桂皮酸（transcinnamic acid）等。

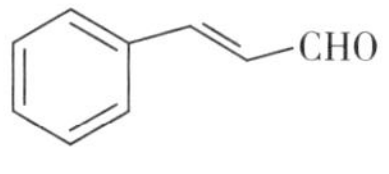

桂皮醛

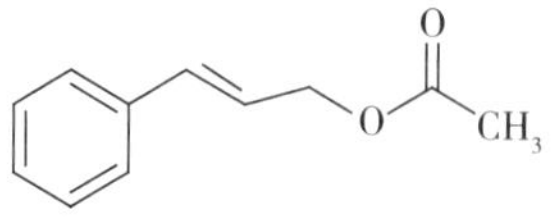

乙酸桂皮酯

【**理化鉴定**】粉末：取粉末0.1g，加三氯甲烷1ml浸渍，30分钟，吸取浸渍液2滴，滴于载玻片上，挥干，滴加10%盐酸苯肼液1滴，加盖玻片，显微镜检可见桂皮醛苯腙杆状结晶（检查桂皮醛）。

薄层色谱：粉末用乙醇振摇提取，滤过，滤液作为供试品溶液。以桂皮醛对照品作对照，用硅胶G薄层板，以石油醚（60～90℃）-乙酸乙酯（17∶3）展开，二硝基苯肼乙醇试液显色。供试品色谱中，在与对照品色谱相应的位置上，显相同颜色的斑点。

【**检查**】水分不得过15.0%；总灰分不得过5.0%。

【**含量测定**】采用挥发油测定法测定挥发油，采用高效液相色谱法测定桂皮醛。本品含挥发油不得少于1.2%（ml/g），含桂皮醛（C_9H_8O）不得少于1.5%。

【**药理作用**】①中枢神经系统和内分泌系统作用：肉桂的调节作用是双向的，既能使体温低下的动物体温升高，也能使体温升高的动物体温降低，对中枢神经具抑制作用的同时，还表现某种兴奋作用。②消化系统作用：肉桂对多种溃疡模型有效，对蓖麻油和番泻叶引起的小鼠腹泻有显著对抗作用，对大鼠有明显利胆作用。③心血管系统作用：肉桂水煎剂对全身血管有扩张作用，桂皮油对兔离体心脏有抑制作用，对末梢血管有持续性扩张作用。④抗菌作用：肉桂在体外对大肠杆菌、痢疾杆菌、伤寒杆菌、金黄色葡萄球菌、白色葡萄球菌、白色念珠菌都有明显的抑菌作用，对皮肤真菌有很强的抑制作用。此外，肉桂还有抗炎、抗肿瘤、杀虫和降血脂等作用。

【**功能与主治**】味辛、甘，大热。归肾、脾、心、肝经。能补火助阳，引火归元，散寒止痛，温通经脉。用于阳痿宫冷，腰膝冷痛，肾虚作喘，虚阳上浮，眩晕目赤，心腹冷痛，虚寒吐泻，寒疝腹痛，痛经经闭。用量1～5g。

附：桂枝 Cinnamomi Ramulus

本品为樟科植物肉桂 *Cinnamomum cassia* Presl 的干燥嫩枝。主产于广西、广东，其中以广东产量最大，销全国。于春夏采收枝条，去叶晒干。本品呈长圆柱形，有分枝，表面红棕至棕色，有纵棱线、细皱纹、突起的叶痕、枝痕、芽痕和点状皮孔；长30～75cm，直径0.3～1cm。质硬脆，易折断。饮片厚2～4mm，切面皮部红棕色，木部黄白色至浅黄棕色，髓部略呈方形。有特异香气，味甜、微辛，皮部味较浓。含挥发油，油中主成分为桂皮醛（cinnamaldehyde），另含桂皮酸（cinnamic acid）、香豆素（coumarin）等。本品含桂皮醛（C_9H_8O）不得少于1.0%。药理作用与肉桂相似。本品能发汗解肌，温通经脉，助阳化气，平冲降气。用于风寒感冒，脘腹冷痛，血寒经闭，关节痹痛，痰饮，水肿，心悸等症。用量3～10g。

知识链接

1. 同属肉桂组多种植物，如阴香桂 *Cinnamomum. burmannii*（Nees）Bl.、细叶香桂 *C. chingii* Met-caff、香桂 *C. subavenium* Miq.、天竺桂 *C. japonicum* Sieb.、银叶桂 *C. maivei* Levl.、大叶清化桂 *C. cassia* Presl. var. *Macrophyllum* Chu. 等，在有的地区代肉桂使用，虽然亦含桂皮醛，但其成分与肉桂不尽相同，不可作肉桂药用，仅可作为提取桂皮油的原料。这些植物的树皮的主要组织构造特征是：无木栓石细胞、中柱鞘石细胞环带和草酸钙针晶，而含方晶。

2. 桂子：为肉桂带宿萼的未成熟果实。呈卵形，长 0.5～1.2cm，直径 6～7mm；宿萼杯状；长 4～6mm，先端有不明显的六浅裂，表面暗棕色，有皱纹，下部延长成萼筒，少数连有果柄；宿萼内有椭圆形幼果，直径 3～3.5mm，黄棕色，顶端稍平截，上有一微凹的花柱残基；气香，味辣。含挥发油 2.90%，油中含桂皮醛（4.26%）及香豆素、反式桂皮酸、β-谷甾醇、胆碱、原儿茶酸等。药理作用与肉桂相似。本品性温，味甘、辛；能温中散寒；用于胃寒疼痛，呕哕；用量 3～6g。

3. 肉桂油：《中国药典》《欧洲药典》和《英国药典》中的挥发油来源于一种植物，为樟科植物肉桂 *Cinnamomum cassia* Presl；《日本药局方》中来源于两种植物，除肉桂外，增加了锡兰肉桂 *C. zeylanicum* Nees。

乌药　Linderae Radix

本品为樟科植物乌药 *Lindera aggregata*（Sims）Kosterm. 的干燥块根。主产于浙江、安徽、湖南、湖北。全年采挖，除去细根，洗净后趁鲜切片，晒干。本品多呈纺锤状，略弯曲，长 6～15cm，直径 1～3cm，有的中间缢缩成连珠状。表面黄棕或黄褐色，有纵皱纹和细根痕，质坚硬。切片厚 0.2～2mm，黄白色或淡黄棕色，可见年轮环纹和放射状射线，中心颜色较深。气香，味微苦、辛，有清凉感。质老、不呈纺锤状的直根，不可供药用。含倍半萜及内酯类成分：乌药醚内酯（linderane）、异乌药醚（isolinderoxide）、乌药醇（lindenenol）、乌药烯（lindenene）、伪新乌药醚内酯（pseudoneolinderane）等；生物碱类成分：新木姜子碱（laurolitsine）、波尔定碱（boldine）、去甲异波尔定（norisoboldine）等；脂肪酸类成分：十二烷酸；挥发油：龙脑、乙酸龙脑酯。本品含乌药醚内酯（$C_{15}H_{16}O_4$）不得少于 0.030%，去甲异波尔定（$C_{18}H_{19}NO_4$）不得少于 0.40%。行气止痛，温肾散寒。用于寒凝气滞，胸腹胀痛，气逆喘急，膀胱虚冷，遗尿尿频，疝气疼痛，经寒腹痛。用量 6～10g。

《中国药典》收载的其他樟科生药

欧美国家常用樟科植物药

PPT：7 毛茛科，8 小檗科

7. 毛茛科 Ranunculaceae

本科植物多为草本、藤本或木本。单叶或复叶，多互生，少对生；叶片多具缺刻、分裂，稀全缘；通常无托叶。花两性，辐射或两侧对称，单生或排列成聚伞、总状或圆锥花序；重被或单被；萼片3至多数，常呈花瓣状；花瓣3～∞或缺；雄蕊和心皮多数，分离，常螺旋状排列，稀定数。聚合瘦果或蓇葖果，稀为浆果。种子具胚乳。

本科约50属，2000余种，主要分布于北温带，世界各地亦有分布。中国有42属，约700种，广布全国，多数分布于西南部山地。药用属有：黄连属（*Coptis*）、乌头属（*Aconitum*）、芍药属（*Paeonia*）、毛茛属（*Ranunculus*）、白头翁属（*Pulsatilla*）、升麻属（*Cimicifuga*）、铁线莲属（*Clematis*）、唐松草属（*Thalictrum*）、金莲花属（*Trollius*）、翠雀属（*Delphinium*）、银莲花属（*Anemone*）等。主要的生药有黄连、乌头、牡丹皮、芍药、白头翁、升麻、金莲花、毛茛、铁线莲、唐松草等。

本科植物中柱维管束导管多呈"V"形排列；中柱鞘纤维或石细胞厚壁，常见于黄连属、铁线莲属、唐松草属和银莲花属植物的根茎中；而乌头属、升麻属、类叶升麻属的有些植物的维管束散生，类似单子叶植物的结构；根和根茎中常有皮层厚壁细胞；内皮层通常明显；芍药属的导管具梯状穿孔板；草酸钙簇晶多见于芍药属植物中，草酸钙砂晶多见于铁线莲属植物中。

本科植物化学成分复杂，包括如下。①生物碱：广泛分布于本科植物中。存在于乌头属植物中的双酯型生物碱：乌头碱（aconitine）、新乌头碱（mesaconitine）、次乌头碱（hypaconitine）、下乌头碱（hypaconitine）、杰斯乌头碱（jesaconitine）、异翠雀碱（isodelphinine）等；单酯型生物碱：苯甲酰乌头胺（benzoylaconine）、苯甲酰新乌头胺（benzoylmesaconine））和苯甲酰次乌头胺（benzoylhypaconine）等。存在于黄连属植物中的异喹啉类生物碱：小檗碱（berberine）、黄连碱（coptisine）、表小檗碱（epiberberine）、巴马亭（palmatine）等。②毛茛苷：是一种仅存于毛茛科植物中的特有成分，分布在毛茛属、银莲花属和铁线莲属植物中。③三萜皂苷：分布于毛茛属、铁线莲属、唐松草属、金莲花属等植物中的齐墩果烷型皂苷。④强心苷：分布于铁筷子属（如海葱甾型的嚏根草苷）和侧金盏花属（如毒毛旋花子苷型的福寿草毒苷）植物中。

*附子　Aconiti Lateralis Radix Praeparata

始载于《神农本草经》，列为下品。陶弘景谓："乌头与附子同根。"李时珍曰："初种为乌头，象乌之头也，附乌头而生者为附子，如子附母也，乌头如芋魁，附子如芋子，盖一物也。"

【来源】 本品为毛茛科植物乌头 *Aconitum carmichaelii* Debx. 子根的加工品。

【植物形态】 多年生草本，高60～150cm。主根常与子根连生，呈倒纺锤至倒卵形，黑褐色；栽培品的子根肥大，直径达5cm。茎直立或稍倾斜，上部散生贴伏柔毛。叶互生，略革质，有柄；叶片卵圆形，宽5～12cm，3裂几达基部，两侧裂片再2裂，中央裂片菱状楔形，先端再3浅裂，裂片边缘有粗齿或缺刻。总状圆锥花序，花序轴有贴伏的柔毛；萼片5，蓝紫色，上萼片高盔形，侧萼片近圆形；花瓣2，无毛；雄蕊多数，花丝下半部扩张成翅；心皮3～5个，离生，密被短柔毛。蓇葖果长圆形，具横脉，花柱宿存，芒尖状。种子三棱形。花期6～7月。果期7～8月。

【产地】 主产于四川中坝、平武、绵阳等地，陕西、湖北、湖南、云南、河南等地亦产。

【采制】 6 月下旬至 8 月上旬采挖，除去母根、须根的子根，习称“泥附子”，多加工成以下规格。

盐附子：选个大、均匀的泥附子，浸入盐卤和食盐的混合液中数日，每日取出晒晾，并逐渐延长晒晾时间，直至附子表面出现大量盐霜（结晶盐粒）、质地变硬为止。

黑顺片：选中等大小泥附子，洗净并浸入盐卤水液中数日，连同浸液煮至透心，捞出，水漂，纵切成厚片（约 5mm），再用水浸漂，用红糖及菜油制成的调色液将附片染成浓茶色，取出，蒸至出现油样光泽后，烘至半干，再晒干或烘干。

白附片：选较小的泥附子，洗净，浸入盐卤水中数日，连同浸液煮至透心，捞出，去皮，纵切成约 3mm 薄片，用水浸漂，取出，蒸透，晒干。

淡附片：取盐附子，用清水浸漂，每日换水 2 ~ 3 次，至盐分漂尽，与甘草、黑豆加水共煮（每 100kg 盐附子，用甘草 5kg、黑豆 10kg）透心，至切开后口尝无麻舌感时，取出，切薄片，晒干。

炮附片：取盐附子，清水浸泡一夜，去皮，切片，再加水泡至口尝稍有麻辣感为度，取出，用姜汤浸 1 ~ 3 天，然后蒸熟，再焙至七成干，倒入锅内用武火急炒至起烟，微鼓裂为度，取出放凉。

【性状】 盐附子：呈圆锥形，表面灰黑色，被盐霜；长 4 ~ 7cm，直径 3 ~ 5cm；顶端有凹陷的芽痕，周围有瘤状突起的支根或支根痕。体重，横切面灰褐色，小空隙内充满盐霜，形成层环多角形，内侧导管束排列不整齐。气微，味咸而麻舌（或刺舌）。

黑顺片：为上宽下窄的纵切片，长 1.7 ~ 5cm，宽 0.9 ~ 3cm，厚 0.2 ~ 0.5cm。外皮黑褐色，切面暗黄色，油润，半透明状，有光泽；可见纵向的导管束。质硬脆，断面角质样。气微，味淡。

白附片：黄白色，半透明，无外皮，厚约 3mm。

盐附子以个大、坚实、灰黑色、表面起盐霜者为佳；黑顺片以片大、厚薄均匀、表面油润光泽者为佳；白附片以片大、色白、半透明者为佳。

【显微特征】 横切面：后生皮层最外为 1 列黄色木栓化细胞，其内为 8 ~ 9 列扁缩的细胞，壁黄色，木栓化，有少数石细胞散在；内皮层细胞较小；韧皮部占大部分，薄壁细胞含淀粉粒，散有小形筛管群；偶见 1 至数个异型维管束；形成层略呈五至七角形；木质部导管常位于形成层角隅内侧，导管呈“V”形或放射状排列，木薄壁组织较发达；髓薄壁细胞含淀粉粒（图 12 - 12）。

粉末：灰黄白色。①石细胞散在，直径 49 ~ 117μm，纹孔明显。②后生皮层碎片，表面观多角形，垂周壁不均匀增厚，有的呈瘤状突入细胞腔，胞腔内含棕色物。③导管直径 20 ~ 48μm，具缘纹孔或网纹。④淀粉粒单粒或复粒，单粒类球形或圆多角形，直径 3 ~ 22μm，可见点状、十字和人字状的脐点；复粒由 2 ~ 15 分粒组成；制附片中常见含糊化淀粉粒的薄壁细胞（图 12 - 13）。

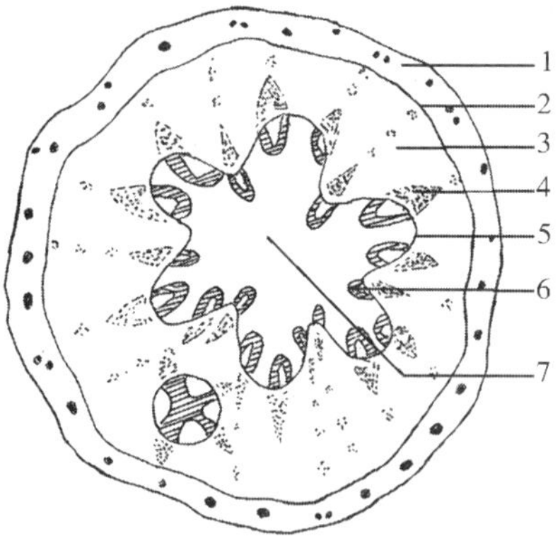

图 12－12　附子（子根）横切面

1. 后生皮层；2. 内皮层；3. 韧皮部；4. 筛管群；5. 形成层；6. 木质部；7. 髓

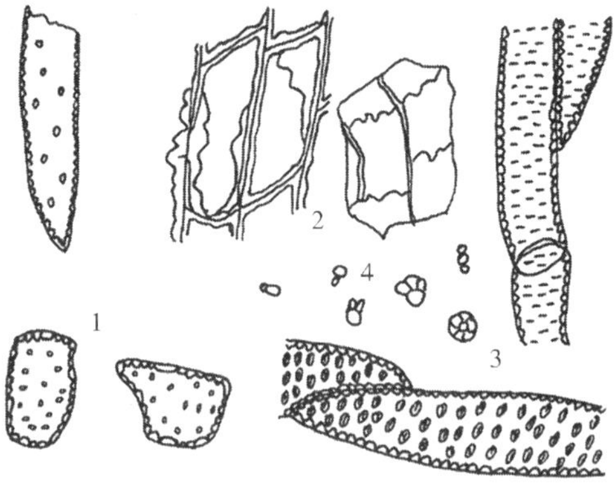

图 12－13　川乌（子根）粉末

1. 石细胞；2. 后生皮层细胞；3. 导管；4. 淀粉粒

【化学成分】 主要含生物碱类成分。①双酯型生物碱：乌头碱（aconitine）、新乌头碱（mesaconitine）、次乌头碱（hypaconitine）、下乌头碱（hypaconitine）、杰斯乌头碱（jesaconitine）、异翠雀碱（isodelphinine）等（毒性极强，乌头碱的成人口服致死量为 2～5mg）。②单酯型生物碱：附子在加工过程中双酯型生物碱易水解，生成毒性较小的单酯类生物碱，如苯甲酰乌头原碱（benzoylaconine）。苯甲酰新乌头原碱（benzoylmesaconine）和苯甲酰次乌头原碱（benzoylhypaconine），苯甲酰乌头原碱的毒性约为乌头碱的 1/200。③醇胺型生物碱：如继续水解，生成毒性更小的不带酯键的醇胺类生物碱乌头胺（aconine）、中乌头胺（mesaconine）和次乌头胺（hypaconine）。乌头胺的毒性为乌头碱的 1/4000～1/2000。④其他生物碱：消旋去甲乌药碱（higenamine）、棍掌碱（coryneine）及去甲猪毛菜碱（salsolinol）等。

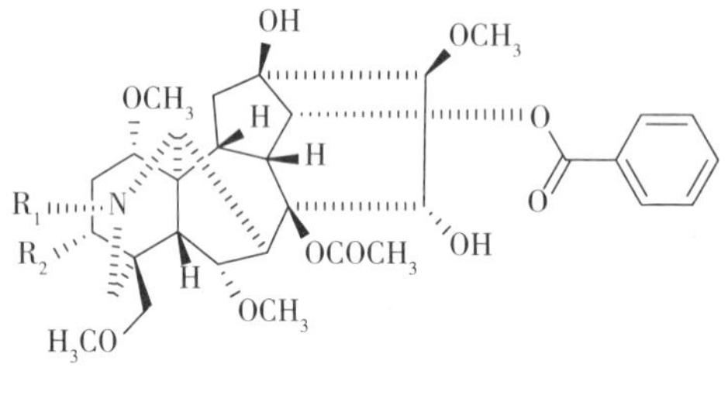

	R_1	R_2
乌头碱	C_2H_5	OH
次乌头碱	CH_3	OH
新乌头碱	CH_3	H

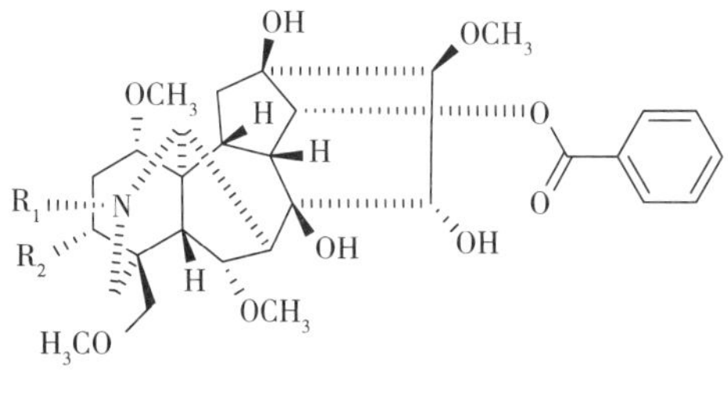

	R_1	R_2
苯甲酰乌头原碱	CH_2CH_3	OH
苯甲酰次乌头原碱	CH_3	OH
苯甲酰新乌头原碱	CH_3	H

【理化鉴定】 取黑顺片或白附片粗粉，加乙醚与氨试液，振摇，滤过。滤液置分液漏斗中，加 0. 25mol/L 硫酸溶液，振摇提取，分取酸液，照分光光度法测定，在 231nm 与 274nm 波长处有最大吸收。

附子乙醇浸出液，加香草醛和0.5% mol/L 硫酸溶液少量，沸水浴上加热，显红紫色。

薄层色谱：盐附子和黑顺片或白附片粉末用乙醚超声提取，滤过，挥干滤液，残渣加二氯甲烷溶解作供试品溶液。分别以新乌头碱、次乌头碱、乌头碱（双酯型生物碱）和苯甲酰新乌头原碱、苯甲酰乌头原碱、苯甲酰次乌头原碱（单酯型生物碱）对照品作对照，用硅胶G薄层板，以正己烷－乙酸乙酯－甲醇（6.4∶3.6∶1）展开，碘化铋钾试液显色。供试品色谱中，盐附子在与新乌头碱、次乌头碱和乌头碱对照品色谱相应的位置上，显相同颜色的斑点；黑顺片或白附片在与苯甲酰新乌头原碱、苯甲酰乌头原碱、苯甲酰次乌头原碱对照品色谱相应的位置上，显相同颜色的斑点。

【检查】水分不得过12.0%；总灰分不得过9.0%；酸不溶性灰分不得过2.0%。

含双酯型生物碱以新乌头碱（$C_{33}H_{43}NO_{11}$）、次乌头碱（$C_{32}H_{45}NO_{10}$）和乌头碱（$C_{33}H_{43}NO_{11}$）的总量计，不得过0.020%。

【含量测定】采用高效液相色谱法测定。本品按干燥品计算，含苯甲酰新乌头原碱（$C_{31}H_{43}NO_{10}$）、苯甲酰乌头原碱（$C_{32}H_{45}NO_{10}$）和苯甲酰次乌头原碱（$C_{31}H_{43}NO_{9}$）的总量，不得少于0.010%。

【药理作用】①强心作用：能促进心肌收缩，提高心率，扩大心搏出量，同时心肌耗氧量也会增加。②扩张血管：附子能扩张心血管、脑血管、股动脉等，提高机体血流量。③抗心律失常：去甲乌药碱能恢复窦性心律，改善房室传导，扩张血管，增压，对异位搏定型心律失常有明显防治功能。④免疫系统：附子中很多成分可直接作用于神经，显著增强肾上腺皮质激素分泌，兴奋下丘脑CRH神经细胞。⑤局部麻醉：附子能刺激局部皮肤，先兴奋皮肤黏膜的感觉神经末梢，使感觉瘙痒灼热，继而使局部麻醉。

【功能与主治】味辛、甘，大热；有毒。归心、肾、脾经。能回阳救逆，补火助阳，散寒止痛。用于亡阳虚脱，肢冷脉微，心阳不足，胸痹心痛，虚寒吐泻，脘腹冷痛，肾阳虚衰，阳痿宫冷，阴寒水肿，阳虚外感，寒湿痹痛。用量3～15g，先煎、久煎。孕妇慎用；不宜与半夏、瓜蒌、瓜蒌子、瓜蒌皮、天花粉、川贝母、浙贝母、平贝母、伊贝母、湖北贝母、白蔹、白及同用。

附：川乌 Aconiti Radix

本品为毛茛科植物乌头 *Aconitum carmichaelii* Debx. 的干燥母根。呈不规则的圆锥形，稍弯曲，顶端常有残茎，中部多向一侧膨大，长2～7.5cm，直径1.2～2.5cm。表面棕褐色或灰棕色，皱缩，有小瘤状侧根及子根脱落后的痕迹。质坚实，断面类白色或浅灰黄色，形成层环呈多角形。气微，味辛辣、麻舌。本品含乌头碱（$C_{34}H_{47}NO_{11}$）、次乌头碱（$C_{33}H_{45}NO_{10}$）和新乌头碱（$C_{33}H_{45}NO_{11}$）的总量应为0.050%～0.17%。能祛风除湿，温经止痛。用于风寒湿痹，关节疼痛，心腹冷痛，寒疝作痛及麻醉止痛。本品有大毒，须炮制后使用。孕妇禁用；不宜与半夏、瓜蒌、川贝母、浙贝母、白蔹、白及同用。

制川乌　Aconiti Radix Cocta

本品为川乌的炮制品。取川乌，大小个分开，用水浸泡至内无干心，取出，加水煮4~6小时（或蒸6~8小时），取个大者切开内无白心，口尝微麻舌时，取出，晾至六成干，切片，干燥。本品为不规则或钝三角形的片。表面黑褐或黄褐色。体轻，质脆，断面有光泽并可见灰棕色形成层环。气微，微有麻舌感。本品含双酯型生物碱：以乌头碱（$C_{34}H_{47}NO_{11}$）、次乌头碱（$C_{33}H_{45}NO_{10}$）及新乌头碱（$C_{33}H_{45}NO_{11}$）的总量计，不得过0.040%；含单酯型生物碱：以苯甲酰乌头原碱（$C_{32}H_{45}NO_{10}$）、苯甲酰次乌头原碱（$C_{31}H_{43}NO_{9}$）、苯甲酰新乌头原碱（$C_{31}H_{43}NO_{10}$）的总量计，应为0.07%~0.15%。能祛风除湿，温经止痛。用于风寒湿痹，关节疼痛，心腹冷痛，寒疝作痛及麻醉止痛。用量1.5~3g，先煎、久煎。孕妇慎用；不宜与半夏、瓜蒌、瓜蒌子、瓜蒌皮、天花粉、川贝母、浙贝母、平贝母、伊贝母、湖北贝母、白蔹、白及同用。

附：草乌 Aconiti Kusnezoffii Radix

本品为毛茛科植物北乌头 *Aconitum kusnezoffii* Reichb. 的干燥块根。该种叶的小裂片三角状披针形或线状披针形，花序轴无毛与乌头相区别。主产于山西、河北、内蒙古、辽宁、吉林和黑龙江。秋季茎叶枯萎时采挖，除去须根和泥沙，干燥。本品呈不规则长圆锥形，略弯曲，长2~7cm，直径0.6~1.8cm。顶端常有残茎和少数不定根残基，有的顶端一侧有一枯萎的芽，一侧有一圆形或扁圆形不定根残基。表面灰褐色或黑棕褐色，皱缩，有纵皱纹、点状须根痕及数个瘤状侧根。质硬，断面灰白色或暗灰色，有裂隙，形成层环纹多角形或类圆形，髓部较大或中空。气微，味辛辣、麻舌。本品含乌头碱（$C_{34}H_{47}NO_{11}$）、次乌头碱（$C_{33}H_{45}NO_{10}$）和新乌头碱（$C_{33}H_{45}NO_{11}$）的总量应为0.15%~0.75%。能祛风除湿，温经止痛。用于风寒湿痹，关节疼痛，心腹冷痛，寒疝作痛及麻醉止痛。一般炮制后用。生品内服宜慎；孕妇禁用；不宜与半夏、瓜蒌、川贝母、浙贝母、白蔹、白及同用。

知识链接

1. 草乌的来源品种复杂，乌头属多个野生种的块根在产区均作草乌入药。如东北的北乌头 *Aconitum kusnezoffii* Reichb.、大莛乌头 *A. raddeanum* Regel. 和细叶乌头 *A. macrorhynchum* Turcz.；四川的川乌 *A. carmichaeli* Debx.；华东地区的华乌头 *A. Chinense* Paxl；安徽的黄山乌头 *A. Carmichaeli* Debx. var. *hwangshanicum* W. T. Wang；云南的剑川乌头 *A. handelianum* Comber.；西北的乌头 *A. Carmichaeli* Debx. 等。

2. 雪上一枝蒿：来源于乌头属植物雪上一枝蒿 *Aconitum bullatifolium* Levl. var. *homotrichum* W. T. Wang、短柄乌头 *A. Subrosullatum* Hand. -Mazz. 的块根。主产于云南、四川、甘肃等地。含乌头碱、次乌头碱、一枝蒿素（bullatine）A~G等生物碱成分。性温，味苦、辛；有大毒。能消炎止痛，祛风除湿。用于风湿疼痛、跌打损伤等症。一般外用，内服慎用。

3. 附子、川乌、制川乌的检查既要测定酯型生物碱的含量，以保证临床用药的安全性；又要测定其总生物碱的含量，以防止炮制过度，保证其有效性。

*黄连　Coptidis Rhizoma

始载于《神农本草经》，列为上品。《名医别录》载："黄连生巫阳川谷及蜀郡太山之阳。二月、八月采根。"李时珍曰："其根连珠而色黄，故名""黄连……大抵有二种：一种根粗无毛有珠，如鹰鸡爪形而坚实，色深黄；一种无珠多毛而中虚，黄色稍淡"。

【来源】本品为毛茛科植物黄连 *Coptis chinensis* Franch.、三角叶黄连 *C. deltoidea* C. Y. Cheng et Hsiao 或云南黄连 *C. teeta* Wall. 的干燥根茎。习称为"味连""雅连"和"云连"。

【植物形态】黄连：多年生草本，高 15～25cm。根茎黄色，常分枝，密生须根，呈倒鸡爪形。叶基生，叶片坚纸质，卵状三角形，3 全裂；中央裂片卵状菱形，有细柄，羽状深裂，裂片 4～6 对；侧裂片再不等 2 深裂。花葶 1～2，二歧或多歧聚伞花序，花 3～8 朵；苞片披针形 3～5，羽状深裂；萼片 5，黄绿色，卵状披针形；花瓣线状披针形，中央有蜜槽；雄蕊多数，外轮雄蕊与花瓣近等长，花药黄色；心皮 8～12，离生，有短柄。蓇葖果长椭圆形，具细柄；种子 7～8 枚，长约 2mm，褐色。花期 2～4 月。果期 3～6 月（彩图 14）。

三角叶黄连：形态似黄连，根茎不分枝；叶片纸质，卵形，3 全裂，3 裂片均具明显的柄；苞片线状披针形；花萼狭卵形；花瓣匙形至卵状匙形，先端钝；雄蕊约 20，长约为花瓣的 1/2；心皮 9～12。种子不育。

云南黄连：形态似黄连，根茎较少分枝，节间密。中央裂片卵状菱形或长菱形，羽状深裂 3～6 对，小裂片彼此的距离稀疏。苞片椭圆形，3 深裂或羽状深裂；花萼卵形或椭圆形；花瓣匙形或卵状匙形，先端钝圆，中部以下变狭成细长的爪，中央有蜜槽；心皮 8～15。

【产地】味连为栽培品，主产于湖北利川、恩施、建始、巴东、房县、秭归，四川南川、石柱、巫山、巫溪以及陕西、湖南部分地区。雅连多为栽培品，主产于四川峨眉、洪雅、乐山、雷波等地。云连为栽培或野生品，主产云南德钦、维西、腾冲、碧江，西藏昌都等地区。

【采制】秋季采挖 4～5 年生根茎，除去须根及泥沙，干燥后撞去残留须根。黄连：拣去杂质，洗净泥砂，润透，切片，阴干。炒黄连：将黄连片以文火炒至表面呈深黄色为度，取出放凉。姜黄连：用鲜姜打汁，加水适量，均匀地喷入黄连片，待吸收后，用文火炒至表面深黄色为度，取出放凉（每 50kg 用生姜 6.5kg）。酒黄连：取黄连片用黄酒拌匀，稍闷，炒至表面深黄色为度，取出放凉（每 50kg 用黄酒 6.5kg）。

【性状】味连：根茎多集聚成簇而弯曲，呈倒鸡爪形，习称"鸡爪黄连"；单枝根茎长 3～6cm，直径 0.3～0.8cm。表面黄褐色，粗糙，有不规则结节状隆起和残留的须根；有的节间表面平滑如茎杆，习称"过桥"。顶端有残留的茎基、叶柄或褐色鳞叶。质坚硬，折断面参差不齐，皮部橙红或暗棕色，木部金黄色或橙黄色，呈放射状；髓部红棕色，有时中空。气微，味极苦，嚼之唾液被染成橙黄色（彩图 14）。

雅连：根茎多为单枝，略呈圆柱形，微弯曲呈蚕形；长 4～8cm，直径 5～10mm。"过桥"较长，顶端有少许残茎。

云连：根茎细小，多为单枝；弯曲呈钩状，形如蝎尾，长 2～5cm，直径 2～4mm；

表面棕黄色，“过桥”较短。

均以根茎粗壮、残留叶柄和须根少、质坚实、断面皮部橙红色、木部鲜黄色或橙黄色、味极苦者为佳。

【显微特征】味连横切面：鳞叶组织常脱落。木栓层为数列木栓细胞。皮层宽广，可见鲜黄色类圆形、类方形的石细胞，细胞壁极厚，单个散在或数个成群；有的可见根迹或叶迹维管束。外韧型维管束断续环状排列，束间形成层不明显，韧皮部外侧有新月形中柱鞘纤维束，其旁偶见黄色石细胞。木质部黄色，木纤维较发达，薄壁细胞木化。髓部均为薄壁细胞，无石细胞（图12－14）。

雅连、云连的横切面：结构与味连相似。但雅连髓部有石细胞；云连皮层、中柱鞘及髓部均无石细胞。

味连粉末：黄棕色，味极苦。①石细胞鲜黄色，类圆形、类方形或类多角形，直径25～64μm，壁厚9～30μm，纹孔明显，有的可见层纹。②木纤维众多，黄色，直径15～30μm，木化，具纹孔。③韧皮纤维鲜黄色，纺锤形或长梭形，长120～180μm，直径20～40μm，壁厚，可见纹孔。④导管为孔纹和螺纹，直径8～20μm。⑤鳞叶表皮细胞长多角形或长方形，壁微波状弯曲。⑥淀粉粒细小，直径2～10μm（图12－15，彩图15）。

雅连粉末：石细胞较多，鲜黄色，长椭圆形、类方形或不规则条形，层纹明显而细密。

云连粉末：无石细胞。

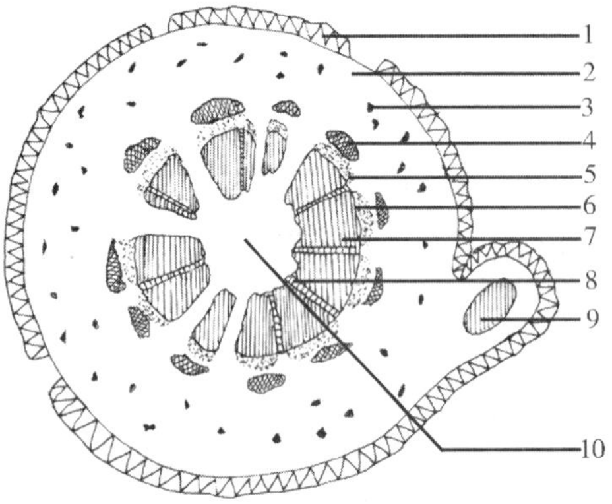

图12－14　黄连（根茎）横切面

1. 木栓层；2. 皮层；3. 石细胞；4. 中柱鞘纤维束；5. 韧皮部；6. 形成层；7. 木质部；8. 木质化射线；9. 根迹维管束；10. 髓部

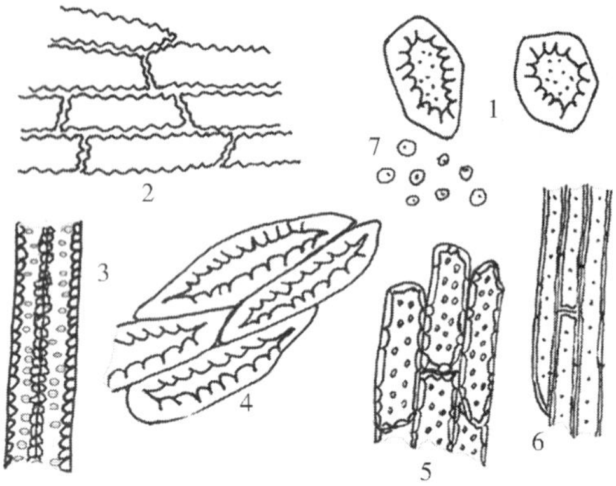

图12－15　黄连（根茎）粉末

1. 石细胞；2. 鳞叶表皮细胞；3. 导管；4. 中柱鞘纤维；5. 木薄壁细胞；6. 木纤维；7. 淀粉粒

【化学成分】黄连含小檗碱（berberine，5.56%～7.25%）、黄连碱（coptisine）、表小檗碱（epiberberine）、巴马汀（palmatine）、小檗红碱（berberrubine）、掌叶防己碱（palmatine）、非洲防己碱（columbamine）、药根碱（jatrorrhizine）、甲基黄连碱（worenine）、木兰花碱（magnoflorine）、阿魏酸（ferulic acid）、黄柏酮（obakunone）、黄柏内酯（obakulactone）等。三角叶黄连含表小檗碱、小檗碱、黄连碱、掌叶防己碱、甲基黄连碱、药根碱、木兰花碱。云南黄连含小檗碱、掌叶防己碱、药根碱、甲基黄连碱、木兰花碱、黄连碱。

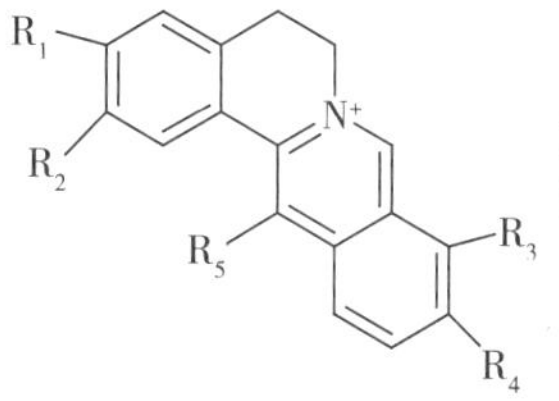

	R_1　R_2	R_3　R_4	R_5
小檗碱	$O-CH_2-O$	OCH_3　OCH_3	H
黄连碱	$O-CH_2-O$	$O-CH_2-O$	H
甲基黄连碱	$O-CH_2-O$	$O-CH_2-O$	CH_3

【理化鉴定】（1）根茎断面在紫外光灯（365nm）下，木质部显金黄色荧光。

（2）取粉末或切片，加70%乙醇1滴，片刻后加稀盐酸或30%硝酸1滴，置显微镜下观察，可见黄色针簇状结晶析出（盐酸小檗碱或硝酸小檗碱），加热溶解并显红色。

（3）取本品粗粉约1g，加乙醇10ml，加热至沸腾，放冷，滤过。取滤液5滴，加稀盐酸1ml与漂白粉少量，即显樱红色；另取滤液5滴，加5%的没食子酸乙醇溶液2～3滴，蒸干，趁热加硫酸数滴，即显深绿色。（检查小檗碱）

（4）薄层色谱：粉末用甲醇超声提取，滤过，滤液作为供试品溶液。以黄连对照药材和盐酸小檗碱对照品作对照，用高效硅胶G薄层板，以环己烷－乙酸乙酯－异丙醇－甲醇－水－三乙胺（3∶3.5∶1∶1.5∶0.5∶1）展开，紫外光灯（365nm）下检视。供试品色谱中，在与对照药材和对照品色谱相应的位置上，分别显相同颜色的荧光斑点。

【检查】水分不得过14.0%；总灰分不得过5.0%。

【含量测定】采用高效液相色谱法测定。

味连：本品按干燥品计算，以盐酸小檗碱（$C_{20}H_{18}ClNO_4$）计，含小檗碱（$C_{20}H_{17}NO_4$）不得少于5.5%，表小檗碱（$C_{20}H_{17}NO_4$）不得少于0.80%，黄连碱（$C_{19}H_{13}NO_4$）不得少于1.6%，巴马汀（$C_{21}H_{21}NO_4$）不得少于1.5%。

雅连：本品按干燥品计算，以盐酸小檗碱（$C_{20}H_{18}ClNO_4$）计，含小檗碱（$C_{20}H_{17}NO_4$）不得少于4.5%。

云连：本品按干燥品计算，以盐酸小檗碱（$C_{20}H_{18}ClNO_4$）计，含小檗碱（$C_{20}H_{17}NO_4$）不得少于7.0%。

【药理作用】①抗菌、抗病毒作用：黄连具有显著的抗菌、抗病毒作用，且抗菌谱很广，对革兰阳性菌和革兰阴性菌及流感病毒、真菌均有抑制作用。对钩端螺旋体，在试管中有相当强的杀灭作用。②降血糖作用：小檗碱的降糖作用优于二甲双胍。并且，小檗碱对糖尿病的并发症（心脑血管损伤、神经系统损伤、肾损伤等）均有一定的改善作用。③对心脑血管的作用：可抗心律失常、抗心力衰竭，治疗心肌炎；改善急性脑缺血、脑缺氧。④抗肿瘤作用：黄连及其有效成分可通过细胞毒作用抑制肿瘤细胞增殖、诱导细胞凋亡、增强机体免疫功能、调节细胞信号传导、抗氧化、诱导细胞分化等机制发挥抗肿瘤作用。此外，还有抗炎、抗溃疡、利胆、兴奋子宫等作用。

【功能与主治】味苦，性寒。归心、脾、胃、肝、胆、大肠经。能清热燥湿，泻火解毒。用于湿热痞满，呕吐吞酸，泻痢，黄疸，高热神昏，心火亢盛，心烦不寐，心悸不宁，血热吐衄，目赤，牙痛，消渴，痈肿疔疮；外治湿疹，湿疮，耳道流脓。酒黄连善清上焦火热。用于目赤，口疮。姜黄连清胃和胃止呕。用于寒热互结，湿热中阻，痞满呕吐。萸黄连舒肝和胃止呕。用于肝胃不和，呕吐吞酸。用量 2 ~ 5g。外用适量。

知识链接

1. 习用品：黄连属尚有多种植物的根茎在部分地区作黄连药用。如：短萼黄连 *Coptis chinensis* Franch. var. *brevisepala* W. T. Wang et Hsiao，野生于广西、广东、福建、浙江、安徽、江西等地，习称“土黄连”。根茎呈连珠状，分枝少，弯曲，无过桥杆。皮层和髓部均有石细胞。含生物碱 9.52%。线萼黄连 *C. lineauisepala* T. Z. Wang et C. K. Heieh，产于四川马边、雷波一带，习称“草连”。根茎少分枝，略弯曲，节较密集，顶端带有约 10cm 的叶柄，常捆扎成小把。皮部与髓部亦有石细胞。含生物碱 9.81%。古蔺野连 *C. gulinensis* T. S Wang et C. K Hsieh，含生物碱 11.25%。爪萼黄连 *C. chinensis* Franch. var. *unguiculata* T. Z. Wang et C. K. Hsieh，含生物碱 11.79%。以上 4 种所含生物碱的组成与味连或雅连相似，均含小檗碱、黄连碱、药根碱、巴马汀和表小檗碱。

2. 伪品：曾出现用小檗科箭叶淫羊藿［*Epimedium sagittatum*（Sieb. et Zucc.）Maxim.］、中国蕨科野雉尾金粉蕨［*Onychium japonicum*（Thunb.）Kze.］、毛茛科铁破锣［*Beesia calthifolia*（Maxim.）Ulbr.］的根茎伪充黄连的现象。

3. 小檗碱在芸香科黄柏属（*Phellodendron*）、小檗科小檗属（*Berberis*）、十大功劳属（*Mabonia*）等多种科属植物中均有分布。其中，小檗属植物在我国有 200 余种，多分布于西南和西北地区。因茎枝常带 3 分叉的针状刺，故有“三颗针”之名，民间常代黄连、黄柏用。其茎皮及根一般均含小檗碱等多种生物碱，含量以根皮为高，茎皮次之，木部较低。各地多就地取材，用作提取小檗碱的原料。较重要的有秦岭小檗 *Berberis circumserrata* Schneid，豪猪刺 *B. julianae* Schneid.、拟豪猪刺 *B. soulieana* Schneid.、小黄连刺 *B. wilsonae* Hemsl 等。

4. 中日药典比较：《中国药典》收载 3 个植物来源；《日本药局方》收载 4 个植物来源，多一个日本黄连 *Coptis japonica* Makino 的来源。

*白芍 Paeoniae Radix Alba

始载于《神农本草经》，列为中品。李时珍云：“芍药……此草花容绰约，故以为名。”《名医别录》载：“芍药生中岳川谷及丘陵，二月、八月采根暴干。”苏颂曰：“春生红芽作丛，茎上三枝五叶，似牡丹而狭长，高一、二尺。夏初开花，有红白紫数种，结子似牡丹子而小。秋时采根。”

【来源】 本品为毛茛科植物芍药 *Paeonia lactiflora* Pall. 的干燥根。

【植物形态】 多年生草本，根长圆柱形，黑褐色。茎直立，高 50 ~ 80cm，上部有分枝，基部有鞘状膜质鳞片。叶互生，茎下部叶为二回三出复叶，上部枝端为单叶；小叶狭卵形、椭圆形或披针形，基部楔形或偏斜，边缘具白色骨质细齿。花两性，数朵生于茎顶和叶腋，直径 8 ~ 12cm；苞片 4 ~ 5，披针形；萼片 4，宽卵形或近圆形，绿色；花瓣 9 ~ 13，倒卵形，长 3.5 ~ 6cm，宽 1.5 ~ 4.5cm，白色，有时基部可见深紫色斑块（栽培品花瓣各色并具重瓣）；雄蕊多数，黄色；花盘浅杯状且包裹心皮基部；心皮2～5，离生，无毛。蓇葖果卵圆形，顶端具喙。花期5～6月，果期8月。

【产地】主产于浙江（杭白芍）、安徽（亳白芍）、四川（川白芍、中江芍药）等地区。

【采制】夏、秋二季采挖，洗净，除去头尾和细根，置沸水中煮后除去外皮或去皮后再煮，晒干。

【性状】呈圆柱形，两端平截，整体平直或稍弯曲，长5～18cm，直径1～2.5cm。表面淡棕红色，平坦光洁或有纵皱纹及细根痕，偶有残存的棕褐色斑痕外皮（亳白芍表面粉白色或类白色，较光滑；杭白芍表面棕色或浅棕色，较粗糙）。质坚实而重，不易折断，断面较平坦，类白色而微带棕红色，形成层环明显，中间木射线放射状排列似菊花心状。气微，味微苦酸。

以粗长、匀直、质坚实、粉性足、表面光洁者为佳。

【显微特征】横切面：木栓层偶见残存的木栓细胞，栓内层为切向延长的薄壁细胞，韧皮部由韧皮薄壁细胞和筛管群组成，形成层成环，木射线宽至数10列细胞，木质部宽广，导管1～3列断续径向排列，可见数个聚集成群的导管和纤维。此外，薄壁细胞中可见糊化淀粉粒，草酸钙簇晶数个排列成行或数个存在于一个细胞中（图12－16）。

粉末：黄白色。薄壁细胞中糊化淀粉团众多、半透明；草酸钙小簇晶（直径11～35μm）数个排列成行或一个细胞中含数个簇晶 。导管为具缘纹孔或网纹导管，直径20～65μm。纤维壁厚，长梭形，微木化，具大的圆形纹孔，直径15～40μm（图12－17）。

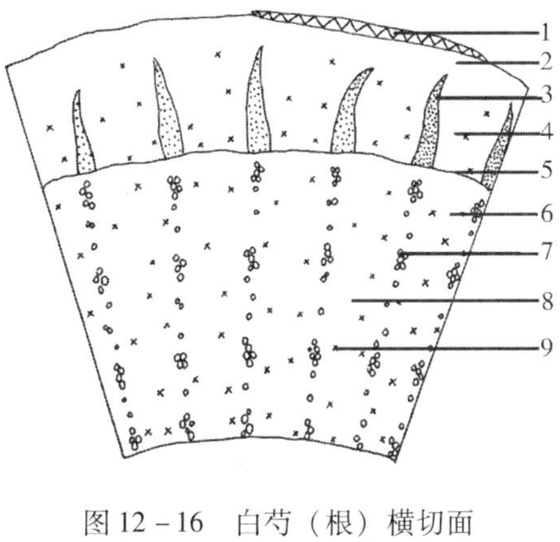

图12－16　白芍（根）横切面

1. 木栓层；2. 皮层；3. 筛管群；4. 韧皮射线；5. 形成层；6. 木射线；7. 导管；8. 木质部；9. 草酸钙簇晶

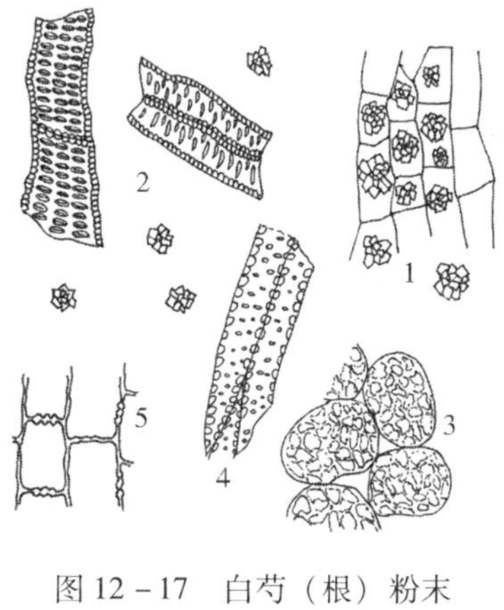

图12－17　白芍（根）粉末

1. 草酸钙簇晶；2. 导管；3. 含糊化淀粉粒细胞；4. 纤维；5. 薄壁细胞

【化学成分】含芍药苷（paeoniflorin，3.3%～5.7%）、牡丹酚（paeonol）、芍药花苷（paeonin）、苯甲酰芍药苷（benzoylpaeoniflorin）、芍药内酯苷（albiflorin）、羟基芍药苷（oxypaeoniflorin）、芍药吉酮（paeoniflorigenone）等；苯甲酸（benzoic acid，约1%）、β-谷甾醇（β-sitosterol）、没食子鞣质（gallotannin）等。还含挥发油、树脂、淀粉、黏液质、蛋白质和三萜类等成分。

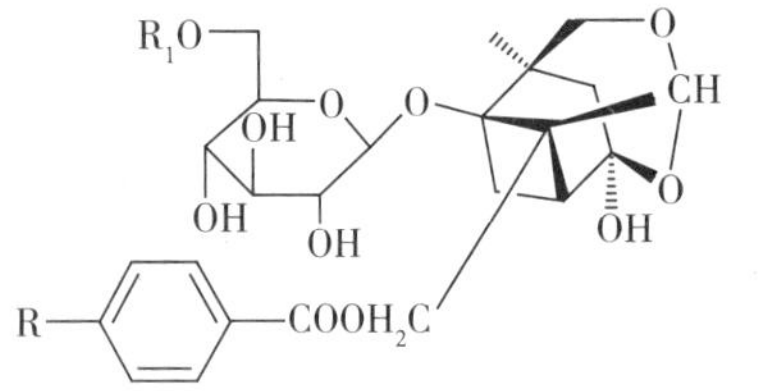

	R	R_1
芍药苷	H	H
羟基芍药苷	OH	H
苯甲酰芍药苷	H	C_6H_5-CO-
苯甲酰羟基芍药苷	OH	C_6H_5-CO-

【理化鉴定】（1）根的横切面加三氯化铁显蓝色，形成层及木薄壁细胞部分更为明显。（鞣质反应）

（2）粉末加乙醚，回流提取，滤过。滤液蒸干，加醋酐与硫酸，先显黄色，渐变成红色、紫色，最后呈绿色。

（3）薄层色谱：粉末用乙醇振摇提取，滤过，滤液蒸干，残渣加乙醇溶解作为供试品溶液，用芍药苷对照品作对照，用硅胶G薄层板，以三氯甲烷－乙酸乙酯－甲醇－甲酸（40∶5∶10∶0.2）展开，5%香草醛硫酸溶液加热显色。供试品色谱中，在与对照品色谱相应的位置上，显相同的蓝紫色斑点。

【检查】水分不得过14.0%；总灰分不得过4.0%；二氧化硫残留量不得过400mg/kg。

重金属及有害元素：采用原子吸收分光光度法或电感耦合等离子体质谱法测定，铅不得过5mg/kg，镉不得过1mg/kg，砷不得过2mg/kg，汞不得过0.2mg/kg，铜不得过20mg/kg。

【浸出物】照水溶性浸出物测定法项下的热浸法测定，不得少于22.0%。

【含量测定】采用高效液相色谱法测定芍药苷。本品按干燥品计算，含芍药苷（$C_{23}H_{28}O_{11}$）不得少于1.6%。

【药理作用】①镇痛、镇静、抗惊厥作用：小鼠腹腔注射芍药苷能减少仔猪活动，延长戊巴比妥钠诱导的睡眠时间。对最大电休克发作有明显的对抗作用，并可明显拮抗士的宁引起的大、小鼠惊厥。②对免疫系统的作用：白芍煎剂对巨噬细胞有明显的促进作用，对细胞免疫功能有一定的调节作用。③保肝作用：白芍提取物对D-半乳糖胺、CCl_4所致大鼠肝损伤有明显的保护作用。白芍总苷对CCl_4所致大鼠肝损伤有明显的保护作用。④抗心肌缺血作用：白芍提取物能明显延长常压缺氧及异丙肾上腺素所致心肌缺氧动物的存活时间，拮抗由垂体后叶素造成的急性心肌缺血，增加心肌营养性血流量，延长失血性休克心脏停搏时间。⑤抗病原微生物：白芍煎剂对多种常见致病菌均有不同程度的抑制作用，酊剂能抑制铜绿假单胞菌。此外，还有解痉、抗炎等作用。

【功能与主治】味苦、酸，微寒。归肝、脾经。能养血调经，敛阴止汗，柔肝止痛，平抑肝阳。用于血虚萎黄，月经不调，自汗，盗汗，胁痛，腹痛，四肢挛痛，头痛眩晕。用量6～15g。白芍不宜与藜芦同用。

附：赤芍 Paeoniae Radix Rubra

本品为毛茛科芍药 *Paeonia lactiflora* Pall. 或川赤芍 *P. veitchii* Lynch 的干燥根。多为野生，主产于内蒙、辽宁、河北、黑龙江、吉林与四川。以内蒙的“多伦赤芍”为道地药材。春、秋二季采挖，除去根茎、须根及泥沙，晒干。芍药根圆柱形，稍弯曲，长5~40cm，直径0.5~3cm；表面暗棕色或紫棕色，粗糙，有横向突起的皮孔及粗而略扭曲的纵沟纹，外皮易脱落或皮部与木部分离；质硬而脆，易折断，断面平坦，粉红色或黄白色，木部放射状纹理明显，有的具裂隙；气微香，味微苦、酸涩。川赤芍根长5~20cm，直径0.5~2.5cm；表面棕红色或暗棕色；质松，易折断，断面皮部黑褐色；刮去外皮者表面淡紫色或肉白色。含芍药苷、芍药内酯苷、羟基芍药苷、苯甲酰芍药苷、苯甲酸、鞣质、挥发油等。有扩张血管、增加冠脉血流量、增强肌体的耐缺氧能力、对抗血小板聚集和血栓形成以及广谱抗菌等作用。本品含芍药苷（$C_{23}H_{28}O_{11}$）不得少于1.8%。本品味苦，性微寒；归肝经。能清热凉血，散瘀止痛。用于热入营血，温毒发斑，吐血衄血，目赤肿痛，肝郁胁痛，经闭痛经，癥瘕腹痛，跌扑损伤，痈肿疮疡以及冠心病心绞痛。用量6~12g。不宜与藜芦同用。

知识链接

1. 中日药典比较 生药赤芍《中国药典》收载两个来源：芍药 *Paeonia lactiflora* Pall. 或川赤芍 *P. veitchii* Lynch；《日本药局方》仅收载芍药 *P. lactiflora* Pall.。

2. 炮制品 炒白芍，即白芍片用麦麸炒至微黄略带焦斑。酒白芍，即用黄酒淋拌后炒干（增强活血作用）。醋白芍，即米醋喷淋后用文火将其略炒（长于敛肝止痛、养血止血）。焦白芍，即用武火将其炒炭存性（偏于敛血止血）。

牡丹皮 Moutan Cortex

本品为毛茛科植物牡丹 *Paeonia suffruticosa* Andr. 的干燥根皮。主产于安徽、河南、四川、陕西、甘肃等地。秋季采挖根部，剥取根皮后晒干（连丹皮），或刮去粗皮后晒干（刮丹皮）。牡丹皮呈筒状或半筒状，长5~20cm，直径0.5~1.2cm，皮厚0.1~0.4cm。外表面灰褐色或黄褐色，有横长皮孔样突起及细根痕，栓皮者脱落处粉红色。内表面灰黄色或紫棕色，有明显的细纵纹，常见细小光亮的结晶（丹皮酚）。质硬脆，易折断，断面较平坦，淡粉红色，粉性。气芳香，味微苦而涩。含丹皮酚（paeonol）、丹皮酚苷（paeonoside）、丹皮酚原苷（paeonolide）、丹皮酚新苷（apiopaeonoside）、芍药苷（paeoniflorin）、羟基芍药苷（oxypaeoniflorin）、苯甲酰芍药苷（benzoylpaeoniflorin）、没食子酰氧化芍药苷（suffruticoside）A~D、鞣质、挥发油等成分。鲜根皮中丹皮酚原苷含量高，在干燥与贮藏过程中易酶解成丹皮酚苷及丹皮酚。本品含丹皮酚（$C_9H_{10}O_3$）不得少于1.2%。丹皮酚有镇静、催眠、镇痛、抗惊厥、解热、抗炎、抗过敏等作用，水煎剂及丹皮酚有降压作用，牡丹皮在体外对痢疾杆菌、伤寒杆菌等多种病原菌有较强的抑制作用。本品能清热凉血，活血化瘀。用于热入营血，温毒发斑，吐血衄血，夜热早凉，无汗骨蒸，经闭痛经，跌扑伤痛，痈肿疮毒等症。

白头翁 Pulsatillae Radix

本品为毛茛科植物白头翁 *Pulsatilla chinensis*（Bge.）Regel 的干燥根。主产于河北、辽宁、安徽、江苏、河南。根呈类圆柱形或圆锥形，稍扭曲，长6~20cm，直径0.5~

2cm。表面黄棕色或棕褐色，具不规则的纵皱纹或纵沟，皮部易脱落，露出黄色木部，有的具网状裂纹或裂隙，近根头部有朽状凹洞；根头部稍膨大，有白色绒毛，有的可见鞘状叶柄残基。质硬脆，断面皮部黄白色或淡黄棕色，木部淡黄色。气微，味微苦涩。含原白头翁素（protoanemonin），白头翁素（anemonin），白头翁皂苷（pulchinenoside）A～D、A_3、B_4、B，白桦脂酸（betulinic acid）及其阿拉伯糖苷等，另含有机酸类、糖类等。本品含白头翁皂苷 B_4（$C_{59}H_{96}O_{26}$）不得少于4.6%。白头翁煎剂对金黄色葡萄球菌、铜绿假单胞菌等多种病原微生物有抑制作用；其水与乙醇提取物对阴道滴虫有杀灭作用；白头翁素有抗菌、镇静、镇痛及抗真菌作用。本品能清热解毒，凉血止痢。用于热毒血痢，阴痒带下。

知识链接

商品白头翁的品种较为混杂，曾发现20余种不同来源的“白头翁”，分别来源于毛茛科、蔷薇科、菊科、石竹科等不同植物，药用部分包括根或全草。而以蔷薇科植物委陵菜 *Potentilla chinensis* Ser. 和翻白草 *P. discolor* Bge. 的根或全草较为常见，应注意区别。

威灵仙 Clematidis Radix et Rhizoma

本品为毛茛科植物威灵仙 *Clematis chinensis* Osbeck、棉团铁线莲 *C. hexapetala* Pall. 或东北铁线莲 *C. manshuria* Rupr. 的干燥根和根茎。主产于辽宁、吉林、黑龙江、山东。威灵仙：根茎呈圆柱形，表面浅棕黄色，长1.5～10cm，直径0.3～1.5cm；顶端可见残留茎基，质坚韧，断面纤维性强。根茎下侧着生多数坚硬的细根，根细长圆柱形，稍弯曲，长7～15cm，直径0.1～0.3cm；表面黑褐色，有细纵纹；有的皮部脱落，露出黄白色木心。质硬脆，易折断，断面皮部较广，木部淡黄色，略呈方形，皮部与木部间常有裂隙。气微，味淡。棉团铁线莲：根茎短圆柱状，表面棕褐色至棕黑色，长1～4cm，直径0.5～1cm；根长4～20cm，直径0.1～0.2cm；断面木部圆形。味咸。东北铁线莲：根茎圆柱状，长1～11cm，直径0.5～2.5cm。根较密集，长5～23cm，直径0.1～0.4cm，表面棕黑色；断面木部近圆形。味辛辣。主要含皂苷类成分：威灵仙皂苷A、B，常春藤皂苷元3-*O*-β-D-吡喃核糖基(1→3)-γ-L-吡喃鼠李糖基(1→2)-γ-L-吡喃阿拉伯糖苷等；黄酮类成分：橙皮苷、柚皮素、大豆素、染料木素等；三萜类成分：齐墩果酸等；以及挥发油等。本品含齐墩果酸（$C_{30}H_{48}O_3$）不得少于0.30%。能祛风湿，通经络。用于风湿痹痛，肢体麻木，筋脉拘挛，屈伸不利等症。

《中国药典》收载的其他毛茛科生药

欧美国家常用毛茛科植物药

8. 小檗科 Berberidaceae

本科植物多为灌木或草本；茎多具刺，部分植物具根状茎或块茎。叶互生，稀对生或基生；单叶或1～3回羽状复叶，羽状或掌状脉。花序顶生或腋生，总状、穗状、伞形或圆锥花序；花两性，辐射对称，花被通常3基数（偶2基数）；萼片6~9，花瓣状，离生，2~3轮；花瓣6，扁平，盔状或呈距状，或变为蜜腺状，基部有蜜腺或缺；雄蕊与花瓣同数且对生，花药2室，瓣裂或纵裂；子房上位，1室，胚珠多数（或少数，稀1枚），基生或侧膜胎座。浆果，蒴果，蓇葖果或瘦果。种子1至多数，有时具假种皮；富含胚乳 。

本科有17属，约650种，多分布于北温带。我国有11属，约320种，其中药用植物140余种，主要分布于西部和西南部的四川、云南、西藏，全国各地均可见。已知的药用属有小檗属（*Berberis*）、红毛七属（*Caulophyllum*）、山荷叶属（*Diphylleia*）、八角莲属（*Dysosma*）、淫羊藿属（*Epimedium*）、牡丹草属（*Gymnospermium*）、鲜黄连属（*Plagiorhegma*）、十大功劳属（*Mahonia*）、鬼臼属（*Podophyllum*）。主要的生药有淫羊藿、三颗针、十大功劳、八角莲、桃儿七、红毛七、山荷叶、八角莲等。

本科植物常含有草酸钙方晶、柱晶和簇晶（如淫羊藿具柱晶和簇晶），叶的气孔轴式一般为不定式（如枸骨叶和淫羊藿的叶）。

本科小檗属和十大功劳属植物的根、根皮和茎皮含多种生物碱，如小檗和十大功劳中的小檗碱（berberine）具有抗菌、消炎、降压作用，小檗胺（berbamine）有升高白细胞的作用，木兰花碱（magnoflorine）有降压和松弛横纹肌，小檗红碱（berberubine）有抗癌活性。多种淫羊藿的茎叶中的淫羊藿苷（icariin）具有扩张冠状动脉、降低血管阻力的作用。鬼臼属、八角莲属、山荷叶属和桃儿七属的植物均含鬼臼素（podophyllotoxin）和山荷叶素（diphyllin），而鬼臼素具抗癌活性。

*淫羊藿　Epimedii Folium

【来源】 本品为小檗科植物淫羊藿 *Epimedium brevicornum* Maxim.、箭叶淫羊藿 *E. sagittatum*（Sieb. et Zucc.）Maxim.、柔毛淫羊藿 *E. pubescens* Maxim. 或朝鲜淫羊藿 *E. koreanum* Nakai 的干燥叶。

【植物形态】 淫羊藿：高20~60cm。根茎长，横走，质硬，木化，棕褐色。二回三出复叶，小叶9枚，基生叶具长柄，1~3枚丛生，茎生叶2枚对生；小叶卵圆至阔卵形，先端尖，基部深心形，侧生小叶基部偏斜。圆锥花序，具花20~50朵；花黄白或乳白色；萼片2轮，外萼片卵状三角形，暗绿色；内萼片披针形，白色或淡黄色；花瓣较内萼片短小，距呈圆锥状；雄蕊长3~4mm，花药瓣裂。蒴果长1mm，有喙状宿存花柱。花期5~6月，果期6~8月。

箭叶淫羊藿：根茎较细，结节状，横走，鳞叶数较多。基生叶1~3枚，茎生叶2，一回三出复叶，小叶片卵状披针形，先端渐尖，基部深心形，侧生小叶基部显著不对称，外侧呈尖耳状，边缘锯齿尖密；叶下表面被稀疏毛茸。总状花序或下部成圆锥花序，花序轴及花梗被稀疏腺毛或无毛。花白色，外轮萼片较小，易脱。花瓣囊状，花距远较内轮萼片短。蓇葖果卵圆形，宿存花柱短嘴状。花期2~3月，果期4~5月。

柔毛淫羊藿：植物形态与箭叶淫羊藿相似，但根茎发达，不规则状分枝，横走。叶背面及叶柄密被白色长柔毛。花期4~5月，果期5~7月。

朝鲜淫羊藿：高15~40cm。根状茎横走，褐色，质硬；茎及叶柄具明显细纵棱。二回三出复叶基生和茎生，通常小叶9枚；卵形，纸质，先端急尖或渐尖，基部深心形，侧生小叶基部裂片不等大，叶缘具细刺齿；总状花序顶生，花 4 ~ 16 朵，花大，直径 2 ~ 4.5cm，白色、淡黄、深红或紫蓝色，花瓣较内萼片长；蒴果狭纺锤形，长约 6mm，花柱宿存。花期 4 ~ 5 月，果期 5 月。

【产地】 主产于黑龙江、吉林、山西、四川、湖北等省。

【采制】 夏、秋季茎叶茂盛时采割，除去粗梗及杂质，晒干或阴干。

【性状】 淫羊藿：二回三出复叶；小叶片卵圆形，长 3 ~ 8cm，宽 2 ~ 6cm；先端微尖，顶生小叶基部心形；两侧小叶较小，偏心形，外侧较大，呈耳状，叶缘黄色刺毛状细锯齿；上表面黄绿色，下表面灰绿色，主脉 7 ~ 9 条，基部有稀疏细长毛，细脉两面突起，网脉明显；小叶柄长 1 ~ 5cm。叶片近革质。气微，味微苦。

箭叶淫羊藿：一回三出复叶，小叶片长卵至卵状披针形，长 4 ~ 12cm，宽 2.5 ~ 5cm；先端渐尖，两侧小叶基部明显偏斜，外侧多呈箭形。下表面疏被粗短伏毛或近无毛。叶片革质。

柔毛淫羊藿：一回三出复叶，叶下表面及叶柄密被绒毛状柔毛。

朝鲜淫羊藿：二回三出复叶；小叶较大，长 4 ~ 10cm，宽 3.5 ~ 7cm，先端长尖。叶片较薄。

以上品种均以色青绿、无枝梗、叶完整不碎者为佳。

【显微特征】 叶表面观。

淫羊藿：上、下表皮细胞垂周壁深波状弯曲，沿叶脉均有异细胞纵向排列，内含 1 至多个草酸钙柱晶；下表皮气孔众多，不定式，有时可见非腺毛（图 12 – 18）。

箭叶淫羊藿：上、下表皮细胞较小；下表皮气孔较密，具有多数非腺毛脱落形成的疣状突起，有时可见非腺毛。

柔毛淫羊藿：下表皮气孔较稀疏，具有多数细长的非腺毛。

朝鲜淫羊藿：下表皮气孔和非腺毛均易见。

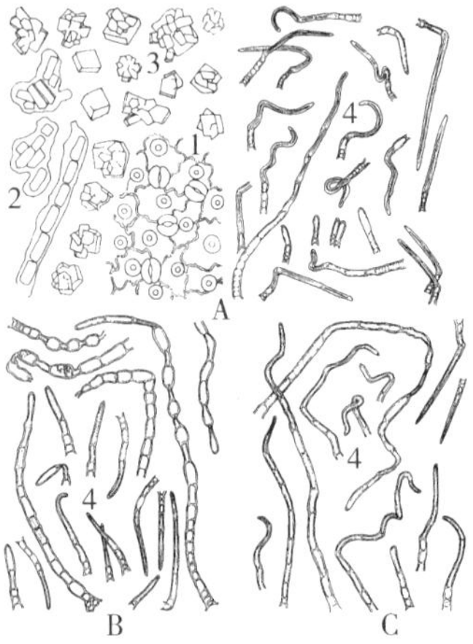

图 12 – 18　淫羊藿叶表面观

A. 箭叶淫羊藿；B. 朝鲜淫羊藿；C. 淫羊藿
1. 下表皮细胞；2. 草酸钙簇晶；
3. 草酸钙柱晶；4. 非腺毛

【化学成分】 主要含黄酮类成分：淫羊藿苷（icariin），淫羊藿次苷（icariside）Ⅰ、Ⅱ，淫羊藿属苷（epimedoside）A、C，大花淫羊藿苷（ikarisoside）A、B、C，朝藿定（epimedin）A、B、C，箭霍苷（sagittatoside）A、B、C，宝藿苷Ⅰ（baohuoside Ⅰ）等。

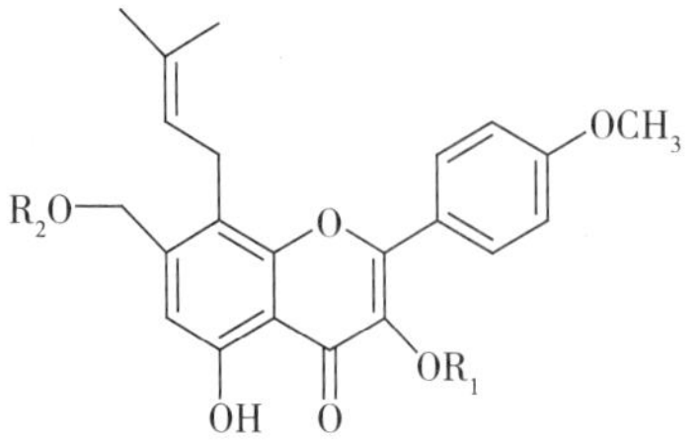

	R_1	R_2
淫羊藿苷	rha	glc
淫羊藿次苷Ⅰ	H	glc
淫羊藿次苷Ⅱ	rha	H

【理化鉴定】 粉末：加乙醇温浸，滤过，滤液进行盐酸－镁粉反应，显红色。（检查黄酮）

薄层色谱：粉末用乙醇温浸提取，滤过，滤液蒸干，残渣加乙醇溶解作为供试品溶液。以淫羊藿苷对照品作对照，用硅胶 H 薄层板，以乙酸乙酯－丁酮－甲酸－水（10∶1∶1∶1）展开，紫外光灯（365nm）下检视。供试品色谱中，在与对照品色谱相应的位置上，显相同的暗红色斑点；三氯化铝试液显色，紫外光灯（365nm）下检视，两者均显橙红色荧光斑点。

【检查】 杂质不得过 3.0%；水分不得过 12.0%；总灰分不得过 8.0%。

【含量测定】 采用紫外－可见分光光度法测定总黄酮，本品含总黄酮以淫羊藿苷（$C_{33}H_{40}O_{15}$）计，不得少于 5.0%。

采用高效液相色谱法测定总黄酮醇苷。本品按干燥品计算，叶片含朝藿定 A（$C_{39}H_{50}O_{20}$）、朝藿定 B（$C_{38}H_{48}O_{19}$）、朝藿定 C（$C_{39}H_{50}O_{19}$）和淫羊藿苷（$C_{33}H_{40}O_{15}$）的总量，朝鲜淫羊藿不得少于 0.50%，淫羊藿、柔毛淫羊藿、箭叶淫羊藿均不得少于 1.5%。

【药理作用】 ①壮阳作用：淫羊藿水提液可提高血浆睾酮（T）、二氢睾酮（DHT）的含量，降低血清促黄体生成素（LH）含量，增加睾丸、附睾、前列腺和精囊腺的重量；还可增加雌性大鼠垂体前叶、卵巢、子宫的重量。淫羊藿苷对卵泡颗粒细胞分泌雌二醇有直接刺激作用，在很高剂量时也促进肾上腺皮质细胞分泌皮质酮。②抗骨质疏松：淫羊藿能使钙化骨形成增加，防止骨量丢失并提高骨结构性能，对骨质疏松有良好的防治作用。其水煎液可促进骨折局部软骨细胞、成骨细胞的增殖和分化，促进破骨细胞形成而促进骨折愈合。③免疫增强作用：淫羊藿苷和淫羊藿多糖能提高机体细胞免疫功能。④抗肝损伤作用：其水煎液可降低 CCl_4 所致肝损伤小鼠的丙氨酸转氨酶和天冬氨酸转氨酶的水平。此外，还有抗血栓、抗衰老作用、促进造血功能和抗肿瘤的作用。

【功能与主治】 味辛、甘，性温。归肝、肾经。能补肾阳，强筋骨，祛风湿。用于肾阳虚衰，阳痿遗精，筋骨痿软，风湿痹痛，麻木拘挛。用量 6～10g。

知识链接

1. 中日药典比较：《中国药典》收载 4 种来源植物，药用部位为叶，分别对 4 个种进行性状描述和叶表面的鉴定；《日本药局方》收载 6 种来源植物，药用部位为地上部分，其中 4 种与《中国药典》相同，多的 2 种分别为巫山淫羊藿 *Epimedium wushanense* T. S. Ying 和大花淫羊藿 *E. grandiflorum* Morren var. *thunbergianum* Nakai or *E. sempervirens* Nakai (Berberidaceae)。

2. 魏升华（2006）对巫山淫羊藿生品及其 4 种炮制品中总黄酮、淫羊藿苷及绿原酸的含量进行测定与比较。结果：总黄酮的含量依次为：生品 > 酒炙品 > 盐蒸品 > 盐炙品 > 羊脂炙品；淫羊藿苷的含量依次为：羊脂炙品 > 盐蒸品 > 盐炙品 > 酒炙品 > 生品；绿原酸的含量依次为：盐蒸品 > 酒炙品 > 盐炙品 > 生品 > 羊脂炙品。

《中国药典》收载的其他小檗科生药

欧美国家常用小檗科植物药

9. 木通科 Lardizabalaceae

PPT：9 木通科，10 防己科

本科植物多为木质藤茎，藤茎的木质部有宽大的髓射线。掌状或三出复叶，叶柄和小叶柄两端膨大呈节状。花辐射对称，单性；萼片6，花瓣状，排列成2轮；花瓣6，蜜腺状；雄蕊6，花丝离生或多少合生成管；花药外向，纵裂，药隔常突出于药室顶端而呈角状或凸头状；子房上位，心皮3，少6～9，离生，螺旋状排列在膨大的花托上；果为肉质的蓇葖果或浆果，沿腹缝线开裂或不开裂。种子具丰富的胚乳和小而直的胚。

本科有9属，约50种，大部分产于亚洲东部。我国有7属，42种、2亚种、4变种，南北均产，但多分布于长江以南各省区。主要的药用属有猫儿屎属（*Decaisnea*）、木通属（*Akebia*）、八月瓜属（*Holboellia*）、野木瓜属（*Stauntonia*）、大血藤属（*Sargentodoxa*）等。主要的生药有木通、大血藤、猫儿屎、鹰爪枫等。

本科的显微特征：花粉通常具3孔沟，近长球形至长球形（极轴20～40μm），外层与内层厚度相同或稍厚，沟膜具颗粒。

本科植物主含三萜及三萜皂苷类成分。三叶木通、五叶木通的根、藤、果均含木通苷（$C_{31}H_{50}O_4$）。具除湿利尿、消炎止痛、清热解毒、行气活血的功效。对大肠杆菌、伤寒杆菌、铜绿假单胞菌和金黄色葡萄球菌有较强的抑制作用。

*木通 Akebiae Caulis

【来源】 本品为木通科植物木通 *Akebia quinata*（Thunb.）Decne.、三叶木通 *A. trifoliata*（Thunb.）Koidz. 或白木通 *A. trifoliata*（Thunb.）Koidz. var. *australis*（Diels）Rehd. 的干燥藤茎。

【植物形态】 木通：落叶木质缠绕藤本，全株无毛。幼枝灰绿而具纵纹。掌状复叶，小叶片5，倒卵形或椭圆形，全缘。总状花序腋生，花单性，雌雄同株；花序基部为1～2朵雌花，上部为密而较多的雄花；花被3；雄花雄蕊6；雌花较大，离生雌蕊2～13。果为浆果状肉质果，长椭圆或呈肾形，两端钝圆，长约8cm，直径2～3cm，熟后紫色，柔软，沿腹缝线开裂。种子多数黑褐色。

三叶木通：与木通的区别点：叶为三出复叶；小叶卵圆形，长宽变化很大，先端钝圆、边缘浅裂或波状，侧脉5～6对。

白木通：本变种与三叶木通相近，但小叶全缘，质地较厚。

【产地】 主产于陕西、山东、江苏、安徽、山西、江西、河南、湖北、湖南、广东、四川、贵州等地。

【采制】 秋季采收，截取茎藤，除去细枝、杂质，阴干。

【性状】 藤茎圆柱形，稍扭曲，长30～70cm，直径0.5～2cm；表面灰棕色，外皮粗糙，具裂纹或纵沟纹及突起的皮孔。节略膨大，侧枝断痕明显。体轻质坚，难折断，断面不整齐；皮部黄棕色，有颗粒状小点；木部黄白色，射线呈放射状排列；髓小或中空，黄白或黄棕色。气微，味微苦而涩。

药材以条匀、断面色黄者为佳。

【显微特征】 横切面。

木通：木栓细胞数列，含褐色内含物，栓内层细胞含草酸钙小棱晶，含晶细胞壁不均匀增厚。皮层细胞 6～10 列，有的含数个小棱晶。中柱鞘由含晶纤维束与含晶石细胞群交替排列成连续的波状环带。维管束 16～26 个，形成层明显。木质部射线明显，射线中径向排列的含晶石细胞多与中柱鞘含晶石细胞群相连；形成层内侧射线细胞壁加厚、木化，具明显单纹孔。髓部细胞圆形，壁厚、木化，具圆形单纹孔，内含 1 至数个棱晶；中央有少量薄壁细胞，壁不木化（图 12－19）。

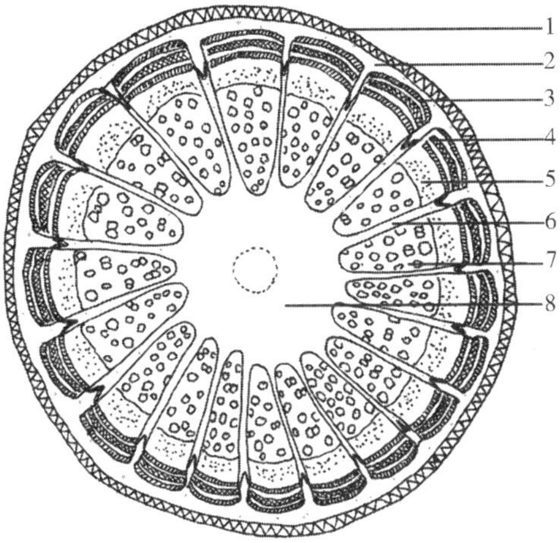

图 12－19　木通（藤茎）横切面

1. 木栓层；2. 皮层；3. 含晶石细胞群；4. 纤维群；5. 韧皮部；6. 射线；7. 木质部；8. 髓

三叶木通：与木通极相似，不同点为木栓细胞无褐色内含物；中柱鞘含晶纤维束与含晶石细胞群交替排列成连续的环带，但含晶石细胞群仅存在于与射线相对处；维管束 20～31 束。

白木通：与木通较相似，其特点为含晶石细胞群仅存在于射线外侧；射线中径向排列的含晶石细胞多不与中柱鞘含晶石细胞群相连；维管束约 13 个。

粉末浅棕色或棕色。可见方形或长方形的含晶石细胞，内含 1 至数个棱晶。中柱鞘纤维细长梭形，直径 10～40μm，胞腔内含密集的小棱晶，周围常可见含晶石细胞。木纤维长梭形，直径 8～28um，壁增厚木化，单纹孔裂隙状。具缘纹孔导管直径 20～110（220）μm，纹孔呈椭圆形、卵圆形或六边形。

【化学成分】 木通含木通苯乙醇苷 B（calceolarioside B）、白桦脂醇（betulin）、齐墩果酸（oleanolic acid）、常春藤皂苷元（hederagein）、木通皂苷（akeboside）以及豆甾醇（stigmasterol）、β-谷甾醇（β-sitosterol）、胡萝卜苷（daucosterol）、肌醇（inositol）等。

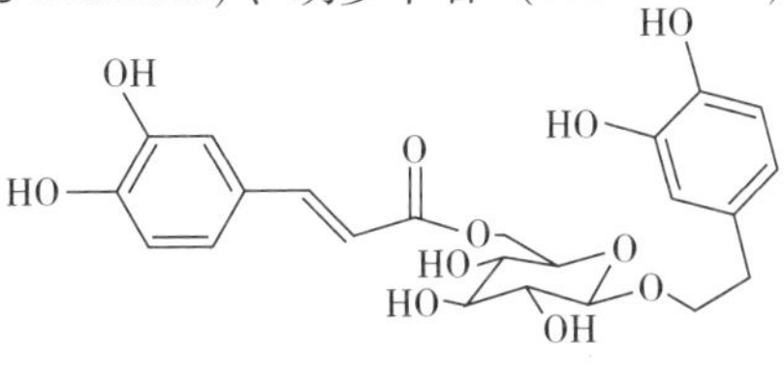

木通苯乙醇苷 B

【理化鉴定】(1) 粗粉加水煮沸，趁热滤过，取滤液置试管中，用力振摇，产生持久性泡沫，加热后泡沫不消失（检查皂苷）。

(2) 溶血试验：取2%去纤维红细胞生理盐水混悬液1滴，放在载玻片上，加盖玻片后，在显微镜下观察红细胞的形状，然后在盖玻片一侧加1滴样品生理盐水浸液(1:3)，在盖玻片的另一端用滤纸吸引液体，使检液逐渐渗到盖玻片下，与红细胞接触处迅速发生溶血（检查皂苷）。

(3) 本品水提取液蒸干，加1~2ml醋酐溶解，再加浓硫酸-醋酐试剂。颜色由黄转为红色、紫色、蓝色（检查皂苷）。

(4) 薄层色谱：粉末用甲醇超声提取，滤过，滤液蒸干，残渣加水溶解，用乙酸乙酯振摇提取3次，合并乙酸乙酯液，蒸干，残渣加甲醇溶解作为供试品溶液。以木通苯乙醇苷B对照品作对照，用硅胶G薄层板，以三氯甲烷-甲醇-水（30:10:1）展开，2%香草醛硫酸溶液加热显色。供试品色谱中，在与对照品色谱相应的位置上，显相同颜色的斑点。

【检查】水分不得过10.0%；总灰分不得6.5%。

【含量测定】采用高效液相色谱法测定木通苯乙醇苷B。本品按干燥品计算，含木通苯乙醇苷B（$C_{23}H_{26}O_{11}$）不得少于0.15%。

【药理作用】①利尿作用：充血性水肿大鼠实验表明，木通具有抗水肿和利尿作用，与保泰松合用，会增加尿量，增加抗水肿作用。对三叶木通、五叶木通、小木通、淮通、关木通的研究结果表明，只有三叶木通具有利尿作用。②抗菌作用：木通醇浸液在体外对革兰阳性菌、革兰阴性菌如痢疾杆菌、伤寒杆菌均具有抑制作用，木通水煎剂（1:5）对毛癣菌有不同程度的抑制作用。③抗肿瘤作用：经动物药理实验发现，白木通种子的乙醇提取物对肿瘤细胞有抑制作用。

【功能与主治】味苦，性寒。归心、小肠、膀胱经。能利尿通淋，清心除烦，通经下乳。用于淋证，水肿，心烦尿赤，口舌生疮，经闭乳少，湿热痹痛。用量3~6g。

附：川木通 Clematidis Armandii Caulis

本品为毛茛科植物小木通 *Clematis armandii* Franch. 或绣球藤 *C. montana* Brch.-Ham. 的干燥藤茎。春、秋二季采收，除去粗皮，晒干，或趁鲜切薄片，晒干。主产于四川、湖南、陕西等地。本品呈长圆柱形，略扭曲，长50~100cm，直径2~3.5cm。表面黄棕色或黄褐色，有纵向凹沟及棱线；节处多膨大，有叶痕及侧枝痕。残存皮部易撕裂。质坚硬，不易折断。切片厚2~4mm，边缘不整齐，残存皮部黄棕色，木部浅黄棕色或浅黄色，有黄白色放射状纹理及裂隙，其间布满导管孔，髓部较小，类白色或黄棕色，偶有空腔。气微，味淡。小木通及绣球藤均含有皂苷、植物甾醇、内酯、香豆素类及其苷。本品性寒，味淡、苦。能利尿通淋，清心除烦，通经下乳。用于淋证，水肿，心烦尿赤，口舌生疮，经闭乳少，湿热痹痛。用量3~6g。

知识链接

1. 关木通为马兜铃科植物东北马兜铃 *Aristolochia manshuriensis* Kom. 的干燥藤茎。功效、主治与木通相同，但因含有肾毒性成分马兜铃酸，可导致肾衰竭，自2005年版

《中国药典》开始取消其标准，不得再作药用。

2. 毒性：三叶木通和五叶木通均无临床报道的木通的毒性反应。药理实验结果显示，木通属的药用植物毒性很小或无毒，马兜铃科的木通对肾脏毒性较大。木通属植物作为木通药用早在唐朝的《药性论》中就有记载，历代应用，均无毒性记载。

《中国药典》收载的其他木通科生药

10. 防己科 Menispermaceae

多年生草本或木质藤本；枝叶常有苦味；茎枝横切面可见明显的车辐状纹理。叶螺旋状排列，单叶，叶柄常盾状着生于叶片的近基部，叶脉掌状，极少羽状。聚伞花序或圆锥花序；花小，单性，雌雄异株；萼片6（~8）、花瓣6（~8），2轮；雄蕊6~8；雌花有或无退化雄蕊，心皮3~6，离生；子房上位，1室，胚珠2枚（1枚早期退化）。核果，外果皮革质或膜质，中果皮肉质，内果皮骨质或木质，表面有凸起的饰纹。

本科约65属，350余种，分布于全球的热带和亚热带地区。我国有19属，78种、1亚种、5变种、1变型，多数可药用，主产于长江流域及长江以南各省区。主要药用属有蝙蝠葛属（*Menispermum*）、木防己属（*Cocculus*）、天仙藤属（*Fibraurea*）、千金藤属（*Stephania*）、青牛胆属（*Tinospora*）、锡生藤属（*Cissampelos*）、秤钩风属（*Diploclisia*）等。主要的生药有粉防己、千金藤、青风藤、金果榄、北豆根、地不容、锡生藤、木防己、黄藤等。

本科植物常具异常显微结构：正常维管束的外方可见1至多个同心性或偏心性的三生维管组织，即多环维管束（cncentral polycyclie vascular bundles），如千金藤属和秤钩风属植物。同时，本科植物组织含草酸钙方晶、簇晶、针晶、柱晶和砂晶。

本科植物含异喹啉类生物碱，如木防己及千金藤属植物中的*l*-苄基异喹啉（*l*-benzylisoquinoline）；锡生藤属、木防己属、蝙蝠葛属、防己属、轮环藤属、千金藤属及青牛胆属等属植物含有双苄基异喹啉型生物碱，如粉防己碱（汉防己甲素，*d*-tetrandrine）、蝙蝠葛碱（dauricine）和锡生藤碱（hayatine）等，具有显著的镇痛、抗炎、降压及肌肉松弛作用；存在于防己属等5个属植物中的阿朴啡（aporphine）型生物碱，如青藤碱（tuduranine）有清热消炎作用；分布于防己属及千金藤属中的吗啡烷型生物碱，如防己碱（sinomenine）有显著镇痛作用；在锡生藤属、黄藤属、蝙蝠葛属、防己属、千金藤属及青牛胆属等中存在原小檗碱型*l*-四氢巴马亭即罗通定（*l*-tetrahydropalmatine，rotundine）等，有明显的镇痛、镇静作用。

*防己　Stephaniae Tetrandrae Radix

始载于《神农本草经》，列为中品。《名医别录》载："防己生汉中川谷。二月、八月采根阴干。"李当之谓："其茎如葛蔓延。其根外白内黄，如桔梗，内有黑纹如车辐解者，良。”

【来源】 本品为防己科植物粉防己 *Stephania tetrandra* S. Moore 的干燥根。

【植物形态】 多年生缠绕藤本，根圆柱形或呈块状；外皮淡棕或棕褐色。茎圆柱形，柔韧；长2.5~4m；具细纵纹。叶互生，叶柄盾状着生，长与叶片相等；叶片近圆形，有3~5角，先端锐尖，基部截形或稍心形；全缘，两面均被短柔毛；上面绿色，下面灰绿色。花小，雌雄异株，聚伞花序头状，雄花花萼4，肉质，三角形，基部楔形，外面被毛；花瓣4，略呈半圆形，边缘微向内弯，具爪；雄蕊4，花药近圆形。雌花的花萼、花瓣与雄花同数，无退化雄蕊，心皮1，花柱3枚。核果球形，熟时红色。

【产地】 主产于浙江、安徽、江西、福建、广东、广西等地。

【采制】 秋季采挖，洗净，除去粗皮，晒至半干，切段，个大者再纵切，干燥。

【性状】 根呈圆柱形、半圆柱形或块状，多弯曲，弯曲处有横沟而呈结节状的瘤状物；长5~10cm，直径1~5cm。未刮去栓皮者，表面灰棕色，粗糙而多细皱，可见横向突起的皮孔；刮去栓皮者，表面灰白色，较平滑，可见深色的横沟纹。体重，质坚实，断面平坦，灰白色，富粉性；有排列较稀疏的放射状纹理。气微，味苦。

以质坚实、粉性足、去净外皮者为佳。

【显微特征】 横切面：木栓层有时残存（完整者20余列细胞）；栓内层散有石细胞群，常切向排列。形成层成环；木质部占大部分，射线较宽。木质部导管径向断续排列成放射状，导管旁有木纤维，射线宽广。薄壁细胞中充满淀粉粒，并可见细小杆状草酸钙结晶（图12-20）。

粉末：类白色或黄白色。淀粉粒单粒类圆形，直径5~26μm，脐点点状、裂缝三叉状，层纹不明显，复粒由2~6（~8）分粒组成。石细胞类圆形、类方形或长椭圆形，壁稍厚，纹孔及孔沟明显，有的可见层纹。纤维长梭形，有单斜或十字形纹孔。有具缘纹孔和网纹导管。薄壁细胞中有草酸钙小杆状结晶，木栓组织多角形（图12-21）。

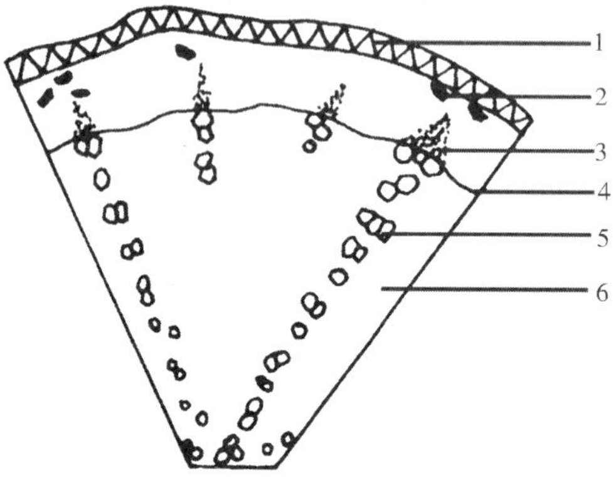

图12-20 防己（块根）横切面

1. 木栓层；2. 厚壁组织；3. 韧皮部；4. 形成层；5. 木质部；6. 射线

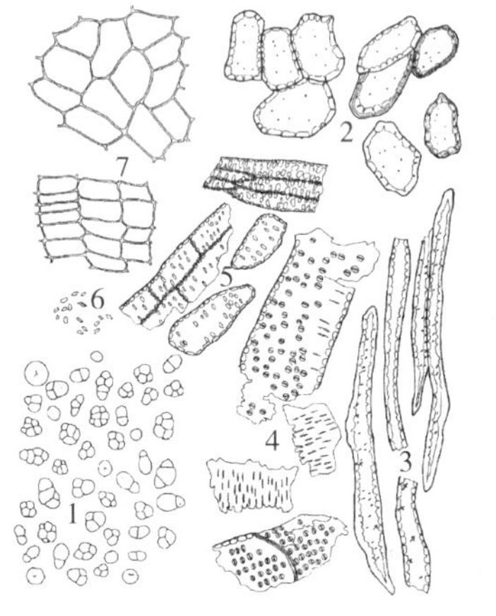

图12-21 防己（块根）粉末

1. 淀粉粒；2. 石细胞；3. 纤维；4. 导管；5. 木薄壁细胞；6. 草酸钙方晶；7. 木栓细胞

【化学成分】 主要含生物碱类成分：粉防己碱（汉防己甲素，tetrandrine）、去甲基粉防己碱（demethyl-tetrandrine）、防己诺林碱（汉防己乙素，fangchinoline）、轮环藤酚碱

(cyclanoline)、氧化防己碱(oxofangchirine)、防己菲碱(stephanthrine)、荷苞牡丹碱(dicentrine)、小檗胺(berbamine)等。此外，尚含黄酮苷、酚类、有机酸、挥发油等。

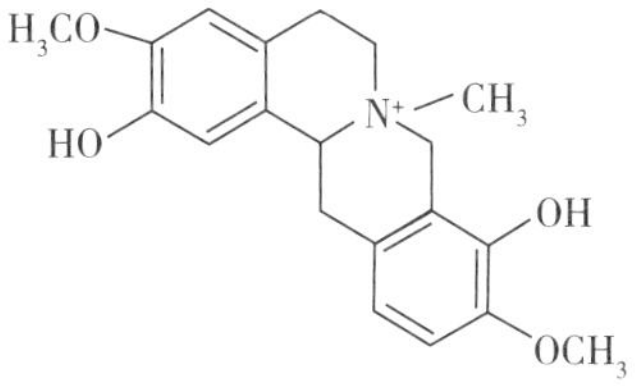

轮环藤酚碱

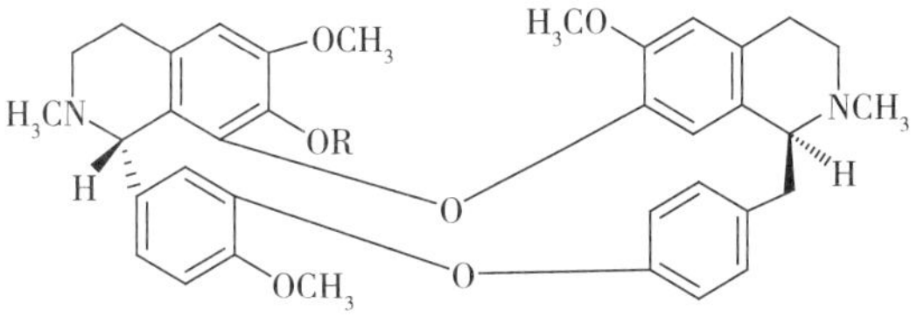

粉防己碱　R=CH_3
防己诺林碱　R=H

【理化鉴定】薄层色谱：粉末用乙醇回流提取，滤过，滤液蒸干，残渣加乙醇溶解作为供试品溶液。以粉防己碱对照品和防己诺林碱对照品作对照，用硅胶 G 薄层板，以三氯甲烷－丙酮－甲醇－5%浓氨试液（6:1:1:0.1）展开，稀碘化铋钾试液显色。供试品色谱中，在与对照品色谱相应的位置上，显相同颜色的斑点。

【检查】水分不得过 12.0%；总灰分不得过 4.0%。

【含量测定】采用高效液相色谱法测定粉防己碱和防己诺林碱。本品按干燥品计算，含粉防己碱（$C_{38}H_{42}N_2O_6$）和防己诺林碱（$C_{37}H_{40}N_2O_6$）的总量，不得少于 1.6%。

【药理作用】①抗炎、抗过敏作用：粉防己碱和防己诺林碱有镇痛和抗炎作用。②抗肿瘤作用：粉防己碱能直接抑制多种肿瘤生长，并有放疗增敏、逆转耐药、减轻放化疗毒副反应的作用。③防己总生物碱对横纹肌有一定的松弛作用；其碘甲烷或溴甲烷衍生物“汉肌松”具有松弛作用。此外，有降血压、抗心肌缺血及再灌注损伤的作用。

【功能与主治】味苦，性寒。归膀胱、肺经。能祛风止痛，利水消肿。用于风湿痹痛，水肿脚气，小便不利，湿疹疮毒。用量 5～10g。

知识链接

1. 广防己为马兜铃科广防己 *Aristolochia fangchi* Y. C. Wu ex L. D. Chow et S. M. Hwang 的干燥根。呈圆柱形或半圆柱形，体稍弯曲，弯曲处有深横沟。未刮栓皮者，表面棕色，粗糙；栓皮全刮者，表面灰黄且光滑。剖面可见纵向及横向或弯曲排列的维管束，顺着维管束的方向，易呈刺片状剥下。横断面可见细而较密的放射状纹。气微香，味微苦而涩。因含有肾毒性成分马兜铃酸，可导致肾衰竭，从 2005 年版《中国药典》开始已取消其标准，不得再作药用。

2. 商品“木防己”尚有马兜铃科植物异叶马兜铃（汉中防己）*Aristolochiaceae heterophylla* Hemsl. 及防己科植物木防己 *Cocculus trilobus*（Thunb.）DC. 的干燥根。前者的性状与广防己相似。后者呈圆柱形，稍扁，波状弯曲，直径为 1～2.5cm，表面灰棕或黑棕色，略凹凸不平，有明显的纵沟及少数横皱纹；质坚硬，呈木质性，不易折断。断面黄白色，无粉质，皮部极薄，木部几全部木化，可见放射状狭窄的导管群穿过。气微，味苦。含木兰花碱（magnoflorine）、木防己碱（trilobine）、木防己新碱（coclobine）、高防己碱（homotrilobine）、木防己胺（trilobamine）等。功效与防己类同。木防己鲜叶所含木防己叶碱（cocculolidine）为农业杀虫剂。

北豆根 Menispermi Rhizoma

本品为防己科植物蝙蝠葛 *Menispermum dauricum* DC. 的干燥根茎。主产于东北及华北地区。春、秋二季采挖，除去须根和泥沙，干燥。本品呈细长圆柱形，弯曲，有分枝，长可达50cm，直径0.3～0.8cm。表面黄棕色至暗棕色，多有弯曲的细根，并可见突起的根痕和纵皱纹，外皮易剥落。质韧，不易折断，断面不整齐，纤维细，木部淡黄色，呈放射状排列，中心有髓。气微，味苦。含山豆根碱（dauricine）、6-去甲山豆根碱（daurinoline）、6′-去甲山豆根碱（dauricinoline）、木兰花碱（magnoflorine）、青藤碱（sinomenine）、蝙蝠葛碱（menisperine）、6,6′-二去甲山豆根碱（dauricoline）、尖防己碱（acutumine）、*N*-去甲尖防己碱（*N*-acuturnidine）、蝙蝠葛辛（bianfugcine）、蝙蝠葛定（bianfugedine）、蝙蝠葛宁（bianfugenine）、碎叶紫堇碱（cheilanthifoline）、光千金藤碱（stepharine）、光千金藤定碱（stepholidine）、蝙蝠葛波芬碱（menisporphine）、蝙蝠葛苏林碱（daurisoline）、7，7′-二去甲山豆根碱（dauriciline）、山豆根波芬诺灵碱（dauriporphinoline）等成分。其中，蝙蝠葛碱和蝙蝠葛苏林碱为主要有效成分。北豆根总碱是一种广谱抗心律失常药物，有进一步研制开发的价值。本品能清热解毒，祛风止痛。用于咽喉肿痛，热毒泻痢，风湿痹痛。用量3～9g。

《中国药典》收载的其他防己科生药

PPT：11 藤黄科～14 蔷薇科

11. 藤黄科 Guttiferae（Clusiaceae）

乔木、灌木或草本。单叶对生或轮生，常有腺点，无托叶。聚伞状、伞状，或为单花；花两性或单性，轮状排列或部分螺旋状排列，下位。萼片4～5，覆瓦状排列或交互对生；花瓣4～5，离生，覆瓦状排列或旋卷；雄蕊多数，离生或部分成4～5束；子房上位，1～12室，心皮3、5或与子房室同数；蒴果、浆果或核果；种子1至多枚，胚大，无胚乳，常具假种皮。

本科约40属，1200余种，多数植物分布于热带，少数分布于温带（金丝桃属 *Hypericum* 和三腺金丝桃属 *Triadenum*）。我国有8属，95种，已知药用植物40余种，分布于全国各省区。本科重要的生药有贯叶金丝桃、小连翘、湖南连翘、元宝草、红旱莲、田基黄等。

本科具有内含树脂或油脂的裂生空隙或分泌道，薄壁组织和幼茎射线细胞中常有分泌细胞，气孔平轴式，导管具单纹孔，木薄壁组织发达，木纤维壁极厚。

本科植物主要含二蒽酮类化合物、生物碱、黄酮类、间苯三酚、挥发油、鞣质等。金丝桃属植物多含二蒽酮类化合物，如具有抗抑郁症和抑制艾滋病病毒作用的金丝桃素和伪金丝桃素。

*贯叶金丝桃　Hyperici Perforati Herba

【来源】 本品为藤黄科植物贯叶金丝桃 *Hypericum perforatum* L. 的干燥地上部分。

【植物形态】 多年生草本，全株无毛，高 50～100cm；茎直立，常分枝，茎枝两侧有纵棱线。叶椭圆至线形，无柄，先端钝，基部近心形而抱茎；坚纸质，上表面绿色，下表面色较浅，全缘，背卷，散布淡色或黑色腺点。花序生于茎及分枝顶端，呈二歧状的聚伞花序（5～7 花），数个构成顶生圆锥花序；苞片及小苞片线形；萼片长圆或披针形，先端渐尖或锐尖，边缘具黑色腺点，有 2 行腺条和腺斑；花瓣黄色，长椭圆形，两侧不相等，长约 1.2mm，宽 0.5mm，边缘及上部常具黑色腺点；雄蕊多数，3 束，每束有雄蕊约 15 枚，花丝长短不一，花药黄色，具黑腺点；子房卵形，花柱 3；蒴果卵珠形，具背生腺条及侧生腺体（黄褐色囊状）；种子圆柱形，黑褐色，长约 1mm，具纵棱，表面具蜂窝纹。

【产地】 产于河北、山西、陕西、甘肃、新疆、山东、江苏、江西、河南、湖北、湖南、四川、贵州等地。

【采制】 夏、秋二季开花时采割，阴干或低温烘干。

【性状】 茎呈圆柱形，多分枝，茎和分枝两侧各具一条纵棱。单叶对生，无柄抱茎，叶披针形或长椭圆形，长 1～2cm，宽 0.3～0.7cm，散布透明或黑色的腺点，黑色腺点大多分布于叶片边缘或近顶端。聚伞花序顶生，花黄色，花萼、花瓣各 5 片，长圆形或披针形，边缘有黑色腺点；雄蕊多数，合生为 3 束，花柱 3。蒴果矩圆形，具泡状小突起。气微，味微苦涩。

【显微特征】 叶横切面：①上表皮细胞多角形，壁连珠状增厚。②下表皮细胞类多角形，垂周壁波状弯曲，有的略呈连珠状增厚。③气孔平轴式或不定式。④黑色腺点由数个分泌细胞聚集而成，分泌细胞红色。⑤半透明腺点为内含油状物的分泌囊。

【化学成分】 含二蒽酮类化合物：金丝桃素（hypericin）、异金丝桃素（isohypericin）、伪金丝桃素（pseudohypericin）、大黄－蒽酮（emodin-anthrone）、原金丝桃素（protohypefcin）、原伪金丝桃素（protopseudohypericin）等；间苯三酚类成分：贯叶金丝桃素（hyperforin）、加贯叶金丝桃素（adhyperforin）等；黄酮类成分：金丝桃苷（hyperin）、槲皮素（quercetin）、萹蓄苷（avicularin）、槲皮苷（quercitrin）、异槲皮苷（isoquercitrin）；挥发油：如蒎烯（pinene）等。

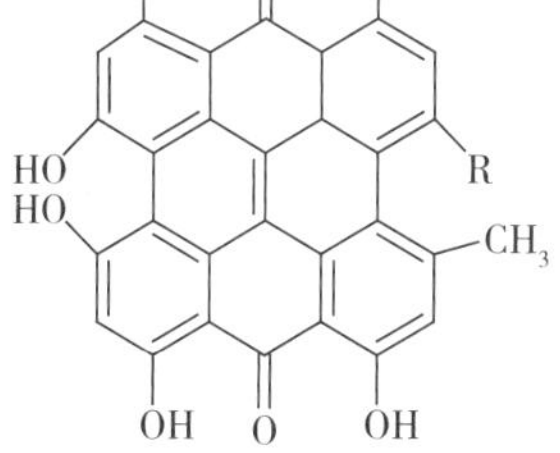

金丝桃素 $R=CH_3$
伪金丝桃素 $R=CH_2OH$

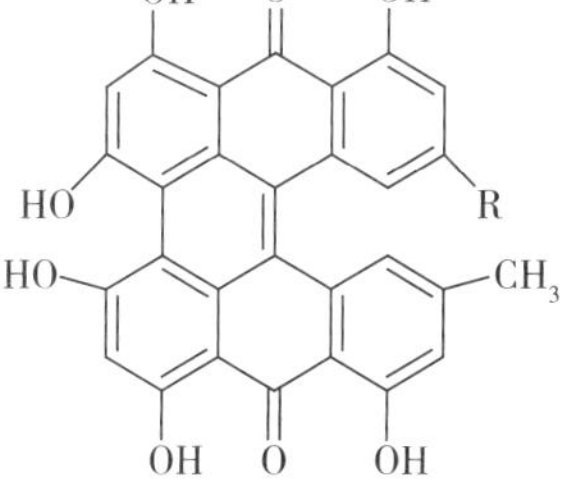

原金丝桃素 $R=CH_3$
原伪金丝桃素 $R=CH_2OH$

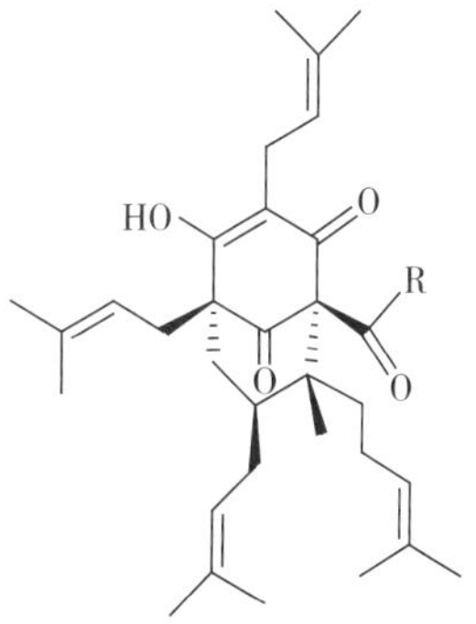

贯叶金丝桃素 $R=CH(CH_3)_2$
加贯叶金丝桃素 $R=CH(CH_3)CH_2CH_3$

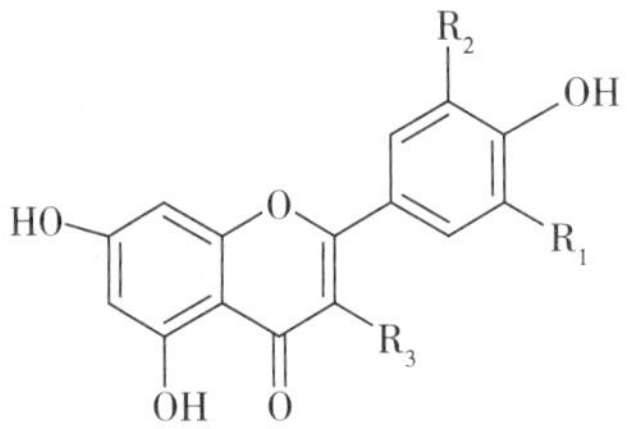

	R_1	R_2	R_3
山柰酚	H	H	OH
木犀草素	OH	H	H
杨梅素	OH	OH	OH
槲皮素	OH	H	OH
东草花粉苷	H	OH	OH
槲皮苷	OH	H	α-L-rha
异槲皮苷	OH	H	β-D-glu
金丝桃苷	OH	H	β-D-gal
芦丁	OH	H	β-rutinose

【理化鉴定】 薄层色谱：粉末用甲醇超声提取，滤过，滤液蒸干，残渣加甲醇溶解作为供试品溶液。①以贯叶金丝桃对照药材作对照，用硅胶 G 薄层板，以乙酸乙酯-甲酸（25∶1）展开，紫外光灯（365nm）下检视。供试品色谱中，在与对照药材色谱相应的位置上，显相同颜色的荧光斑点。②以金丝桃苷对照品和芦丁对照品作对照，用硅胶 G 薄层板，以乙酸乙酯-甲酸-水（8∶1∶1）展开，紫外光灯（365nm）下检视。供试品色谱中，在与对照品色谱相应的位置上，显相同颜色的荧光斑点。

【检查】 水分不得过 12.0%。

【含量测定】 采用高效液相色谱法测定金丝桃苷。本品按干燥品计算，含金丝桃苷（$C_{21}H_{20}O_{12}$）不得少于 0.10%。

【药理作用】 ①抗抑郁、抗焦虑作用：贯叶金丝桃提取物有抗抑郁、抗焦虑作用，贯叶金丝桃素是主要活性成分。机制是降低突触体细胞钠离子浓度梯度，消除神经递质转运蛋白运作的驱动力，从而产生抗抑郁作用。②抗病毒作用：贯叶金丝桃素具有抗流感病毒、人类免疫缺陷病毒（HIV）、乙肝病毒和口蹄疫病毒的作用。③抗阿尔茨海默病作用：作用机制与其可激活蛋白激酶、分泌酶以及抑制产生 β 淀粉样蛋白有关。此外，还有抗肿瘤、镇痛抗炎、镇静、抗缓衰老、抗菌和增强记忆的作用。

【功能与主治】 味辛，性寒。归肝经。能疏肝解郁，清热利湿，消肿通乳。用于肝气郁结，情志不畅，心胸郁闷，关节肿痛，乳痈，乳少。用量 2～3g。

知识链接

国外对贯叶金丝桃的研究

贯叶金丝桃广布于北温带、北亚热带，在欧、亚多民族中有悠久的医药文化历史背景。在欧洲，贯叶金丝桃通常称为“圣约翰草”，具有浓厚悠久的宗教文化背景，以古希腊为代表的欧洲传统医药用圣约翰草治疗烧烫伤、发热和疼痛等。20 世纪 90 年代，它因被德国开发成抗抑郁的处方药或非处方药而风靡世界，以药品和保健品推向五大洲，在欧洲、美国、俄罗斯、捷克、波兰、罗马尼亚等许多国家的药典中先后被收载。

12. 罂粟科 Papaveraceae

草本、灌木或小乔木，常有乳汁或有色液汁。基生叶通常莲座状，茎生叶互生，全缘或分裂，无托叶。花两性，规则的辐射对称至极不规则的两侧对称，单生或成总状、聚伞或圆锥花序；萼片 2，早落，花瓣通常二倍于花萼，4～8 枚（有时近 12～16 枚）排列成 2 轮，有时花瓣外面的 2 或 1 枚呈囊状或成距（博落回属没有花瓣），花多大而鲜艳；雄蕊多数（16～60），分离，分为两轮；子房上位，1 室，侧膜胎座，胚珠多数。蒴果，孔裂或瓣裂；种子细小，球形、卵圆或近肾形；种皮平滑或具网纹 。

本科植物约40 属，800 多种，分布于北温带和亚热带地区。我国有19 属，约443 种，已知药用的有 130 余种，南北均有分布。主要的药用属有罂粟属（*Papaver*）、紫堇属（*Corydalis*）、白屈菜属（*Chelidonium*）、博落回属（*Macleaya*）、角茴香属（*Hypecoum*）、绿绒蒿属（*Meconopsis*）、荷青花属（*Hylomecon*）、血水草属（*Eomecon*）等。重要生药有：延胡索、阿片、夏天无、白屈菜、博落回、人血草、荷青花、绿绒蒿、紫堇等。

本科植物茎的横切面：木质部导管呈“V”字形排列，为单孔纹或螺纹导管。具乳管或分泌细胞，分泌物为白色乳汁或有色汁液。纤维甚短，壁具单纹孔。少数可见非腺毛，由 1～2 列或多列细胞组成；无腺毛。叶表皮的气孔多为不定式。

该科植物富含异喹啉类生物碱（isoquinoline alkaloids），如吗啡（morphine）、可待因（codeine）、罂粟碱（papaverine）、异紫堇碱（isocorydine）、白屈菜碱（chelerythrine）、博落回碱（bocconine）、那可丁（narcotine）、蒂巴因（thebaine）和血根碱（sangulnarine）等。其中，吗啡、可待因和蒂巴因对中枢神经有兴奋、镇痛、镇咳和催眠的作用；罂粟碱、那可丁等对平滑肌有明显的解痉作用；罂粟果壳含少量吗啡等，有敛肺、涩肠、止痛的作用，用于久咳、久泻、脱肛、脘腹疼痛。

*延胡索　Corydalis Rhizoma

延胡索入药始载于唐代《本草拾遗》：“止心痛，酒服。”《本草纲目》中提到：“本名玄胡索，避宋真宗讳，改玄为延也。”

【来源】本品为罂粟科植物延胡索 *Corydalis yanhusuo* W. T. Wang 的干燥块茎。

【植物形态】多年生草本，高 10～20cm；地上茎直立或倾斜，常单一，基生 1 鳞片；地下块茎扁球形，直径 7～15mm，上部略凹陷，下部生须根，有时纵裂成数瓣，断面深黄色。基生叶和茎生叶同形，有柄；茎生叶互生，二回三出复叶，第二回往往分裂不完全而呈深裂状；小叶片长椭圆、长卵圆或线形，先端钝或锐尖，全缘。总状花序顶生，疏生花 3～8 朵；苞片阔披针形；花红紫色，横着于纤细的小花梗上；花萼早落；花瓣 4，外轮 2 片稍大，边缘粉红色，中央青紫色，上部 1 片，尾部延长成距，距长约占全长的一半，内轮 2 片比外轮 2 片狭小，上端青紫色，愈合，下部粉红色；雄蕊 6，花丝连合成两束；子房扁柱形，花柱细短，柱头近圆形，具乳突 8 个。蒴果条形，熟时 2 瓣裂；种子 1 列，细小，多数，扁长圆形，黑色，有光泽，表面密布小凹点。

【产地】主产浙江，河北、山东、江苏等地亦产。

【采制】夏初茎叶枯萎时采挖，除去须根，洗净，置沸水中煮至恰无白心时，取出，晒干。

【性状】块茎呈不规则扁球形，直径 0. 5～1. 5cm；表面黄色或褐黄色，有不规则网状皱纹；顶端有略凹陷的茎痕，底部或有疙瘩状凸起；质坚硬而脆，断面黄色，角质，有蜡样光泽；无臭，味苦（图 12－22）。

以个大、饱满、质坚实、断面色黄、角质、有蜡样光泽者为佳。

【显微特征】粉末绿黄色。糊化淀粉粒团块淡黄色或近无色；下皮厚壁细胞绿黄色，类多角、类方或长条形，木化，纹孔细密，有的细胞壁连珠状增厚，直径21～

72μm，长约200μm，壁厚5～30μm；石细胞淡黄色，类圆形或长方形，壁较厚，纹孔细密（图12－23）。

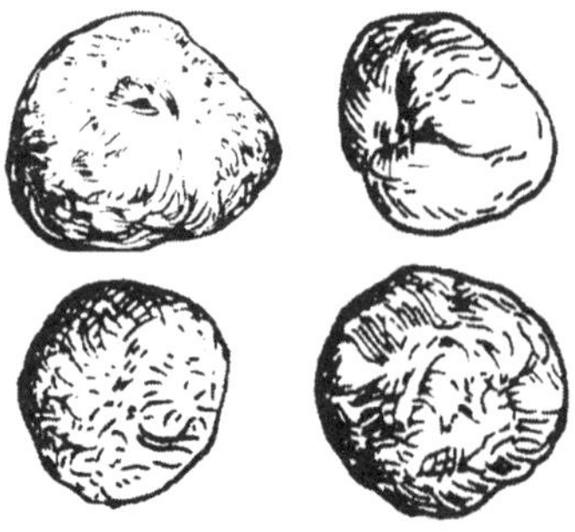

图12－22 延胡索（块茎）外形

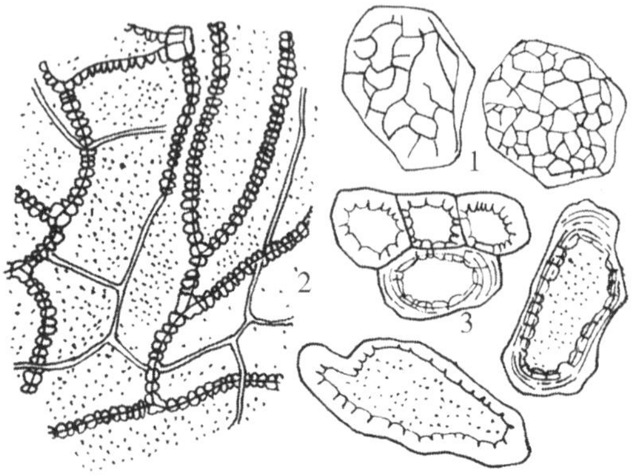

图12－23 延胡索（块茎）粉末

1. 含糊化淀粉粒薄壁细胞；2. 下皮厚壁细胞；3. 石细胞

【化学成分】主含生物碱类成分：延胡索甲素（*d*-紫堇碱，*d*-corydaline）、延胡索乙素（*dl*-四氢掌叶防己碱，*dl*-tetrahydropalmatine）、延胡索丙素（原阿片碱，protopine）、延胡索丁素（*l*-四氢黄连碱，*l*-tetrahydrocoptisine）、延胡索戊素（*dl*-四氢黄连碱，*dl*-tetrahydrocoptisine）、延胡索己素（*l*-四氢非洲防己碱，*l*-tetrahydrocolumbamine）、延胡索庚素（*d*-紫堇鳞茎碱，*d*-corybulbine）、β-高白屈菜碱（β-homochelidonine）、非洲防己碱（columbamine）、黄连碱（coptisine）、去氢紫堇碱（dehydrocorydaline）、*d*-海罂粟碱（*d*-glaucine）、α-别隐品碱（α-allocryptopine）、元胡球茎碱（bulbocapnine）等。

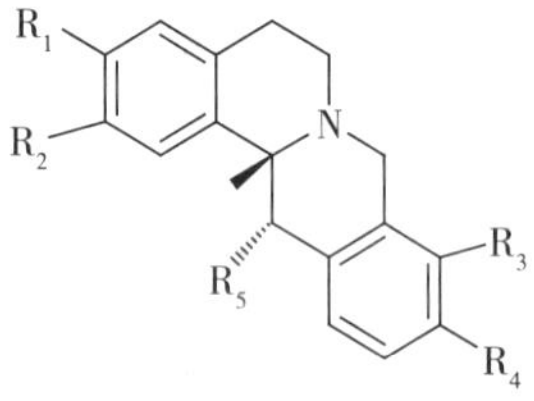

	R_1	R_2	R_3	R_4	R_5
延胡索甲素	OCH_3	OCH_3	OCH_3	OCH_3	CH_3
延胡索乙素	OCH_3	OCH_3	OCH_3	OCH_3	H
延胡索丁素	O–CH_2–O		O–CH_2–O		H
l–四氢非洲防己碱	H	OCH_3	OCH_3	OCH_3	H
d–紫堇鳞茎碱	OCH_3	H	OCH_3	OCH_3	CH_3

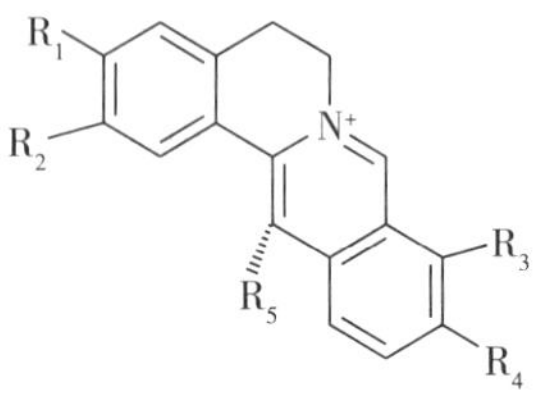

	R_1	R_2	R_3	R_4	R_5
去氢紫堇碱	OCH_3	OCH_3	OCH_3	OCH_3	CH_3
黄连碱	O–CH_2–O		O–CH_2–O		H
非洲防己碱	H	OCH_3	OCH_3	OCH_3	H

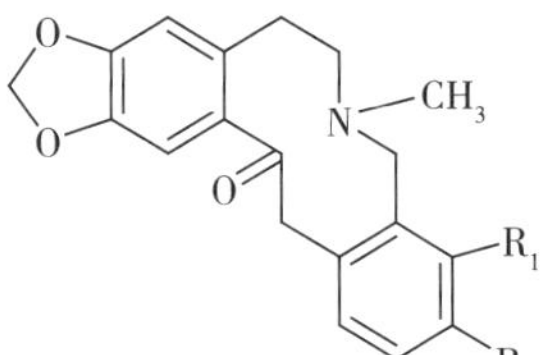

	R_1	R_2
延胡索丙素	O–CH_2–O	
α-别隐品碱	OCH_3	OCH_3

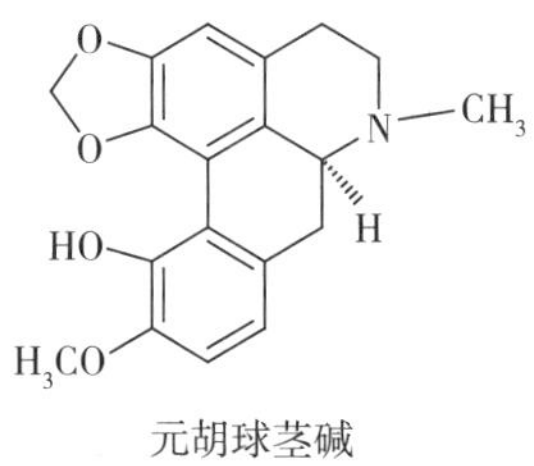

元胡球茎碱

【理化鉴定】（1）粉末加 0.25mol/L 硫酸液，振摇，滤过。取滤液，加铁氰化钾溶液与 1% 三氯化铁的混合溶液，显深绿色，放置可见深蓝色沉淀（酚类反应）。

（2）粉末加 10% 醋酸，振摇，滤过。取滤液，滴加碘化铋钾，产生橘红色沉淀（生物碱反应）。

（3）薄层色谱：粉末用甲醇超声提取，滤过，滤液蒸干，残渣加水溶解，加浓氨试液调至碱性，用乙醚振摇提取 3 次，合并乙醚液，蒸干，残渣加甲醇溶解作为供试品溶液。以延胡索对照药材、延胡索乙素对照品作对照。用硅胶 G 薄层板，以甲苯－丙酮（9∶2）展开，紫外光灯（365nm）下检视。供试品色谱中，在与对照药材色谱和对照品色谱相应的位置上，分别显相同颜色的荧光斑点。

【检查】水分不得过 15.0%；总灰分不得过 4.0%。

黄曲霉毒素：本品每 1000g 含黄曲霉毒素 B_1 不得过 5μg，含黄曲霉毒素 G_2、黄曲霉毒素 G_1、黄曲霉毒素 B_2、黄曲霉毒素 B_1 的总量不得过 10μg。

【含量测定】用高效液相色谱法测定延胡索乙素。本品按干燥品计算，含延胡索乙素（$C_{21}H_{25}NO_4$）不得少于 0.050%。

【药理作用】①对中枢神经系统的作用：延胡索总碱对实验动物有较强的镇痛作用，以乙素为最强，丑素、甲素次之。延胡索及延胡索乙素对实验动物有明显的镇静、催眠作用。②对消化系统的作用：延胡索乙素作用于大鼠离体的胃和结肠，能对抗 5-HT 引起的收缩；去氢延胡索甲素能保护因饥饿或药物所产生的大鼠实验性溃疡病，减少胃液分泌、胃酸及胃蛋白酶的量。③对心血管系统的作用：延胡索可增加冠脉血流量；可改善心肌坏死情况，对缺血性心肌具有保护作用。④对内分泌系统的作用：延胡索乙素可促进大鼠脑下垂体分泌促肾上腺皮质激素，能使甲状腺重量明显增加，可使小鼠动情周期明显抑制。

【功能与主治】味辛、苦，性温。归肝、脾经。活血，行气，止痛。用于胸胁、脘腹疼痛，胸痹心痛，经闭痛经，产后瘀阻，跌扑肿痛。用量 3～10g。研末吞服，一次 1.5～3g。

知识链接

1. 同属植物齿瓣延胡索 *Corydalis turtschaninovii* Bess.、全叶延胡索 *C. repens* Mandl. et Muchld. 的块茎在某些地区亦药用，成分和功效均与延胡索类同。辽宁产的山延胡索为同属植物东北延胡索 *C. ambigua* Cham. et Schlecht.、全叶延胡索 *C. repens* Mandl. et Muhldorf 和齿瓣延胡索 *C. turtschaninovii* Bess. 的块茎，江苏产的苏延胡为同属植物土延胡 *C. humosa* Migo 的块茎，应注意鉴定。

2. 醋延胡索和酒延胡索的炮制方法：取净延胡索，加醋拌匀，闷透，置炒制容器内，炒干，取出，放凉。或照醋煮法煮至醋吸尽，切厚片或用时捣碎（每 100kg 延胡索，用米醋 20kg）。取净延胡索，用醋或黄酒拌匀，浸润，至吸尽汁液，置锅内用文火加热，炒干，取出，放凉（每 100kg 延胡索，用醋或黄酒 20kg）。延胡索镇痛的主要成分是生物碱，但游离生物碱难溶于水，醋制可以使生物碱生成盐，易溶于水，提高煎出率，增强镇痛作用。

罂粟壳 Papaveris Pericarpium

本品为罂粟科植物罂粟 *Papaver somniferum* L. 的干燥成熟果壳。主产于甘肃。秋季将成熟果实或已割取浆汁后的成熟果实摘下，破开，除去种子及枝梗，干燥。以色黄白、皮厚者为佳。本品呈椭圆形或瓶状卵形，多已破碎成片状，直径 1.5 ~5cm，长 3 ~7cm。外表面黄白色、浅棕色至淡紫色，平滑，略有光泽，无割痕或有纵向或横向的割痕；顶端有 6 ~14 条放射状排列呈圆盘状的残留柱头；基部有短柄。内表面淡黄色，微有光泽；有纵向排列的假隔膜，棕黄色，上面密布略突起的棕褐色小点。体轻，质脆。气微清香，味微苦。主要含生物碱类成分吗啡、可待因、蒂巴因、那可丁、罂粟壳碱、罂粟碱等。采用 HPLC 法测定吗啡含量，本品含吗啡（$C_{17}H_{19}O_3N$）应为 0.06% ~0.40%。能敛肺，涩肠，止痛。用于久咳，久泻，脱肛，脘腹疼痛。用量 3 ~6g。本品易成瘾，不宜常服；孕妇及儿童禁用；运动员慎用。

《中国药典》收载的其他罂粟科生药

欧美国家常用罂粟科植物药

13. 十字花科 Brassicaceae（Cruciferae）

草本，常具一种特殊的辛辣气味［由含黑芥子硫苷酸（myrosin）的细胞产生］。根有时膨大成块根。茎直立或铺散，有时茎短缩。基生叶呈旋叠状或莲座状；茎生叶互生，单叶全缘、有齿或分裂，基部有时抱茎或半抱茎；花整齐，两性；多聚集成总状花序，顶生或腋生；萼片 4 片，分离；花瓣 4 片，分离，十字形排列；白色、黄色、粉红、淡紫或紫色，基部有时具爪；雄蕊 6 枚，四强；花丝基部常具蜜腺；雌蕊 1 枚，子房上位，心皮 2，合生，由假隔膜将其分为 2 室，侧膜胎座，胚珠 1 至多数。长角果或短角果，多 2 瓣开裂。种子较小，表面光滑或具纹理，边缘有翅或无翅，有的润湿后发黏，无胚乳；子叶缘倚胚根或称子叶直叠，子叶背倚胚根或称子叶横叠，或子叶对折。

本科的鉴定要点：十字花冠，四强雄蕊，长短角果，侧膜胎座，有假隔膜，具辛辣味。

本科植物 330 多属，3500 余种，广布世界各地，主产于北温带。我国产 102 属，412 种，已知药用约 75 种，全国各地均有分布，以西南、西北、东北山区和丘陵地带为多。

本科的药用属有菘蓝属（*Isatis*）、白芥属（*Sinapis*）、芸薹属（*Brassica*）、独行菜属（*Lepidium*）、播娘属（*Descurainia*）、萝卜属（*Raphanus*）、菥蓂属（*Thlaspi*）、紫罗兰属（*Matthiola*）、葶苈属（*Draba*）、焯菜属（*Rorippa*）、白芥属（*Sinapis*）、芸薹属（*Brassica*）等。常用生药有板蓝根、大青叶、白芥子、黄芥子、莱菔子、葶苈子、菥蓂等。

本科植物多具乳管或特殊的乳囊组织，含白色乳汁或有色汁液。除少数属外，常不含草酸钙结晶。少数有非腺毛，由 1 ~2 列或多列细胞组成；无腺毛，叶表皮的气孔不等式。

本科多数植物含有芥子苷（sinigrin）类成分，有些植物含有吲哚苷和强心苷，种子多含丰富的脂肪油 。如菘蓝含菘蓝苷、芥苷、新芥苷及氧化酶等；根含芥子苷、靛红、靛蓝、β-谷甾醇等。菥蓂种子含脂肪油、芥子苷、芥子油、卵磷脂、硫氰酸烯丙脂、肌球蛋白等，全草含黑芥子苷、维生素 C 等。荠的全草含布枯苷、胆碱、多种氨基酸、肌醇、生物碱等。葶苈的种子含脂肪油、白芥子苷和芥子碱。葶菜的全草含葶菜素、葶菜酰胺等。花含槲皮素和异鼠李素；种子含墙花苷。糖芥的全草含强心苷；种子含糖芥苷。

*板蓝根 Isatidis Radix

始载于《神农本草经》，列为上品。谓之“蓝实”。李时珍谓：“蓝凡五种……菘蓝，叶如白菘；马蓝，叶如苦荬。”可见，古代用药并非一种。

【来源】 本品为十字花科植物菘蓝 *Isatis indigotica* Fort. 的干燥根。

【植物形态】 两年生草本，植株高 50 ~ 100cm，光滑被粉霜。主根深长，近圆锥形。基生叶莲座状，叶片长圆形至宽倒披针形，先端钝尖，全缘，有圆形叶耳或不明显；茎生叶长圆形至长圆状倒披针形，在下部的叶较大，渐上渐小，先端钝尖，基部箭形，半抱茎，全缘或有不明显的细锯齿。复总状花序，花小，直径 3 ~ 4mm，无苞，花梗细长；花萼 4，绿色；花瓣 4，黄色，倒卵形；雄蕊 6，四强；雌蕊 1，长圆形。短角果近长圆形，扁平，无毛，边缘具膜质翅，尤以两端的翅较宽，果瓣具中脉。种子 1 粒，长圆形，淡褐色。花期 4 ~ 5 月，果期 5 ~ 6 月。

【产地】 主产于河北、北京、黑龙江、河南、江苏、甘肃等地。

【采制】 秋季采挖，除去泥沙、杂质，晒干或低温干燥。

【性状】 根呈圆柱形，稍扭曲，长 10 ~ 20cm，直径 0.5 ~ 1cm。表面淡灰黄色或淡棕黄色；有纵皱及横生皮孔，并有支根或支根痕；根头部略膨大，有轮状排列的暗绿色或暗棕色叶柄残基、叶柄痕及密集的疣状突起。体实，质略软，折断面略平坦，皮部黄白色，占半径的 1/2 ~ 3/4，木部黄色。气微，味微甜后苦涩。

本品以条长、粗大、体实者为佳。

【显微特征】 根横切面：木栓层为 2 ~ 8 列木栓细胞。皮层狭窄。韧皮部宽广，射线宽 5 ~ 7 列细胞。形成层环明显。木质部导管 1 ~ 3 列，部分导管周围有纤维束。薄壁细胞中含大量淀粉粒（图 12 - 24）。

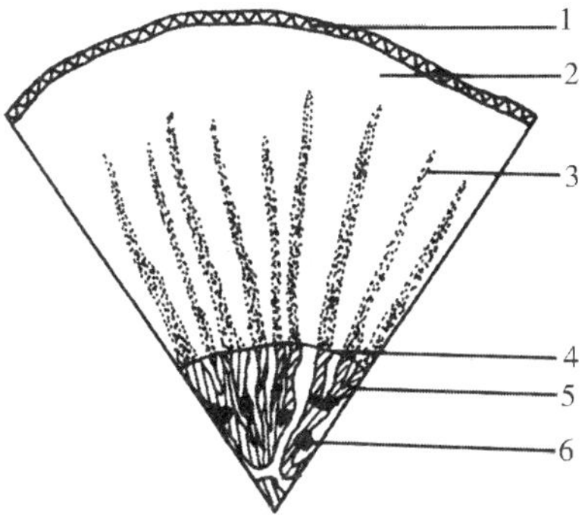

图 12 - 24 菘蓝（叶）粉末

1. 木栓层；2. 皮层；3. 韧皮部；4. 形成层；5. 导管；6. 木纤维

【化学成分】 含靛蓝（indigotin）、靛玉红（indirubin）、β-谷甾醇（β-sitosterol）、γ-谷甾醇（γ-sitosterol），以及多种氨基酸如精氨酸（arginine）、谷氨酸（glutamic acid）、酪氨酸（tyrosine）、脯氨酸（proline）、缬氨酸（valine）、γ-氨基丁酸（γ-aminobu-tyric acid）。还含黑芥子苷（sinigrin）、靛苷（indoxyl-β-hlucoside）、色胺酮（trptanthrin）、1-硫氰酸-2-羟基丁-3-烯（1-thiocyano-2-hydroxy-3-butene）、表告依春（epigoitrin）、腺苷（adenosine）、棕榈酸（palmitic acid）、蔗糖（sucrose）等。

【理化鉴定】（1）取本品水煎液，置紫外光灯（365nm）下观察，显蓝色荧光。

（2）薄层色谱：①粉末用甲醇超声提取，滤过，滤液蒸干，残渣加甲醇溶解作为供试品溶液。以板蓝根对照药材和（*R*,*S*）-告依春对照品作对照，用硅胶 GF_{254} 薄层板，以石油醚（60～90℃）-乙酸乙酯（1∶1）展开，紫外光灯（254nm）下检视。供试品色谱中，在与对照药材色谱和对照品色谱相应的位置上，分别显相同的蓝色荧光斑点。②粉末用稀乙醇超声提取，滤过，滤液蒸干，残渣加稀乙醇溶解作为供试品溶液。以板蓝根对照药材和精氨酸对照品作对照，用硅胶 G 薄层板，以正丁醇-冰醋酸-水（19∶5∶5）展开，茚三酮试液加热显色。供试品色谱中，在与对照药材和对照品色谱相应的位置上，分别显相同颜色的斑点。

【检查】 水分不得过 15.0%；总灰分不得过 9.0%；酸不溶性灰分不得过 2.0%。

【含量测定】 采用高效液相色谱法测定（*R*,*S*）-告依春。本品按干燥品计算，含（*R*,*S*）-告依春（C_5H_7NOS）不得少于 0.020%。

【药理作用】 ①抗菌作用：板蓝根对多种细菌均有抑制作用。②抗病毒作用：可抑制甲型流感病毒、乙型脑炎病毒、腮腺炎病毒等的病毒感染和增殖。③对免疫系统的作用：板蓝根多糖对体液免疫、细胞免疫均有促进作用。此外，还有抗癌、抗大肠杆菌内毒素等作用。

【功能与主治】 味苦，性寒。归心、胃经。能清热解毒，凉血利咽。用于温疫时毒，发热咽痛，温毒发斑，痄腮，烂喉丹痧，大头瘟疫，丹毒，痈肿。用量 9～15g。

知识链接

板蓝根的地方习用品

南板蓝根：为爵床科植物马蓝 *Baphicacanthus cusia*（Nees）Bremek. 的干燥根和根茎。在广东、广西、福建、香港等地作“板蓝根”入药，习称“南板蓝根”。根茎圆柱形，多弯曲，有时分叉；表面灰棕色，膨大的节上着生细长而略弯曲的根，节的上方有残留的地上茎；质脆，断面不平坦，中央有髓；气微，味淡。根中亦含微量的吲哚苷、靛蓝、靛玉红，并含 4(3H)-喹唑酮（quinazolinone）和 2，4(1H，3H)-喹唑二酮（quinazolinedione）。后者性质稳定，可作为马蓝叶、南板蓝根及其制剂质量控制的检测指标。

附 1：大青叶 Isatidis Folium

本品为十字花科植物菘蓝 *Isatis indigotica* Fort. 的干燥叶。各地均有栽培。主产于河北、北京、黑龙江、河南、江苏、甘肃，多自产自销。叶多皱缩卷曲，有的破碎。完整叶片展平呈长椭圆形至长圆状倒披针形，长 5～20cm，宽 2～6cm；上表面暗灰绿色，先端钝，全缘或微波状，基部狭窄延至叶柄呈翼状，叶柄长 4～10cm。质脆。气微，味微酸、苦、涩。下表皮细胞壁稍弯曲，略呈连珠状增厚；气孔不等式，副卫细胞 3～4 个；叶肉细胞含蓝色细小靛蓝结晶和橙皮苷样结晶。主要含靛蓝（indigotin 或 indigo）、靛玉红（indirubin）、色胺酮（tryptanthrin）、2，4-(1H，3H)-喹唑二酮[2，4-(1H，3H)-quinazoline dione]、苯甲酸、邻氨基苯甲酸等。本品含靛玉红不得少于 0.020%。本品性寒，味苦。能清热解毒，凉血消斑。用于温病高热，神昏，发斑发疹，痄腮，喉痹，丹毒，痈肿。用量 9～15g。

附2：青黛 Indigo Naturalis

本品为爵床科植物马蓝 *Baphicacanthus cusia*（Nees）Bremek.、蓼科植物蓼蓝 *Polygonum tinctorium* Ait. 或十字花科植物菘蓝 *Isatis indigotica* Fort. 的叶或茎经提取加工制得的干燥粉末、团块或颗粒。主产于福建、广东、江苏、河北。本品为深蓝色的粉末，体轻，易飞扬；或呈不规则多孔性的团块或颗粒，用手搓捻即成细末。微有草腥气，味淡。主要含靛蓝、靛玉红、青黛酮等。本品含靛蓝不得少于2.0%，含靛玉红不得少于0.13%。能清热解毒，凉血消斑，泻火定惊。用于温毒发斑，血热吐衄，胸痛咳血，口疮，痄腮，喉痹，小儿惊痫。用量1～3g，外用适量。

芥子　Sinapis Semen

本品为十字花科植物白芥 *Sinapis alba* L. 或芥 *Brassica juncea*（L.）Czern. et Coss. 的干燥成熟种子，分别习称为"白芥子"和"黄芥子"。各地均有栽培。白芥子主产于安徽、河南、四川、陕西、浙江等省。黄芥子主产于河南、安徽。白芥子呈球形，直径1.5～2.5mm，表面灰白色至淡黄色，具细微的网纹，有明显点状种脐，种皮薄而脆，破开后内有白色折叠的子叶，有油性。气微，味辛辣；黄芥子较小，直径1～2mm，表面黄色至棕黄色，少数呈暗红棕色，研碎后加水浸湿，可发生辛烈的特异臭气。白芥子主含白芥子苷（sinalbin），尚含芥子酶（myrosin）、芥子碱（sinapine）、4-羟基苯甲酰胆碱（4-hydroxybenzoylcholine）、4-羟基苯甲胺（4-hydroxy-benzylamine）及多量脂肪油。本品含芥子碱，以芥子碱硫氰酸盐计，不得少于0.50%。芥子碱有祛痰止咳、局部刺激等作用。本品性温，味辛。能温肺豁痰利气，散结通络止痛。用于寒痰咳嗽，胸肋胀痛，痰滞经络，关节麻木、疼痛，痰湿流注，阴疽肿毒。用量3～9g。外用适量。

《中国药典》收载的其他十字花科生药

欧美国家常用十字花科植物药

14. 蔷薇科 Rosaceae

草本、灌木或乔木。单叶或复叶，多互生，常具托叶。花两性，辐射对称，单生或排成伞房、圆锥等花序；花托呈各种类型，凸起、平展或下凹；花萼下部与花托愈合成盘状、杯状、坛状、壶状的萼筒；萼片、花瓣多各为5，雄蕊常多数；子房上位或下位，心皮1至多数，分离或合生，每室胚珠1～2。蓇葖果、瘦果、核果或梨果，通常具宿萼。种子无胚乳。

本科124属，3300余种，分布于全球，以北温带为多。我国有55属，950余种，已知药用约360种，各地均有分布，主要有杏属（*Armeniaca*）、桃属（*Amygdalus*）、山楂属（*Crataegus*）、木瓜属（*Chaenomeles*）、枇杷属（*Eriobotrya*）、苹果属（*Malus*）、龙牙草属（*Agrimonia*）、樱属（*Cerasus*）、绣线菊属（*Spiraea*）、绣线梅属（*Neillia*）、草莓属（*Fragaria*）、蛇莓属（*Duchesnea*）、稠李属（*Padus*）、路边青属（*Geum*）、栒子

属（*Cotoneaster*）、榅桲属（*Cydonia*）、棣棠花属（*Kerria*）等。主要的生药有山楂、苦杏仁、乌梅、桃仁、枇杷叶、木瓜、金樱子、月季花、玫瑰花、仙鹤草、地榆、委陵菜、翻白草、蓝布正等。

本科植物的显微特征呈多样性。有些植物的叶上（叶柄、叶表面和叶齿）有蜜腺，气孔多为不定式。毛茸多为单细胞（单生或成簇），亦可见腺毛；草酸钙结晶多为方晶或簇晶。叶的表皮、叶脉及茎的薄壁组织中常见黏液细胞。有些植物的髓中还可见树脂道。

本科植物含有氰苷、多元酚、黄酮、皂苷等多种活性成分。氰苷多存在于枇杷属、梅属、梨属的植物中，如苦杏仁苷（amygdalin）具有止咳祛痰作用；多元酚类多存在于龙牙草属的植物中，如仙鹤草酚（agrimophol）具有驱绦虫作用；黄酮类多存在于山楂属、木瓜属的植物中，如金丝桃苷（hyperoside）和槲皮素（quercetin）具有解痉镇痛、保护心脑血管、降血脂、保肝等作用；木瓜中的木瓜苷具有抗炎镇痛和祛风湿的作用；山楂中的有机酸能增强蛋白酶的活性，促进肉食消化，有助于胆固醇转化；皱皮木瓜中的齐墩果酸和熊果酸，对试验小鼠有免疫促进和抗肿瘤的作用。

知识链接

蔷薇科的果实

本科植物不仅药用种类众多，还是品种繁多的大果园。如苹果、海棠、梨、桃、李、杏、梅、樱桃、枇杷、山楂、草莓、沙果、榅桲和树莓等都是著名的水果。本科植物有的富含维生素、糖和有机酸（苹果、李子、山楂、木瓜等），有的富含油脂（桃仁、杏仁等），有的含有芳香怡人的挥发油（玫瑰、香水月季等），还有的因枝叶、花朵和果实的鲜艳美丽（蔷薇、月季、玫瑰、海棠、梅花、樱花、碧桃、花楸、棣棠等）而被世界各地作为园林绿化植物。

*山楂 Crataegi Fructus

《尔雅》是我国最早记载山楂的古籍。山楂入药始载于南北朝时期《本草经集注》：“鼠查一名羊梂，即赤爪木也。”明代《本草纲目》记载：“赤爪、棠梂、山楂，一物也。”

【来源】本品为蔷薇科植物山里红 *Crataegus pinnatifida* Bge. var. *major* N. E. Br. 或山楂 *C. pinnatifida* Bge. 的干燥成熟果实。

【植物形态】山里红：落叶小乔木，高6～8m，植株生长茂盛，树皮暗灰色或灰褐色；刺长1～2cm，有时无刺，分枝多；单叶互生，叶柄长2～6cm；托叶较大，边缘有齿；叶广卵或棱状卵形，长6～12cm，宽5～8cm，有3～5对羽状裂片；伞房花序，花10～12朵；花萼5齿裂；花冠白色或稍带红晕，花瓣5，宽倒卵形；雄蕊20，花药粉红色；雌蕊1，子房下位，5室，花柱5。梨果球形，直径可达2.5cm，深亮红色，有类白色栓质小点，先端有萼片脱落后的凹窝；果核3～5枚。

山楂：与上种相似，只是叶片较小，长5～10cm，宽4～7.5cm，有3～5对羽状深裂，羽裂较上种为深，裂片卵状披针形。果实较上种为小，直径1～1.5cm，深红色（彩图16）。

【产地】主产于山东、河北、河南、辽宁等地。

【采制】秋季果实成熟时采摘，多横切成厚1.5～3mm的片状，立即晒干。习称“北山楂”。

【性状】果实呈球形或梨形，直径约2.5cm。表面深亮红色，密布灰白色栓质小点；顶端有宿存花萼，基部有残留细果柄。商品为2～4mm厚的圆形片，皱缩不平；果肉深黄色至浅棕色，横切片可见果核5枚，淡黄色，但核多脱落而中空；有的可见短果梗和残留的花萼。气微清香，味酸而微甜。

以个大、皮红、片均匀、肉厚者为佳（彩图16）。

【显微特征】山里红横切面：外果皮为一列类方形细胞，外被角质层，内含红棕色物；中果皮极厚，外侧1～2列薄壁细胞中有棕色色素，内侧薄壁细胞可见草酸钙方晶、簇晶；维管束散在；淀粉粒细小。

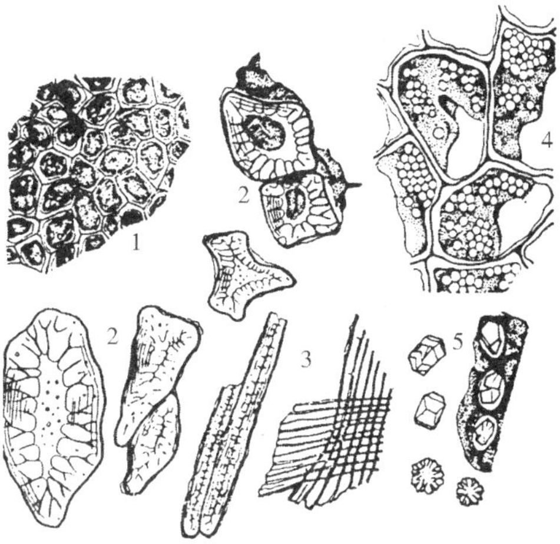

图12－25　山里红（果实）粉末

1. 果皮表皮细胞；2. 石细胞；3. 纤维；4. 果肉薄壁细胞；5. 草酸钙方晶及草酸钙簇晶

山楂横切面：外果皮为一列类长方形细胞，内含棕色物；中果皮外层细胞长方形，可见较多石细胞和草酸钙小簇晶；石细胞类圆形，孔沟明显。

山里红粉末：暗红棕色至棕色。①石细胞众多，单个散在或成群，无色或淡黄色，类多角形、长圆形或不规则形，直径18～173μm，壁极厚，层纹明显；孔沟粗而多分叉，有的胞腔内含深棕色物。②果皮表皮细胞表面观呈类圆形或类多角形，壁稍厚，胞腔内常含红棕色或黄棕色物。③草酸钙方晶或簇晶存于果肉薄壁细胞中。④纤维成束，长梭形，上下交互排列，有的末端钝圆，壁极厚（图12－25，彩图17）。

山楂粉末：主要区别为石细胞较小（直径25～92μm，长至176μm），壁较薄，边缘较圆，孔沟较密。

【化学成分】黄酮类：主要有金丝桃苷（hyperoside）、芦丁（rutin）、表儿茶精（epicatechin）、槲皮素（quercetin）、牡荆素（vitexin）及其鼠李糖苷等。三萜类：绿原酸（chlorogenic acid）、枸橼酸（citric acid）及其单甲酯（citric acid symmetrical monomethyl ester）、二甲酯（citric acid symmetrical dimethyl ester）和三甲酯（citric acid trimethyl ester），以及蔗糖（sucrose）、黄烷聚合物（flavan polymers），还含熊果酸（ursolic acid）、齐墩果酸（oleanolic acid）、山楂酸（crataegic acid）等。

【理化鉴定】显色反应：本品的盐酸－镁粉反应显桃红色，三氯化铝纸片反应显黄绿色荧光（黄酮类）。

薄层色谱：粉末用乙酸乙酯超声提取，滤过，滤液作为供试品溶液。以熊果酸对照品作对照，用硅胶G薄层板，以甲苯－乙酸乙酯－甲酸（20∶4∶0.5）展开，硫酸乙醇溶液（3→10）加热显色。供试品色谱中，在与对照品色谱相应的位置上，显相同的紫红色斑点；紫外光灯（365nm）下检视，显相同的橙黄色荧光斑点。

【检查】水分不得过12.0%；总灰分不得过3.0%。

重金属及有害元素：采用原子吸收分光光度法或电感耦合等离子体质谱法测定，铅不得过5mg/kg，镉不得过1mg/kg，砷不得过2mg/kg，汞不得过0.2mg/kg，铜不得过 20mg/kg。

【含量测定】 采用酸碱滴定法测定有机酸。本品按干燥品计算，含有机酸以枸橼酸（$C_6H_8O_7$）计，不得少于 5.0%。

【药理作用】 ①对消化系统的作用：山楂中的脂肪酶可促进脂肪分解。有机酸可增强酶的活性，促进消化。②降压作用：山楂中的总黄酮有扩张血管和持久的降压作用。③对心血管系统的作用：总黄酮有使冠状动脉扩张、增强心肌收缩力、增加心输出量、减慢心率的作用；对离体有一定的强心作用；山楂中的熊果酸和金丝桃苷具有明显的降低胆固醇、调节血脂和提高血清 SOD 活性的作用，可阻止血管粥样硬化的形成；山楂提取物有明显的心脏保护作用；抗心律失常等作用。此外，还有抗菌、抗肿瘤和止痛的作用。

【功能与主治】 味酸、甘，微温。归脾、胃、肝经。能消食健胃，行气散瘀，化浊降脂。用于肉食积滞，胃脘胀满，泻痢腹痛，瘀血经闭，产后瘀阻，心腹刺痛，胸痹心痛，疝气疼痛，高脂血症。焦山楂消食导滞作用增强。用于肉食积滞，泻痢不爽。用量 9～12g。

知识链接

山楂的习用品、混伪品、中日药典比较和非传统药用部位

1. 习用品 同属一些植物的果实在部分地区亦作山楂入药。①野山楂 *Crataegus cuneata Sieb.* et Zucc.，习称“南山楂”。果实较小，直径 0.8～1.4cm，呈类球形或梨形，有的压成饼状；表面棕黄色或棕红色，无斑点而具细密皱纹；气微弱，味酸、涩。②湖北山楂 *C. hupehensis* Sarga.，果实球形，直径约 2cm，表面深红色，具显著小疣点，果肉薄。③甘肃山楂 *C. kansuensis* Wils.，实果近球形，直径约 1cm，红色，果核 2～3 粒。

2. 混伪品 尚发现有以蔷薇科其他植物的果实伪充山楂销售。常见的有：云南移依 *Docynia delavayi*（Franch.）Schneid.、海棠果 *Malus prunifolia*（Willd.）Borkh.、尖嘴林檎 *M. melliana*（Hand. -Mazz.）Rehd 等，应注意区别。

3. 中日药典比较 两国药典均收载了 2 个种。其中，山里红 *Crataegus pinnatifida* Bge. var. *major* N. E. Br. 为共同收载。《日本药局方》还收载野山楂 *C. cuneata* Siebold et Zuccarini；《中国药典》还收载山楂 *C. pinnatifida* Bge.。

4. 非传统药用部位 山楂的花和叶有降压作用，煎水当茶饮，可降血压。根可治风湿关节痛，痢疾，水肿等症。

*苦杏仁 Armeniacae Semen Amarum

始载于《神农本草经》：“味甘，温。主治咳逆上气，雷鸣，喉痹，下气，产乳，金创，寒心，贲豚。生晋山川谷。”

【来源】 本品为蔷薇科植物山杏 *Prunus armeniaca* L. var. *ansu* Maxim.、西伯利亚杏 *P. sibirica* L.、东北杏 *P. mandshurica*（Maxim.）Koehne 或杏 *P. armeniaca* L. 的干燥成熟种子。

【植物形态】 山杏：落叶乔木，高达 10m；叶片宽椭圆形或宽卵形，叶缘有细锯齿；花常 2 朵并生，白色或淡粉红色；核果近球形，果肉薄，果核具网纹，腹棱常锋利。花期 3～4 月，果期 6～7 月。

西伯利亚杏：落叶灌木或小乔木，高 2～5m；叶卵形或近圆形；花单生，白色或粉红色；核果近球形，果肉薄，成熟时黄色带红晕。

东北杏：大乔木，高达15m；叶缘有粗而深的重锯齿；花单生，少有2朵，白色；核果扁圆形，果核粗糙，两侧扁平。

杏乔木：高达10m；叶卵圆形；花单生，白色或带红色；核果心状卵圆形，黄色至黄红色或白色，果肉厚可食；种子味甜或苦。

【产地】 山杏主产于辽宁、河北、内蒙古自治区、山东、江苏等地；西伯利亚杏主产于东北、华北，多野生；东北杏主产于东北；杏主产东北、华北、西北地区，多栽培。

【采制】 夏季采收成熟果实，除去果肉及核壳，取出种子，晒干。

【性状】 本品呈扁心脏形，长1～1.9cm，宽0.8～1.5cm，厚0.5～0.8cm。表面黄棕色至深棕色，一端尖，另端钝圆，肥厚，左右不对称，尖端一侧有短线形种脐，圆端合点处向上具多数深棕色的脉纹。种皮薄。子叶2，乳白色，富油性。气微，味苦。

以颗粒饱满、完整、味苦者为佳。

【显微特征】 横切面：种皮石细胞单个散在或数个相连，黄棕色至棕色，表面观类多角形、类长圆形或贝壳形，直径25～150μm。种皮外表皮细胞浅橙黄色至棕色，常与种皮石细胞相连，类圆形，壁常皱缩；种皮内表皮细胞为一层薄壁细胞。外胚乳为数层颓废细胞。内胚乳为一层长方形细胞，含糊粉粒及脂肪油滴。子叶薄壁细胞含糊粉粒及脂肪油，较大糊粉粒中有草酸钙小簇晶（图12－26）。

粉末：黄白色。种皮石细胞散在，淡黄色；种皮表皮薄壁细胞黄棕色。子叶细胞含糊粉粒及油滴（图12－27）。

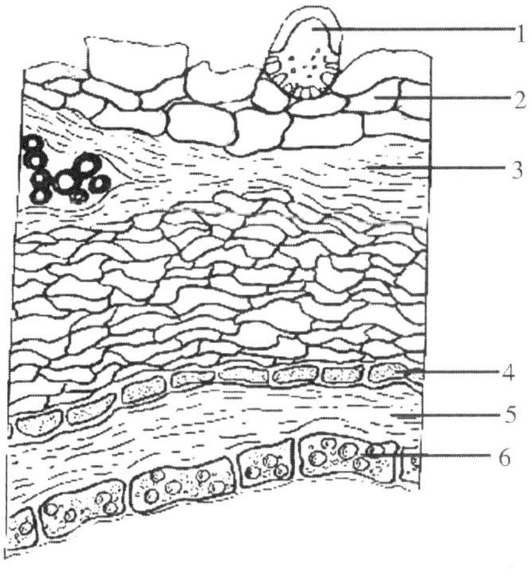

图12－26　杏（种子）横切面

1. 石细胞；2. 外种皮细胞；3. 营养层；4. 内种皮细胞；5. 外胚乳；6. 内胚乳

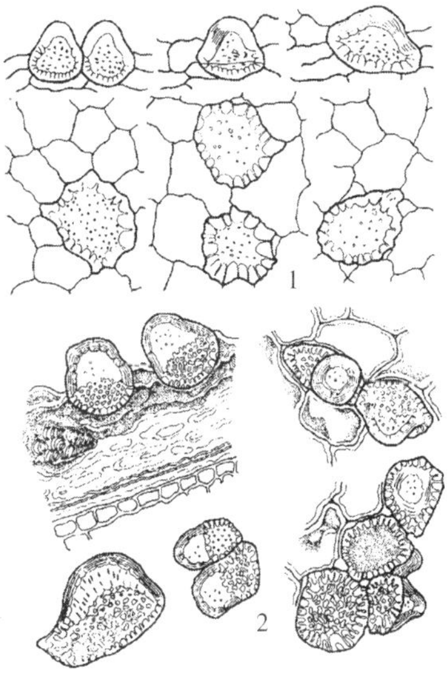

图12－27　杏及山杏种皮石细胞

1. 杏；2. 山杏

【化学成分】 含苦杏仁苷（amygdalin）、脂肪油、苦杏仁酶（emulsin）、苦杏仁苷酶（amygdalase）、樱叶酶（prunase）、醇腈酶（oxynitrilase）、雌酮、α-雌二醇、链甾醇等。苦杏仁苷水解后产生氢氰酸、苯甲酸及葡萄糖，氢氰酸是止咳平喘的有效成分，苯甲醛可以抑制胃蛋白酶的消化，脂肪油可以润肠通便。

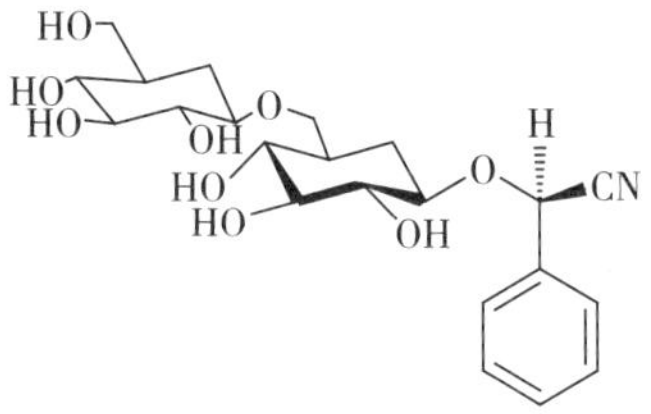

苦杏仁苷

【理化鉴定】苦杏仁粉末：加水共研可产生苯甲醛香气。

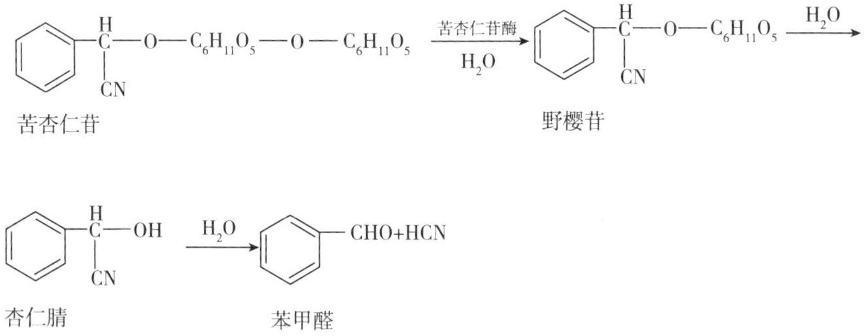

苦味酸钠试验：0.2g 生药捣碎，置试管中，加 1～2 滴水润湿，用塞塞住，内悬挂苦味酸钠试纸条，将试管置 40℃左右水浴中进行酶解，试纸变砖红色（氰苷反应）。

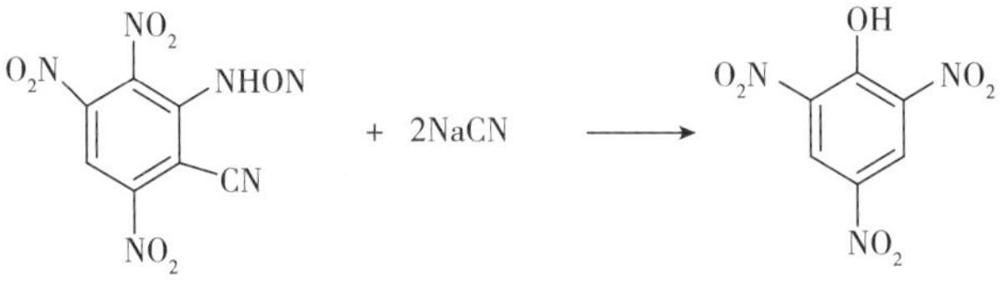

薄层色谱：粉末用二氯甲烷回流，药渣挥干，用甲醇回流提取，滤过，滤液作为供试品溶液。以苦杏仁苷对照品作对照，用硅胶 G 薄层板，以三氯甲烷－乙酸乙酯－甲醇－水（15∶40∶22∶10）放置 12 小时的下层溶液展开，0.8% 磷钼酸的 15% 硫酸乙醇溶液加热显色。供试品色谱中，在与对照品色谱相应的位置上，显相同颜色的斑点。

【检查】水分不得过 7%。过氧化值不得过 0.11 。

【含量测定】采用高效液相色谱法测定苦杏仁苷。本品按干燥品计算，含苦杏仁苷（$C_{20}H_{27}NO_{11}$）不得少于 3.0%。

【药理作用】①止咳作用：苦杏仁苷在酶的作用下，水解后产生氢氰酸，该成分有抑制呼吸中枢而镇咳的作用。②抗肿瘤作用：苦杏仁苷通过调控 Bcl-2（抗细胞凋亡蛋白）以及凋亡前体蛋白（Bax）来诱导前列腺癌细胞的凋亡，即抑制 Bcl-2 蛋白的 mRNA 表达而使其下调、促进 Bax 蛋白的 mRNA 表达而使其上调。③抗炎作用：苦杏仁苷通过抑制 LPS 诱导的 COX-2、iNOS 的 mRNA 表达而抑制前列腺素 E_2 的合成和一氧化氮的生成，进而产生抗炎效应。此外还有抗纤维化、抗高氧诱导肺损伤、免疫调节、抗动脉粥样硬化、抗溃疡等作用。④毒副作用：由于苦杏仁苷在体内分解可产生氢氰酸，大量口服苦杏仁或苦杏仁苷可引起氰化物中毒，严重者可导致中枢神经系统麻痹而死亡。

【功能与主治】味苦，微温；有小毒。归肺、大肠经。能降气止咳平喘，润肠通便。用于咳嗽气喘，胸满痰多，肠燥便秘。用量5～10g，生品入煎剂后下。内服不宜过量，以免中毒。

知识链接

1. 甜杏仁　为蔷薇科植物杏 *Prunus armeniaca* L. 的栽培品种的干燥成熟种子。外形稍大而扁，长1.2～2.1cm，宽0.9～1.6cm，厚5～6mm；基部略对称，子叶接合面不现空隙；味淡而不苦。含苦杏仁苷0.17%，脂肪油40%～60%。能滋润养肺，润肠通便。

2. 中日药典比较　《中国药典》苦杏仁来源收载4种植物；《日本药局方》收载3种植物，其中3种植物与《中国药典》收载相同，比《中国药典》少收载了东北杏 *Prunus mandshurica*（Maxim.）Koehne。

木瓜　Chaenomelis Fructus

本品为蔷薇科植物贴梗海棠 *Chaenomeles speciosa*（Sweet）Nakai 的干燥近成熟果实，习称“皱皮木瓜”。主产于湖北、四川、安徽、浙江。夏、秋二季果实绿黄时采收，置沸水中烫至外皮灰白色，对半纵剖，晒干。果实长圆形，多纵剖成两半，长4～9cm，宽2～5cm，厚1～2.5cm。外表面紫红色或红棕色，有不规则的深皱纹；剖面边缘内卷，果肉红棕色，中心部分凹陷，棕黄色；种子扁长三角形，多脱落。质坚硬。气微清香，味酸。含齐墩果酸、熊果酸、桦木酸、3-*O*-乙酰坡模醇酸等三萜类，以及苹果酸、酒石酸、枸橼酸、没食子酸、曲酸等有机酸类；鲜果含过氧化氢酶（catalase）等多种酶；种子含氢氰酸。本品含齐墩果酸（$C_{30}H_{48}O_3$）和熊果酸（$C_{30}H_{48}O_3$）的总量不得少于0.50%。木瓜有抗炎、抗菌、保肝、抗肿瘤等作用。本品性温，味酸。能舒筋活络，和胃化湿。用于湿痹拘挛，腰膝关节酸重疼痛，暑湿吐泻，转筋挛痛，脚气水肿。用量6～9g。

枇杷叶　Eriobotryae Folium

本品为蔷薇科植物枇杷 *Eriobotrya japonica*（Thunb.）Lindl. 的干燥叶。全年均可采收，晒至七、八成干时，扎成小把，再晒干。叶片长圆形或倒卵形，长12～30cm，宽4～9cm，先端尖，基部楔形，边缘有疏锯齿，近基部全缘，上表面灰绿色、黄棕色或红棕色，较光滑，下表面密被黄色绒毛，主脉于下面显著突起，侧脉羽状，叶柄极短，被棕黄色绒毛，革质而脆；易折断，气微，味微苦。枇杷叶含熊果酸、齐墩果酸、委陵菜酸、羟基齐墩果酸、乌苏酸、2α-羟基乌苏酸等三萜类，酒石酸、柠檬酸和苹果酸等有机酸，橙花叔醇（nerolidol）、金合欢醇（famesol）、醇蒎烯、莰烯、月桂烯等挥发油类，还含苦杏仁苷、黄酮等成分。本品含齐墩果酸（$C_{30}H_{48}O_3$）和熊果酸（$C_{30}H_{48}O_3$）的总量不得少于0.70%。枇杷叶有抗菌、镇咳平喘、抗炎消肿等作用。本品性微寒，味苦。能清肺止咳，降逆止呕。用于肺热咳嗽，气逆喘急，胃热呕逆，烦热口渴。用量6～10g。

覆盆子 Rubi Fructus

本品为蔷薇科植物华东覆盆子 *Rubus chingii* Hu 的干燥果实。夏初果实由绿变绿黄时采收，除去梗、叶，置沸水中略烫，取出，干燥。聚合核果呈圆锥或扁圆锥形，高 0.6～1.3cm，直径 0.5～1.2cm。表面黄绿色或淡棕色，顶端钝圆，基部中心凹入。宿萼棕褐色，5 裂，有众多棕色花丝残存，下部有果柄痕。小核果易剥落，略呈半月形，背面密被灰白色茸毛，两侧有明显网纹，腹部有突起的棱线，体轻，质硬，气微，味微酸涩。含椴树苷（tiliroside）、鞣花酸（ellagic acid）、没食子酸（gallic acid）以及二萜、三萜类、黄酮、多糖、挥发油等成分。具有抗诱变、改善学习记忆力、延缓衰老、增强免疫及调控下丘脑－腺垂体－性腺轴功能的作用。本品性温，味甘、酸。能益肾固精缩尿，养肝明目。用于遗精、滑精、遗尿、尿频，阳痿早泄，目暗昏花。用量 6～12g。

《中国药典》收载的其他蔷薇科生药

欧美国家常用蔷薇科植物药

15. 豆科 Leguminosae（Fabaceae）

PPT：15 豆科

乔木、灌木或草本。茎直立或蔓生，根部常有可固氮的根瘤。叶常互生；多为羽状或掌状复叶；多具有托叶和叶枕（叶柄基部膨大的部分）。总状、聚伞、穗状、头状或圆锥花序；花被 2 轮；萼片 3～6，分离或连合，有时二唇形；花瓣常与萼片数相等，分离或连合成具裂片的管状，有的为蝶形花冠；雄蕊多 10 枚，常成二体雄蕊（9＋1，稀 5＋5）；1 心皮，1 室，子房上位，胚珠 2～∞，边缘胎座，交互排列成 2 列。荚果成熟后沿缝线开裂或不裂，或断裂成含单粒种子的荚节。种子常具革质或膜质的种皮。

本科约 650 属，18000 余种，广布于全世界。我国约 170 属，1485 种，全国各地均有分布，已知药用 109 属，约 600 种，主要有甘草属（*Glycyrrhiza*）、黄芪属（*Astragalus*）、含羞草属（*Mimosa*）、合欢属（*Albizia*）、皂荚属（*Gleditsia*）、云实属（*Caesalpinia*）、决明属（*Cassia*）、紫荆属（*Cercis*）、胡枝子属（*Lespedeza*）、密花豆属（*Spatholobus*）、扁豆属（*Lablab*）、补骨脂属（*Psoralea*）、落花生属（*Arachis*）、米口袋属（*Gueldenstaedtia*）、岩黄芪属（*Hedysarum*）、山豆根属（*Euchresta*）等。主要的生药有甘草、黄芪、葛根、苦参、山豆根、红芪、合欢皮、降香、鸡血藤、槐米、皂荚、决明子、沙苑子、白扁豆、赤小豆、相思子、补骨脂、刀豆、大豆黄卷、广金钱草、鸡骨草等。

本科植物多具无限外韧型维管束，晶纤维较常见；薄壁细胞含草酸钙方晶、簇晶；花粉粒具 3 个萌发孔；导管部分具单纹孔；有的品种筛管质体含不规则蛋白质拟晶体和淀粉粒。大多种子表皮为细胞壁木化增厚的栅状细胞，有的外侧可见光辉带，种皮下为滴漏状的支持细胞。有些植物的小叶（如番泻叶）为等面型，叶脉处有晶纤维。某些植物的中柱鞘、韧皮部和木薄壁组织产生树胶和有色分泌物（如鸡血藤）。

豆科植物含多种类型的化学成分，具药理活性的主要有黄酮、生物碱、皂苷、多糖和蒽醌类等成分。如甘草中的甘草苷（liquiritin）、异甘草苷（isoliquiritin）有解痉作用，甘草甜素（glycyrrhizin）有抗胃溃疡、解毒、降低胆固醇、抗癌、抗艾滋病等作用，甘草次酸（glycyrrhetinic acid）有镇咳祛痰、抗炎、抗过敏、肾上腺皮质激素样作用等；槐花（米）中的芦丁（rutin）能使毛细血管的通透性和阻力恢复正常；葛根中的葛根素（puerarin）能扩张冠状动脉；苦参中的苦参碱（matrine）有抗癌作用；白扁豆中的扁豆碱（physostigmine）有治疗青光眼的作用；黄芪中的黄芪皂苷Ⅰ（astragaloside Ⅰ）和黄芪皂苷Ⅳ（astragaloside Ⅳ）具有降压、抗炎、镇静和调节代谢的作用；黄芪多糖有降血脂、降血糖、抗氧化和保肝的作用；番泻叶中的番泻苷（sennosides）具有泻下的作用。

知识链接

豆科其他植物的利用

本科是被子植物最大的三个科之一，仅次于菊科和兰科。豆科植物分布极广，遍布全世界的平原、高山、草原、森林、荒漠和部分水域。另有些植物学家将豆科划分为3个独立的科：含羞草科（Mimosaceae）、云实科（Caesalpiniaceae）和蝶形花科（Papilionaceae），还认为无患子科（Sapindaceae）、牛栓藤科（Connaraceae）和蔷薇科（Rosaceae）与之有较近的亲缘关系。

本科植物具有重要的经济价值，不仅有众多可供药用的植物种类，还是植物蛋白质（大豆、花生、蚕豆、豌豆、赤豆、鹰嘴豆、刀豆等）、食用油（大豆、花生等）和蔬菜（豇豆、四季豆、扁豆、蚕豆等）的重要来源。有些植物因根瘤的固氮作用可作为绿肥和饲料作物（紫云英、紫苜蓿、红三叶、草木犀等）；有些种类的枝干和树皮含单宁、树胶及染料（黑荆、金合欢、阿拉伯树胶、苏木等），可用于印染、化工原料；有些因树形、枝叶、花果优美（凤凰木、腊肠豆、台湾相思、鸡冠刺桐、红花羊蹄甲、紫荆、紫檀、黄檀等），可用作公园、城市和风景区的绿化树种。

*黄芪　Astragali Radix

黄芪，亦称黄耆。始载于《神农本草经》，列为上品。“耆”者“长”也，明代李时珍《本草纲目》曰：“黄耆色黄，为补药之长，故名。”即言黄芪以补益之功著称。

【来源】本品为豆科植物蒙古黄芪 *Astragalus membranaceus*（Fisch.）Bge. var. *mongholicus*（Bge.）Hsiao 或膜荚黄芪 *A. membranaceus*（Fisch.）Bge. 的干燥根。

【植物形态】蒙古黄芪：多年生草本。茎直立，上部有分枝。奇数羽状复叶互生，小叶12～18对；小叶片广椭圆形或椭圆形，下面被柔毛；托叶披针形。总状花序腋生；花萼钟状，密被短柔毛，具5萼齿；花冠黄色，旗瓣长圆状倒卵形，翼瓣及龙骨瓣均有柄状长爪；雄蕊10，二体；子房有长柄。荚果膜质，膨胀成卵状长圆形，先端有喙，无毛。种子5～6粒，肾形，棕褐色。

膜荚黄芪：形似上种，但其托叶呈三角状卵形，小叶较多，25～37片，小叶片短小而宽，呈椭圆形。花冠黄色，长不及2cm。荚果被白色或黑白相间的短柔毛，有显著网纹（彩图18）。

【产地】膜荚黄芪主产于东北、华北及西北，全国各地多有栽培；蒙古黄芪主产于黑龙江、内蒙古（呼伦贝尔市）、河北、山西。

【采制】春、秋二季采挖，去除须根和根头，晒干或低温干燥。

【性状】呈圆柱形，有的有分枝，上端较粗，长30～90cm，直径0.7～3.5cm。表面淡棕黄色至淡棕褐色，有不整齐的纵皱纹或纵沟。质坚韧，断面强纤维性并显粉性，皮部黄白色，木部淡黄色（金井玉栏），具放射状纹理和裂隙，老根中心偶呈枯朽状，黑褐色或呈空洞。气微，味微甜，嚼之微有豆腥味（彩图18）。

以条粗长、断面色黄白、味甜、有粉性者为佳。

【显微特征】 横切面：木栓细胞多列；栓内层为3~5列厚角细胞。韧皮部射线外侧常弯曲，有裂隙；纤维成束，壁厚，木化或微木化，与筛管群交互排列；近栓内层处有时可见石细胞。形成层成环。木质部导管单个散在或2~3个相聚；导管间有木纤维；射线中有时可见单个或2~4个成群的石细胞。薄壁细胞含淀粉粒（图12-28）。

粉末：黄白色。纤维成束或散离，直径8~30μm，壁厚，表面有纵裂纹，初生壁常与次生壁分离，两端常断裂成须状，或较平截。具缘纹孔导管无色或橙黄色，具缘纹孔排列紧密。石细胞少见，圆形、长圆形或形状不规则，壁较厚（图12-29，彩图19）。

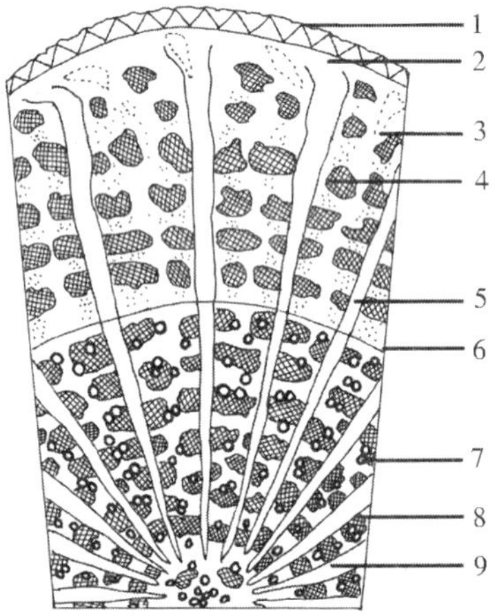

图12-28 蒙古黄芪（根）横切面

1. 木栓层；2. 栓内层；3. 裂隙；4. 韧皮纤维束；5. 韧皮纤维；6. 形成层；7. 导管；8. 木纤维；9. 木射线

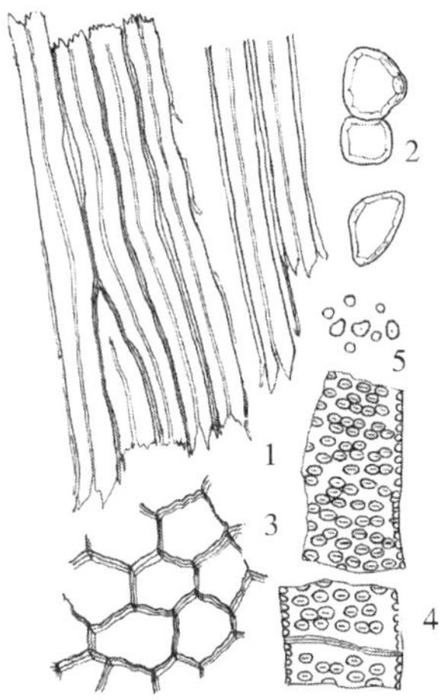

图12-29 蒙古黄芪（根）粉末

1. 纤维；2. 石细胞；3. 木栓细胞；4. 导管；5. 淀粉粒

【化学成分】 主要含有三萜皂苷类、黄酮类、多糖类以及氨基酸类等化学成分。①黄酮类：蒙古黄芪含刺芒柄花素（formononetin）、毛蕊异黄酮（calycosin）及其葡萄糖苷、(3*R*)-8，2′-二羟基-7，4′-二甲氧基异黄烷[(3*R*)-8，2′-dihydroxy-7，4′-dimethoxyisoflavane]、3′-羟基-9，10-二甲氧基紫檀烷（3′-hydroxy-9，10-dimethoxyplerocarpane）及其葡萄糖苷、7，2′-二羟基-3′，4′-二甲氧基异黄烷-7-*O*-β-D-葡萄糖苷（7，2′-dihydroxy-3′，4′-dimethoxyisoflavane-7-*O*-β-D-glucoside）等；膜荚黄芪含刺芒柄花素、毛蕊异黄酮、2′，4′-二羟基-5，6-二甲氧基异黄烷（2′，4′-dihydroxy-5，6-dimethoxyisoflavan）及熊竹素（kumatakenin）等。②皂苷类：蒙古黄芪含黄芪皂苷（astragaloside）Ⅰ、Ⅱ、Ⅳ和大豆皂苷（soyasaponin）Ⅰ等；膜荚黄芪含黄芪皂苷Ⅰ~Ⅶ，乙酰黄芪皂苷（acetylastragaloside），异黄芪皂苷（isoastragaloside）Ⅰ和Ⅱ，大豆皂苷Ⅰ等。③多糖类：含黄芪多糖（astragalan）Ⅰ、Ⅱ、Ⅲ等。尚含多种氨基酸如胡萝卜苷、γ-氨基丁酸（γ-aminobutyric acid）、天冬酰胺（asparamide）、刀豆氨酸（canavanine）、胆

碱（choline）、甜菜碱（betaine）、叶酸（folic acid）、β-谷甾醇等。

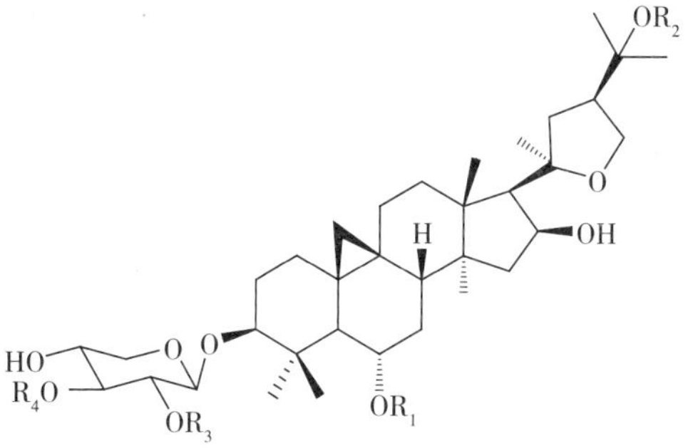

	R_1	R_2	R_3	R_4
黄芪皂苷Ⅰ	glc	H	Ac	Ac
黄芪皂苷Ⅱ	glc	H	Ac	H
黄芪皂苷Ⅲ	H	H	glc	H
黄芪皂苷Ⅳ	glc	H	H	H
黄芪皂苷Ⅴ	H	glc	glc	H
黄芪皂苷Ⅵ	glc	H	glc	H
黄芪皂苷Ⅶ	glc	glc	H	H

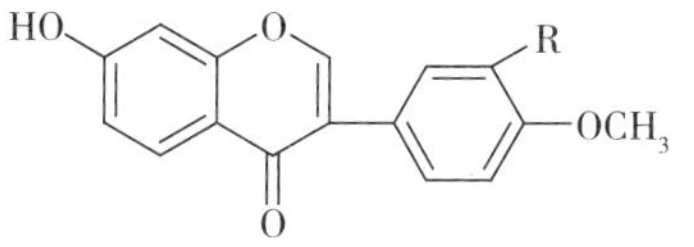

刺芒柄花素　R=H

毛蕊异黄酮　R=OH

【理化鉴定】（1）取粉末0.5g，加水5ml，浸渍过夜，过滤。取滤液1ml，加0.2%茚三酮溶液2滴，沸水浴中加热5分钟，显紫红色（氨基酸与多肽反应）。

（2）取粉末1g，加甲醇5ml，浸渍过夜，过滤。取滤液1ml蒸干，用少量冰醋酸溶解残渣，加醋酐－浓硫酸（19∶1）0.5ml，溶液由黄色变成红色→蓝色→污绿色（甾醇类与皂苷类反应）。

（3）薄层色谱：①粉末用甲醇回流，滤过，滤液加于中性氧化铝柱（100～120目，5g，内径为10～15mm）上，用40%甲醇洗脱，收集洗脱液，蒸干，残渣加水溶解，用水饱和的正丁醇振摇提取2次，合并正丁醇液，用水洗涤2次，弃去水液，正丁醇液蒸干，残渣加甲醇溶解作为供试品溶液。以黄芪甲苷对照品作对照，用硅胶G薄层板，以三氯甲烷－甲醇－水（13∶7∶2）的下层溶液展开，10%硫酸乙醇溶液加热显色。供试品色谱中，在与对照品色谱相应的位置上，日光下显相同的棕褐色斑点；紫外光灯（365nm）下显相同的橙黄色荧光斑点。②粉末用乙醇回流，滤过，滤液蒸干，残渣加0.3%氢氧化钠溶液溶解，滤过，滤液用稀盐酸调节pH值至5～6，用乙酸乙酯振摇提取，分取乙酸乙酯液，用铺有适量无水硫酸钠的滤纸滤过，滤液蒸干，残渣加乙酸乙酯溶解作为供试品溶液。以黄芪对照药材作对照，用硅胶G薄层板，以三氯甲烷－甲醇（10∶1）展开，紫外光灯（365nm）下检视。供试品色谱中，在与对照药材色谱相应的位置上，显相同颜色的荧光斑点。

【检查】水分不得过10.0%；总灰分不得过5.0%。

重金属及有害元素：采用原子吸收分光光度法或电感耦合等离子体质谱法测定，铅不得过5mg/kg，镉不得过1mg/kg，砷不得过2mg/kg，汞不得过0.2mg/kg，铜不得过20mg/kg。

【浸出物】照水溶性浸出物测定法项下的冷浸法测定，不得少于17.0%。

【含量测定】采用高效液相色谱法测定黄芪甲苷和毛蕊异黄酮葡萄糖苷。本品按干燥品计算，含黄芪甲苷（$C_{41}H_{68}O_{14}$）不得少于0.080%，含毛蕊异黄酮葡萄糖苷（$C_{22}H_{22}O_{10}$）不得少于0.020%。

【药理作用】①对免疫功能的影响：黄芪及其多糖和皂苷成分具有广泛的免疫调节

和免疫增强作用。②抗衰老作用：黄芪具有抗衰老、抗氧化以及调节核酸、蛋白质代谢的作用。能有效清除氧自由基，减轻脂质过氧化，保护线粒体结构及功能。③对血糖的影响：其多糖可通过改善肝脏的内质网应激来减轻内质网损伤，增加糖原合成酶活性，增加胰岛素信号蛋白合成量和活性，从而发挥抗糖尿病作用。④对心血管系统的作用：黄芪有强心作用，对血压具有双向调节作用，黄芪能缓解动脉粥样硬化，具有保护心肌的作用。此外还有抗病毒、抗溃疡、保肝、利尿、抑制血小板聚集、促进造血功能、抗病毒、镇静等作用。

【功能与主治】味甘，性微温。归肺、脾经。能补气升阳，固表止汗，利水消肿，生津养血，行滞通痹，托毒排脓，敛疮生肌。用于气虚乏力，食少便溏，中气下陷，久泻脱肛，便血崩漏，表虚自汗，气虚水肿，内热消渴，血虚萎黄，半身不遂，痹痛麻木，痈疽难溃，久溃不敛。用量 9 ~ 30g。

附：红芪 Hedysari Radix

本品为多序岩黄芪 *Hedysarum polybotrys* Hand. -Mazz. 的干燥根。主产于甘肃南部，主销甘肃、广东、福建并出口。本品呈圆柱形，少有分枝，上端略粗，长 10 ~ 50cm，直径 0.6 ~ 2cm。表面灰红棕色，有纵皱纹、横长皮孔样突起及少数支根痕，外皮易脱落，剥落处淡黄色。质硬而韧，不易折断，断面纤维性，并显粉性，皮部黄白色，木部淡黄棕色，射线放射状，形成层环浅棕色。气微，味微甜，嚼之有豆腥味。粉末中晶鞘纤维极多，含晶细胞壁不均匀增厚，非木化或微木化；纤维直径 5 ~ 22μm，断端平齐。含 1-3-羟基-9-甲氧基紫檀烷（1-3-hydroxy-9-methoxy pterocarpan）、γ-氨基丁酸等，前者有抗微生物活性，后者有降压作用。红芪亦有免疫促进作用及镇痛、抗炎作用。功效同黄芪。

知识链接

黄芪的习用品与伪品

1. 习用品 同属其他植物的根在某些地区也作黄芪用，如金翼黄芪 *Astragalus chrysoopterus* Bge.，习称“小黄芪”或“小白芪”，产于河北、青海、甘肃、山西；多花黄芪 *A. floridus* Benth.，主产于四川、西藏；梭果黄芪 *A. ernestii* Comb.，主产于四川理塘一带，产量较大。东俄洛黄耆 *A. tongolensis* Ulbr.。

2. 常见伪品 豆科植物锦鸡儿 *Carugana sinica*（Buc'hoz）Rehd.、蓝花棘豆 *Oxytropis caerulea*（Pall.）DC.、草木樨 *Melilotus albus*（Buc'hoz）Desr.、紫苜蓿 *Medicago satiua* L.、锦葵科植物圆叶锦葵 *Malua rotundi folia* L.，因其外形、成分和功效与黄芪均不同，所以不得作黄芪入药，应注意鉴定。

*甘草 Glycyrrhizae Radix et Rhizoma

始载于《神农本草经》，列为上品。《名医别录》：“此草最为众药之王，经方少有不用者……国老即帝师之称……”《本草纲目》曰：“调和众药有功，固有国老之号。”

【来源】本品为豆科植物甘草 *Glycyrrhiza uralensis* Fisch.、胀果甘草 *G. inflata* Bat. 或光果甘草 *G. glabra* L. 的干燥根和根茎。

【**植物形态**】甘草：多年生草本，高30～100cm。根茎横走，粗且长，红棕至暗褐色。茎直立被短毛，奇数羽状复叶长8～20cm；小叶7～17枚，卵形或宽卵形，两面均被短毛和腺体；边缘全缘或微呈波状，多少反卷。总状花序腋生，蝶形花冠蓝紫色（白色、黄色），旗瓣大，卵圆形，有爪，龙骨瓣直，较翼瓣短，均有长爪；雄蕊二体（9+1）；子房密被刺毛状腺体。荚果弯曲呈镰刀状或呈环状，密集成球，密生瘤状突起和刺毛状腺体。种子2～8粒，黑色，扁圆形或肾形。

胀果甘草：高50～120cm，基部有时木质。茎常局部密被黄褐色鳞片状腺体，无腺毛。奇数羽状复叶，长4～20cm；小叶3～7枚，卵形、狭卵或长圆形，边缘波状，具黄褐或淡黄绿色腺点；总状花序腋生，花疏生而小，紫红色。荚果短小，椭圆或长圆形，膨胀，无腺毛。种子1～4粒，圆形，绿色。

光果甘草：高约1m。根与根状茎粗壮，直径0.5～3cm，外皮褐色，断面黄色。茎和枝均被鳞片状腺体和白色短柔毛。奇数羽状复叶，小叶9～17枚，卵圆或长椭圆形，上有短柔毛，下密生鳞片状腺体；总状花序腋生，花多而密生，花冠紫色，旗瓣长椭圆形。荚果扁狭卵形，稍弯曲，无毛。种子2～8粒，光滑，肾形 。

乌拉尔甘草：分布广、产量大、质量佳，是传统药用甘草的正品。而光果甘草、胀果甘草的质量次之。

【**产地**】主产内蒙古、甘肃、新疆，以及陕西、山西、青海等地。以内蒙古伊克昭盟杭锦旗所产品质最优。

【**采制**】春、秋二季采挖，除去芦头、茎基、须根等，截段，晒至半干，打成小捆，再晒至全干。外面栓皮削去者，称“粉草”。

【**性状**】甘草：根呈圆柱形，长25～100cm，直径0.6～3.5cm。外皮松紧不一，表面红棕色或灰棕色，具显著的纵皱纹、沟纹、横长皮孔和稀疏的细根痕。质坚实，断面显纤维性，黄白色，粉性，形成层环明显，射线放射状，有的有裂隙。根茎呈圆柱形，表面有芽痕，断面中部有髓。气微，味甜而特殊。

胀果甘草：根和根茎木质粗壮，有的分枝，外皮粗糙，多灰棕色或灰褐色；质坚硬，木质纤维多，粉性小；根茎不定芽多而粗大。

光果甘草：根和根茎质地较坚实，有的分枝，外皮不粗糙，多灰棕色，皮孔细而不明显。

以外皮细紧、色红棕、质坚实、体重、断面黄白色、粉性足、味甜者为佳。

【**显微特征**】横切面：木栓层为数列棕色细胞。栓内层较窄。韧皮部射线宽广，多弯曲，常现裂隙；纤维多成束，非木化或微木化，周围薄壁细胞常含草酸钙方晶；筛管群常因压缩而变形。束内形成层明显。木射线宽3～5列细胞；导管较多，直径约至160μm；木纤维成束，周围薄壁细胞亦含草酸钙方晶。根中心无髓；根茎中心有髓（图12－30）。

粉末：淡棕黄色。纤维成束，直径8～14μm，壁厚，微木化；周围薄壁细胞含草酸钙方晶，晶纤维较多，草酸钙方晶直径约30μm。具缘纹孔导管明显，直径约160μm，稀网纹导管。木栓细胞红棕色、多角形、蜂窝状、微木化。淀粉粒众多。棕色块状物易见（图12－31）。

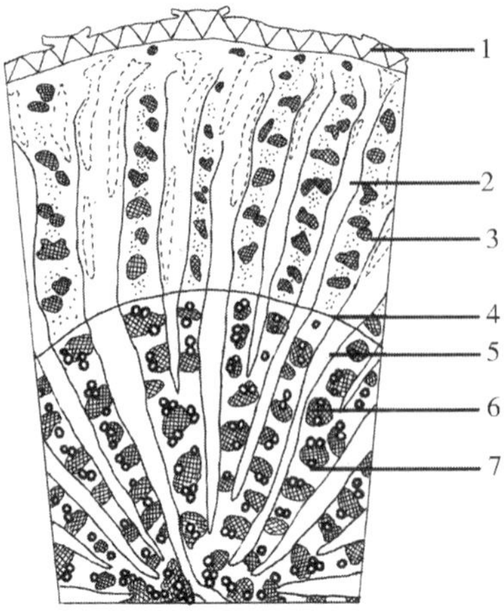

图 12－30 甘草（根）横切面

1. 木栓层；2. 韧皮射线；3. 韧皮纤维束

4. 形成层；5. 木射线；6. 木纤维束；7. 导管

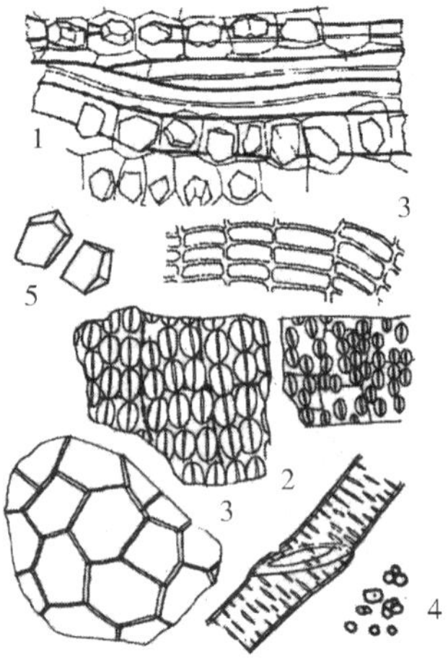

图 12－31 甘草（根）粉末

1. 纤维及晶鞘纤维；2. 导管；

3. 木栓细胞；4. 淀粉粒；5. 草酸钙方晶

【化学成分】三萜类化合物：甘草根和根茎中的甘草甜素（glycyrrhizin），主要系甘草酸（glycyrrhizic acid）的钾、钙盐，为甘草的甜味成分。甘草酸水解后得两分子葡萄糖醛酸和一分子 18β-甘草次酸（18β-glycyrrhetic acid）、24-羟基甘草次酸、甘草次酸、去氧甘草次酸（deoxyglycyrrhetic acid）Ⅰ和Ⅱ、18α-羟基甘草次酸（18α-hydroxyglycyrrhetic acid）、异甘草次酸（liqui-ritic acid）、甘草萜醇（glycyrrhetol）、甘草内酯（glabrolide）等。黄酮类化合物：甘草苷（liquiritin）、甘草苷元（liquiritigenin）、异甘草苷（isoliquiritin）、异甘草苷元（isoliquiritigenin）、新甘草苷（neoliquiritin）、新异甘草苷（neoisoliquiritin）、异甘草呋喃糖苷（licurazid）、鼠李糖异甘草苷（rhamnoisoliquiritin）等。从光果甘草的根和根茎中除分离出以上黄酮化合物之外，尚分离出光果甘草苷（liguiritoside）、光果甘草苷元（liquiritogenine）、异光果甘草苷（isoliquiritoside）、异光果甘草苷元（isoliquiritogenin）、甘草黄酮 A（licoflavone A）、甘草查耳酮（licochalcone）A 和 B 等。尚含甘草香豆素（glycycoumarin）、甘草酚（glycyrol）、异甘草酚（isoglycyrol）、异甘草香豆素（isoglycycoumarin）等。

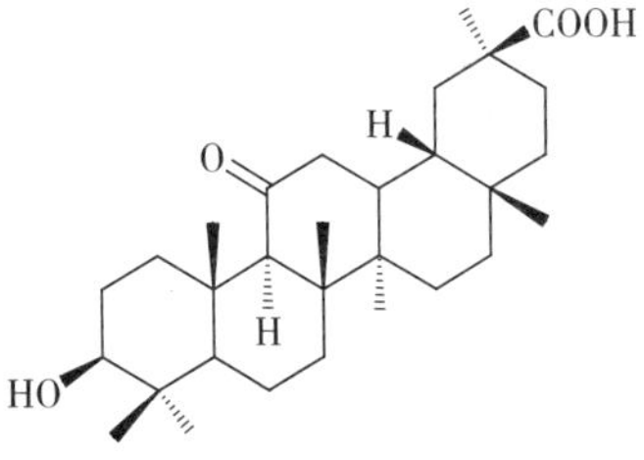

18β-甘草次酸

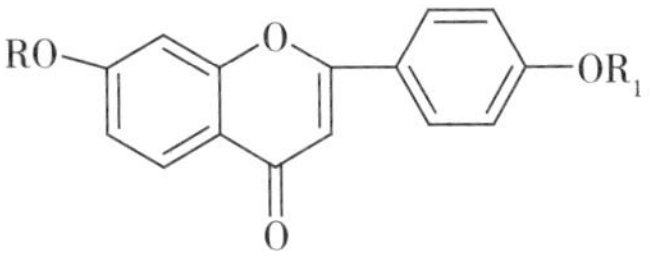

	R	R_1
甘草素	H	H
甘草苷	H	glc
新甘草苷	glc	H

【理化鉴定】（1）取本品粉末置白瓷板上，加 80% 硫酸数滴，显黄色，渐变橙黄色（甘草甜素反应）。

（2）薄层色谱：粉末用乙醚回流，滤过，弃去醚液，药渣用甲醇回流，滤过，滤液蒸干，残渣加水溶解，用正丁醇提取 3 次，合并正丁醇液，用水洗涤 3 次，弃去水液，正丁醇液蒸干，残渣加甲醇溶解作为供试品溶液。以甘草对照药材和甘草酸单铵盐对照品作对照，用硅胶G薄层板，以乙酸乙酯－甲酸－冰醋酸－水（15∶1∶1∶2）展开，10%硫酸乙醇溶液加热显色，紫外光灯（365nm）下检视。供试品色谱中，在与对照药材色谱相应的位置上，显相同颜色的荧光斑点；在与对照品色谱相应的位置上，显相同的橙黄色荧光斑点。

【检查】水分不得过12.0%；总灰分不得过7.0%；酸不溶性灰分不得过2.0%。

重金属及有害元素：采用原子吸收分光光度法或电感耦合等离子体质谱法测定，铅不得过5mg/kg，镉不得过1mg/kg，砷不得过2mg/kg，汞不得过0.2mg/kg，铜不得过20mg/kg。

其他有机氯类农药残留量：采用农药残留量测定法（有机氯类农药残留量测定－第一法）测定，含五氯硝基苯不得过0.1 mg/kg。

【含量测定】采用高效液相色谱法测定甘草苷和甘草酸。本品含甘草苷（$C_{21}H_{22}O_9$）不得少于0.50%，含甘草酸（$C_{42}H_{62}O_{16}$）不得少于2.0%。

【药理作用】①解毒作用：对某些药物中毒、食物中毒、农药中毒、体内代谢产物中毒有解毒作用。②抗胃溃疡作用：甘草的各种制剂对大鼠实验性胃溃疡有明显的抑制作用。甘草的水提物有保护胃黏膜、治疗胃溃疡的作用。③祛痰镇咳作用：甘草次酸衍生物对豚鼠及猫的实验性咳嗽均有显著的镇咳作用，能促进咽喉及支气管的分泌，使痰容易咳出。④肾上腺皮质激素样作用：甘草可增强肾上腺皮质功能，减少对皮脂激素的依赖，减轻激素撤出反应。此外，还有抗炎、抗肝损伤、解痉、抗癌、降血脂与抗动脉粥样硬化的作用。

【功能与主治】味甘，性平。归心、肺、脾、胃经。能补脾益气，清热解毒，祛痰止咳，缓急止痛，调和诸药。用于脾胃虚弱，倦怠乏力，心悸气短，咳嗽痰多，脘腹、四肢挛急疼痛，痈肿疮毒，缓解药物毒性、烈性。用量2～10g。不宜与海藻、京大戟、红大戟、甘遂、芫花同用。

知识链接

甘草的伪品

1. 同属植物黄甘草 *Glycyrrhiza eurycarpa* P. C. Li所含皂苷和黄酮类成分的含量均与正品甘草相近，在毒性和抗炎作用等方面也与乌拉尔甘草类似。粗毛甘草 *G. aspera* Pall. 的上述成分含量均较正品甘草低得多。而云南甘草 *G. yunnanensis* Cheng f. et L. k Tai、圆果甘草 *G. squamulosa* Franch、刺果甘草 *G. pallidiflora* Maxim. 均不含甘草酸和乌拉尔甘草皂苷B，黄酮类成分的含量也极低，不宜作甘草药用。不同产地、不同来源的甘草所含总皂苷和黄酮的含量不同，以甘草含量最高，胀果甘草、黄甘草和光果甘草次之，其他品种含量较低；又以山西、陕西、新疆、内蒙古产的较高，甘肃产的较低。此外，甘草根中甘草酸的含量随着生长年龄（1～4年）的增长而增加；春、夏、秋三季中，又以秋季采收的含量较高。

2. 土甘草：同属的云南土甘草 *Glycyrrhiza yunnanensis* Cheng f. et L. K. Tai和刺果甘草 *G. pallidiflora* Maxim. 的根在部分地区作民间药和草药用，但因其味道苦且成分不同，不能作甘草使用。

*番泻叶 Sennae Folium

【来源】本品为豆科植物狭叶番泻 *Cassia angustifolia* Vahl 或尖叶番泻 *C. acutifolia* Delile 的干燥小叶。

【植物形态】狭叶番泻：草本状小灌木，高 1 ~ 1.5m。托叶卵状披针形，长 2 ~ 4mm；偶数羽状复叶，互生；具短柄；小叶 4 ~ 8 对，叶片卵状披针形至线状披针形，长 2 ~ 6cm。宽尖叶番泻与狭叶番泻的区别在于：小叶片 4 ~ 6 对，长卵形，先端急尖，基部不对称，叶背面灰绿色；花较小；荚果椭圆形，宽 2 ~ 2.5cm。

【产地】主产于印度、埃及，苏丹亦产；我国台湾、海南、广西、云南有引种栽培。狭叶番泻叶主要产于印度，其产量大，为目前药材市场番泻叶的主要商品。尖叶番泻叶主产于埃及。

【采制】狭叶番泻叶：开花前生长旺盛期摘取叶片，晒干或 40 ~ 50℃低温干燥，按叶片大小和品质优劣分级，用水压机打包。尖叶番泻叶：果实成熟时，剪下枝条，摘取叶片，晒干或 40 ~ 50℃低温干燥，按完整叶与破碎叶分别包装。

【性状】狭叶番泻叶：叶片呈长卵形或卵状披针形，长 1.5 ~ 5cm，宽 0.4 ~ 2cm，全缘，叶端急尖，叶基稍不对称，上表面黄绿色，下表面灰黄绿色，两面均有稀毛茸，叶脉处较多，叶背主脉突出。叶片革质，略具韧性，气微弱而特异，味微苦而稍有黏性。

尖叶番泻叶：叶片呈长卵形或长椭圆形，长 2 ~ 3cm，宽 0.6 ~ 1cm。全缘，叶端尖或微凸，基部不对称，上表面浅绿色，下表面灰绿色，毛茸稀少。叶片质薄而脆，微呈革质。其他与上种相似。

以干燥、叶形狭尖、片大完整、色绿枝梗少、无杂质者为佳。

【显微特征】叶横切面：两种叶横切面特征相似，均为等面叶。上表皮细胞含黏液质；上下表皮均可见气孔，壁厚并具疣状突起的单细胞非腺毛；其内均有 1 列栅状细胞，细胞中可见棕色物；海绵组织细胞含草酸钙小簇晶。主脉维管束外韧型，维管束上下侧均有纤维束，纤维束外包围着含草酸钙棱晶的薄壁细胞，形成晶纤维（图 12 - 32）。

粉末：黄绿色。①晶纤维多，有的分枝，草酸钙方晶直径 12 ~ 15μm。②单细胞非腺毛长 100 ~ 350μm，直径 12 ~ 25μm，壁厚，具壁疣。③草酸钙簇晶散在于叶肉薄壁细胞中，直径 9 ~ 20μm。④上下表皮均有气孔，主为平轴式，副卫细胞 2 ~ 3 个；表皮细胞呈多角形，垂周壁较平直（图 12 - 33）。

【化学成分】狭叶番泻叶含番泻苷（sennoside）A、B、C、D，大黄酚（chrysophanol），芦荟大黄素双蒽酮苷（aloe-emodin dianthronedi glucoside），大黄酸葡萄糖苷，芦荟大黄素葡萄糖苷，以及少量大黄酸（rhein）、芦荟大黄素（aloe-emodin）。此外，尚含山柰苷、蜂花醇、水杨酸、棕榈酸、硬脂酸、植物甾醇及其苷等。尖叶番泻叶含番泻苷 A、B、C，芦荟大黄素-8-*O*-葡萄糖苷（aloe-emodin -8-*O*-glucopyanoside），大黄酸-8-*O*-葡萄糖苷（rhein-8-*O*-glucopyanoside），大黄酸-1-*O*-葡萄糖苷（rhein-1-*O*-glucopyanoside），以及芦荟大黄素、大黄酸、异鼠李素、山柰素、植物甾醇及其苷等。

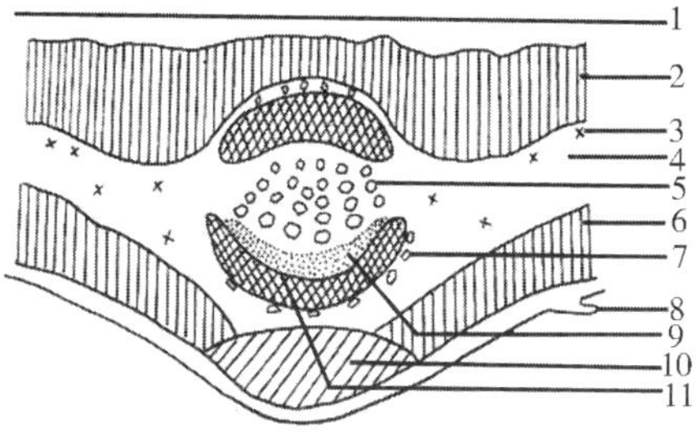

图 12－32　狭叶番泻叶横切面

1. 表皮；2、6. 栅栏细胞；3. 草酸钙簇晶；4. 海绵组织；5. 导管；7. 草酸钙方晶；8. 气孔；9. 韧皮部；10. 厚角组织；11. 中柱鞘纤维

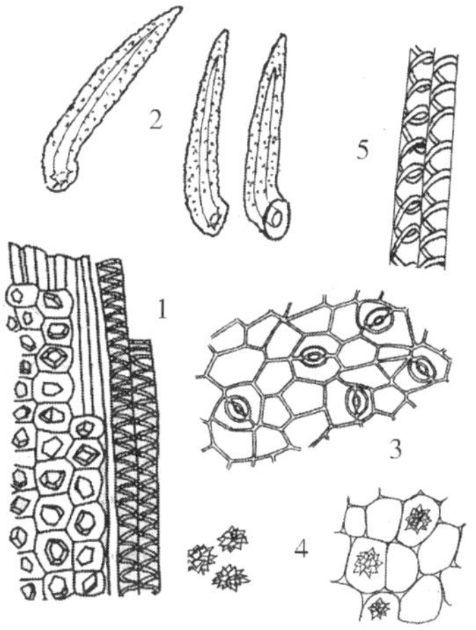

图 12－33　狭叶番泻叶粉末

1. 晶纤维；2. 非腺毛；3. 表皮细胞及气孔；4. 草酸钙簇晶；5. 导管

【理化鉴定】 取粉末 25mg，加水 50ml 和盐酸 2ml，置水浴中加热 15 分钟，放置，冷却，加乙醚 40ml 振摇提取，分取醚层，用无水硫酸钠层脱水，滤过，取滤液 5ml，蒸干，放冷，加氨试液 5ml，溶液显黄色或橙色；水浴加热 2 分钟，溶液变为紫红色（羟基蒽醌类反应）。

薄层色谱：粉末用稀乙醇超声提取，离心，取上清液蒸干，残渣加水溶解，用石油醚（60～90℃）振摇提取 3 次，弃去石油醚层，取水液蒸干，残渣加稀乙醇溶解作为供试品溶液。以番泻叶对照药材作对照，用硅胶 G 薄层板，以乙酸乙酯－正丙醇－水（4∶4∶3）展开，紫外光灯（365nm）下检视。供试品色谱中，在与对照药材色谱相应的位置上，显相同颜色的荧光斑点。

【检查】 杂质不得过 6%；水分不得过 10.0%。

【含量测定】 采用高效液相色谱法测定番泻苷 A 和番泻苷 B。本品按干燥品计算，含番泻苷 A（$C_{42}H_{38}O_{20}$）和番泻苷 B（$C_{42}H_{38}O_{20}$）的总量，不得少于 1.1%。

【药理作用】 ①对消化系统的影响：番泻叶是一种缓泻剂。新近研究发现，此药不但可刺激结肠黏膜释放前列腺素（PG），而且可使大鼠胃体、胃窦部的 PG 水平明显增加。10% 的番泻叶煎剂可明显减轻大鼠皮下注射 20mg/kg 吲哚美辛所产生的胃黏膜损伤。②止血作用：番泻叶粉口服后可增加血小板和纤维蛋白原，能缩短凝血时间、复钙时间、凝血活酶时间与血块收缩时间，从而有助于止血。③抗菌作用：10% 番泻叶溶出液对大肠杆菌、变形杆菌、痢疾杆菌、甲型链球菌和白色念珠菌均有明显的抑制作用。④肌肉松弛与解痉作用：番泻叶有箭毒样作用，能在运动神经末梢和骨骼肌处阻断乙酰胆碱，从而使肌肉松弛。⑤毒性：番泻叶总苷腹腔注射小鼠的 LD_{50} 为 1.414g/kg，折合生药为 36.3g/kg。

【功能与主治】 味甘、苦，性寒。归大肠经。能泻热行滞，通便，利水。用于热结积滞，便秘腹痛，水肿胀满。用量 2～6g，后下，或开水泡服。孕妇慎用。

知识链接

番泻叶的混伪品

1. 狭叶番泻和尖叶番泻的未成熟果实亦供药用，称“番泻实”。本品含蒽醌衍生物

1.3% ~1.4%。

2. 卵叶番泻叶：为同属植物卵叶番泻 *Cassia obovata* Colladon 的干燥小叶。主产于埃及、意大利，习称“意大利番泻叶”。小叶片呈倒卵形，先端具棘刺，被短毛。显微特征为下表皮细胞呈乳状突起，可作区别。本品含蒽醌总量约3.8%，亦可供药用。

3. 耳叶番泻叶：为耳叶番泻 *Cassia auriculata* L. 的干燥小叶，常混入进口狭叶番泻叶中，有时可达60%，甚至整包混入。小叶片呈卵圆形或倒卵圆形，长1~2.5cm，宽0.5~1.5cm，先端钝圆或微凹陷，或具短刺，叶基不对称或对称；表面灰绿色或红棕色，密被灰白色短毛，无叠压线纹。显微特征：叶肉组织异面型，上表皮内有栅栏细胞2例，非腺毛细长且较密，长240~650μm；草酸钙簇晶很小或无，直径10~15μm。粉末遇80%（V/V）硫酸或与水合氯醛（5:2）共煮均显红色。本品含蒽苷极微，不具泻下作用，不可供药用。

4. 中外药典比较：番泻叶药材在《英国药典》《欧洲药典》《美国药典》《中国药典》《国际药典》《日本药局方》六部药典中收载的植物来源内容一致，均为豆科植物狭叶番泻 *Cassia angustifolia* Vahl 或尖叶番泻 *C. acutifolia* Delile 的干燥小叶。

葛根 Puerariae Lobatae Radix

本品为豆科植物野葛 *Pueraria lobata*（Willd.）Ohwi 的干燥根。主产于湖南、河南、广东、浙江、四川，全国大部分地区亦产。秋、冬二季采挖，趁鲜切成厚片或小块后干燥。根呈类圆柱形，常呈纵切的长方形厚片或小方块，长5~35cm，厚0.5~1cm。外皮淡棕色至棕色，有纵皱纹，粗糙。切面黄白色至淡黄棕色，有的纹理明显。质韧，纤维性强。气微，味微甜。野葛含以下化学成分。①异黄酮类：有葛根素（puerarin）、大豆苷（daidzin）、大豆苷元（daidzein）、大豆苷元-4′，7-二葡萄糖苷（daidzein-4′，7-diglucoside）、染料木素（genistein）、刺芒柄花素（formononetin）等。②三萜类：有槐花二醇（sophoradiol），广东相思子三醇（cantoniensistriol），大豆皂醇A、B（soyasapogenol A，B）等。③皂苷类：有葛根皂苷A、B（pueroside A，B）。此外，还含有香豆素类、尿囊素（allantoin）和大量淀粉等。含葛根素（$C_{21}H_{20}O_9$）不得少于2.4%。葛根具有扩张冠状动脉、改善心肌代谢、抗心律失常、改善微循环和脑循环、解痉、解热等作用。葛根能解肌退热，生津止渴，透疹，升阳止泻，通经活络，解酒毒。用于外感发热头痛，项背强痛，口渴，消渴，麻疹不透，热痢，泄泻，眩晕头痛，中风偏瘫，胸痹心痛，酒毒伤中。用量10~15g。

苦参 Sophorae Flavescentis Radix

本品为豆科植物苦参 *Sophora flavescens* Ait. 的干燥根。全国各地均产。春、秋二季采挖，除去根头和小支根，洗净，干燥，或趁鲜切片，干燥。根呈长圆柱形，下部常有分支，长10~30cm，直径1~6.5cm。表面灰棕色或棕黄色，具纵皱纹及横长皮孔样突起，外皮薄，多破裂反卷，易剥落，剥落处显黄色，光滑。质硬，不易折断，断面纤维性；切片厚3~6mm；切面黄白色，具放射状纹理及裂隙。气微，味极苦。本品含以下化学成分。①喹诺里西啶类生物碱：主要有苦参碱（matrine）、氧化苦参碱（oxymatrine）、槐果碱（sophocarpine）、别苦参碱（allomatrine）、异苦参碱（isomatrine）等。②黄酮类：有苦参醇（kurarinol）、新苦参醇（neokurarinol）、降苦参醇（norkurarinol）、苦参酮（kurarinone）等。③三萜皂苷类：有苦参皂苷（sophoraflavoside）Ⅰ、Ⅱ、Ⅲ、Ⅳ，大豆皂苷Ⅰ（soyasaponin Ⅰ）等。

本品含苦参碱（$C_{15}H_{24}N_2O$）和氧化苦参碱（$C_{15}H_{24}N_2O_2$）的总量不得少于1.2%。苦参具有抗病原微生物、抗炎、抗过敏、抗肿瘤以及抗心律失常等作用。苦参能清热燥湿，杀虫，利尿。用于热痢，便血，黄疸尿闭，赤白带下，阴肿阴痒，湿疹，湿疮，皮肤瘙痒，疥癣麻风；外治滴虫性阴道炎。

鸡血藤　Spatholobi Caulis

本品为豆科植物密花豆 *Spatholobus suberectus* Dunn 的干燥藤茎。主产于广西、广东等地。秋、冬二季采收，除去枝叶，切片，晒干。藤茎略呈扁圆柱形，稍扭转，直径1.5～7cm，一般截成长15～30cm的段块或不规则的斜切片，厚0.3～1.5cm。外表面栓皮灰棕色，有的可见灰白色斑，栓皮脱落处显红棕色。质坚硬，难折断，切面木质部红棕色或棕色，导管孔多数，不规则排列；韧皮部有树脂状分泌物呈红棕色至黑棕色，与木质部相间排列呈数个同心性椭圆形环或偏心性半圆形环；髓小，偏于一侧。气微，味涩。本品含以下化学成分。①黄酮类：如刺芒柄花素（formononetin）、芒柄花苷（ononin）、樱黄素（prunetin）、阿夫罗摩辛（afrormosin）、大豆苷元（daidzein）、表儿茶精（epicatechin）、异甘草苷元（isoliquiritigenin）等。②三萜类：如表无羁萜醇（friedelan-3-ol）、羽扇豆醇（lupeol）、羽扇豆酮（lupeone）等。③蒽醌类：如大黄素甲醚（physcion）、大黄酚（chrysophanol）等。④香豆素类：如苜蓿内酯（medicagol）、9-甲氧基香豆雌酚（9-methoxycoumestrol）、白芷内酯（angelicin）等。鸡血藤有抗贫血、改善血液循环、抗动脉粥样硬化、升高白细胞等作用。能活血补血，调经止痛，舒筋活络。用于月经不调，痛经，经闭，风湿痹痛，麻木瘫痪，血虚萎黄。用量9～15g。

合欢皮　Albiziae Cortex

本品为豆科植物合欢 *Albizia julibrissin* Durazz. 的干燥树皮。主产于湖北、江苏、浙江、安徽等地。夏、秋二季剥取，晒干。树皮卷曲筒状或半筒状，长40～80cm，厚1～3mm。外表面灰棕色至灰褐色，稍粗糙，有多数棕色或红棕色椭圆形横向皮孔，单个散在或数个并生；内表面淡黄棕色或黄白色，有细纵纹。质硬脆，折断面裂片状，纤维层可成片剥离。气微香，味淡、微涩，稍刺舌，而后喉头有不适感。合欢皮含以下化学成分。①三萜类：主要有21-（4-亚乙基-2-四氢呋喃异丁烯酰）剑叶莎酸［21-（4-ethylidene-2-tetrahydrofuranmethacryloyl）machaerinic acid］，剑叶莎酸内酯（machaerinic acid lactone），剑叶莎酸甲酯（machaerinic acid methyl ester），金合欢酸内酯（acacic acid lactone），金合欢皂苷元B（acacigenin B），合欢三萜内酯甲（julibrotriterpenoidal lactone A），合欢皂苷（julibroside）J_1、J_2、J_3、J_6、J_{23}等。②木脂素糖苷类：主要有（－）-丁香树脂酚-4-*O*-β-D-呋喃芹菜糖基-（1→2）-β-D-吡喃葡萄糖苷［（－）-syringaresinol-4-*O*-β-D-apiofuranosyl-（1→2）-β-D-glucopyranoside］、（－）-丁香树脂酚-4-*O*-β-D-吡喃葡萄糖苷［（－）-syringaresinol-4-*O*-β-D-glucopyranoside］等。本品含（－）-丁香树脂酚-4-*O*-β-D-呋喃芹菜糖基-（1→2）-β-D-吡喃葡萄糖苷（$C_{33}H_{44}O_{17}$）不得少于0.030%。合欢皮具有镇静、抗生育、免疫增强、抑菌、抗过敏、抗肿瘤等作用。本品性平，味甘。能解郁安神，活血消肿。用于心神不安，忧郁失眠，肺痈，疮肿，跌扑伤痛。用量6～12g。外用适量，研末调敷。

补骨脂 Psoraleae Fructus

本品为豆科植物补骨脂 *Psoralea corylifolia* L. 的干燥成熟果实。主产于四川、河南、陕西、安徽。秋季果实成熟时采收果序，晒干，搓出果实，除去杂质。果实肾形，略扁，中央微凹陷，长 3～5mm，宽 2～4mm，厚约 1.5mm。表面黑色、黑褐色或灰褐色，有细微网状皱纹。顶端圆钝，基部有果柄痕；有时外附绿白色膜质宿萼，具 5 齿裂，上有棕色腺点。质硬，浸软后除去果皮，可见种子 1 枚，肾形，浅黄色，光滑，于凹侧有种脐及残存珠柄，子叶黄白色，富油质。气香，味辛、微苦。补骨脂含以下化学成分。①香豆素类：有补骨脂素（psoralen）、异补骨脂素（isopsoralen）、补骨脂定（psoralidin）、异补骨脂定（isopsoralidin）等。②黄酮类：有补骨脂甲素（bavachin）、补骨脂乙素（isobavachalcone）、异补骨脂双氢黄酮（isobavachin）、补骨脂双氢黄酮甲醚（bavachinin）、补骨脂查耳酮（bavachalcone）等。本品含补骨脂素（$C_{11}H_6O_3$）和异补骨脂素（$C_{11}H_6O_3$）的总量不得少于 0.70%。补骨脂乙素能显著扩张冠状动脉、增加冠脉血流量等。补骨脂对酪氨酸酶有明显的激活作用，使黑色素生成的速度和数量增加，皮肤出现色素沉着。此外，还有抗早孕、抗肿瘤、升高白细胞等作用。本品能温肾助阳，纳气平喘，温脾止泻；外用消风祛斑。用于肾阳不足，阳痿遗精，遗尿尿频，腰膝冷痛，肾虚作喘，五更泄泻；外用治白癜风，斑秃。用量 6～10g。外用 20%～30% 酊剂涂患处。

决明子 Cassiae Semen

本品为豆科植物钝叶决明 *Cassia obtusifolia* L. 或决明（小决明）*C. tora* L. 的干燥成熟种子，分别称为“决明”和“小决明”。决明主产于江苏、安徽、四川等地，产量较大。小决明主产于广西、云南等地，产量较小。秋季采收成熟果实，晒干、打种子、除杂质。决明子略呈菱方形或短圆柱形，两端平行倾斜，长 3～7mm，宽 2～4mm，表面绿棕色或暗棕色，平滑有光泽，背腹面各有 1 条突起的棱线，自尖端延伸至另端，棱线两侧各有 1 条斜向的浅棕色线形凹纹；种脐位于尖端处。质坚硬，切断面可见灰白色胚乳及黄白色折曲的子叶。气微，味微苦，黏液性。小决明短圆柱形，较小，长 3～5mm，宽 2～3mm；两侧面各有 1 片宽广的浅黄棕色带，或有斜向线形凹纹。决明和小决明均含蒽醌类、蒽酮及二蒽酮类、萘骈吡喃酮类等化合物。决明主要含大黄酚（chrysophanol）、大黄素甲醚（physcion）、美决明素（obtusifolin）、黄决明素（chryso-obtusin）、决明素（obtusin）、橙黄决明素（aurantio-obtusin）等。小决明主要含大黄酚、决明素、橙黄决明素、大黄素、芦荟大黄素（aloe-emodin）、大黄素甲醚（physcion）、美决明素、黄决明素等。本品含大黄酚（$C_{15}H_{10}O_4$）不得少于 0.20%，含橙黄决明素（$C_{17}H_{14}O_7$）不得少于 0.080%。决明子有降血压、降血脂、抗动脉粥样硬化、保肝、泻下、明目等作用。本品性微寒，味甘、苦、咸。能清热明目，润肠通便。用于目赤涩痛，羞明多泪，头痛眩晕，目暗不明，大便秘结。用量 9～15g。

《中国药典》收载的其他豆科生药

欧美国家常用豆科植物药

16. 大戟科 Euphorbiaceae

乔木、灌木或草本，体内常含白色乳汁。单叶互生，少有对生或轮生，叶柄基部或顶端有的具1~2枚腺体；托叶2枚。花单性，雌雄同株或异株，单花或组成各式花序，通常为特化的杯状聚伞花序（大戟花序）或总状花序；萼片覆瓦状或镊合状排列；花瓣有或无；花盘环状或分裂为腺体状；雄蕊1枚至多数，花丝分离或合生成柱状；子房上位，3室，稀2或4室，每室胚珠1~2枚着生于中轴胎座上。蒴果，稀为核果或浆果。种子常具明显的种阜，胚乳丰富、肉质，胚大，子叶宽扁。

本科有322属，8000多种，广布于全世界，主产于热带，分布中心是印度、马来西亚和巴西。我国有约66属，800多种，遍布全国各省区，主产于西南地区和台湾。已知药用植物约160种。主要的生药有巴豆、大戟、蓖麻、甘遂、乌桕、一叶荻、叶下珠等。

本科植物具内生韧皮部和乳汁管，乳汁白色。花粉大，长球形、球形或扁球形；花粉具孔沟，外壁多具网状雕纹，有的网脊上具瘤状突起。导管多单纹孔，纹孔互列；射线异形而狭窄；木纤维的胞壁厚者具胶质层；纹孔小，具小的纹孔缘；射线或木薄壁组织中有草酸钙晶体存在。

本科植物多有毒。主要成分有生物碱、氰苷、硫苷、二萜类（多含于乳汁和种子中）、三萜类（存在于大戟科多种植物的根、茎、叶和乳汁中）。生物碱中的一叶荻碱（securinine）能兴奋中枢神经，美登木素类生物碱有抗肿瘤活性。种子含有大量的脂肪油和蛋白质，多具有毒性，如毒性球蛋白、巴豆毒素（crotin）、蓖麻毒素（ricin）等。二萜类成分多具有强烈的生物活性或刺激性作用。

巴豆 Crotonis Fructus

本品为大戟科植物巴豆 *Croton tiglium* L. 的干燥成熟果实。秋季果实成熟，果皮未开裂时采收，堆置2~3天后摊开干燥。主产于广西、云南、四川、贵州。果实卵圆形，一般具三棱，长1.8~2.2cm，直径1.4~2cm。表面灰黄色或稍深，粗糙，有纵线6条，顶端平截，基部有果梗痕。3室，每室种子一粒。种子扁椭圆形，长1.2~1.5cm，直径0.7~0.9cm，表面棕色或灰棕色，一端有小点状种脐及种阜的疤痕，另端有微凹的合点，其间有隆起的种脊；外种皮薄而脆，内种皮为白色薄膜；种仁黄白色，油质。气微，味辛辣。本品横切面：外果皮细胞1列，外被多细胞星状毛。中果皮外侧散有石细胞、草酸钙方晶或簇晶；中部约有4列纤维状石细胞组成的环带；内侧为数列薄壁细胞。内果皮为3~5列纤维状厚壁细胞。种皮表皮细胞1列，长方形；其内为1列厚壁性栅状细胞，胞腔线性，外端略膨大。种仁含巴豆油34%~57%，主要为油酸（oleic acid）、亚油酸（linoleic acid）、巴豆油酸（crotonic acid）、巴豆酸（tiglic acid）、月桂酸（lauric acid）、软脂酸（palmitic acid）、硬脂酸（stearic acid）等的甘油酯，另含巴豆醇二酯，巴豆醇三酯，巴豆毒素Ⅰ、Ⅱ（crotin Ⅰ，Ⅱ），巴豆苷（crotonoside）等。本品含脂肪油不得少于22.0%；含巴豆苷（$C_{10}H_{13}N_5O_5$）不得少于0.80%。巴豆有致泻、抗菌、抗肿瘤、抗炎等作用，巴豆油具有辅致癌作用。本品有大毒。外用蚀疮。用于恶疮疥癣，疣痣。外用适量，研末涂患处，或捣烂以纱布包擦患处。孕妇禁用；不宜与牵牛子同用。

《中国药典》收载的其他大戟科生药

欧美国家常用大戟科植物药

17. 芸香科 Rutaceae

PPT：17 芸香科，22 瑞香科，25 五加科

木本，稀草本。叶互生或对生，多复叶或单身复叶，叶或果实上常有透明腺点，含挥发油。花两性，辐射对称，总状、聚伞或圆锥花序。花瓣 3 ~5，雄蕊与花瓣同数或为其倍数；花盘发达；子房上位，心皮通常 2 ~5，多合生。蓇果、核果或柑果，稀翅果。

本科约 150 属，约 1700 种，多分布于热带和温带。我国有 29 属，150 余种，已知药用 100 余种，主产于南方。主要属有柑属（*Citrus*）、黄皮属（*Clausena*）、吴茱萸属（*Euodia*）、金橘属（*Fortunella*）、黄柏属（*Phellodendron*）、花椒属（*Zanthoxylum*）等。主要生药有黄柏、枳实、枳壳、陈皮、青皮、香橼、佛手、吴茱萸、花椒、白鲜皮、两面针、九里香等。

本科植物茎叶组织中多存在分泌腔（油室），有时伴生或代以分泌细胞、髓部、皮层，嫩茎射线内常可见树脂细胞。毛茸主要为厚壁单细胞或单列多细胞毛，亦有盾状、星状、簇状毛以及多细胞的腺毛或瘤状物。叶表皮细胞内壁常黏液性。草酸钙结晶以方晶或簇晶常见，较少针晶及砂晶。茎的周皮于浅表发生，木栓细胞壁薄或外切向壁强烈增厚，中柱鞘部位常可见纤维束，射线通常较狭窄。

本科植物的化学成分主要如下。①挥发油：挥发油中多含单萜类衍生物，如柠檬烯、芳樟醇（linalool）、香茅醇、枸橼醛等；也有芳香族化合物，如茴香醛（anisaldehyde）、甲基胡椒酚（methyl chavicol）等。柠檬烯有镇痛、利胆、促进消化液分泌等作用，已广泛应用于临床。②生物碱类：异喹啉类生物碱常见于黄柏属、花椒属、飞龙掌血属（*Toddalia*）、吴茱萸属植物中，如小檗碱、黄柏碱、木兰碱、氯化两面针碱等；呋喃喹啉类、吡喃喹啉类和吖啶酮类生物碱几乎只存在于芸香科植物中，呋喃喹啉类生物碱如白鲜碱（dictamnine）、茵芋碱（skimmianine）等常见于白鲜属（*Dictamnus*）、花椒属、芸香属（*Ruta*）、蜜茱萸属（*Melicope*）、常山属（*Orixa*）、松风草属（*Boenninghausnia*）、茵芋属的植物中；吖啶酮类生物碱如吴茱萸黄碱（euoxanthine）、山油柑碱（acronycine）等存在于吴茱萸属、山油柑属（*Acronychia*）的植物中；吲哚类生物碱存在于吴茱萸中，如吴茱萸碱（euodiamine）。生物碱类是本科植物的重要活性成分，山油柑碱有广谱抗肿瘤作用和中枢神经抑制作用，吴茱萸碱可增强巴比妥类药物的安眠作用，并有抗惊厥作用，小檗碱具有抗病原微生物、抗心律失常、降血糖、抗炎与免疫调节、抗肿瘤等多种药理作用，氯化两面针碱有较强的抗肿瘤活性及对心肌缺血的保护作用。③黄酮类：在柑橘属、枸橘属（*Poncirus*）、芸香属、花椒属、黄柏属等植物中均含有黄酮类化合物，具有抗炎、抗氧化、抗诱变、抗癌等作用。④香豆素类：该类化合物已知存在于本科 50 个属的 178 种植物中，常见的有花椒毒内酯（xanthotoxin）、佛手苷内酯（bergapten）、花椒内酯（xanthyletin）、异茴芹内酯（isopimpinellin）、邪蒿内酯（seselin）等。

陈皮　Citri Reticulatae Pericarpium

本品为芸香科植物橘 *Citrus reticulata* Blanco 及其栽培变种的干燥成熟果皮。产于广东、浙江、福建、江西、湖南等地，药材陈皮分为陈皮和广陈皮两种。陈皮常剥成数瓣，基部相连，有的呈不规则的片状，厚 1～4mm。外表面橙红色或红棕色，有细皱纹及凹下的点状油室，内表面浅黄白色，粗糙，附黄白色或黄棕色筋络状维管束。质稍硬而脆。气香，味辛、苦。广陈皮常 3 瓣相连，形状整齐，厚度均匀，约 1mm。点状油室较大，对光照视时透明清晰。质较柔软。主含有挥发油，油中主要包括右旋柠檬烯［(+)-limonene］，α-及 β-蒎烯、α-松油烯等 30 余种成分。另有橙皮苷（hesperidin）、新橙皮苷（neohesperidin）、米橘素（citromitin）、5-*O*-去甲米橘素（5-*O*-desmethyl citromitin）、川陈皮素（nobiletin）、柚皮苷（naringin）、5，7，4′-三甲氧基黄酮（5，7，4′-trimethoxyflavone）、5-去甲基川陈皮素（5-demethyl-nobiletin）等黄酮类成分。本品含橙皮苷不得少于 3.5%。陈皮挥发油对胃肠道有温和的刺激作用，可促进消化液分泌，排除肠管内积气。陈皮煎剂可直接抑制肠管平滑肌，对抗乙酰胆碱，具有解痉作用。此外还有增强心肌收缩力、抗炎、增强免疫、抗氧化等作用。本品味苦、辛，性温。能理气健脾，燥湿化痰。用于脘腹胀满，食少吐泻，咳嗽痰多。用量 3～10g。

附 1：橘红

本品为芸香科植物橘 *Citrus reticulata* Blanco 及其栽培变种的干燥外层果皮。能理气宽中，燥湿化痰。用于咳嗽痰多，食积伤酒，呕恶痞闷。

附 2：橘核

本品为芸香科植物橘 *Citrus reticulata* Blanco 及其栽培变种的干燥成熟种子。味苦，性平。能理气，散结，止痛。用于疝气疼痛，睾丸肿痛，乳痈乳癖。

附 3：青皮

本品为芸香科植物橘 *Citrus reticulata* Blanco 及其栽培变种的干燥幼果或未成熟果实的果皮。5～6 月收集自落幼果，晒干，习称“个青皮”；7～8 月采收未成熟的果实，在果皮上纵剖四瓣至基部，除尽瓤瓣，晒干，习称“四花青皮”。本品含橙皮苷不得少于 5.0%。味苦、辛，性温。能疏肝破气，消积化滞。用于胸胁胀痛，疝气疼痛，乳癖，乳痈，食积气滞，脘腹胀痛。

*黄柏　Phellodendri Chinensis Cortex

始载于《神农本草经》。《嘉祐本草》载：“黄檗树高数丈。叶似吴茱萸，亦如紫椿，经冬不凋。皮外白，里深黄色。……皮紧，厚二三分，鲜黄者上”。苏颂谓：“处处有之，以蜀中出者肉厚色深为佳”。

【来源】 本品为芸香科植物黄皮树 *Phellodendron chinense* Schneid. 的干燥树皮。习称“川黄柏”。

【植物形态】 树高 10～12m 的乔木，树皮略灰棕色，木栓层薄。奇数羽状复叶对生，小叶 7～15 对，卵状披针形，叶背密被长柔毛。圆锥花序顶生，密被短柔毛。果多数密集成团，果的顶部略狭窄，呈椭圆形或近圆球形，蓝黑色。花期 5～6 月，果期 9～11 月。

【采制】3～6 月剥取树皮，鲜时刮去粗皮，晒干。

【产地】主产于四川、贵州、云南，陕西、湖北、广西、湖南、甘肃亦产。

【性状】板片状或浅槽状，长宽不一，厚 1～6mm；外表面黄褐色或黄棕色，平坦或具纵沟纹，有的可见皮孔痕及残存的灰褐色粗皮；内表面暗黄色或淡棕色，有细密的纵棱纹。体轻，质硬，断面纤维性，呈裂片状分层，深黄色，气微，味极苦，嚼之有黏性。

以皮厚、断面色黄者为佳。

【显微特征】横切面：残留栓皮者木栓细胞含黄棕色物。皮层狭窄，散有石细胞群和纤维束，石细胞较多，壁厚，有层纹，有的石细胞呈分枝状。韧皮射线宽 2～4 列细胞，韧皮纤维众多，与韧皮薄壁细胞交互成层排列，纤维黄色，壁厚，周围细胞常含草酸钙方晶。黏液细胞多；薄壁细胞中可见方晶、淀粉粒（图 12－34）。

粉末：鲜黄色。纤维鲜黄色，直径 16～38μm，常成束，周围薄壁细胞含草酸钙方晶，形成晶鞘纤维，含晶细胞壁木化增厚。石细胞鲜黄色，类圆形或纺锤形，直径 35～128μm，有的呈分枝状，枝端锐尖，壁厚，层纹明显；有的可见大型纤维状的石细胞，长达 900μm。草酸钙方晶众多。另可见淀粉粒、黏液细胞和木栓细胞（图 12－35）。

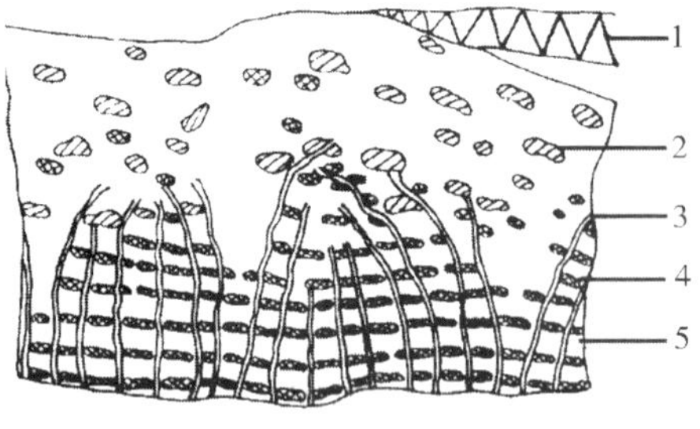

图 12－34　黄皮树（树皮）横切面

1. 木栓层；2. 石细胞群；3. 射线；4. 硬韧部；5. 韧皮部

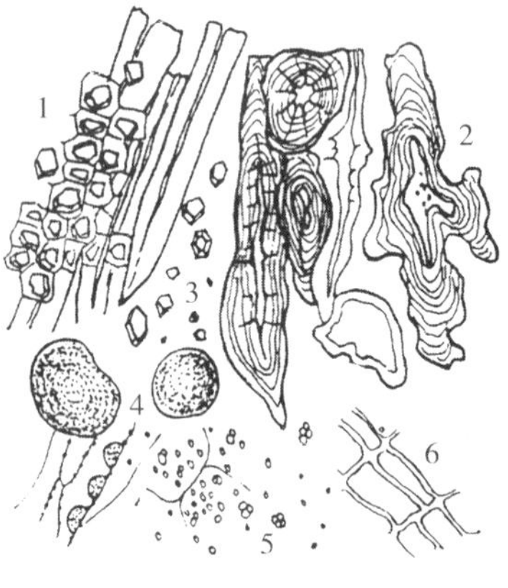

图 12－35　黄皮树（树皮）粉末

1. 纤维及晶鞘纤维；2. 石细胞；3. 草酸钙方晶；4. 黏液细胞；5. 淀粉粒；6. 木栓细胞

【化学成分】含有多种生物碱、柠檬苦素类成分。①生物碱：如小檗碱（berberine）、巴马汀（palmatine）、木兰花碱（magnoflorine）、黄柏碱（phellodendrine）、白栝楼碱（candicine）和蝙蝠葛任碱（menisperine）等。②柠檬苦素类：如柠檬苦素（limonin）、黄柏酮（obakunone）、kihadanin A 和 B。

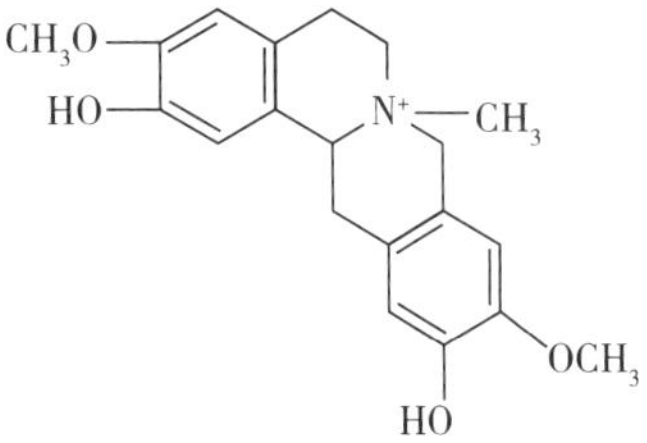

黄柏碱

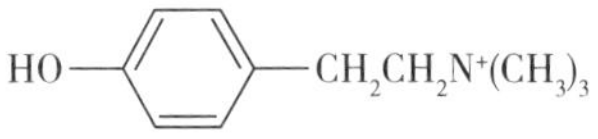

白栝楼碱

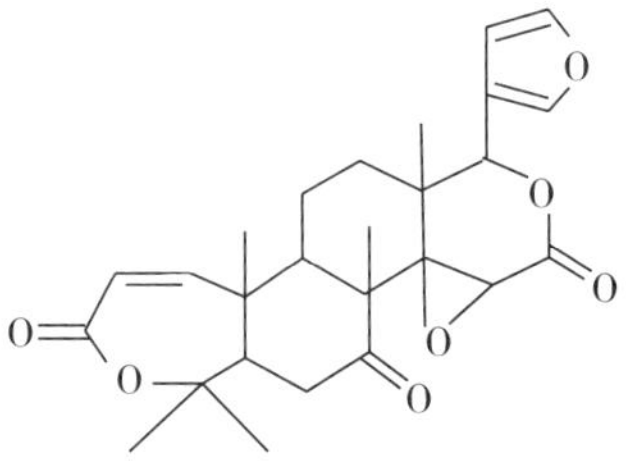

黄柏酮

【理化鉴定】薄层色谱：粉末用甲醇回流提取，滤过，滤液作为供试品溶液。以川黄柏对照药材和盐酸黄柏碱作对照，用硅胶 G 薄层板，以乙酸乙酯-丁酮-甲酸-水（10:6:1:1）溶液展开，紫外光灯（365nm）下检视。供试品色谱中，在与对照药材和对照品色谱相应的位置上，显相同颜色的斑点。

【检查】水分不得过 12.0 %；总灰分不得过 8.0% 。

【浸出物】照醇溶性浸出物测定法项下的冷浸法测定，用稀乙醇作溶剂，不得少于 14.0% 。

【含量测定】采用高效液相色谱法测定盐酸小檗碱和盐酸黄柏碱。本品按干燥品计算，含小檗碱以盐酸小檗碱（$C_{20}H_{17}NO_4 \cdot HCl$）计不得少于 3.0%，含黄柏碱以盐酸黄柏碱计（$C_{20}H_{23}NO_4 \cdot HCl$）不得少于 0.34% 。

【药理作用】①抗病原微生物及病原虫作用：黄柏煎剂、醇浸剂具有广谱抗菌作用。对多种革兰阳性菌、革兰阴性菌、钩端螺旋体、滴虫、阿米巴原虫均有抑制作用。②抗炎作用：小檗碱能抑制乙酸和组胺引起的毛细血管渗透性增加，抑制二甲苯引起的小鼠耳廓肿胀。③降压作用：小檗碱、黄连碱、巴马汀均具有降压作用。此外，还有镇静、利胆、抗溃疡等作用。

【功能与主治】味苦，性寒。能清热燥湿，泻火除蒸，解毒疗疮。用于湿热泻痢，黄疸尿赤，带下阴痒，热淋涩痛，脚气痿躄，骨蒸劳热，盗汗，遗精，疮疡肿毒，湿疹湿疮。用量 3 ~ 12g，外用适量。

附：关黄柏

本品为芸香科植物黄檗 *Phellodendron amurense* Rupr. 的干燥树皮。关黄柏主产于东北、河北、内蒙古。树皮为板片状或浅槽状，长宽不一，厚 2 ~ 4mm。外表面黄绿色或淡棕黄色，较平坦；有不规则的纵裂纹，皮孔痕小而少见，偶有灰白色的粗皮残留；内表面黄色或黄棕色；体轻，质较硬，断面纤维性，有的呈裂片状分层，鲜黄色或黄绿色。气微，味极苦，嚼之有黏性。其功效同黄柏。

知识链接

1. 芸香科黄檗属约 4 种，主产于亚洲东部。我国有 2 种及 1 变种。黄皮树和黄檗以前都作为黄柏入药，2010 年版《中国药典》起将二者分开，一般认为黄柏质量较优，关黄柏质量较次。其炮制品可分为黄柏、黄柏炭、盐黄柏和酒黄柏。

2. 黄柏原植物基本来源于黄皮树（*Phellodendron chinense* Schneid.）与其变种秃叶黄皮树（*P. chinense* Schneid. var. *glabriusculum* Schneid.）。黄柏在种植上，有南川黄柏、武隆黄柏、峨眉黄柏三个不同的栽培品种。

白鲜皮　Dictamni Cortex

本品为芸香科植物白鲜 *Dictamnus dasycarpus* Turcz. 的干燥根皮。主产于辽宁、河北、四川、江苏等地。根皮呈卷筒状，长 5 ~ 15cm，直径 1 ~ 2cm，厚 0.2 ~ 0.5cm。外表面灰白色或至淡灰黄色，具细纵皱纹和细根痕，常有突起的颗粒状小点；内表面类白色，有细纵纹。质脆，折断时有粉尘飞扬，断面不平坦，略呈层片状，剥去外层，迎光可见闪烁的小亮点。有羊膻气，味微苦。本品含以下化学成分。①生物碱类：如白鲜碱（dictamnine）、γ-崖椒碱（γ-fagarine）、茵芋碱（skimmianine）、白鲜明碱（dasycarpamine）等。②倍半萜苷类：如 dictamnosides A、B、D、G ~ N。尚含梣酮（fraxinellone）、柠檬苦素、白鲜内酯（dictamnolactone）、吴茱萸苦素（rutaevin）、黄柏酮（obakunone）等。此外还含皂苷、挥发油等。本品含梣酮不得少于 0.05%，含黄柏酮不得少于 0.15%。白鲜皮有抗菌、强心、收缩子宫平滑肌、调节免疫、抗肿瘤等作用。本品味苦，性寒。能清热燥湿，祛风解毒。用于湿热疮毒，黄水淋漓，湿疹，风疹，疥癣疮癞，风湿热痹，黄疸尿赤。用量 5 ~ 10g。外用适量，煎汤洗或研粉敷。

吴茱萸 Eudiae Fructus

本品为芸香科植物吴茱萸 *Euodia rutaecarpa*（Juss.）Benth.、石虎 *E. rutaecarpa*（Juss.）Benth. var. *officinalis*（Dode）Huang 或疏毛吴茱萸 *E. rutaecarpa*（Juss.）Benth. var. *bodinieri*（Dode）Huang 的干燥近成熟果实。主要产于中南、华东、西南地区。果实略呈球形或略呈五角状扁球形，直径 2 ~ 5mm。表面暗黄绿色至褐色，粗糙，有多数点状突起或凹下的油点。顶端有五角星状的裂隙，基部残留被有黄色茸毛的果梗。质硬而脆，横切面可见子房 5 室，每室有淡黄色种子 1 粒。气芳香浓郁，味辛辣而苦。主含生物碱类，如吴茱萸碱（euodiamine）、羟基吴茱萸碱（hydroxyeuodiamine）、去氢吴茱萸碱（dehydroeuodiamine）、吴茱萸次碱（rutaecarpine）、rhefinine、吴茱萸酰胺（euodiamide）、辛弗林（synephrine）等。另含柠檬苦素、吴茱萸烯（euodene）等。本品含吴茱萸碱（$C_{19}H_{17}N_3O$）和吴茱萸次碱（$C_{18}H_{13}N_3O$）的总量不得少于 0.15%，含柠檬苦素（$C_{26}H_{30}O_8$）不得少于 0.20%。吴茱萸具有抗溃疡、保肝利胆、调节胃肠道运动、调节血压、抗菌等作用。本品味辛、苦，性热；有小毒。能散寒止痛，降逆止呕，助阳止泻。用于厥阴头痛，寒疝腹痛，寒湿脚气，经行腹痛，脘腹胀痛，呕吐吞酸，五更泄泻。用量 2 ~ 5g。外用适量。

枳实 Aurantii Fructus Immaturus

本品为芸香科植物酸橙 *Citrus aurantium* L. 及其栽培变种或甜橙 *C. sinensis* Osbeck 的干燥幼果。主产于江西、四川等地。果实呈半球形，少数为球形，直径 0.5 ~ 2.5cm。外果皮黑绿色或棕褐色，具颗粒状突起和皱纹，有明显的花柱残迹或果梗痕。切面中果皮略隆起，厚 0.3 ~ 1.2cm，黄白色或黄褐色，边缘有 1 ~ 2 列油室，瓤囊棕褐色。质坚硬。气清香，味苦、微酸。枳实含有以下化学成分。①挥发油：主成分为右旋柠檬烯（*d*-limonene）、右旋芳樟醇（*d*-linalool）、枸橼醛（citral）等。②黄酮类：主要为酸橙素（auranetin）、柚皮苷（naringin）、苦橙苷（aurantiamarin）、橙皮苷（hesperidin）、新橙皮苷（neohesperidin）、苦橙丁（aurantin）、川陈皮素（nobiletin）、红橘素（tangeretin）、甜橙素（sinensetin）、5，7，4′-三甲氧基黄酮（5，7，4′-trimethoxyflavone）等。另含辛弗林（synephrine）、*N*-甲基酪胺（*N*-methyltyramine）、柠檬苦素等。本品含辛弗林（$C_9H_{13}NO_2$）不得少于 0.30%。枳实对胃肠平滑肌有兴奋和抑制的双重作用，此外还有抗炎、抗菌、抗病毒、抗肿瘤、强心等作用。本品味苦、辛、酸，性微寒。能破气消积，化痰散痞。用于积滞内停，痞满胀痛，泻痢后重，大便不通，痰滞气阻，胸痹，结胸，脏器下垂。用量3～9g。孕妇慎用。

《中国药典》收载的其他芸香科生药

欧美国家常用芸香科植物药

18. 橄榄科 Burseraceae

乳香　Olibanum

本品为橄榄科植物乳香树 *Boswellia carterii* Birdw. 及同属植物鲍达乳香树 *B. bhaw-dajiana* Birdw. 树皮渗出的树脂。主产于索马里、埃塞俄比亚及阿拉伯半岛南部，通常分为索马里乳香和埃塞俄比亚乳香，每种又分为乳香珠和原乳香。本品为长卵形滴乳状、类圆形颗粒或黏合成大小不等的不规则块状物。大者长达2cm（乳香珠）或5cm（原乳香）。表面黄白色，半透明，被有黄白色粉末，久存则颜色加深。质脆，遇热软化。破碎面有玻璃样或蜡样光泽。具特异香气，味微苦，嚼之软化成胶块。与水共研成白色乳状液。含挥发油2%～8%、树脂60%～70%、树胶27%～35%；挥发油中含蒎烯、α-水芹烯（α-phellandrene）等。树脂主含α-，β-乳香脂酸（α-，β-boswellic acid）；树胶水解产生含阿拉伯糖酸（arabic acid）的钙盐和镁盐、西黄蓍胶黏素（bassorin）以及多聚糖，多聚糖水解得阿拉伯糖、半乳糖等。索马里乳香含挥发油不得少于6.0%（ml/g）；埃塞俄比亚乳香含挥发油不得少于2.0%（ml/g）。乳香具有抗炎、抗肿瘤、抗氧化等作用。本品味辛、苦，性温。能活血定痛，消肿生肌。用于胸痹心痛，胃脘疼痛，痛经经闭，产后瘀阻，癥瘕腹痛，风湿痹痛，筋脉拘挛，跌打损伤，痈肿疮疡。用量3～5g。

没药　Myrrha

本品为橄榄科植物地丁树 *Commiphora myrrha* Engl. 及哈地丁树 *C. molmol* Engl. 的干燥树脂。主产于索马里、埃塞俄比亚、印度，分为天然没药和胶质没药。天然没药呈不规则团块，大小不等，大者直径长达6cm以上。表面黄棕色或红褐色，近半透明部分呈棕黑色，被有黄色粉尘。质坚脆，破碎面不整齐，无光泽。有特异香气，味苦而微辛。胶质没药呈不规则块状和颗粒，多黏结成大小不等的团块，大者直径长达6cm以上。表面棕黄色至棕褐色，不透明，质坚实或疏松，有特异香气，味苦而有黏性。含挥发油2%～9%、树脂25%～35%、树胶57%～65%。挥发油含丁香酚（eugenol），枯醛（cumin aldehyde），α-，β-，γ-没药烯（α-，β-，γ-bisabolene）等；树脂含α-，β-，γ-没药酸（α-，β-，γ-commiphoric acid），α-，β-罕没药酚（α-，β-heerabomyrrhol）等；树胶水解得阿拉伯糖、半乳糖等。天然没药含挥发油不得少于4.0%（ml/g）；胶质没药含挥发油不得少于2.0%（ml/g）。有扩张外周血管、镇痛、抗炎等药理作用。本品味辛、苦，性平。能散瘀定痛，消肿生肌。用于胸痹心痛，胃脘疼痛，痛经经闭，产后瘀阻，癥瘕腹痛，风湿痹痛，跌打损伤，痈肿疮疡。用量3～5g，炮制去油，多入丸散用。孕妇及胃弱者慎用。

《中国药典》收载的其他橄榄科生药

19. 楝科 Meliaceae

苦楝皮 Meliae Cortex

本品为楝科植物川楝 *Melia toosendan* Sieb. et Zucc. 或楝 *M. azedarach* L. 的干燥树皮及根皮。全国大部分地区均产。树皮呈不规则板片状、槽状或半卷筒状，长宽不一，厚2～6mm。外表面灰棕色或灰褐色，粗糙，具交织的纵皱纹和点状灰棕色皮孔，除去粗皮者呈淡黄色，内表面类白色或淡黄色。质韧，不易折断，断面纤维性，呈层片状，易剥离，黄白相间。气微，味苦。含川楝素（toosendanin）、异川楝素（isotoosendanin）、苦楝酮（kulinone）、苦楝萜酮内酯（kulactone）、苦楝萜醇内酯（kulolactone）、苦楝萜酸甲酯（methylkulonate）、苦楝子三醇（melianotriol）等。川楝素有驱虫、抗肉毒中毒、兴奋肠肌、抑菌等作用。本品味苦、性寒；有毒。能杀虫，疗癣。用于蛔虫病，蛲虫病，虫积腹痛；治疗疥癣瘙痒。用量3～6g。外用适量，研末，用猪脂调敷患处。

附：川楝素的含量测定

采用高效液相色谱-质谱法测定。

取本品粉末约0.25g，置圆底烧瓶中，精密加入甲醇50ml，称定重量，加热回流，用甲醇补足减失的重量，摇匀，滤过，取续滤液为供试品。以川楝素为对照品，分别精密吸取川楝素对照品溶液2μl与供试品溶液1～2μl，注入液相色谱-质谱联用仪，以川楝素两个峰面积之和计算。本品含川楝素应为0.010%～0.20%。

川楝子 Toosendan Fructus

本品为楝科植物川楝 *Melia toosendan* Sieb. et Zucc. 的干燥成熟果实。主产于四川。果实呈类球形，直径2～3.2cm。表面金黄色至棕黄色，微有光泽，少数凹陷或皱缩，具深棕色小点。顶端有花柱残痕，基部凹陷，有果梗痕。外果皮革质，与果肉间常成空隙，果肉松软，淡黄色，遇水湿润而显黏性。果核球形或卵圆形，质坚硬，两端平截，具6～8条纵棱，内分6～8室，每室含黑棕色长圆形的种子1粒。气特异，味酸、苦。含川楝素、异川楝素及多种具苦味的三萜成分苦楝子酮（melianone）、脂川楝子醇（lipomelianol）及生物碱、山柰酚、树脂、鞣质等成分。本品含川楝素应为0.060%～0.20%。川楝子有调节胃肠平滑肌、促胆汁分泌、驱虫、抑菌、抗肉毒中毒等作用。本品味苦，性寒；有小毒。能疏肝泄热，行气止痛，杀虫。用于肝郁化火，胸胁，脘腹胀痛，疝气疼痛，虫积腹痛。用量5～10g。外用适量，研末调涂。

欧美国家常用楝科植物药

20. 远志科 Polygalaceae

远志 Polygalae Radix

本品为远志科植物远志 *Polygala tenuifolia* Willd. 或卵叶远志 *P. sibirica* L. 的干燥根。主产于山西、陕西、河北、河南。根圆柱形，略弯曲，长 3 ~ 15cm，直径 0.3 ~ 0.8cm。表面灰黄色至灰棕色，有较密并深陷的横皱纹、纵皱纹及裂纹，老根的横皱纹较密更深陷，略呈结节状。质硬而脆，易折断，断面皮部棕黄色，木部黄白色，皮部易与木部剥离。有的在加工时抽去木心，形成筒状，称“远志筒”或“远志肉”。气微，味苦、微辛，嚼之有刺喉感。主含远志皂苷 A ~ H（onjisaponin A ~ H）及细叶远志皂苷（tenuifolin）等；尚含屾酮类成分，如6-羟基-1，2，3，7-四甲氧基屾酮（6-hydroxy-1，2，3，7-tetramethoxy-xanthone）、远志屾酮（onjixanthone Ⅰ，Ⅱ，Ⅲ）、1，6-二羟基-3，7-二甲氧基屾酮（1，6-dihydroxy-3，7-dimethoxyxanthone）、1，7-二羟基-3-甲氧基屾酮（1，7-dihydroxy-3-methoxyxanthone）；生物碱类成分，如细叶远志定碱（tenuidine）、N_9-甲酰基哈尔满（N_9-formylharman）、1-丁氧羰基-β-咔啉等。本品含细叶远志皂苷（$C_{36}H_{56}O_{12}$）不得少于2.0%；远志屾酮Ⅲ（$C_{25}H_{28}O_{15}$）不得少于0.15%；3，6-二芥子酰基蔗糖（$C_{36}H_{46}O_{17}$）不得少于0.50%。远志具镇静、抗惊厥、降压、祛痰等作用。本品味苦、辛，性温。能安神益智，交通心肾，祛痰，消肿。用于心肾不交引起的失眠多梦、健忘惊悸、神志恍惚、咳痰不爽、疮疡肿毒、乳房肿痛。用量3 ~ 10g。

《中国药典》收载的其他远志科生药

欧美国家常用远志科植物药

21. 鼠李科 Rhamnaceae

酸枣仁 Ziziphi Spinosae Semen

本品为鼠李科植物酸枣 *Ziziphus jujuba* Mill. var. *spinosa*（Bunge）Hu ex H. F. Chou 的干燥成熟种子。主产于河北、陕西、辽宁。种子呈扁圆形或扁椭圆形，长 5 ~ 9mm，宽 5 ~ 7mm，厚约 3mm。表面紫红色或紫褐色，平滑有光泽，有的有裂纹。有的两面均呈圆隆状突起；有的一面较平坦，中间或有一条隆起的纵线纹；另一面稍突起。一端凹陷，可见线形种脐；另端有细小突起的合点。种皮较脆，胚乳白色，子叶 2，浅黄色，富油性。气微，味淡。含三萜皂苷类，如酸枣仁皂苷（jujuboside）A、B，水解得酸枣仁皂苷元（jujubogenin）；黄酮类，如斯皮诺素（spinosin）；三萜类，如白桦脂酸（betulinic acid）、白桦脂醇（betulin）；生物碱类，如酸枣仁碱 A（sanjoinine A）。此外还含脂肪油、蛋白质及甾醇等。本品含酸枣仁皂苷 A（$C_{58}H_{94}O_{26}$）不得少于0.030%，含斯皮诺素（$C_{28}H_{32}O_{15}$）不得少于0.080%。酸枣仁有镇静、催眠及降压等作用。本品味甘、酸，性平。能养心补肝，宁心安神，敛汗，生津。用于虚烦不眠，惊悸多梦，体虚多汗，津伤口渴。用量10 ~ 15g。

大枣 Jujubae Fructus

本品为鼠李科植物枣 *Ziziphus jujuba* Mill. 的干燥成熟果实。全国各地广为栽培，主产于河北、河南、山东、四川、贵州等地。本品呈椭圆形或球形，长 2～3.5cm，直径 1.5～2.5cm。表面暗红色，略带光泽，有不规则皱纹。基部凹陷，有短果梗。外果皮薄，中果皮棕黄色或淡褐色，肉质，柔软，富糖性而油润。果核纺锤形，两端锐尖，质坚硬。气微香，味甜。本品含生物碱类，如光千金藤碱（stepharine）、*N*-去甲基荷叶碱（*N*-nornuciferine）等；三萜酸类，如白桦脂酮酸（betulonic acid）、齐墩果酸（oleanoic acid）、马斯里酸（maslinic acid）等；还含皂苷类，如大枣皂苷（zizyphus saponin）Ⅰ、Ⅱ、Ⅲ和酸枣皂苷（jujuboside）B。另含环磷酸腺苷、环磷酸鸟苷、糖类、脂肪酸、维生素等成分。大枣具有抗肿瘤、抗Ⅰ型变态反应，抑制中枢神经及增加体重、增强肌力的作用。本品味甘，性温。能补中益气，养血安神。用于脾虚食少，乏力便溏，妇人脏躁。用量 6～15g。

欧美国家常用鼠李科植物药

22. 瑞香科 Thymelaeaceae

灌木或乔木。茎皮多韧皮纤维。单叶。花萼管状，4～5 裂，呈花瓣状；花瓣缺或退化为鳞片状；雄蕊常与花萼裂片同数或为其 2 倍，通常着生于萼管的喉部；子房上位，每室 1 倒生胚珠。

本科约 50 属，500 种，分布于热带和温带。我国有 9 属，约 90 种，已知药用植物近 40 种，分布于全国。主要的生药有沉香、芫花、了哥王、狼毒、结香等。

本科植物主要含有二萜酯类、香豆素类、木脂素类、挥发油和黄酮类等。芫花中的二萜酯类有抗生育作用。瑞香属（*Daphne*）植物中含有的瑞香素（daphnetin）及其苷类，有抗炎、抗凝血和促进尿酸排泄的作用。木脂素类芫花醇（wikstromol）有抗淋巴细胞性白血病的作用。本科许多植物均含挥发油，多属倍半萜类成分，有止痛、理气的功效。

*沉香 Aquilariae Lignum Resinatum

始载于《名医别录》。沈怀远《南越志》谓："交趾蜜香树……坚黑沉水者，即沉香也。半浮半沉与水面平者，为鸡骨香。"白木香始载于《本草拾遗》："蜜香生交州，大树节如沉香"。

【来源】本品为瑞香科植物白木香 *Aquilaria sinensis*（Lour.）Gilg 含有树脂的木材，习称"国产沉香"或"土沉香"。

【植物形态】常绿乔木，叶互生，革质，卵形、倒卵形或椭圆形。伞形花序顶生或腋生，花黄绿色，芳香，花萼浅钟状，裂片 5；花瓣 10，鳞片状，有毛；雄蕊 10，一轮；雌蕊子房上位，2 室。蒴果木质，倒卵形。种子基部有长约 2cm 的尾状附属物。花期 4～5 月，果期 7～8 月。

【采制】全年均可采收，以种植 10 年、胸径 30cm 以上者取香质量较好。结香的方法如下。①半断干法：离树干基部一定高度横锯树干深 1/2 或 1/3，让其结香。②凿洞法：在树干上，凿一至多个宽 2cm、长 5 ~ 10cm、深 5 ~ 10cm 的长方形或圆形洞，用泥土封闭，让其结香，取香数年后再取。③砍伤法：用刀在树干上横砍至木质部 3 ~ 5cm，一至数个伤口，让其结香，数年后能产生 3 ~ 4 级沉香，香被取后又可以继续结香。④人工接种结香：用锯和凿的方法，在大树树干的同一边从上到下每隔 40 ~ 50cm 开一香门，香门长和深度均为树干粗的一半，宽为 1cm。开好香门后，将菌种塞满香门，用塑料薄膜包扎封口。当上下伤口都结香而相连接时，整株砍下采香。将采下的香，用刀剔除无脂及腐烂部分，阴干。

【产地】主产于海南、广东，广西、福建亦产。

【性状】本品呈不规则块、片状或盔帽状，有的为小碎块。表面凹凸不平，有刀痕，偶有孔洞，可见黑褐色树脂与黄白色木部相间的斑纹，孔洞及凹窝表面多呈朽木状。质较坚实，断面刺状。气芳香，味苦。

以色黑、质坚硬、油性足、香气浓而持久、能沉水者为佳。

【显微特征】横切面：木射线宽 1 ~ 2 列细胞，含棕色树脂。导管圆多角形，直径 42 ~ 128μm，有的含棕色树脂。木纤维多角形，直径 20 ~ 45μm，壁稍厚，木化。木间韧皮部扁长椭圆形或条带状，常与射线相交，内含棕色树脂。切向纵切面射线高 4 ~ 15 个细胞；导管节短，两端平截，具缘纹孔排列紧密；木间韧皮部细胞类长方形。径向纵切面射线呈条带状，细胞同型。

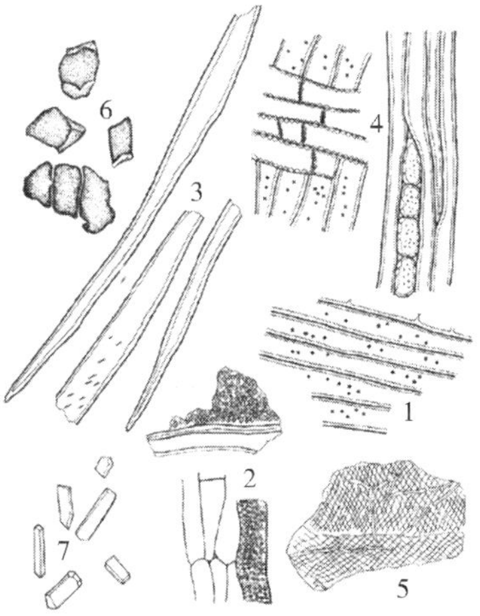

图 12－36　白木香（心材）粉末

1. 纤维管胞；2. 导管碎片；3. 韧型纤维；4. 木射线碎片；5. 木间韧皮薄壁细胞；6. 树脂块；7. 草酸钙柱晶

粉末：深棕色。①纤维管胞多成束，长梭形，直径 22 ~ 29μm，壁较薄，木化，径向壁上有具缘纹孔。②韧型纤维较少见，多离散，直径 25 ~ 45μm，径向壁有单斜纹孔。③具缘纹孔导管直径约至 128μm，具缘纹孔排列紧密，内含黄棕色树脂块。④木射线碎片宽 1 ~ 2 列细胞，壁连珠状增厚。⑤木间韧皮薄壁细胞壁非木化，含黄棕色物，可见菌丝及纵横交错的纹理。另可见黄棕色树脂团块、草酸钙柱晶（图12－36）。

【化学成分】本品含挥发油约 0. 80%，油中有白木香醇（baimuxinol）、异白木香醇（isobaimuxinol）、去氢白木香醇（dehydrobaimuxinol）、白木香酸（baimuxinic acid）、白木香醛（baimuxinal）等。此外，还含有色酮类化合物及倍半萜类化合物。

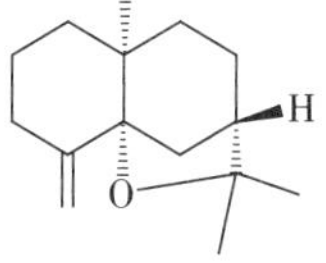

β-沉香萜呋喃

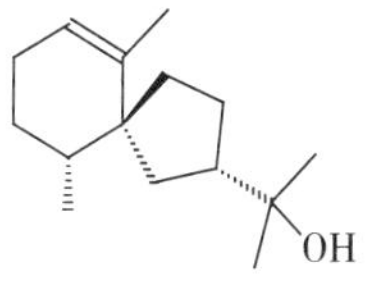

沉香螺萜醇

【理化鉴定】 薄层色谱：粉末用丙酮超声提取，滤过，滤液蒸干后加三氯甲烷溶解，作供试品。以沉香对照药材作对照，用硅胶G板，苯－丙酮（9∶1）展开，紫外光灯（365nm）下检视，在与对照药材色谱相应的位置上，显相同颜色的荧光斑点。

【特征图谱】 采用高效液相色谱法测定，以沉香对照药材为参照药材，以沉香四醇为参照物，供试品特征图谱中应呈现6个特征峰，并应与对照药材参照物色谱峰中的6个特征峰相对应，其中：峰1应与对照品参照物峰保持一致；峰3：8-氯-2-（2-苯乙基）-5，6，7-三羟基-5，6，7，8-四氢色酮；峰5：6，4′-二羟基-3′－甲氧基-2-（2-苯乙基）色酮。

【浸出物】 照醇溶性浸出物测定法项下的热浸法测定，用乙醇作溶剂，不得少于10.0%。

【含量测定】 采用高效液相色谱法测定沉香四醇。本品按干燥品计算，含沉香四醇（$C_{17}H_{18}O_6$）不得少于0.10%。

【药理作用】 ①止咳作用：沉香醇提取物通过促进豚鼠体外气管抗组胺作用，而发挥止咳作用。②对消化道系统的作用：沉香水煎液和水煮醇沉液能抑制离体豚鼠回肠的自主收缩，对抗组胺、乙酰胆碱引起的痉挛性收缩；对整体动物腹腔注射沉香水煮醇沉液，能使新斯的明引起的小鼠肠推进运动减慢，呈现肠平滑肌解痉作用。③对中枢神经系统的作用：用沉香苯提取物给小鼠灌胃，能明显延长环己巴比妥诱导小鼠的睡眠时间。

【功能与主治】 味辛、苦，性微温。能行气止痛，温中止呕，纳气平喘。用于胸腹胀闷疼痛，胃寒呕吐呃逆，肾虚气逆喘急。用量1～5g。入煎剂宜后下。

知识链接

瑞香科沉香属约15种，我国有2种。其商品的经济价值较高，以前市场上分为进口沉香和国产沉香，前者质量较优，为瑞香科沉香 *Aquilaria agallocha*（Lour.）Roxb含有树脂的木材，目前产量较少；后者在国内产量较大，是目前市场上的主流，其商品按照挥发油含量多少分为不同的等级。

《中国药典》收载的其他瑞香科生药

欧美国家常用瑞香科植物药

23. 桃金娘科 Myrtaceae

丁香 Caryophylli Flos

本品为桃金娘科植物丁香 *Eugenia caryophyllata* Thunb. 的干燥花蕾。主产于坦桑尼亚、印度尼西亚及东非沿岸国家，我国已引种栽培。花蕾呈研棒状，长1～2cm。花冠圆球形，花瓣4，覆瓦状抱合，棕褐色或褐黄色，花瓣内为雄蕊和花柱，搓碎可见众多黄色细粒状的花药。萼筒圆柱状，略扁，有的稍弯曲，长0.7～1.4cm，直径0.3～0.6m，红棕色或棕褐色，上端有4枚三角状萼片，十字状分开。质坚实，富油性。气芳香浓烈，味辛辣，有麻舌感。含挥发油，油中主成分为丁香酚（eugenol）、β-丁香烯

(β-caryophyllene) 及乙酰丁香酚 (acetyleugenol)。另含鞣质、齐墩果酸 (oleanolic acid)、山柰酚 (trifolitin)、鼠李素 (rhamnetin) 等。本品含丁香酚不得少于11.0%。丁香有促进胃酸分泌、增加胃蛋白酶活力、保护胃黏膜的作用，此外还有镇痛、抗凝血、止泻、利胆、抗菌等作用。本品味辛，性温。能温中降逆，补肾助阳。用于脾胃虚寒，呃逆呕吐，食少吐泻，心腹冷痛，肾虚阳痿。用量1～3g。内服或研末外敷。不宜与郁金同用。

附：丁香油

丁香油为丁香的挥发油，用作兴奋剂、芳香剂、防腐剂、龋齿局部镇痛剂及香料。

欧美国家常用桃金娘科植物药

24. 山茱萸科 Cornaceae

山茱萸 Corni Fructus

本品为山茱萸科植物山茱萸 *Cornus officinalis* Sieb. et Zucc. 的干燥成熟果肉。主产于浙江、河南、安徽、陕西、四川等省。果肉呈不规则的片状或囊状，长1～1.5cm，宽0.5～1cm。表面紫红色至紫黑色，皱缩，有光泽，顶端有的有圆形宿萼痕，基部有果梗痕。质柔软。气微，味酸涩而微苦。本品含环烯醚萜苷类，如山茱萸苷 (cornin)、马钱苷 (loganin)、莫诺苷 (morroniside)、獐牙菜苷 (sweroside)、脱水莫诺苷及7-脱氢马钱苷 (7-dehydrologanin)；鞣质类，如山茱萸鞣质 (cornustannin)、异诃子素 (即山茱萸鞣质Ⅰ，isoterchebin)、山茱萸鞣质Ⅱ (tellimagrandinⅡ) 以及梾木鞣质 (cornusiin) A、B、C；另含齐墩果酸等。本品含莫诺苷 ($C_{17}H_{26}O_{11}$) 和马钱苷 ($C_{17}H_{26}O_{10}$) 的总量不得少于1.2%。山茱萸对非特异性免疫功能有增强作用；醇提物具有降血糖、降血脂的作用；山茱萸煎剂具有抗炎以及抑制皮肤真菌、金黄色葡萄球菌、伤寒杆菌及痢疾杆菌的作用。莫诺苷对链脲佐菌素引起的糖尿病大鼠肾损伤具有保护的作用。本品味酸、涩，性微温。能补益肝肾，收涩固脱。用于眩晕耳鸣，腰膝酸痛，阳痿遗精，遗尿尿频，崩漏带下，大汗虚脱，内热消渴。用量6～12g。

25. 五加科 Araliaceae

木本，稀多年生草本。叶多互生。花两性，稀单性；辐射对称，伞形花序或再集合成圆锥状或总状复合花序；雄蕊多与花瓣同数而互生，生于花盘边缘，花盘肉质，生于子房顶部；子房下位。浆果或核果。

本科约80属，900余种，广布于温带和热带。我国有23属，约172余种。主要的属有五加属 (*Acanthopanax*)、楤木属 (*Aralia*)、常春藤属 (*Hedera*)、刺楸属 (*Kalopanax*)、人参属 (*Panax*)、鹅掌柴属 (*Schefflera*)、通脱木属 (*Tetrapanax*) 等。主要的生药有人参、三七、刺五加、五加皮、竹节参、珠子参、通草、刺人参、龙牙楤木等。

本科植物常有长而硬的单列或成二歧、丛生、星状与盾状的非腺毛。分泌道常见，多存在于皮层、韧皮部和髓部。草酸钙簇晶较常见。

本科植物的化学成分主要如下。①皂苷类：本科富含三萜皂苷，达玛烷型四环三萜皂苷主要存在于人参属植物中，其中如人参皂苷具有广泛的生物活性，是人参、西洋参和三七的主要有效成分。齐墩果烷型五环三萜皂苷分布在楤木属、刺楸属、五加属和人参属植物中，具有兴奋中枢神经、抗溃疡、抗炎等作用。②黄酮类：如刺五加中的金丝桃苷有提高动物耐低压缺氧能力和镇静的作用；人参茎叶所含的山柰酚、三叶豆苷、人参黄酮、木犀草素-7-*O*-葡萄糖苷等有扩张冠状动脉、改善血液循环和抗菌的作用。③香豆素类：五加属、刺楸属等植物含有香豆素类，如刺五加的异秦皮定有明显的镇静作用。此外，五加属植物尚含有木脂素类及蒽醌类成分。

*人参 Ginseng Radix et Rhizoma

始载于《神农本草经》，列上品。《名医别录》载："人参生上党山谷及辽东。"

【来源】 本品为五加科植物人参 *Panax ginseng* C. A. Mey. 的干燥根和根茎。栽培品称"园参"；播种在山林野生状态下自然生长的又称"林下山参"，习称"籽海"。

【植物形态】 多年生草本，高达 60cm。主根肥大，纺锤形，单一或二歧，根茎短。茎单一；叶轮生茎顶，通常一年生者具 1 枚三出复叶，二年生者具 1 枚五出复叶，三年生者具 2 枚复叶，四年生者具 3 枚复叶，并开始抽生花序，以后每年增 1 枚复叶，最多可至 6 枚复叶。掌状复叶有长柄，小叶常为 5，倒卵状椭圆形，基部一对较小。伞形花序顶生，花小，4 ~ 40 余朵；花瓣 5，淡绿色或浅黄绿色；雄蕊 5；子房下位。浆果状核果扁球形，成熟时鲜红色。花期 6 ~ 7 月，果期 7 ~ 9 月（彩图 20）。

【采制】 园参：于秋季间采收栽培 6 年的人参根，林下山参于 7 月下旬至 9 月果红熟时采挖，洗净。

生晒参：全根晒干称"全须生晒参"；剪去小支根，晒干者称"生晒参"；刮去外皮晒干者，称"白干参"。山参均加工成"全须生晒参"。

红参：将鲜参捏去须根，蒸透（3 ~ 6 小时）后干燥，剪去支根和细根，再烘干。剪下的支根、细根和须根，扎成小把，再烘干，称"红参须"。

糖参：人参鲜根用沸水烫 15 分钟左右，用排针扎孔，灌糖，晾晒，再灌糖 1 ~ 2 次，晾晒，烘干。现已少生产。

冻干参（活性参）：鲜参经真空冷冻干燥加工制成。

【产地】 园参主产于吉林、辽宁及黑龙江省；林下山参主产于长白山区和大小兴安岭，量少。

【性状】 生晒参：主根呈圆柱形或纺锤形，长 3 ~ 15cm，直径 1 ~ 2cm。表面灰黄色，上部或全体有疏浅断续的横纹及明显的纵皱，下部有支根 2 ~ 3 条，并着生多数细长的须根，须根上常有不明显的细小疣状突出。根茎（芦头）长 1 ~ 4cm，直径 0.3 ~ 1.5cm，多拘挛而弯曲，具不定根（艼）和稀疏的凹窝状茎痕（芦碗）。质较硬，断面淡黄白色，显粉性，形成层环纹棕黄色，皮部有黄棕色的点状树脂道及放射状裂隙。香气特异，味微苦、甘（彩图 20）。

山参：主根多与根茎近等长或较短，呈圆柱形、菱角形或人字形，长1~6cm。表面灰黄色，具纵皱纹，上部或中下部有环纹。支根多为2~3条，须根少而细长，清晰不乱，有较明显的疣状突起。根茎细长，少数粗短，中上部具稀疏或密集而深陷的茎痕。不定根较细，多下垂（彩图20）。

红参：主根长3~10cm。表面棕红色，半透明，有时上部有不透明的灰黄色斑块（习称“黄马褂”），具纵沟、皱纹及细根痕，下部有2~3条扭曲的支根。质硬脆，断面平坦，角质样，中心色较浅。

均以条粗、质硬、完整者为佳。

【显微特征】生晒参主根横切面：木栓层为数列细胞。栓内层窄。韧皮部外侧有裂隙，内侧薄壁细胞排列较紧密，有树脂道散在，内含黄色分泌物。形成层成环。木质部射线宽广，导管单个散在或数个相聚，断续排列成放射状，导管旁偶有非木化纤维。薄壁细胞含草酸钙簇晶（图12-37）。

生晒参粉末：淡黄色。树脂道碎片易见，含黄色块状分泌物。草酸钙簇晶直径20~68μm，棱角锐尖。木栓细胞表面观类方形或多角形，壁细波状弯曲。网纹导管和梯纹导管直径10~56μm。淀粉粒甚多，单粒类球形、半圆形或不规则多角形，直径4~20μm，脐点点状或裂缝状；复粒由2~6分粒组成（图12-38，彩图21）。

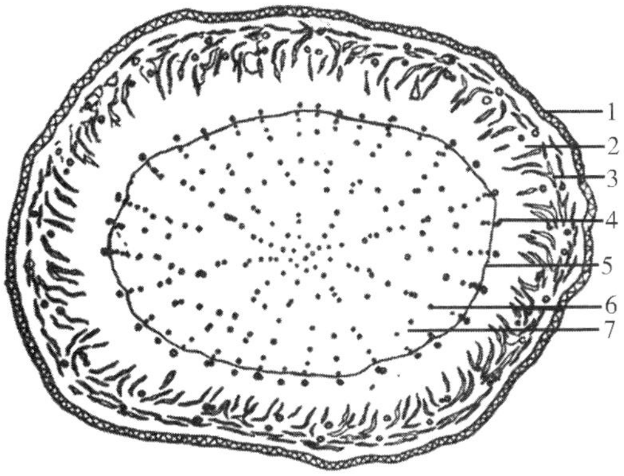

图12-37　人参（根）横切面

1. 木栓层；2. 韧皮部；3. 裂隙；4. 树脂道；5. 形成层；6. 木质部；7. 射线

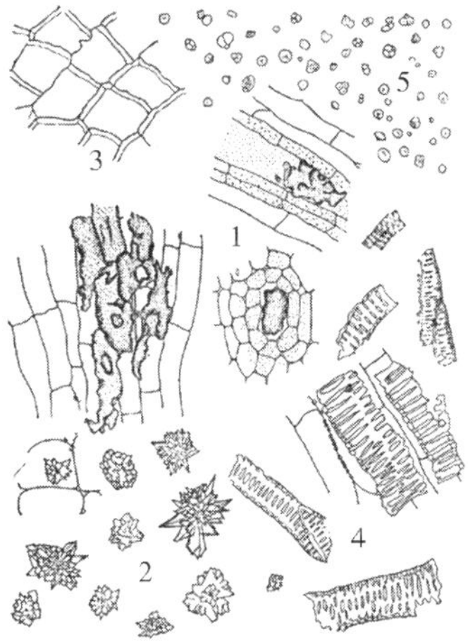

图12-38　人参（根）粉末

1. 树脂道；2. 草酸钙簇晶；3. 木栓细胞；4. 导管；5. 淀粉粒

【化学成分】主要含三萜皂苷类成分。人参皂苷（ginsenoside）多数为达玛烷型四环三萜皂苷，如人参皂苷Ra_1、Ra_2、Ra_3、Rb_1、Rb_2、Rb_3、Rc、Rd、Re、Rf、Rg_1、Rg_2、Rg_3、Rh_1、Rh_2及20-葡萄糖基-人参皂苷Rf等，由于苷元不同，达玛烷型皂苷又分为20(*S*)-原人参二醇（protopanaxadiol）型皂苷（A型）和20(*S*)-原人参三醇（protopanaxatriol）型皂苷（B型），以前者为多；少数为齐墩果烷型（C型）五环三萜皂苷，如人参皂苷Ro。皂苷中的糖有葡萄糖、鼠李糖、木糖、阿拉伯呋喃糖、阿拉伯吡喃糖等。A型和B型人参皂苷经酸水解后，由于C_{20}上的甲基与羟基发生差向异构并与支链上的双键环合，分别得到人参二醇（panaxadiol）和人参三醇（panaxatriol），而不能得到真正的皂苷元。鲜人参根尚含丙二酰基人参皂苷Rb_1、Rb_2、Rc、Rd等，这些人参皂苷不稳定，在人参加工过程中易被水解掉丙二酰基而生成相应的人参皂苷 Rb_1、Rb_2、Rc、Rd 等。上述丙二酰基人参皂苷在生晒参中含量极微。此外，还含有挥发性成分、有机酸、甾醇及其苷、多糖类、生物碱等成分。

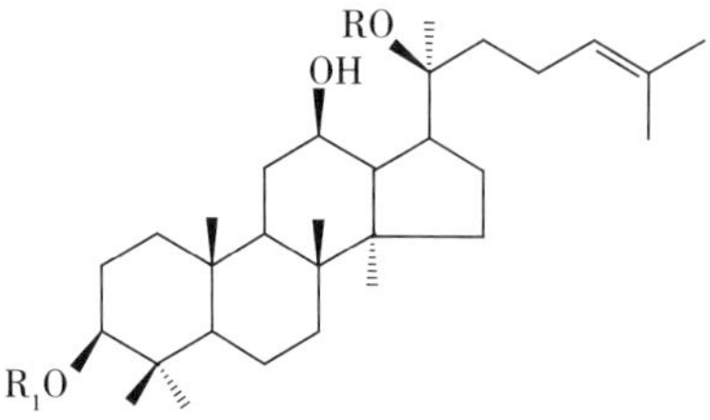

20(*S*)-原人参二醇类

人参皂苷Ra_1　R=glc (6–1) ara (p) (4 –1)xyl, R_1=glc（2–1) glc
人参皂苷Ra_2　R=glc(6–1)ara (f) (2–1) xyl, R_1=glc (2–1)glc
人参皂苷Rb_1　R=glc (6–1)glc, R_1= glc (2–1)glc
人参皂苷Rb_2　R==glC (6–1) ara (p) , R_1= glc (2–1)glc
人参皂苷Rb_3　R= glC (6–1) xyl, R_1= glc (2–1)glc
人参皂苷Rc　R= glc(6–1)ara (f), R_1= glc (2–1)glc
人参皂苷Rd　R=glc, R_1=glc (2–1) glc
人参皂苷Rg_3　R=H, R_1=glc(2–1) glc
注：ara(p)=阿拉伯吡喃糖苷， ara (f)=阿拉伯呋喃糖苷

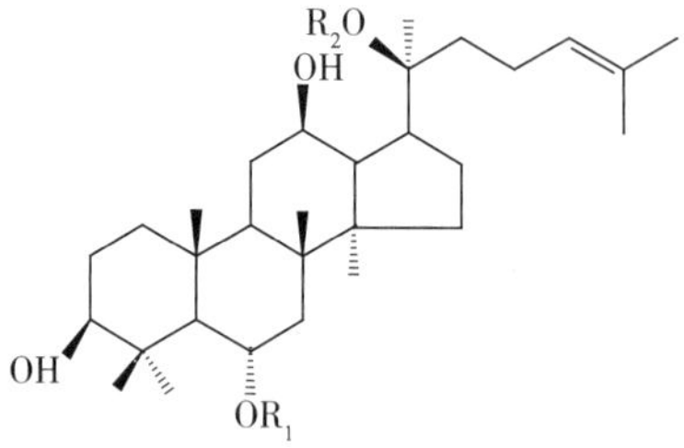

20(*S*)-原人参三醇类

人参皂苷Re　R_1=glc (2–1) rha , R_2=glc
人参皂苷Rf　R_1= glc (2–1)glc, R_2=H
人参皂苷Rg_1　R_1= R_2=glc
人参皂苷Rg_2　R_1=glc (2–1) rha, R_2=H
人参皂苷Rh_1　R_1= glc, R_2=H

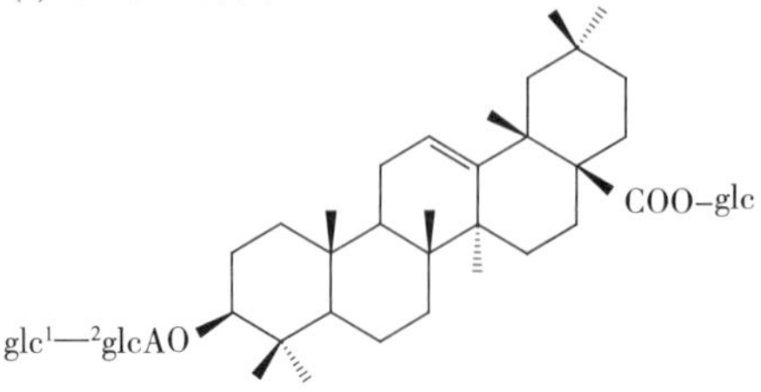

人参皂苷 Ro

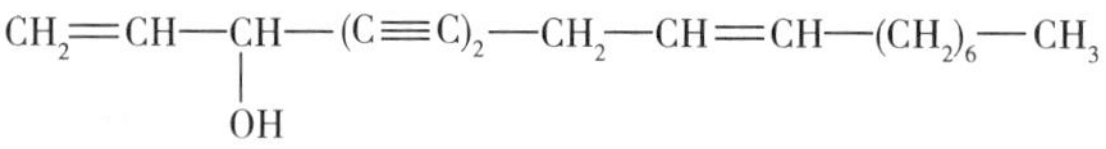

人参炔醇

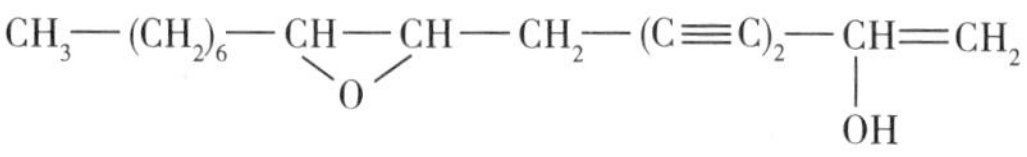

人参环氧炔醇

人参经蒸制得红参，部分皂苷发生了构型变化，产生了特征性成分，如 20(*R*)-人参皂苷 Rh_2、20(*R*)-人参皂苷 Rg_3、人参皂苷 Rh_3、20(*R*)-原人参三醇和人参皂苷 Rh_2等。

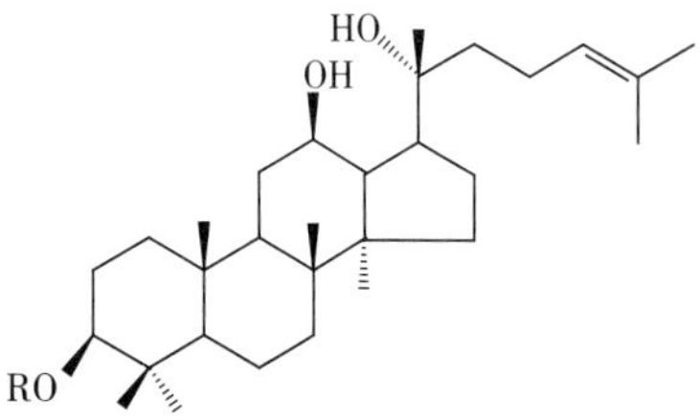

20(*R*)-人参皂苷　Rh_2，R=glc
20(*R*)-人参皂苷　Rg_3，R=glc(2–1)glc

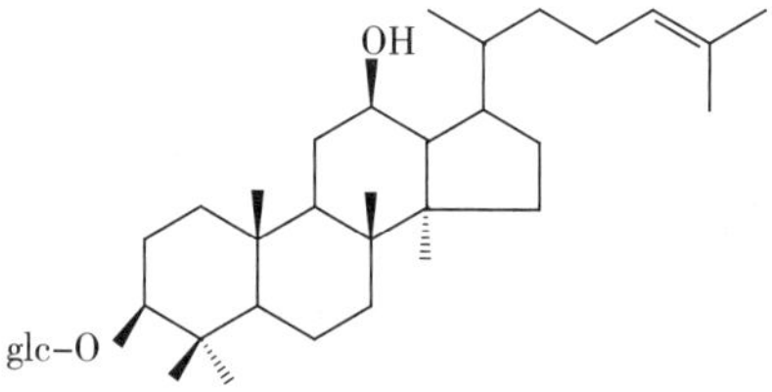

人参皂苷Rh_3

【理化鉴定】 薄层色谱：粉末用三氯甲烷脱脂，水饱和正丁醇超声提取，上清液氨水碱化后，上层液蒸干，加甲醇溶解作供试品。以人参对照药材和人参皂苷 Rb_1、Re、Rf、Rg_1作对照，用硅胶 G 板，三氯甲烷 - 乙酸乙酯 - 甲醇 - 水（15∶40∶20∶10）10℃以下放置的下层溶液展开，10%硫酸乙醇显色，日光及紫外光灯（365nm）下检视。供试品色谱中，在与对照药材和对照品色谱相应的位置上，分别显相同颜色的斑点或荧光斑点。

【检查】 水分不得过 12.0%；总灰分不得过 5.0%。

重金属及有害元素：采用原子吸收分光光度法或电感耦合等离子体质谱法测定，铅不得过 5mg/kg，镉不得过 1mg/kg，砷不得过 2mg/kg，汞不得过 0.2mg/kg，铜不得过 20mg/kg。

其他有机氯类农药残留量：本品中含五氯硝基苯不得过 0.1mg/kg；六氯苯不得过 0.1mg/kg；七氯（七氯、环氧七氯之和）不得过 0.05mg/kg；氯丹（顺式氯丹、反式氯丹、氧化氯丹之和）不得过 0.1mg/kg。

【含量测定】 采用高效液相色谱法测定人参皂苷 Rg_1、Re 及 Rb_1。本品按干燥品计算，含人参皂苷 Rg_1（$C_{42}H_{72}O_{14}$）和 Re（$C_{48}H_{82}O_{18}$）总量不得少于 0.30%，人参皂苷 Rb_1（$C_{54}H_{92}O_{23}$）不得少于 0.20%。

【药理作用】 ①适应原样作用：对各种有害因素有非特异性抵抗力，人参皂苷有抗疲劳、抗应激和抗突变的作用，使紊乱的功能恢复正常。②对中枢神经系统的调整作用：Rb 组人参皂苷有镇静作用，Rg 组人参皂苷则有兴奋作用。可以抗疲劳，提高体力、学习记忆效率。③对心血管系统的作用：人参对动物心脏均有先兴奋、后抑制，小剂量兴奋、大剂量抑制的作用。人参对冠状动脉、脑血管与外周血管均有扩张作用。人参对血压，小剂量升压，大剂量降压；人参皂苷有先微升后下降的双向作用，Rb_1有较强而持久的降压作用。④对血液系统的作用：人参和人参皂苷对骨髓的造血功能有保护和刺激作用，并有抑制血小板聚集、降血脂和抗动脉粥样硬化的作用。⑤对内分泌系统的作用：人参和人参皂苷能刺激垂体 - 肾上腺皮质轴系统的功能，提高血浆中皮质酮水平，并有促性腺激素样作用。

【功能与主治】 味甘、微苦，性微温（红参性温）。能大补元气，复脉固脱，补脾益肺，生津养血，安神益智。用于体虚欲脱，肢冷脉微，脾虚食少，肺虚喘咳，津伤口渴，内热消渴，气血亏虚，久病虚羸，惊悸失眠，阳痿宫冷。用量 3 ~ 9g。另煎兑入汤剂服；也可研粉吞服，一次 2g，一日 2 次。不宜与藜芦、五灵脂同用。

【附注】（1）人参叶为五加科植物人参 *Panax ginseng* C. A. Mey. 的干燥叶。常扎成小把，呈束状或扇状，掌状复叶带有长柄，小叶通常 5 枚，呈卵形或倒卵形。基部楔形，先端渐尖，边缘具细锯齿及刚毛，上表面叶脉生刚毛，下表面叶脉隆起。纸质易碎，气清香。味微苦而甘。本品含人参皂苷 Rg_1和 Re 的总量不得少于 2.25%。本品味苦、甘，性寒。能补气，益肺，祛暑，生津。用于气虚咳嗽，暑热烦躁，津伤口渴，头目不清，四肢倦乏。用量 1 ~ 3g。

人参茎叶总皂苷（total ginsenoside of ginseng stems and leaves）和人参总皂苷（total ginsenoside of ginseng roots）分别为人参茎叶、人参根及根茎经加工制成的总皂苷，作

为生产相关制剂的原料。其特征图谱见图 12－39。

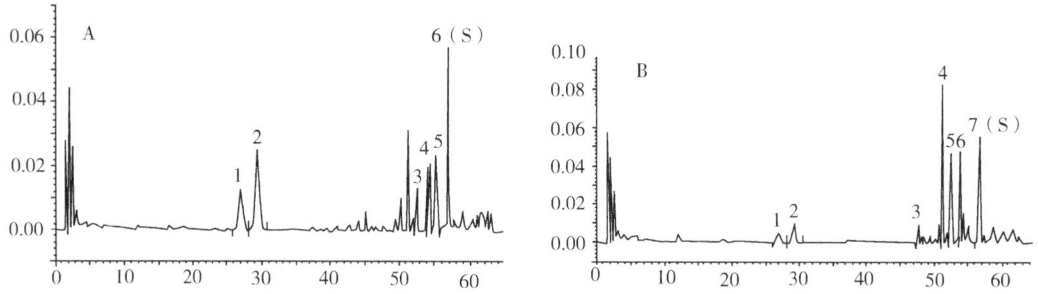

图 12－39 人参茎叶总皂苷和人参总皂苷特征色谱图

A. 人参茎叶总皂苷色谱图，色谱峰 1 ～ 4 分别为人参皂苷 Rg_1、Re、Rb_1、Rb_2，色谱峰 6（S）为人参皂苷 Rd；B. 人参总皂苷色谱图，色谱峰 1～6 分别为人参皂苷 Rg_1、Re、Rf、Rb_1、Rc、Rb_2，色谱峰 7（S）为人参皂苷 R_d

（2）西洋参 Panacis Quinquefolii Radix 为五加科植物西洋参 *Panax quinquefolium* L. 的干燥根。又称"花旗参""洋参""广东人参"。主产于美国北部及加拿大，我国华北、东北已有大量栽培。本品呈纺锤形、圆柱形或圆锥形，长 3 ~ 12cm，直径 0.8 ~ 2cm。表面浅黄褐色或黄白色，可见横向环纹及线状皮孔，并有细密浅纵皱纹及须根痕。主根中下部有一至数条侧根，多已折断。有的上端有根茎（芦头），环节明显，茎痕（芦碗）圆形或半圆形，具不定根（艼）或已折断。体重，质坚实，不易折断，断面平坦，浅黄白色，略显粉性，皮部可见黄棕色点状树脂道，形成层环纹棕黄色，本部略呈放射状纹理。气微而特异，味微苦、甘。显微特征与人参相似。含皂苷 6.4% ~ 7.3%，主要有人参皂苷 Ro、Rb_1、Rb_2、Rb_3、Rc、Rd、Re、Rg_1、Rg_2、Rg_3、Rh_1，伪人参皂苷 F_{11}（pseudoginsenoside F_{11}）、西洋参皂苷 R_1（quinquenoside R_1）等；尚含多种氨基酸、有机酸及微量挥发油，本品含人参皂苷 Rg_1（$C_{42}H_{72}O_{14}$）、人参皂苷 Re（$C_{48}H_{82}O_{18}$）和人参皂苷 Rb_1（$C_{54}H_{92}O_{23}$）的总量不得少于 2.0%。西洋参有镇静、抗惊厥、抗缺氧、抗应激、增强免疫以及增加心肌血流量、降低冠脉阻力、减少心肌耗氧量、抗心律失常等药理作用。本品味甘、微苦，性凉。能补肺阴，清火，养胃生津。用于肺虚咳血、潮热及肺胃津亏、烦渴、气虚等证。

西洋参商品易发生人参充伪现象。两者的鉴定可应用薄层色谱法，人参可检测到人参皂苷 Rf，西洋参可检测到伪人参皂苷 F_{11}。

知识链接

1. 高丽参的来源与人参相同，产于朝鲜与韩国。商品有红参和白参两种。红参又称"别直参"，加工方法与中国红参相似，唯压成方柱形；白参是将鲜参用沸水浸煮片刻后，再干燥。红参芦头较粗，几与参体等宽，芦碗明显，常有双芦，习称"蝴蝶芦"，单芦者称"独碗芦"，参体呈不规则方柱形，稀分枝，肩部横平，习称"平肩"或"将军肩"；表面棕褐色，断面具光泽；香气浓郁，味甘、苦而持久。

2. 人参主要分布于我国东北、朝鲜半岛和俄罗斯远东地区。人工种植人参的国家主要是中国、韩国、朝鲜和日本。我国人参的产量占世界产量的 70%，主产地分别是吉林省的白山市、通化市和延边朝鲜族自治州，黑龙江省的牡丹江市。目前，人参的栽培方式已形成伐林栽参、参后还林为主，非林地种参和林下栽参并存的格局。

3. 中外药典比较：中外 5 部药典收载的植物来源，均为五加科植物人参 *Panax*

ginseng C. A. Mey.；但药用部位不同，除《中国药典》中为根和根茎外，《欧洲药典》《英国药典》《美国药典》和《日本药局方》中均为根；《欧洲药典》和《英国药典》将白参（人参）和红参收载于同一标准中，《中国药典》分为人参和红参两个标准收载。

*三七　Notoginseng Radix et Rhizoma

始载于《本草纲目》。李时珍谓："生广西南丹诸州番峒深山中，采根暴干，黄黑色。团结者，状略似白及；长者如老干地黄，有节。味微甘后苦，颇似人参之味。"

【来源】 本品为五加科植物三七 *Panax notoginseng*（Burk.）F. H. Chen 的干燥根及根茎。

【植物形态】 多年生草本，高达20～60cm。主根倒圆锥形或短纺锤形，肉质，常具瘤状突起的分枝。根茎短；茎直立，不分枝。掌状复叶具长柄，常3～6片轮生于茎顶；小叶3～7，椭圆形或长圆状倒卵形，边缘有细锯齿，两面脉上密生刚毛。伞形花序顶生，花序梗从茎顶中央抽出，长20～30cm。花小，黄绿色；花萼5裂；花瓣、雄蕊皆为5。核果浆果状，近肾形，熟时红色。种子1～3，扁球形。花期6～8月，果期8～10月。

【采制】 一般于栽种后第3～4年秋季开花前采挖，称"春七"，根饱满，质佳；11月种子成熟后采挖，称"冬七"，根较松泡，质较次。将挖出的根除去地上部分及泥土，并将芦头、侧根、细根剪下，分别晒干。主根（习称"三七头子"）晒至半干时，用手搓揉，以后边晒边搓，直至全干，称"毛货"；将毛货置麻袋中（或加蜡块）反复冲撞，使表面光滑，即为成品。剪下的芦头称"剪口"，较粗支根称"筋条"，细支根及须根称"绒根"，亦供药用。

【产地】 主产于云南东部（滇七）及广西西部右江流域的田东、田阳等县（田七）。

【性状】 主根呈类圆锥形或圆柱形，长1～6cm，直径1～4cm。表面灰褐色或灰黄色，有断续的纵皱纹和支根痕，顶端有茎痕，周围有瘤状突起。体重，质坚实，断面灰绿色、黄绿色或灰白色，木部微显放射状排列。气微，味苦，后回甜。

筋条呈圆柱形或圆锥形，长2～6cm，上端直径约0.8cm，下端直径约0.3cm。

剪口呈不规则的皱缩块状或条状，表面有数个明显的茎痕及环纹，断面中心灰绿色或白色，边缘深绿色或灰色。

以个大、体重、质坚、表面光滑、断面灰绿色或黄绿色者为佳。

【显微特征】 根横切面：木栓层为数列细胞。韧皮部有树脂道散在。形成层成环常略弯曲。木质部导管近形成层处稍多，呈径向排列；木射线宽广。薄壁细胞含淀粉粒及少数草酸钙簇晶（图12-40）。

粉末：灰黄色。淀粉粒极多，单粒类圆形、半圆形或圆多角形，直径4～30μm；复粒由2～10余分粒组成。树脂道碎片含黄色分泌物，直径60～128μm。梯纹导管、网纹导管及螺纹导管直径15～55μm。草酸钙簇晶少见，直径50～80μm（图12-41）。

【化学成分】 本品主要含皂苷类及三七素等成分。①皂苷类：含量约为12%。主要含人参皂苷Rb_1、Rg_1、Rg_2，并含少量人参皂苷Ra、Rd、Re及Rb_2，20(*S*)-人参皂苷Rg_3，不含人参皂苷R_o；总皂苷水解后主要得人参三醇，其次为人参二醇。另含三七皂苷（notoginsenoside）R_1、R_2、R_3、R_4、R_6、Fa、Fc、Fe、A～E、G～J 及绞股蓝皂苷（gypenoside）Ⅸ、XV、XⅦ等。②三七素：又名田七氨酸（dencichine），结构为 β-*N*-乙二酸酰基-L-α，β-二氨基丙酸（β-*N*-oxalo-L-α，β-diamino-propionie acid），含量为 0.33%～0.38%，现已能人工合成。此外，尚含三七黄酮、三七黄酮苷（山柰酚-3-*O*-半乳糖-*O*-葡萄糖）、槲皮素、多糖、甾醇类、挥发油等。

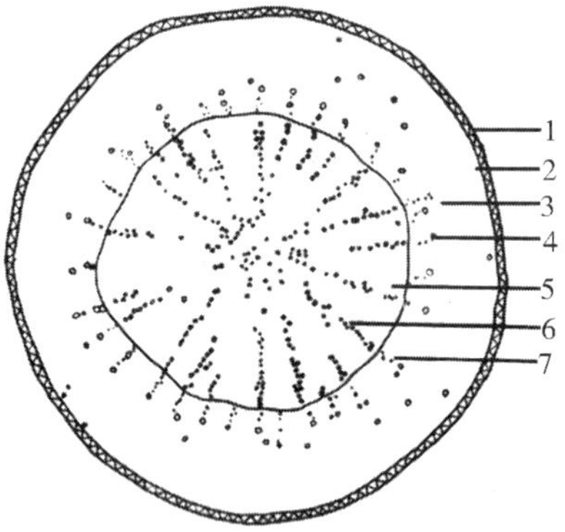

图 12－40　三七（根）横切面

1. 木栓层；2. 栓内层；3. 韧皮部；4. 树脂道；5. 射线；6. 木质部；7. 筛管群

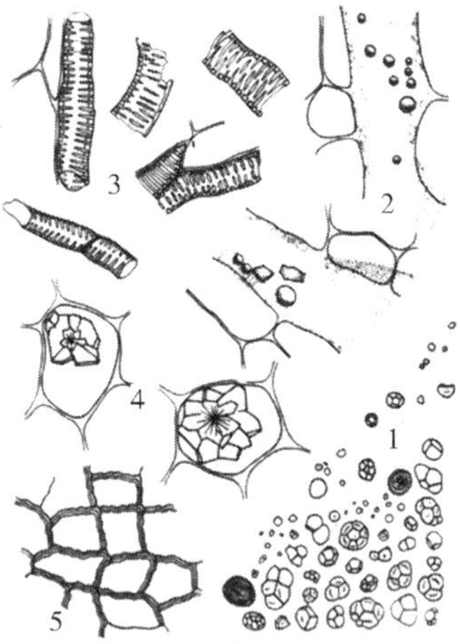

图 12－41　三七（根）粉末图

1. 淀粉粒；2. 树脂道；3. 导管；4. 草酸钙簇晶；5. 木栓细胞

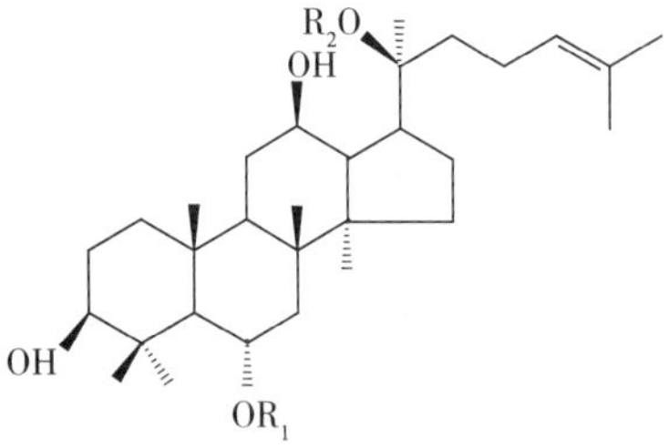

三七皂苷R_1　R_1=glc(2-1)xyl，R_2=glc

三七皂苷R_2　R_1=glc(2-1)xyl，R_2=H

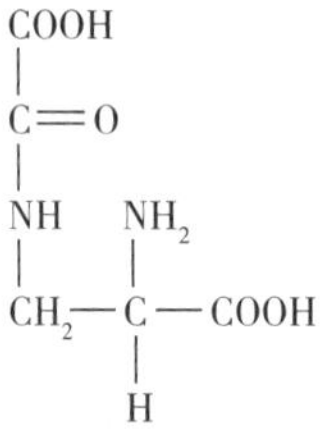

三七素

【理化鉴定】薄层色谱：粉末用水饱和正丁醇提取，离心后再以正丁醇饱和水提取，取正丁醇层，蒸干，滤渣以甲醇溶解作为供试品。以人参皂苷 Rb_1、人参皂苷 Re、人参皂苷 Rg_1 及三七皂苷 R_1 作对照，用硅胶 G 板，三氯甲烷－乙酸乙酯－甲醇－水（15∶40∶22∶10）10℃放置下的下层溶液为展开剂，10%硫酸乙醇显色，日光及紫外光灯（365nm）下检视。供试品色谱中，在与对照品色谱相应的位置上，分别显相同颜色的斑点或荧光斑点。

【检查】水分不得过 14.0%；总灰分不得过 6.0%；酸不溶性灰分不得过 3.0%。

重金属及有害元素：采用原子吸收分光光度法或电感耦合等离子体质谱法测定，铅不得过 5mg/kg，镉不得过 1mg/kg，砷不得过 2mg/kg，汞不得过 0.2mg/kg，铜不得过 20mg/kg。

【浸出物】照醇溶性浸出物测定法项下的冷浸法测定，用甲醇作溶剂，不得少于 16.0%。

【含量测定】采用高效液相色谱法测定人参皂苷 Rg_1、Rb_1 及三七皂苷 R_1。本品按干燥品计算，含人参皂苷 Rg_1（$C_{42}H_{72}O_{14}$）、Rb_1（$C_{54}H_{92}O_{23}$）及三七皂苷 R_1（$C_{47}H_{80}O_{18}$）的总量不得少于5.0%。

【药理作用】①止血作用：三七煎剂及三七粉口服对多种动物均能促进凝血过程和凝血酶的生成，能显著缩短出血和凝血时间，其中三七素为止血活性成分。②活血作用：三七总皂苷可抑制血小板凝聚，降低血液黏度，减少血栓素（TX）A_2 生成。③抗炎作用：三七总皂苷对巴豆油诱发的大鼠、小鼠的鼠耳炎症及角叉菜胶等所致大鼠足跖肿胀均有明显的对抗作用。④对心脑血管的作用：三七总皂苷及三七总黄酮能显著增加冠脉血流量，对抗实验性心肌缺血，三七总皂苷并有扩张血管、降低血压及抗动脉粥样硬化的作用。

【功能与主治】性温，味甘、微苦。能散瘀止血，消肿定痛。用于咯血，吐血，衄血，便血，崩漏，胸腹刺痛，跌扑肿痛。用量3～9g，研粉吞服，每次1～3g；外用适量。孕妇慎用。

【附注】（1）三七茎、叶、花均含皂苷类成分，并有类似三七的药理作用。

（2）三七总皂苷（notoginseng total saponins）为三七的主根或根茎经加工制成的总皂苷，作为生产相关制剂的原料。三七三醇皂苷（notoginseng triol saponins）为三七的根经加工制成的提取物，作为生产相关制剂的原料（图12－42）。

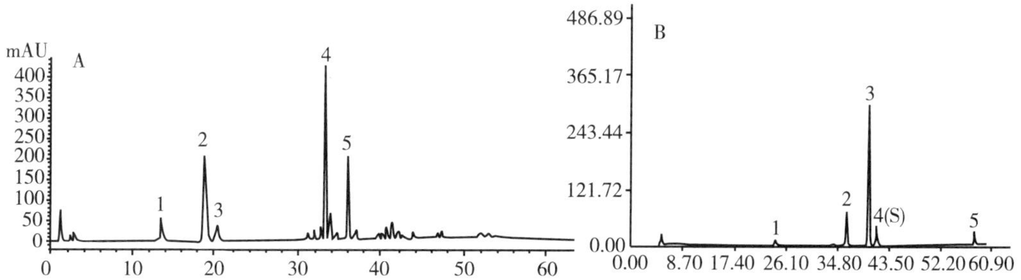

图12－42　三七总皂苷和三七三醇皂苷特征色谱图

A. 三七总皂苷色谱图，色谱峰1～5分别为三七皂苷 R_1，人参皂苷 Rg_1、Re、Rb_1、Rd；

B. 三七三醇总皂苷色谱图，色谱峰2～4分别为三七皂苷 R_1，人参皂苷 Rg_1、Re

（3）菊科植物菊三七 *Cynura segetum*（Lour.）Merr. 的根茎以及景天科植物景天三七 *Sedum aizoon* L. 或费菜 *S. kamtschaticum* Fisch. 的根茎、根或全草在民间称为"土三七"，均不宜作三七药用。其中的菊三七碱可引起肝坏死，并有致癌作用。

知识链接

1. 五加科人参属约有5种，我国有3种。分别是：人参 *Panax ginseng* C. A. Mey.、三七 *P. notoginseng*（Burk.）F. H. Chen 和假人参 *P. pseudo-ginseng* Wall。

2. 三七商品规格可分为三七粉、三七片、熟三七等。广西田阳在历史上是三七的集散地，故三七也称为"田七"。三七最早栽种于云南南部和广西西南部山区少数民族地区；20世纪60年代在云南文山州开始大量栽培，并向周边地区扩散。2009年云南三七种植面积12万亩左右，总产量近90万千克，占全国的90%以上。2010年以来，三七药材价格猛涨，刺激种植业发展，三七种植面积大大扩张，发展到红河、玉溪、普洱、昆明、曲靖、楚雄、大理、保山等地以及广西西南部地区。由于连作障碍等原因，近年来文山州种植面积锐减，以种苗繁育为主。

3. 目前，全国以三七为原料的单方和复方中成药制剂 40 余个，含有三七的准字号中成药制剂批文 3207 个，药品品种 324 个，进入国家基本药物和中药保护品种目录的有 20 余个，以三七为原料的保健食品、化妆品等健康相关产品更是品类繁多。其中比较有名的以三七为原料的产品有：云南白药、云南白药牙膏、三七片等。

刺五加 Acanthopanacis Senticosi Radix et Rhizoma seu Caulis

本品为五加科植物刺五加 *Acanthopanax senticosus*（Rupr. et Maxim.）Harms 的干燥根及根茎或茎。主产于辽宁、吉林、黑龙江等地。根茎呈结节状不规则圆柱形，直径 1.4～4.2cm，有分枝。根圆柱形，多扭曲，长 3.5～12cm，直径 0.3～1.5cm。表面灰褐色或黑褐色，粗糙，有细沟纹及皱纹，皮较薄，有的剥落，剥落处呈灰黄色。质硬，断面黄白色，纤维性。有特异香气，味微辛，稍苦、涩。主要含刺五加苷 A（eleutheroside A），刺五加苷 B（eleutheroside B），刺五加苷 B_1（isofraxidin-α-D-glucoside），刺五加苷 C（ethyl-α-D-galactoside），刺五加苷 D 和 E，刺五加苷 F、G、I、K、L、M（均为三萜皂苷），芝麻素，异秦皮素（isofraxidin），丁香树脂酚，香草酸，阿魏酸，绿原酸，鹅掌楸苷（liriodemdrin）等。本品含紫丁香苷不得少于 0.050%。本品有类似人参的药理作用，如中枢兴奋和调节作用以及抗应激、延缓衰老、提高细胞免疫和体液免疫功能、改善心脏功能、抗肿瘤、抗凝血、降血脂、促进蛋白质和核酸合成、促性腺功能等作用。味微苦、辛，性温。能益气健脾，补肾安神。用于脾肺气虚，体虚乏力，食欲不振，肺肾两虚，久咳虚喘，肾虚腰膝酸痛，心脾不足，失眠多梦。用量 9～27g。

五加皮 Acanthopanacis Cortex

本品为五加科植物细柱五加 *Acanthopanax gracilistylus* W. W. Smith 的干燥根皮。主产于湖北、河南、安徽。根皮呈不规则卷筒状，长 5～15cm，直径 0.4～1.4cm，厚约 0.2cm。外表面灰褐色，有稍扭曲的纵皱纹及横长皮孔样斑痕；内表面淡黄色或灰黄色，有细纵纹。体轻，质脆，易折断，折断面不整齐，灰白色。气微香，味微辣、苦。根皮含紫丁香苷（syringoside）、刺五加苷 B_1（isofraxidin-α-D-glucoside）、*d*-芝麻素（*d*-sesamin）等。本品水煎醇沉液对角叉菜胶致大鼠足肿胀有抑制作用；正丁醇提取物有一定的镇痛作用；乙醇浸膏对动物疲劳、缺氧及高温、低温等应激刺激有明显的保护作用；所含多糖能增强非特异性免疫功能。此外，还有中枢抑制、降血糖、促进核酸合成、雄性激素样作用。味辛、苦，性温。能祛风除湿，补益肝肾，强筋壮骨，利水消肿。用于风湿痹病，筋骨痿软，小儿行迟，体虚乏力，水肿，脚气。用量 5～10g。

《中国药典》收载的其他五加科生药

欧美国家常用五加科植物药

26. 伞形科 Umbelliferae（Apiaceae）

草本，常含挥发油。茎中空。叶柄基部膨大成鞘状。花辐射对称，集成复伞形或单伞形花序；花瓣5；雄蕊5；子房下位，2心皮合生，2室，每室胚珠1；花柱2。果实为双悬果。

本科约有275余属，2900余种，广布于北温带、亚热带或热带。我国有95属，约600种。主要属有当归属（*Angelica*）、柴胡属（*Bupleurum*）、阿魏属（*Ferula*）、独活属（*Heracleum*）、天胡荽属（*Hydrocotyle*）、藁本属（*Ligusticum*）、前胡属（*Peucedanum*）、茴芹属（*Pimpinella*）、水芹属（*Oenanthe*）、变豆菜属（*Sanicula*）等。主要的生药有当归、柴胡、明党参、羌活、北沙参、前胡、防风、小茴香、阿魏、天胡荽、独活、白芷、川芎等。

本科植物的茎和根有时具异常增粗。异常构造有的是中心木质部产生多数同心维管束；有的形成束外形成层，向内形成木质部，向外形成韧皮部。常有分泌道或分泌腔，内含挥发油、树脂和黏液质的混合物。

本科植物主要含有挥发油、香豆素、黄酮类成分。①挥发油：如当归挥发油含丁烯基苯酞（butylide-nephthalide），为解痉有效成分；正丁基苯酞（*n*-butylphthalide）、蛇床内酯（cnidilide）等。②香豆素类：主要为香豆素衍生物及呋喃骈香豆素衍生物，是伞形科植物的特征性成分，存在于当归属、蛇床属（*Cnidium*）、独活属、前胡属、藁本属、珊瑚菜属（*Glehnia*）等20多个属的植物中。呋喃香豆素类化合物有光敏感作用，用于治疗白癜风。③黄酮类：如凯林（khellin）有显著增加冠状动脉血流量的作用。

*当归　Angelicae Sinensis Radix

始载于《神农本草经》。《名医别录》记载："当归生陇西川谷，二月、八月采根阴干。"《本草纲目》谓："今陕、蜀、秦州（甘肃秦州）、汶州（四川汶州）诸处人多栽莳为货。以秦归头圆尾多色紫气香肥润者，名马尾归，最胜他处。"

【来源】本品为伞形科植物当归 *Angelica sinensis*（Oliv.）Diels 的干燥根。

【植物形态】多年生草本，全株有特异香气。高40～100cm，主根粗短，有数条支根。茎带紫红色。叶二至三回羽状全裂；小叶3对，一至二回分裂；叶柄基部膨大成鞘状，抱茎。复伞形花序顶生；花白色。双悬果，分果有5棱，侧棱具翅。花果期6～9月。

【采制】当归一般栽培至第二年，秋末采挖，除去须根及泥沙，待水分稍蒸发后，捆成小把，上棚，用烟火慢慢熏干，不可晒干。

【产地】主产于甘肃、云南，四川、陕西、湖北等地亦产，均为栽培。其中以甘肃岷县和宕昌产量多，质量佳，销全国，并出口。

【性状】呈圆柱形，下部有支根3～5条或更多，长15～25cm。表面淡黄棕色至棕褐色，具纵皱纹及横长皮孔样突起。根头（归头）直径1.5～4cm，具环纹，上部圆钝，或具数个明显的根茎痕，有紫色或黄绿色的茎和叶鞘的残基；主根（归身）表面凹凸不平；支根（归尾）直径0.3～1cm，上粗下细，多扭曲，有少数须根痕。质柔韧，断面黄白色或淡黄棕色，皮部厚，有裂隙和多数棕色点状分泌腔，木部色较淡，形成层环黄棕色。有浓郁的香气，味甘、辛、微苦。

以主根粗长、油润、外皮色黄棕、断面色黄白、气味浓郁者为佳。柴性大、干枯无油或断面呈绿褐色者不可供药用。

【显微特征】横切面：木栓层为数列细胞。栓内层窄，有少数油室。韧皮部宽广，多裂隙，油室和油管类圆形，直径 25～160μm，外侧较大，向内渐小，周围分泌细胞6～9个。形成层成环。木质部射线宽3～5 列细胞；导管单个散在或2～3 个相聚，呈放射状排列；薄壁细胞含淀粉粒（图 12－43）。

粉末：淡黄棕色。韧皮薄壁细胞纺锤形，壁略厚，非木化，表面有极微细的斜向交错纹理，有时可见菲薄横隔。梯纹导管和网纹导管多见，直径约至 80μm，有时可见油室碎片（图 12－44）。

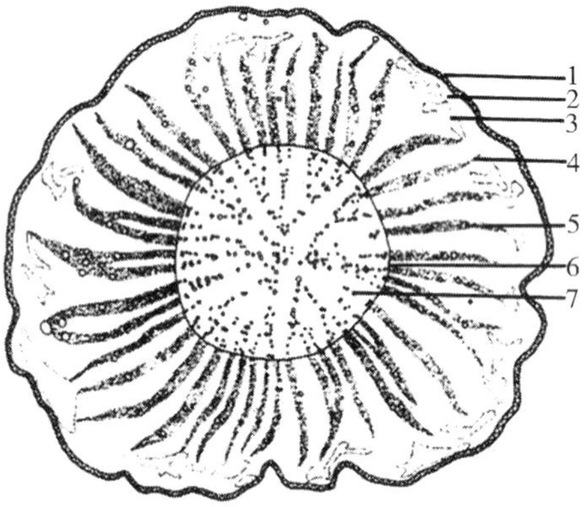

图 12－43　当归（侧根）横切面

1. 木栓层；2. 皮层；3. 裂隙；4. 韧皮部；5. 分泌腔（油室、油管）；6. 形成层；7. 导管

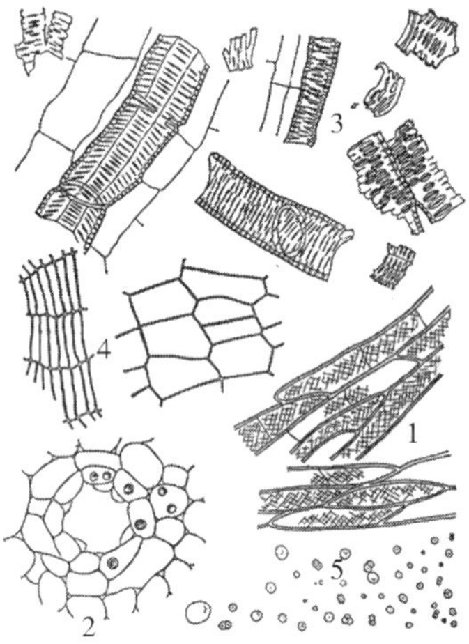

图 12－44　当归（根）粉末

1. 纺锤形韧皮薄壁细胞；2. 油室；3. 导管；4. 木栓细胞；5. 淀粉粒

【化学成分】①挥发油：主要成分为苯酞类化合物，如丁烯基苯酞（butylidenephthalide）、洋川芎内酯（senkyunlide A）、正丁基苯酞（*n*-butylphthalide）、藁本内酯（ligustilide）、新当归内酯（angelicide）、异丁基苯酞（isobutylphthalide）、二氢化藁本内酯（dihydroligustilide）等。②酚酸类：如阿魏酸（ferulic acid）等。③多糖类：如具有抗补体活性的酸性多糖，由 D-半乳糖、L-阿拉伯糖、D-木糖、葡萄糖醛酸、半乳糖醛酸等组成，另外还含当归多糖 X-C-3-Ⅱ、X-C-3-Ⅳ等。此外还含花椒毒素、异虎耳草素、尿嘧啶等。

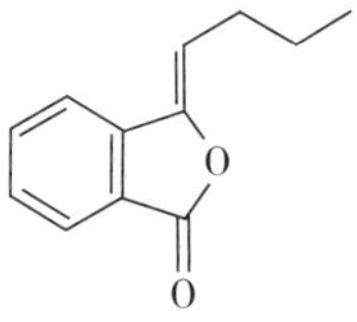

丁烯基苯酞

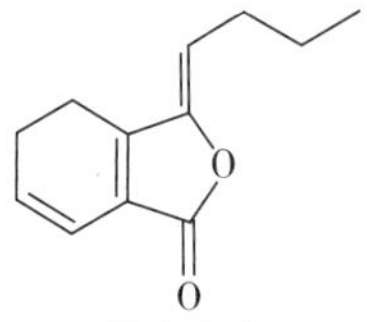

藁本内酯

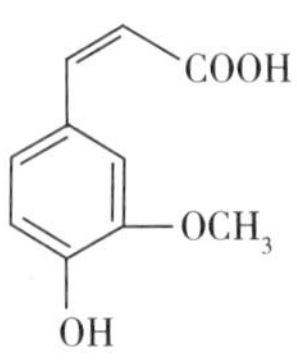

阿魏酸

【理化鉴定】薄层色谱：粉末用乙醚超声提取，滤过，滤液蒸干，残渣加乙醇溶解

作供试品。以当归对照药材作对照，用硅胶G板，正己烷-乙酸乙酯（8:2）展开，紫外光灯（365nm）下检视。供试品色谱中，在与对照药材色谱相应的位置上，显相同颜色的荧光斑点。

【检查】 水分不得过15.0%；总灰分不得过7.0%；酸不溶性灰分不得过2.0%。

重金属及有害元素：采用原子吸收分光光度法或电感耦合等离子体质谱法测定，铅不得过5mg/kg，镉不得过1mg/kg，砷不得过2mg/kg，汞不得过0.2mg/kg，铜不得过20mg/kg。

【浸出物】 照醇溶性浸出物测定法项下的热浸法测定，用70%乙醇作溶剂，不得少于45.0%。

【含量测定】 采用挥发油测定法测定挥发油，本品含挥发油不得少于0.4%（ml/g）。采用高效液相色谱法测定阿魏酸，本品按干燥品计算，含阿魏酸（$C_{10}H_{10}O_4$）不得少于0.050%。

【药理作用】 ①对子宫平滑肌的作用：当归含兴奋和抑制子宫平滑肌的两类成分，抑制成分主要为挥发油，兴奋成分为水溶性或醇溶性的非挥发性物质。②对心血管的作用：当归能降低兴奋性，延长离体大鼠心肌功能性不应期，有抗心律失常的作用。当归能扩张离体豚鼠冠脉，增加血流量，并能改善脉管炎患者的外周循环。有明显的抗血栓形成作用。可增加外周血红细胞、白细胞、血红蛋白及骨髓有核细胞数。此外还有增强机体免疫功能、抗肿瘤、保肝、抗氧化、抗变态反应等作用。

【功能与主治】 味甘、辛，性温。能补血活血，调经止痛，润肠通便。用于血虚萎黄，眩晕心悸，月经不调，经闭痛经，虚寒腹痛，风湿痹痛，跌扑损伤，痈疽疮疡，肠燥便秘。用量6~12g。

*柴胡　Bupleuri Radix

始载于《神农本草经》。苏颂《图经本草》载："今关陕、江湖间近道皆有之，以银州者为胜。二月生苗甚香。茎青紫坚硬，微有细线。叶似竹叶而稍紧小，亦有似斜蒿者，亦有似麦门冬叶而短者。七月开黄花。根淡赤色，似前胡而强。"

【来源】 本品为伞形科植物柴胡 *Bupleurum chinense* DC. 或狭叶柴胡 *B. scorzonerifolium* Willd. 的干燥根。前者习称"北柴胡"，后者习称"南柴胡"。

【植物形态】 柴胡：多年生草本。主根较粗，坚硬。茎上部分枝稍呈"之"字形弯曲。基生叶倒披针形或狭椭圆形，早枯；中部叶倒披针形或长圆状披针形，平行脉7~9条。复伞形花序，花鲜黄色。双悬果，棱狭翅状。花期8~9月，果期9~10月。

狭叶柴胡：主根多单生，棕红色或红褐色。茎基部常被棕红色或黑棕色纤维状的叶柄残基。叶线形或线状披针形，有5~7条平行脉；复伞形花序。双悬果棱粗而钝。花期7~8月，果期8~9月。

【采制】 春、秋季采挖根，晒干。

【产地】 北柴胡又名"竹叶柴胡""蚂蚱腿"，主产于东北及河南、河北、陕西；

内蒙古、山西、甘肃亦产。南柴胡主产于湖北、江苏、安徽、黑龙江等地。南柴胡、北柴胡除西南地区外，销全国各地。

【性状】柴胡（北柴胡）根：呈圆柱形或长圆锥形，长 6 ~ 15cm，直径 0.3 ~ 0.8cm。根头膨大，顶端残留 3 ~ 15 个茎基及短纤维状叶基，下部分枝。表面浅棕色或黑褐色，具纵皱纹、支根痕及皮孔；质硬而韧，不易折断，断面显纤维性，皮部浅棕色，木部黄白色。气微香，味微苦。

狭叶柴胡（南柴胡）根：较细，圆锥形，少分枝，顶端有多数细毛状枯叶纤维，下部多不分枝或稍分枝。表面红棕色或黑棕色，靠近根头处多具细密环纹。质较软，易折断，断面略平坦，不显纤维性。具败油气。

均以条粗长、须根少者为佳。

【显微特征】柴胡根横切面：木栓层为 7 ~ 8 层木栓细胞。皮层狭窄，有油室 7 ~ 11 个，扁圆形，直径 40 ~ 80μm，周围分泌细胞 6 ~ 8 个。韧皮部油室较小，直径约 27μm。形成层环状。木质部占大部分，大型导管切向排列，木纤维与木薄壁细胞聚集成群，排列成环状（图 12 – 45）。

狭叶柴胡根横切面：木栓层为 6 ~ 10 层木栓细胞。皮层散在油室切向直径达 102μm，内含淡黄棕色分泌物。韧皮部较宽；油管多数，直径 17 ~ 66μm；韧皮射线向外渐成切向弯曲。形成层环状。木质部导管束多次叉状分枝，导管多径向排列；木射线较窄而多。

柴胡粉末：灰棕色。①木纤维直径 8 ~ 17μm，壁厚 2 ~ 8μm，木化，层纹不明显，初生壁碎裂成短须状，纹孔稀疏，有的呈人字形或十字形。②油管中含黄棕色或绿黄色条状分泌物，直径 8 ~ 25μm。此外，可见导管、木栓细胞，全草入药者还可见茎髓薄壁细胞、茎表皮细胞等（图 12 – 46）。

狭叶柴胡粉末：黄棕色。木纤维长梭形，直径可达 26μm，有的纤维有稀疏螺状或双螺状裂纹。油管多碎断，直径 17 ~ 66μm。

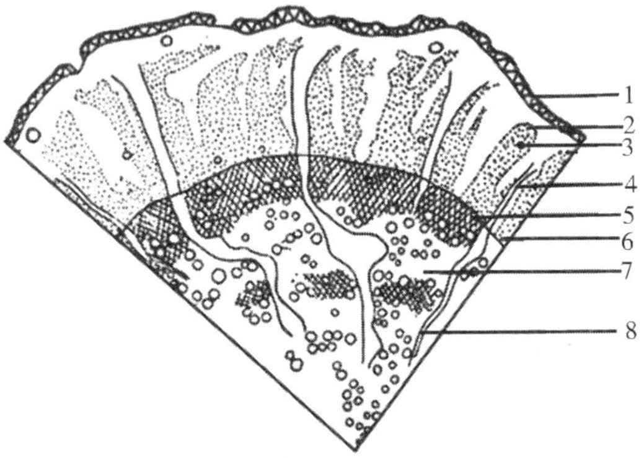

图 12 – 45 柴胡（根）横切面

1. 木栓层；2. 韧皮部；3. 油管；4. 韧皮射线；5. 木纤维群；6. 形成层；7. 木质部；8. 木射线

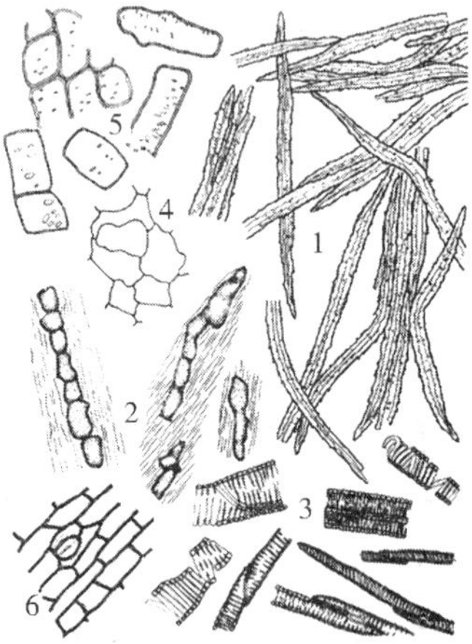

图 12 – 46 柴胡粉末

1. 木纤维；2. 油管碎片；3. 导管；4. 木栓细胞；5. 茎髓薄壁细胞；6. 茎表皮细胞

【化学成分】①三萜及其皂苷类：柴胡及狭叶柴胡均含柴胡皂苷 a、c、b_2（saikosaponin a，c，b_2）；柴胡尚含柴胡皂苷 d、b_3、f、t、S_1及 saikogenin E、F、G 等；狭叶柴胡尚含柴胡皂苷 b_1、v、u、s 及 scorzoneroside A、B、C 等。②挥发油：柴胡挥发油含 2 -甲基环戊酮、柠檬烯、月桂烯和牻牛儿醇等。狭叶柴胡挥发油含柠檬烯、樟烯、胡薄荷酮、β-松油烯等。

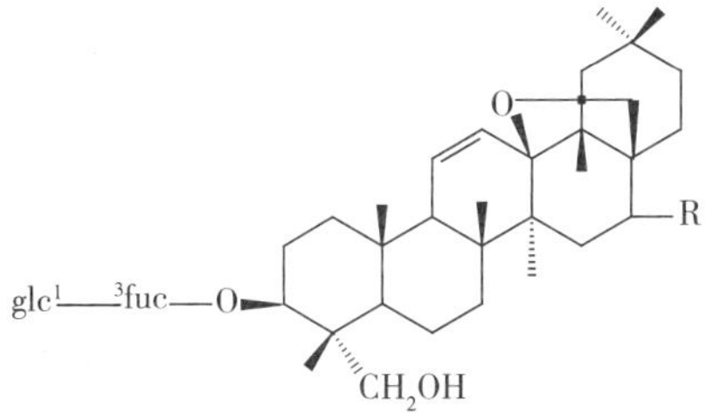

柴胡皂苷a　R=β-OH
柴胡皂苷d　R=α-OH

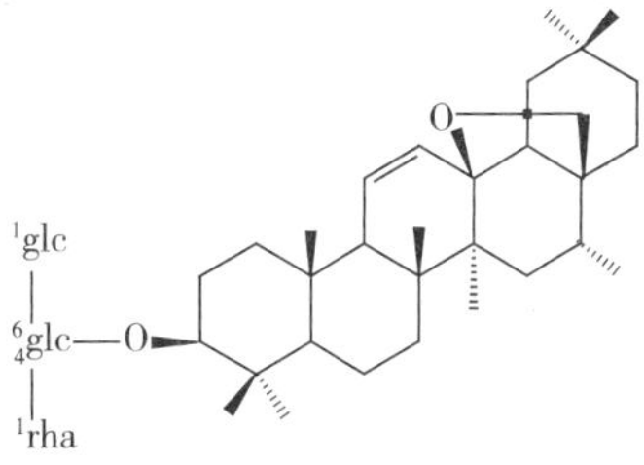

柴胡皂苷c

【理化鉴定】薄层色谱：北柴胡粉末用甲醇超声提取，滤过，滤液浓缩作供试品。以柴胡对照药材和柴胡皂苷 a、d 作对照，用硅胶 G 板，以乙酸乙酯 - 乙醇 - 水（8∶2∶1）展开，2% 对二甲基氨基苯甲醛的 40% 硫酸溶液显色，日光及紫外光灯（365nm）下检视。供试品色谱中，在与对照药材及对照品色谱相应的位置上，显相同颜色的斑点。

【检查】水分不得过 10.0%；总灰分不得过 8.0%；酸不溶性灰分不得过 3.0%。

【含量测定】北柴胡采用高效液相色谱法测定柴胡皂苷 a 和柴胡皂苷 d 的含量，本品按干燥品计算，含柴胡皂苷 a（$C_{42}H_{68}O_{13}$）和柴胡皂苷 d（$C_{42}H_{68}O_{13}$）的总量不得少于 0.30%。

【药理作用】①解热作用：柴胡煎剂对疫苗引起的家兔发热有明显的解热作用。②抗炎作用：柴胡可抑制角叉菜胶、5-羟色胺、组胺引起的大鼠足跖肿胀，抑制大鼠棉球肉芽肿，同时可使肾上腺肥大。③抗肝损伤作用：柴胡注射液可显著抑制四氯化碳引起的大鼠血清丙氨酸转氨酶升高，肝细胞变性及坏死也明显减轻，肝细胞内糖原及核糖核酸的含量也接近正常。此外，柴胡还有抗辐射损伤和抗结核菌的作用。

【功能与主治】味辛、苦，性微寒。能疏散退热，疏肝解郁，升举阳气。用于感冒发热，寒热往来，胸胁胀痛，月经不调，子宫脱垂，脱肛。用量 3～10g。

知识链接

1. 我国柴胡属植物种类较多，供药用的约 20 种。常用的有以下几种：竹叶柴胡 *Bupleurum marginatum* Wall. ex DC.、西藏柴胡 *B. marginatum* var. *stenophyllurn*（Wolff）Shan et Y. Li、银州柴胡 *B. yinchowense Shan* et Y. Li、锥叶柴胡 *B. bicaule* Helm.、柴首 *B. chaishoui* Shan et Sheh、小叶黑柴胡 *B. smithii* var. *parvifolium* Shan et Li。

2. 大叶柴胡 *Bupleurum longiradiatum* Turcz. 的根表面密生环节，曾在东北地区作柴胡用，其含柴胡毒素与乙酰柴胡毒素，有剧毒，不能作柴胡入药。

*小茴香 Foeniculi Fructus

始载于《新修本草》:“调食味用之。”陶弘景曰:“煮臭肉,下少许(茴香),即无臭气。臭酱入(茴香)末易香,故曰茴香。”

【来源】 本品为伞形科植物茴香 *Foeniculum vulgare* Mill. 的干燥成熟果实。

【植物形态】 多年生草本,全株有粉霜,具强烈香气。茎直立,高 0.6~2m,有沟纹。上部分枝,有棱。叶互生,二至四回羽状细裂,最终裂片丝状;下部叶具长柄,基部鞘状抱茎,上部叶柄一部分或全部成鞘。复伞形花序顶生,花小,金黄色。双悬果矩圆形,果棱尖锐,具特异芳香气。花期 6~8 月,果期 8~10 月。

【采制】 8~10 月果实初熟时采收全株,晒干,打下果实,除去杂质。

【产地】 主产于山西、内蒙古、黑龙江等地。以山西产量大,内蒙古的质量佳,销全国。

【性状】 双悬果呈圆柱形,有的稍弯曲,长 4~8mm,直径 1.5~2.5mm,表面黄绿色或淡黄色,两端略尖,顶端残留有黄棕色突起的柱基,基部有时有细小的细果梗。分果呈长椭圆形,背面有纵棱 5 条,接合面平坦而较宽,横切面略呈五边形,背面的四边约等长。有特异香气,味微甜、辛。

以子粒均匀、饱满、黄绿色、香气浓者为佳。

【显微特征】 分果横切面:外果皮为 1 列扁小细胞,外被角质层。中果皮纵棱处有维管束,其周围有多数木化网纹细胞;背面纵棱间各有大的椭圆形棕色油管 1 个,接合面有油管 2 个,共有油管 6 个。内果皮为 1 列扁平薄壁细胞,细胞长短不一。种皮细胞扁长,含棕色物。胚乳细胞多角形,含多数糊粉粒,其中有细小草酸钙簇晶(图 12-47,图 12-48)。

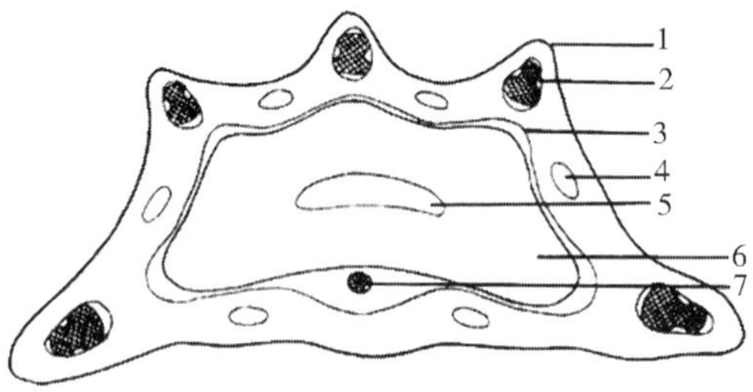

图 12-47 茴香(果实)横切面(简图)

1. 外果皮;2. 维管束;3. 内果皮;4. 油管;5. 胚;6. 内胚乳;7. 种脊维管束

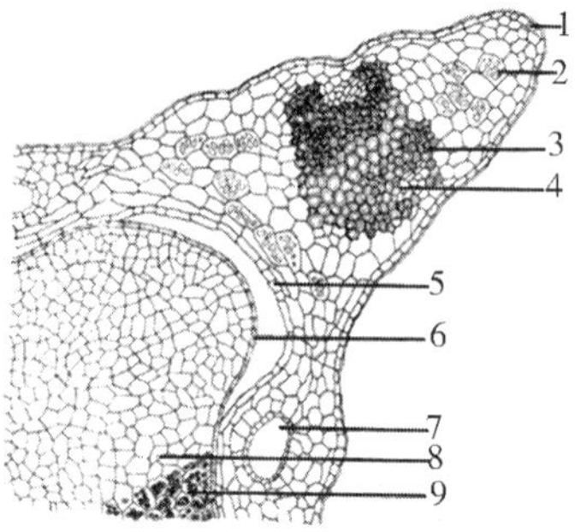

图 12-48 茴香(果实)横切面(详图)

1. 表皮细胞;2. 网纹细胞;3. 木质部;4. 韧皮部;5. 内果皮;6. 种皮;7. 油管;8. 内胚乳;9. 糊粉粒

粉末:黄棕色。外果皮表皮细胞表面观多角形或类方形,壁稍厚。气孔不定式,副卫细胞 4 个。网纹细胞类长方形或类长圆形,壁稍厚;微木化,有大形网状纹孔。油管碎片黄棕色或深红棕色,完整者宽至 250μm,可见多角形分泌细胞痕。内果皮镶嵌层细胞表面观狭长,壁菲薄,常 5~8 个细胞为一组,以其长轴相互作不规则方向嵌列。此外,可见内胚乳细胞、草酸钙簇晶、木薄壁细胞等(图 12-49)。

【化学成分】 ①挥发油:主要含反式茴香脑(transanethole),占挥发油含量的

65% ~78% 或以上，*d*-小茴香酮（*d*-fenchone）、甲基胡椒酚（methylchavicol，estragole）等；尚含茴香醛（anisaldehyde）、β-月桂烯（β-myrcene）、α-蒎烯（α-pinene）、莰烯（camphene）、β-蒎烯、α-水芹烯（α-phellandrene）等。②香豆素类：花椒毒素（xanthotoxin）、欧前胡素（imperatorin）、佛手柑内酯（bergapten）。此外，还含有豆甾醇、伞形花内酯（umbelliferone）等。

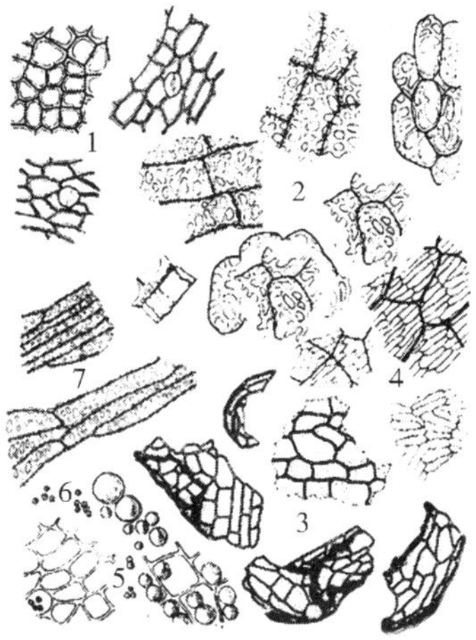

图 12－49 茴香（果实）粉末
1. 外果皮表皮细胞；2. 网纹细胞；3. 油管碎片；4. 内果皮镶嵌层细胞；5. 内胚乳细胞；6. 草酸钙簇晶；7. 木薄壁细胞

【理化鉴定】 薄层色谱：粉末用乙醚超声提取，滤过，滤液挥干，残渣加三氯甲烷溶解作供试品溶液。以茴香醛作对照，用硅胶 G 板，石油醚（60 ~90℃）- 乙酸乙酯（17∶2.5）展开，二硝基苯肼试液显色。供试品色谱中，在与对照品色谱相应的位置上，显相同的橙红色斑点。

【检查】 杂质不得过 4%；总灰分不得过 10.0%。

【含量测定】 采用挥发油测定法测定挥发油。本品含挥发油不得少于 1.5%（ml/g）。采用气相色谱法测定反式茴香脑。本品含反式茴香脑（$C_{10}H_{12}O$）不得少于 1.4%。

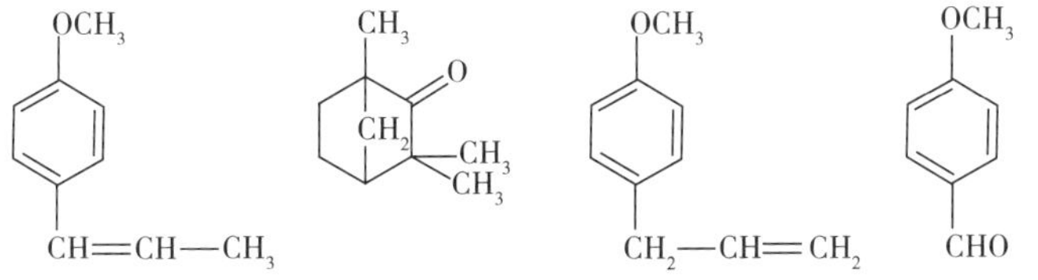

茴香脑　*d*-小茴香酮　甲基胡椒酚　茴香醛

【药理作用】 ①促进胃肠运动的作用：小茴香可显著兴奋离体兔肠收缩活动。②抗溃疡作用：小茴香经灌胃或十二指肠给药能抑制应激性胃溃疡，抑制胃酸的分泌。此外还有镇痛、祛痰平喘、中枢麻痹、性激素样作用。

【功能与主治】 性温，味辛。能散寒止痛，理气和胃。用于寒疝腹痛，睾丸偏坠，痛经，少腹冷痛，脘腹胀痛，食少吐泻。用量 3 ~6g。

*川芎 Chuanxiong Rhizoma

始载于《神农本草经》。苏颂《图经本草》载："关陕、蜀川、江东山中多有之，而以蜀川者为胜。其苗四、五月间生，叶似芹、胡荽、蛇床辈，作丛而茎细……"

【来源】 本品为伞形科植物川芎 *Ligusticum chuanxiong* Hort. 的干燥根茎。

【植物形态】 多年生草本，全株有浓烈香气。根茎呈结节状拳形团块。茎丛生，直立，茎基节膨大成盘状。二至三回羽状复叶互生，小叶 3 ~5 对，卵状三角形，不整齐羽状全裂。叶柄基部鞘状抱茎。复伞形花序顶生，花白色。双悬果卵形。花期 7 ~8 月。

【采制】 栽培后第 2 年 5 ~6 月（小满前后），挖出全株，除去茎苗、泥土，晾干或烘干后，撞去须根。不宜日光暴晒。

【产地】主产于四川，贵州、云南、陕西亦产，销全国，并出口。

【性状】根茎呈不规则结节状拳形团块，直径2～7cm。表面灰褐色或褐色，有多数隆起的环状轮节，顶端有凹陷的茎痕，下侧及轮节上有多数小瘤状的根痕。质坚实，不易折断，断面黄白色或灰黄色，散有黄棕色的油室。形成层环呈波状。气浓香，味苦、辛，微有麻舌感，微回甜。

以个大、质坚实、断面黄白、油性大、香气浓者为佳。

【显微特征】横切面：栓层为10余列细胞。皮层狭窄，散有根迹维管束，其形成层明显。韧皮部宽广，形成层环波状或不规则多角形。木质部导管多角形或类圆形，大多单列或排成"V"形，偶有木纤维束。髓部较大。薄壁组织中散有多数油室，类圆形、椭圆形或形状不规则，淡黄棕色，靠近形成层的油室小，向外渐大；薄壁细胞富含淀粉粒，有的薄壁细胞含草酸钙晶体，呈类圆形团块或类簇晶状（图12－50）。

粉末：淡黄棕色或灰棕色。淀粉粒较多，单粒椭圆形、长圆形、类圆形、卵圆形或肾形，直径5～16μm，长约21μm，脐点点状、长缝状或人字状；偶见复粒，由2～4分粒组成。草酸钙晶体存在于薄壁细胞中，呈类圆形团块或类簇晶状，直径10～25μm。木栓细胞深黄棕色，表面观呈多角形，微波状弯曲。油室多已破碎，偶可见油室碎片，分泌细胞壁薄，含有较多的油滴。导管主为螺纹导管，亦有网纹导管及梯纹导管，直径14～50μm（图12－51）。

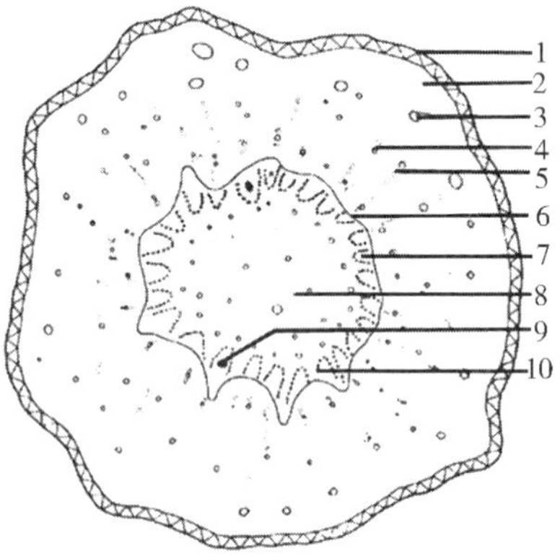

图12－50　川芎（根茎）横切面

1. 木栓层；2. 皮层；3. 油室；4. 筛管群；5. 韧皮部；6. 形成层；7. 木质部；8. 髓部；9. 纤维束；10. 射线

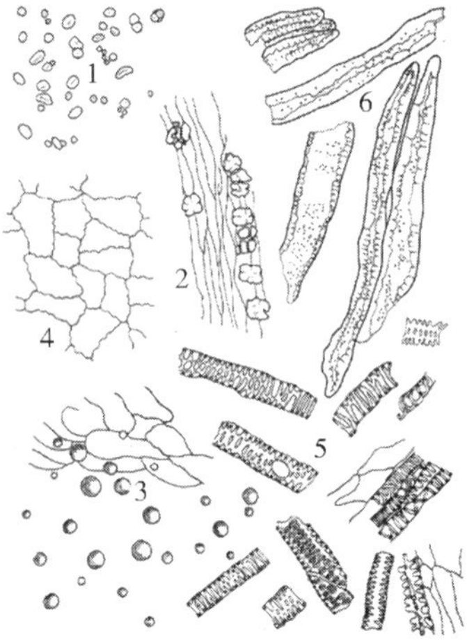

图12－51　川芎（根茎）粉末

1. 淀粉粒；2. 草酸钙簇晶；3. 油室碎片；4. 木栓细胞；5. 导管；6. 木纤维

【化学成分】①挥发油：主要为苯酞类化合物，如藁本内酯（ligustilide）、3-正丁基苯酞（3-*n*-butylphthalide）、丁烯基苯酞（butylidenephthalide）、洋川芎内酯（senkyunolide A）、新川芎内酯（neocnidilide）、4-羟基-3-正丁基苯酞（4-hydroxy-3-butylphthalide），以及二聚藁本内酯类化合物，如欧当归内酯A（levislolide A）等。②含氮化合物：四甲基吡嗪（tetramethylpyrazine，即川芎嗪，chuanxiongzine）、川芎哚（perlolyrine）、盐酸三甲胺、盐酸胆碱、L-异亮氨酰-L-缬氨酸酐（L-isoleucyl-L-valine anhydride）、L-缬氨酰-L-缬氨酸酐、1-乙酰基-β-咔啉、尿嘧啶、腺嘌呤和腺苷。③酸类

化合物：如阿魏酸（ferulic acid）、瑟丹酸（sedanonic acid）、咖啡酸、香荚兰酸等。

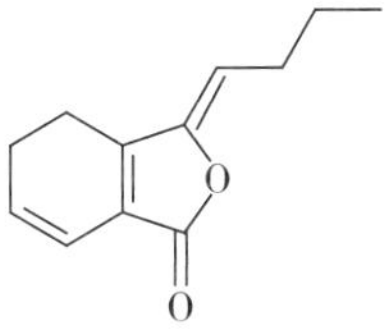

藁本内酯

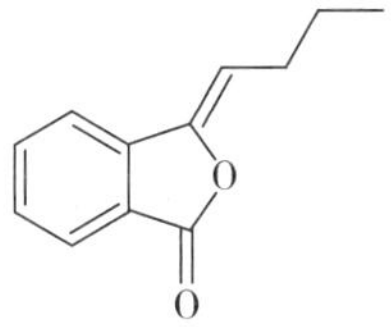

丁烯基苯酞

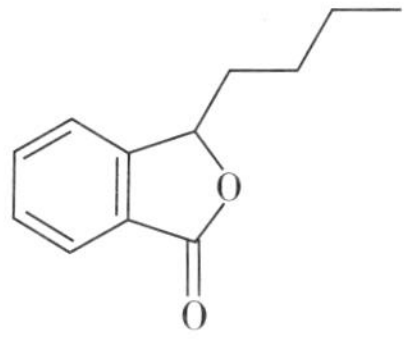

3-正丁基苯酞

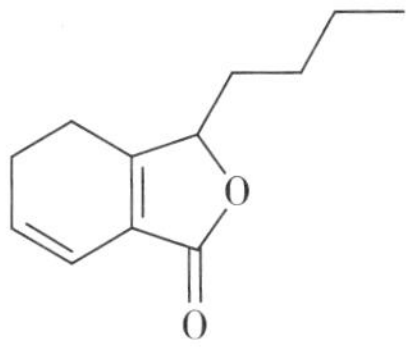

洋川芎内酯A

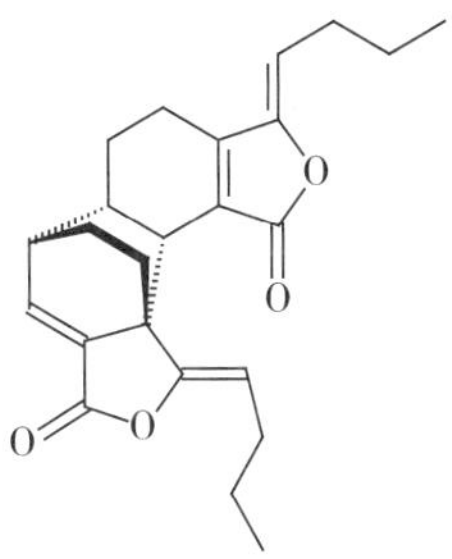

欧当归内酯A

【理化鉴定】 横切片：置紫外光灯（254nm）下检视，呈亮淡紫色荧光，外皮显暗棕色荧光。

薄层色谱：粉末用乙醚回流提取，滤过，滤液挥干，残渣加乙酸乙酯溶解作供试品。以川芎对照药材和欧当归内酯A作对照，用硅胶G板，正己烷-乙酸乙酯（3∶1）展开，紫外光灯（254nm）下检视。供试品色谱中，在与对照药材和对照品色谱相应的位置上，显相同颜色的荧光斑点。

【检查】 水分不得过12.0%；总灰分不得过6.0%；酸不溶性灰分不得过2.0%。

【浸出物】 照醇溶性浸出物测定法项下的热浸法测定，用乙醇作溶剂，不得少于12.0%。

【含量测定】 采用高效液相色谱法测定阿魏酸含量。本品按干燥品计算，含阿魏酸（$C_{10}H_{10}O_4$）不得少于0.10%。

【药理作用】 ①抗缺血再灌注损伤的作用：川芎嗪能促进神经干细胞的增殖。川芎嗪还具有保护心肌细胞生物膜及其结构完整性的作用，对脑、肝缺血再灌注损伤均有保护作用。②抑制血小板聚集的作用：川芎嗪对凝血过程中的凝血活酶和凝血酶的生成及活性有明显的抑制作用，还可显著抑制ADP所致血小板聚集。③对血液流变学的影响：川芎嗪能降低血液黏稠度及TXA_2水平，从而调低TXA_2/PGI_2比例，扩张血管。此外还有保肝、免疫增强等作用。

【功能与主治】 味辛，性温。能活血行气，祛风止痛。用于胸痹心痛，胸胁刺痛，跌扑肿痛，月经不调，经闭痛经，癥瘕腹痛，头痛，风湿痹痛。用量3～10g。

知识链接

本属约60种以上，分布于北半球。我国约有30种，大部分地区均有分布。川芎为我国的传统中药，也是著名的川产道地药材，四川产量占全国产量的90%以上。其炮制规格分为川芎和酒川芎。川芎在我国有悠久的药用历史，历代医家均将其作为治疗头痛、活血行气、祛风止痛的药使用；现代临床上主要用于治疗心脑血管系统疾病。以川芎为主的速效救心丸广泛应用于治疗冠心病、心绞痛，临床治疗效果很好。川芎的主要成分川芎嗪能抑制血小板聚集，用于缺血性脑血管病的治疗。

白芷 Angelicae Dahuricae Radix

本品为伞形科植物白芷 *Angelica dahurica*（Fisch. ex Hoffm.）Benth. et Hook. f. 或杭白芷 *A. dahurica*（Fisch. ex Hoffm.）Benth. et Hook. f. var. *formosana*（Boiss.）Shan et Yuan 的干燥根。白芷主产于河南禹州长葛的称“禹白芷”，产于河北安国者称“祁白芷”。此外，陕西也产。主销北方各地。杭白芷产于浙江和四川，前者称“杭白芷”，后者称“川白芷”。白芷根呈长圆锥形，长 10～25cm，直径 1.5～2.5cm。表面灰棕色或黄棕色，根头部钝四棱形或近圆形，具纵皱纹、支根痕及多数皮孔样横向突起，有的排列成纵行，顶端有凹陷的茎痕。质坚实，断面白色或灰白色，粉性，形成层环棕色，近方形或近圆形，皮部散有多数棕色油点。气芳香，味辛、微苦。主含挥发油，还含呋喃香豆素，如白当归素（byakangelicin）、白当归脑（byakangelicol）、氧化前胡素（oxypeucedanin）、欧前胡素（imperatorin）、异欧前胡素（isoimperatorin）、珊瑚菜素（phelloptorin）等。本品含欧前胡素不得少于 0.080%。本品具有解热、抗炎、镇痛和平喘等作用。本品味辛，性温。能解表散寒，祛风止痛，宣通鼻窍，燥湿止带，消肿排脓。用于感冒头痛，眉棱骨痛，鼻塞流涕，鼻鼽，鼻渊，牙痛，带下，疮疡肿痛。用量 3～10g。

蛇床子 Cnidii Fructus

本品为伞形科植物蛇床 *Cnidium monnieri*（L.）Cuss. 的干燥成熟果实。主产于河北、浙江、江苏、四川。双悬果细小，呈椭圆形，长 2～4mm，直径约 2mm，表面灰黄色或灰褐色，顶端有 2 枚向外弯曲的柱基，基部偶有细梗。分果的背面有薄而突起的纵棱 5 条，接合面平坦，有 2 条棕色略突起的纵棱线。果皮松脆，揉搓易脱落。种子细小，灰棕色，显油性。气香，味辛凉，有麻舌感。果实含以下化学成分。①挥发油：其中的主成分为 α-蒎烯（α-pinene）、樟烯（camphene）、异缬草酸龙脑酯（bornylisovalerate）等。②香豆素类：如蛇床子素（osthole）、佛手柑内酯（bergapten）、异虎耳草素（isopimpinellin）和花椒毒酚（xanthotoxol）等。本品含蛇床子素不得少于 1.0%。蛇床子有性激素样作用，有杀灭阴道滴虫、抗真菌、解痉平喘等作用。本品味辛、苦，性温；有小毒。能燥湿祛风，杀虫止痒，温肾壮阳。用于阴痒带下，湿疹瘙痒，湿痹腰痛，肾虚阳痿，宫冷不孕。用量 3～10g，外用适量。多煎汤熏洗，或研末调敷。

北沙参 Glehniae Radix

本品为伞形科植物珊瑚菜 *Glehnia littoralis* Fr. Schmidt ex Miq. 的干燥根。主产于山东、江苏、河北、辽宁。根呈细长圆柱形，长 15～45cm，直径 0.4～1.2cm，表面淡黄白色，略粗糙，有不规则纵沟及裂隙，并有少数棕黄色点状细根痕，根头渐细，有残茎基；质脆，断面皮部淡黄白色，木部黄色。气特异，味微甘。根和根茎含香豆素类化合物，如补骨脂素（psoralen）、佛手柑内酯（bergapten）、花椒毒素（xanthotoxin）、异欧前胡素（isoimperatorin）、欧前胡素（imperatorin）、花椒毒酚（xanthotoxol）、别异欧前胡素（alloisoimperatorin）等。另含挥发油及多糖。北沙参多糖有免疫抑制和镇痛的作用。本品味甘、微苦，性微寒。能养阴清肺，益胃生津。用于肺热燥咳，劳嗽痰血，胃阴不足，热病津伤，咽干口渴。用量 5 ~ 12g。不宜与藜芦同用。

防风　Saposhnikoviae Radix

本品为伞形科植物防风 *Saposhnikovia divaricata*（Turcz.）Schischk. 的干燥根。主产于黑龙江、吉林、辽宁。根呈长圆锥形或长圆柱形，长 15 ~ 30cm，直径 0.5 ~ 2cm，表面灰棕色或棕黑色，有纵皱纹、多数横向皮孔及点状细根痕，根头部有明显密集的环节，有的环纹上残存毛状叶鞘，顶端有茎痕；体轻，质松，易折断，断面不平坦，皮部棕黄色至棕色，有裂隙，木部黄色。气特异，味微甘。根含挥发油，主要有辛醛（octanal）、β-甜没药烯（β-bisabolene）、壬醛（nonanal）等。另外还含色原酮，如升麻素苷、升麻素、5-*O*-甲基维斯阿米醇苷等。本品含升麻素苷和 5-*O*-甲基维斯阿米醇苷的总量不得少于 0.24%。煎剂及乙醇浸剂有解热、抗炎等作用。本品味辛、甘，性温。能祛风解表，胜湿止痛，止痉。用于感冒头痛，风湿痹痛，风疹瘙痒，破伤风。用量 5 ~ 10g。

前胡　Peucedani Radix

本品为伞形科植物白花前胡 *Peucedanum praeruptorum* Dunn 的干燥根。主产于浙江、湖南、四川等地。根呈不规则的圆柱形、圆锥形或纺锤形，稍扭曲，下部常有分枝，长 3 ~ 15cm，直径 1 ~ 2cm，表面黑褐色或灰黄色，根头部常有茎痕及纤维状叶鞘残基，上端有密集的细环纹，下部有纵沟、纵皱纹及横向皮孔样突起。质较柔软，干者质硬，可折断，断面不整齐，淡黄白色，皮部散有多数棕黄色油点，形成层环纹棕色，射线放射状，气芳香，味微苦、辛。根含挥发油及香豆素类化合物。根所含香豆素类化合物有白花前胡甲素、乙素、丙素、丁素［（±）-praeruptorin A，B，C，D］及微量紫花前胡苷（nodakenin）等。本品含白花前胡甲素不得少于 0.90%，白花前胡乙素不得少于 0.24%。本品味苦、辛，性微寒。能降气化痰，散风清热。用于痰热喘满，咳痰黄稠，风热咳嗽痰多。用量 3 ~ 10g。

《中国药典》收载的其他伞形科生药

欧美国家常用伞形科植物药

27. 木犀科 Oleaceae

PPT：27 木犀科，28 马钱科，29 龙胆科，32 茜草科

灌木或乔木。叶多对生。花两性，辐射对称；花萼 4 裂；花瓣 4，合生；子房上位，2 室，每室 2 胚珠。

本科约 29 属，600 余种，广泛分布于温带和亚热带地区。

我国有12属，约200种。主要的属有白蜡树属（*Fraxinus*）、连翘属（*Forsythia*）、女贞属（*Ligustrum*）、丁香属（*Syringa*）、木犀属（*Osmanthus*）等。主要的生药有连翘、秦皮、女贞子等。

本科植物的叶具盾状毛，有的具分泌功能，肉眼观察呈透明小点或凹点。茎中柱鞘部位可见连续或间断的厚壁细胞环带。草酸钙小针晶或方晶广泛存在于茎和叶中。

本科植物的化学成分主要如下。①香豆素类：如秦皮苷（fraxin）、秦皮素（fraxetin）、秦皮甲素（aesculin）、秦皮乙素（aesculetin）在白蜡树属中广泛分布，为本属生药的活性成分，具有重要的医疗价值。②木脂素：如连翘苷（phillyrin）等。③黄酮类：如芸香苷等。此外还有三萜类如齐墩果酸等，苦味素类如素馨苦苷（jasminin）等，酚类如连翘酚（forsythol）等。

*秦皮 Fraxini Cortex

始载于《神农本草经》。苏恭谓："此树似檀，叶细，皮有白点而不粗错，取皮渍水便碧色，书纸看之皆青色者，是真。"

【来源】本品为木犀科植物苦枥白蜡树 *Fraxinus rhynchophylla* Hance、白蜡树 *F. chinensis* Roxb.、尖叶白蜡树 *F. szaboana* Lingelsh. 或宿柱白蜡树 *F. stylosa* Lingelsh. 的干燥枝皮或干皮。

【植物形态】苦枥白蜡树：落叶乔木，高8～10m，叶轴上面具浅沟，小叶着生处具关节，叶对生，奇数羽状复叶，小叶5片，革质，宽卵形或倒卵形，长5～15cm，顶生小叶较大，最下部的一对小叶较小，边缘有不规则钝锯齿，近波状，叶背中脉及小叶柄上有棕色柔毛。圆锥花序，雌雄异株或混生有两性花，花小，无花瓣，柱头浅裂二叉状。翅果。花期5～6月，果期7～8月。

白蜡树：小枝、叶轴和小叶下面被毛，小叶5～9枚，以7枚为多，椭圆形或椭圆状卵形。

尖叶白蜡树：小枝、叶轴和小叶下面被毛，小叶通常5枚，卵状披针形至披针形，花与叶同时开放。

宿柱白蜡树：小叶3～5枚，无柄或近无柄，叶片卵状披针形至阔披针形，边缘具细锯齿，腹背两面中脉上均具柔毛；先叶后花。

【采制】春、秋二季剥取枝皮或干皮，晒干，或趁鲜横切成丝后晒干。枝皮较优，以3～17年树龄，花期采制为佳。

【产地】苦枥白蜡树主产于东北三省，商品称"东北秦皮"或"辽宁秦皮"。白蜡树主产于四川，商品称"四川秦皮"。宿柱白蜡树主产于陕西，因皮孔灰白色，商品称"陕西白点秦皮"。

【性状】枝皮：呈卷筒状或槽状，长10～60cm，厚1.5～3mm。外表面灰白色、灰棕色至黑棕色或相间呈斑状，平坦或稍粗糙，并有灰白色圆点状皮孔及细斜皱纹，有的具分枝痕。内表面黄白色或棕色，平滑。质硬而脆，断面纤维性，黄白色。气微，味苦。

干皮：呈长条状块片，厚3～6mm。外表面灰棕色，有龟裂状沟纹及红棕色圆形或横长的皮孔。质坚硬，断面纤维性较强。

以条长、外皮薄且光滑者为佳。

【显微特征】苦枥白蜡树皮横切面：木栓层为5～10余列细胞。栓内层由数列多角形厚角细胞组成。皮层较宽，纤维及石细胞单个散在或成群。中柱鞘部位有石细胞及纤维束组成的环带，偶有间断。韧皮部射线宽1～3列细胞；纤维束及少数石细胞成层状排列，中间贯穿射线，形成“井”字形。薄壁细胞含草酸钙砂晶（图12－52）。

苦枥白蜡树皮粉末：淡黄白色。纤维较多，平直或稍弯曲，边缘微波状或凸凹，直径15～40μm，壁极厚，木化，有时可见不规则斜向或横向纹理，胞腔线型或狭缝型，孔沟不明显。石细胞类圆形、类方形或类长方形，有的呈类纺锤形并作不规则短分枝，直径24～90μm，壁厚，孔沟不明显。射线细胞宽1～2列，胞腔内充满草酸钙砂晶。草酸钙砂晶存于薄壁细胞中，呈细梭状。此外，还有木栓细胞、淀粉粒等（图12－53）。

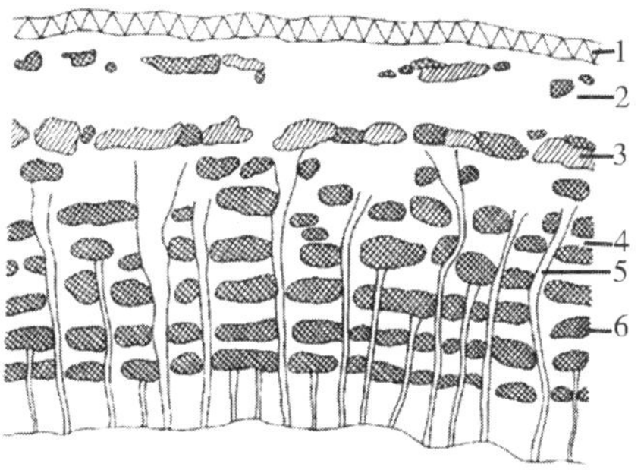

图12－52　苦枥白蜡树（干皮）横切面
1. 木栓层；2. 皮层；3. 石细胞群；
4. 韧皮部；5. 射线；6. 纤维束

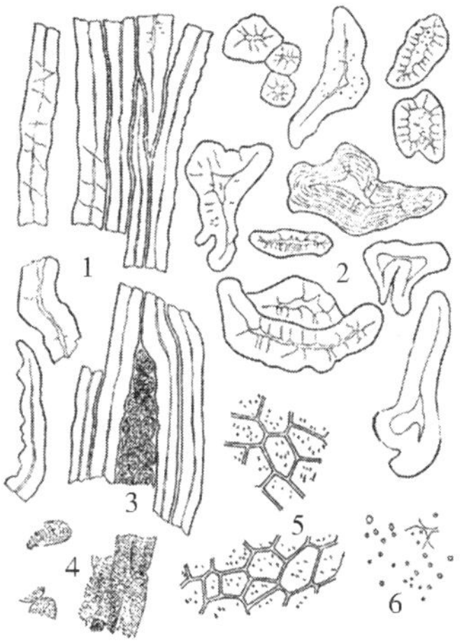

图12－53　苦枥白蜡树（干皮）粉末
1. 纤维；2. 石细胞；3. 射线；
4. 草酸钙砂晶；5. 木栓细胞；6. 淀粉粒

【化学成分】主要含香豆素及其苷类。总香豆素含量可达6%。秦皮甲素（七叶树苷，aesculin）、秦皮乙素（七叶树素，aesculetin）为其主要活性成分。尚含秦皮素（fraxetin）、秦皮苷（fraxin）、丁香苷（syringin）等。尖叶白蜡树尚含莨菪亭，宿柱白蜡树尚含宿柱白蜡苷（stylosin）。

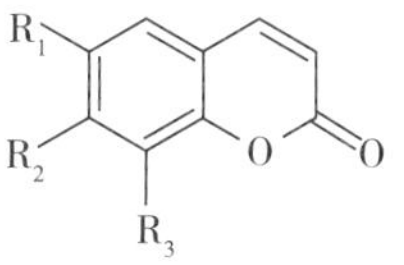

	R_1	R_2	R_3
秦皮素	OCH_3	OH	OH
秦皮苷	OCH_3	OH	O-glc
秦皮乙素	OH	OH	H
秦皮甲素	O-glc	OH	H

【理化鉴定】（1）取本品，加热水浸泡，浸出液在日光下可见碧蓝色荧光。

（2）薄层色谱：粉末用甲醇回流提取，滤过，滤液作供试品。以秦皮甲素、秦皮乙素及秦皮素作对照，用硅胶G板或硅胶GF_{254}板，三氯甲烷－甲醇－甲酸（6∶1∶0.5）展开。硅胶GF_{254}板置紫外光灯（254nm）下检视；硅胶G板置紫外光灯（365nm）下检视。供试品色谱中，在与对照品色谱相应的位置上，显相同颜色的斑点或荧光斑点；硅胶GF_{254}板喷以三氯化铁试液－铁氰化钾试液（1∶1）溶液，斑点变为蓝色。

【检查】水分不得过7.0%；总灰分不得过8.0%。

【浸出物】照醇溶性浸出物测定法项下的热浸法测定，用乙醇作溶剂，不得少于8.0%。

【含量测定】采用高效液相色谱法测定秦皮甲素、秦皮乙素。按干燥品计算，本品含秦皮甲素（$C_{15}H_{16}O_9$）和秦皮乙素（$C_9H_6O_4$）的总量不得少于1.0%。

【药理作用】①抗菌作用：秦皮煎剂及秦皮甲素、秦皮乙素对金黄色葡萄球菌、大肠杆菌、痢疾杆菌、伤寒杆菌、肺炎双球菌及浅部真菌等有抑菌作用。②抗炎作用：秦皮甲素、秦皮乙素、秦皮苷均有抗炎作用。此外还有镇咳、祛痰、平喘、抗风湿、抗病毒等作用。

【功能与主治】味苦、涩，性寒。能清热燥湿，收涩止痢，止带，明目。用于湿热泻痢，赤白带下，目赤肿痛，目生翳膜。用量6～12g。外用适量，煎洗患处。

知识链接

1. 胡桃科植物胡桃楸 *Juglans mandshurica* Maxim. 的树皮在部分地区作秦皮使用。其树皮较薄，厚0.1～0.2cm，多扭曲；具三角状猴脸形叶柄痕。质坚韧，不易折断，不成层状剥离。薄壁细胞含草酸钙簇晶。其水浸液无蓝色荧光。不含香豆素成分，含黄酮类化合物。煎剂体外试验对痢疾杆菌也有抑制作用。

2. 木犀科白蜡树属多种植物的枝皮或干皮都含秦皮甲素和秦皮乙素，含量高达2.0%～7.0%，除《中国药典》收载的4种正品秦皮外，目前还有尾叶梣 *Fraxinus caudata* J. L. Wu、华山梣 *F. rhynchophylla* var. *huashanensis* J. L. Wu et L. W. Xie、秦岭梣 *F. paxiana* Lingelsh.、尖萼梣 *F. longicuspis* Sieb. et Zucc. 4种植物的树皮在有些地区作秦皮使用。

*连翘 Forsythiae Fructus

始载于《神农本草经》。寇宗奭谓："太山山谷间甚多，其子折之，片片相比如翘，应以此得名耳。"

【来源】本品为木犀科植物连翘 *Forsythia suspensa*（Thunb.）Vahl 的干燥果实。

【植物形态】落叶灌木。小枝常下垂。单叶对生或三小叶丛生，卵形或长圆状卵形，长3～10 cm，宽2～4 cm。花先叶开放，一至数朵，腋生，金黄色；花萼合生，与花冠筒约等长，上部4深裂；花冠基部联合成管状，上部4裂；雄蕊2，着生花冠基部，不超出花冠；子房卵圆形，柱头2裂。蒴果狭卵形，长约1.5 cm，成熟时2瓣裂。花期3～5月，果期7～8月。

【采制】果实初熟、颜色尚带绿色时采收，除去杂质蒸熟，晒干，习称"青翘"；熟透后采收，晒干，习称"老翘"。

【产地】主产于山西、河南、陕西等地。

【性状】果实呈长卵形或卵形，稍扁，长1.5～2.5cm，直径0.5～1.3cm。表面有不规则的纵皱纹及多数凸起的小斑点，两面各有1条明显的纵沟。顶端锐尖，基部有小果梗或已脱落。"青翘"多不开裂，表面绿褐色，突起的灰白色小斑点较少，质硬，种子多数，黄绿色，细长，一侧有翅。"老翘"自顶端开裂或裂成两瓣，表面黄棕色或红棕色，内表面多为浅黄棕色，平滑，具一纵隔。质脆，种子棕色，多脱落。气微香，味苦（图12－54）。

青翘以色较绿、不开裂者为佳；老翘以色较黄、瓣大、壳厚者为佳。

【显微特征】果皮横切面：外果皮为1列扁平细胞，外壁及侧壁增厚，被角质层。中果皮外侧薄壁组织中散有维管束；中果皮内侧为多列石细胞，长条形、类圆形或长圆形，壁厚薄不一，多切向镶嵌状排列。内果皮为1列薄壁细胞。

粉末：淡棕色。纤维短梭状，稍弯曲或不规则状，多成束，上下层纵横排列，壁不均匀增厚，具壁沟。石细胞甚多，长方形至多角形，直径35～50μm，有的三面壁较厚，一面壁较薄，层纹和孔沟明显。外果皮细胞表面观呈多角形，有不规则或网状角质纹理，断面观类方形，外壁稍厚，有角质层，厚8～14μm。中果皮细胞类圆形，壁略念珠状增厚（图12－55）。

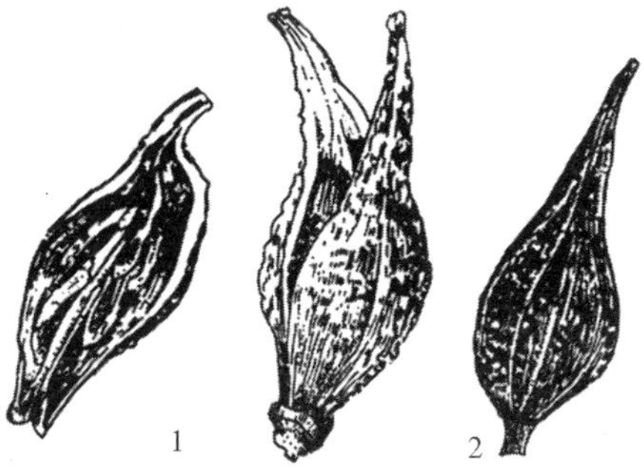

图12－54　连翘药材
1. 老翘；2. 青翘

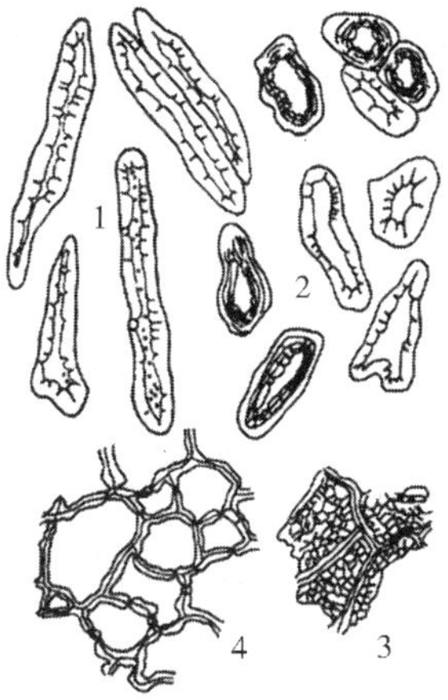

图12－55　连翘（果皮）粉末
1. 纤维；2. 石细胞；
3. 外果皮细胞；4. 中果皮细胞

【化学成分】含有：木脂素类化合物，如连翘苷（phillyrin，forsythin）、连翘苷元（phillygenin）、右旋松脂醇［(+)-pinoresinol］、右旋松脂醇葡萄糖苷［(+)-pinoresinol-β-D-glucoside］等；苯乙烷类衍生物，如连翘酯苷（forsythoside）A、B、C、D、E与毛柳苷（salidroside）；挥发油。此外还有芸香苷（rutin）、白桦酸（betulinic acid）、齐墩果酸（oleanolic acid）、熊果酸（ursolic acid）、β-香树脂醇乙酸酯（β-amyrin acetate）、梾木苷（cornoside）、连翘环己醇（rengyol）等。

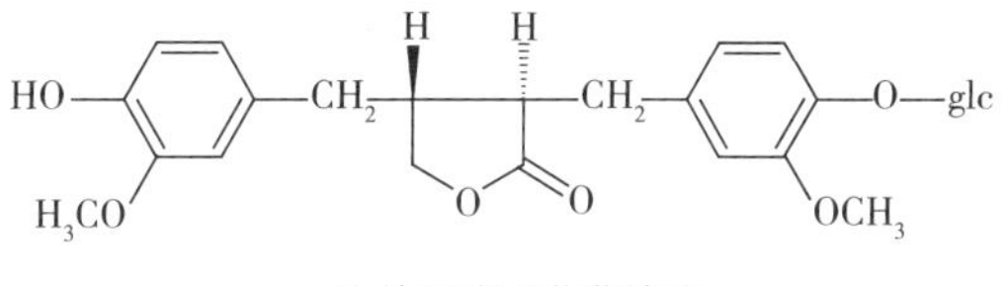

右旋松脂醇葡萄糖苷

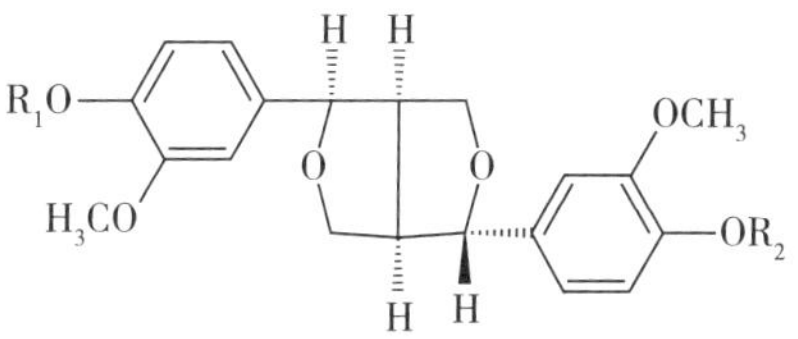

连翘苷　R_1= CH_3 R_2= glc
松脂素　R_2= R_2= H

【理化鉴定】薄层色谱：粉末用石油醚（30～60℃）超声提取，滤过，残渣甲醇超声提取，滤过，滤液作为供试品。以连翘对照药材和连翘苷作对照品，用硅胶G板，三氯甲烷-甲醇（8∶1）展开，10%硫酸乙醇显色。供试品色谱中，在与对照药材色谱和对照品色谱相应的位置上，显相同颜色的斑点。

【检查】水分不得过10.0%；总灰分不得过4.0%。

【浸出物】醇溶性浸出物，青翘不得少于30.0%，老翘不得少于16.0%。

【含量测定】采用挥发油测定法测定，青翘含挥发油不得少于2.0%（ml/g）。

采用高效液相色谱法测定连翘苷、连翘酯苷A，本品按干燥品计算，含连翘苷（$C_{27}H_{34}O_{11}$）不得少于0.15%，青翘含连翘酯苷A（$C_{29}H_{36}O_{15}$）不得少于3.5%，老翘含连翘酯苷A（$C_{29}H_{36}O_{15}$）不得少于0.25%。

【药理作用】①抗病原微生物作用：连翘对多种病原微生物有显著的抑制作用，连翘酯苷B有较强的抗真菌作用，挥发油有较强的抗细菌作用。此外，连翘的水提物、醇提物、挥发油等，及部分苯乙醇苷类、黄酮类及木脂素类成分对某些呼吸系统的病毒及单纯疱疹病毒的生长有明显的抑制作用。②此外，还有显著的解热、抗炎、利尿、保护肝脏和镇吐等作用。

【功能与主治】味苦，性微寒。能清热解毒，消肿散结，疏散风热。用于痈疽，瘰疬，乳痈，丹毒，风热感冒，温病初起，温热入营，高热烦渴，神昏发斑，热淋涩痛。用量6～15g。

女贞子 Ligustri Lucidi Fructus

本品为木犀科植物女贞 *Ligustrum lucidum* Ait. 的干燥成熟果实。主产于江苏、浙江、湖南、福建等地。果实呈卵形、椭圆形或肾形，长6～8.5cm，直径3.5～5.5cm。表面黑紫色或灰黑色，皱缩不平，基部有果柄痕或具宿萼及短梗。体轻，外果皮薄，中果皮较松软，易剥离，内果皮木质，黄棕色，具纵棱。破开后种子通常为1粒，肾形，紫黑色，油性。气微，味甘、微苦涩。含特女贞苷（specnuezhenide）、女贞子苷（nuezhenide）、女贞子素（ligustrin）、橄榄苦苷（oleuropein）、女贞酸（nuezhenidic acid）、齐墩果酸（oleanolic acid）、乙酰齐墩果酸（acetyl oleanolic acid）、甘露醇（mannitol）、白桦醇（betulin）、亚油酸及女贞子多糖等。本品含特女贞苷不得少于0.70%。女贞子有明显的抗炎作用，齐墩果酸为抗炎活性物质；有免疫增强和抑制变态反应的作用。此外还有降血脂、降血糖、保肝、升高白细胞等作用。本品味甘、苦，性凉。能滋补肝肾，明目乌发。用于肝肾阴虚，眩晕耳鸣，腰膝酸软，须发早白，目暗不明，内热消渴，骨蒸潮热。用量6～12g。

《中国药典》收载的其他木犀科生药

欧美国家常用木犀科植物药

28. 马钱科 Loganiaceae

乔木、灌木、藤本或草本。单叶对生或轮生。花两性，辐射对称；雄蕊与花冠裂片同数而互生；子房上位，通常2室；花柱单生，2裂。

本科约35属，750种，分布于热带、亚热带地区。我国有8属，约63种，分布于西南及东部地区。主要的生药有马钱子、钩吻等。

本科植物大多有毒，主要的化学成分有吲哚类生物碱，如士的宁（strychnine）、马钱子碱（brucine）、异士的宁（isostrychnine）、伪士的宁（pseudostrychnine）等。尚含黄酮类成分和环烯醚萜苷类苦味成分等。

*马钱子　Strychni Semen

本品原名番木鳖，始载于《本草纲目》，别名马钱子。李时珍谓："状如马之连钱，故名。"《本草纲目》载："番木鳖，子如木鳖子大，形圆而扁，有白毛，味苦。"

【来源】本品为马钱科植物马钱 *Strychnos nux-vomica* L. 的干燥成熟种子。

【植物形态】常绿乔木。叶对生，广卵形，革质，有光泽，主脉5条。聚伞花序顶生，小花白色筒状，近无梗，花冠5裂，花萼先端5裂，雄蕊5枚，着生于花冠筒喉部，花丝极短，近无，子房上位，花柱与花冠近等长，柱头微裂。浆果球形，成熟时橙色，表面光滑，内含种子3～5粒或更多，种子纽扣形或圆盘形，表面密被银色茸毛，种柄生于一面的中央。花期春秋两季，果期8月至翌年1月。

【采制】冬季采收成熟果实，取出种子，洗净附着果肉，晒干。

【产地】主产于印度、越南、缅甸、泰国、斯里兰卡。多进口，销全国。

【性状】种子呈纽扣状圆板形，一面微凹，另一面稍隆起，直径1.5～3cm，厚0.3～0.6cm。表面密被灰棕色或灰绿色绢状绒毛，自中间向四周呈辐射状排列，有丝样光泽。边缘稍隆起，较厚，有突起的珠孔，底面中心有突起的圆点状种脐。质坚硬，平行剖面可见淡黄白色的胚乳，角质状，子叶心形，叶脉5～7条。气微，味极苦。大毒，口尝宜慎（图12－56）。

以个大、肉厚饱满、表面灰棕色微带绿、有细密毛茸、质坚硬无破碎者为佳。

【显微特征】种子横切面：种皮表皮的单细胞非腺毛长500～1100μm，宽约25μm以上，由表皮细胞分化而成，向一侧斜伸，基部膨大，成石细胞状，直径约75μm，壁极厚，强木化，有纵长扭曲的纹孔，毛体有约10条肋状木化增厚纵条纹，胞腔断面观类圆形。种皮内层的颓废棕色薄壁细胞，细胞边界不清（色素层）。内胚乳细胞层，细胞壁较厚，约25μm，隐约可见胞间连丝，细胞内含脂肪油及糊粉粒（图12－57）。

粉末：灰黄色。非腺毛单细胞，基部膨大似石细胞，壁极厚，多碎断，木化。胚乳细胞多角形，壁厚，内含脂肪油及糊粉粒。此外，可见种皮内层颓废的棕色色素层（图12－58）。

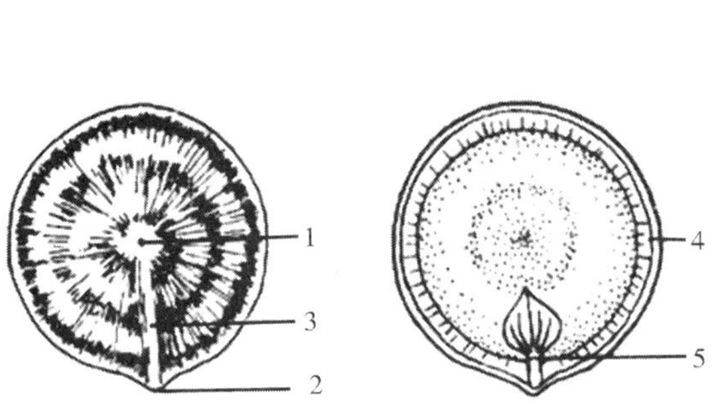

图 12－56　马钱（种子）外形及剖面

1. 种脐；2. 珠孔；3. 隆起线纹；4. 胚乳；5. 胚

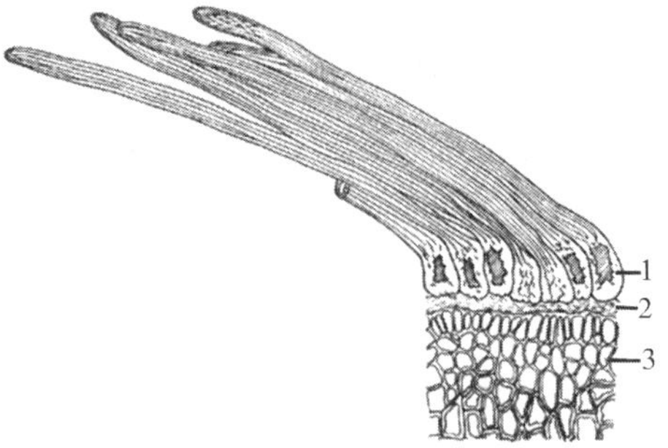

图 12－57　马钱（种子）横切面

1. 表皮毛；2. 颓废的种皮细胞；3. 内胚乳

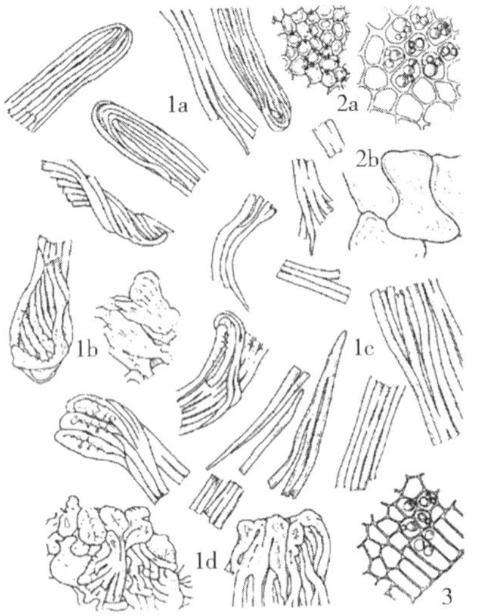

图 12－58　马钱（种子）粉末

1. 非腺毛（a. 上部；b. 基部；c. 中部裂片；d. 底面观）；2. 内胚乳细胞（a. 示内含物及细胞连丝；b. 示壁极厚）；3. 色素层

【化学成分】 含吲哚类生物碱，总碱含量为3.0%～5.0%，主要是士的宁（即番木鳖碱，strychnine）、马钱子碱（brucine）以及多种微量生物碱，如α-及β-可鲁勃林（α-，β-colubrine）、异士的宁（isostrychnine）、异士的宁*N*-氧化物（isostrychnine *N*-oxide）、伪士的宁（pseudostrychnine）、番木鳖次碱（vomicine）、伪马钱子碱（pseudobrucine）、马钱子新碱（novacine）、异马钱子碱（isobrucine）、异马钱子碱*N*-氧化物（isobrucine *N*-oxide）、依卡精（icajine）、3-甲氧基依卡精等。此外还含马钱苷（即番木鳖苷，loganin）等。

马钱子经加热炮制后，其中的生物碱如士的宁和马钱子碱的构型发生了改变，士的宁转化成异士的宁*N*-氧化物、二羟基三甲基士的宁；马钱子碱可转化成异马钱子碱、异马钱子碱*N*-氧化物，从而使马钱子的毒性降低，同时增加抗肿瘤细胞生长和抗氧化的生物效应。

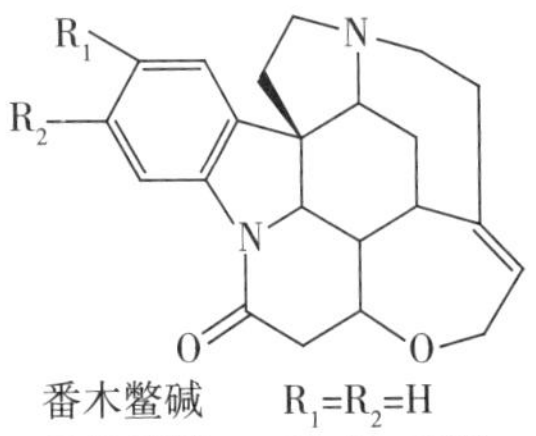

番木鳖碱　$R_1=R_2=H$

马钱子碱　$R_1=R_2=OCH_3$

α-可鲁勃林　$R_1=H$，$R_2=OCH_3$

β-可鲁勃林　$R_1=OCH_3$，$R_2=H$

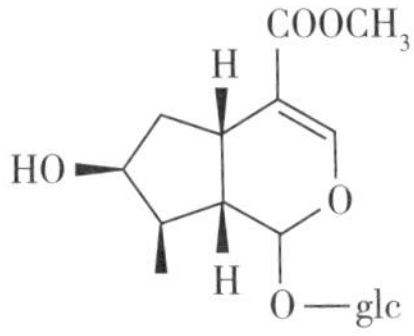

马钱苷

【理化鉴定】 薄层色谱：粉末用三氯甲烷－乙醇（10∶1）混合液与少量浓氨试液浸渍提取，滤过，滤液作供试品。以士的宁和马钱子碱作对照，用硅胶G板，甲苯－丙酮－乙醇－浓氨试液（4∶5∶0.6∶0.4）展开，稀碘化铋钾试液显色。供试品色谱中，在与对照品色谱相应的位置上，显相同颜色的斑点。

【检查】水分不得过13.0%；总灰分不得过2.0%。

黄曲霉毒素：本品每1000g含黄曲霉毒素B_1不得过5μg，含黄曲霉毒素G_2、黄曲霉毒素G_1、黄曲霉毒素B_2、黄曲霉毒素B_1的总量不得过10μg。

【含量测定】采用高效液相色谱法测定士的宁和马钱子碱。本品按干燥品计算，含士的宁（$C_{21}H_{22}N_2O_2$）应为1.20%~2.20%，马钱子碱（$C_{23}H_{26}N_2O_4$）不得少于0.80%。

【药理作用】①士的宁对整个中枢神经系统都有兴奋作用。②马钱子碱及士的宁具有显著的镇痛作用。③士的宁、马钱子碱均具毒性，成人一次口服5~10mg的士的宁可致中毒，30mg可致死亡，死亡原因是强直性惊厥反复发作造成衰竭与窒息。

【功能与主治】味苦，性温；有大毒。能通络止痛，散结消肿。用于跌打损伤，骨折肿痛，风湿顽痹，麻木瘫痪，痈疽疮毒，咽喉肿痛。用量0.3~0.6g，炮制后入丸散用。孕妇禁用，不宜多服久服及生用。运动员慎用。有毒成分能经皮肤吸收，外用不宜大面积涂敷。

《中国药典》收载的其他马钱科生药

知识链接

1. 马钱科马钱属约190种，分布于全世界热带及亚热带地区。我国产10种，2变种，分布于西南部、南部及东南部。马钱子必须炮制后入药，炮制以热砂浴和油煎为好。炮制后可减少士的宁和马钱子碱的含量，增加上述生物碱的异型生物碱及氮氧化合物的含量，以减少毒性，增加使用范围。

2. 云南马钱子为长籽马钱 *Strychnos wallichiana* Steud. ex DC.（南马钱 *S. pierriana* A. W. Hill）的种子。主产于云南南部，与马钱子的主要区别为边缘薄而上翘，表面被灰黄色茸毛，较疏松粗糙。色素层中可见微细晶状物。总生物碱含量为2.19%，其中含1.34%士的宁。

3. 海南马钱 *Strychnos hainanensis* Merr. et Chun 种子含总生物碱为2.90%，含士的宁为0.04%。海南马钱主产于菲律宾、越南、泰国等地，我国也有分布，可作为提取士的宁和马钱子碱的原料。

4. 马钱子粉：为马钱子的炮制加工品。系将制马钱子粉碎成细粉，加适量淀粉，使含量符合“本品按干燥品计算，含士的宁（$C_{21}H_{22}N_2O_2$）应为0.78%~0.82%，马钱子碱（$C_{23}H_{26}N_2O_4$）不得少于0.50%”的规定，混匀，即得。

29. 龙胆科 Gentianaceae

*龙胆 Gentianae Radix et Rhizoma

龙胆始载于《神农本草经》。陶弘景曰：“状似牛膝，味甚苦，故以胆为名。”马志谓：“叶似龙葵，味苦如胆，因以为名。”

【来源】本品为龙胆科植物条叶龙胆 *Gentiana manshurica* Kitag.、龙胆 *G. scabra* Bge.、三花龙胆 *G. triflora* Pall. 或滇龙胆 *G. rigescens* Franch. 的干燥根及根茎。前三种习称“龙胆”，后一种习称“坚龙胆”。

【植物形态】龙胆：为多年生草本植物，全株绿色稍带紫色，高 30 ~ 60cm。根茎短，簇生多数细长根。茎直立，单一，粗糙。叶对生，基部叶甚小，中部及上部叶卵形或卵状披针形，长 2 ~ 8cm，宽 0.4 ~ 3.5cm，叶缘及叶背主脉粗糙，基部抱茎，主脉 3 ~ 5 条。花 2 ~ 5 朵簇生于茎顶及上部叶腋；花冠深蓝色至蓝色，钟形，5 裂，裂片之间有褶状三角形副冠片；雄蕊 5，雌蕊 1。蒴果长圆形，种子多数，有翅，表面具细网纹。花期 9 ~ 10 月，果期 10 月。

条叶龙胆：叶片条形或披针形，宽 0.4 ~ 1.2cm，叶缘反卷；花 1 ~ 2 朵生于茎顶，花冠裂片三角形，先端急尖，褶斜三角形。

三花龙胆：全株绿色，叶线状披针形或披针形，宽 0.5 ~ 1.2cm，叶缘及叶脉光滑；花冠裂片钝，褶极小。

坚龙胆：与上述三种的区别是：根近棕黄色，茎常带紫棕色。叶片倒卵形或倒卵状披针形，全缘。花紫红色。种子不具翅。

【采制】春、秋两季采挖，除去地上部分，洗净泥土，晒干。以秋季质量最好。

【产地】龙胆主产于东北三省及内蒙古，以条叶龙胆和龙胆的产量最大，三花龙胆产量很小，前两种在华东地区亦有出产。坚龙胆主产于云南、贵州。

【性状】龙胆：根茎呈不规则块状，长 1 ~ 3cm，直径 0.3 ~ 1cm，表面暗灰棕色或深棕色，上端有茎痕或残留茎基，周围及下端着生多数细长的根。根圆柱形，略扭曲，长 10 ~ 20cm，直径 0.2 ~ 0.5cm。表面淡黄色或黄棕色，上部多有显著的横环纹，下部较细，有纵皱纹及支根痕。质脆，易折断，断面略平坦，皮部黄白色或淡黄棕色，木部色较浅，呈点状环列。气微，味甚苦。

坚龙胆：表面无横皱纹，外皮膜质，易脱落，木部黄白色，易与皮部分离。

以条粗长、色黄或黄棕者为佳。

【显微特征】龙胆横切面：表皮细胞有时残存，外壁较厚。皮层窄；外皮层细胞类方形，壁稍厚，木栓化；内皮层细胞切向延长，每一细胞由纵向壁分隔成数个类方形小细胞。韧皮部宽广，有裂隙。形成层不甚明显。木质部导管 3 ~ 10 个群束。髓部明显。薄壁细胞含细小草酸钙针晶（图 12 – 59）。

坚龙胆横切面：内皮层以外组织多已脱落。木质部导管发达，均匀密布。无髓部。

龙胆粉末：淡黄棕色。外皮层细胞表面观类纺锤形，每一细胞由横壁分隔成数个扁方形的小细胞。内皮层细胞表面观类长方形，甚大，平周壁显纤细的横向纹理，每一细胞由纵隔壁分隔成数个栅状小细胞，纵隔壁大多连珠状增厚。薄壁细胞含细小草酸钙针晶。网纹导管及梯纹导管直径约至 45μm（图 12 – 60）。

坚龙胆粉末：无外皮层细胞。内皮层细胞类方形或类长方形，平周壁的横向纹理较粗而密，有的粗达 3μm，每一细胞被分隔成多数栅状小细胞，隔壁稍增厚或呈连珠状。

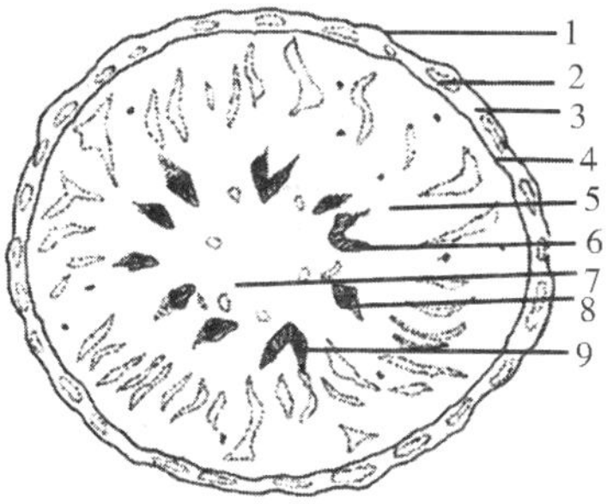

图 12－59 龙胆横切面组织

1. 外皮层；2. 裂隙；3. 皮层；4. 内皮层；
5. 韧皮部；6. 筛管群；7. 髓部；8. 形成层；9. 木质部

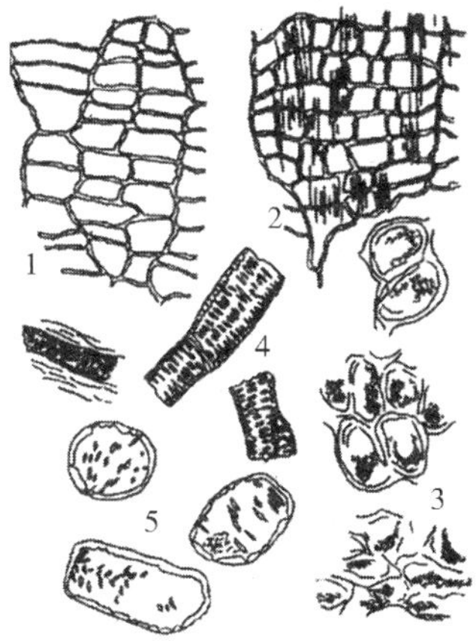

图 12－60 龙胆粉末

1. 外皮层碎片；2. 内皮层碎片；
3. 草酸钙针晶；4. 导管；5. 石细胞

【化学成分】上述4种国产龙胆主要含裂环烯醚萜苷类苦味成分龙胆苦苷（gentiopicroside）2.15%～6.34%，尚含微量的当药苦苷（swertiamarin）、当药苷（sweroside）、苦龙胆酯苷（amarogentin）、苦当药酯苷（amaroswerin）。按常规方法均能检出或分离得龙胆碱（gentianine，即秦艽甲素）、秦艽乙素（gentianidine）、秦艽丙素（gentianal）等，它们是提取过程中龙胆苦苷或当药苦苷与氨作用生成的产物。

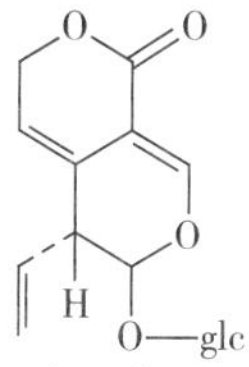

龙胆苦苷

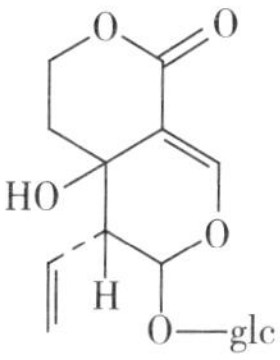

当药苦苷

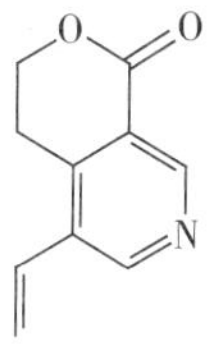

龙胆碱

【理化鉴定】取生药粉末加入甲醇冷浸24小时，过滤，滤液浓缩至约2ml，作为供试品。用硅胶 GF_{254} 板，以龙胆苦苷标准品作对照，用乙酸乙酯－甲醇－水（10∶2∶1）展开，置紫外光灯（254nm）下观察。供试品色谱中，在与对照品色谱相应的位置上，显相同颜色的斑点。

【检查】水分不得过9.0%；总灰分不得过7.0%；酸不溶性灰分不得过3.0%。

【浸出物】照水溶性浸出物测定法项下的热浸法测定，不得少于36.0%。

【含量测定】采用高效液相色谱法测定龙胆苦苷含量。按干燥品计算，龙胆含龙胆苦苷（$C_{16}H_{20}O_9$）不得少于3.0%；坚龙胆含龙胆苦苷（$C_{16}H_{20}O_9$）不得少于1.5%。

【药理作用】①保肝利胆作用：龙胆的水提取物、醇提取物及龙胆苦苷对四氯化碳和氨基半乳糖（GALN）造成的小鼠或大鼠急性肝损伤有明显的保护作用，能减轻肝坏死和肝细胞病变程度；龙胆对健康及肝损害动物均能显著增加胆汁流量。②抗炎作用：龙胆对巴豆油和角叉菜胶引起的肿胀均有显著的抑制作用。③抗菌作用：龙胆煎剂对铜绿假单胞菌、伤寒杆菌、变形杆菌、金黄色葡萄球菌、痢疾杆菌及某些皮肤真菌均有不同程度的抑制作用。此外，尚有降压、镇静、镇痛、抗肿瘤及健胃等作用。

【功能与主治】味苦，性寒。能清热燥湿，泻肝胆火。用于湿热黄疸，阴肿阴痒，带下，湿疹瘙痒，肝火目赤，耳鸣耳聋，胁痛口苦，强中，惊风抽搐。用量3～6g。

知识链接

1. 同属植物头花龙胆 *Gentiana cephalantha* Franch. 与亚木龙胆 *G. suffrutescens* J. P. Lou et Z. C. Lou 的根、根茎及全草，红花龙胆 *G. rhodantha* Franch. 的全草在西南地区也作“龙胆草”用。亦含龙胆苦苷1.8%～3.1%。

2. 近年来曾发生数起误将小檗科植物六角莲 *Dysosma pleiantha*（Hce.）Woods. 或桃儿七 *Podophyllum emodi* Wall. 的根茎及根作龙胆使用而造成中毒死亡的事故。上述两种均含毒性成分鬼臼毒素（podophyllotoxin），应注意区别。

3. 中日药典比较：《中国药典》收载4个植物来源的种，《日本药局方》收载3个植物来源的种。其中有三个种习称“龙胆”（与《日本药局方》收载的三个种相同），另一种为龙胆科植物滇龙胆 *Gentiana rigescens* Franch.，习称“坚龙胆”。

秦艽 Gentianae Macrophyllae Radix

本品为龙胆科植物秦艽 *Gentiana macrophylla* Pall.、麻花秦艽 *G. straminea* Maxim.、粗茎秦艽 *G. crassicaulis* Duthie ex Burk. 或小秦艽 *G. dahurica* Fisch. 的干燥根。前三种按性状不同分别习称为“秦艽”和“麻花艽”，后一种习称为“小秦艽”。主产于甘肃、陕西、山西及四川。秦艽呈类圆柱形，上粗下细，扭曲不直，长10～30cm，直径1～3cm，表面黄棕色或灰黄色，有纵向或扭曲的纵皱纹，顶端有残存茎基及纤维状叶鞘。质硬而脆，易折断，断面略显油性，皮部黄色或棕黄色，木部黄色。气特异，味苦、微涩。麻花艽呈类圆锥形，多由数个小根纠聚而膨大，直径可达7cm。表面棕褐色，粗糙，有裂隙呈网状孔纹。质松脆，易折断，断面多呈枯朽状。小秦艽呈类圆锥形或类圆柱形，长8～15cm，直径0.2～1cm，表面棕黄色，主根通常1个，残存的茎基有纤维状叶鞘，下部多分枝。断面黄白色。主含裂环烯醚萜苷类苦味成分龙胆苦苷、马钱苷酸及少量的当药苦苷、当药苷、6′-*O*-β-D-葡萄糖基龙胆苦苷、6′-*O*-β-D-葡萄糖基当药苷等，还含齐墩果酸、挥发油等。本品含龙胆苦苷和马钱苷酸的总量不得少于2.5%。秦艽有抗菌、抗炎及降压的作用。本品性平，味辛、苦。能祛风湿，清湿热，止痹痛，退虚热。用于风湿痹痛，中风半身不遂，筋脉拘挛，骨节酸痛，湿热黄疸，骨蒸潮热，小儿疳积发热。用量3～10g。

《中国药典》收载的其他龙胆科生药

30. 夹竹桃科 Apocynaceae

萝芙木 Rauvolfiae Verticillatae Radix

本品为夹竹桃科植物萝芙木 *Rauvolfia verticillata*（Lour.）Baill.、云南萝芙木 *R.*

yunnanensis Tsiang 以及红果萝芙木 *R. verticillata*（Lour.）Baill. f. *rubrocarpa* H. T. Chang 的干燥根。主产于广东、广西、云南、贵州、台湾。根呈圆柱形或圆锥形、常弯曲，长 15 ~ 30cm，直径 1 ~ 2.5cm，主根侧常可见分枝。表面灰棕色或浅棕色，具不规则的纵沟，外皮易脱落，皮部暗棕色，木部黄色。质坚硬，不易折断。断面皮部窄，木部宽阔。气弱，味极苦。本品含多种生物碱，如利血平（reserpine）、育亨宾碱（yohimbine）、利血胺（rescinnamine）、阿马里新（ajmalicine）、萝芙木碱（ajmaline）、蛇根碱（serpentine）、蛇根双碱（serpentinine）等。本品总生物碱有降压作用，其商品名为“降压灵”，能降低血压和减慢心率，作用缓慢、温和而持久；萝芙木碱有明显的抗心律不齐作用，并已应用于临床；蛇根碱有抗心肌纤颤作用；利血平能耗竭脑内的 5-羟色胺、去甲肾上腺素等化学递质，产生与氯丙嗪相似的安定作用。本品性寒，味苦；有小毒。能泻肝火，降血压，镇静，散瘀，止痛。用于治疗高血压、头晕、失眠、癫痫、蛇咬伤、跌打损伤等。用量 6 ~ 10g。主要用作提取利血平等生物碱的原料。

长春花 Catharanthi Rosei Herba

本品为夹竹桃科植物长春花 *Catharanthus roseus*（L.）G. Don. 的全草。我国南方各省区均有栽培。全草长 30 ~ 60cm。主根圆锥形，略弯曲。全株无毛，茎枝绿色或红褐色，类圆柱形，有棱，折断面纤维性，髓部中空。叶对生，皱缩，展平后呈倒卵状或长圆形，长 3 ~ 6cm，宽 1.5 ~ 2.5cm，全缘或微波状，先端钝圆，具短尖，基部楔形，深绿色或绿褐色，叶柄甚短。聚伞花序有花 2 ~ 3 朵，花粉红或紫红色，花冠高脚碟形，长约 3cm。蓇葖果 2。气微，味微甘、苦。本品含二聚吲哚类生物碱，如长春碱（vinblastine）、长春新碱（vincristine）、异长春碱（leurosidine，vinrosidine）、环氧长春碱（leurosine）、长春文碱（leurosivine）、罗维定碱（rovidine）、卡罗新碱（carosine）等。此外还有单分子吲哚生物碱，如派利米文碱（perimivine）、派利维定碱（perividine）、长春刀林宁碱（vindolinine）、派利卡林碱（pericalline）、长春花碱（catharanthine）、长春刀林碱（vindoline）、长春里定碱（vincolidine）、洛克尼灵碱（lochnerine）、四氢鸡骨常山碱（tetrahydroalstonine）等。此外，还含肌醇（inositol）、琥珀酸（succinic acid）、断马钱子酸（secologanic acid）和黄酮类化合物等。本品具有抗癌作用，长春碱和长春新碱用于治疗淋巴肉瘤、绒毛膜上皮细胞癌，长春新碱还用于急性淋巴细胞性白血病。长春新碱具有较强的外周神经毒性，表现为指趾麻木、肌无力、腱反射消失、外周神经炎等。本品味微苦，性凉。能凉血降压，镇静安神。用于治疗高血压、火烫伤等。用量 4 ~ 10g。本品还用作提取抗癌药长春碱、长春新碱的原料。

《中国药典》收载的其他夹竹桃科生药

欧美国家常用夹竹桃科植物药

31. 萝藦科 Asclepiadaceae

香加皮 Periplocae Cortex

本品为萝藦科植物杠柳 *Periploca sepium* Bge. 的干燥根皮。主产于河北、山东、山西、陕西、甘肃等地。根皮呈卷筒状或槽状，少数呈不规则块片状，长 3～10cm，直径 1～2cm，厚 0.2～0.4cm；外表面灰棕色或黄棕色，栓皮松软常呈鳞片状，易剥落；内表面淡黄色或淡黄棕色，较平滑，有细纵纹。体轻，质脆，易折断，断面不整齐，黄白色。有特异香气，味苦。含杠柳苷 A～H 和 K～O，其中杠柳苷 G（periplocoside G）为强心苷，其余均为 C_{21} 甾苷，是孕甾烯醇酮的还原衍生物。另含 4-甲氧基水杨醛（香气成分，4-methoxysalicylaldehyde），杠柳二烯 A（peridiene A），α-，β-香树脂醇（α-，β-amyrin）等。本品含 4-甲氧基水杨醛不得少于 0.20%。香加皮有强心作用，杠柳毒苷为强心成分；杠柳毒苷脱去葡萄糖成为杠柳加拿大麻糖苷（摩苦苷），也有相同的强心作用。此外还有抗肿瘤、升压、抗炎等作用。本品味辛、苦，性温；有毒。能利水消肿，祛风湿，强筋骨。用于下肢浮肿，心悸气短，风寒湿痹，腰膝酸软。用量 3～6g。不宜过量服用。

白薇 Cynanchi Atrati Radix et Rhizoma

本品为萝藦科植物白薇 *Cynanchum atratum* Bge. 或蔓生白薇 *C. versicolor* Bge. 的干燥根及根茎。主产于山东、安徽、辽宁、湖北、四川等地。根茎粗短，结节状，多弯曲。上端具圆形凹陷的茎痕，下面及两侧簇生多数细长的根，形似马尾，根长 10～25cm，直径 0.1～0.2cm；表面棕黄色；质脆，易折断，断面皮部黄白色，木部黄色。气微，味微苦。白薇含 C_{21} 甾苷，如白薇苷（atratoside）A、B、C、D，直立白薇苷（cynatratoside）A、B、C、D、E、F，白前苷（glaucoside）C、H、F 等；蔓生白薇含蔓生白薇苷（cynanversicoside）A、B、C、D、E 等。白薇水提物有明显的解热和抗炎作用。本品性寒，味苦、咸。能清热凉血，利尿通淋，解毒疗疮。用于温邪伤营发热，阴虚发热，骨蒸劳热，产后血虚发热，热淋，血淋，痈疽肿毒。用量 5～10g。

白前 Cynanchi Stauntonii Rhizoma et Radix

本品为萝藦科植物柳叶白前 *Cynanchum stauntonii*（Decne.）Schltr. ex Levl. 或芫花叶白前 *C. glaucescens*（Decne.）Hand.-Mazz. 的干燥根茎及根。主产于浙江、江苏、安徽等省。柳叶白前根茎呈细长圆柱形，有分枝，稍弯曲，长 4～15cm，直径 1.5～4mm，表面黄白色或黄棕色，节明显，节间长 1.5～4.5cm，顶端有残茎；质脆，断面中空。节处簇生纤细弯曲的根，长可达 10cm，直径不及 1mm，有多次分枝呈毛须状，常盘曲成团。气微，味微甜。芫花叶白前根茎短小或略呈块状；表面灰绿色或灰黄色，节间长 1～2cm。质较硬。根稍弯曲，直径约 1mm，分枝少。含三萜皂苷，如白前皂苷元（glaucogenin）A、B、C、D，白前皂苷（glaucoside）A、B、C、D、E、F、G、H、I、J、K，白前皂苷元 C-单-D-黄花夹竹桃糖苷（glaucogenin C-mono-D-thevetoside）等成分。还含华北白前醇（hancokinol）、白前二糖（glaucobiose）、高级脂肪酸等。白前水提液有明显的镇咳、祛痰、平喘和抗炎作用。本品味辛、苦，性微温。能降气，消痰，止咳。用于肺气壅实，咳嗽痰多，胸满喘急。用量3～10g。

《中国药典》收载的其他萝藦科生药　　　　欧美国家常用萝藦科植物药

32. 茜草科 Rubiaceae

栀子　Gardeniae Fructus

本品为茜草科植物栀子 *Gardenia jasminoides* Ellis 的干燥成熟果实。主产于浙江、湖南、江西、湖北、福建、四川等地。湖南产量大，浙江品质佳。果实呈长卵圆形或椭圆形，长1.5～3.5cm，直径1～1.5cm。表面红黄色或棕红色，具6条翅状纵棱，棱间常有1条明显的纵脉纹，并有分枝。顶端残存萼片，基部稍尖，有残留果梗。果皮薄而脆，略有光泽；内表面色较浅，有光泽，具2～3条隆起的假隔膜。种子多数，扁卵圆形，集结成团，深红色或红黄色，表面密具细小疣状突起。气微，味微酸而苦。含以下化学成分。①环烯醚萜苷类：如栀子苷（即京尼平苷，geniposide）、羟异栀子苷（gardenoside）、鸡矢藤次苷甲酯（scandoside methylester）、去乙酰基车前草酸甲酯（deacetyl asperulosidic acid methyl ester）、山栀子苷（shanzhiside）、京尼平-1-β-龙胆双糖苷（genipin-1-β-gentiobioside）、栀子新苷（gardoside）、栀子苷酸（geniposidic acid）等。②有机酸类：如绿原酸、3，4-二-*O*-咖啡酰基奎宁酸（3，4-di-*O*-caffeoylquinic acid）、3-*O*-咖啡酰基-4-*O*-芥子酰基奎宁酸（3-*O*-caffeoyl-4-*O*-sinapoil quinic acid）、3，5-二-*O*-咖啡酰基-4-*O*-（3-羟基-4-甲基）戊二酰基奎宁酸［3，5-di-*O*-caffeoyl-4-*O*-（3-hydroxy-4-methyl）-glutaroyl quinic acid］。③类胡萝卜素类：如西红花苷（crocin）Ⅰ～Ⅳ、西红花酸（crocetin）等。此外，尚含芸香苷、栀子黄素（gardenin）等成分。本品含栀子苷不得少于1.8%。栀子提取物能降低血清胆红素含量，保护肝细胞。栀子苷元、西红花苷、西红花酸能促进胆汁分泌而具有利胆作用。此外，还有抑菌、镇静、降压、降血糖、抗肿瘤等作用。本品味苦，性寒。能泻火除烦，清热利湿，凉血解毒。外用消肿止痛。用于热病心烦，湿热黄疸，淋症涩痛，血热吐衄，目赤肿痛，火毒疮疡；外治扭挫伤痛。用量6～10g。外用生品适量，研末调敷。

附：水栀子

本品又名大栀子，为茜草科植物大花栀子 *Gardenia jasminoides* Ellis var. *grandiflora* Nakai 的干燥果实。果大，外表较黄，棱高，为栀子混淆品，仅外敷作伤科药或作染料。

*钩藤　Uncariae Ramulus Cum Uncis

钩藤原名钓藤，始载于《名医别录》。苏恭谓：“钓藤出凉州，叶细长，其茎间有刺，若钓钩。”李时珍谓：“其刺曲如钓钩，故名。”

【来源】 本品为茜草科植物钩藤 *Uncaria rhynchophylla*（Miq.）Miq. ex Havil.、大叶钩藤 *U. macrophylla* Wall.、毛钩藤 *U. hirsuta* Havil.、华钩藤 *U. sinensis*（Oliv.）Havil.

或无柄果钩藤 *U. sessilifructus* Roxb. 的干燥带钩茎枝。

【植物形态】 钩藤：为常绿藤本，长10m，小枝柱形或四棱形，光滑无毛，变态茎弯曲呈钩状，成对或单生叶腋。叶片椭圆形或卵形，全缘，先端渐尖，基部楔形，上面光滑无毛，下面脉腋处有短毛；托叶2深裂，裂片条状锥形，长6~12mm。头状花序球形，单个腋生，或为顶生总状花序；花冠黄色，漏斗状，上部5裂；雄蕊5。子房下位，2室。蒴果倒圆锥形，宿萼。种子两段有翅。花期5~7月，果期9~10月。

大叶钩藤：长12~15m，幼茎与钩均具褐色粗毛；叶片长10~16cm、宽6~12cm，革质，下面被褐色短粗毛；花被褐色粗毛，有香气；蒴果纺锤形。

毛钩藤：长3~5m，小枝与幼钩均有粗毛；叶革质，下面被疏粗毛，花萼与花冠外侧密被粗毛，花冠淡黄色或淡红色；蒴果纺锤形。被疏粗毛。

华钩藤：长3m左右，托叶膜质，近圆形，全缘，外翻，叶片及花冠均较大；蒴果棒状。

无柄果钩藤：长4~7m；小枝节有毛，叶薄革质；花白色或淡黄色，仅裂片外被绢毛；蒴果纺锤形。

【产地】 主产于浙江、广西、广东、江西、湖南等地。以广西产量大。

【采制】 秋、冬两季采收有钩的嫩枝，剪成短段，晒干或蒸后晒干。

【性状】 茎枝圆柱形或类方柱形，长2~3cm，直径0.2~0.5cm。表面红棕色至紫红色，具细纵纹，光滑无毛；黄绿色至灰褐色者有的可见白色点状皮孔，被黄褐色柔毛；多数枝节上对生两个向下弯曲的钩（不育花序梗），或仅一侧有钩，另一侧为凸起的疤痕；钩略扁或稍圆，先端细尖，基部较阔；钩基部的枝上可见叶柄脱落后的窝点状痕迹和环状的托叶痕。质坚韧，断面黄棕色，皮部纤维性，髓部黄白色或中空。气微，味淡（图12-61）。

以双钩、茎细、钩结实、光滑、色紫红、无枯枝钩者为佳。

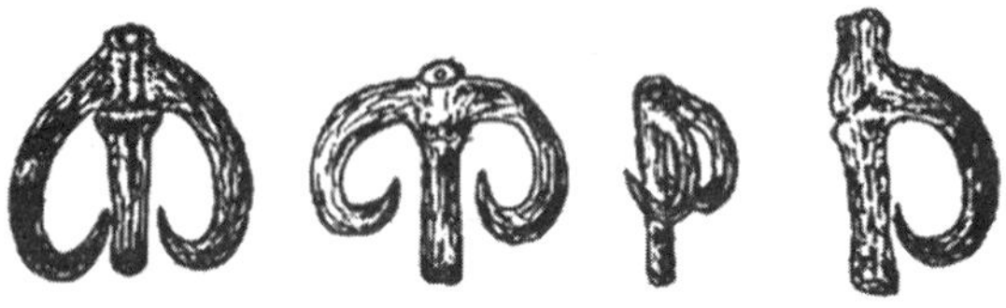

图12-61 钩藤药材

【显微特征】 钩藤茎横切面：①表皮细胞1列，表面被角质层。②皮层薄壁细胞含棕色内含物。③中柱鞘纤维排列成断续环带。④韧皮部纤维单个或成群散在，微木化。⑤木质部导管常数个径向相连，木纤维多数。皮层及韧皮部薄壁细胞含草酸钙砂晶及少数簇晶。淀粉有单粒及复粒两种，单粒直径约4μm；复粒由2~6个分粒组成，直径约7μm（图12-62）。

钩的横切面与茎枝基本相同。只是组织排列致密，钩尖端部木质部较宽，髓部狭窄。

大叶钩藤茎横切面：表皮外侧角质层表面观成条纹状。具单细胞或多细胞非腺毛。皮层细胞有的含色素。木质部两侧向内呈弧状突起，薄壁细胞含砂晶或簇晶。

毛钩藤茎横切面：角质层表面观呈内凹的方格形。复表皮2~5层细胞，单细胞非腺毛钩状弯曲，多细胞非腺毛由2～15个细胞组成。薄壁细胞含草酸钙砂晶。

华钩藤茎横切面：角质层表面观呈类长方形突起，复表皮，薄壁细胞含草酸钙砂晶。

无柄果钩藤茎横切面：角质层呈不规则的波状纹理，表皮细胞外壁向外突起，具多数单胞短角状毛，表面有疣状突起。皮层细胞不含色素，有断续成环的石细胞层。木质部向内呈弧状突起。薄壁细胞含草酸钙砂晶或簇晶。

钩藤粉末：淡黄棕色至红棕色。①韧皮薄壁细胞成片，细胞延长，界限不明显。②纤维成束或单个散在，多断裂，直径10～26μm，壁厚3～11μm，③具缘纹孔导管多破碎，直径可达56μm，纹孔排列较密。④表皮细胞棕黄色，表面观呈多角形或稍延长，直径11～34μm。⑤草酸钙砂晶存在于长圆形的薄壁细胞中，密集，有的含砂晶细胞连接成行（图12－63）。

华钩藤粉末：与钩藤相似。

大叶钩藤粉末：单细胞非腺毛多见，多细胞非腺毛2～15细胞。

毛钩藤粉末：非腺毛1～5细胞。

无柄果钩藤粉末：少见非腺毛，1～7细胞。可见厚壁细胞，类长方形，长41～121μm，直径17～32μm。

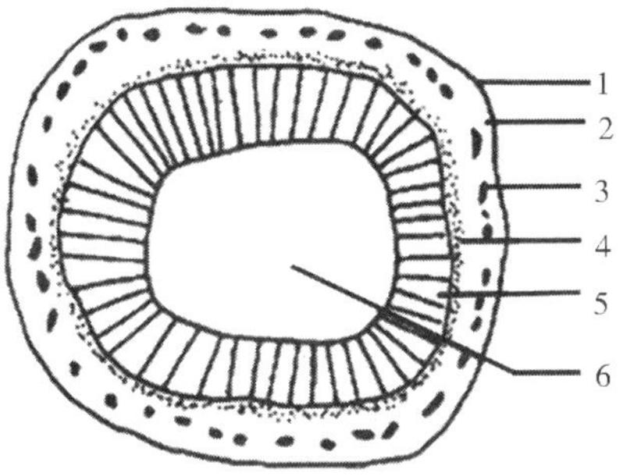

图12－62　钩藤茎横切面

1. 表皮；2. 皮层；3. 中柱鞘纤维；4. 韧皮部；5. 木质部；6. 髓部

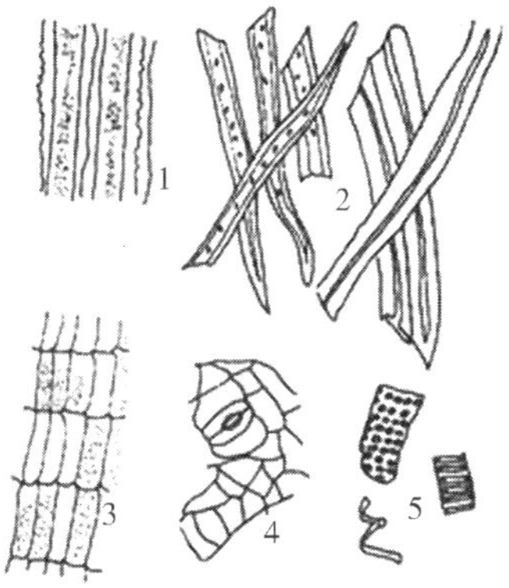

图12－63　钩藤粉末

1. 韧皮薄壁细胞；2. 纤维；3. 草酸钙砂晶；4. 表皮细胞和气孔；5. 导管

【化学成分】5种钩藤均含多种吲哚类生物碱，总生物碱均在0.2%以上。钩藤含钩藤碱（rhynchophylline，28%～50%）、异钩藤碱（15%）。此外，尚含去氢钩藤碱（corynoxeine）、异去氢钩藤碱、柯诺辛因碱（corynoxeine）、异柯诺辛因碱、柯南因碱（corynantheine）、二氢柯南因碱、毛钩藤碱（hirsutine）、去氢毛钩藤碱（hirsuteine）、akuammigine、vallesiachotamine、strictosamide、rhynchophine、angustine、angustoline、harmane、cadambine、3α-dihydrocadambine、3β-isodihydrocadambine。

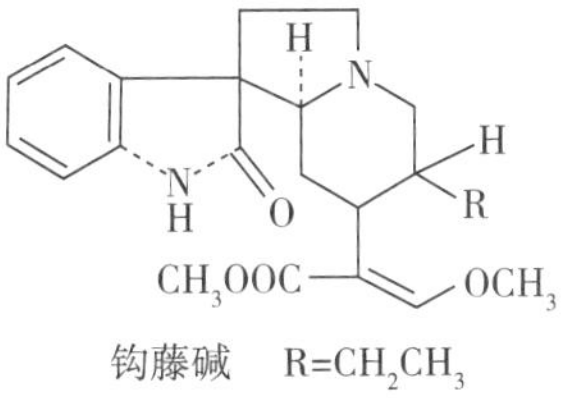

钩藤碱　$R=CH_2CH_3$

去氢钩藤碱　$R=CH{=}CH_2$

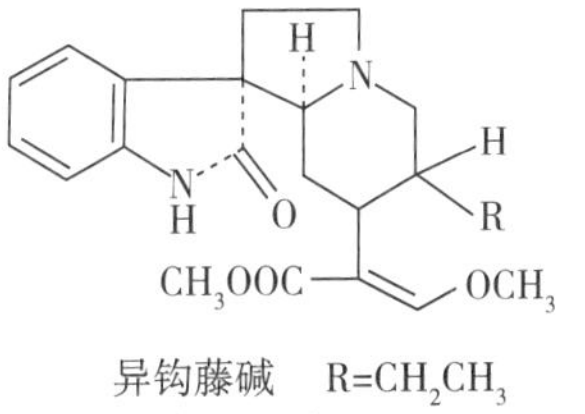

异钩藤碱　$R=CH_2CH_3$

异去氢钩藤碱　$R=CH{=}CH_2$

【理化鉴定】薄层色谱：取本品粉末加浓氨试液浸泡，加三氯甲烷加热回流，放冷，滤过，取滤液挥干，残渣加甲醇使溶解，作为供试品溶液。以异钩藤碱对照品溶液作对照。用硅胶 G 薄层板，以石油醚（60～90℃）－丙酮（6：4）为展开剂展开，喷以改良碘化铋钾试液。供试品色谱中，在与对照品色谱相应的位置上，显相同颜色的斑点。

【检查】水分不得过 10.0%；总灰分不得过 3.0%。

【浸出物】照醇溶性浸出物测定法项下的热浸法测定，用乙醇作溶剂，不得少于 6.0%。

【药理作用】①降压作用：单味钩藤的煎剂、乙醇提取物、总生物碱、钩藤碱、异钩藤碱及钩藤的各种制剂（包括含有钩藤的各种复方）对各种动物的正常血压及高血压均有降压作用，并能扩张血管，减小外周阻力，使心率减慢、输出量增加。大叶钩藤、毛钩藤、华钩藤亦有相似的降压作用。②抗心律失常：钩藤总碱对乌头碱、氯化钡、氯化钙诱发的大鼠心律失常均有拮抗作用，对乌头碱诱发的心律失常和氯化钙诱发的室颤亦有明显的预防作用。③抗血栓：钩藤碱能明显抑制花生四烯酸、胶原及腺苷二磷酸钠诱发的大鼠血小板聚集和血栓形成。④镇静和抗惊厥作用：钩藤煎剂对小鼠有明显的镇静作用，可降低大鼠大脑皮质的兴奋性；醇浸剂对豚鼠实验性癫痫有防治作用，能抑制癫痫发作。此外，钩藤总碱、乌索酸、钩藤酸 A～E 等均有抗肿瘤活性。

【功能与主治】本品味甘，性凉。能息风定惊，清热平肝。用于肝风内动，惊痫抽搐，高热惊厥，感冒夹惊，小儿惊啼，妊娠子痫，头痛眩晕。用量 3～12g。入煎剂宜后下。

知识链接

1. 我国有钩藤属植物 14 种，均含吲哚类生物碱。其中，膜叶钩藤 *Uncaria membranifolia* How.、云南钩藤 *U. yunnanensis* K. C. Hsia 及鹰爪风 *U. wangii* How. 的总生物碱均在 0.22% 以上，均可作为钩藤资源加以利用。

2. 无钩茎枝的总生物碱含量及生物碱种类与带钩者相似，临床应用亦有降压作用。

3. 钩藤煎煮时间过长，其生物碱含量逐渐降低，降压作用亦减弱，故宜后下，以生药煎毕前 15 分钟加入，第二煎煮沸 20 分钟为妥。钩藤碱经酸或碱处理后，分别有 62.6% 和 60.3% 转化为异钩藤碱，故提取总生物碱时宜用中性溶剂。

4. 中日药典比较：①来源不同：《中国药典》收载了 5 种植物来源，《日本药局方》收载了 3 种植物来源。其中 3 种相同，即茜草科植物钩藤 *Uncaria rhynchophylla* (Miq.) Miq. ex Havil.、大叶钩藤 *U. macrophylla* Wall. 或华钩藤 *U. sinensis* (Oliv.) Havil.。②药用部位不同：《中国药典》为干燥带钩茎枝，《日本药局方》为钩或带钩的茎。

茜草 Rubiae Radix et Rhizoma

本品为茜草科植物茜草 *Rubia cordifolia* L. 的干燥根及根茎。主产于陕西、河南、安徽、河北、山东等地。根茎呈结节状，丛生粗细不等的根。根呈圆柱形，略弯曲，长 10～25cm，直径 0.2～1cm；表面红棕色或暗棕色，具细纵皱纹和少数细根痕；皮部脱落处呈黄红色。质脆，易折断，断面平坦，皮部狭，紫红色，木部宽广，浅黄红色，导管孔多数。气微，味微苦，久嚼刺舌。含以下化学成分。①蒽醌类：如茜草素（alizarin）、羟基茜草素（purpurin）、异羟基茜草素（xanthopurpurin）、大黄素甲醚、1，4-二羟基-2-乙氧基羰基蒽醌（1，4-dihydroxy-2-carboethoxyanthraquinone）、茜黄素（rubiadin）等。②萘醌类：如大叶茜草素（mollugin）、呋喃大叶茜草素（furomollugin）、二氢大叶茜草素（dihydromollugin）、茜草内酯（rubilactone）等。此外，还含有三萜类化合物如黑果茜草萜（rubiprasin）A、B 以及茜草阿波醇（rubiabonol）等。本品含大叶茜草素不得少于 0.40%，羟基茜草素不得少于 0.10%。药理作用包括如下。①止血：茜草浸剂有明显的促进血液凝固的作用。②抗血小板聚集：大叶茜草素、异茜草素等具有显著的抑制血小板聚集的作用。③升高白细胞：茜草粗提物、茜草双酯对放疗、化疗所致的白细胞减少有升高作用。此外，尚有扩张血管、解痉、抗炎、免疫抑制、抗癌等作用。本品性寒，味苦。能凉血，祛瘀，止血，通经。用于吐血，衄血，崩漏，外伤出血，瘀阻经闭，关节痹痛，跌扑肿痛。用量 6 ~10g。

巴戟天　Morindae Officinalis Radix

本品为茜草科植物巴戟天 *Morinda officinalis* How 的干燥根。主产于广东、广西、福建。根呈扁圆柱形，略弯曲，长短不等，直径 0.5 ~2cm。表面灰黄色或暗灰色，具纵纹及横裂纹，有的皮部横向断离露出木部；质韧，断面皮部厚，紫色或淡紫色，易与木部剥离；木部坚硬，黄棕色或黄白色，直径 1 ~5mm。气微，味甘而微涩。含以下化学成分。①蒽醌类：如茜黄素（rubiadin）、茜黄素-1-甲醚（rubiadin-1-methylether）、甲基异茜草素-1-甲醚（methylisoalizarin-1-methylether）、大黄素甲醚等。②环烯醚萜类：如 moridolide、morofficinaloside 等。③糖类：如耐斯糖等。本品含耐斯糖不得少于 2.0%。药理作用主要如下。①强壮作用：即巴戟天煎剂有促进体重增长和抗疲劳的作用。②升高白细胞作用：即煎剂能升高血中白细胞，对 ^{60}Co 照射小鼠的白细胞增加作用尤为明显。此外，尚有抗抑郁等作用。本品味甘、辛，性微温。能补肾阳，强筋骨，祛风湿。用于阳痿遗精，宫冷不孕，月经不调，少腹冷痛，风湿痹痛，筋骨痿软。用量 3 ~10g。

《中国药典》收载的其他茜草科生药

欧美国家常用茜草科植物药

33. 旋花科 Convolvulaceae

菟丝子　Cuscutae Semen

本品为旋花科植物南方菟丝子 *Cuscuta australis* R. Br. 或菟丝子 *C. chinensis* Lam. 的干燥成熟种子。分布于辽宁、内蒙古、山西、安徽、浙江、云南等省区。种子呈类球形，直径 1 ~2mm。表面灰棕色或棕褐色，粗糙。种脐线形或扁圆形。质坚实，不易以指甲压碎。气微，味淡。含金丝桃苷（hyperoside）、山柰酚（kaempferol）、槲皮素（quercetin）、胆甾醇、β-胡萝卜素、γ-胡萝卜素、三萜酸类等。本品含金丝桃苷不得少于 0.10%。本品水煎剂有增加果蝇性活力的作用。菟丝子黄酮类成分能促进下丘脑－垂体－性腺轴的内分泌功能，提高垂体对促性腺激素释放激素的反应性。此外，还有调节免疫、保肝、抗炎、抗病毒、抗衰老等作用。本品性平，味辛、甘。能补益肝肾，固精缩尿，安胎，明目，止泻，外用消风祛斑。用于肝肾不足，腰膝酸软，阳痿遗精，遗尿尿频，肾虚胎漏，胎动不安，目昏耳鸣，脾肾虚泻；外治白癜风。用量 6～12g。外用适量。

《中国药典》收载的其他旋花科生药

欧美国家常用旋花科植物药

34. 紫草科 Boraginaceae

紫草 Arnebiae Radix

本品为紫草科植物新疆紫草 *Arnebia euchroma*（Royle）Johnst. 或内蒙紫草 *A. guttata* Bunge 的干燥根。新疆紫草（软紫草）主产于新疆、西藏等地，内蒙紫草主产于内蒙古、新疆等地区。新疆紫草呈不规则长圆柱形，多扭曲，长 7～20cm，直径 1～2.5cm。表面紫红色或紫褐色，皮部疏松，呈条形片状，常 10 余层重叠，易剥落。顶端有的可见分歧的茎残基。体轻，质松软，易折断，断面不整齐，木部较小，黄白色或黄色。气特异，味微苦、涩。内蒙紫草呈圆锥形或圆柱形，扭曲，长 6～20cm，直径 0.5～4cm。根头部略粗大，顶端有残茎 1 或多个，被短硬毛。表面紫红色或暗紫色，皮部略薄，常数层相叠，易剥离。质硬而脆，易折断，断面较整齐，皮部紫红色，木部较小，黄白色。气特异，味涩。新疆紫草含以下化学成分。①萘醌类：如消旋紫草素（*dl*-shikonin）、β，β′-二甲基丙烯酰阿卡宁（β，β′-dimethylacryl-alkannin）、去氧紫草素（deoxy-shikonin）、乙酰紫草素（acetyl-shikonin）、异丁酰紫草素（isobutyl-shikonin）、β-羟基异戊酰紫草素（β-hydroxy-isovaleryl-shikonin）、脱水阿卡宁（anhydro-alkannin）、去氢阿卡宁（dehydro-alkannin）等。②单萜类：如软紫草萜酮（arnebinone），软紫草萜醇（arnebinol），软紫草呋喃萜酮（arnebifuranone），紫草呋喃萜（shikonofuran）B、C 等。内蒙紫草与新疆紫草的化学成分相似。本品含羟基萘醌总色素以左旋紫草素计不得少于 0.80%；含 β，β′-二甲基丙烯酰阿卡宁不得少于 0.30%。紫草乙醚提取物或水提取物对多种抗原所致的血管通透性增加有明显的抑制作用，对热刺激所致的局部皮肤水肿也有抑制作用，紫草素、乙酰紫草素口服可明显抑制急性炎症的发生；新疆紫草对离体及在体心脏均有明显的兴奋作用，乙醇提取物对兔血管有收缩作用；此外，还有抑菌、解热、抗生育的作用。本品味甘、咸，性寒。能清热凉血，活血解毒，透疹消斑。用于血热毒盛，斑疹紫黑，麻疹不透，疮疡，湿疹，水火烫伤。用量 5～10g。外用适量，熬膏或用植物油浸泡涂擦。

欧美国家常用紫草科植物药

35. 唇形科 Labiatae（Lamiaceae）

PPT：35 唇形科

草本或灌木。全株常含挥发油而有香气。茎四棱形。叶对生，单叶。花两性，两侧对称，成轮状聚伞花序（轮伞花序）；花冠5裂，宿存；花冠唇形，通常上唇2裂，下唇3裂；雄蕊4，二强，花盘常存在；雌蕊由2心皮组成，子房上位，常4深裂成假4室，每室1胚珠，花柱常着生于子房裂隙的基底；柱头浅裂。果实由4个小坚果组成。

本科约221属，3500种，全球广布。我国约99属，800余种，分布于全国，主要有香薷属（*Elsholtzia*）、风轮菜属（*Clinopodium*）、活血丹属（*Glechoma*）、益母草属（*Leonurus*）、薄荷属（*mentha*）、荆芥属（*Nepeta*）、罗勒属（*Ocimum*）、夏枯草属（*Prunella*）、香茶菜属（*Robdosia*）、鼠尾草属（*Salvia*）、黄芩属（*Scutellaria*）、水苏属（*Stachys*）、百里香属（*Thymus*）等。主要的生药有薄荷、丹参、黄芩、荆芥、紫苏、广藿香、藿香、益母草、夏枯草、香薷、水苏、连线草等。

本科植物气孔为直轴式，具有腺毛、腺鳞、非腺毛；广藿香的茎和叶具间隙腺毛。

本科植物的主要活性特征成分为二萜类：如鼠尾草属植物所含的丹参酮（tanshinone）、隐丹参酮（cryptotanshinone）、异丹参酮（isotashinone）等，具抗菌消炎、降血压及活血化瘀、促进伤口愈合等作用。香茶菜属植物中的冬凌草素（oridonin）、延命草素（enmein）具抗菌消炎和抗癌的作用。本科大多植物富含挥发油，其中不少挥发油可供药用，如薰衣草油、薄荷油、广藿香油、荆芥油和紫苏油。薰衣草挥发油为高级香精原料，薄荷油是重要的药用与食品、化工原料，广藿香油是重要的固相剂。黄酮类成分，如黄芩苷、黄芩素等，均有抗菌作用。生物碱类成分，如益母草碱和水苏碱。另外，筋骨草属植物主要含筋骨草内酯（ajugalactone）和羟基脱皮甾酮（hydroxyecdysterone）。

*薄荷 Menthae Haplocalycis Herba

始载于华佗《丹方大全》。《本草纲目》载："苏州所莳者，茎小而气芳，江西者稍粗，川蜀者更粗，入药以苏产为胜。"

【来源】本品为唇形科植物薄荷 *Mentha haplocalyx* Briq. 的干燥地上部分。

【植物形态】多年生草本，高10～80cm，有清凉浓香气。茎直立，方形，有倒向微柔毛和腺鳞。叶对生，长圆状披针形，两面均有腺鳞，叶脉密生柔毛。轮伞花序腋生；萼片5裂，外被柔毛及腺点；花冠淡紫色，唇形花冠；雄蕊4枚，二强；子房4裂，花柱着生近子房底部。小坚果椭圆形。花期8～10月，果期9～10月（彩图22）。

【产地】主产于江苏、安徽、江西等地，全国均有栽培。

【采制】薄荷通常收割两次，7～8月割取地上部分（称头刀），供提取挥发油用；10～11月割取，供药用（称二刀）。采收之前1～2天及采收时宜选晴天，收割后晒至半干，捆把，堆放1～2天，再摊开晒至全干。

【性状】茎呈方柱形，有对生分枝，长15～40cm，直径0.2～0.4cm；表面紫棕色或淡绿色，棱角处具茸毛，节间长2～5cm；质脆，断面白色，髓部中空。叶对生，有短柄；叶片皱缩卷曲，完整者展平后呈宽披针形、长椭圆形或卵形，长2～7cm，宽1～3cm；上表面深绿色，下表面灰绿色，稀被茸毛，有凹点状腺鳞。轮伞花序腋生，花萼钟状，先端5齿裂，花冠淡紫色。叶揉搓时有特殊清凉香气，味辛凉。

以叶多、色深绿、气味浓者为佳（彩图 22）。

【显微特征】茎横切面：切面呈四方形。①表皮细胞 1 列，外被角质层，有扁球形腺鳞、单细胞头的腺毛和非腺毛。②皮层为数列薄壁细胞，排列疏松。③四角有明显的棱脊，向内有 10 数列厚角细胞。④维管束于四角处较发达，于相邻两角间具数个小维管束。韧皮部较窄。形成层成环。木质部在四角处较发达，由导管、木薄壁细胞及木纤维等组成。⑤髓部薄壁细胞大，中心常有空洞。⑥茎各部细胞内有时含针簇状橙皮苷结晶（图 12－64）。

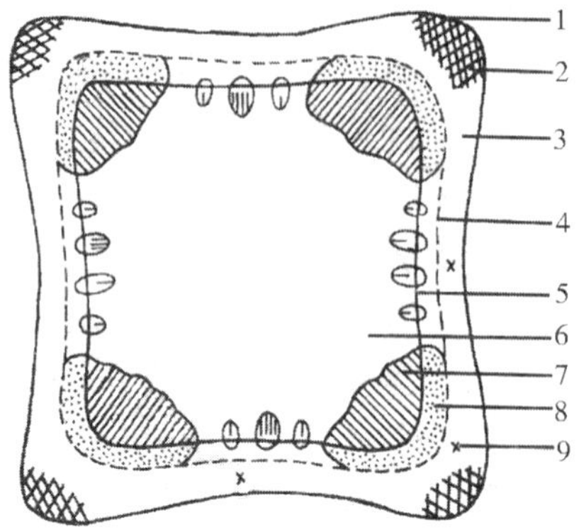

图 12－64　薄荷茎横切面

1. 表皮；2. 厚角组织；3. 皮层；4. 内皮层；5. 形成层；6. 髓；7. 木质部；8. 韧皮部；9. 橙皮苷结晶

叶横切面：①上表皮细胞长方形，下表皮细胞细小扁平，均被角质层，具气孔；上下表皮凹陷，内有大型特异的扁球形腺鳞；偶见非腺毛。②栅栏组织通常为 1 列细胞；叶肉细胞常含针簇橙皮苷结晶，以栅栏组织中多见。③海绵组织为 4～5 列细胞。主脉上下表皮内方有厚角组织及薄壁组织。④维管束外韧型，木质部导管常 2～6 个排列成行，韧皮部细胞细小。⑤叶肉细胞、表皮细胞、薄壁组织及导管中有时亦含橙皮苷结晶（图 12－65）。

粉末：淡黄绿色。①腺鳞的腺头部类圆形，由 6～8 个分泌细胞排列成辐射状，直径 61～99μm，腺头外围有角质层；腺柄单细胞，极短，四周表皮细胞作放射状排列。②叶片表皮细胞壁薄，呈微波状，上、下表皮有直轴式气孔。③小腺毛为单细胞头部，直径 15～28μm，椭圆形，单细胞柄。④非腺毛由 1～8 细胞组成，常略弯曲，壁厚，疣状突起较细密，长约至 792μm，厚壁 2～7μm，直径 10～43μm。此外，可见导管、木纤维等（图 12－66，彩图 23）。

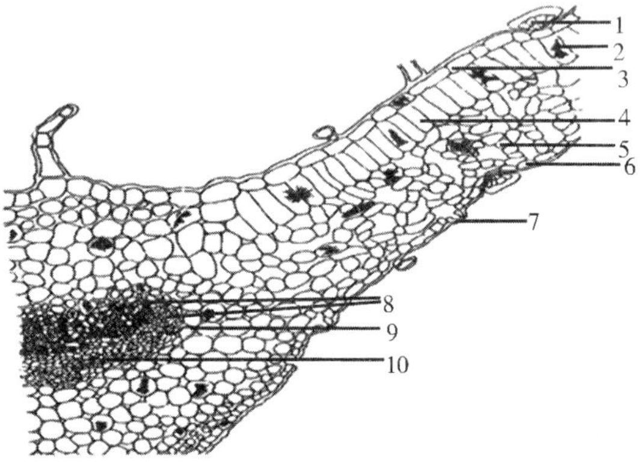

图 12－65　薄荷叶横切面

1. 腺磷；2. 橙皮苷结晶；3. 上表皮；4. 栅栏组织；5. 海绵组织；6. 下表皮；7. 气孔；8. 厚角组织；9. 木质部；10. 韧皮部

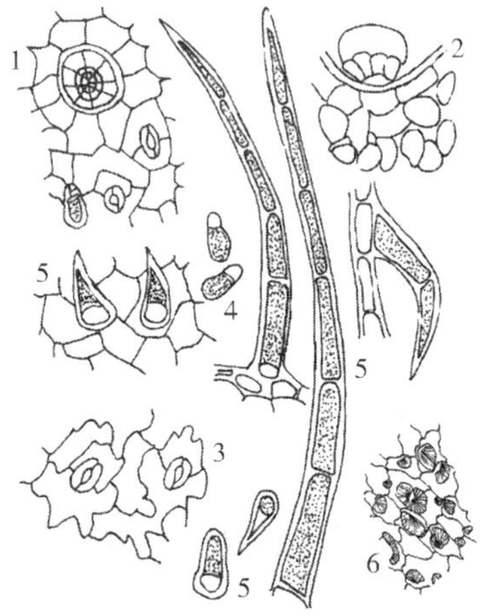

图 12－66　薄荷（地上部分）粉末

1. 腺鳞顶面观；2. 腺鳞侧面观；3. 气孔；4. 小腺毛；5. 非腺毛；6. 橙皮苷结晶

【化学成分】①挥发油：茎叶含挥发油。油中含左旋薄荷醇（*l*-menthol）、左旋薄荷酮（*l*-menthone）以及乙酸薄荷酯等。温度稍低时即析出大量无色薄荷醇结晶体，又称薄荷脑。②黄酮类：主要为异端叶灵（isoraifolin）、薄荷糖苷（menthoside）、木犀草素-7-葡萄糖苷（luteolin-7-glucoside）等。叶尚含苏氨酸、谷氨酸、天冬酰胺等多种氨基酸。对薄荷不同生长期鲜叶的油及薄荷脑含量的研究结果表明：叶片含油量以盛蕾期为最高，而原油含脑量则以盛花期最高。

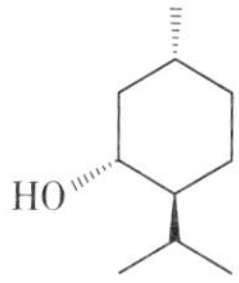

l-薄荷醇

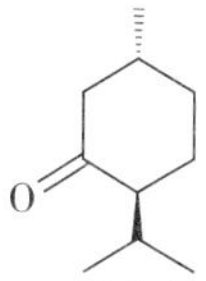

l-薄荷酮

【理化鉴定】（1）薄层色谱：粉末用无水乙醇超声提取，滤过，滤液作供试品。以薄荷对照药材和薄荷脑作对照。用硅胶 G 板，甲苯－乙酸乙酯（19∶1）展开，2%对二甲氨基苯甲醛的40%硫酸乙醇溶液显色，紫外光灯（365nm）下检视。供试品色谱中，在与对照品药材和对照品色谱相应的位置上，显相同颜色的斑点。

（2）取粉末少量，经微量升华得油状物，加浓硫酸 2 滴及香草醛结晶少量，初显黄色至橙黄色，再加水 1 滴，即变紫红色。

【检查】药材中叶不得少于30%。水分不得过15.0%；总灰分不得过11.0%；酸不溶性灰分不得过3.0%。

【含量测定】采用挥发油测定法测定挥发油。本品含挥发油不得少于0.80%（ml/g）。

【药理作用】①止痛作用：外用有止痛、止痒、消炎、清凉感及对抗刺激的作用。其抗刺激作用导致气管产生新的分泌物而使稠厚的黏液易于排出，从而达到祛痰作用。②中枢兴奋作用：内服小量薄荷可兴奋中枢神经系统，促使皮肤毛细血管扩张，并促进汗腺分泌，增加散热。圆叶薄荷及欧薄荷的挥发油有中枢抑制和降低小鼠、大鼠体温的作用。③抗病毒抗菌作用：薄荷水煎剂对病毒 ECHO11 株有抑制作用。对金黄色葡萄球菌、甲型链球菌、福氏痢疾杆菌、白色念珠菌等多种球菌和杆菌均有抑制作用。④健胃、解除痉挛和利胆的作用：薄荷醇与薄荷酮有解除痉挛和明显的利胆作用，薄荷油有健胃作用。⑤抗早孕作用：薄荷水煎液及薄荷油对大鼠、小鼠均有明显的抗早孕作用。

【功能与主治】性凉，味辛。能疏散风热，清利头目，利咽，透疹，疏肝行气。用于风热感冒，风温初起，头痛，目赤，喉痹，口疮，风疹，胸胁胀闷。用量3～6g，后下。

知识链接

1. 根据《中国植物志》记载，包括栽培种在内的薄荷品种较确切有12种，其中野生的有6种，栽培的有6种。与薄荷 *Mentha haplocalyx* Briq. 功效相同的种类有：家薄荷 *M. haplocalyx* Briq. var. *piperascens*（Malinvand）C. Y. Wu et H. W. Li，栽培于天津、江苏、河南、四川；龙脑薄荷 *M. arvensis* L. var. *malinvaudi*（Lévl.）C. Y. Wu et H. W. Li，过去曾栽培于江苏；假薄荷 *M. asiatica* Boiss.，分布于新疆、四川西北部、西藏；兴安薄荷 *M. dahurica* Fisch. ex Benth.，分布于黑龙江、吉林、内蒙古东部；灰薄荷

M. vagans Boiss.，分布于新疆；在上海、四川、北京、南京、云南栽培的还有圆叶薄荷 *M. rotundifolia*（L.）Huds.；在南京、北京栽培的有辣薄荷 *M. piperita* L. 等种类。

2. 商品中有时混淆有留兰香 *Mentha spicata* L.，留兰香的挥发油富含香芹酮（carvone），不含薄荷油、薄荷脑，而薄荷的挥发油富含薄荷脑（menthol），所以留兰香不能代替薄荷入药。

*丹参 Salviae Miltiorrhizae Radix et Rhizoma

始载于《神农本草经》，列为上品。李时珍谓："处处山中有之。一枝五叶，叶如野苏而尖，青色皱毛。小花成穗如蛾形，中有细子。其根皮丹而肉紫。"

【来源】本品为唇形科植物丹参 *Salvia miltiorrhiza* Bge. 的干燥根及根茎。

【植物形态】多年生草本，高 30～80cm，全株密被柔毛及腺毛。根呈圆柱形，有分枝，砖红色。茎方形，上部分枝。叶对生，奇数羽状复叶，小叶 5～7，小叶呈卵形至椭圆状卵形，边缘具锯齿，两面被柔毛，顶端小叶较大。轮伞花序顶生或腋生，组成假总状花序；花冠蓝紫色，上唇直立，下唇较短，先端 3 裂，中央裂片较大；雄蕊 2，花丝长 3.5～4mm，药隔长 17～20mm，花药一室；子房四深裂，花柱着生于子房底。小坚果椭圆形。花期 4～6 月，果期 7～8 月。

【产地】主要产于河南、山东、四川、江苏、安徽等地。四川栽培品产量较大，习称"川丹参"。

【采制】春、秋二季采挖，除去泥沙，干燥。

【性状】根茎短粗，顶端有时残留茎基。根数条，长圆柱形，略弯曲，有的分枝并具须状细根，长 10～20cm，直径 0.3～1cm。表面棕红色或暗棕红色，粗糙，具纵皱纹。老根外皮疏松，多显紫棕色，常呈鳞片状剥落。质硬而脆，断面疏松，有裂隙或略平整而致密，皮部棕红色，木部灰黄色或紫褐色，导管束黄白色，呈放射状排列。气微，味微苦涩。

栽培品较粗壮，直径 0.5～1.5cm。表面红棕色，具纵皱纹，外皮紧贴不易剥落。质坚实，断面较平整，略呈角质样。

以条粗壮、紫红色者为佳。

【显微特征】根横切面：①木栓层为 4～6 列细胞，有时可见落皮层组织存在，大多含橙色或淡紫棕色物；有时可见落皮层。②韧皮部宽广，筛管群明显；形成层环列。③木射线宽，呈放射状，导管束作 2～3 歧状径向排列，导管近中心少，向外渐多，单个或 2～12 个径向或切向相接，常与薄壁组织相间排列形成层状；木纤维发达，与导管常伴存。④少数根的皮层和韧皮部可见石细胞散在（图 12－67）。

粉末：红棕色。①石细胞类圆形、类三角形、类长方形或不规则形，也有延长呈纤维状，边缘不平整，直径 14～70μm，长至 257μm，孔沟明显，有的胞腔内含黄棕色物。②木纤维多为纤维管胞，长梭形，末端斜尖或钝圆，直径 12～27μm，具缘纹孔点状，纹孔斜裂缝状或十字形，孔沟稀疏。③网纹导管和具缘纹孔导管直径 11～60μm。④木栓细胞黄棕色，表面观类方形或多角形，壁稍厚，弯曲或平直，含红棕色色素，水合氯醛液透化后色素溶解（图 12－68）。

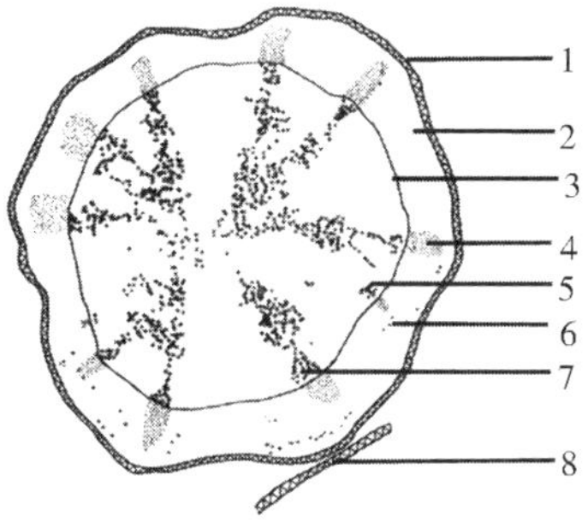

图 12－67　丹参（根）横切面

1. 木栓层；2. 皮层；3. 形成层；4. 韧皮部；5. 导管；6. 石细胞；7. 木质部；8. 落皮层

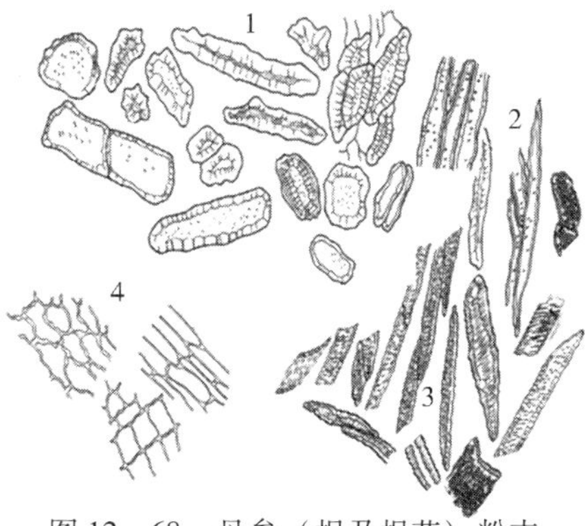

图 12－68　丹参（根及根茎）粉末

1. 石细胞；2. 木纤维；3. 导管；4. 木栓细胞

【化学成分】①二萜醌类：主要有丹参酮（tanshinone）Ⅰ、Ⅱ$_A$、Ⅱ$_B$、Ⅴ、Ⅵ，隐丹参酮（cryptotanshinone），异丹参酮（isotanshinone）Ⅰ、Ⅱ、Ⅱ$_B$，丹参酚醌（miltionone）Ⅰ、Ⅱ，鼠尾草酚酮（salvilenone），丹参内酯（tanshinlactone），二氢丹参内酯（dihydrotanshinlactone），丹参螺缩酮内酯（danshenspiroketallactone），表丹参螺缩酮内酯（epidanshenspiroketallactone）等。其中，丹参酮Ⅱ$_A$、隐丹参酮和丹参酮Ⅰ的含量较高。②酚酸类：主要有丹酚酸（salvianolic acid）A～G、迷迭香酸（rosmarinic acid）及其甲酯、紫草酸单甲酯（monomethyl lithospermate）、紫草酸二甲酯（dimethyl lithospermate）、紫草酸乙酯（ethpyl lithospermate）、紫草酸（lithospermic acid）B、异阿魏酸等。另外，尚含黄芩苷等。

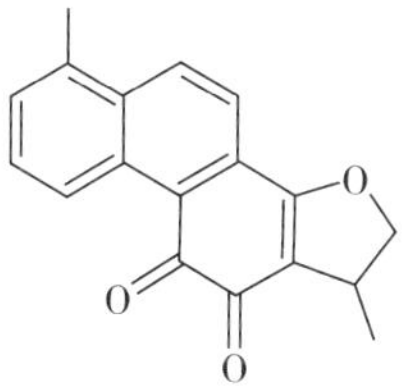

丹参酮Ⅰ

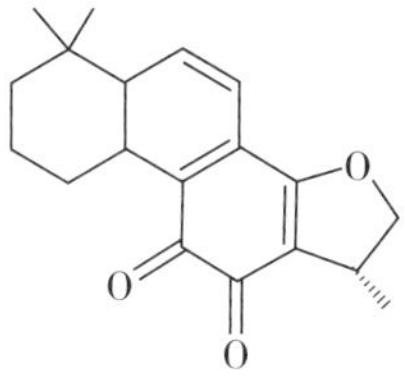

隐丹参酮

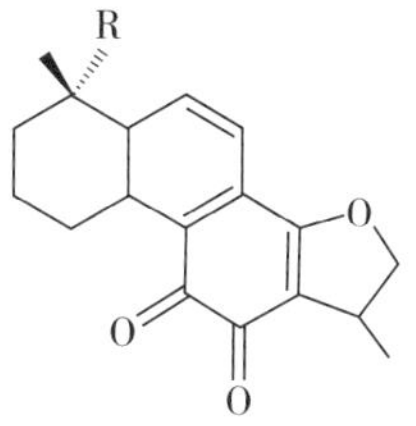

丹参酮Ⅱ$_A$　R=CH_3
丹参酮Ⅱ$_B$　R=CH_2OH

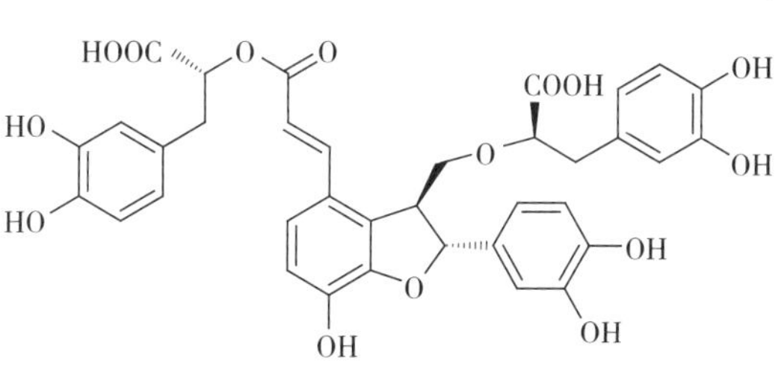

丹酚酸B

【理化鉴定】薄层色谱：粉末用乙醇超声提取，离心，取上清液作供试品，以丹参对照药材、丹参酮Ⅱ$_A$和丹酚酸 B 作对照，用硅胶 G 板，三氯甲烷－甲苯－乙酸乙酯－甲醇－甲酸（6：4：8：1：4）展开，取出，晾干，再以石油醚（60～90℃）－乙酸乙酯（4：1）展开，取出，晾干，分别置日光及紫外光灯（365nm）下检视。供试品色谱中，在与对照药材色谱和对照品色谱相应的位置上，显相同颜色的斑点或荧光斑点。

【检查】水分不得过13.0%；总灰分不得过10.0%；酸不溶性灰分不得过3.0%。

重金属及有害元素：采用原子吸收分光光度法或电感耦合等离子体质谱法测定，铅不得过5mg/kg，镉不得过1mg/kg，砷不得过2mg/kg，汞不得过0.2mg/kg，铜不得过20mg/kg。

【浸出物】水溶性浸出物：照水溶性浸出物冷浸法测定，不得少于35.0%。

醇溶性浸出物：照醇溶性浸出物热浸法测定，用乙醇作溶剂，不得少于15.0%。

【含量测定】采用高效液相色谱法测定丹参酮II_A、隐丹参酮、丹参酮Ⅰ和丹酚酸B。本品按干燥品计算，含丹参酮II_A（$C_{19}H_{18}O_3$）、隐丹参酮（$C_{19}H_{20}O_3$）和丹参酮Ⅰ（$C_{18}H_{12}O_3$）的总量不得少于0.25%。本品含丹酚酸B（$C_{36}H_{30}O_{16}$）不得少于3.0%。

【药理作用】①对心血管系统的作用：丹参可扩张冠状动脉，增加血流量，降低心肌的兴奋性，对心肌缺血有一定的保护作用。②丹参水提液体外实验有抑制凝血、激活纤溶酶原、促进纤维蛋白裂解的作用。丹参素有抑制血小板凝集、抗血栓形成的作用。丹参酮也有抗凝血作用。③对脑血管系统的作用：脂溶性成分丹参酮、丹参酮Ⅱ能明显抑制脑缺血造成的脑细胞损伤，水溶性成分丹酚酸对脑缺血再灌注损伤有显著的保护作用。④丹参酮对组胺引起的大鼠皮肤血管通透性增加以及明胶腹腔注射刺激白细胞的游走有抑制作用；对大鼠蛋清所致关节肿及甲醛性腹膜炎也有抑制作用。⑤丹参具有抗肿瘤和抑制肿瘤转移的作用。此外，丹参尚有镇静、抗炎、抗菌等作用。

【功能与主治】性微寒，味苦。归心、肝经。能活血祛瘀，通经止痛，清心除烦，凉血消痈。用于胸痹心痛，脘腹胁痛，癥瘕积聚，热痹疼痛，心烦不眠，月经不调，经闭痛经，疮疡肿毒。用量10～15g。不宜与藜芦同用。

知识链接

1. 同属植物甘西鼠尾（甘肃丹参）*Salvia przewalskii* Maxim.、褐毛甘西鼠尾 *S. przewalskii* Maxim. var. *mandarinorum*（Diels）Stib.、云南鼠尾（滇丹参）*S. yunnanensis* C. H. Wright、南丹参 *S. bowleyana* Dunn.、白花丹参 *S. miltiorrhiza* Bge. var. *alba* C. Y. Wu et H. W. Li、三叶鼠尾 *S. miltiorrhiza Bunge* Diels 等在某些地区也作丹参入药。三叶鼠尾和白花丹参含有效成分亦较高，也是优良资源。以上均非正品。

2. 《中国药典》和《欧洲药典》的控制指标基本相同，不同的是《欧洲药典》采用同一色谱条件和HPLC方法同时测定丹参酮II_A和丹酚酸B，规定含丹参酮II_A不得少于0.12%，含丹酚酸B不得少于3.0%；而《中国药典》采用同一色谱条件和HPLC法同时测定丹参酮II_A、隐丹参酮、丹参酮Ⅰ，采用另一色谱条件和HPLC法测定丹酚酸B，规定含丹参酮II_A、隐丹参酮、丹参酮Ⅰ的总量不得少于0.25%，含丹酚酸B不得少于3.0%。

3. 丹参制剂的主要品种有：丹参注射液、复方丹参注射液、丹红注射液、丹归注射液、丹参黄芪注射液、复方丹参膏、丹参片、复方丹参片、复方丹参颗粒、复方丹参滴丸、丹参酮II_A磺酸钠注射液、精制冠心片和精制冠心颗粒等。

*黄芩　Scutellariae Radix

始载于《神农本草经》，列为中品。李时珍谓："宿芩乃旧根，多中空，外黄内黑，即今所谓片芩……子芩乃新根，多内实，即今所谓条芩。"

【来源】 本品为唇形科植物黄芩 *Scutellaria baicalensis* Georgi. 的干燥根。

【植物形态】 多年生草本，主根粗壮，圆锥形，老根中心常腐朽、中空。茎丛生，钝四棱形，表面具细条纹。叶对生，披针形至条状披针形，顶端钝，基部圆形，全缘，叶背密被下陷的腺点。总状花序顶生，花偏生于花序一侧；花萼二唇形，上唇背部有盾状物；花冠紫色、紫红色至蓝紫色，花冠筒细长，近基部骤膝状扭曲；雄蕊4，前对花药一室，后对花药二室；雌蕊花柱细长，着生于子房基部，花盘环状，子房4裂。小坚果卵球形，黑褐色，具瘤。花期6～9月，果期8～9月。

【产地】 主产于东北、华北及陕西、甘肃等地，以山西产量最多，河北承德产者质量好。

【采制】 春、秋季采挖，以春季采收较好。除去须根和泥沙，晒至半干后撞去粗皮，再晒干。商品将根鲜黄、内部充实的小黄芩（生长不足4年者）及新根（子根）称为"子芩"；内部暗棕色、中心枯朽的老根称为"枯芩"。

【性状】 根呈圆锥形、扭曲，长8～25cm，直径1～3cm。表面棕黄色或深黄色，有稀疏的疣状细根痕，上部较粗糙有扭曲的纵皱纹或不规则的网纹，下部有顺纹和细皱纹。质硬而脆，易折断，断面黄色，中心红棕色，老根中心呈枯朽状或中空，暗棕色或棕黑色。气微，味苦。

栽培品较细长，多有分枝。表面浅黄棕色，外皮紧贴，纵皱纹较细腻。断面黄色或浅黄色，略呈角质样。味微苦。

以条长、质坚实、色黄者为佳。

【显微特征】 根横切面：①木栓层为数层至20余列扁平细胞组成，其中散在石细胞，外缘多破裂。②皮层狭窄，散在纤维及石细胞。③韧皮部较宽广，有多数纤维及石细胞，石细胞多分布于外侧，韧皮纤维多分布于内侧。④形成层成环明显。木质部导管单个散在或数个成群，周围有木纤维束；木射线较宽。⑤老根中央常有1至多个同心状的木栓化细胞环。⑥薄壁细胞含有淀粉粒（图12－69）。

粉末：黄色。①韧皮纤维单个散在或数个成束，梭形，长60～250μm，直径9～33μm，壁厚，孔沟细。②石细胞类圆形、类方形或长方形，壁较厚或甚厚。③木栓细胞棕黄色，多角形。④网纹导管多见，直径24～72μm。⑤木纤维多碎断，直径12μm，有稀疏斜纹孔。⑥淀粉粒甚多，单粒类球形，直径2～10μm，脐点明显，复粒由2～3分粒组成（图12－70）。

【化学成分】 含多种黄酮类化合物，主要为黄芩苷（baicalin，3.6%～6.2%）、黄芩素（黄芩苷元，baicalein）、汉黄芩苷（wogonoside）、汉黄芩素（wogonin）、去甲汉黄芩素（norwogonin）、黄芩黄酮Ⅰ（skullcapflavone Ⅰ）、黄芩黄酮Ⅱ（skullcapflavone Ⅱ，即黄芩新素，neobaicalein）、千层质素A（即木蝴蝶素A，oroxylin A）、7-甲氧基黄芩素（7-methoxybaicalein）、二氢千层质素（即二氢木蝴蝶素A，dihyudrooroxylin A）、5,7,4-三羟基-8-甲氧基黄酮等。

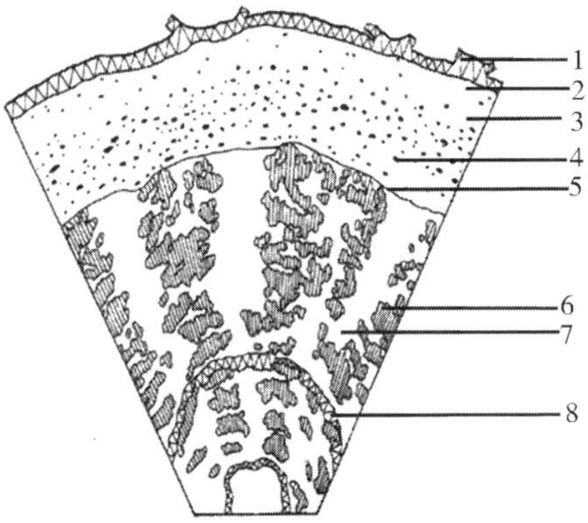

图 12-69 黄芩（根）横切面

1. 木栓层；2. 皮层；3. 韧皮部；
4. 纤维及石细胞；5. 形成层；6. 木质部；
7. 木射线；8. 木栓组织

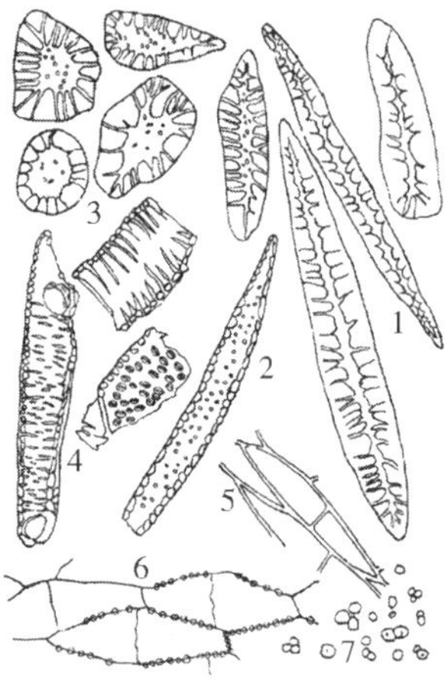

图 12-70 黄芩（根）粉末

1. 韧皮纤维；2. 木纤维；3. 石细胞；
4. 导管；5. 木薄壁细胞；6. 韧皮薄壁细胞；
7. 淀粉粒

黄芩中黄酮类成分的含量与根的新老及炮制方法不同有关。如子芩中含的黄芩苷、汉黄芩苷比枯芩高；蒸黄芩、煮黄芩和生黄芩中的总黄酮含量最高，烫黄芩次之，冷浸黄芩最低。实验表明：黄芩根在水中浸泡 3 小时，有 62.5% ~93.5% 的黄芩苷水解成苷元。

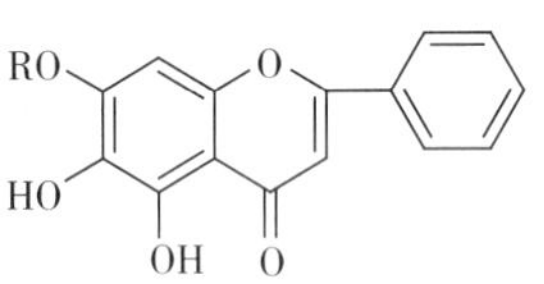

	R
黄芩素	H
黄芩苷	glcA
7-甲氧基黄芩素	CH_3

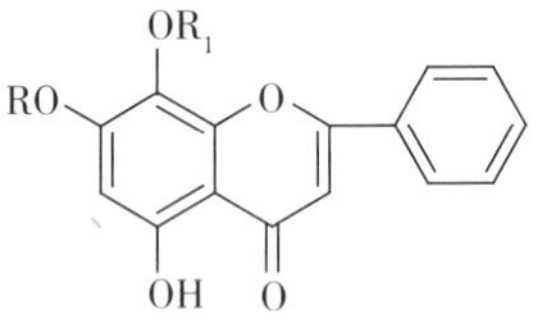

	R	R_1
汉黄芩素	H	CH_3
汉黄芩苷	glcA	CH_3

【理化鉴定】薄层色谱：粉末用乙酸乙酯 - 甲醇（3∶1）混合溶液回流提取，滤过，滤液蒸干，残渣加甲醇溶解作供试品。以黄芩对照药材和黄芩苷、黄芩素、汉黄芩素作对照，用聚酰胺薄膜板，甲苯 - 乙酸乙酯 - 甲醇 - 甲酸（10∶3∶1∶2）展开，紫外光灯（365nm）下检视。供试品色谱中，在与对照药材色谱相应的位置上，显相同颜色的斑点；在与对照品色谱相应的位置上，显三个相同的暗色斑点。

【检查】水分不得过 12.0%；总灰分不得过 6.0%。

【浸出物】照醇溶性浸出物热浸法测定，用稀乙醇作溶剂，不得少于 40.0%。

【含量测定】采用高效液相色谱法测定黄芩苷。本品按干燥品计算，含黄芩苷（$C_{21}H_{18}O_{11}$）不得少于 9.0%。

【药理作用】①抗菌、抗病毒、抗真菌的作用：黄芩对多种球菌、杆菌、乙型肝炎病毒、皮肤真菌有抑制作用；在体外实验中，有抑制阿米巴原虫生长和杀灭钩端螺旋体的作用。从黄芩中得到的多个 2′-OH 黄酮类化合物（如黄芩新素等）对 EB 病毒（EBV）均有强抑制作用。②黄芩及黄芩苷有降压、轻度扩张血管、镇静的作用。③抗变态反应和抗炎的作用：以苷元的作用最强；其抗组胺与抗乙酰胆碱的作用以生黄芩作用最强。④利胆与解痉的作用：黄芩及黄芩苷有利胆作用；汉黄芩素能对抗乙酰胆碱所致离体小肠痉挛。⑤黄芩中的黄酮类成分能改善脂肪代谢，抑制三酰甘油及脂类过氧化作用。⑥对 cAMP 磷酸酯酶有抑制作用，其中，5，7，2′-三羟基-8-甲氧基黄酮的作用最为显著。

【功能与主治】性寒，味苦。能清热燥湿，泻火解毒，止血，安胎。用于湿温，暑温，胸闷呕恶，湿热痞满，泻痢，黄疸，肺热咳嗽，高热烦渴，血热吐衄，痈肿疮毒，胎动不安。用量 3～10g。

附：黄芩提取物

本品为唇形科植物黄芩 *Scutellaria baicalensis* Georgi 的干燥根经加工制成的提取物。为淡黄色至棕黄色的粉末，味淡、微苦。含量测定照高效液相色谱法测定，本品按干燥品计，含黄芩苷（$C_{21}H_{18}O_{11}$）不得少于 85.0%。

知识链接

1. 尚有下述同属植物根在某些地区也作黄芩药用：黏毛黄芩 *Scutellaria vicidula* Bge、滇黄芩 *S. amoena* C. H. Wright、川黄芩 *S. hypericifolia* Lévl.、甘肃黄芩 *S. rehderiana* Diels、丽江黄芩 *S. likiangensis* Diels 等，均含黄芩苷、黄芩素、汉黄芩苷、汉黄芩素等。

2. 黄芩、枯芩在储藏过程中遇水，在一定条件下黄芩中的黄芩苷和汉黄芩苷会被黄芩苷酶酶解生成苷元，苷元不稳定，被氧化而变绿，因此黄芩变绿就表明苷被酶解，有效成分受到破坏，将影响黄芩和枯芩的质量。黄芩、枯芩在储藏和炮制过程中要“杀酶保苷”。

3. 黄芩制剂的开发品种有银黄含片、双黄连口服液、银黄注射液、牛黄解毒丸、银黄片和三黄片等制剂。

益母草　Leonuri Herba

本品为唇形科植物益母草 *Leonurus japonicus* Houtt. 的新鲜或干燥地上部分。鲜品春季幼苗期至初夏花前期采割；干品夏季茎叶茂盛、花未开或初开时采割，晒干，或切段晒干。分布于全国，多生于旷野向阳处，海拔可高达 3400m。幼苗期无茎，基生叶圆心形，5～9 浅裂，每裂片有 2～3 钝齿。花前期茎呈方柱形，上部多分枝，四面凹下成纵沟，长 30～60cm，直径 0.2～0.5cm；表面青绿色，质鲜嫩，断面中部有髓，揉之有汁；下部茎生叶掌状 3 裂，上部叶羽状深裂或浅裂成 3 片，裂片全缘或具少数锯齿。气微，味微苦。干益母草茎表面灰绿色或黄绿色；体轻，质韧，断面中部有髓。叶片灰绿色，多皱缩、破碎，易脱落。轮伞花序腋生，小花淡紫色，花萼筒状，花冠二唇形。切段者长约 2cm。含有益母草碱（leonurine）、益母草定（leonuridine）、水苏碱

(stachydrine) 等生物碱；另含芸香苷、延胡索酸、前益母草素等。本品含盐酸水苏碱（$C_7H_{13}NO_2 \cdot HCl$）不得少于0.50%，含盐酸益母草碱（$C_{14}H_{21}O_5N_3 \cdot HCl$）不得少于0.050%。益母草煎剂、醇浸膏及益母草碱有明显的兴奋子宫作用；益母草能增加外周、冠状动脉和心肌营养血流量，有减慢心率、改善微循环、抗凝血、降低血压、兴奋呼吸中枢、利尿等作用。含有的水苏碱有抑制小鼠乳腺癌和子宫内膜异位的作用。本品性微寒，味苦、辛。能活血调经，利尿消肿，清热解毒。用于月经不调，痛经闭经，恶露不尽，水肿尿少，疮疡肿毒。

附：茺蔚子

本品为益母草干燥成熟的果实。呈三棱形，长2～3mm，宽约1.5mm，一端稍宽，平截状，另一端渐窄而钝尖：表面灰棕色；果皮薄，子叶类白色。主含益母草次碱 (leonurinine)。性微寒，味辛、苦。能活血调经，清肝明目。用于月经不调，经闭痛经，目赤翳障，头晕胀痛。用量5～10g。

夏枯草 Prunellae Spica

本品为唇形科植物夏枯草 *Prunella vulgaris* L. 的干燥果穗。夏季果穗呈棕红色时采收，除去杂质，晒干。本品呈圆柱形，略扁，长1.5～8cm，直径0.8～1.5cm；淡棕色至棕红色。全穗由数轮至10数轮宿萼与苞片组成，每轮有对生苞片2片，呈扇形，先端尖尾状，脉纹明显，外表面有白毛。每一苞片内有花3朵，花冠多已脱落，宿萼二唇形，内有小坚果4枚，卵圆形，棕色，尖端有白色突起。体轻，气微，味淡。果穗含有三萜及其苷类，如齐墩果酸，熊果酸，β-香树脂醇（β-amyrin)，夏枯草苷A、B (pruvuloside A，B) 等。此外，还含有挥发油、黄酮类、香豆素类等成分。本品含迷迭香酸（$C_{18}H_{16}O_8$）不得少于0.20%。夏枯草对免疫有较好的双向调节作用；煎膏剂对痢疾杆菌、伤寒杆菌、铜绿假单胞菌等均有抑制作用；对巴豆油所致小鼠耳肿胀有抑制作用，抗炎效果显著。此外尚有降血糖、抗菌等作用。本品性寒，味辛、苦。能清肝泻火，明目，散结消肿。用于目赤肿痛，目珠疼痛，头痛眩晕，瘰疬，瘿瘤，乳痈，乳癖，乳房胀痛。用量9～15g。

广藿香 Pogostemonis Herba

本品为唇形科植物广藿香 *Pogostemon cablin* (Blanco) Benth. 的干燥地上部分。多年生草本直立植物，有香气。主产于广东及海南省，大量栽培。茎略呈方柱形，多分枝，枝条稍曲折，长30～60cm，直径0.2～0.7cm；表面被柔毛；质脆，易折断，折断面裂片状，中心有小型髓；老茎类圆柱形，直径1～1.2cm，被灰褐色栓皮，质较坚硬，叶对生，多脱落或皱缩成团，展平后叶片呈卵形或椭圆形，长4～9cm，宽3～7cm；两面均被灰白色柔毛；先端短尖或钝圆，基部楔形或钝圆，边缘具大小不规则的锯齿，叶柄细长，长2～5cm。香气特异，味微苦。全草含挥发油，油中的主要成分为广藿香醇，还有广藿香酮、刺蕊草醇、丁香油酚、桂皮醛、丁香烯等。此外还含多种黄酮类化合物，如芹菜素 (apigenin)、商陆素 (ombuine)、芹菜素-7-葡萄糖苷 (apigetrin)、藿香黄酮醇 (pachypodol) 等。根据不同产地广藿香形态及挥发油中主要成分的显著差异，将广藿香分为两个化学型，即广藿香酮型（pogostone chemotype，广东石牌及高要产者）与广藿香醇型（patchouliol chemotype，广东湛江地区及海南万宁产者）。本品含百秋李醇（$C_{15}H_{26}O$）不得少于0.10%。广藿香其挥发油有促进胃液分泌、增强消化功能与解痉的作用；广藿香酮对白色念珠菌、新型隐球菌等有明显的抑制作用，对金黄色葡萄球菌、甲型溶血性链球菌等亦有一定的抑制作用。本品味辛，性微温。能芳香化浊，和中止呕，发表解暑。用于湿浊中阻，脘痞呕吐，暑湿表证，温湿初起，发热倦怠，胸闷不舒，寒湿闭暑，腹痛吐泻，鼻渊头痛。用量3～10g。

藿香　Agastachis Herba

本品为唇形科多年生草本植物藿香 *Agastache rugosa*（Fisch. et Mey.）O. Ktze 的地上部分，晒干或鲜用。我国南北各地有分布，多栽培。多年生草本，有香气；茎直立，高0.5～1.5m，四棱形，略带紫色；叶心状卵形至长圆状披针形，先端尾状长渐尖，基部心形，稀截形，边缘具粗齿，纸质，上面近无毛，下面被微柔毛及点状腺体，叶柄长；轮伞花序密集成穗状，顶生，花紫色。全草含挥发油，油中主含甲基胡椒酚（methyl chavicol），另含柠檬烯（limonene），α-，β-派烯（pinene），对聚伞花烃（*p*-cymene），芳樟醇（linalool），3-辛酮（3-octanone），3-辛醇（3-octanol），1-辛烯-3-醇（1-octen-3-ol），1-丁香烯（1-caryphyllene），β-葎草烯（β-humulene），γ-荜澄茄烯（γ-cadinene），β-榄香烯（β-elemene），α-依兰烯（α-ylangene），β-金合欢烯（β-farnesene）和菖蒲烯（calamenene）。此外，尚含刺槐素（acacetin）、椴树素（tilianin）、藿香苷（agastachoside）和蒙花苷（linarin）。藿香有抑制真菌的作用。本品性微温，味辛。能解暑，化湿，止呕，开胃。用于暑湿外感，腹痛吐泻，胸闷胀满，食欲不振。用量6～12g。

《中国药典》收载的其他唇形科生药

欧美国家常用唇形科植物药

36. 茄科 Solanaceae

PPT：36 茄科～38 爵床科

多草本，稀木本，具双韧维管束。单叶互生，无托叶。两性花，辐射对称，单生、簇生或为聚伞花序；萼5裂，宿存；花冠5裂，呈辐状、钟状、漏斗状或高脚碟状；雄蕊5，着生于花冠上；子房上位，2心皮合生成2室，有时出现假隔膜而下部变成不完全4室，每室胚珠多数。浆果或蒴果。种子盘形或肾形。

本科约80属，3600余种，分布于温带至热带。我国产24属，105种，分布于全国各地，已知药用25属，80余种，主要有枸杞属（*Lycium*）、颠茄属（*Atropa*）、天仙子属（*Hyoscyamus*）、新莨菪属（*Scopolia*）、山莨菪属（*Anisodus*）、曼陀罗属（*Datura*）、辣椒属（*Capsicum*）、酸浆属（*Physalis*）、茄属（*Solanum*）等。主要的生药有枸杞子、地骨皮、洋金花、颠茄草、天仙子、华山参、辣椒、白英、龙葵等。

本科植物多具双韧型维管束及内涵韧皮部。叶具不等式气孔，常有腺毛和非腺毛，腺毛的头部和柄部组成多样。细胞常含草酸钙砂晶，形成砂晶细胞（砂晶囊），有时含簇晶、方晶，或砂晶内夹杂有小簇晶。

本科植物的化学成分以含莨菪烷类、甾体类和吡啶类生物碱为特征。①莨菪烷类生物碱：如阿托品（atropine）、莨菪碱（hyoscyamine）、东莨菪碱（scopolamine）、山莨菪碱（anisodamine）、颠茄碱（belladonine）等，主要存在于颠茄属、莨菪属、曼陀罗属的一些植物中，是这些属的特征性成分。阿托品为莨菪碱的消旋体，是常用的镇痛解痉药物，主要用于胃、肠绞痛。东莨菪碱对神经中枢有显著的镇静作用，是麻沸散的主要成分。②甾体类生物碱：如茄碱（solanine）、番茄碱（tomatine）、蜀羊泉碱（soladulcine）、辣椒胺（solanocapsine）、澳茄碱（solasonine）等。这类成分多具抗菌消炎和抗真菌的作用；为甾体激素药物合成的原料。主要存在于茄属、酸浆属及辣椒属植物中。③吡啶类生物碱：如烟碱（nicotine）、葫芦巴碱（trigonelline）、石榴碱（pelletierine）等，这些化合物多分布于烟草属（*Nicotiana*）、醉茄属（*Withania*）、澳茄属（*Duboisia*）中。另外，枸杞属含有甜菜碱（betaine）；辣椒属含辣椒碱（capsaicin），具有刺激局部血液循环和促进胃液分泌的作用，可治疗冻疮及增进食欲等。茄科植物是托品烷类和甾体化合物的重要资源，是寻找镇痛药、麻醉药、抗癌药的重要植物类群。

*洋金花　Daturae Flos

始载于《药物图考》。《本草纲目》载：“叶如茄叶……结实圆而有丁拐，花子有毒，主惊痫及脱肛，并入麻药。”

【来源】本品为茄科植物白花曼陀罗 *Datura metel* L. 的干燥花。习称“南洋金花”。

【植物形态】一年生草本。全体近无毛。叶互生或对生，卵形或宽卵形，基部不对称，全缘或有波状短刺，叶柄长 2～3cm。花单生，花萼筒状黄绿色，先端 5 裂，宿存，花梗长约 1cm；花冠长漏斗状，檐部直径 5～7cm，白色；栽培品常有重瓣，内花冠 5～10 裂；雄蕊 5，花丝贴生于花冠筒内，长为花冠的 3/4；雌蕊 1，子房球形。蒴果扁球形，4 瓣裂，表面疏生短刺；宿存的萼筒部分增大呈浅盘状。花期 6～8 月，果期7～9月。

【产地】主产于江苏，品质较佳，广东、浙江、安徽等地亦产。

【采制】4～11 月花初开时采收，晒干或低温干燥。通常扎成小把。

【性状】多皱缩成条状，完整者长 9～15cm。花萼呈筒状，长为花冠的 2/5，灰绿色或灰黄色，先端 5 裂，基部具纵脉纹 5 条，表面微有茸毛；花冠呈喇叭状，淡黄色或黄棕色，先端 5 浅裂，裂片有短尖，短尖下有明显的纵脉纹 3 条；两裂片之间微凹；雄蕊 5，花丝贴生于花冠筒内；长为花冠的 3/4；雌蕊 1，柱头棒状。烘干品质柔韧，气特异；晒干品质脆，气微，味微苦。

以朵大、不破碎，花冠肥厚者为佳（图 12－71）。

【显微特征】粉末淡黄色。①花粉粒类球形或长圆形，直径 42～65μm，表面有条纹状雕纹，具 3 孔沟。②花萼非腺毛 1～3 细胞，壁具疣状突起；花冠裂片边缘非腺毛 1～10 细胞，壁微具疣状突起；花丝基部非腺毛粗大，1～5 细胞，基部直径约至 128μm，顶端钝圆。③腺毛头部 1～5 细胞，柄1～5细胞。此外，尚可见花萼、花冠薄壁细胞中有草酸钙砂晶、方晶及簇晶，花冠表皮细胞、黄棕色条块、花粉囊内壁细胞、导管（图 12－72）。

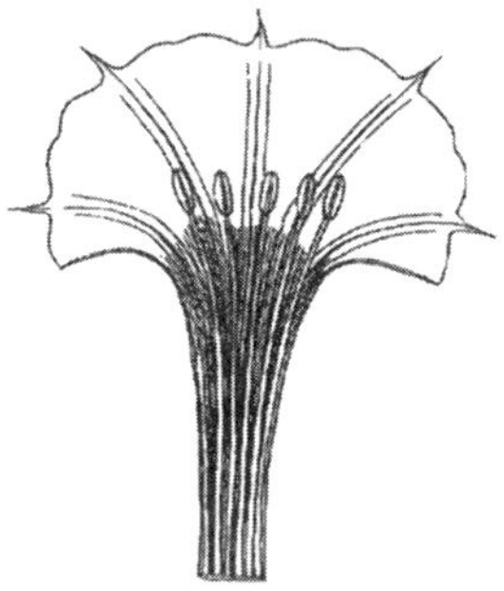

图 12－71　洋金花的纵剖面

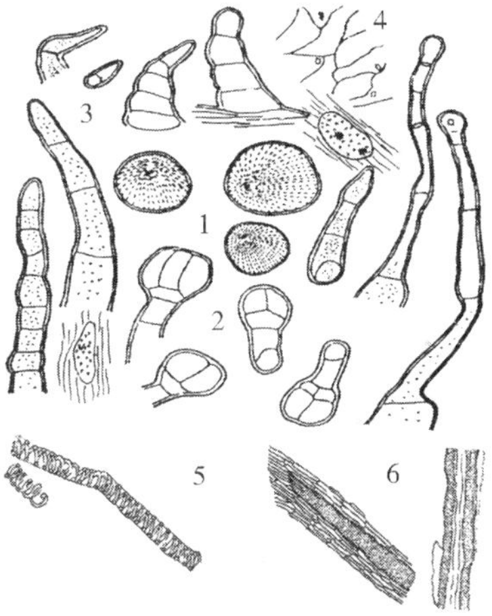

图 12－72　白花曼陀罗（花）粉末
1. 花粉粒；2. 腺毛；3. 非腺毛；4. 薄壁组织；5. 导管；6. 黄棕色条块分泌物

【化学成分】 含多种莨菪烷类生物碱，其中以东莨菪碱（scopolamine）的含量为高，约占总物碱的 85%；少量莨菪碱（hyoscyamine）、部分莨菪碱消旋化而成为阿托品（atropine）及去甲莨菪碱（norhyoscyamine）等。另外尚含六环与五环的醉茄甾内酯类化合物。

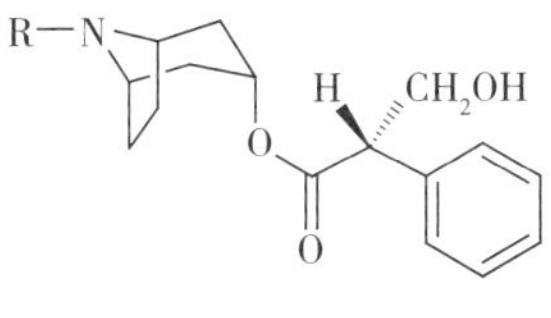

莨菪碱　　$R=CH_3$
去甲莨菪碱　$R=H$

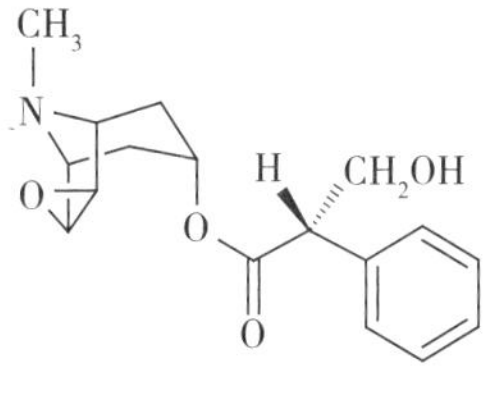

东莨菪碱

【理化鉴定】 薄层色谱：粉末加浓氨试液碱化，加三氯甲烷提取，三氯甲烷提取液作为供试液；以硫酸天仙子胺对照品、氢溴酸东莨菪碱对照品作对照，用硅胶 G 板，乙酸乙酯－甲醇－浓氨试液（17∶2∶1）展开，稀碘化铋钾试液显色。供试品色谱中，在与对照品色谱相应的位置上，显相同颜色的斑点。

Vitali 反应：粉末加乙醇提取，提取液蒸干，残留物加 1% 硫酸溶解，滤过，滤液加氨试液使成碱性，用三氯甲烷振摇提取，分取三氯甲烷液，蒸干，加发烟硝酸 5 滴，蒸干得黄色残留物，冷后加醇制氢氧化钾试液 2～3 滴，显深紫色，渐变为暗红色，再加固体氢氧化钾少许，则紫色复现（莨菪烷类生物碱反应）。

【浸出物】 照醇溶性浸出物热浸法测定，用乙醇作溶剂，不得少于 9.0%。

【含量测定】 采用高效液相色谱法测定东莨菪碱。本品按干燥品计算，含东莨菪碱（$C_{17}H_{21}NO_4$）不得少于 0.15%。

【药理作用】 本品所含阿托品和东莨菪碱为 M 胆碱受体阻断剂，因此具有广泛的药理作用。①中枢抑制作用：东莨菪碱对人、猴、犬均可致全身麻醉；对兔、小鼠有一定的镇痛作用；人肌内注射或静脉滴注洋金花总碱后，出现头昏、眼皮重、懒言、肢体无力、站立不稳、嗜睡等中枢抑制现象，继而兴奋，然后进入麻醉状态。②抗心律失常：阿托品和东莨菪碱对正常兔及麻醉犬能拮抗肾上腺素或去甲肾上腺素引起的心律失常。东莨菪碱拮抗去甲肾上腺素引起的血管收缩，改善微循环。③对呼吸系统及平滑肌的作用：小剂量洋金花注射液可完全拮抗离体豚鼠气管平滑肌的收缩。东莨菪碱能扩张支气管并抑制呼吸道腺体分泌引起的口干；能降低胃肠道的蠕动及张力，使尿道括约肌收缩、膀胱逼尿肌松弛，引起尿潴留。④降温影响：洋金花总碱和东莨菪碱在中药麻醉时，使病人周围血管扩张，体温下降1～3℃，术后可回升。⑤散瞳作用：去甲莨菪碱硫酸盐对家兔有扩瞳作用。

【功能与主治】 味辛，性温；有毒。归肺、肝经。能平喘止咳，解痉定痛。用于哮喘咳嗽，脘腹冷痛，风湿痹痛，小儿慢惊；外科麻醉。用量0.3～0.6g，宜入丸散；亦可作卷烟分次燃吸（一日量不超过1.5g）。外用适量。孕妇，青光眼、外感及痰热咳喘、高血压及心动过速患者禁用。在制药工业上，洋金花用作提取东莨菪碱的原料。

知识链接

1. 茄科曼陀罗属植物计4种，2变种，1栽培变种。洋金花的主流商品为白花曼陀罗 *D. metel* L. 及其栽培变种重瓣曼陀罗的花。毛曼陀罗 *Datura innoxia* Mill. 及其他曼陀罗花均作洋金花地方用药。根据高效液相色谱分析，白花曼陀罗与重瓣白曼陀罗的花以东莨菪碱为主；毛曼陀罗、曼陀罗 *D. stramonium* L. 及无刺曼陀罗 *D. stramonium* var. *inermis*（Jacq.）Schinz et Thell. 的花，则以阿托品为主。

2. 洋金花有毒：中毒表现为腺体分泌减少，出现口干、声哑、瞳孔扩大、心率加快、中枢神经先兴奋后抑制。严重中毒时，可使延髓麻痹而死亡。一般在食后半小时左右急性发病。急救措施：催吐和洗胃。解毒治疗：可皮下注射毛果芸香碱或水杨酸毒扁豆碱。

3. 阿托品（atropine）：植物中 *l*-莨菪碱（*l*-hyoscyamine）在提取过程中遇酸或碱发生消旋化反应转变成的外消旋体（*dl*-hyoscyamine），为临床常用药品。

4. 中药麻醉：洋金花，具有平喘止咳、麻醉止痛、解痉止搐的功效，并可用于外科麻醉。洋金花含有多种生物碱，其中以东莨菪碱的含量较高，东莨菪碱在作为手术的麻醉药物时，多与丙嗪类药物或其他镇痛药合并使用。

*枸杞子 Lycii Fructus

枸杞，载于《神农本草经》，列为上品。《名医别录》始分枸杞根、枸杞子。

【来源】 本品为茄科植物宁夏枸杞 *Lycium barbarum* L. 的干燥成熟果实。

【植物形态】 多年生落叶灌木，有时成小乔木状，有棘刺。叶互生或丛生于短枝上，长椭圆状披针形或卵状矩形。花腋生，常2～6朵簇生于短枝上；花萼杯状，常2～3裂；花冠漏斗状，筒部稍长于裂片，裂片无缘毛，色粉红或淡紫色。浆果宽椭圆形，熟时红色。花期5～9月，果期7～10月。

【产地】 主产宁夏、甘肃、青海、新疆、内蒙古，习称“西枸杞”，为宁夏著名特产。多系栽培，栽培3年后开始结果实，至7～8年为盛产期。

【采制】 夏、秋二季果实呈红色时采收，热风烘干，除去果柄，或晾至皮皱后，晒干，除去果梗。

【性状】 本品呈类纺锤形或椭圆形，长6～20mm，直径3～10mm。表面红色或暗红色，顶端有小突起状的花柱痕，基部有白色的果柄痕。果皮柔韧、皱缩；果肉肉质、柔润。种子20～50粒，类肾形，扁而翘，长1.5～1.9mm，宽1～1.7mm，表面浅黄色或棕黄色。气微，味甜、微酸（图12－73）。

以粒大、肉厚、籽小、色红、质柔、味甜者为佳。

【显微特征】 粉末黄橙色或红棕色。①外果皮表皮细胞表面观呈类多角形或长多角形，垂周壁平直或细波状弯曲，外平周壁表面有平行的角质条纹。②中果皮薄壁细胞呈类多角形，壁薄，胞腔内含橙红色或红棕色球形颗粒。③种皮石细胞表面观不规则多角形，壁厚。波状弯曲，层纹清晰（图12－74）。

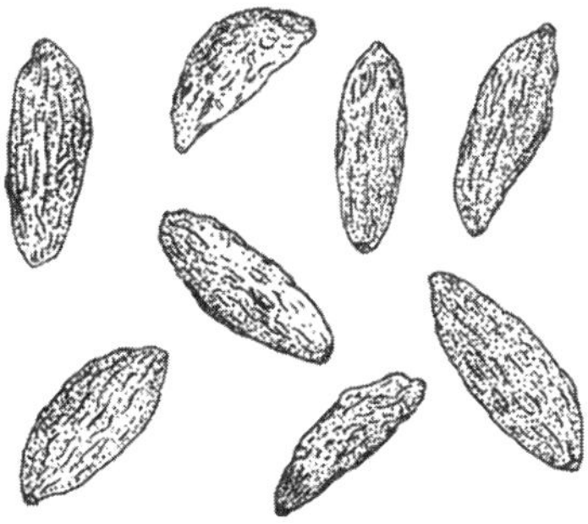

图12－73　枸杞子药材图

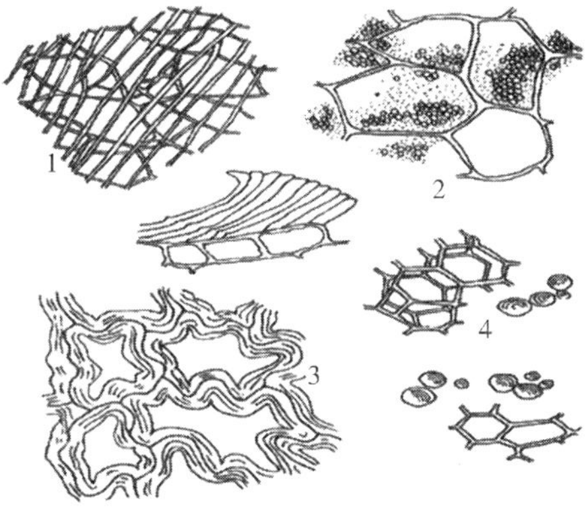

图12－74　枸杞子粉末图

1. 果皮表皮细胞；2. 中果皮细胞；
3. 种皮石细胞；4. 内胚乳细胞

【化学成分】 含枸杞多糖、胡萝卜素（carotene）、抗坏血酸（ascorbic acid）、核黄素（riboflavine）、烟酸（nicotinic acid）、甜菜碱（betaine）、酸浆果红素（physalien）、莨菪亭（scopoletin）以及天冬氨酸、谷氨酸等多种氨基酸。

【理化鉴定】 薄层色谱：粉末加水煮沸提取，滤过，滤液用乙酸乙酯萃取，分取乙酸乙酯层，浓缩后作为供试品溶液，同时用枸杞子对照药材作对照。用硅胶G板，乙酸乙酯－三氯甲烷－甲酸（3∶2∶1）展开，紫外光灯（365nm）下检视。供试品色谱中，在与对照药材色谱相应的位置上，出现相同颜色的荧光斑点。

【检查】 水分不得过13.0%；总灰分不得过5.0%。

重金属及有害元素：采用原子吸收分光光度法或电感耦合等离子体质谱法测定，铅不得过5mg/kg，镉不得过1mg/kg，砷不得过2mg/kg，汞不得过0.2mg/kg，铜不得过20mg/kg。

【浸出物】 照水溶性浸出物热浸法测定，不得少于55.0%。

【含量测定】采用苯酚-硫酸法测定枸杞多糖含量，本品含枸杞多糖以葡萄糖（$C_6H_{12}O_6$）计，不得少于1.8%。采用高效液相色谱法测甜菜碱含量，本品按干燥品计算，含甜菜碱（$C_5H_{11}NO_2$）不得少于0.50%。

【药理作用】①免疫增强作用：枸杞子煎剂、醇提物及枸杞多糖均能提高巨噬细胞功能及显著增强血清溶菌酶的活力，还能增加鼠脾脏中抗绵羊红细胞抗体形成细胞的数量及提高抗体的效价。②雌激素样作用：能使大鼠垂体前叶重量、卵巢重量、子宫重量明显增加。③降血糖作用：枸杞子提取物有显著而持久的降血糖作用。④保肝作用：枸杞子水提取物对四氯化碳引起的肝损伤有保护作用，可降低大鼠血中的胆固醇。

【功能与主治】味甘，性平。归肝、肾经。能滋补肝肾，益精明目。用于虚劳精亏，腰膝酸痛，眩晕耳鸣，阳痿遗精，内热消渴，血虚萎黄，目昏不明。用量6~12g。

知识链接

1. 地骨皮：为枸杞 *Lycium chinense* Mill. 或宁夏枸杞 *L. barbarum* L. 的干燥根皮。生药呈筒状、槽状或不规则卷片，外表面土黄色或灰黄色。含甜菜碱、枸杞酰胺（lyciumamide）等；尚含多肽类成分枸杞素（lyciumin）A和B，可抑制血管紧张肽转化酶的活性。有解热、降压、降血糖、降血脂等药理作用。性寒，味甘。能凉血除蒸，清肺降火。用于阴虚潮热，骨蒸盗汗，肺热咳嗽，咯血，内热消渴等。用量9~15g。

2. 市售品尚有甘枸杞，主产于甘肃、新疆，为同属植物土库曼枸杞 *Lycium turcomanicum* Turcz.、西北枸杞 *L. potaninii* Pojank、毛蕊枸杞 *L. dasystemum* Pojark. 的果实。甘枸杞粒小，长不足1cm，直径2~4mm，表面暗红色，无光泽。质略柔软。气微，味甘而酸。应注意鉴定。

3. 产品开发：枸杞开发的产品在市场上有枸杞干果、枸杞茶、“宁夏红”枸杞果酒系列产品、枸杞酸奶、枸杞饮料以及枸杞果酱等。

颠茄草 Belladonnae Herba

本品为茄科植物颠茄 *Atropa belladonna* L. 的干燥全草。在开花至结果期内采挖，除去粗茎和泥沙，切断干燥。原产于欧洲中南部，我国上海、山东、浙江等地有栽培，主要作为提取莨菪碱的原料药。根呈圆柱形，直径5~15mm，表面浅灰棕色，具纵皱纹；老根木质，细根易折断，断面平坦，皮部狭，灰白色，木部宽广，棕黄色，形成层环纹明显；髓部白色。茎扁圆柱形，直径3~6mm，表面黄绿色，有细纵纹及稀疏的点状皮孔，中空，幼茎有毛。叶多皱缩破碎，完整叶片卵状椭圆形，黄绿至深棕色。花单生于叶腋；花萼与花冠均为钟状，淡紫褐色；果实球形，直径5~8mm。种子多数。气微，味微苦、辛。含莨菪类生物碱，其中，莨菪碱（hyoscyamine）占总碱的75%~90%，还含有东莨菪碱、阿朴阿托品、颠茄碱、去甲基莨菪碱、去甲基阿托品等。在贮藏、加工过程中，莨菪碱常转变为消旋阿托品。本品含生物碱以莨菪碱（$C_{17}H_{23}NO_3$）计不得少于0.30%。本品为抗胆碱药，能镇痛，解除平滑肌痉挛，抑制腺体分泌，扩大瞳孔。用于胃肠及十二指肠溃疡，胃肠道、肾、胆绞痛等。青光眼患者忌用。

《中国药典》收载的其他茄科生药

欧美国家常用茄科植物药

37. 玄参科 Scrophulariaceae

草本，稀木本，常有各种毛茸或腺体。叶多对生，少互生或轮生，无托叶。花两性，常两侧对称；较少近辐射对称，排成总状或聚伞花序；花萼 4 ~ 5 裂，宿存。花冠合瓣，辐射状、钟状或筒状，上部 4 ~ 5 裂，多少呈二唇形，在蕾中作覆瓦状排列，雄蕊着生于花冠管上，多为 4 枚，二强，少为 2 枚或 5 枚，花药 2 室。子房上位，2 心皮，2 室，中轴胎座，每室胚珠多数，花柱顶生。蒴果，稀浆果，蒴果 2 ~ 4 裂，常有宿存花柱。种子多数，细小。

本科约 200 属，3000 余种，广布于全球。我国约 60 属，640 种，全国均产，主产于西南地区。已知药用 231 种，主要的属有通泉草属（*Mazus*）、洋地黄属（*Digitalis*）、地黄属（*Rehmannia*）、玄参属（*Scrophularia*）、婆婆纳属（*Veronica*）等。主要的生药有地黄、玄参、洋地黄、毛花洋地黄、胡黄连等。

本科植物叶的结构变化较大，为同形组织，或为异面型或等面型；常有多样毛茸，有的非腺毛钙化或含钟乳体样物，多数属植物的腺毛头部为 1 ~ 4 细胞。草酸钙结晶罕见或为小方晶。某些种含橙黄色胡萝卜素晶体与蛋白质晶体。

本科的化学成分主要如下。①环烯醚萜苷类：如梓醇（catalpol），哈帕苷（harpagide），胡黄连苷（picroside）Ⅰ、Ⅱ、Ⅲ等。②苯乙醇苷类：如紫花洋地黄叶苷（purpureaside）A 和 B、麦角甾苷（acteoside）等。③强心苷类：如洋地黄毒苷（digitoxin）、地高辛（digoxin）、毛花洋地黄苷（lanatoside）C 等为临床常用的强心药。④黄酮类：以金鱼草属（*Antirrhinum*）、洋地黄属、柳穿鱼属（*Linaria*）、毛蕊花属（*Verbascum*）植物中分布较多。此外，还含有蒽醌类，如洋地黄蒽醌（digitolutein）及生物碱类，如骆驼蓬碱（peganine）和槐定碱（sophoridine）等。

*地黄 Rehmanniae Radix

载于《神农本草经》，列为上品，《神农本草经》称地黄“生川泽”。《名医别录》载：“地黄生咸阳川泽黄土地者佳。”

【来源】本品为玄参科植物地黄 *Rehmannia glutinosa* Libosch. 的新鲜或干燥块根。

【植物形态】多年生草本。全株密被灰白色长柔毛及腺毛。块根肉质肥厚，呈块状、纺锤形或圆锥形，黄褐色，干后变黑。茎下部叶对生，上部叶有时互生。叶片卵状披针形，边缘具细锯齿。聚伞花序合成大而疏散的圆锥状；花萼钟状，5 裂；花冠近二唇形稍弯曲，外面紫红色或淡紫红色，内面黄色有紫斑，筒部多少壶状，上唇长于下唇；雄蕊 4，二强；子房上位，2 室。蒴果球形或卵圆形，具宿存花柱和宿萼。种子细小多数，淡紫色。花期 4 ~ 6 月，果期 5 ~ 6 月（彩图 24）。

【产地】主产于河南、山东、山西、陕西、河北；野生、家种兼有，主要为栽培。

以河南产者最为著名，奉为道地药材，习称“怀地黄”，为“四大怀药”之一。

【采制】 秋季采挖，除去芦头、须根及泥沙，鲜用者习称“鲜地黄”；将鲜地黄烘焙至八成干，捏成团块，再进行烘焙至不再变形，习称“生地黄”。

【性状】 鲜地黄：呈纺锤形或条状，长8～24cm，直径2～9cm。外皮薄，表面浅红黄色，具弯曲的纵皱纹、芽痕、横长皮孔样突起及不规则疤痕；肉质，易断，断面皮部淡黄白色，可见橘红色油点（分泌细胞），木部黄白色，导管呈放射状排列，俗称“菊花心”。气微，味微甜、微苦。

生地黄：多呈不规则的团块状或长圆形，中间膨大，两端稍细，有的细小，长条状，稍扁而扭曲，长6～12cm，直径2～6cm。表面棕黑色或棕灰色，极皱缩，具不规则的横曲纹。体重，质较软而韧，不易折断，断面棕黄色至黑色或乌黑色，有光泽，具黏性。气微，味微甜。生地有降血糖作用（彩图24）。

鲜生地以粗壮、色红黄者为佳。生地黄以块大、体重、断面乌黑色者为佳。

【显微特征】 地黄根横切面：①木栓层细胞数列。②栓内层薄壁细胞排列疏松，散有多数分泌细胞，含橙黄色油滴，偶有石细胞。③韧皮部较宽，有少数分泌细胞。④形成层成环。⑤木射线较宽，导管稀疏，排列成放射状（图12－75，彩图25）。

生地黄粉末：深棕色。①木栓细胞淡棕色。薄壁细胞类圆形，内含类圆形核状物。②分泌细胞形状与一般薄壁细胞相似，内含橙黄色或橙红色油滴状物（以水合氯醛液装置，不加热），于近木栓细胞处易察见。③导管多为具缘纹孔和网纹导管，直径约至92μm。鲜地黄分泌细胞易察见，薄壁细胞一般无色（图12－76）。

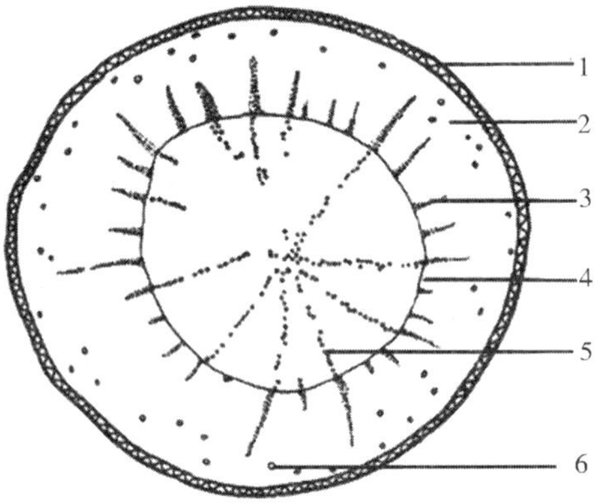

图12－75　地黄（块根）横切面

1. 木栓层；2. 皮层；3. 韧皮部；4. 形成层；5. 木质部；6. 分泌细胞

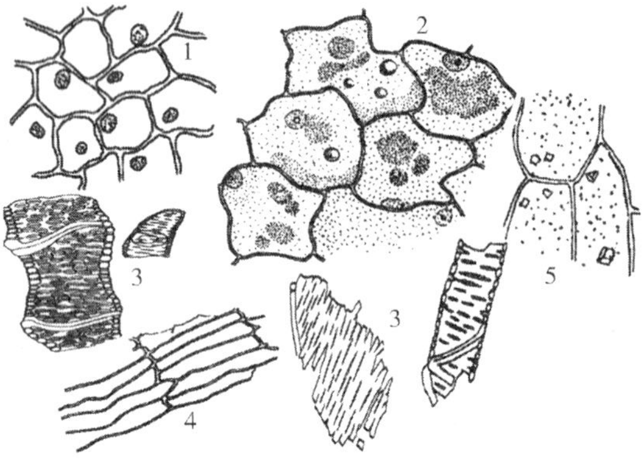

图12－76　地黄（块根）横切面

1. 薄壁组织碎片；2. 分泌细胞；3. 导管；4. 木栓细胞；5. 草酸钙方晶

【化学成分】 ①环烯醚萜苷类：生地黄和鲜地黄中主要有梓醇（catalpol），二氢梓醇（dihydrocatalpol），桃叶珊瑚苷（aucubin），地黄苷（rehmannioside）A、B、C、D，益母草苷（leonuride），京尼平苷（geniposide），美利妥双苷（melittoside），筋骨草苷（ajugoside），焦地黄苷（jioglutoside）A、B等。该类成分是主要活性成分，也是使地黄变黑的成分。②地黄素类：主要是在地黄加工炮制中，环烯醚萜苷类成分产生的一系列衍生物，包括地黄素（rehmaglutin）A、B、C、D，焦地黄素（jioglutin）A、B、C、

D、E，焦地黄内酯（jioglutolide）等。尚含有糖类、挥发油及氨基酸等。

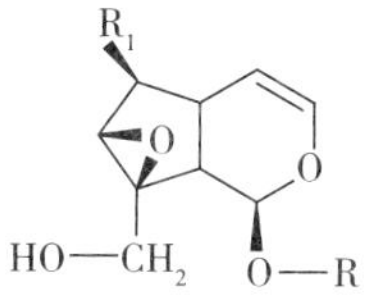

	R	R_1
梓醇	glc	OH
地黄苷A	glc	gal
地黄苷B	glc(6-1)gal	OH

【理化鉴定】薄层色谱：粉末用80%甲醇超声提取，滤过，蒸干，残渣加水用水饱和的正丁醇萃取，正丁醇液蒸干，残渣用甲醇溶解作供试品，以毛蕊花糖苷作对照。用硅胶G薄层板，乙酸乙酯－甲醇－甲酸（16∶0.5∶2）展开，0.1%的2，2-二苯基-1-苦肼基无水乙醇浸板，晾干。供试品色谱中，在与对照品色谱相应的位置上，显相同颜色的斑点。

【检查】水分：生地黄不得过15.0%；总灰分不得过8.0%；酸不溶性灰分不得过3.0%。

【浸出物】照水溶性浸出物冷浸法测定，不得少于65.0%。

【含量测定】采用高效液相色谱法测定梓醇和地黄苷D的含量。生地黄含梓醇（$C_{15}H_{22}O_{10}$）不得少于0.20%，含地黄苷D（$C_{27}H_{42}O_{20}$）不得少于0.10%。

【药理作用】①增强免疫功能：地黄多糖和寡糖可改善环磷酰胺或荷瘤所致免疫抑制小鼠的细胞免疫功能，在机体免疫功能低下时增强作用更明显。②对骨髓造血系统的作用：地黄多糖可促进小鼠骨髓造血干细胞的增殖，刺激其造血功能；对放射损伤有一定的保护和恢复作用。③对激素的调节作用：生、熟地黄均能调节甲亢型阴虚大鼠模型的甲状腺功能，生地黄使甲亢大鼠模型肾脏β受体数量增加并恢复正常；熟地黄能调节血浆中T_3、T_4的浓度，使之趋于正常，对甲亢阴虚大鼠模型血浆醛固酮浓度有明显的升高作用。④降血糖作用：地黄寡糖可以调节实验性糖尿病的糖代谢紊乱，亦可调节生理性高血糖状态。⑤催眠作用：生地黄水提液能抑制小鼠的自主活动，与阈下剂量的戊巴比妥钠和硫喷妥钠具有协同催眠作用；熟地黄具有一定的益智作用。另外尚有抗衰老、抗炎免疫、抗肝损害、降血压和利尿等作用。

【功能与主治】鲜地黄：味甘、苦，性寒；清热生津、凉血、止血。用于热病伤阴，舌绛烦渴，温毒发斑，吐血，衄血，咽喉肿痛；用量12～30g。生地黄：味甘，性寒；清热凉血，养阴生津；用于热入营血，温毒发斑，吐血衄血，舌绛烦渴，津伤便秘，阴虚发热，骨蒸劳热，内热消渴。用量10～15g。

附：熟地黄

生地黄照蒸发或酒炖法，蒸或炖至内外全成黑色，取出晒至八成干时，切厚片或块，干燥即得“熟地黄”。本品呈不规则的块片、碎片，大小、厚薄不一。表面乌黑色，有光泽；气微，味甜。熟地黄质量标准：“黑似漆，亮如油，甜如饴”。熟地黄含地黄苷D（$C_{27}H_{42}O_{20}$）不得少于0.050%。味甘，性微温。能补血滋阴，益精填髓。用于血虚萎黄，心悸怔忡，月经不调，崩漏下血，肝肾阴虚，腰膝酸软，骨蒸潮热，盗汗遗精，内热消渴，眩晕，耳鸣，须发早白。用量9～15g。

玄参 Scrophulariae Radix

本品为玄参科植物玄参 *Scrophularia ningpoensis* Hemsl. 的干燥根。冬季茎叶枯萎时采挖。除去根茎、幼芽、须根及泥沙，晒或烘至半干，堆放 3 ~ 6 天，反复数次至干燥。主产于浙江东阳、杭州、临安、临海等地。类圆柱形，中部略粗或上粗下细，有的微弯似羊角状，长 6 ~ 20cm，直径 1 ~ 3cm。表面灰黄色或棕褐色，有不规则的纵沟、横长皮孔样突起和稀疏的横裂纹和须根痕；质坚实，不易折断，断面黑色，微有光泽。气特异似焦糖，味甘、微苦。以水浸泡，水呈墨黑色。主含环烯醚萜苷类，如哈巴苷（harpagide）、哈巴俄苷（harpagoside）、6-对甲基-梓醇（6-*p*-methyl catapol）、桃叶珊瑚苷、梓醇、6′-*O*-乙酰-哈巴苷（6′-*O*-acethyl harpagide）、8-（*O*-甲基-*p*-香豆酰）-哈巴苷［8-（*O*-methyl-*p*-coumaroyl）-harpagide］等。本品含哈巴苷（$C_{15}H_{24}O_{10}$）和哈巴俄苷（$C_{24}H_{30}O_{11}$）的总量不得少于 0.45%。性微寒，味甘、苦、咸。能清热凉血，滋阴降火，解毒散结。用于热入营血，温毒发斑，热病伤阴，舌绛烦渴，津伤便秘，骨蒸劳嗽，目赤，咽痛，白喉，瘰疬，痈肿疮毒。用量 9 ~ 15g。不宜与藜芦同用（相反）。

*洋地黄叶 Digitalis Folium

我国本草中未见记载。原产于欧洲中部与南部山区。现我国浙江、上海、江苏与山东等地已有大量栽培。

【来源】 本品为玄参科植物紫花洋地黄 *Digitalis purpurea* L. 的干燥叶。

【植物形态】 二年生或多年生草本。全株密被灰白色短柔毛及腺毛。茎单生或多数枝丛生，基生叶多数呈莲座状，长卵形，具长柄，边缘具圆齿，下面网脉十分明显；总状花序顶生，花向一侧偏斜；花萼钟状，5 裂深至基部；花冠管状唇形，筒钟状，外紫内白，具紫色斑点；雄蕊 4，二强；雌蕊 2 心皮，子房上位，柱头 2 裂。蒴果卵形，顶端尖，密被腺毛。种子多数，短棒状。花期 5 ~ 6 月。

【产地】 原产于欧洲西部，目前我国以浙江、上海、江苏、山东等地大量栽培。

【采制】 采收期 5 ~ 6 月，以 8 月间叶中有效成分含量最高。采叶后立即于 55 ~ 60℃迅速干燥，贮存于干燥密闭器中。

【性状】 干燥叶片多皱缩、破碎，完整叶片展平后呈卵状披针形至宽卵形，长 10 ~ 30cm，宽 4 ~ 10cm；叶先端钝圆，基部渐狭成翅状叶柄，边缘具不规则钝齿，羽状网脉，长约至 17cm；上表面暗绿色，叶脉下凹；下表面淡灰绿色，显著凸出成网状，密被毛。质脆易碎，干时气微，湿润后具特异气，味极苦。

以叶片肥大完整、色浓绿、无柄者为佳。

【显微特征】 叶粉末：黄绿色或灰绿色。①腺毛直径约 25μm，头部 1 ~ 2 细胞，腺柄为单细胞，偶见数个细胞呈一列。②非腺毛 2 ~ 7 个细胞，平滑或微有细疣状突起，头部钝，中部常有 1 ~ 2 细胞皱缩。③上表皮细胞多角形，垂周壁直或略弯曲；下表皮细胞垂周壁波状弯曲。不定式气孔，主要存在于下表皮中，副卫细胞 3 ~ 5 个，保卫细胞稍凸出（图 12 - 77）。

【化学成分】 ①强心苷类：叶含 20 多种强心苷，主要由 3 种不同的强心苷元，即洋地黄毒苷元（digitoxigenin）、羟基洋地黄毒苷元（gitoxigenin）、吉他洛苷元（gitaloxigenin）与不同的糖缩合而成。存在于植物体中的主要是一级苷，在干燥与贮藏过程中，一级苷极易受酶的作用而形成次级苷。如鲜叶中主要含紫花强心苷（purpurea glycosides）A、B 和葡萄糖吉他洛苷（glucogitatoxin）。在干燥过程中经酶解脱掉末端葡萄糖形成次级苷，分别为洋地黄毒苷（digitoxin）、羟基洋地黄毒苷（gitoxin）、吉他洛辛（gitaloxin）等。如保存不善，可进一步水解而失活。C_3 位上连接洋地黄糖（digitalose）和葡萄糖时，分别为葡萄糖夹竹桃苷 H（glucoodoroside H）、真地吉他林（digitalinum verum）、葡萄糖渥洛多苷（glucoverodoxin），脱掉葡萄糖后分别为夹竹桃苷（odoroside）H、洋地黄次苷（strospeside）和渥诺多苷（verodoxin）。②蒽醌类：洋地黄蒽醌（digitolutein）、1-甲氧基-2-甲基蒽醌（1-methoxy-2-methylanthraquinone）、3-甲氧基-2-甲基蒽醌（3-methoxy-2-methylanthraquinone）、3-甲基茜素（3-methylalizarin）、1，4，8-三羟基-2-甲基蒽醌（1，4，8-trihydroxy-2-methylanthraquinone）等。③皂苷类：如洋地黄皂苷（digitonin）、芰脱皂苷（gitonin）、替靠皂苷（tigonin）、洋地黄孕烯三酮苷（digipronin），紫花洋地黄孕烯酮三醇（digipurpurin）、紫花洋地黄孕烯酮苷（purpnin）、紫花洋地黄孕烯二酮苷（purpronin）、洋地黄酰苷（digacetinin）、洋地黄孕烯环氧二酮苷（diginin）、洋地黄富林苷（digifolein）、洋地黄他洛苷（digitalonin）等。④黄酮类：如洋地黄黄素（digicitrin）、木犀草素（luteolin）、芹菜素（apigenin）、粗毛豚草素（dinatin）、金圣草素（chrysoeriol）、尼泊尔黄酮素（nepetin）等。

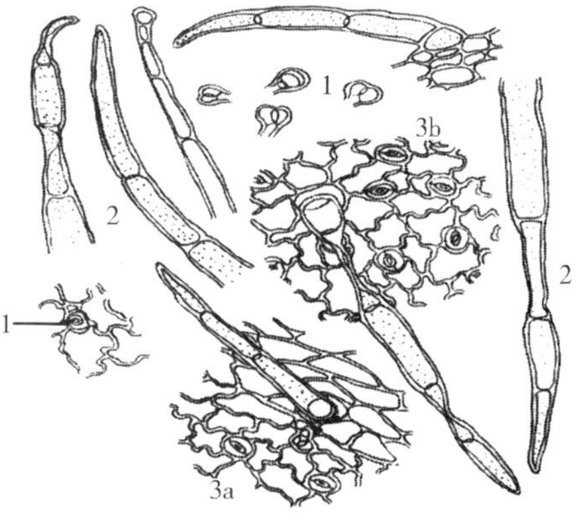

图 12－77　洋地黄叶粉末图

1. 腺毛；2. 非腺毛；3. 表皮细胞

a. 上表皮；b. 下表皮

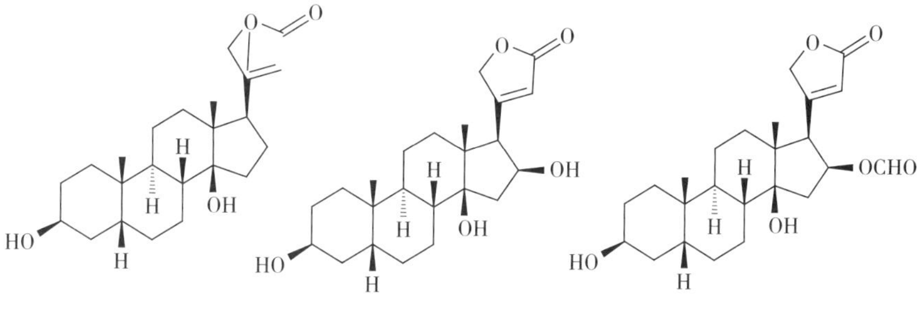

C_3 位连接的糖基	洋地黄毒苷元	羟基洋地黄毒苷元	吉他洛苷元
（洋地黄毒糖）$_3$-葡萄糖	紫花强心苷A	紫花强心苷B	葡萄糖吉他洛苷
（洋地黄毒糖）$_3$	洋地黄毒苷	羟基洋地黄毒苷	吉他洛辛
洋地黄毒糖-葡萄糖	葡萄糖夹竹桃苷H	真地吉他林	葡萄糖渥洛多苷
洋地黄毒糖	夹竹桃苷H	洋地黄次苷	渥洛多苷

【理化鉴定】 Keller－Kiliani 反应：粉末加三氯甲烷，振摇数分钟，滤过，滤液蒸

干，待冷，加0.5%三氯化铁冰醋酸液1ml，溶解残渣后置小试管中，沿试管壁徐徐加浓硫酸1ml，两液交界处显棕色，上层冰醋酸液显蓝绿色（α-脱氧糖反应）。

Kedde反应：粉末1.0g，加50%乙醇20ml及醋酸铅溶液10ml水浴上煮沸，再加10%硫酸钠溶液10ml，取上清液置于2支试管中，一管中加2% 3，5-二硝基苯甲酸碱试液等量，另一试管作空白对照，水浴中加热片刻，溶液显紫红色（检查强心苷）。

【含量测定】照《中国药典》四部“洋地黄生物测定法”测定效价。

【药理作用】①洋地黄强心苷类成分对心肌有直接作用，对正常或衰竭心脏都能增强心肌收缩力，表现为正性肌力作用。可使心肌收缩力加强，增加衰竭心脏的输出量。对心脏性水肿有显著的利尿消肿作用。②强心苷可改善血液循环或直接抑制心内传导系统，使心率减慢，故用于治疗充血性心力衰竭及心房颤动。洋地黄有蓄积作用，粉、针、片剂均可能引起恶心、二联脉等中毒现象。

【功能与主治】性温，味苦。能强心，利尿。主要用于治疗充血性心力衰竭、心房颤动、心房扑动和室上性阵发性心动过速。对心脉水肿患者有利尿作用。成人用量每次0.1~0.2g，每日3~4次；极量每次0.4g，每日1g；维持量每日0.07~0.1g。

知识链接

1. 毛花洋地黄 *Digitalis lanata* Ehrh. 的叶片也具有强心作用，其叶片为长披针形或条状披针形，花较小，具黄褐色条纹和斑点，唇瓣类白色。其成分与紫花洋地黄叶片相似，只是其中一个洋地黄毒糖的羟基发生乙酰化，这一结构特点使其更易于结晶，因此在生产上主要用作提取强心药毛花洋地黄苷（lanatoside）C和地高辛（digoxin）的原料。毛花洋地黄的强心苷除具有以上三种苷元外，还有双羟洋地黄毒苷元（diginatigenin）和异羟洋地黄毒苷元（digoxigenin）两种类型。其强心苷的糖基部分在干燥和贮存过程中也会发生部分水解，失去末端葡萄糖。

2. 供作制剂及提取强心苷的原料。

《中国药典》收载的其他玄参科生药

欧美国家常用玄参科植物药

38. 爵床科 Acanthaceae

草本或灌木。茎节常膨大。单叶对生，无托叶；茎与叶的表皮细胞内常含钟乳体。常由聚伞花序再组成其他花序；花两性，两侧对称，每花下通常具1苞片和2小苞片；花萼5~4裂；花冠5~4裂，二唇形或为不等的5裂；雄蕊4枚，二强或仅2枚；子房上位，2心皮合生成2室，中轴胎座，每室胚珠1至多数。蒴果，室背开裂；种子常着生于珠柄演变成的钩状物（种钩）上，成熟后弹出。

本科250~300属，3000余种，广布于热带和亚热带地区。我国50属，400种，多产于长江以南各省；已知药用32属，70余种。

本科植物主要含有的活性成分有：二萜内酯类化合物，如穿心莲内酯（andrographolide）、去氧穿心莲内酯（deoxyandrographolide）、新莲内酯（neoandrographolide）具有抗菌消炎作用；酚类和黄酮，如5-羟基-7，8，2′，3′-四甲氧基黄酮（5-hydroxy-7，8，2′，3′-tetramethoxy flavone）、穿心莲黄酮（andrographin）、芹菜素-7，4′-二甲醚（apigenin-7，4′-dimethylether）等。

*穿心莲　Andrographis Herba

原产于印度、斯里兰卡、缅甸、印度尼西亚等。印度用作苦补健胃药，始载于1954年《印度药典》。我国于19世纪50年代在广东、福建民间有引种栽培。已收载于《中国药典》（一部）中。

【来源】穿心莲为爵床科植物穿心莲 *Andrographis paniculata*（Burm. f.）Nees 的干燥地上部分。

【植物形态】一年生草本，直立，多分枝，高50～100cm，全株味极苦。茎直立，多分枝，具四棱，节稍膨大。叶对生，卵状矩圆形至矩圆形披针形，长3～12cm，宽2～5cm，先端渐尖，基部楔形，全缘或浅波状，上表面深绿色，下表面灰绿色，侧脉3～4对；叶柄短或近无柄。圆锥花序顶生或腋生；花萼5深裂，外被腺毛；花冠淡紫白色，唇形，上唇外弯，2齿裂，下唇直立，3浅裂，雄蕊2，药室1大1小，花丝一侧有柔毛；子房2室。蒴果长椭圆形，长约1.5cm，两侧呈压扁状，中央具一纵沟。种子多数，着生于钩状体上，近正方形，骨质，多皱纹，秃净，呈黄色或深褐色。花期8～9月，果期10月（彩图26）。

【产地】主产栽培于广东、广西、福建、浙江等地，华中、华北、西北等地也有引种。

【采制】秋初茎叶茂盛时采割，晒干。

【性状】本品茎呈方柱形，多分枝，长50～70cm，节稍膨大；质脆，易折断。单叶对生，叶柄短或近无柄；叶片皱缩、易碎，完整者展平后呈披针形或卵状披针形，长3～12cm，宽2～5cm，先端渐尖，基部楔形下延，全缘或波状；上表面绿色，下表面灰绿色，两面光滑。气微，味极苦（彩图26）。

以色绿、叶多者为佳。

【显微特征】叶横切面：上表皮细胞类方形或长方形，下表皮细胞较小，上、下表皮均有含圆形、长椭圆形或棒状钟乳体的晶细胞；并有腺鳞，有的可见非腺毛。栅栏组织为1～2列细胞，贯穿于主脉上方；海绵组织排列疏松。主脉维管束外韧型，呈凹槽状，木质部上方亦有晶细胞（图12－78）。

叶表面观：①上下表皮均有增大的晶细胞，内含大型螺状钟乳体，直径约至36μm，长约至180μm，较大端有脐样点痕，层纹波状。②下表皮气孔密布，直轴式，副卫细胞大小悬殊，也有不定式。③腺鳞头部扁球形，4、6（8）细胞，直径至40μm，柄极短。④非腺毛1～4细胞，长约至160μm，基部直径约至40μm，表面有角质纹理（彩图27）。

【化学成分】①二萜内酯类化合物：主要有穿心莲内酯（andrographolide），以叶中含量最高，还含有去氧穿心莲内酯（deoxyandrographolide）、新穿心莲内酯（neoandrographolide）、高穿心莲内酯（homoandrographolide）、潘尼内酯（panicolide）、穿心莲酮（andrographon）、穿心莲烷（adrographan）、穿心莲甾醇（andrographosterin）。尚含

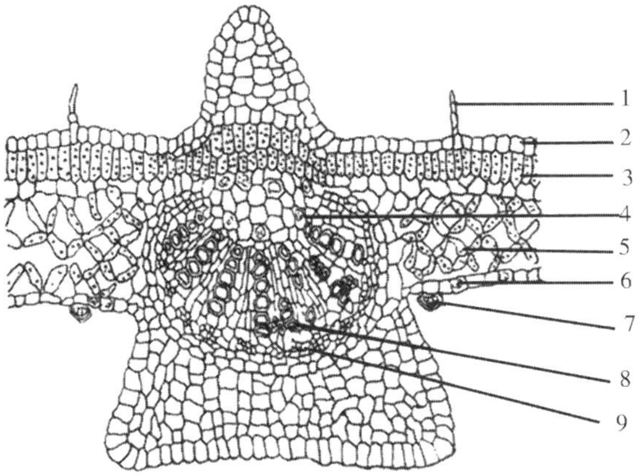

图 12－78　穿心莲（叶）横切面详图

1. 非腺毛；2. 上表皮组织；3. 栅栏组织；4、6. 钟乳体；
5. 海绵组织；7. 腺鳞；8. 木质部导管；9. 韧皮部

有 β-谷甾醇、β-谷甾醇-D-葡萄糖苷（β-sitosterol-D-glucoside）等。②黄酮类化合物：5-羟基-7，8，2′，3′-四甲氧基黄酮、穿心莲黄酮、5，2′-二羟基-7，8-二甲氧基黄酮（pancolin）、芹素素-7，4′-二甲醚（apigenin-7，4′-dimethylether）、二氢黄酮葡萄糖苷（andrographidine A）和穿心莲黄酮苷（andrographidines）B、C、D、E、F。③倍半萜内酯：榄核莲内酯（paniculides）A、B、C。

【理化鉴定】 薄层色谱：粉末用40%甲醇超声提取，滤过，滤液作供试品，以穿心莲对照药材和穿心莲内酯对照品作对照，用硅胶 G 薄层板，三氯甲烷－甲苯－甲醇（8∶1∶1）展开，取出，晾干，喷以 10% 硫酸乙醇，置紫外光灯（365nm）下检视。供试品色谱中，在与对照药材色谱和对照品色谱相应的位置上，显示相同颜色的荧光斑点。

【检查】 叶不得少于 30%。

【浸出物】 照醇溶性浸出物热浸法测定，用乙醇作溶剂，不得少于 8.0 %。

【含量测定】 采用高效液相色谱法测定穿心莲内酯。按干燥品计算，本品含穿心莲内酯（$C_{20}H_{30}O_5$）、新穿心莲内酯（$C_{26}H_{40}O_8$）、14-去氧穿心莲内酯（$C_{20}H_{30}O_4$）和脱水穿心莲内酯（$C_{20}H_{28}O_4$）的总量不得少于 1.5%。

【药理作用】 ①解热：穿心莲甲素、乙素、丙素、丁素对伤寒菌苗所致发热兔或 2，4-二硝基酚所致发热大鼠均有解热作用。多种穿心莲内酯及各种注射剂均有解热效果。②抗炎：穿心莲内酯衍生物注射剂，如炎琥宁和穿心莲甲素、乙素、丙素、丁素能明显抑制蛋白、组胺、二甲苯、醋酸所致小鼠皮肤或腹腔毛细血管通透性增高、大鼠蛋清性足肿胀及巴豆油肉芽囊急性渗出，但对肉芽组织增生无影响，切除双侧肾上腺后抗炎作用消失。③增强免疫功能：穿心莲内酯磺化物（AS 注射剂）连续给兔或小鼠注射，能明显提高外周血白细胞吞噬肺炎球菌或金黄色葡萄球菌的能力。穿心莲甲素注射剂能增强吞噬细胞的功能，穿心莲内酯灌胃能明显抑制小鼠网状内皮系统对血流炭末的清除能力，它还能使小鼠胸腺萎缩、外周血 T 淋巴细胞减少，降低脾溶血空斑数及血清中抗 SRBC（绵羊红细胞）抗体的效价，抑制迟发型超敏反应，表明穿心莲内酯对 T 细胞、B 细胞、巨噬细胞均有抑制作用。④心血管系统：总黄酮在体内、体外均能抑制 ADP 诱导的血小板聚集，对异丙肾上腺素所致大鼠心肌损伤和兔实验性心肌梗死有一定的保护作用。本品提取物对 ADP 诱导的血小板聚集有显著的抑制作用（$P<0.001$），并可降低血黏度，增强纤溶活力。心脑血管病人口服穿心莲胶囊（生药），能明显抑制 ADP 和肾上腺素诱导的血小板聚集，表现为刺激血小板腺苷酸环化酶、提高血小板内 cAMP 水平。穿心莲提取物可预防动脉粥样硬化。穿心莲黄酮值得开发。

【功能与主治】性寒，味苦。能清热解毒，凉血，消肿。用于感冒发烧，咽喉肿痛，口舌生疮，顿咳劳嗽，泄泻痢疾，热淋涩痛，痈肿疮疡，蛇虫咬伤。用量 6～9g；外用适量。

《中国药典》收载的其他爵床科生药

欧美国家常用爵床科植物药

39. 列当科 Orobanchaceae

肉苁蓉　Cistanches Herba

本品为列当科植物肉苁蓉 *Cistanche deserticola* Y. C. Ma 或管花肉苁蓉 *C. tubulosa*（Schenk）Wight 的干燥带鳞叶的肉质茎。多年生寄生草本，春季苗刚出土时或秋季冻土之前采挖，除去茎尖，切段，晒干。分布于内蒙古、青海、宁夏、甘肃和新疆，素有“沙漠人参”之美誉。肉苁蓉肉质茎呈扁圆柱形，稍弯曲，长 3～15cm，直径 2～8cm；表面棕褐色或灰棕色，密被覆瓦状排列的肉质鳞叶，通常鳞叶先端已断。体重，质硬，微有柔性，不易折断；断面棕褐色，有淡棕色点状维管束，排列成波状环纹；气微，味甜、微苦。管花肉苁蓉呈纺锤形、扁纺锤形或扁柱形，稍弯曲，长 5～25cm，直径 2.5～9cm；表面棕褐色至黑褐色；断面颗粒状，灰棕色至灰褐色，散生点状维管束。主含苯乙醇苷类成分，如松果菊苷（echinacoside），毛蕊花糖苷（麦角甾苷或类叶升麻苷，acteoside），肉苁蓉苷（cistanoside）A～H 等。肉苁蓉含松果菊苷（$C_{35}H_{46}O_{20}$）和毛蕊花糖苷（$C_{29}H_{36}O_{15}$）的总量不得少于 0.30%；管花肉苁蓉含松果菊苷（$C_{35}H_{46}O_{20}$）和毛蕊花糖苷（$C_{29}H_{36}O_{15}$）的总量不得少于 1.5%。本品煎剂能显著使小鼠胸腺、脾脏增重，腹腔巨噬细胞吞噬活性增强，并有调节分泌、促进代谢、降压、抗衰老与强壮的作用。本品性温，味甘、咸。有补肾，益精，润燥，滑肠功效。用于肾阳不足，精血亏虚，阳痿不孕，腰膝酸软，筋骨无力，肠燥便秘。用量 6～10g。

40. 忍冬科 Caprifoliaceae

PPT：40 忍冬科～42 桔梗科

木本，稀草本和藤本。多单叶，对生，通常无托叶。花两性，辐射对称或两侧对称，通常为聚伞花序，也有数朵簇生或单生的；花萼 4～5 裂；花冠管状，多 5 裂，有时二唇形；雄蕊生于花冠管上，与花冠裂片同数而互生；子房下位，2～5 心皮合生成 1～5 室，每室胚珠 1 至多数。浆果、核果或蒴果。

本科 15 属，约 450 种，主要分布于温带地区。我国有 12 属，200 余种，全国均有分布；已知药用9属，100余种。主要的属有忍冬属（*Lonicera*）、接骨木属（*Sambucus*）、荚蒾属（*Viburnum*）、六道木属（*Abelia*）等。

本科植物以含酚性成分和黄酮类化合物为特征，如绿原酸（chlorogenic acid）、异绿原酸（isochlorogenic acid）、忍冬苷（lonicerin）、忍冬素（loniceraflavone）等。此两类成分均有抗菌消炎作用。此外还含三萜皂苷和环烯醚萜苷等。

*金银花 Lonicerae Japonicae Flos

始载于《名医别录》。陶弘景谓："似藤生，凌冬不凋，故名忍冬。"

【来源】 本品为忍冬科植物忍冬 *Lonicera japonica* Thunb. 的干燥花蕾或带初开的花。

【植物形态】 多年生半常绿木质藤本。幼枝密生柔毛和腺毛，老枝棕褐色。单叶对生，卵形至卵状椭圆形，全缘，叶柄短，幼时两面被短毛，后则上面无毛。花成对腋生；苞片叶状，卵形；花梗及花均有短柔毛；花萼5裂，无毛；花冠唇形，上唇4浅裂，下唇反卷不裂，白色，3～4天后转黄色，黄白相间，故称"金银花"，外面有柔毛和腺毛；雄蕊5；子房下位。浆果球形，熟时黑色。花期4～6月，果期8～10月。全国大部分地区有分布（彩图28）。

【产地】 主产于河南、山东，多为栽培。以河南密县产者为佳，称"密银花"；山东产者称"东银花""济银花"，产量大，质量也较佳，销全国。

【采制】 夏初花开前采收，干燥。

【性状】 花蕾呈棒状，上粗下细，略弯曲，长2～3cm，上部直径约3mm，下部直径约1.5 mm。表面黄白色或绿白色（贮久色渐深），密被短柔毛。偶见叶状苞片。花萼绿色，先端5裂，裂片有毛，长约2mm。开放者花冠筒状，先端二唇形；雄蕊5，附于筒壁，黄色；雌蕊1，子房无毛。气清香，味淡、微苦（彩图28）。

以身干、色青白、香气浓、无开头（开放花）、无杂质、气香、握之顶手者为佳。

【显微特征】 粉末：浅黄棕色或黄绿色。①腺毛较多，头部倒圆锥形、类圆形或略扁圆形，4～33个细胞，排成2～4层，直径30～64～108μm，柄部1～5细胞，长可达700μm；②非腺毛为单细胞，有两种，一种为厚壁非腺毛，长可达900μm，表面有微细疣状突起或泡状突起，有的具螺纹；另一种为薄壁非腺毛，甚长，弯曲或皱缩，表面有微细疣状突起。③花粉粒类圆形或三角形，黄色，球形，具3孔沟，表面有细密短刺及细颗粒状雕纹。④薄壁细胞含细小草酸钙簇晶，直径6～45μm（图12－79，彩图29）。

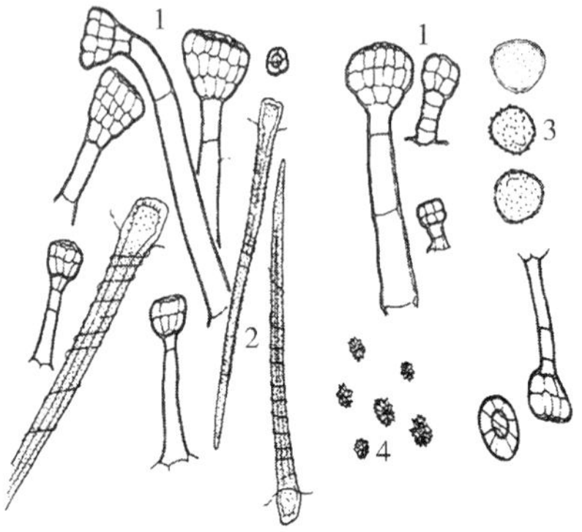

图12－79 金银花（花蕾）粉末
1. 腺毛；2. 非腺毛；
3. 花粉粒；4. 草酸钙簇晶

【化学成分】 ①有机酸类：绿原酸（chlorogenic acid，3-*O*-caffeoyl quinic acid）及其三个异构体（4-*O*-caffeoyl quinic acid、5-*O*-caffeoyl quinic acid、1-*O*-caffeoyl quinic acid），异绿原酸及其异构体（isochlorogenic acid A、isochlorogenic acid B、isochlorogenic acid C、cynarine）。②黄酮类：loni-ceracetalide A、loniceracetalide B、corymbosin、5-羟基-3′，4，7-三

甲氧基黄酮、木犀草素-7-*O*-葡萄糖苷（即木犀草苷，luteolin-7-*O*-glucoside）、忍冬苷、槲皮素-3-*O*-葡萄糖苷、金丝桃苷等。③环烯醚萜苷类：马钱苷（loganin）、裂马钱苷（secologanin）、7-表-马钱苷（7-*epi*-loganin）、獐牙菜苷（sweroside）、vogeloside、7-*epi*-vogeloside等。④挥发油：主要包括棕榈酸乙酯（ethylpalmitate）、芳樟醇（linalool）、苯甲酸苄酯（benzylbenzoate）、苯甲醇（benzylalcohol）、丁香油酚（eugenol）等。此外，还含皂苷。

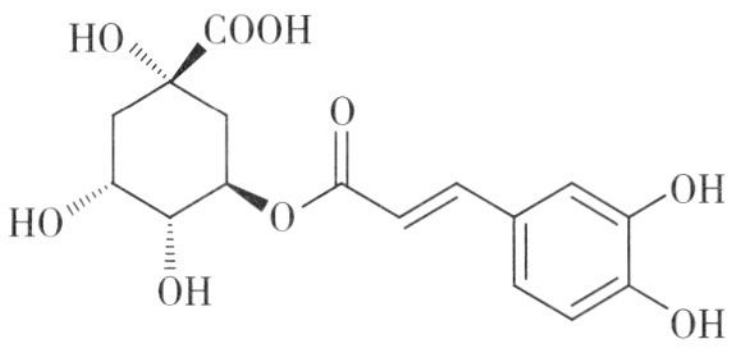

绿原酸

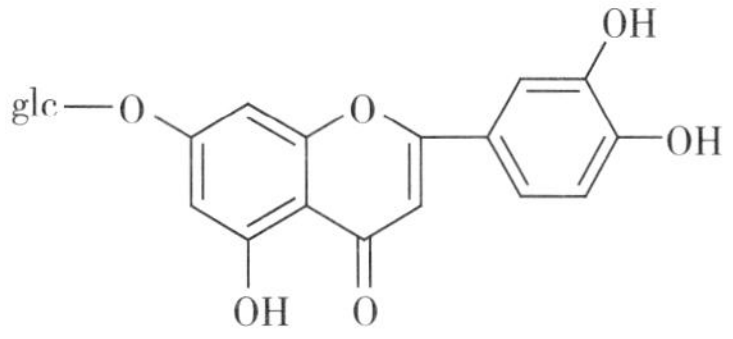

木犀草苷

【理化鉴定】薄层色谱：粉末用甲醇浸渍，滤过，滤液作供试品。以绿原酸作对照，用硅胶 H 板，乙酸丁酯 - 甲酸 - 水（7∶2.5∶2.5，上层）展开，紫外光灯（365nm）下检视。供试品色谱中，在与对照品色谱相应的位置上，显相同颜色的荧光斑点。

【检查】水分不得过 12.0%；总灰分不得过 10.0%；酸不溶性灰分不得过 3.0%。

重金属及有害元素：采用原子吸收分光光度法或电感耦合等离子体质谱法测定，铅不得过 5mg/kg，镉不得过 1mg/kg，砷不得过 2mg/kg，汞不得过 0.2mg/kg，铜不得过 20mg/kg。

【特征图谱】采用高效液相色谱法测定，以绿原酸为参照物，供试品特征图谱中应呈现 7 个吸收峰，与参照物峰相应的峰为 S 峰，计算各特征峰与 S 峰的相对保留时间，应在规定值的 ±10% 以内，保留时间规定值为：0.91（峰 1）、1.00［峰 2（S）：绿原酸］、1.17（峰 3：当药苷）、1.38（峰 4：断氧化马钱子苷）、2.43［峰 5：（Z）-二聚断马钱苷烯醛］、2.81（峰 6：3，5-二-*O*-咖啡酰奎宁酸 $C_{25}H_{24}O_{12}$）、2.93（峰 7：4，5-二-*O*-咖啡酰奎宁酸 $C_{25}H_{24}O_{12}$）。

【含量测定】采用高效液相色谱法测定酚酸类和木犀草苷。本品按干燥品计算，含绿原酸（$C_{16}H_{18}O_9$）不得少于 1.5%；含酚酸类以绿原酸（$C_{16}H_{18}O_9$）、3，5-二-*O*-咖啡酰奎宁酸（$C_{25}H_{24}O_{12}$）和 4，5-二-*O*-咖啡酰奎宁酸（$C_{25}H_{24}O_{12}$）的总量计，不得少于 3.8%；含木犀草苷（$C_{21}H_{20}O_{11}$）不得少于 0.050%。

【药理作用】①抗菌、抗病毒作用：金银花煎剂及醇浸液对金黄色葡萄球菌、白色葡萄球菌、溶血性链球菌、肺炎球菌、脑膜炎双球菌、伤寒杆菌、大肠杆菌、痢疾杆菌、变形杆菌、百日咳杆菌、铜绿假单胞菌、结核杆菌等多种革兰阳性菌和革兰阴性菌均有一定的抑制作用。金银花水煎剂对流感病毒、疱疹病毒均有抑制作用。金银花在细胞外能明显抑制柯萨奇病毒及埃可病毒。②抗内毒素作用：蒸馏液静脉注射对铜绿假单胞菌内毒素所致家兔白细胞数下降、白细胞核左移现象等有明显的对抗作用。③抗炎作用：腹腔注射金银花提取液，能抑制角叉菜胶所致大鼠足跖肿胀，并能明显抑制大鼠巴豆油性肉芽囊肿炎性渗出和肉芽组织形成；忍冬苦苷 A、忍冬苦苷 C 具有显著的抗炎活性。绿原酸有致敏作用，可引起变态反应，但口服无此反应，因绿原酸可被小肠分泌物转化成无致敏活性的物质。

【功能与主治】 性寒，味甘。能清热解毒，疏散风热。用于痈肿疔疮，喉痹，丹毒，热毒血痢，风热感冒，温病发热。用量6～15g。

附：忍冬藤

忍冬藤（Lonicerae Japonicae Caulis）为忍冬科植物忍冬 *Lonicera japonica* Thunb. 的干燥茎枝。呈长圆柱形，多分枝，常缠绕成束，直径1.5～6mm。表面棕红色至暗棕色，有的灰绿色，光滑或被茸毛；外皮易剥落。枝上多节，节间长6～9cm，有残叶和叶痕。质脆，易折断，断面黄白色，中空。气微，老枝味微苦，嫩枝味淡。含多种黄酮及环烯醚萜苷类成分。《中国药典》规定本品含绿原酸（$C_{16}H_{18}O_9$）不得少于0.10%，含马钱苷（$C_{17}H_{26}O_{10}$）不得少于0.10%。性寒，味甘。能清热解毒，疏风通络。用于温病发热，热毒血痢，痈肿疮疡，风湿热痹，关节红肿热痛。用量9～30g。

知识链接

1. 同属多种植物的花蕾在不同地区作金银花药用，主要包括：①细毡毛忍冬 *Lonicera similis* Hemsl.，为贵州、四川主流商品。花蕾长4～6cm，花冠唇部短于冠筒，被毛或无毛；②毛花柱忍冬 *L. dasystyla* Rehd.，主要分布于广西、广东，在广西部分地区作金银花收购。

2. 金银花开发情况：金银花制剂有银翘解毒片、双黄连口服液、双黄连颗粒和金银花露等，保健品有金银花保健茶、金银花保健饮料、金银花保健糖果和金银花保健白酒等。

*山银花 Lonicerae Flos

【来源】 本品为忍冬科植物灰毡毛忍冬 *Lonicera macranthoides* Hand.-Mazz.、红腺忍冬 *L. hypoglauca* Miq.、华南忍冬 *L. confusa* DC. 或黄褐毛忍冬 *L. fulvotomentosa* Hsu et S. C. Cheng 的干燥花蕾或带初开的花。

【植物形态】 灰毡毛忍冬：多年生藤本。幼枝或其顶梢及总花梗有薄绒状短糙伏毛，后变栗褐色有光泽而近无毛。叶革质，卵形、卵状披针形、矩圆形至宽披针形，上面无毛。下面被短糙毛组成的灰白色（或有时带灰黄色）毡毛。花有香味，常密集于小枝梢成圆锥花序；苞片披针形或条状披针形，萼齿三角形，均有细毡毛和短柔毛；萼筒常有蓝白色粉，无毛或有时上半部或全部有毛；花冠外被短糙伏毛及橘黄色腺毛，唇形，花冠筒细长，内面密生短柔毛，与唇瓣等长或略长，上唇裂片卵形，基部具耳，两侧裂片裂隙深达1/2，中裂片长为侧裂片之半，下唇反卷；雄蕊生于花冠筒顶端，连同花柱均伸出花冠外而无毛。花冠初开时白色，后变黄色。浆果球形，黑色，常有蓝白色粉。花期6～7月，果期10～11月。

红腺忍冬：叶卵形至卵状矩圆形，长3～6cm，下面具明显的无柄或具极短柄的蘑菇状腺毛（可由橘黄色变为橘红色）。

华南忍冬：幼枝、叶柄、总花梗、苞片、小苞片和萼筒均密被灰黄色卷曲短柔毛，并疏生微腺毛。

黄褐毛忍冬：幼枝、叶柄、叶下面、总花梗、苞片、小苞片和萼齿均密被开展或弯伏的黄褐色毡毛状糙毛，在幼枝和叶两面还散生有橘红色短腺毛。

【**产地**】商品山银花，其中，灰毡毛忍冬主产于湖南和贵州，红腺忍冬主产于浙江、江西、福建、湖南等，华南忍冬主产于华南地区，黄褐毛忍冬主产于贵州、广西、云南。

【**采制**】夏初花开放前采收，干燥。

【**性状**】灰毡毛忍冬：呈棒状而稍弯曲，长3~4.5cm，上部直径约2mm，下部直径约1mm。表面黄色或黄绿色。总花梗集结成簇，开放者花冠裂片不及全长之半。质稍硬，手捏之稍有弹性。气清香，味微苦甘。

红腺忍冬：长2.5~4.5cm，直径0.8~2mm。表面黄白色至黄棕色，无毛或疏被毛，萼筒无毛，先端5裂，裂片长三角形，被毛，开放者花冠下唇反转，花柱无毛。

华南忍冬：长1.6~3.5cm，直径0.5~2mm。萼筒和花冠密被灰白色毛，开放者花冠下唇反转，子房有毛。

黄褐毛忍冬：长1~3.4cm，直径1.5~2mm。花冠表面淡黄棕色或黄棕色，密被黄色茸毛。

均以身干、色青白、香气浓、无开头（开放花）、无杂质、气香、握之顶手者为佳。

【**显微特征**】花蕾表面制片。

灰毡毛忍冬：腺毛较少，头部大多圆盘形，顶端平坦或微凹，侧面观5~16细胞，直径37~228μm；柄部2~5细胞，与头部相接处常为2（~3）细胞并列，长32~240μm，直径15~51μm。厚壁非腺毛较多，单细胞，似角状，多数甚短，长21~240（~315）μm，表面微具疣状突起，有的可见螺纹，呈短角状者体部胞腔不明显；基部稍扩大，似三角状。草酸钙簇晶偶见。花粉粒直径54~82μm（图12-80A）。

红腺忍冬：腺毛极多，头部盾形而大，顶面观8~40细胞，侧面观7~10细胞；柄部1~4细胞，极短，长5~56μm。厚壁非腺毛长短悬殊，长38~1408μm，表面具细密疣状突起，有的胞腔内含草酸钙结晶（图12-80B）。

华南忍冬：腺毛较多，头部倒圆锥形或盘形，侧面观20~60（~100）细胞；柄部2~4细胞，极短，长50~176（~248）μm。厚壁非腺毛，单细胞，长32~623（~848）μm，表面有微细疣状突起，有的具螺纹，边缘有波状角质隆起（图12-80C）。

黄褐毛忍冬：腺毛有两种类型：一种较长大，头部倒圆锥形或倒卵形，侧面观12~25细胞，柄部微弯曲，3~5（~6）细胞，长88~470μm；另一种较短小，头部顶面观4~10细胞，柄部2~5细胞，长24~130（~190）μm。厚壁非腺毛平直或稍弯曲，长33~2000μm，表面疣状突起较稀，有的具菲薄横隔（图12-80D）。

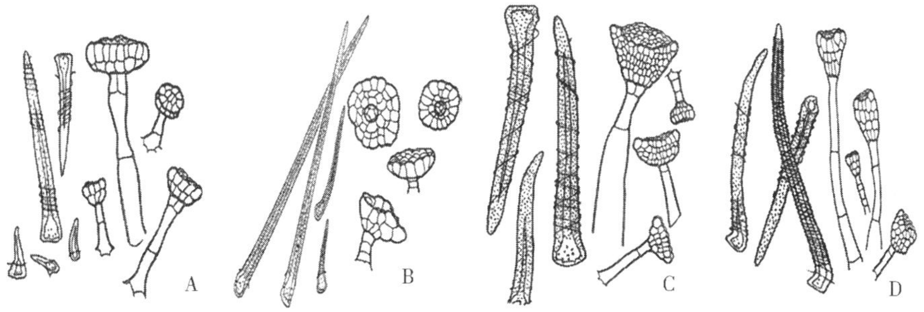

图12-80　山银花花蕾表面观

A. 灰毡毛忍冬；B. 红腺忍冬；C. 华南忍冬；D. 黄褐毛忍冬

【化学成分】 ①有机酸类：主要含有绿原酸及其异构体，异绿原酸及其异构体等。②皂苷类：灰毡毛忍冬主要含有灰毡毛忍冬皂苷乙（macranthoidin B）、灰毡毛忍冬皂苷甲（macranthoidin A）、川续断皂苷乙（dipsacoside B）、灰毡毛忍冬次皂苷乙（macranthoside B）、灰毡毛忍冬次皂苷甲（macranthoside A）等；黄褐毛忍冬主要含有 decaisoside E、黄褐毛忍冬皂苷乙（fulvotomentoside B）、川续断皂苷乙等。③黄酮类：主要含有木犀草苷、忍冬苷、芦丁、槲皮素-3-*O*-葡萄糖苷、金丝桃苷、槲皮素、木犀草素等。④环烯醚萜类：主要含马钱子苷、獐牙菜苷、secoxyloganin、vogeloside、centauroside 等。

【理化鉴定】 薄层色谱：粉末用甲醇浸渍，滤过，滤液作供试品。以绿原酸对照品作对照，用硅胶 H 板，乙酸丁酯 - 甲酸 - 水（7∶2.5∶2.5，上层）展开，紫外光灯（365nm）下检视。供试品色谱中，在与对照品色谱相应的位置上，显相同颜色的荧光斑点。

【检查】 水分不得过 15.0%；总灰分不得过 10.0%；酸不溶性灰分不得过 3.0%。

【含量测定】 采用高效液相色谱法测定绿原酸、灰毡毛忍冬皂苷乙和川续断皂苷乙。本品按干燥品计算，含绿原酸（$C_{16}H_{18}O_9$）不得少于 2.0%，含灰毡毛忍冬皂苷乙（$C_{65}H_{106}O_{32}$）和川续断皂苷乙（$C_{53}H_{86}O_{22}$）的总量不得少于 5.0%。

【药理作用】 ①抗病原微生物作用：灰毡毛忍冬、华南忍冬提取物在体外对多种致病性细菌有不同程度的抑制作用，如金黄色葡萄球菌、枯草杆菌、大肠杆菌、伤寒杆菌、青霉菌、黄曲霉菌等。②保肝、利胆作用：黄褐毛忍冬中的三萜皂苷对小鼠各种化学性肝损伤有明显的保护作用。另外，还有解热和抗氧化等作用。

【功能与主治】 性寒，味甘。能清热解毒，疏散风热。用于痈肿疔疮，喉痹，丹毒，热毒血痢，温病发热，风热感冒。用量 6～15g。

欧美国家常用忍冬科植物药

41. 葫芦科 Cucurbitaceae

草质藤本，具卷须。多单叶互生，常为掌状分裂的单叶，有时为鸟趾状复叶。花单性，同株或异株，辐射对称；花萼及花冠 5 裂，稀离瓣花冠；雄花有雄蕊 5 枚，分离或各式合生，合生时常为 2 对合生，1 枚分离，药室直或折曲；雌花子房下位，3 心皮 1 室，侧膜胎座，每室胚珠常多数；花柱通常 1 个，柱头膨大而 3 裂。瓠果，稀蒴果。种子常扁平。

本科约 110 属，700 多种，大多分布于热带和亚热带地区。我国约 32 属，154 种，全国均有分布，以南部和西部最多；已知药用约 25 属，90 余种。主要的生药材有栝楼、绞股蓝、木鳖等。

本科特征性活性成分为三萜类葫芦烷型皂苷，如葫芦素（cucurbitacine），有抗癌活性，五环三萜齐墩果烷型皂苷、挥发油、黄酮及其苷类在本科植物中也较为普遍存在。另外，尚含有四环三萜类达玛烷型皂苷等。

*天花粉　Trichosanthis Radix

始载于《神农本草经》，列为中品。李时珍谓："其根直下生，年久者长数尺。秋后掘者结实有粉。夏月掘者有筋无粉，不堪用。其实圆长，青时如瓜，黄时如熟柿。"

【来源】 本品为葫芦科植物栝楼 *Trichosanthes kirilowii* Maxim. 或双边栝楼 *T. rosthornii* Harms 的干燥根。

【植物形态】 栝楼多年生攀援草本。块根肥厚，圆柱状，外皮淡棕褐色。叶掌状浅裂或中裂，裂片菱状倒卵形，边缘有疏齿；卷须细长，有2～3分枝。雌雄异株，雄花组成总状花序，雌花单生；花萼、花冠均5裂，花冠白色，中部以上细裂成流苏状；雄花有雄蕊3枚，花药靠合，药室S形折曲。瓠果近球形，熟时黄褐色；种子浅棕色，扁平，近边缘处有一圈棱线（图12－81）。

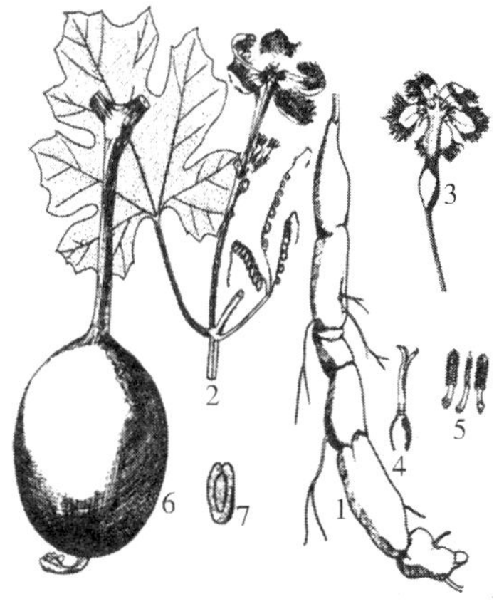

图12－81　栝楼

1. 块根；2. 雄花枝；3. 雌花；4. 雌蕊；5. 雄蕊；6. 果实；7. 种子

【产地】 常分布于长江以北，江苏、浙江亦产。生山坡、路旁、灌丛，也常栽培。

【采制】 秋、冬二季采挖，洗净，除去外皮，切段或纵剖成瓣，干燥。

【性状】 本品呈不规则圆柱形、纺锤形或瓣块状，长8～16cm，直径1.5～5.5cm。表面黄白色或淡棕黄色，有纵皱纹、细根痕及略凹陷的横长皮孔，有的有黄棕色外皮残留。质坚实，断面白色或淡黄色，富粉性，横切面可见黄色木质部，略呈放射状排列，纵切面可见黄色条纹状木质部。气微，味微苦。

以色白、质坚实、粉性足者为佳。

【显微特征】 粉末：类白色。①淀粉粒甚多，单粒类球形、半圆形或盔帽形，直径6～48μm，脐点点状，短缝状或人字状，层纹隐约可见；复粒由2～14分粒组成，常有一个大的分粒与几个小分粒复合。②具缘纹孔导管大，多破碎，有的具缘纹孔呈六角形或方形，排列紧密。③石细胞黄绿色，长方形、椭圆形、类方形、多角形或纺锤形，直径27～72μm，壁较厚，纹孔细密（图12－82）。

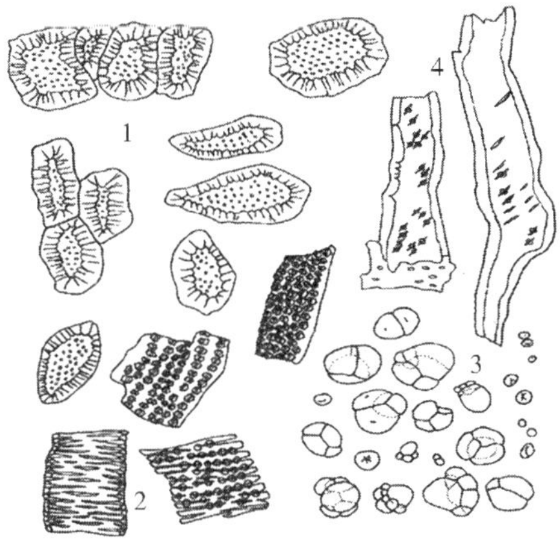

图12－82　天花粉粉末

1. 石细胞；2. 导管；3. 淀粉粒；4. 木纤维

【化学成分】 ①蛋白质：天花粉蛋白（trichosanthin）、蛋白质 α-momorcharin 和 β-momorcharin，氨基酸组成的蛋白质 α-trichosanthin、细胞毒蛋白 trichosanthin-ZG 等。②糖类：天花

粉多糖，栝楼根聚糖（trichosan）A、B、C、D、E等。③氨基酸：二水合瓜氨酸（L-citrulline dihydrate）、α-羟甲基丝氨酸（α-hydroxymethylserine）、瓜氨酸（citrulline）、丙氨酸、缬氨酸、酪氨酸、赖氨酸和γ-氨基丁酸等。此外，尚含棕榈酸（palmitic acid）、α-菠菜甾醇（α-spinasterol）、皂苷和多量淀粉。

【理化鉴定】薄层色谱：粉末加稀乙醇超声提取，滤液作供试品。另取天花粉对照药材和瓜氨酸作对照，用硅胶G板，正丁醇－无水乙醇－冰醋酸－水（8∶2∶2∶3）展开，茚三酮试液显色。供试品色谱中，在与对照药材色谱和对照品色谱相应的位置上，显相同颜色的斑点。

【检查】水分不得过15.0%；总灰分不得过5.0%。二氧化硫残留量不得过400mg/kg。

【浸出物】照水溶性浸出物冷浸法测定，不得少于15.0%。

【药理作用】①引产和终止妊娠的作用：皮下或肌内注射天花粉蛋白，有引产和终止妊娠的作用。②免疫刺激和免疫抑制作用：体外实验证明，天花粉蛋白可抑制艾滋病病毒（HIV）在感染的免疫细胞内的复制繁衍，减少免疫细胞中受病毒感染的活细胞数，能抑制HIV的DNA复制和蛋白质合成；天花粉水提物的非渗透部位可降低血糖活性。③天花粉煎剂对溶血性链球菌、肺炎双球菌、白喉棒状杆菌有一定的抑制作用。

【功能与主治】性微寒，味微苦、甘。能清热泻火，生津止渴，消肿排脓。用于热病烦渴，肺热燥咳，内热消渴，疮疡肿毒。用量10～15g。孕妇慎用，不宜与川乌、制川乌、草乌、制草乌、附子同用。

附：瓜蒌

瓜蒌为葫芦科植物栝楼 *Trichosanthes kirilowii* Maxim. 或双边栝楼 *T. rosthornii* Harms 的干燥成熟果实。秋季果实成熟时，连果梗剪下，置通风处阴干。本品性寒，味微苦、甘。能清热涤痰，宽胸散结，润燥滑肠。用于肺热咳嗽，痰浊黄稠，胸痹心痛，结胸痞满，乳痈，肺痈，大便秘结。用量9～15g，不宜与川乌、制川乌、草乌、制草乌、附子同用。

42. 桔梗科 Campanulaceae

草本，常具乳汁。单叶互生或对生，稀轮生，无托叶。花两性，辐射对称或两侧对称，单生或成聚伞、总状、圆锥花序；花萼裂片常宿存；花冠5裂，钟状或管状，稀二唇形；雄蕊5，与花冠裂片同数而互生，着生花冠基部或花盘上，花丝分离，花药聚合成管状或分离；子房下位或半下位，2～5心皮合生成2～5室，中轴胎座，胚珠多数。蒴果，稀浆果。种子扁平，小型，有时有翅。

本科约60属，2000余种，主产于温带和亚热带。我国有17属，约170种，各地均有分布，以西南地区种类最多。药用13属，约111种，主要的属有党参属（*Codonopsis*）、沙参属（*Adenophora*）、桔梗属（*Platycodon*）、半边莲属（*Lobelia*）等。主要的生药有党参、桔梗、南沙参、羊乳、半边莲、山梗菜等。

本科植物表皮细胞常矿质化，毛茸基部及其邻近细胞中常有碳酸钙或二氧化硅晶体。乳汁管分布于植物各部，有的有菊糖或黄酮类化合物结晶。

本科植物多数含有皂苷和多糖，如桔梗皂苷（platycodin），具有祛痰、镇咳、抗炎、抗溃疡等作用；党参多糖能增强机体免疫力。生物碱在半边莲属普遍存在，如山梗菜碱（lobeline），具有使呼吸兴奋、降压、利尿的作用。

*党参 Codonopsis Radix

始见于《本草从新》，据载："参须上党者佳，今真党参久已难得，肆中所市党参，种类甚多，皆不堪用，唯防党性味和平足贵，根有狮子盘头者真，硬纹者伪也。"

【来源】本品为桔梗科植物党参 *Codonopsis pilosula*（Franch.）Nannf.、素花党参 *C. pilosula* Nannf. var. *modesta*（Nannf.）L. T. Shen 或川党参 *C. tangshen* Oliv. 的干燥根。

【植物形态】党参：多年生草质藤本，有白色乳汁。根肥大肉质，呈长圆柱形，顶端有膨大的根头，具多数瘤状茎痕。茎细长缠绕，多分枝。叶在主茎及侧枝上互生，在小枝上近对生；叶片卵形至倒圆形，全缘或微波状，上面绿色，被糙伏毛，下面粉绿色，密被柔毛。花单生于分枝顶端；花萼5裂，花冠阔钟状，淡黄绿色，内面有紫斑，雄蕊5枚。子房半下位，3室，花柱短。蒴果圆锥形，熟后顶端3瓣裂；种子多数。花期7~9月，果期9~10月。

素花党参：本变种与党参的主要区别在于：全体近光滑无毛；花萼裂片较小，狭三角形，长约10mm。

川党参：本种与前两种的主要区别在于：茎下部的叶基部楔形或较圆钝，偶尔呈心脏形；花萼5深裂，仅基部与子房合生。

【产地】党参根据产地分为"西党""东党"及"潞党"等商品规格。西党和东党为野生品，潞党为栽培品。东党主产于黑龙江，潞党主产于山西和河南。素花党参（商品名"西党"）主产于甘肃、陕西及四川西北部。川党参（商品名"条党"）主产于四川、湖北及陕西接壤地区。山西五台山地区的野生党参，称"野台党"，视为党参中之珍品。

【采制】秋季采挖，洗净，晒干。

【性状】党参：呈长圆柱形，稍弯曲，长10~35cm，直径0.4~2cm。表面灰黄色、黄棕色至灰棕色；根头部有多数疣状突起的茎痕及芽，每个茎痕的顶端呈凹下的圆点状；根头下有致密的环状横纹，向下渐稀疏，有的达全长的一半，栽培品环状横纹少或无；全体有纵皱纹及散在的横长皮孔样突起，支根断落处常有黑褐色胶状物。质稍柔软或稍硬而略带韧性，断面稍平坦，有裂隙或放射状纹理，皮部淡黄白色至淡棕色，木部淡黄色至黄色。有特殊香气，味微甜。

素花党参（西党参）：长10~35cm，直径0.5~2.5cm。表面黄白色至灰黄色，根头下致密的环状横纹常达全长的一半以上。断面裂隙较多，皮部灰白色至淡棕色。

川党参：长10~45cm，直径0.5~2cm。表面灰黄色至黄棕色，有明显不规则的纵沟。质较软而结实，断面裂隙较少，皮部黄白色。

均以条粗壮、质柔润、气味浓、嚼之无渣者为佳。

【显微特征】根横切面：①木栓细胞数列至10数列，外侧有石细胞，单个或成群。②栓内层窄。③韧皮部宽广，外侧常现裂缝，散有淡黄色乳管群，并常与筛管群相交互排列。④形成层成环。⑤木质部导管单个散在或数个相聚，呈放射状排列。⑥薄壁细胞含菊糖（图 12－83）。

党参粉末：米黄色。①石细胞（木栓石细胞）多角形、类斜方形或稍延长，大多一端或一边尖突，孔沟稀疏。②菊糖众多，用水合氯醛液装置（不加热），可见菊糖呈扇形、半圆形或类圆形，表面具放射状纹理。③乳汁管有节，连接呈网状，直径 12～15μm，乳汁管内充满油滴状物及细颗粒物。④木栓细胞表面观呈类多角形，垂周壁薄，微弯曲。⑤具缘纹孔、网纹及梯纹导管，直径 18～90μm。另可见淀粉粒（图 12－84）。

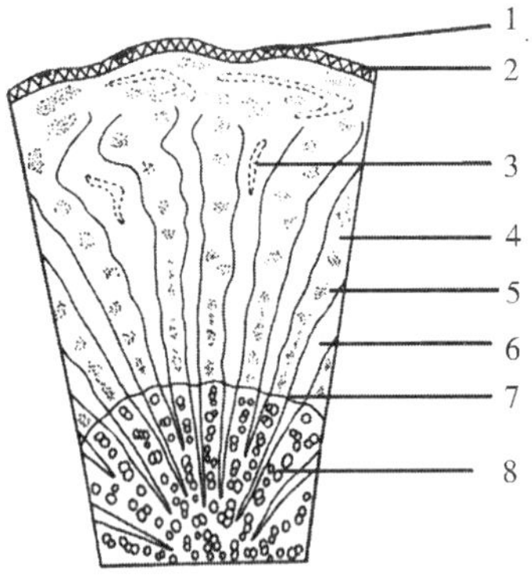

图 12－83　党参（根）横切面

1. 木栓石细胞；2. 木栓层；3. 裂隙；4. 韧皮部；5. 乳管群；6. 射线；7. 形成层；8. 木质部

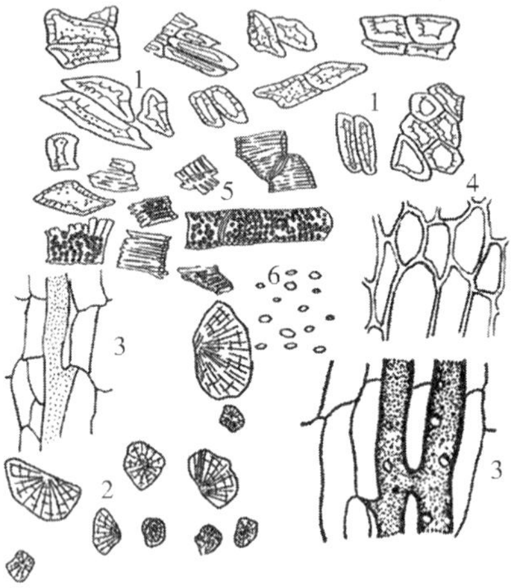

图 12－84　党参（根）粉末

1. 石细胞；2. 菊糖；3. 乳汁管；4. 木栓细胞；5. 导管；6. 淀粉粒

【化学成分】①多糖类：含党参多糖和 4 种杂多糖 CP_1、CP_2、CP_3、CP_4。②苷类：如党参苷（tangshenoside）Ⅰ、Ⅱ、Ⅲ、Ⅳ，丁香苷（syringin），党参炔苷（lobetyolin）等。③内酯类：如苍术内酯Ⅲ（即党参内酯，codonolactone）、苍术内酯Ⅱ（atractylnolideⅡ）等。④三萜类：如无羁萜（friedelin）、蒲公英萜醇、蒲公英萜醇乙酸酯等。此外，还含挥发油和甾醇。

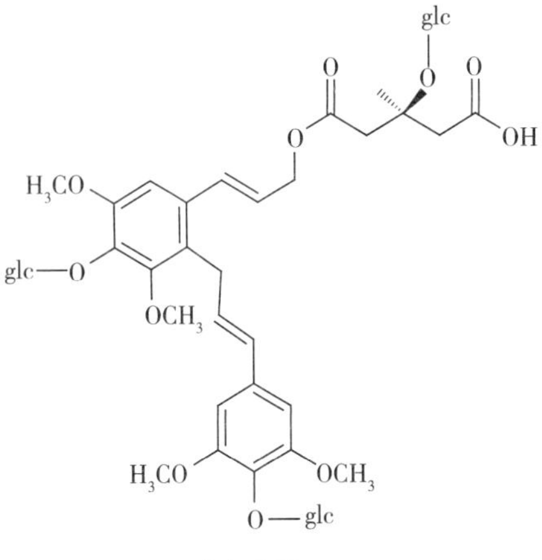

党参苷Ⅳ

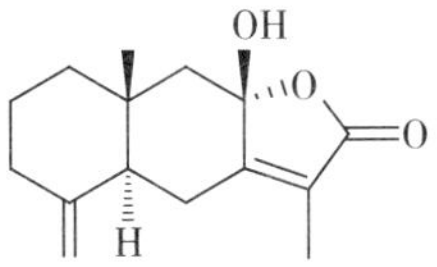

苍术内酯Ⅲ

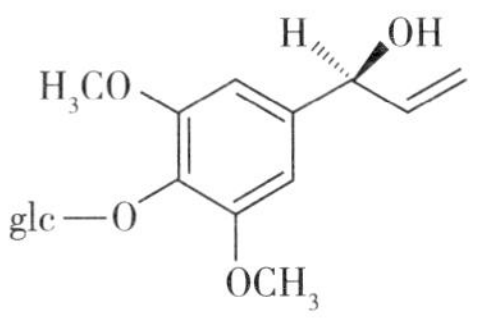

党参苷Ⅱ

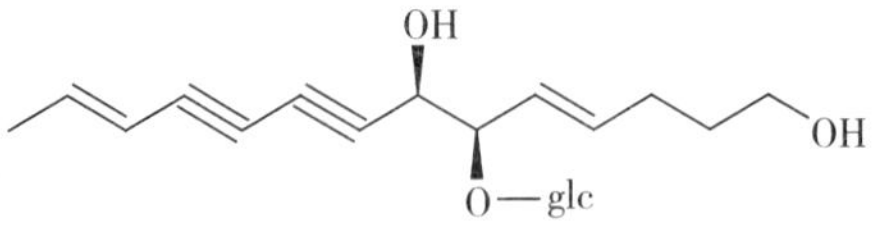

党参炔苷

【理化鉴定】薄层色谱：粉末用甲醇超声提取，滤过，滤液蒸干，残渣加水溶解，通过 D101 型大孔吸附树脂柱，依次用水、50% 乙醇洗脱，收集 50% 乙醇洗脱液，浓缩作为供试品，以党参炔苷作对照，用硅胶 G 板，正丁醇 - 冰醋酸 - 水（7∶1∶0.5）展开，10% 硫酸乙醇溶液显色；分别置日光和紫外光灯（365nm）下检视。供试品色谱中，在与对照品色谱相应的位置上，显相同颜色的斑点或荧光斑点。

【检查】水分不得过 16.0%；总灰分不得过 5.0%。二氧化硫残留量不得过 400mg/kg。

【浸出物】照醇溶性浸出物热浸法测定，用 45% 乙醇作溶剂，不得少于 55.0%。

【药理作用】①调节免疫功能：党参多糖能促进小鼠脾细胞分泌抗体的能力，促进正常小鼠体内白细胞介素 -2（IL-2）的产生，显著提高巨噬细胞吞噬指数，对细胞免疫有调节作用。②对心血管系统的作用：提取物能提高麻醉猫心泵血量而不影响心律；增加脑、下肢及内脏血流量，并能对抗肾上腺素的作用；党参煎剂可使兔血红蛋白含量明显增加，而白细胞数显著降低。③对中枢神经系统的作用：提取物和煎剂腹腔给药，能明显减少小鼠自发活动，延长睡眠时间。党参总碱有明显改善东莨菪碱对小鼠记忆损伤的作用。水煎剂和粗提物有抗缺氧、抗辐射线损伤、抗低温等作用，能调节机体各方面的功能；另外有抗溃疡、抗炎、抗肿瘤、抗疲劳和抗衰老等作用。

【功能与主治】性平，味甘。能健脾益肺，养血生津。用于脾肺气虚，食少倦怠，咳嗽虚喘，气血不足，面色萎黄，心悸气短，津伤口渴，内热消渴。用量 9～30g。不宜与藜芦同用。

知识链接

管花党参 *Codonopisis tubulosa* Kom. 产于云南、贵州、四川等省。商品名为“白党”或“叙党”，性状与党参较为类似。根呈长圆形，少有分枝，长 15～30cm，直径 0.8～1.5（3）cm。根头部有密集的小疙瘩，呈“狮子盘头”状，颈部较狭缩。全体有多数不规则的纵沟和纵棱及横长或点状显著突起的皮孔。质较硬，皮部类白色，木部浅黄色，形成层不呈明显的深色环。气微，味微甜，嚼之有渣，质较次。此种非正品。

*桔梗　Platycodonis Radix

始载于《神农本草经》，列为下品。李时珍谓：“此草之根结实而梗直，故名……桔梗、荠苨乃一类，有甜、苦二种，故《本经》桔梗一名荠苨，而今俗呼荠苨为甜桔梗也。”

【来源】本品为桔梗科植物桔梗 *Platycodon grandiflorum*（Jacp.）A. DC. 的干燥根。

【植物形态】多年生草本，有白色乳汁。茎直立，通常无毛，偶密被短毛，不分枝，极少上部分枝。叶全部轮生，部分轮生至全部互生，无柄或有极短的柄，叶片卵形，卵状椭圆形至披针形，长 2～7cm，宽 0.5～3.5cm，基部宽楔形至圆钝，顶端急尖，上面无毛而绿色，下面常无毛而有白粉，有时脉上有短毛或瘤突状毛，边缘具细锯齿。花单朵顶生，或数朵集成假总状花序，或有花序分枝而集成圆锥花序；花萼筒部半圆球状或圆球状倒锥形，被白粉，裂片三角形，或狭三角形，有时齿状；花冠大，长 1.5～4.0cm，蓝色或紫色。蒴果球状，或球状倒圆锥形，或倒卵状，长 1～2.5cm，直径约1cm。花期7～9月。

【产地】 全国大部分地区均产，以东北、华北产量较大，称“北桔梗”。华东地区产品质量为佳，称“南桔梗”。习惯以安徽产者质量为最佳。

【采制】 春、秋二季采挖，洗净，除去须根，趁鲜剥去外皮或不去外皮，干燥。

【性状】 根圆柱形或略呈纺锤形，下部渐细，有的有分枝，略扭曲，长7～20cm，直径0.7～2cm。表面淡黄白色至黄色，不去外皮者表面黄棕色至灰棕色，具纵扭皱沟，并有横长的皮孔样斑痕及支根痕，上部有横纹；有的顶端有较短的根茎或不明显，其上有数个半月形茎痕。质脆，断面不平坦，形成层环棕色，皮部类白色，有裂隙，木部淡黄白色。气微，味微甜后苦。

以根肥大、色白、质坚实、味苦者为佳。

【显微特征】 根横切面：①木栓细胞有时残存，不去外皮者有木栓层，细胞含草酸钙小棱晶。②栓内层窄。③韧皮部乳管群散在，乳管壁略厚，内含微细颗粒状黄棕色物。④形成层成环。⑤木质部导管单个散在或数个相聚，呈放射状排列。⑥薄壁细胞含菊糖。本品切片，用稀甘油装片，置显微镜下观察，可见扇形或类圆形的菊糖结晶（图12－85）。

粉末：黄白色。①乳管常互相连接，直径14～25μm，管中有黄色油滴样颗粒物。②具梯纹、网纹导管，少有具缘纹孔导管。③菊糖众多（稀甘油装片），呈扇形或类圆形的结晶（图12－86）。

【化学成分】 含多种三萜皂苷，如桔梗皂苷（platycodin）A、B、C、D，水解后得到的皂苷元有桔梗皂苷元（platycodigenin），远志酸（polygalacicacid），桔梗酸（platycogenic acid）A、B、C。另含α-菠菜甾醇（α-spinasterol）、α-菠菜甾醇-β-D-葡萄糖苷（α-spinasteryl-β-D-glucoside）、白桦脂醇（betulin）、桔梗聚糖（platycodinin）等。

【理化鉴定】 薄层色谱：粉末用7%硫酸乙醇-水（1∶3）混合液提取，三氯甲烷萃取，再用水洗，弃去水洗液，三氯甲烷液用无水硫酸钠脱水，滤过、滤液蒸干，残渣用甲醇溶解，作为供试品。以桔梗对照药材作对照，用硅胶G板，三氯甲烷－乙醚（2∶1）展开，晾干，喷10%硫酸乙醇液，在105℃下显色。供试品色谱中，在与对照药材色谱相应的位置上，显相同颜色的斑点。

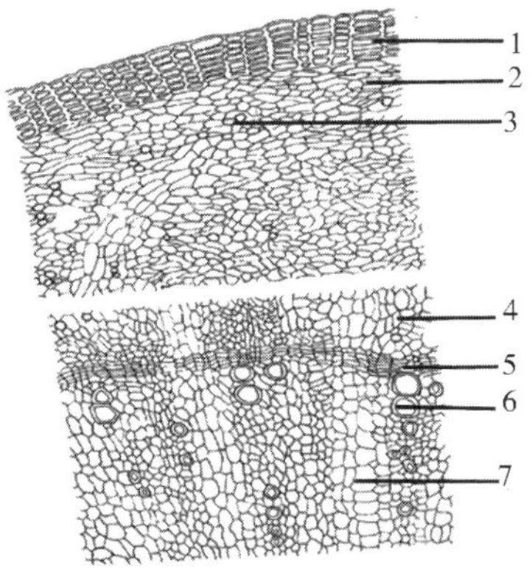

图12－85　桔梗横切面图

1. 木栓层；2. 皮层；3. 乳管群；4. 韧皮部；5. 形成层；6. 导管；7. 木射线

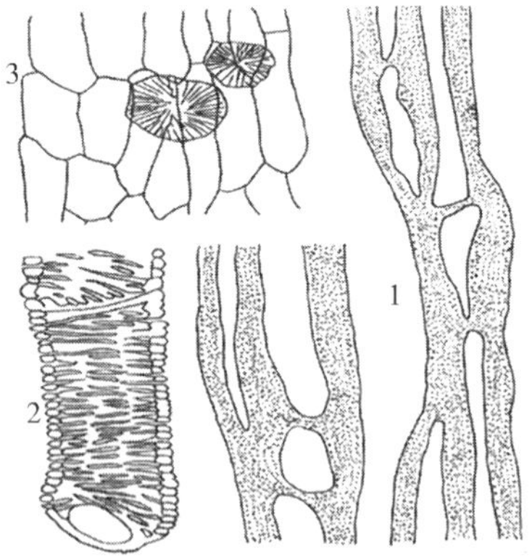

图12－86　桔梗粉末图

1. 乳管；2. 导管；3. 菊糖

【检查】水分不得过15.0%；总灰分不得过6.0%。

【浸出物】照醇溶性浸出物热浸法测定，用乙醇作溶剂，不得少于17.0%。

【含量测定】采用高效液相色谱法测定桔梗皂苷D。本品按干燥品计算，含桔梗皂苷D（$C_{57}H_{92}O_{28}$）不得少于0.10%。

【药理作用】①祛痰与镇咳作用：麻醉犬口服本品煎剂，能显著增加呼吸道黏液的分泌量，对麻醉猫亦有明显的祛痰作用。桔梗所含皂苷口服对咽喉黏膜及胃黏膜造成某种程度的刺激，反射地引起呼吸道黏膜分泌亢进，使痰液稀释，促使其排出；粗制桔梗皂苷有镇咳作用。②降血糖作用：兔灌胃桔梗水或醇提取物可使血糖下降。水和醇提取物连续4天灌胃，对实验性四氧嘧啶糖尿病兔亦有降血糖作用，降低的肝糖原在用药后也见恢复，且能抑制食物性血糖上升，醇提取物的作用较水提取物强。③抑制胃液分泌和抗溃疡的作用：粗制桔梗皂苷在低于1/5半数致死量的剂量时有抑制大鼠胃液分泌和抗消化性溃疡的作用。④抗炎作用：粗制桔梗皂苷有抗炎作用，灌服1/10～1/5半数致死量的剂量对大鼠后肢角叉菜胶性足肿与醋酸性肿胀均有抗炎效果。灌胃小于1/10半数致死量的剂量，每日1次，连续给药，对大鼠棉球肉芽肿也有显著的抑制作用，且对大鼠佐剂性关节炎也有效。桔梗无直接抗菌作用，但其水提取物可增强巨噬细胞的吞噬功能，增强中性白细胞的杀菌力，提高溶菌酶的活性。⑤对循环系统的作用：大鼠以粗制桔梗皂苷静脉注射，可见暂时性血压下降、心率减慢和呼吸抑制。给麻醉犬动脉注入粗制桔梗皂苷，能降低冠状动脉和四肢血管的阻力，增加血流量。静脉注射时也可增加冠状动脉和后肢血流量，并伴有暂时性低血压。有学者认为，这种血管扩张是对外周血管的直接作用。⑥其他作用：粗制桔梗皂苷有镇静、镇痛和解热的作用。

【功能与主治】本品性平，味苦、辛。能宣肺，利咽，祛痰，排脓。用于咳嗽痰多，胸闷不畅，咽痛音哑，肺痈吐脓。用量3～10g。

知识链接

1. 桔梗的变种白花桔梗 *Platycodon grandiflorum*（Jacq.）A. DC. var. *album* Hort. 的根，有的地区作桔梗用。

2. 石竹科植物霞草 *Gypsophylla oldhamiana* Miq. 的根曾伪充桔梗药用。

南沙参　Adenophorae Radix

本品为桔梗科植物轮叶沙参 *Adenophora tetraphylla*（Thunb.）Fisch. 或沙参 *A. stricta* Miq. 的干燥根。春、秋两季采挖，除去须根，洗后趁鲜刮去粗皮，洗净，干燥。沙参主产于安徽、江苏、浙江。轮叶沙参主产于贵州、河南、黑龙江、内蒙古及江苏。本品呈圆锥形或圆柱形，略弯曲，长7～27cm，直径0.8～3cm。表面黄白色或淡棕黄色。凹陷处常有残留粗皮，上部多有深陷横纹，呈断续的环状，下部有纵纹和纵沟。顶端具1或2个根茎。体轻，质松泡，易折断，断面不平坦，黄白色，多裂隙。气微，味微甘。轮叶沙参含蒲公英赛酮（taraxerone）、羽扇豆烯酮（lupenone）、24-亚甲基环阿尔廷醇等。沙参含乙酸环阿尔廷醇酯（cycloartenyl acetate）、羽扇豆烯酮、β-谷甾醇-*O*-

β-D-吡喃葡萄糖苷、蒲公英赛酮、二十八碳酸（octacasanoic acid）等。可提高机体细胞免疫和非特异性免疫，抑制体液免疫，具有调节免疫平衡的功能；煎剂有一定的祛痰作用。此外，尚具有抗皮肤真菌、强心等作用。本品性微寒，味甘。能养阴清肺，益胃生津，化痰，益气。用于肺热燥咳，阴虚劳嗽，干咳痰黏，胃阴不足，食少呕吐，气阴不足，烦热口干。用量9 ~15g。不宜与藜芦同用。

半边莲 Lobeliae Chinensis Herba

本品为桔梗科植物半边莲 *Lobelia chinensis* Lour. 的干燥全草。夏季采收，除去泥沙，洗净，晒干。半边莲产于江苏、浙江、安徽、四川、湖南、湖北、江西、福建等地。常缠结成团。根茎极短，直径1 ~2mm；表面淡棕黄色，平滑或有细纵纹。根细小，黄色，侧生纤细须根。茎细长，有分枝，灰绿色，节明显，有的可见附生的细根。叶互生，无柄，叶片多皱缩，绿褐色，展平后叶片呈狭披针形，长1 ~2.5cm，宽0.2 ~0.5cm，边缘具疏而浅的齿或全缘。花梗细长，花小，单生于叶腋，花冠基部筒状，上部5裂，偏向一边，浅紫红色，花冠筒内有白色茸毛。气微特异，味微甘而辛。全草含生物碱，主要为半边莲碱（山梗菜碱，lobeline）、去氢半边莲碱（山梗菜酮碱，lobelanine）、氧化半边莲碱（山梗菜醇碱，lobelanidine）、异氢化半边莲碱（异山梗菜酮碱，isolobelanine）；含黄酮苷、皂苷、氨基酸、多糖，还含有菊糖、延胡索酸等。利尿消肿，煎剂给麻醉犬注射，小剂量下使呼吸兴奋。尚具有强心降压、解蛇毒、抗菌、利胆等作用。本品性平，味辛。能清热解毒，利尿消肿。用于痈肿疔疮，蛇虫咬伤，臌胀水肿，湿热黄疸，湿疹湿疮。用量9 ~15g。

欧美国家常用桔梗科植物药

43. 菊科 Compositae（Asteraceae）

PPT：43 菊科

草本，稀木本，有些种类具乳汁管或树脂道。叶互生，稀对生，无托叶。多为头状花序，外被1至多层总苞片；花序轴顶端着生多数小花的膨大部分，称花序托，小花的基部有时具1小苞片，称托片，花序托平坦或隆起，有窝孔或无窝孔，有毛或无毛，有托片或无托片；花小，两性，稀单性或中性，辐射对称或两侧对称；花或同型而全为管状花或全为舌状花，或异型而外围是舌状花（雌花），中部是管状花（两性花），稀有多型的；花萼无或常变态成冠毛、刺状或鳞片状，宿存；花冠呈管状或舌状，3 ~5裂；雄蕊常5枚，稀4枚，聚药雄蕊，生于花冠管上；子房下位，2心皮1室，胚珠1枚而基生；花柱1，柱头2裂。瘦果，顶端常有刺状、羽状冠毛或鳞片。

本科分为两亚科。①管状花亚科（Tubuliflorae）：整个花序全为管状花，或中央为管状花，周围为舌状花。②舌状花亚科（Liguliflorae）：整个花序为舌状花，叶互生，植物体含乳汁。

本科约1000属，25000 ~30000种，广布于全球，主产于温带。我国有约230属，2300余种，各地均产；已知药用155属，778种。主要的属有蒿属（*Artemisia*）、紫菀属（*Aster*）、苍术属（*Atractylodes*）、艾纳香属（*Blumea*）、蓟属（*Cirsium*）、菊属（*Chrysanthemum*）、泽兰属（*Eupatorium*）、千里光属（*Senecio*）、旋覆花属（*Inula*）、橐吾属（*Ligularia*）、蒲公英属（*Taraxacum*）等。主要的生药有大蓟、小蓟、艾叶、白术、苍术、千里光、马兰、木香、灯盏花、红花、茵陈、菊苣、菊花、青蒿、佩兰、泽兰、金佛草、雪莲、野菊花、旋覆花、款冬花、紫菀、墨旱莲、鹤虱、蟛蜞菊等。

本科植物种类多，生态差异很大，故显微特征变异亦较大。分泌组织和毛茸较普遍存在。如丁字形非腺毛在菊属、千里光属、蒿属中常见；单列多细胞非腺毛的顶端细胞呈扭曲长鞭状者，在蓍属、术属、蓟属、鼠曲草属中常见。腺毛的头部和柄部均可为单细胞或多细胞，有的内含乳状液；另有腺毛头部为 4、6、8 个细胞，顶面观细胞成对并生似鞋底样，侧面观叠生成 2～4 层，于蒿属中易见。分泌组织以乳管、树脂道、分泌腔或分泌细胞形式存在于各种不同属中，如蒲公英属、莴苣属多具乳管；蒿属、紫菀属、菊属、蓟属等具树脂道；旋覆花属中有分泌腔；牛蒡属（*Arctium*）中有分泌细胞等。此外常含有菊糖。

本科植物化学成分的类型可多至 30 余类，常见的活性成分有倍半萜内酯、菊糖、黄酮类、香豆素、挥发油、生物碱、三萜皂苷、倍半萜、多糖和有机酸等，最具特征性的活性成分为倍半萜内酯和菊糖。①挥发油：许多属中均含有，如术属、木香属、菊属、泽兰属、蒿属、艾纳香属、洋甘菊属（*Matricaria*）、紫菀属等。油中成分有单萜类，如藏茴香酮（carvone）、侧柏酮（thujone）、α-蒎烯、龙脑等；倍半萜类，如木香烃内酯（costunolide）、没药烯（bisabolene）、天名精内酯（carpesia lactone）等。挥发油或其中的萜类常具生物活性。②多烯炔衍生物类：为广泛分布于菊科的一类成分。蒿属、菊属、紫菀属、蓍属、术属、一枝黄花属、飞廉属（*Carduus*）、香青属、木香属、金鸡菊属（*Coreopsis*）等属均含有。这些多烯炔类衍生物或为直链，或具苯环、呋喃环或吡喃环，或含硫或氮。常见的如茵陈蒿中的茵陈烯炔（capillene）。③黄酮类：在金鸡菊属、红花属（*Carthamus*）、菜蓟属（*Cynara*）、蛇菊属（*Stevia*）、大丽花属（*Dahlia*）、鼠曲草属、菊属、紫菀属、蒿属、洋甘菊属、飞蓬属、木香属、蓟属、火绒草属、水飞蓟属（*Silybum*）等属中均有分布。其中，水飞蓟、野菊花、菊花、雪莲、洋甘菊含有的黄酮类均有生物活性。④萜类及倍半萜内酯类：是菊科中研究最多的成分，分布也很普遍，常具有显著生物活性。如天名精 *Carpesium arbotanoides* L. 含有的天名精内酯有麻痹延髓脑干的作用；泽兰属植物中的泽兰苦内酯（euparotin）、地胆草属（*Elephantopus*）植物中的苦地胆苦素（elephantopin）、天人菊属（*Gail lardia*）植物中的天人菊内酯（gaillardin）、斑鸠菊属植物中的斑鸠菊苦素（vernolpin）等均有抑制肿瘤的作用；青蒿中的青蒿素（arteannuin）可杀灭疟原虫。⑤生物碱类：吡咯里西啶类（pyrrolizidine）生物碱在千里光属植物中普遍存在，常统称为千里光生物碱类。这些生物碱中，有的具有阿托品样药理作用，有的具有一定的抗肿瘤作用，但常对肝脏有毒性。⑥香豆素类：如蒿属香豆素有利胆、降压和镇静的作用。此外，还含有多糖、有机酸等，如紫锥菊中的多糖具有免疫调节作用，在欧美国家深受重视。

*茵陈 Artemisiae Scopariae Herba

始载于《神农本草经》，列为上品。《名医别录》载："茵陈生太山（即大山）及丘陵坂岸上”。

【来源】本品为菊科植物滨蒿 *Artemisia scoparia* Waldst. et Kit. 或茵陈蒿 *A. capillaris* Thunb. 的干燥地上部分。

【植物形态】滨蒿：一年生或二年生草本。茎直立，高 0.5～1m，基部木质化，表面有纵条纹；幼苗密被白色柔毛，成长后近无毛。叶二回羽状分裂，下部叶裂片较宽短，常被短绢毛。头状花序小而多，在枝端密集成复总状，有短梗及线形苞片；花黄绿色，外层雌性，6～10 个，能育，内层较少，不育。瘦果矩圆形，长约 0.8mm，无毛。花期 9～10 月，果期 10～11 月。生于山坡、路边。

茵陈蒿：半灌木状多年生草本。茎丛生，基部木质化。根分枝，常斜生。头状花序外层雌花 4～12 个。瘦果长达 1mm。

【产地】全国大部分地区均有分布，主产于安徽、陕西、山西等省，销全国；安徽产者主销广东并出口。

【采制】春季幼苗高 6～10cm 时采收或秋季花蕾长成至花初开时采割，除去杂质及老茎，晒干。秋季采割的称“花茵陈”，春季采收的习称“绵茵陈”。

【性状】绵茵陈：灰白色或灰绿色，多卷曲成团状，全体密被白色茸毛，绵软如绒。茎细小，直径 0.1～0.2cm，长 1.5～2.5cm，除去表面白色茸毛后可见明显纵纹；质脆，易折断。叶具柄；展平后叶片呈一至三回羽状分裂，宽约 1cm，叶片长 1～3cm；小裂片卵形或稍呈倒披针形、条形，先端锐尖。气清香，味微苦。

花茵陈：茎呈圆柱形，多分枝，直径 2～8mm，长 30～100cm；表面淡紫色或紫色，被短柔毛，有纵条纹；体轻，质脆，断面类白色。叶密集，或多脱落；下部叶二至三回羽状深裂，裂片条形或细条形，两面密被白色柔毛；茎生叶一至二回羽状全裂，裂片细丝状，基部抱茎。头状花序卵形，多数集成圆锥状，长 1.2～1.5mm，直径 1～1.2mm，有短梗；总苞片 3～4 层，卵形，苞片 3 裂；外层雌花 6～10 个，可多达 15 个，内层两性花 2～10 个。瘦果黄棕色，长圆形。气芳香，味微苦。

【显微特征】绵茵陈：粉末灰绿色。非腺毛“T”字形，长 600～1700μm，中部略折成“V”字形，两臂不等长，细胞壁极厚，胞腔多呈细缝状，柄 1～2 细胞。叶下表皮细胞垂周壁波状弯曲，气孔不定式，副卫细胞 3～5 个。腺毛较小，顶面观呈椭圆形或鞋底状，细胞成对叠生。

茵陈蒿叶：粉末灰绿色。①上表皮细胞垂周壁较平直，下表皮细胞垂周壁波状弯曲；上下表皮均有气孔，不定式，副卫细胞 3～5 个。②腺毛较小，顶面观呈鞋底形，由 6 或 8 个细胞上下成对叠合而成，直径 15～22μm。③丁字形非腺毛众多，大多碎断呈纤维样，完整者顶端细胞极长，可至 2mm，直径 5～26μm，两臂不等长，壁厚，木化，基部 1～3 个细胞，极扁短。另可见叶片碎片（图 12－87）。

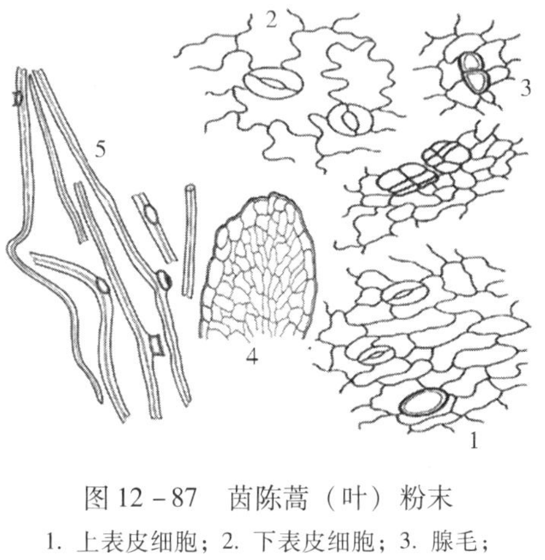

图 12－87 茵陈蒿（叶）粉末

1. 上表皮细胞；2. 下表皮细胞；3. 腺毛；4. 叶裂片顶端碎片；5. 非腺毛

【化学成分】 茵陈蒿：①挥发油：油中成分有 α-蒎烯、β-蒎烯、对聚伞花素、莰烯、茵陈二炔酮（capillin）、茵陈烯酮（capillone）、茵陈二炔（capillene）、茵陈炔内酯（capillarin）等。②香豆素类：如东莨菪内酯（即东莨菪素，7-羟基-6-甲氧基香豆素，scopoletin）、6，7-二甲基马栗树皮素、滨蒿内酯等。③黄酮类：如鼠李柠檬素（rhamnocitrin）、中国蓟醇（cirsilineol）、滨蓟黄素、泽兰素（eupatolitin）、金丝桃苷（hyperoside）、茵陈黄酮（arcapillin）等。此外，还含绿原酸、咖啡酸、对羟基苯乙酮、茵陈色原酮（capillarisin）、4′-甲基茵陈色原酮等。

滨蒿：①挥发油：油中成分有 α-蒎烯、β-蒎烯、茵陈二炔、茵陈二炔酮、香芹酮（葛缕酮，carvone）、α-姜黄烯（α-curcumene）、丁香酚（eugenol）、侧柏酮（thujone）、侧柏醇（thujylalcohol）等。②香豆素类：如滨蒿内酯（即滨蒿素，6，7-二甲氧基香豆素，scoparone）、东莨菪内酯、7-甲氧基香豆素、茵陈炔内酯（capillarin）等。③黄酮类：如花序中含 7-*O*-甲基香橙素（7-*O*-methylaromadendrin）、鼠李柠檬素、蓟黄素（cirsimaritin）、泽兰素、芦丁等。此外，还含绿原酸、对羟基苯乙酮、茵陈色原酮等。

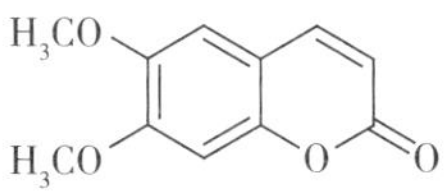

滨蒿内酯

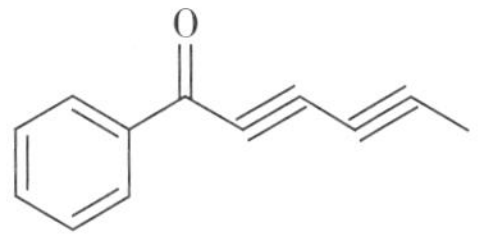

茵陈二炔酮

【理化鉴定】 绵茵陈：粉末用50%甲醇超声提取，取上清液作供试品。以绿原酸作对照，用硅胶 G 板，乙酸丁酯－甲酸－水（7∶2.5∶2.5）的上层溶液展开，紫外光灯（365nm）下检视。供试品色谱中，在与对照品色谱相应的位置上，显相同颜色的荧光斑点。

花茵陈：粉末用甲醇超声提取，滤过，滤液蒸干，残渣加甲醇溶解，作供试品。以滨蒿内酯作对照，用硅胶 G 板，石油醚（60～90℃）－乙酸乙酯－丙酮（6∶3∶0.5）展开，紫外光灯（365nm）下检视。供试品色谱中，在与对照品色谱相应的位置上，显相同颜色的荧光斑点。

绵茵陈以质嫩、绵软、色灰白、香气浓者为佳。

【检查】 水分不得过 12.0%。

【浸出物】 绵茵陈：照水溶性浸出物热浸法测定，不得少于 25.0%。

【含量测定】 花茵陈：采用高效液相色谱法测定滨蒿内酯。本品按干燥品计算，含滨蒿内酯（$C_{11}H_{10}O_4$）不得少于 0.20%。

绵茵陈：采用高效液相色谱法测定绿原酸。本品按干燥品计算，含绿原酸（$C_{16}H_{18}O_9$）不得少于 0.50%。

【药理作用】 ①利胆作用：茵陈含有多种利胆成分，如茵陈色原酮、滨蒿内酯、茵陈炔内酯、茵陈炔酮、茵陈炔烯等以及挥发油均可增加胆汁分泌量与排泄作用，其中，茵陈色原酮类成分作用最强。②抗病原微生物作用：茵陈煎剂对多种杆菌、球菌有不同程度的抑制作用。滨蒿内酯对孤儿病毒（ECHO11）有抑制作用；尚有明显的解热、镇痛和抗炎的作用。③保肝作用：水提液对四氯化碳所致大鼠肝损伤具有保护作用，能降低血清丙氨酸转氨酶，对肝细胞肿胀、脂肪肝有减轻作用。④近年来研究发现，茵陈的水提取物具有较好的抑制肝癌细胞 Bel 7402 的作用，并诱导其凋亡。

【功能与主治】性微寒，味苦、辛。能清利湿热，利胆退黄。用于黄疸尿少，湿疮瘙痒，湿温暑湿。用量 6～15g。

知识链接

1. 玄参科植物阴行草 *Siphonostegia chinensis* Benth.、腺毛阴行草 *S. laeta* S. Moore、松蒿 *Phtheirospermum japonicum*（Thunb.）Kanitz 及唇形科植物牛至 *Origanum vulgare* L. 的全草，在江苏、浙江、江西、广西等部分地区曾作土茵陈或草茵陈入药。其功效与茵陈不同，应注意鉴定。

2. 中日药典对比：《中国药典》收载 2 个种，药用部位为地上部分，根据采收时间的不同又划分为绵茵陈和花茵陈，《日本药局方》收载 1 种，为茵陈蒿 *Artemisia capillaris* Thunb.，药用部位为头状花序。薄层色谱鉴定：《中国药典》采用对照品作对照，《日本药局方》则根据斑点 Rf 值判断。检查项：《中国药典》控制水分，《日本药局方》控制非药用部位茎、干燥失重、总灰分和酸不溶性灰分；《中国药典》测定绵茵陈中水溶性浸出物，《日本药局方》测定稀乙醇浸出物；《中国药典》采用 HPLC 法分别测定绵茵陈中绿原酸和花茵陈中滨蒿内酯的含量，《日本药局方》无含量测定项。

3. 根据全国药材市场调查情况，结合传统用药习惯，临床上主要用绵茵陈，药材市场中绵茵陈较多，花茵陈较少。

*青蒿　Artemisiae Annuae Herba

青蒿之名始见于《五十二病方》。《神农本草经》名草蒿，将青蒿作为别名，列为下品。

【来源】本品为菊科植物黄花蒿 *Artemisia annua* L. 的干燥地上部分。

【植物形态】一年生草本。茎圆柱形，多分枝，有纵棱，绿色或老时紫色。下部叶二至三回羽状深裂，裂片条形或细条形，两面密被白色柔毛；茎生叶一至二回羽状全裂，基部抱茎，裂片细丝状。头状花序，总苞片 3～4 层，卵形，边缘膜质。瘦果长圆形，有纵条纹（图 12－88）。

【产地】分布于全国各地。

【采制】秋季花盛开时采割，除去老茎，阴干。

【性状】本品茎呈圆柱形，上部多分枝，长 30～80cm，直径 0.2～0.6cm；表面黄绿色或棕黄色，具纵棱线；质略硬，易折断，断面中部有髓。叶互生。暗绿色或棕绿色，卷缩易碎，完整者展平后为三回羽状深裂，裂片和小裂片矩圆形或长椭圆形，两面被短毛。气香特异，味微苦。

以色绿、叶多、香气浓者为佳。

【显微特征】叶片表面观。①上、下表皮细胞形状不规则，垂周壁波纹状弯曲，长径 18～41（～80）μm，脉脊上的表皮细胞为窄长方形。②不定式气孔微突出于表面，表面布满非腺毛和腺毛；非腺毛于中脉附近多见，多丁字毛，其臂细胞横向延伸或在柄部着生处折成“V”字形；柄由 3～8 个细胞组成，单列，基部柄细胞较大，为其他细胞的 2～3 倍。③臂细胞常脱落。腺毛呈椭圆形，常充满淡黄色挥发油，两个半圆形分泌细胞相对排列（图 12－89）。

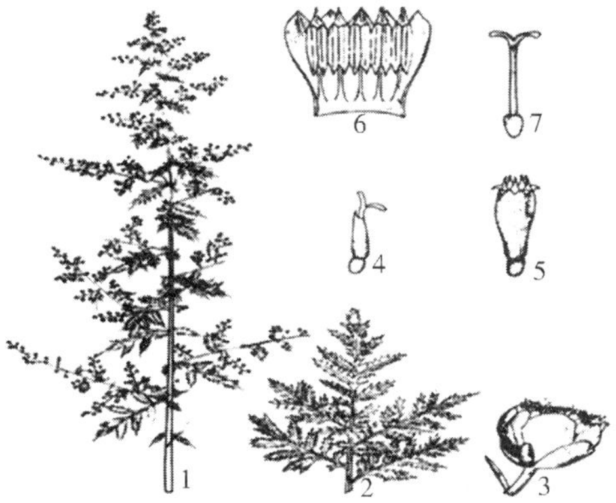

图 12-88　黄花蒿

1. 花期植株上部；2. 叶；3. 头状花序；4. 雌花；5. 两性花；6. 两性花的展开（示雄蕊）；7. 两性花的雌蕊

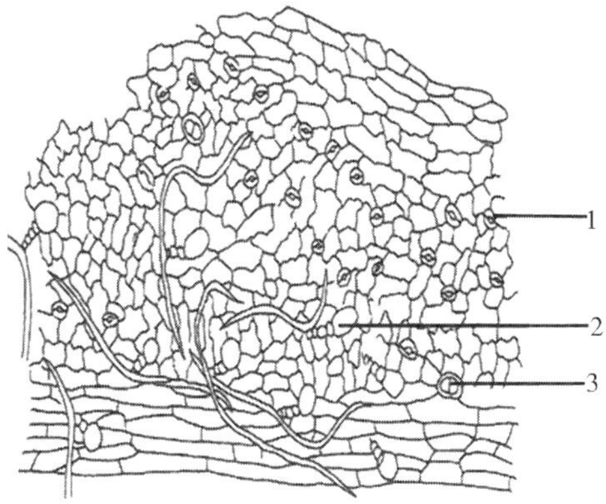

图 12-89　青蒿叶表面制片图

1. 气孔；2. 丁字毛；3. 腺毛

【化学成分】①挥发油：油中有青蒿酮（artemisia ketone）、异青蒿酮（isoartemisia ketone）、月桂烯（myrene）、柠檬烯、桉油精、α-蒎烯（α-piene）、樟烯（camphene）、樟脑、β-甜没药烯（β-bisabolene）、γ-杜松油烯（γ-cadinene）等。②倍半萜内酯类：如青蒿素（qinghaosu，arteannuin，artemisinin）、青蒿酸（artemisic acid）、青蒿酸甲酯（methylartemisinate）、氢化青蒿素（hydroartemisinin）、黄花蒿内酯（annulide）、青蒿醇（artemisinol）等。③香豆素类：如东莨菪内酯、滨蒿内酯等。④黄酮类：如中国蓟醇（cirsilineol）、去甲中国蓟醇（cirsiliol）、泽兰黄素（eupatorin）、鼠李素（rhamnetin）、山柰酚（kaempferol）、槲皮素（quercetin）、木犀草素（luteolin）等。

【理化鉴定】薄层色谱法：粉末用石油醚（60～90℃）加热回流提取，滤过，滤液蒸干，残渣用正己烷溶解，用20%乙腈振摇提取3次，得乙腈液，将乙腈液蒸干，残渣用乙醇溶解作供试品。以青蒿素对照品为对照，用硅胶G板，石油醚（60～90℃）-乙醚（4∶5）展开，2%香草醛的10%硫酸乙醇溶液显色，紫外光灯（365nm）下检视。供试品色谱中，在与对照品色谱相应的位置上，显相同颜色的荧光斑点。

【检查】水分不得过14.0%；总灰分不得过8.0%。

【浸出物】照醇溶性浸出物冷浸法测定，用无水乙醇作溶剂，不得少于1.9%。

【药理作用】①抗疟：青蒿乙醚提取物中性部分或稀醇浸膏对鼠疟、猴疟和人疟均呈显著的抗疟作用，可使疟原虫转阴。②抗肿瘤：青蒿素衍生物青蒿酯钠对人肝癌有体内、外抗肿瘤作用，诱导人肝癌细胞凋亡。③抗血吸虫：青蒿素油剂、蒿甲醚、蒿乙醚对血吸虫童虫和成虫有杀灭作用，促使虫体“肝移”虽较慢，但杀灭较迅速。④其他药理作用：解热镇痛、抗菌抗病毒等。

【功能与主治】性寒，味苦、辛。能清虚热，除骨蒸，解暑热，截疟，退黄。用于温邪伤阴，夜热早凉，阴虚发热，骨蒸劳热，暑邪发热，疟疾寒热，湿热黄疸。用量6～12g，后下。

知识链接

我国数百名科学家在1960—1970年进行了抗疟疾药的协同攻关，在世界上首次成功从中药青蒿中开发青蒿素及其系列衍生物二氢青蒿素、蒿甲醚、青蒿琥酯等高效抗疟疾药物，这些药物现在仍是临床上抗疟疾的主要药物。屠呦呦教授是这些科学家中的杰出代表，她首先采用乙醚冷浸法从青蒿中提取出青蒿素，并合成了抗疟疾作用比青蒿素强10倍的二氢青蒿素等衍生物，使疟疾这种传染病得到较好的治疗，并使疟疾的治愈率明显提高、病死率明显下降。由于在抗疟疾药方面的突出贡献，屠呦呦教授获得了2011年拉斯克奖和2015年诺贝尔生理学或医学奖。

艾叶 Artemisiae Argyi Folium

本品为菊科植物家艾 *Artemisia argyi* Lévl. et Vant. 的干燥叶。夏季花未开时采摘，除去杂质，晒干。广布于我国东北部、北部、西部及南部各省（自治区）。多皱缩、破碎，完整叶片展平后呈卵状椭圆形，羽状深裂，裂片椭圆状披针形，边缘有不规则的粗锯齿；上表面灰绿色或深黄绿色，有稀疏的柔毛和腺点，下表面密生灰白色绒毛；质柔软；气清香，味苦。全草含挥发油，油中主成分为桉油精、4-萜品烯醇（4-terpineol）、β-石竹烯（β-caryophylene）、蒿醇（artemisia alcohol）、龙脑（borneol）、樟脑（camphor）、芳樟醇（linalool）、苧烯、香叶烯、乙酸龙脑酯、β-蒎烯、桧烯等。本品含桉油精（$C_{10}H_8O$）不得少于0.050%，含龙脑（$C_{10}C_{18}O$）不得少于0.020%。艾叶油能直接松弛豚鼠气管平滑肌，也能对抗乙酰胆碱、氯化钡和组胺引起的气管收缩；艾叶油还具有抗过敏、抗菌、抗真菌等作用。本品性温，味辛、苦；有小毒。能温经止血，散寒止痛；外用祛湿止痒。用于吐血，衄血，崩漏，月经过多，胎漏下血，少腹冷痛，经寒不调，宫冷不孕；外治皮肤瘙痒。用量3～9g；外用适量，供灸治或熏洗用。

*苍术 Atractylodis Rhizoma

始载于《神农本草经》，列为上品，未分苍、白术。张仲景《伤寒》方中皆用白术，《金匮》方中又用赤术，至陶弘景《名医别录》则分为二。

【来源】本品为菊科植物茅苍术 *Atractylodes lancea*（Thunb.）DC. 或北苍术 *A. chinensis*（DC.）Koidz. 的干燥根茎。

【植物形态】茅苍术：为多年生草本，具结节状圆柱形根茎。茎直立，叶互生，革质；上部叶一般不分裂，下部叶多为3～5深裂或半裂。头状花序顶生，总苞圆柱形，总苞片6～8层，全为管状花，白色或淡紫色；瘦果有柔毛，冠毛长约8mm，羽状。花期8～10月，果期9～10月。

北苍术：叶片卵形或狭卵形，较宽，一般羽状5深裂，茎上部叶3～5羽状浅裂或不裂。头状花序稍宽，总苞片多为5～6层。

【产地】茅苍术（又称南苍术）主产于江苏句容、镇江，湖北、河南、安徽、浙江、江西等省亦产；北苍术主产于吉林、辽宁、山西、陕西、河北、内蒙古、甘肃等省区。

【采制】春、秋两季采挖，除去泥沙，晒干，撞去须根。

【性状】茅苍术：呈不规则连珠状或结节状圆柱形，略弯曲，偶有分枝，长3～10cm，直径1～2cm。表面灰棕色，有皱纹、横曲纹及残留须根，顶端具茎痕或残留茎基。质坚实，断面黄白色或灰白色，散有多数橙黄色或棕红色油室（习称"朱砂点"），暴露稍久，可析出白色细针状结晶。气香特异，味微甘、辛、苦。

北苍术：呈疙瘩块状或结节状圆柱形，长4～9cm，直径1～4cm。表面黑棕色，除去外皮者黄棕色。质较疏松，断面散有黄棕色油室。香气较淡，味辛、苦。

以个大、质坚实、断面朱砂点多、香气浓者为佳。

【显微特征】茅苍术根茎横切面：木栓层有10～40层木栓细胞，其间夹有石细胞带（硬栓带），每一石细胞带有2～3层类长方形的石细胞集成，3～8条不等。皮层宽广，其间散有大量油室，短径135～450μm，长径225～810μm。形成层成环。韧皮部较窄。木质部内侧有纤维束，根茎缢缩部位木纤维群或导管群相间排列。射线较宽，射线和髓部均散有油室。薄壁细胞含有菊糖，并充塞有细小的草酸钙针晶（图12－90）。

北苍术根茎横切面：皮层有纤维束，油室直径约至270μm。木质部纤维束较大，与导管群相间排列。

粉末：棕色。①草酸钙针晶细小，长5～30μm，不规则地充塞于薄壁细胞中。②纤维大多成束，长梭形，直径约至40μm，壁甚厚，木化。③石细胞甚多，有时与木栓细胞连结，多角形、类圆形或类长方形，直径20～80μm，壁极厚。④菊糖多见。表面呈放射状纹理。另可见导管、木栓细胞等（图12－91）。

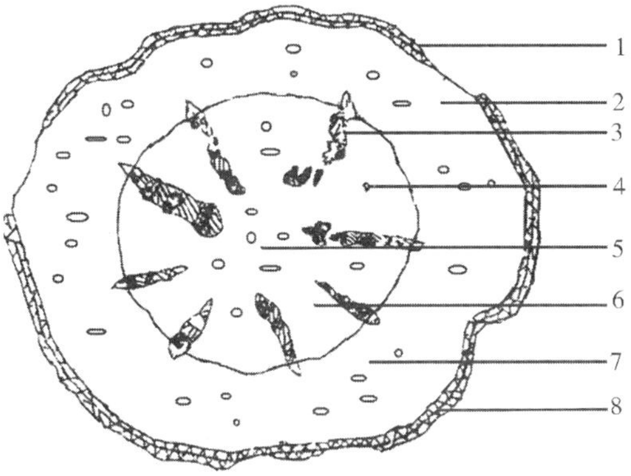

图12－90　茅苍术（根茎）横切面

1. 木栓层；2. 皮层；3. 木纤维；4. 油室；5. 髓；6. 木质部；7. 韧皮部；8. 石细胞环带

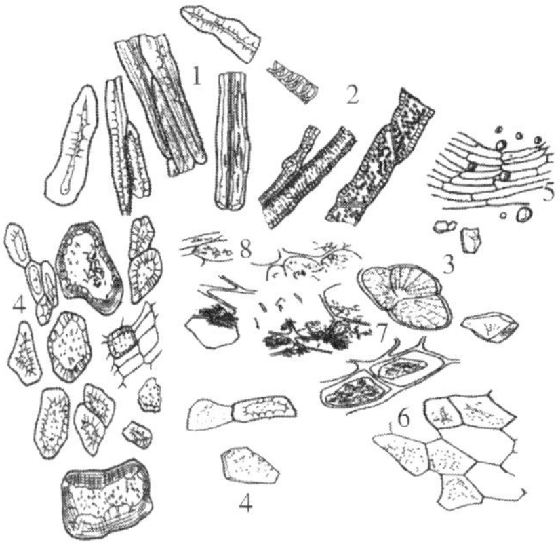

图12－91　茅苍术（根茎）粉末

1. 木纤维；2. 导管；3. 菊糖；4. 石细胞；5. 油室碎片；6. 木栓细胞；7. 草酸钙针晶；8. 草酸钙方晶

【化学成分】①挥发油：北苍术根茎含挥发油3.0%～5.0%，油中主要成分为苍术酮、茅术醇、β-桉叶醇及榄香醇、γ-桉油醇、红没药醇等。茅苍术根茎含挥发油5.0%～9.0%。油中主成分为苍术酮（atractylone）、苍术素（atractylodin）、茅术醇（hinesol）、β-桉叶醇（β-eudesmol）、β-芹子烯（β-selinene）、榄香油醇（elemol）、3-β-羟基苍术酮（3-β-hydroxyatractylon）、3-β-乙酰氧基苍术酮、苍术素醇（atractylodinol）、乙酰苍术素醇（acetylatractylodinol）、3-β-羟基苍术醇（3-β-hydroxyatractylol）和苍术烯内酯甲（atractylenolid Ⅰ）等。②糖类：如阿拉伯糖、半乳糖、葡萄糖、蔗糖、棉籽糖等；茅苍术多糖由鼠李糖、阿拉伯糖、半乳糖等单糖构成。③糖苷类：如倍半萜苷、单萜苷、芳香化合物苷、烷基苷、乙炔衍生物葡萄糖苷等。

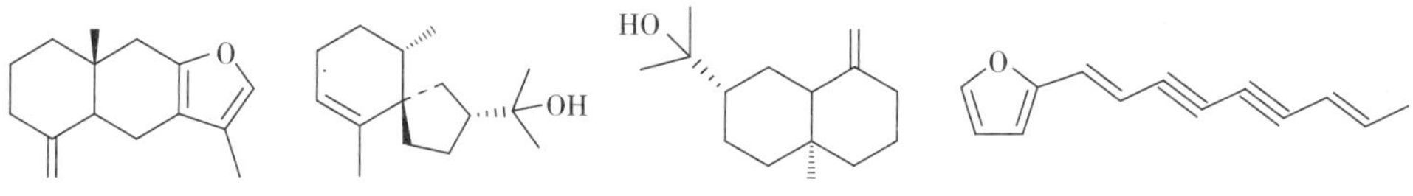

苍术酮　茅术醇　β-桉叶醇　苍术素

【理化鉴定】薄层色谱法：粉末用甲醇超声提取，滤过，滤液作供试品。以苍术对照药材和苍术素作对照，用硅胶 G 板，石油醚（60～90℃）-丙酮（9∶2）展开，10%硫酸乙醇液显色。供试品色谱中，在与对照药材和对照品色谱相应的位置上，显相同颜色的斑点。

【检查】水分不得过 13.0%；总灰分不得过 7.0%。

【含量测定】采用高效液相色谱法测定苍术素。本品按干燥品计算，含苍术素（$C_{13}H_{10}O$）不得少于 0.30%。

【药理作用】①促进胃肠运动功能：本品对正常动物胃平滑肌有轻度兴奋作用，且能促进动物炭末推进运动，及对抗“脾虚泄泻”模型动物的小肠推进运动亢进，能明显缓解离体小肠、胃平滑肌痉挛，对小肠运动抑制有一定的对抗作用。②灭菌作用：苍术烟熏，对结核杆菌、金黄色葡萄球菌、大肠杆菌和铜绿假单胞菌及多种病毒（流感病毒、腮腺炎病毒等）、黄曲霉以及多种致病真菌具有明显的杀灭作用。③保肝作用：苍术对鼠肝细胞损害有显著的预防作用，且对小鼠肝脏蛋白质合成有明显的促进作用。④降血糖作用：苍术煎剂灌胃对四氧嘧啶糖尿病家兔具有降血糖作用。⑤镇静作用：苍术对小鼠具有镇静作用，并增强环己巴比妥钠的催眠作用，活性成分主要是茅术醇和叶醇。

【功能与主治】性温，味辛、苦。能燥湿健脾，祛风散寒；明目。用于湿阻中焦，脘腹胀满，泄泻，水肿，脚气痿躄，风湿痹痛，风寒感冒，夜盲，眼目昏涩。用量 3～9g。

知识链接

关苍术 *Atractylodes japonica* Koidz. ex Kitam. 在东北地区使用，其挥发油中含苍术酮、芹烷二烯酮、二乙酰苍术二醇、乙醛、糠醛、苍术烯内酯 Ⅰ 及少量苍术素。在《日本药局方》中作白术使用。

*木香　Aucklandiae Radix

始载于《神农本草经》，列为上品。《名医别录》称蜜香、青木香。《新修本草》载：“此有二种，当以昆仑来者为佳，西湖来者不善。”

【来源】本品为菊科植物木香 *Aucklandia lappa* Decne. 的干燥根。

【植物形态】多年生草本。主根肥大，干后芳香。茎不分枝，被稀疏柔毛。基生叶大，有长柄，叶片三角状卵形，基部心形，通常叶柄下延成翅状，叶缘不规则浅裂或呈波状，疏生短刺；茎生叶较小，边缘翼状抱茎。头状花序，直径约 3cm，总苞片约 10 层；全为管状花；花冠暗紫色，5 裂；雄蕊 5；子房下位，花柱伸出花冠外。瘦果矩圆形，有肋，冠毛淡褐色羽毛状，多脱落。花期 7～9 月，果期 8～10 月（图 12-92）。

【产地】过去因由印度等地经广州进口，故称“广木香”。现主产于云南，又称“云木香”。销全国，并出口。此外，广东、广西、四川、湖北、湖南、陕西、甘肃、西藏亦产。

【采制】秋、冬二季采挖，除去泥沙和须根，切段，大的再纵剖成瓣，干燥后撞去粗皮。

【性状】根：呈圆柱形或半圆柱形，长 5 ~ 10cm，直径 0.5 ~ 5cm。表面黄棕色至灰褐色，具明显的皱纹、纵沟及侧根痕。质坚，不易折断，断面灰褐色至暗褐色，周边灰黄色或浅黄棕色，形成层环棕色，有放射状纹理及散在的褐色点状油室。气香特异，味微苦。以质坚实、香气浓、油性大者为佳。

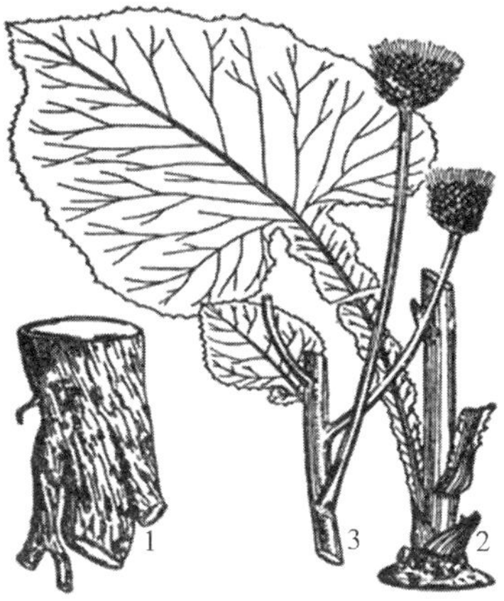

图 12－92　木香

1. 根；2. 茎下部；3. 花枝

饮片：木香为类圆形或不规则厚片，外表皮黄棕色至灰褐色，有纵皱纹。切面棕黄色至棕褐色，中部有明显菊花心状的放射纹理，形成层环棕色，褐色油点（油室）散在。气香特异，味微苦。

【显微特征】根横切面：①木栓层由多列木栓细胞组成，皮层狭窄。②韧皮部宽广，射线明显，纤维束散在。③形成层断续成环。④木质部导管束径向分叉排列，导管单个散在或数个相连。⑤木纤维少数，分布在导管间或与导管相伴，近根中心纤维较多。⑥韧皮部及木射线中均有大型油室散在，常贮有黄色分泌物。⑦薄壁细胞充满菊糖（图 12－93）。

粉末：黄绿色。①菊糖多见，表面现放射状纹理。②木纤维多成束，长梭形，直径 16 ~ 24μm，纹孔口横裂缝状、十字状或人字状。③网纹导管多见，也有具缘纹孔导管，直径 30 ~ 90μm。④油室碎片有时可见，内含黄色或棕色分泌物。此外，可见木栓细胞、含晶薄壁细胞等（图 12－94）。

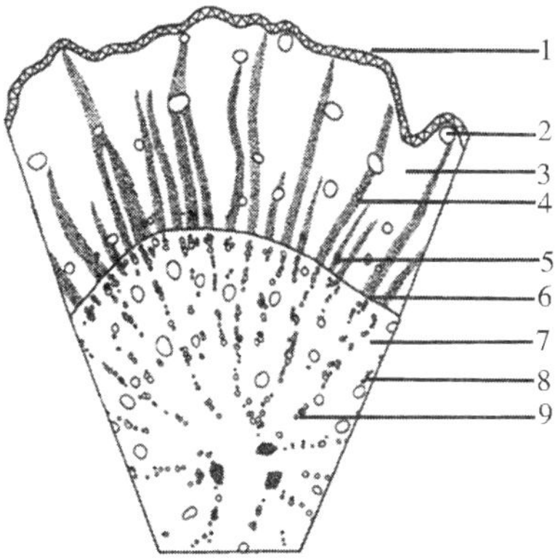

图 12－93　木香（根）横切面

1. 木栓层；2. 油室；3. 韧皮射线；
4. 韧皮部；5. 韧皮纤维；6. 形成层；
7. 木射线；8. 导管；9 木纤维

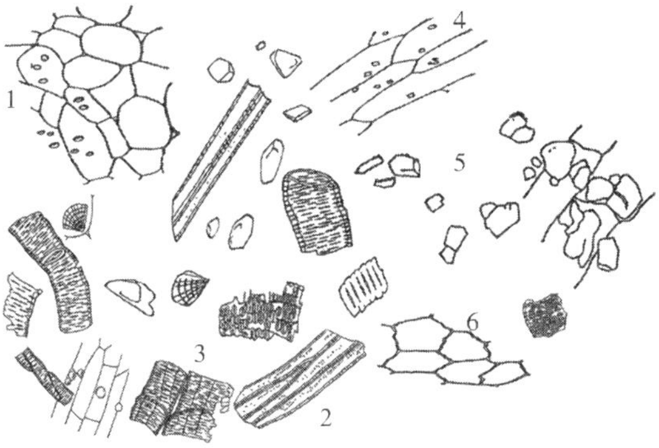

图 12－94　木香（根）粉末

1. 油室碎片；2. 木纤维；3. 导管；
4. 薄壁细胞（含方晶）；
5. 菊糖；6. 木栓细胞

【化学成分】 含挥发油，油中主要成分为倍半萜内酯，如木香内酯（costuslactone）、二氢木香内酯（dihydrocostuslactone）、二氢去氢木香内酯（dihydrodehydrocostus lactone）、12-甲氧基-二氢去氢木香内酯（12-methoxy-dihydrodehydrocostuslactone）、去氢木香内酯（dehydrocostuslactone）。还含有α-和β-木香醇（α-，β-costol）、木香酸（costic acid）、异木香酸（isocostic acid）、土木香内酯（alantolactone）、异土木香内酯（isoalantolactone）等；以及甾体类，如孕甾烯醇酮、蒲公类甾醇；苷类，如木香内酯葡萄糖苷（costusnolide-15-β-D-glucopyranoside）、二氢脱氢木香内酯葡萄糖苷（11β，13-dihydrodehydrocostus-nolide glucopyranoside）；三萜类，如α-香树脂醇和3′-乙酰氧基-9(11)-巴卡林烯［3′-acetoxy-9(11)-baccharene］。尚含有木香碱（saussurine）、菊糖等。

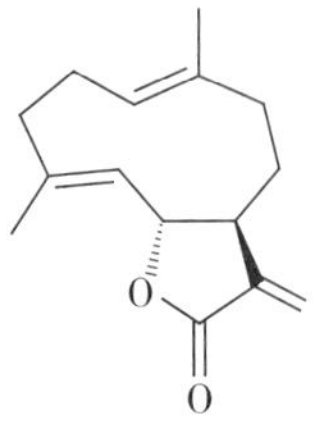

木香内酯

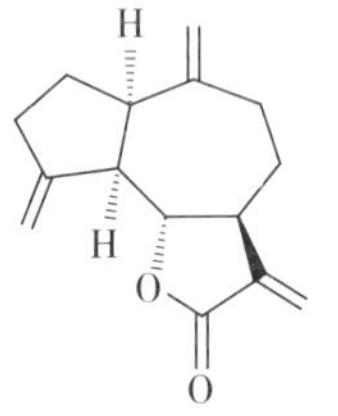

去氢木香内酯

【理化鉴定】 薄层色谱：粉末用三氯甲烷超声提取，滤过，滤液作供试品。以木香烃内酯、去氢木香内酯作对照，用硅胶G板，环己烷－甲酸乙酯－甲酸（15∶5∶1）的上层溶液展开，1%香草醛硫酸溶液显色。供试品色谱中，在与对照品色谱相应的位置上，显相同颜色的斑点。

【检查】 总灰分不得过4.0%。

【含量测定】 采用高效液相色谱法测定木香烃内酯和去氢木香内酯。本品按干燥品计算，含木香烃内酯（$C_{15}H_{20}O_2$）和去氢木香内酯（$C_{15}H_{18}O_2$）的总量不得少于1.8%。

【药理作用】 ①抗溃疡作用：木香丙酮提取物能显著降低盐酸－乙醇所致大鼠急性胃黏膜损伤的溃疡指数。②利胆作用：木香烃内酯和去氢木香烃内酯具有较强的利胆作用，是木香利胆的主要活性成分。③松弛平滑肌作用：木香对乙酰胆碱、组胺和氯化钡引起的支气管收缩有对抗作用。④抗菌作用：挥发油1∶30000浓度能抑制链球菌、金黄色葡萄球菌与白色葡萄球菌的生长。

【功能与主治】 性温，味辛、苦。能行气止痛，健脾消食。用于胸胁、脘腹胀痛，食积不消，泻痢后重，不思饮食。煨木香实肠止泻，用于泄泻腹痛。用量3～6g。

知识链接

我国商品木香的原植物有9种、1变种及2变型，均属菊科。除木香外，主要尚有川木香、越西木香、土木香及藏木香，其中，木香、川木香、土木香为《中国药典》收载品种。

1. 川木香 Vladimiriae Radix 为川木香 *Vladimiria souliei*（Franch.）Ling 或灰毛川木香 *V. souliei*（Franch.）Ling var. *cinerea* Ling 的干燥根。主产于四川。根较粗长，表面纤维性网纹较多，根头部常已烧黑并发黏；质较轻，棕色油点较少。含挥发油，油中分得土木香内酯（alantolactone）。经药理试验证实，有类似山道年的驱蛔作用。功效与木香类同。

2. 越西木香　为厚叶木香 *Vladimiria berardioides*（Franch.）Ling 及越西木香 *V. denticulata* Ling 等5种2变型的干燥根。根呈圆柱形，似鸡骨样，有突起侧根痕；质坚硬、难折断，皮部与木部厚度略相等。含挥发油约0.5%。主产于四川、云南一带，曾代木香使用。

3. 土木香（祁木香）　为土木香 *Inula helenium* L. 的干燥根。主产于河北。根圆柱形至圆锥形，顶端有稍凹陷的茎痕及叶柄残基，表面黄褐色，有纵皱纹。含挥发油1%～3%，油中主要成分为土木香内酯、异土木香内酯、土木香醇（alantol）、土木香酸（alantolic acid）、二氢土木香内酯等。功效与木香类同。

4. 藏木香　为藏木香 *Inula racemosa* Hook. f. 的干燥根。根呈圆锥形，略弯曲，根茎粗大，周围有多数支根，表面暗棕色，有纵皱纹及须根痕；质坚硬，断面略平坦，淡灰黄色，有凹点状油室及少数白色光亮针晶。含挥发油约2.5%，从中分得土木香内酯。功效同木香。

*红花　Carthami Flos

始载于宋《开宝本草》。宋《图经本草》载："其花红色，叶颇似蓝，故有蓝名。"

【来源】本品为菊科植物红花 *Carthamus tinctorius* L. 的干燥花。

【植物形态】一年生草本。叶互生，长椭圆形或卵状披针形，近无柄而稍抱茎，叶缘齿端有尖刺。头状花序，总苞片数层，外侧2～3层叶状总苞片，卵状披针形，绿色，上部边缘有锐刺；内侧数层苞片卵状椭圆形，白色、膜质，上部边缘稍有短刺；全为管状花，初开时黄色，后转橘红色。瘦果椭圆形或倒卵形，无冠毛，或冠毛鳞片状。花期6～7月，果期8～9月（图12－95，彩图30）。

【产地】全国各地有栽培，主产于河南，浙江、四川、江苏等地均有大量栽培。

【采制】夏季花由黄变红时采摘，阴干或晒干。以晒干或烘干品色泽鲜明，采收时留下子房，使能继续生长结实（"白平子"）。

【性状】本品为不带子房的管状花，长1～2cm，表面红黄色或红色。花冠筒细长，先端5裂，裂片呈狭条形，长5～8mm；雄蕊5枚，花药聚合成筒状，黄白色；柱头长圆柱形，顶端微分叉。质柔软。气微香，味微苦。将花浸水中，水染成金黄色（彩图30）。

以花冠色红而鲜艳、无枝刺、质柔润、手握软如茸毛者为佳。

【显微特征】粉末：橙黄色。①长管状分泌细胞常位于导管旁，直径约至66μm，内含黄棕色至红棕色分泌物。②花冠裂片顶端表皮细胞外壁突起呈短绒毛状。③柱头和花柱上部表皮细胞分化成圆锥形单细胞毛，先端尖或稍钝。④花粉粒类圆形、椭圆形或橄榄形，直径约至60μm，具3个萌发孔，外壁有齿状突起。⑤草酸钙方晶存在于薄壁细胞中，直径2～6μm。花冠、花丝、柱头碎片多见。此外，可见草酸钙方晶、花粉囊内壁细胞、药隔网纹细胞、花药基部细胞等（图12－96，彩图31）。

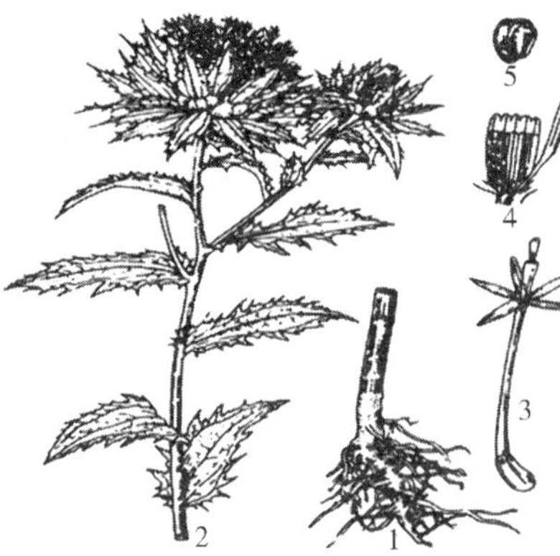

图 12－95　红花

1. 根；2. 花枝；3. 花；
4. 雄蕊和雌蕊；5. 果实

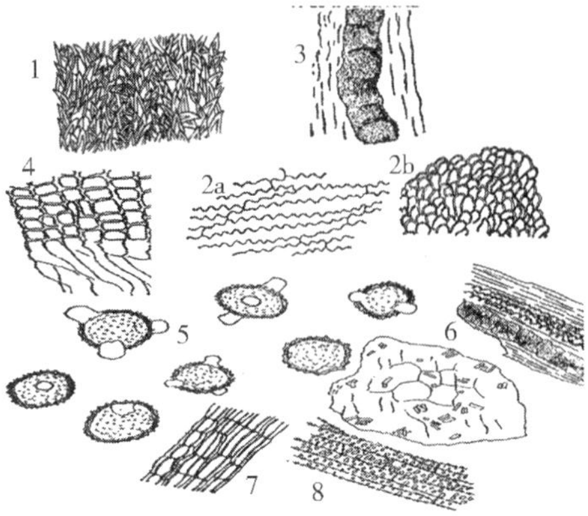

图 12－96　红花（管状花）粉末

1. 花柱碎片；2. 花冠裂片表皮细胞（a. 表面观；b. 顶端）；
3. 分泌细胞；4. 花药基部细胞；5. 花粉粒；6. 草酸钙方晶；
7. 花粉囊内壁细胞；8. 网纹细胞

【化学成分】①黄酮类：包括黄酮醇类及查耳酮类。黄酮醇类有山柰素（kaempferol，即山柰酚）、槲皮素（quercetin）、芦丁、6-羟基山柰酚（6-hydroxy kaempferol）、6-羟基山柰酚-3-*O*-葡萄糖苷（6-hydroxy kaempferol-3-*O*-glucoside）、6-羟基山柰酚-7-*O*-葡萄糖苷（6-hydroxy-kaempferol-7-*O*-glucoside）、山柰酚-3-芸香糖苷（kaempferol-3-rutinoside）、槲皮素-3-*O*-葡萄糖苷（quercetin-3-*O*-glucoside）、槲皮素-7-*O*-葡萄糖苷（quercetin-7-*O*-glucoside）等；查耳酮类主要有羟基红花黄色素 A（hydroxysafflor yellow A）、红花苷（carthamin）、红花醌苷（carthamone）、红花黄色素 A（safflor yellow A）等。②脂肪酸类：如棕榈酸、亚油酸、肉豆蔻酸、油酸、月桂酸等。此外，还含有多糖、聚炔类、有机酸、挥发油类等成分。

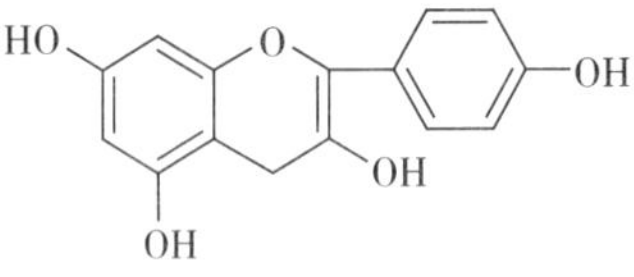

山柰素

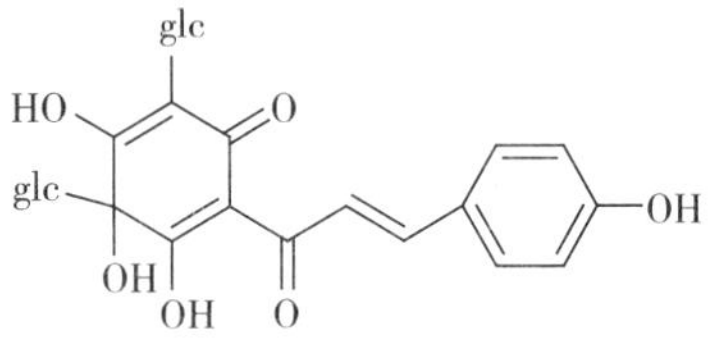

羟基红花黄色素A

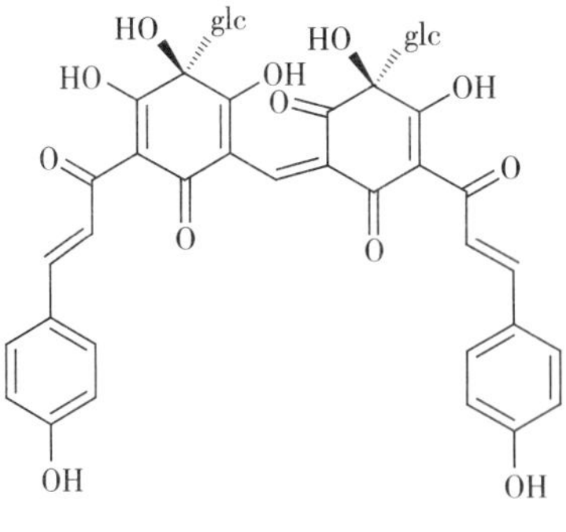

红花苷

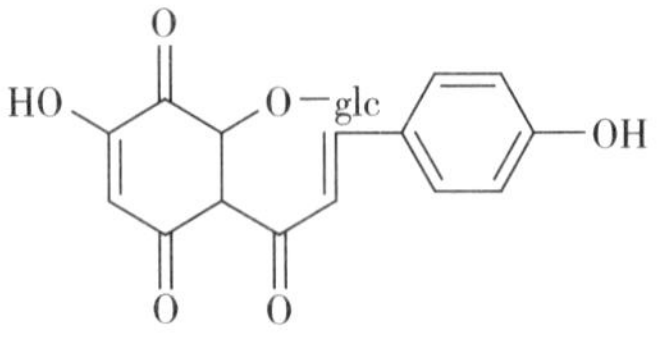

红花醌苷

【理化鉴定】（1）薄层色谱：粉末用80%丙酮浸渍，取上清液作供试品。以红花对照药材作对照，用硅胶H板，乙酸乙酯－甲酸－水－甲醇（7∶2∶3∶0.4）展开。供试品色谱中，在与对照药材色谱相应的位置上，显相同颜色的斑点。

（2）取本品1g，加稀乙醇10ml，振摇浸渍1小时，倾取上清液，于浸出液中悬挂一滤纸条，5分钟后把滤纸条放入水中，片刻取出，滤纸条上部显淡黄色，下部显淡红色。

【检查】杂质不得过2%；水分不得过13.0%；总灰分不得过15.0%；酸不溶性灰分不得过5.0%。吸光度不得低于0.20。

【浸出物】照水溶性浸出物冷浸法测定，不得少于30.0%。

【含量测定】采用高效液相色谱法测定羟基红花黄色素A和山柰素。本品按干燥品计算，含羟基红花黄色素A（$C_{27}H_{30}O_{15}$）不得少于1.0%，含山柰酚（$C_{15}H_{10}O_6$）不得少于0.050%。

【药理作用】①对心血管的作用：水提取液和红花注射液能使麻醉犬心冠脉流量显著或中等程度增加，对大鼠或家兔的急性心肌缺血有明显的保护作用。水煎剂还有抑制血小板凝集及抗内、外凝血的功能。煎剂小剂量可增强蟾蜍离体心脏与兔在体心脏的收缩力，大剂量有抑制作用。②对平滑肌的作用：红花水提液对实验动物，如小鼠、豚鼠、家兔和犬的离体子宫均有兴奋作用，其中，对摘除卵巢的小鼠阴道周围注射水提取液，可以使子宫重量明显增加。③对免疫系统的作用：红花多糖能促进小鼠淋巴细胞转化，可对抗泼尼松龙的免疫抑制作用。红花水煎液对小鼠的非特异性免疫、体液免疫及细胞免疫功能均有明显的增强作用。

【功能与主治】性温，味辛。能活血通经，散瘀止痛。用于经闭，痛经，恶露不行，癥瘕痞块，胸痹心痛，瘀滞腹痛，胸胁刺痛，跌扑损伤，疮疡肿痛。用量3～10g。孕妇慎用。

知识链接

1. “白平子”是红花的果实，含脂肪油15%～20%，种子含油量可达50%，常称为“红花子油”；脂肪油的主成分为棕榈酸、脂蜡酸、油酸、十八碳三烯酸等。白平子含苦味成分穗罗汉松脂素苷（matairesinol monoglucoside），并含2-羟基牛蒡子苷（2-hydroxyarctiin）及15α，20β-二羟基-Δ^4-孕甾烯-3-酮-20-纤维双糖苷等。功效与红花类似。

2. 同属植物无刺红花 *Carthamus tinctorius* L. var. *glabrus* Hort.，在华北和新疆地区栽培药用。无刺红花植株较高，达1.3m左右，叶缘及总苞片边缘均无刺，花深红色。因其无刺，采摘花朵方便，但其茎秆较软，易倒伏，抗病力弱。

小蓟　Cirsii Herba

本品为菊科植物刺儿菜 *Cirsium setosum*（Willd.）MB. 的干燥地上部分。夏、秋二季花开时采割，除去杂质，晒干。全国各地普遍分布。茎呈圆柱形，有的上部分枝，长5～30cm，直径0.2～0.5cm，表面灰绿色或带紫色，具纵棱及白色柔毛；质脆，易折断，断面中空；叶互生，无柄或有短柄，叶片皱缩或破碎，完整者展平后呈长椭圆形或长圆状披针形，长3～12cm，宽0.5～3cm；全缘或微齿裂至羽状深裂，齿尖具针刺；上表面绿褐色，下表面灰绿色，两面有白色柔毛；头状花序单个或数个顶生；总苞钟状，苞片5～8层，黄绿色；花紫红色。气微，味微苦。含芦丁、刺槐素（acacetin）、刺槐素-7-*O*-鼠李糖葡萄糖苷（即蒙花苷，acacetin-7-*O*-rhamnoglucoside）、芸香苷、原儿茶酸（protocatechuic acid）、咖啡酸（caffeic acid）、绿原酸等成分。本品含蒙花苷（$C_{28}H_{32}O_{14}$）不得少于0.70%。本品煎剂或酊剂有类似肾上腺素的升压作用，对动物心脏有类似肾上腺素的兴奋作用；浸剂有止血作用。本品性凉，味甘、苦。能凉血止血，散瘀解毒消痈。用于衄血，吐血，尿血，血淋，便血，崩漏，外伤出血，痈肿疮毒。用量5～12g。外用鲜品适量，捣烂敷患处。

野菊花 Chrysanthemi Indici Flos

本品为菊科植物野菊 *Chrysanthemum indicum* L. 的干燥头状花序。秋、冬两季花初开放时采摘，晒干，或蒸后晒干。野菊花主产于江苏、四川、广西、山东等地。头状花序类球形，直径0.3～1cm，棕黄色，总苞片4～5层，外层苞片卵形或条形，外表面中部灰绿色或浅棕色，通常被白毛，边缘膜质，内层苞片长椭圆形，膜质，外表面无毛；总苞基部有的残留总花梗。舌状花1轮，黄色至棕黄色，皱缩卷曲；管状花多数，深黄色；体轻。气芳香，味苦。野菊花含挥发油0.1%～0.2%，油中含白菊醇（chrysol）、白菊酮（chrysantone）、樟脑、β-3-蒈烯（β-3-carene）、桧烯（sabinene）及香草醇（carvol）；此外，还含有野菊花内酯（handelin chrysanthelide）、蒙花苷、木犀草素-7-*O*-葡萄糖苷（luteolin-7-*O*-glucoside）、菊红苷（chrysanthemin，asterin）、菊黄质（chrysanthemaxanthin）、环氧叶黄素（xanthophyllepoxide）、木犀草素、野菊花酮（没药烷酮二醇）、野菊花醇、胡萝卜苷、豚草素、金合欢素、山嵛酸甘油酯、棕榈酸等。本品含蒙花苷（$C_{28}H_{32}O_{14}$）不得少于0.80%。野菊花50%煎剂对金黄色葡萄球菌等有抑制作用；乙醇浸膏在对金黄色葡萄球菌等有抑制作用；乙醇浸膏在体外对流行性感冒病毒有抑制作用。本品性微寒，味苦、辛。能清热解毒，泻火平肝。用于疔疮痈肿，目赤肿痛，头痛眩晕。用量9～15g，外用适量。煎汤外洗或制膏外涂。

菊花 Chrysanthemi Flos

本品为菊科植物菊花 *Chrysanthemum morifolium* Ramat. 的干燥头状花序。9～11月花开盛时分批采收，阴干或焙干，或熏蒸后晒干。我国大部分地区有栽培，主产于安徽亳州（亳菊）、安徽歙县（贡菊）、安徽滁州（滁菊）、浙江（杭菊，又分杭白菊、杭黄菊）、河南怀庆（怀菊，为“四大怀药”之一）、四川（川菊）。亳菊花序呈倒锥形或圆筒形，有时稍压扁呈扇形，直径1.5～3cm，离散。滁菊直径1.5～2.5cm，贡菊直径1.5～2.5cm，杭菊直径2.5～4cm。总苞碟状，总苞片3～4层，舌状花数层，雌性，位于外围，类白色、黄色或淡棕黄色，中央为管状花，气清香，味甘、微苦。菊花含绿原酸、3，5-*O*-二咖啡酰基奎宁酸、胆碱、水苏碱（stachydrine）、蒙花苷、木犀草素-7-*O*-葡萄糖苷（木犀草苷）、大波斯菊苷（cosmosiin）、刺槐素-7-*O*-葡萄糖苷（acacetin-7-*O*-glucoside）、布枯叶素-7-*O*-葡萄糖苷（diosmetin-7-*O*-glucoside）；尚含挥发油，油中主含菊花酮（chrysanthenone）、龙脑、龙脑乙酸酯等。本品含绿原酸（$C_{16}H_{18}O_9$）

不得少于0.20%，含木犀草苷（$C_{21}H_{20}O_{11}$）不得少于0.080%，含3，5-*O*-二咖啡酰基奎宁酸（$C_{25}H_{24}O_{12}$）不得少于0.70%。菊花具有较强的抗菌作用，对金黄色葡萄球菌等都具有抑制作用。菊花煎剂对兔离体心脏有明显的扩张冠状动脉及增加冠状动脉流量的作用。本品微寒，味甘、苦。能散风清热，平肝明目，清热解毒。用于风热感冒，头痛眩晕，目赤肿痛，眼目昏花，疮痈肿毒。用量5～10g。

大蓟　Cirsii Japonici Herba

本品为菊科植物蓟 *Cirsium japonicum* Fisch. ex DC. 的干燥地上部分。夏、秋两季花开时采割地上部分，除去杂质，晒干。分布于长江流域和沿海省区。茎呈圆柱形，基部直径可达1.2cm；表面绿褐色或棕褐色，有数条纵棱，被丝状毛；断面灰白色，髓部疏松或中空；叶皱缩，多破碎，完整叶片展平后呈倒披针形或倒卵状椭圆形，羽状深裂，边缘具不等长的针刺，上表面灰绿色或黄棕色，下表面色较浅，两面均具灰白色丝状毛；头状花序顶生，球形或椭圆形，总苞黄褐色，羽状冠毛灰白色；气微，味淡。含蒙花苷、柳穿鱼叶苷（pectolinarin）、大蓟黄酮苷（cirsitakaoside）、大蓟黄酮苷元（cirsitakaogenin）、5，7-二羟基-6，4′-二甲氧基黄酮等黄酮类成分；根含挥发油，油中含单紫杉烯（aplotaxene）、二氢单紫杉烯（dihydroaplotaxene）、四氢单紫杉烯（tetrahydroaplotaxene）、六氢单紫杉烯（hexahydroaplotaxene）、香附子烯、石竹烯、罗汉柏烯等。此外，还含β-乙酰香脂醇和ψ-乙酰蒲公英甾醇等。本品含柳穿鱼叶苷（$C_{28}H_{34}O_{15}$）不得少于0.20%。大蓟煎剂有抗菌、降血压、止血、促进脂肪代谢以及利尿等作用。本品性凉，味甘、苦。能凉血止血，散瘀解毒消痈。用于衄血，吐血，尿血，便血，崩漏，外伤出血，痈肿疮毒。用量9～15g。外用鲜品适量，捣烂敷患处。

蒲公英　Taraxaci Herba

本品为菊科植物蒲公英 *Taraxacum mongolicum* Hand.-Mazz.、碱地蒲公英 *T. borealisinense* Kitam. 或同属数种植物的干燥全草。春至秋季初开时采挖，除去杂质，洗净，晒干。全国各地普遍野生。根呈圆锥形，多弯曲，长3～7cm，表面棕褐色，抽皱，根头部有棕褐色或黄白色茸毛，有的脱落；叶基生，易皱缩破碎，完整叶片倒披针形，绿褐色或暗灰绿色，先端尖或钝，边缘浅裂或羽状分裂，基部渐狭，下延呈柄状，下表面主脉明显；花茎1至数条，每条顶生头状花序，总苞片多层，内面一层较长，花冠黄褐色或淡黄白色；有的可见多数具白色冠毛的长椭圆形瘦果；气微，味微苦。蒲公英含挥发油，油中主成分有2-呋喃甲醛、樟脑、苯甲醛、正己醇、正辛醇、石竹烯、紫罗兰酮等；还含有黄酮类，如槲皮素、槲皮素-3-*O*-葡萄糖苷、槲皮素-3-*O*-半乳糖苷等，以及菊苣酸、绿原酸和咖啡酸等成分。碱地蒲公英含伪蒲公英甾醇棕榈酸酯（*φ*-taraxasteryl palmitate）、伪蒲公英甾醇乙酸酯（*φ*-taraxasteryl acetate），还含有黄酮类成分如木犀草素、芹菜素、香叶木素、芹菜素-7-*O*-葡萄糖苷、木犀草素-7-*O*-葡萄糖苷。本品含菊苣酸（$C_{22}H_{18}O_{12}$）不得少于0.45%。蒲公英鲜草汁及全草煎剂对金黄色葡萄球菌等有抑制作用，水浸液对奥杜盎小孢子菌等有抑制作用；蒲公英水或乙醇提取物能增加麻醉大鼠的胆汁分泌，并对四氯化碳所致大鼠肝损伤有显著的保护作用。本品性寒，味苦、甘。能清热解毒，消肿散结，利尿通淋。用于疔疮肿毒，乳痈，瘰疬，目赤，咽痛，肺痈，肠痈，湿热黄疸，热淋涩痛。用量 10～15g；外用鲜品适量捣烂敷或煎汤熏洗患处。

《中国药典》收载的其他菊科生药

欧美国家常用菊科植物药

第二节　单子叶植物纲

44. 泽泻科 Alismataceae

沼生或湿生草本，具有地下球茎；叶基生，开花时有茎生叶；花三基数，两性或单性，辐射对称。花被 6，2 轮排列，外轮绿色、萼片状，内轮花瓣状；雄蕊 6 至多数，分离，花丝扁而宽；花粉散播时具有 3 核；心皮 6 至多数，分离，螺旋状排列于突起的花托上或轮状排列于扁平的花托上，聚合瘦果；种子无胚乳。

本科含 13 个属，约 90 种，主要产于北半球温带至热带地区，大洋洲、非洲亦有分布。在我国共有 5 个属，约 19 个种、1 个亚种、1 个变种、1 个变型，野生或引种栽培，全国均有分布。主要有泽苔草属（*Caldesia*）、泽泻属（*Alisma*）、冠果草属（*Lophotocarpus*）、毛茛泽泻属（*Ranalisma*）、慈姑属（*Sagittaria*）。主要生药有泽泻、建始泽泻、矮慈姑等。

本科植物叶常有长柄，基部鞘状而开裂，有线状披针形至卵圆形常箭簇状叶片，主脉与叶缘平行聚合于叶顶端，横脉常密集而平行；水生的种类叶常有两种类型：出水叶，如箭形叶或戟形叶等，叶脉在边缘成网结；沉水叶，条形或带形，横隔很明显。

本科植物常含有三萜、挥发油、有机酸、甾醇等化合物。

泽泻　Alismatis Rhizoma

本品为泽泻科植物东方泽泻 *Alisma orientale*（Sam.）Juzep. 或泽泻 *A. plantago-aquatica* Linn. 的干燥块茎。我国各省均有分布，主产于福建、江西、四川等省。块茎呈类球形、椭圆形或卵圆形，长 2～7cm，直径 2～6cm。表面淡黄色至淡黄棕色，有不规则的横向环状浅沟纹（节痕）和多数细小突起的须根痕；顶部圆平，有一脐状茎痕，底部有的有瘤状芽痕（习称“多花”）。质坚实，断面黄白色，粉性，有多数细孔及散在的棕色筋脉点（维管束）。气微，味微苦。本品含有数种四环三萜酮醇类衍生物，如泽泻醇（alisol）A、B、C，泽泻醇 A、B、C 单乙酸酯（alisol A，B，C monoacetate），24-乙酰基泽泻醇 A（24-acetyl alisol A），23-乙酰基泽泻醇 B（23-acetyl alisol B），23-乙酰基泽泻醇 C（23-acetyl alisol C）等。另含挥发油，主成分为泽泻薁醇（alismol）、泽泻薁醇氧化物（alismoxide）等。本品含 23-乙酰基泽泻醇 B（$C_{32}H_{50}O_5$）和 23-乙酰基泽泻醇 C（$C_{32}H_{48}O_6$）的总量不得少于 0.10%。本品有利尿、降血脂、抗动脉粥样硬化、抗脂肪肝、抗炎、降血糖等作用。用于小便不利，水肿胀满，泄泻尿少，痰饮眩晕，热淋涩痛，高脂血症。

45. 百合科 Liliaceae

PPT：45 百合科

多年生草本，稀木本。常具鳞茎、块茎或根茎。单叶常互生，少数对生或轮生，有时退化成鳞叶。花常两性，辐射对称；花被片 6，花瓣状，排成两轮，分离或结合；雄蕊常 6 枚；子房上位，少有子房半下位，3 心皮合生成 3 室，中轴胎座，胚珠多数。蒴果或浆果。

本科约 230 属，4000 余种，广布于世界各地，以温带和热带地区尤多。我国 60 属，约 570 种。主要有葱属（*Allium*）、知母属（*Anemarrhena*）、天门冬属（*Asparagus*）、贝母属（*Fritillaria*）、百合属（*Lilium*）、土麦冬属（*Liriope*）、重楼属（*Paris*）、沿阶草属（*Ophiopogon*）、黄精属（*Polygonatum*）、菝葜属（*Smilax*）、郁金香属（*Tulipa*）、藜芦属（*Veratrum*）等。主要生药有川贝母、浙贝母、麦冬、知母、天冬、黄精、玉竹、土茯苓、重楼、铃兰、海葱、大蒜、百合、芦荟等。

本科植物根的髓部明显，茎具散生的有限外韧维管束；薄壁组织常有含草酸钙针晶束的黏液细胞；地下部分常含大量淀粉粒，淀粉粒的结构形状随种属各异；叶表面气孔平轴式。

本科植物多含强心苷（cardiac glycoside）、甾体皂苷（steroidal saponins）、甾体生物碱（steroidal alkaloid），以及甾体苷类生物碱（steroidal glycosides alkaloids）等。强心苷，如铃兰毒苷（convallatoxin），万年青苷（rhodexin）A、B、C、D 等。甾体皂苷，如麦冬皂苷（ophiopogonin）A、B、C、D，薯蓣皂苷（dioscin）等。甾体生物碱（steroidal alkaloid），如贝母类生物碱（fritillaria alkaloids）、藜芦胺（veratramine）等。甾体皂苷类生物碱（steroidal saponins class alkaloid），如贝母碱苷（verticinoside）、西贝素苷（imperialine-3-*O*-β-D-glucoside）等。

*川贝母　Fritillariae Cirrhosae Bulbus

贝母之名，始载于《神农本草经》，列为中品。陶弘景谓："形似聚贝子，故名贝母。"苏恭谓："其叶似大蒜，四月蒜熟时，采之良。"《本草纲目拾遗》将川贝与浙贝分开，谓："川贝味甘而补肺，不若用象贝治风火痰嗽为佳。治虚寒咳嗽以川贝为宜。"历代本草所载贝母并非一种，初期药用贝母的原植物无法考证。

【来源】本品为百合科植物川贝母 *Fritillaria cirrhosa* D. Don、暗紫贝母 *F. unibracteata* Hsiao et K. C. Hsia、甘肃贝母 *F. przewalskii* Maxim.、梭砂贝母 *F. delavayi* Franch.、太白贝母 *F. taipaiensis* P. Y. Li 或瓦布贝母 *F. unibracteata* Hsiao et K. C. Hsia var. *wabuensis*（S. Y. Tang et S. C. Yue）Z. D. Liu，S. Wang et S. C. Chen 的干燥鳞茎。按性状不同分别习称为"松贝""青贝""炉贝"和"栽培品"。

【植物形态】川贝母：为多年生草本，鳞茎圆锥形，茎直立，高 15~40cm。叶 2~3 对，常对生，少数在中部间有散生或轮生，披针形或线形，长 5~12cm，宽 2~10cm，上部叶先端常卷曲，无柄。花单生茎顶，钟状，下垂，具狭长形叶状苞片 3 枚，宽 2~4cm，先端多少弯曲成钩状。花被片 6，常紫色；雄蕊 6，柱头 3 裂。蒴果具 6 纵。花期 5~7 月，果期 8~10 月。

暗紫贝母：叶除下面的1～2对为对生外，均为互生或近于对生，先端不卷曲，叶状苞片1。花被深紫色，略有黄色小方格，蜜腺窝不明显，果棱上的翅很狭，宽约1mm。花期6月，果期8月。

甘肃贝母：似暗紫贝母，叶通常最下面2枚对生，向上2～3枚散生，先端通常不卷曲。花1～2朵，浅黄色，有黑紫色斑点，叶状苞片1。果棱宽约1mm。花期6～7月，果期8月。

梭砂贝母：鳞茎粗大。叶互生，3～5枚，较紧密地生于植株中部或上部，叶片狭卵状至卵状椭圆形，先端不卷曲。单花顶生，浅黄色，具红褐色斑点。蒴果成熟时，宿存的花被常多少包住蒴果。花期6～7月，果期8～9月。

太白贝母：为多年生草本，高30～50cm。花黄绿色，无方格斑，花被片先端边缘有紫色斑带。鳞茎扁圆形或圆锥形，直径0.6～1.2cm，高4～8cm。表面白色，较光滑。外层两枚鳞叶近等大，顶端开裂，底部平整。味苦。

瓦布贝母：茎高50～80（～115）cm，粗可达1.3cm。叶最下面常2枚对生，上面的轮生兼互生，略似镰或狭披针形，长7～13cm，宽9～20cm，花1～2（～3）朵，初开时黄色或绿黄色，内面常具紫色斑点，偶见紫色或橙色晕；苞片叶状，1～4枚；花被片倒卵形至矩圆形，长3.5～5.5cm；蜜腺长5～8mm；雄蕊花丝长于花药；花柱裂片长约3mm。蒴果长3～5cm，棱上翅宽约2mm。

【产地】川贝母主产于四川、西藏、云南等地。暗紫贝母主产于四川阿坝藏族羌族自治州。甘肃贝母主产于甘肃、青海、四川等地。梭砂贝母主产于四川、云南、青海等地。太白贝母主产于陕西、甘肃、四川、湖北。瓦布贝母主产于四川。

【采制】夏、秋两季或雪融化时采挖，除去须根、粗皮及泥沙，晒干或低温干燥。

【性状】松贝：呈类圆锥形或近球形，高0.3～0.8cm，直径0.3～0.9cm。表面类白色。外层鳞叶2瓣，大小悬殊，大瓣紧抱小瓣，未抱部分呈新月形，习称“怀中抱月”；顶部闭合，内有类圆柱形、顶端稍尖的心芽和小鳞叶1～2枚；先端钝圆或稍尖，底部平，微凹入，中心有1灰褐色的鳞茎盘，偶有残存须根。质硬而脆，断面白色，富粉性。气微，味微苦。

青贝：呈类扁球形，高0.4～1.4cm，直径0.4～1.6cm。外层鳞叶2瓣，大小相近，相对抱合，顶端开裂，内有心芽和小鳞叶2～3枚及细圆柱形的残茎。

炉贝：呈长圆锥形，高0.7～2.5cm，直径0.5～2.5cm。表面类白色或浅棕黄色，有的具棕色斑点，习称“虎皮斑”。外层鳞叶2瓣，大小相近，顶部开裂而略尖，基部稍尖或较钝，开口称“马牙嘴”，露出内部细小的鳞叶及心芽。

栽培品：呈类扁球形或短圆柱形，高0.5～2cm，直径1～2.5cm。表面类白色或浅棕黄色，稍粗糙，有的具浅黄色斑点。外层鳞叶2瓣，大小相近，顶部多开裂而较平。

以质坚实、粉性足、色白者为佳。

【显微特征】粉末：类白色或浅黄色。

松贝、青贝及栽培品：①淀粉粒甚多，广卵形、长圆形或不规则圆形，有的边缘不整齐或略作分枝状，直径5～64μm，脐点短缝状、点状、人字状或马蹄状，层纹隐约可见。②表皮细胞类长方形，垂周壁微波状弯曲，偶见不定式气孔，圆形或扁圆形。

③螺纹导管直径5～26μm（图12－97）。

炉贝：①淀粉粒广卵形、贝壳形、肾形或椭圆形，直径约至60μm，脐点人字形、星状或点状，层纹明显。②螺纹导管或网纹导管直径可达64μm。

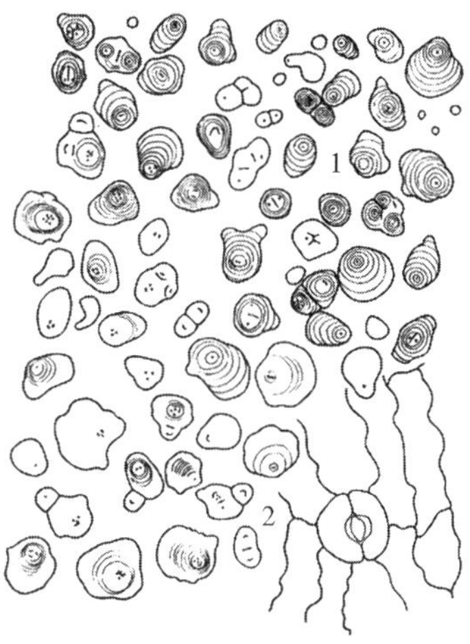

图12－97　暗紫贝母（鳞茎）粉末
1. 淀粉粒；2. 气孔

【化学成分】主含甾体生物碱。一般含有川贝碱（fritimine）、西贝母碱（imperialine，sipeimine）、贝母辛（peimisine）、贝母素乙（peiminine）等。川贝母尚含番茄次碱（demissidine）、(22*R*，25*S*)-solanidane-3β-醇等。暗紫贝母尚含松贝甲素（songbeinine）、松贝乙素（songbeinone）等。甘肃贝母尚含岷贝母碱甲（minpeimine）、岷贝母碱乙（minpeiminine）、川贝酮碱（chuanbeinone）等。梭砂贝母尚含梭砂贝母碱（delavine）、梭砂贝母酮碱（delavinone）、川贝母酮碱（chuanbeinone）、梭砂贝母芬碱（delafrine）、梭砂贝母芬酮碱（delafrinone）、炉贝碱（fritiminine）等。太白贝母和瓦布贝母均含有生物碱类成分，瓦布贝母含鄂贝乙素（ebeinone）、异浙贝甲素（isoverticine）和西贝素氮氧化物（imperialine *N*-oxide）等。

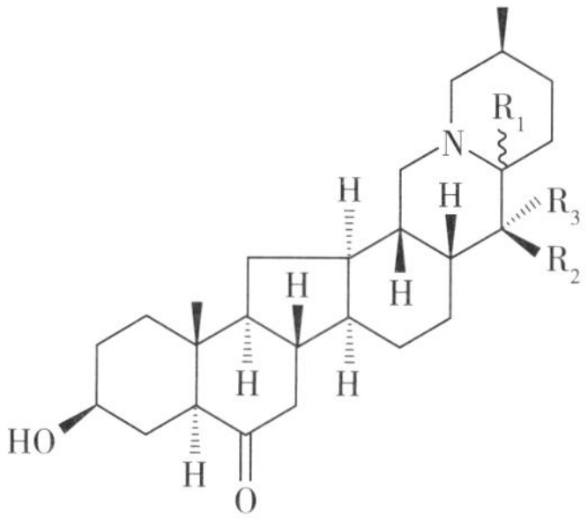

	R_1	R_2	R_3
川贝酮碱	β-H	H	CH_3
梭砂贝母酮碱	α-H	H	CH_3
西贝母碱	α-H	OH	CH_3
松贝乙素	β-H	CH_3	H

【理化鉴定】（1）薄层鉴定：粉末加浓氨试液碱化，二氯甲烷提取，滤过，滤液蒸干，残渣加甲醇溶解作为供试品溶液；以贝母素乙作对照，用硅胶G板，乙酸乙酯－甲醇－浓氨试液－水（18∶2∶1∶0.1）展开，稀碘化铋钾试液和亚硝酸钠乙醇试液显色。供试品色谱中，在与对照品色谱相应的位置上，显相同颜色的斑点。

（2）采用聚合酶链式反应－限性内切酶长度多态性方法检测，在100～250bp应有两条DNA条带。

【检查】水分不得过15.0%；总灰分不得过5.0%。

【浸出物】照醇溶性浸出物热浸法测定，稀乙醇作溶剂，不得少于9.0%。

【含量测定】采用紫外－可见分光光度法测定总生物碱，本品按干燥品计算，含总生物碱以西贝母碱（$C_{27}H_{43}NO_3$）计，不得少于0.050%。

【药理作用】①镇咳作用：小鼠灌胃川贝母总皂苷有显著的镇咳作用；猫腹腔注射川贝醇提物，对电刺激喉上神经引起的咳嗽有显著的镇咳作用。②祛痰作用：小鼠灌胃川贝母流浸膏，能使呼吸道酚红分泌量显著增加；大鼠灌胃川贝醇提取物或川贝总苷均有祛痰作用。③平喘作用：川贝母生物碱和醇提取物均可松弛平滑肌，发挥平喘作用。此外，尚有降压、抑菌、增高血糖等作用。

【功能与主治】 性微寒，味苦、甘。归肺、心经。能清热润肺，化痰止咳，散结消痈。用于肺热燥咳，干咳少痰，阴虚劳嗽，痰中带血，瘰疬，乳痈，肺痈。用量3～10g；研粉冲服，一次1～2g。不宜与川乌、制川乌、草乌、制草乌、附子同用。

附：《中国药典》收载的另外3种贝母

（1）湖北贝母 Fritillariae Hupehensis Bulbus　为百合科植物湖北贝母 *Fritillaria hupehensis* Hsiao et K. C. Hsia 的干燥鳞茎。能清热化痰，止咳，散结。用于热痰咳嗽，瘰疬痰核，痈肿疮毒。用量3～9g，研粉冲服。

（2）平贝母 Fritillariae Ussuriensis Bulbus　为百合科植物平贝母 *Fritillaria ussuriensis* Maxim. 的干燥鳞茎。能清热润肺，化痰止咳。用于肺热燥咳，干咳少痰，阴虚劳嗽，痰中带血。

（3）伊贝母 Fritillariae Pallidiflorae Bulbus　为百合科植物新疆贝母 *Fritillaria walujewii* Regel 或伊犁贝母 *F. pallidiflora* Schrenk 的干燥鳞茎。能清热润肺，化痰止咳。用于肺热燥咳，干咳少痰，阴虚劳嗽，痰中带血。

知识链接

1. 据报道，约有38种贝母属植物的鳞茎作贝母用，常见的有安徽贝母 *Fritillaria anhuiensis* S. C. Chen et S. F. Yin、康定贝母 *F. cirrhosa* D. Don var. *ecirrhosa* Franch.、米贝母 *F. davidii* Franch.、轮叶贝母 *F. maximowiczii* Freyn 等，为混淆品。

2. 近年来，由于商品川贝母价格昂贵，市场上有以浙贝母幼小鳞茎充川贝母使用的现象。

3. 伪品：在云南、四川曾以百合科植物丽江山慈菇 *Iphigenia indica* Kunth et Benth. 或老鸦瓣 *Tulipa edulis* Baker 的鳞茎误作川贝母使用。上述2种均含秋水仙碱等生物碱，有毒，可用作提取秋水仙碱的原料。河南、湖南、贵州等地曾以葫芦科植物土贝母 *Bolbostemma paniculatum*（Maxim.）Franquet 的鳞茎作贝母使用，土贝母含皂苷等成分。以上3种植物的鳞茎外形与川贝母相似，但一侧有1条纵凹沟，而无分瓣的肥厚鳞叶。

*浙贝母　Fritillariae Thunbergii Bulbus

始载于《本草纲目拾遗》，赵学敏引《百花镜》谓："浙贝出象山，俗呼象贝母"，又引叶暗斋谓："宁波象山所出贝母，亦分两瓣，味苦而不甜，其顶平而不尖，不能如川贝之象荷花蕊也"。

【来源】 为百合科植物浙贝母 *Fritillaria thunbergii* Miq. 的干燥鳞茎。

【植物形态】 多年生草本。鳞茎扁球形。茎单一，直立，高30～70cm，直径1.5～4cm，叶无柄，狭披针形至条形，长6～17cm，宽0.5～1.5cm，茎下部叶对生，中部3～5枚轮生，上部互生或对生，茎中部以上叶片卷曲或卷须状。花钟状，数朵于茎顶端排列成总状花序，下垂；淡黄色或黄绿色，具红紫色方格斑纹，花被片6，基部上方具蜜腺窝；雄蕊6，长约为花被片的1/2；雌蕊1，子房3室，柱头3裂。蒴果具6条宽翅。种子多数，扁平，边缘有翅。花期3～4月，果期4～5月。

【产地】主产于浙江、江苏，销全国并出口。

【采制】初夏植株枯萎后采挖，洗净。大小分开，一般直径在3.5cm以上大者分成两瓣，除去芯芽，习称“大贝”或“元宝贝”；直径在3.5cm以下小者不分瓣，不除芯芽，习称“珠贝”。分别撞擦，除去外皮，拌以煅过的贝壳粉，吸去擦出的浆汁，干燥；或取鳞茎，大小分开，洗净，除去芯芽，趁鲜切成厚片，洗净，干燥，习称“浙贝片”。

【性状】大贝：为鳞茎外层的单瓣鳞叶，略呈新月形，高1～2cm，直径2～3.5cm。外表面类白色至淡黄色，内表面白色或淡棕色，被有白色粉末。质硬而脆，易折断，断面白色至黄白色，富粉性。气微，味微苦。

珠贝：为完整的鳞茎，呈扁圆形，高1～1.5cm，直径1～2.5cm。表面类白色，外层鳞叶2瓣，肥厚，略似肾形，互相抱合，内有小鳞叶2～3枚和干缩的残茎。

浙贝片：为椭圆形或类圆形片，大小不一，长1.5～3.5cm，宽1～2cm，厚0.2～0.4cm。外皮黄褐色或灰褐色，略皱缩；或淡黄色，较光滑。切面微鼓起，灰白色；或平坦，粉白色。质脆，易折断，断面粉白色，富粉性（注：该商品规格为新鲜鳞茎切成的片，未去外皮，在药材市场有日渐增多趋势）。

以鳞叶肥厚、质坚实、粉性足、断面色白者为佳。

【显微特征】粉末淡黄白色。①淀粉粒甚多，单粒卵形、广卵形或椭圆形，边缘较平整，直径6～56μm，长约至60μm；脐点隐约可见，呈点状、裂缝状、人字状或马蹄形，位于较小端；层纹不明显。复粒稀少，由2（3）分粒组成，大小不一。半复粒稀少，脐点2个。②表皮细胞类多角形或长方形，长28～192μm，宽24～70μm，垂周壁连珠状增厚；角质状，表面观呈粗颗粒状，排列较密。气孔少见，类圆形或扁圆形，直径46～68μm，副卫细胞3～5个。③草酸钙结晶少见，细小，多呈颗粒状，有的呈梭形、方形或细杆状。存于表皮细胞及导管旁的薄壁细胞中，直径约20μm。④导管多为螺纹，直径至18μm（图12－98）。

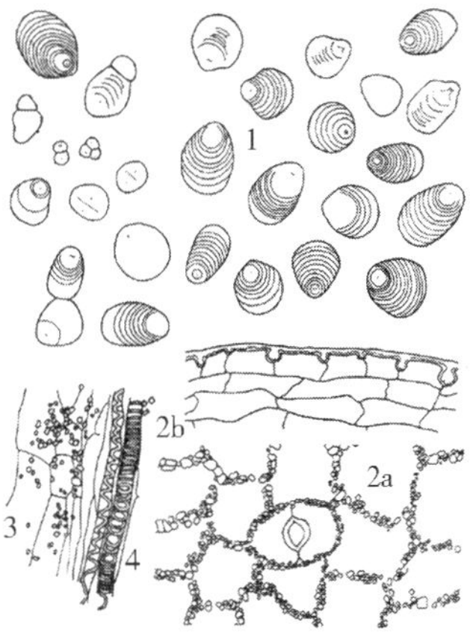

图12－98　浙贝母（鳞茎）粉末

1. 淀粉粒；2. 鳞叶上表皮细胞；（a. 表面观；b. 断面观）3. 草酸钙结晶；4. 导管

【化学成分】主含甾体生物碱，有贝母素甲（verticine）、贝母素乙（verticinone）、浙贝宁（zhebeinine）、浙贝丙素（zhebeirine）、浙贝酮（zhebeinone）、贝母辛碱（peimisine）、异浙贝母素甲（isoverticine）及胆碱（choline）等多种生物碱。还含浙贝母素甲苷（perminoside）等。

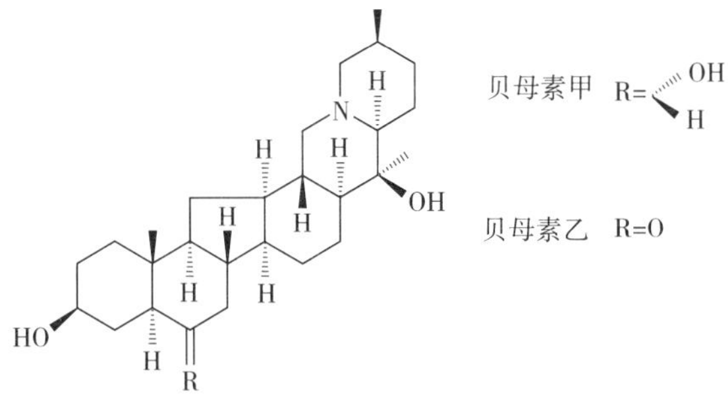

【理化鉴定】 薄层色谱：粉末加浓氨试液碱化，三氯甲烷提取，滤过，滤液作为供试品溶液；以贝母素甲、贝母素乙作为对照，硅胶 G 板，乙酸乙酯－甲醇－浓氨试液（17:2:1）展开，稀碘化铋钾试液显色。供试品色谱中，在与对照品色谱相应的位置上，显相同颜色的斑点。

【检查】 水分不得过 18.0%；总灰分不得过 6.0%。

【浸出物】 照醇溶性浸出物热浸法测定，稀乙醇作溶剂，不得少于 8.0%。

【含量测定】 采用高效液相色谱法测定贝母素甲和贝母素乙。本品按干燥品计算，含贝母素甲（$C_{27}H_{45}NO_3$）和贝母素乙（$C_{27}H_{43}NO_3$）的总量，不得少于 0.080%。

【药理作用】 ①镇咳、祛痰作用：贝母碱及去氢贝母碱有镇咳作用。浙贝母醇提物可使大鼠呼吸道分泌液增加。②解痉作用：贝母生物碱具有阿托品样作用，低浓度可使气管平滑肌松弛，高浓度可使气管平滑肌轻微收缩。③对中枢神经系统的作用：贝母碱和去氢贝母碱有镇静、镇痛作用。此外，尚有抗炎、降压作用。

【功能与主治】 性寒，味苦。归肺、心经。能清热化痰止咳，解毒散结消痈。用于风热咳嗽，痰火咳嗽，肺痈，乳痈，瘰疬，疮毒。用量 5～10g。不宜与川乌、制川乌、草乌、制草乌、附子同用。

知识链接

1. 东贝母 *F. thunbergii* Miq. var. *chekiangensis* Hsiao et K. C. Hisa，栽培于浙江东阳一带。鳞茎卵圆形至长圆形，直径 0.9～1.3cm，高 0.9～1.7cm，由 1 枚较大鳞叶抱合 1～2 枚较小鳞叶，顶端圆钝，不裂或微裂，基部不平整。粉末白色，淀粉粒广卵形、蚌状卵形、卵圆形，直径 5～45μm。2 脐点单粒稀少，未见半复粒。功效同浙贝母。

2. 浙贝母花：3～4 月当浙贝植物开花时采摘，亦有止咳、化痰作用。制剂有贝母花流浸膏及浸膏片。

*麦冬 Ophiopogonis Radix

原名麦门冬。始载于《神农本草经》，列为上品。陈藏器谓："出江宁者小润，出新安（现浙江淳安西）者大白。其苗大者如鹿葱，小者如韭叶，大小有三四种，功效相似，其子圆碧"。苏颂谓："叶青似莎草，长及尺余，四季不凋。根黄白色有须，根作连珠形。……四月开淡红花，如红蓼花。实碧而圆如珠。江南出者叶大，或云吴地者尤胜。"

【来源】 为百合科植物麦冬 *Ophiopogon japonicus*（L. f）Ker-Gawl. 的干燥块根。

【植物形态】 多年生草本，高 12～40cm。须根中端或先端常膨大成肉质块根。地下茎匍匐，细长；地上茎直立，粗短。叶丛生，狭线形，长 10～50cm，宽 1.5～4mm，具 3～7 脉。总状花序轴长 2～5cm，有花 8～10 余朵，穗状，顶生，每 1～2 朵生于苞片腋内，下垂；花被片 6，披针形，白色或淡紫色；雄蕊 6，花丝极短，花药三角状披针形；子房半下位，3 室，柱头长约 4mm，略呈圆锥形。浆果球形，早期绿色，成熟后暗紫色。花期 5～8 月，果期 7～9 月（彩图 32）。

【产地】 主产于浙江、四川、江苏等地，多为栽培。浙江产的习称"杭麦冬"，四川产的习称"川麦冬"。

【采制】夏季采挖，洗净，反复暴晒、堆置，至七八成干，除去须根，干燥。

【性状】块根呈纺锤形，两端略尖，长 1.5 ~ 3cm，直径 0.3 ~ 0.6cm。表面淡黄色或灰黄色，有细纵纹。质柔韧，断面黄白色，半透明，中柱细小。气微香，味甘、微苦（彩图 32）。

以身干、个肥大、黄白色、半透明、质柔软、有香气、嚼之发黏者为佳。

【显微特征】块根横切面：表皮细胞 1 列或脱落，根被为 3 ~ 5 列木化细胞。皮层宽广，散有含草酸钙针晶束的黏液细胞，有的针晶直径至 10μm；内皮层细胞壁均匀增厚，木化，有通道细胞，外侧为 1 列石细胞，其内壁及侧壁增厚，纹孔细密。中柱较小，韧皮部束 16 ~ 22 个，木质部由导管、管胞、木纤维以及内侧的木化细胞连结成环层。髓小，薄壁细胞类圆形（图 12 - 99，彩图 33）。

粉末：淡黄棕色。①草酸钙针晶较多，散在或成束存在于类圆形、椭圆形黏液细胞中，长 24 ~ 50μm；另有粗大呈柱晶，长约至 88μm，直径 5（ ~ 13）μm。②石细胞类方形或长方形，常与内皮层细胞上下相叠，表面观类方形或类多角形，直径 22 ~ 64μm，长至 170μm，壁厚至 16μm，有的一边甚薄，纹孔细密，孔沟较粗。③内皮层细胞长方形或长条形，均匀增厚或一边稍薄，木化，纹孔点状，较稀疏，孔沟明显。此外可见木纤维、导管、管胞（图 12 - 100）。

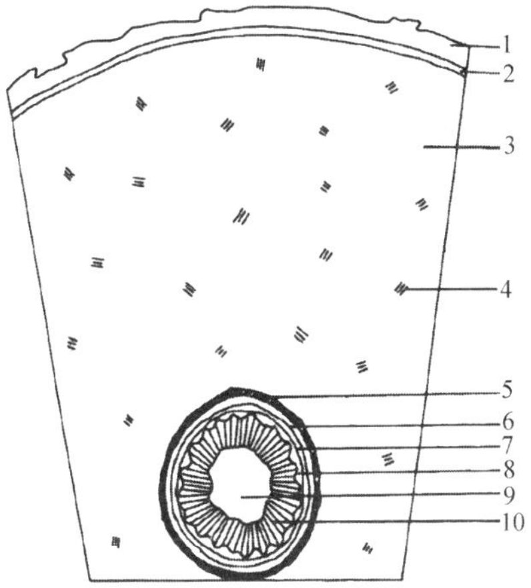

图 12 - 99　麦冬（块根）横切面

1. 根被；2. 外皮层；3. 皮层；4. 草酸钙针晶束；5. 石细胞；6. 内皮层；7. 中柱鞘；8. 韧皮部；9. 髓部；10. 木质部

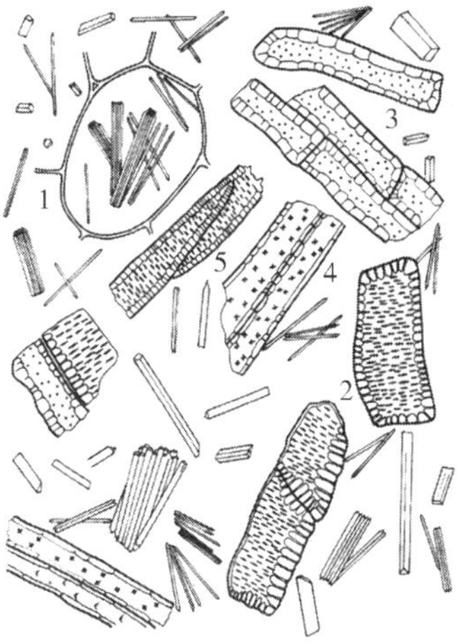

图 12 - 100　麦冬（块根）粉末

1. 草酸钙针晶及细柱状结晶；2. 石细胞；3. 内皮层细胞；4. 木纤维；5. 管胞

【化学成分】①甾体皂苷：如麦冬皂苷（ophiopogonin）A、B、C、D 的苷元均为鲁斯可皂苷元（ruscogenin）；麦冬皂苷（ophiopogonin）B′、C′、D′的苷元均为薯蓣皂苷元（diosgenin）。②黄酮类：如甲基麦冬黄烷酮甲、乙（methylophiopogonanone A，B）等。此外，还含麦冬多糖（ophiopogon polysaccharide）等。

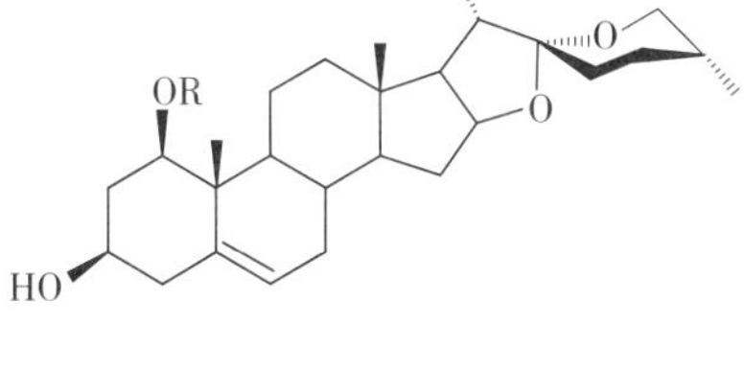

	R
鲁斯可皂苷元	H
麦冬皂苷B	D-fuc（2-1）L-rha
麦冬皂苷D	D-fuc[（2-1）L-rha](3-1) D-xyl

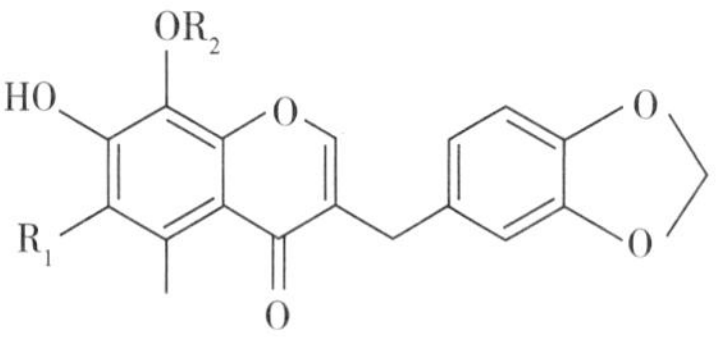

	R_1	R_2
麦冬黄酮甲	CH_3	H
甲基麦冬黄酮甲	CH_3	CH_3

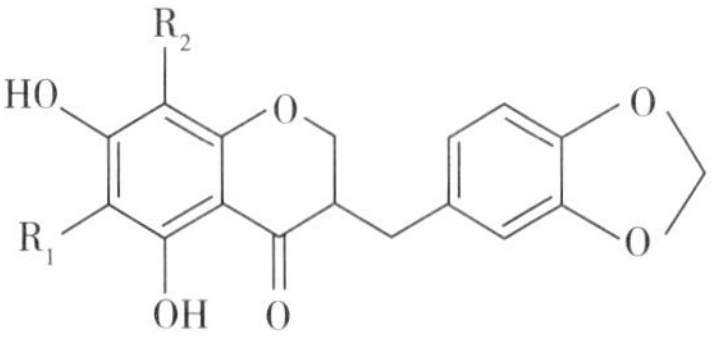

	R_1	R_2
麦冬黄烷酮甲	CH_3	H
甲基麦冬黄烷酮甲	CH_3	CH_3

【理化鉴定】 荧光检查：取本品切片置紫外光灯（365nm）下观察，显浅蓝色荧光。

薄层色谱：取本品剪碎，三氯甲烷-甲醇（7∶3）混合溶液提取，滤过，滤液蒸干，残渣加三氯甲烷溶解，作为供试品溶液；以麦冬药材作为对照，硅胶 GF_{254} 板，以甲苯-甲醇-冰醋酸（80∶5∶0.1）展开，紫外光灯（254nm）下检视。供试品色谱中，在与对照药材色谱相应的位置上，显相同颜色的斑点。

【检查】 水分不得过 18.0%；总灰分不得过 5.0%。

【浸出物】 照水溶性浸出物冷浸法测定，不得少于 60.0%。

【含量测定】 采用紫外-可见分光光度法测定鲁斯可皂苷元含量。本品按干燥品计算，含麦冬总皂苷以鲁斯可皂苷元（$C_{27}H_{42}O_4$）计，不得少于 0.12%。

【药理作用】 ①对心血管系统的作用：麦冬可防止因结扎犬左冠状动脉前降支而造成的心脏泵血功能减退，对左心室压力上升速率、心排血量及左心室做功等指标有改善作用。麦冬总糖和总皂苷可显著增加小鼠心肌营养血流量，使缺血缺氧的心肌细胞较快获得修复和保护。麦冬对多种实验性心律失常有预防和治疗作用。麦冬总皂苷静脉注射，可有效预防或对抗由三氯甲烷-肾上腺素诱发的兔心律失常以及氯化钡、乌头碱诱发的大鼠心律失常。②增强免疫作用：麦冬能显著增加小鼠的脾脏重量、增强巨噬细胞的吞噬作用，对抗环磷酰胺引起的小鼠白细胞减少。麦冬多糖能增强小鼠炭粒廓清能力。③抗衰老作用：麦冬能显著提高机体超氧化物歧化酶（SOD）和谷胱甘肽过氧化物酶（GSH-Px）的活性，从而提高机体抵御自由基的能力。④降血糖作用：麦冬多糖可抑制四氧嘧啶所致兔血糖升高，对肾上腺素升高血糖也有拮抗作用。此外，还有抗过敏、平喘、镇静、抗氧化等作用。

【功能与主治】 味甘、微苦，性微寒。归心、肺、胃经。能养阴生津，润肺清心。用于肺燥干咳，阴虚痨嗽，喉痹咽痛，津伤口渴，内热消渴，心烦失眠，肠燥便秘。用量 6～12g。

附：山麦冬 Liriopes Radix

《中国药典》收载，为湖北麦冬 *Liriope spicata*（Thunb.）Lour. var. *prolifera* Y. T. Ma 或短葶山麦冬 *L. muscari*（Decne.）Baily 的干燥块根。湖北麦冬产于湖北襄阳，多栽培。块根呈纺锤形，两端略尖，长 1.2～3cm，直径 0.4～0.7cm。表面淡黄色至棕黄

色，具不规则纵皱纹。质柔韧，干后质硬脆，易折断，断面淡黄色至棕黄色，中柱细小。气微，味甜，嚼之发黏。短葶山麦冬产于华东，福建泉州有栽培。块根稍扁，长2~5cm，直径0.3~0.8cm，具粗纵纹。味甘、微苦。能养阴生津，润肺清心。用于肺燥干咳，阴虚痨嗽，喉痹咽痛，津伤口渴，内热消渴，心烦失眠，肠燥便秘。用量9~15g。

知母　Anemarrhenae Rhizoma

本品为百合科植物知母 *Anemarrhena asphodeloides* Bge. 的干燥根茎。主产于河北，以易县产的质量最好。春、秋季采挖，除去须根和泥沙，晒干，习称“毛知母”；鲜时除去外皮晒干者，习称“知母肉”（光知母）。毛知母呈长条状，微弯曲，略扁，偶有分枝，长3~15cm，直径0.8~1.5cm，一端钝圆有浅黄色的茎叶残痕，习称“金包头”；表面黄棕色至棕色，上面有一凹沟，具紧密排列的环状节，节上密生黄棕色的残存叶基，由两侧向根茎上方生长；下面隆起而略皱缩，并有凹陷或突起的点状根痕。质硬，易折断，断面黄白色。气微，味微甜、略苦，嚼之带黏性。知母肉外皮大部分已除去，表面黄白色，有扭曲的沟纹，上方可见细密轮状叶痕，下方可见多数不规则散在的根痕。根茎含知母皂苷（timosaponin）A-Ⅰ、A-Ⅱ、A-Ⅲ、A-Ⅳ、B-Ⅰ、B-Ⅱ，芒果苷（mangiferin），异芒果苷（isomangiferin），知母多糖等。本品含芒果苷（$C_{19}H_{18}O_{11}$）不得少于0.70%，含知母皂苷B-Ⅱ（$C_{45}H_{76}O_{19}$）不得少于3.0%。知母具有解热、抑菌、降血糖、抑制 Na^+，K^+-ATP 酶活性、调节肾上腺素能和胆碱能神经元等药理作用；知母煎剂对伤寒杆菌、副伤寒杆菌、痢疾杆菌、大肠杆菌、变形杆菌、霍乱弧菌等有抑制作用。本品味苦、甘，性寒。归肺、胃、肾经。能清热泻火，滋阴润燥。用于外感热病，高热烦渴，肺热燥咳，骨蒸潮热，内热消渴，肠燥便秘。用量6~12g。

天冬　Asparagi Radix

本品为百合科植物天冬 *Asparagus cochinchinensis*（Lour.）Merr. 的干燥块根。主产于贵州、四川、广西、浙江等省区。块根呈长纺锤形，两端渐细，略弯曲，长5~18cm，直径0.5~2cm。表面黄白色至淡黄棕色，半透明，光滑或具深浅不等的纵皱纹，偶有残存的灰棕色外皮。质硬或柔润，有黏性，断面角质样，中柱黄白色。气微，味甜、微苦。含天冬苷（asparagus glycosides）Ⅳ、Ⅴ、Ⅵ、Ⅶ等甾体皂苷；还含有天冬酰胺（asparagine）、瓜氨酸（citrulline）、丝氨酸（serine）等氨基酸，以及天冬多糖（asparagus polysaccharide）A、B、C、D 等。本品有镇咳、抗菌、抗肿瘤、免疫增强、抗衰老等作用。本品味甘、苦，性寒。归肺、肾经。能养阴润燥，清肺生津。用于肺燥干咳，顿咳痰黏，腰膝酸痛，骨蒸潮热，内热消渴，热病津伤，咽干口渴，肠燥便秘。用量6~12g。

黄精　Polygonati Rhizoma

本品为百合科植物滇黄精 *Polygonatum kingianum* Coll. et Hemsl.、黄精 *P. sibiricum* Red. 或多花黄精 *P. cyrtonema* Hua 的干燥根茎。按药材形状的不同，分别习称为“大

黄精”“鸡头黄精”和“姜形黄精”。姜形黄精主产于贵州、湖南、安徽、浙江；鸡头黄精主产于河北、陕西、内蒙古；大黄精主产于云南、广西。大黄精呈肥厚肉质的结节块状，结节长可达10cm以上，宽3～6cm，厚2～3cm。表面淡黄色至黄棕色，具环节，有皱纹及须根痕，结节上侧茎痕呈圆盘状，圆周凹入，中部突出。质硬而韧，不易折断，断面角质，淡黄色至黄棕色。气微，味甜，嚼之有黏性。鸡头黄精呈结节状弯柱形，稍扁，长3～10cm，直径0.5～1.5cm。结节长2～4cm，略呈圆锥形，常有分枝。表面黄白色或灰黄色，半透明，有纵皱纹，茎痕圆形，直径5～8mm，节间长0.3～1.5cm。姜形黄精呈长条结节状，长短不等，常数个块状结节相连。表面灰黄色或黄褐色，粗糙，结节上侧有突出的圆盘状茎痕，直径0.8～1.5cm。味苦者不可药用。本品主要含黄精多糖（polygahatous polysaccharides）A、B、C以及黄精低聚糖（polygahatous oligosaccharide）A、B、C，还含有黄精皂苷（sibiricoside）A、B等。本品含黄精多糖以无水葡萄糖（$C_6H_{12}O_6$）计，不得少于7.0%。黄精具有增强免疫、抗氧化、抗衰老、降血压、降血脂、降血糖等药理作用。本品味甘，性平。归脾、肺、肾经。能补气养阴，健脾，润肺，益肾。用于脾胃气虚，体倦乏力，胃阴不足，口干食少，肺虚燥咳，劳嗽咳血，精血不足，腰膝酸软，须发早白，内热消渴。用量9～15g。

玉竹 Polygonati Odorati Rhizoma

本品为百合科植物玉竹 *Polygonatum odoratum*（Mill.）Druce 的干燥根茎。主产于湖南、河南、江苏、浙江、安徽、江西等地。根茎呈长圆柱形，略扁，少有分枝，长4～18cm，直径0.3～1.6cm。表面黄白色或淡黄棕色，半透明，具纵皱纹及微隆起的环节，有白色圆点状须根痕和圆盘状茎痕。质硬而脆或稍软，易折断，断面角质样或显颗粒性。气微，味甘，嚼之发黏。主要含黏液质（phlegm），玉竹黏多糖（odoratan），玉竹果聚糖（polygonatum fructan）A、B、C、D等。本品含玉竹多糖以葡萄糖（$C_6H_{12}O_6$）计，不得少于6.0%。本品有增强心搏、降血糖、抗肿瘤等作用。本品味甘，性微寒。归肺、胃经。能养阴润燥，生津止渴。用于肺胃阴伤，燥热咳嗽，咽干口渴，内热消渴。用量6～12g。

土茯苓 Smilacis Glabrae Rhizoma

本品为百合科植物光叶菝葜 *Smilax glabra* Roxb. 的干燥根茎。主产于广东、湖南、湖北、浙江、四川。本品略呈圆柱形，稍扁或呈不规则条块，有结节状隆起，具短分枝，长5～22cm，直径2～5cm。表面黄棕色或灰褐色，凹凸不平，有坚硬的须根残基，分枝顶端有圆形芽痕，有的外皮现不规则裂纹，并有残留的鳞叶。质坚硬。切片呈长圆形或不规则，厚1～5mm，边缘不整齐；切面类白色至淡红棕色，粉性，可见点状维管束及多数小亮点；质略韧，折断时有粉尘飞扬，以水湿润后有黏滑感。气微，味微甘、涩。主要含落新妇苷（astilbin）、异落新妇苷（isoastilbin）、土茯苓苷（tufulingoside）等黄酮类，以及以薯蓣皂苷元（diosgenin）、提果皂苷元（tigogenin）为苷元的菝葜皂苷类（smilax saponins）等。采用高效液相色谱法测定，本品含落新妇苷（$C_{21}H_{22}O_{11}$）不得少于0.45%。土茯苓有抗肿瘤、抗心肌缺血、抗动脉粥样硬化、抑制细胞免疫、镇痛等作用。本品味甘、淡，性平。归肝、胃经。能解毒，除湿，通利关节。用于梅毒及汞中毒所致的肢体拘挛，筋骨疼痛；湿热淋浊，带下，痈肿，瘰疬，疥癣。用量15～60g。

大蒜　Allii Sativi Bulbus

本品为百合科植物大蒜 *Allium sativum* L. 的鳞茎。全国大部分地区均产，主产于河南、山东等地。鳞茎呈类球形，直径3～6cm，表面被2～5层白色、淡紫色或紫红色的膜质鳞皮。顶端略尖，中间有残留花葶，基部有多数须根痕。剥去外皮，可见独头或6～16个瓣状小鳞茎，着生于残留花茎基周围。鳞茎瓣略呈卵圆形，外皮膜质，先端略尖，一面弓状隆起，剥去皮膜，白色，肉质。气特异，味辛辣，具刺激性。主要含丰富的含硫化合物，其中蒜氨酸（alliin）约1.0%，在蒜氨酸酶（alliinase）的作用下能转化为大蒜辣素（allicin）；还含有异蒜氨酸（isoalliin）、甲基蒜氨酸（methiin）、环蒜氨酸（cycloalliin）、γ-谷氨酰-*S*-烯丙基-L-半胱氨酸（γ-glutamyl-*S*-allyl-L-cysteine）等。本品含大蒜素（$C_6H_{10}S_3$）不得少于0.15%。《美国药典》规定本品含大蒜辣素不得少于0.45%，蒜氨酸不得少于0.50%，γ-谷氨酰-*S*-烯丙基-L-半胱氨酸不得少于0.20%。本品为当今国际上最畅销的植物药之一，在2007年美国畅销的前10种植物药中排名第一。本品具有抗微生物与寄生虫、抗肿瘤、降血脂、抗动脉粥样硬化、抗凝血、保肝、抗过敏、抗诱变、免疫调节等作用。本品味辛，性温。归脾、胃、肺经。能解毒消肿，杀虫，止痢。用于痈肿疮疡，疥癣，肺痨，顿咳，泄泻，痢疾。用量9～15g。

芦荟　Aloe

本品为百合科植物库拉索芦荟 *Aloe barbadensis* Miller、好望角芦荟 *A. ferox* Miller 或其他同属近缘植物叶的汁液浓缩干燥物。前者习称为“老芦荟”，后者习称为“新芦荟”。目前我国南方各省如广东、云南、江西、福建、台湾等地有栽培。库拉索芦荟呈不规则块状，常破裂为多角形，大小不一。表面呈暗红褐色或深褐色，无光泽。体轻，质硬，不易破碎，断面粗糙或显麻纹。富吸湿性。有特殊臭气，味极苦。好望角芦荟表面呈暗褐色，略显绿色，有光泽；体轻，质松，易碎，断面玻璃样而有层纹。主要含芦荟苷（barbaloin）、异芦荟苷（isobarbaloin）、芦荟大黄素（aloe-emodin）等成分。采用高效液相色谱法测定，含芦荟苷（$C_{21}H_{22}O_9$）库拉索芦荟不得少于16.0%，好望角芦荟不得少于6.0%。芦荟具有泻下、保肝、抗肿瘤、抗病原微生物的作用，对X射线造成的皮肤损害有保护作用。本品味苦，性寒。归肝、胃、大肠经。能泻下通便，清肝泻火，杀虫疗疳。用于热结便秘，惊痫抽搐，小儿疳积；外治癣疮。用量2～5g，宜入丸散。外用适量，研末敷患处。孕妇慎用。

《中国药典》收载的其他百合科生药

欧美国家常用百合科植物药

46. 百部科 Stemonaceae

多为草本，常具肉质块根。单叶，有明显的基出脉和平行、致密的横脉。花两性，辐射对称，单生于叶腋或花梗贴生于叶片中脉；花被片4；雄蕊4，药隔通常延伸于药室之上成细长附属物；子房上位或半下位，2心皮合生成1室，胚珠2至多数，基生或顶生胎座。蒴果，开裂为2瓣。

PPT：46 百部科 ~49 禾本科

本科共3属，约30种，分布于亚洲、美洲和大洋洲。我国产2属，11种，产于西南至东南部。主要的属有百部属（*Stemona*）和金刚大属（*Croomia*）。主要的生药有百部、金刚大等。

本科植物的块根常有根被，百部属研究较多，另常含草酸钙针晶。

本科植物的主要化学成分为生物碱，百部属含有百部碱（stemonine）、百部定碱（stemonidine）、百部宁碱（paipunine）等，有抗菌消炎、镇咳、杀虫的作用。

*百部 Stemonae Radix

始载于《名医别录》。《图经本草》载："春生苗，作藤蔓，叶大而尖长，颇似竹叶，面青色而光，根下一撮十五六枚，黄白色。"

【来源】本品为百部科植物直立百部 *Stemona sessilifolia*（Miq.）Miq.、蔓生百部 *S. japonica*（BL.）Miq. 或对叶百部 *S. tuberosa* Lour. 的干燥块根。

【植物形态】直立百部：为多年生草本，高 30 ~60cm。块茎簇生，纺锤形，茎直立，不分枝。叶子多3 ~4 片轮生，椭圆形或卵形，长4 ~6cm，宽2 ~4cm，全缘，叶脉3 ~5 条。花多数生于茎下部鳞状叶腋间，花梗细长，花被4 片，卵状披针形；雄蕊4 枚，紫色，花隔膨大成披针形附属物；子房扁三角形，柱头短，蒴果。花期4 ~5 月，果期7 月。

蔓生百部：茎下部直立，上部蔓状。叶3 ~4 片轮生，卵形至广披针形，基部圆形或截形，叶脉5 ~9 条。花单生或数朵排成聚伞花序，淡绿色，总花梗基部与叶柄或叶中脉愈合。

对叶百部：茎缠绕。叶对生，广卵形，基部浅心形，叶脉7 ~13 条。花单生或2 ~3 朵成总状花序，黄绿色带紫色条纹，总花梗腋生，与叶柄分离。

【产地】直立百部主产于安徽、江苏、湖北等省；蔓生百部主产于浙江省；对叶百部主产于湖北、广东、福建等省。

【采制】2 ~3 月或8 ~9 月均可采收，一般可在新芽出土前或苗将枯萎时采收，除去须根，洗净，置沸水中略烫或蒸至无白心，取出，晒干。

【性状】直立百部：纺锤形，上端较细长，皱缩弯曲，长5 ~12cm，直径0.5 ~1cm。表面黄白色或淡棕黄色，有不规则深纵沟，间或有横皱纹。质脆，易折断，断面平坦，角质样，淡黄棕色或黄白色，皮部较宽，中柱扁缩。气微，味甘、苦。

蔓生百部：两端稍狭细，长3 ~10cm，直径约1cm。表面淡灰白色，多不规则皱褶，有的可见横皱纹。

对叶百部：长纺锤形或长条形，长8 ~24cm，直径0.8 ~2cm。表面浅黄棕色至灰棕色，具浅纵皱纹或不规则纵槽。质坚实，断面黄白色至暗棕色，中柱较大，髓部类白色。

均以根粗壮、质坚实、色黄白者为佳。

【显微鉴定】 根横切面。

直立百部：根被细胞3～4列，壁木栓化及木化，具致密的细条纹。皮层较宽，内皮层细胞明显。中柱韧皮部束与木质部束各19～27个，间隔排列；韧皮部束内侧有少数非木化纤维；木质部束导管2～5个，并有木纤维和管胞，导管类多角形，径向直径约至48μm，偶有导管深入至髓部。髓部散有少数细小纤维（图12－101）。

蔓生百部：根被为3～6列细胞。韧皮部纤维木化。导管径向直径约至184μm，通常深入至髓部，与外侧导管束作2～3轮状排列（图12－101）。

对叶百部：根被为3列细胞，细胞壁无细条纹，其最内层细胞的内壁特厚。皮层外侧散有纤维，类方形，壁微木化。中柱韧皮部束与木质部束各32～40个。木质部导管圆多角形，直径至107μm，其内侧与木纤维和微木化的薄壁细胞连接成环层（图12－101）。

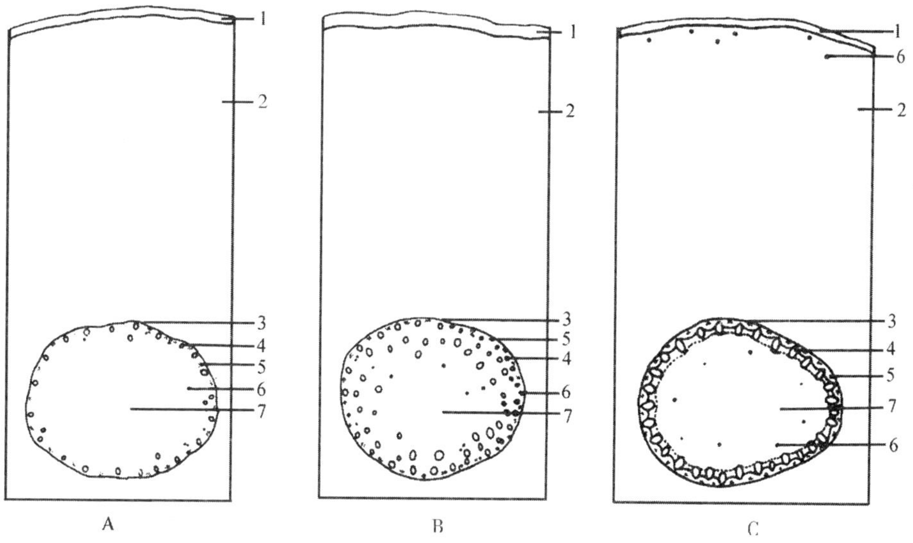

图12－101　百部（根）横切面

A. 直立百部；B. 蔓生百部；C. 对叶百部

1. 根被；2. 皮层；3. 内皮层；4. 木质部束；5. 韧皮部束；6. 纤维；7. 髓

【化学成分】 主含生物碱。直立百部含直立百部碱（sessilistemonine）、对叶百部碱（tuberostemonine）、霍多林碱（hordonine）、原百部碱（protostemonine）等。

蔓生百部含百部碱（stemonine）、次百部碱（stemonidine）、异次百部碱（isostemonidine）、蔓生百部碱（stemonamine）、异蔓生百部碱（isostemonamine）及原百部碱等。

对叶百部含对叶百部碱、异对叶百部碱、次对叶百部碱（hypotuberostemonine）、氧化对叶百部碱（oxytuberostemonine）及百部次碱等成分。

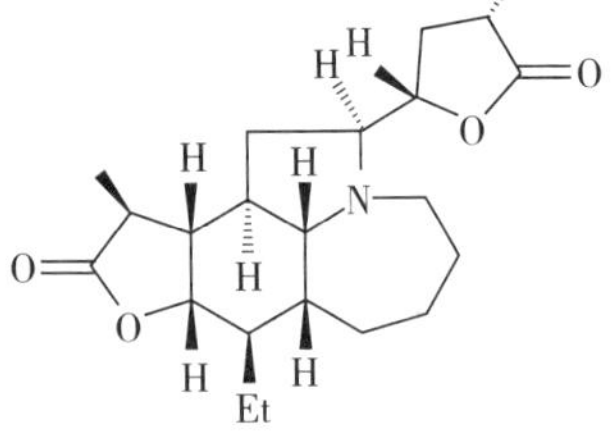

对叶百部碱

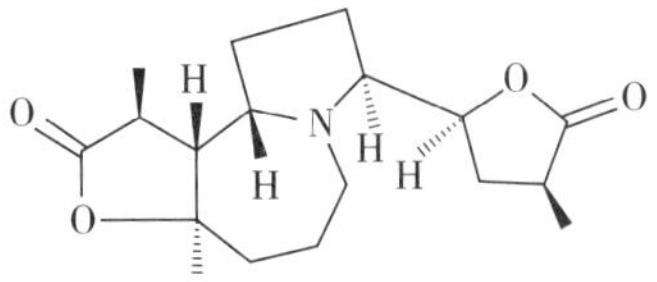

百部碱

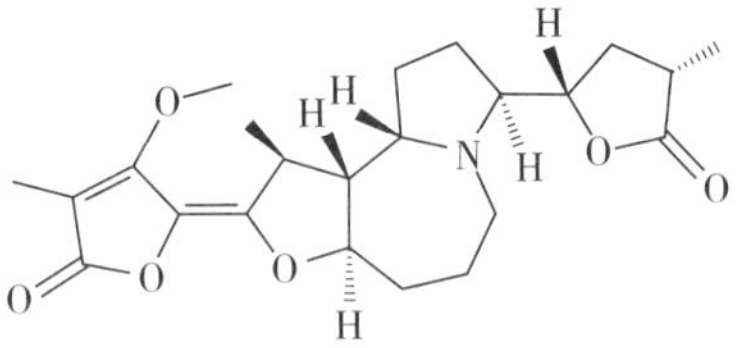

原百部碱

【理化鉴定】 取本品粉末加70%乙醇提取，浓氨水碱化，三氯甲烷振摇提取，1%盐酸溶解。分置2只试管中，分别滴加2～5滴碘化铋钾试液和1～3滴硅钨酸试液，产生橙红色沉淀和乳白色沉淀（检查生物碱）。

【浸出物】 照水溶性浸出物热浸法测定，不得少于50.0%。

【药理作用】 ①杀虫作用：百部水浸液和醇浸液对体虱和阴虱均有杀灭作用，还对蝇蛆、孑孓、柑橘蚜等10余种害虫有杀灭作用。②镇咳、平喘作用：百部生物碱能降低动物呼吸中枢的兴奋性，抑制咳嗽反射。③抗菌作用：百部乙醇浸液对金黄色葡萄球菌、白色葡萄球菌、乙型溶血性链球菌、炭疽杆菌、肺炎球菌、痢疾杆菌、结核杆菌、皮肤真菌等有抑制作用。

【功能与主治】 味甘、苦，性微温。归肺经。能润肺下气止咳，杀虫灭虱。用于新久咳嗽，肺痨咳嗽，顿咳；外用于头虱，体虱，蛲虫病，阴痒。用量3～9g。外用适量，水煎或酒浸。

知识链接

百部的混淆品很多，大约有14科14种植物的根混作百部用。如百合科植物石刁柏 *Asparagus officinalis* L. 的块根称湖北大百部。同科植物羊齿天门冬 A. *filicinus Buch.*-Ham. ex D. Don 的块根在云南、四川个别地方作百部用，别名“滇百部”“小百部”。

另据报道，蔓生百部的叶和茎含有百部螺碱（stemospironine），具杀虫作用。

47. 薯蓣科 Dioscoreaceae

缠绕草质或木质藤本，有根茎或块茎。叶互生，有时中部以上对生，单叶或掌状复叶，基出脉3～9，侧脉网状。花小，单性或两性，常雌雄异株。雄花花被片6，2轮，离生或基部合生；雄蕊6，有时其中3枚退化。子房下位，3室，每室常有胚珠2，花柱3，分离。蒴果，具三棱的翅。

本科约有9属，650多种，分布于全球的热带和温带地区。我国有1属，约50种，主要分布于西南至东南各省区。药用1属，37种。主要的生药有山药、穿山龙、粉萆薢、绵萆薢、黄山药等。

本科植物常具黏液细胞，并含有草酸钙针晶。

本科植物的化学成分以甾体皂苷类为主要特征，如山药、穿山龙、粉萆薢等含有薯蓣皂苷元（diosgenin），是制药工业中的重要原料。

*山药 Dioscoreae Rhizoma

原名薯蓣，始载于《神农本草经》，列为上品。《图经本草》载："春生苗，蔓延篱援。茎紫，叶青，有三尖角，似牵牛，更厚而光泽。夏开细白花，大类枣花，秋生实于叶间，状如铃，二月、八月采根。"

【来源】本品为薯蓣科植物薯蓣 *Dioscorea opposita* Thunb. 的干燥根茎。

【植物形态】多年生缠绕性草本。块茎长而粗壮，外皮灰褐色，有须根。茎常带紫色，右旋。单叶，在茎下部互生，中部以上对生。少数为三叶轮生；叶片三角形至卵圆形或戟形，变异大，长 3 ~ 9cm，宽 2 ~ 7cm，通常耳状 3 裂，基部心形，幼苗期叶一般不裂，叶腋内常有珠芽（零余子）。雌雄异株，穗状花序，雄花序近直立，聚生于叶腋内，花被 6，雄蕊 6；雌花序下垂，子房下位，蒴果扁圆柱形，具三翅，外面有白粉。种子扁圆形，四周有膜质翅。花期 6 ~ 9 月，果期 7 ~ 11 月（彩图 34）。

【产地】主产于河南，为"四大怀药"之一，湖南、江西、广东、广西等地亦产。均为栽培。

【采制】根据加工方法的不同，分为"毛山药""山药片"和"光山药"。冬季茎叶枯萎后采挖，切去根头，洗净，除去外皮和须根，干燥，习称"毛山药"；或除去外皮，趁鲜切厚片，干燥，称为"山药片"；也有选择肥大顺直的干燥山药，置清水中，浸至无干心，闷透，切齐两端，用木板搓成圆柱状，晒干，打光，习称"光山药"。

【性状】毛山药：略呈圆柱形，弯曲而稍扁，长 15 ~ 30cm，直径 1.5 ~ 6cm。表面黄白色或淡黄色，有纵沟、纵皱纹及须根痕，偶有浅棕色外皮残留。体重，质坚实，不易折断，断面白色，粉性。气微，味淡、微酸，嚼之发黏。

山药片：为不规则的厚片，皱缩不平，切面白色或黄白色，质坚脆，粉性。气微，味淡、微酸。

光山药：呈圆柱形，两端平齐，长 9 ~ 18cm，直径 1.5 ~ 3cm。表面光滑，白色或黄白色（彩图 34）。

以质坚实、粉性足、色白者为佳。

【显微鉴定】粉末类白色。①淀粉粒单粒扁卵形、三角状卵形、类圆形或矩圆形，直径 8 ~ 35μm，脐点点状、人字状、十字状或短缝状，可见层纹；复粒稀少，由 2 ~ 3 分粒组成。②草酸钙针晶束存在于黏液细胞中，长约至 240μm，针晶粗 2 ~ 5μm。③具缘纹孔导管、网纹导管、螺纹导管及环纹导管直径 12 ~ 48μm（彩图 35）。

【化学成分】主要有皂苷、黏液质、多糖等。含薯蓣皂苷元（diosgenin）；另有胆甾醇（cholesterol）、（24*R*）-α-甲基胆甾烷醇［（24*R*）-α-methyl cholestanol］等多种甾醇；以及甘露聚糖（mannan）、植酸（phytic acid）、尿囊素（allantoin）、多巴胺（dopamine）、山药碱（batatasine）等。

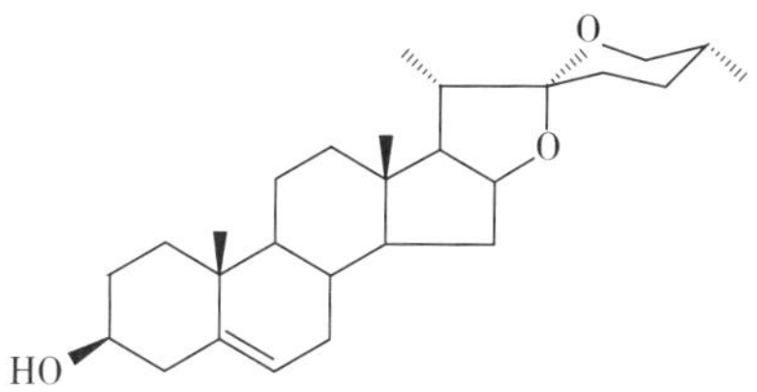

薯蓣皂苷元

【理化鉴定】薄层色谱：取本品粉末，乙醇提取，滤过，滤液蒸干，残渣加二氯甲烷溶解，作为供试品溶液；以山药对照药材作为对照，硅胶G板，乙酸乙酯-甲醇-浓氨试液（9∶1∶0.5）展开，喷10%硫酸乙醇溶液，105℃加热，紫外光灯（365nm）下检视。供试品色谱中，在与对照药材色谱相应的位置上，显相同颜色的荧光斑点。

【检查】水分：毛山药和光山药不得过16.0%，山药片不得过12.0%；总灰分：毛山药和光山药不得过4.0%，山药片不得过5.0%。二氧化硫残留量：毛山药和光山药不得过400mg/kg，山药片不得过10mg/kg。

【浸出物】照水溶性浸出物冷浸法测定，毛山药和光山药不得少于7.0%，山药片不得少于10.0%。

【药理作用】①增强免疫作用：山药多糖RDPS-1能不同程度地提高T淋巴细胞的增殖能力、NK细胞活性、血清溶血素活性、血清IgG含量和增强巨噬细胞的吞噬能力，既能提高非特异性免疫功能，又能提高特异性细胞免疫和体液免疫功能。②降血糖作用：山药水煎剂可以降低正常小鼠的血糖，对四氧嘧啶引起的小鼠糖尿病有预防及治疗作用，并可对抗由肾上腺素或葡萄糖引起的小鼠血糖升高。③对消化系统的作用：山药能改善小鼠的肠胃功能和抑制高胆固醇的发生；山药能抑制正常大鼠胃排空运动和肠推进作用，也能明显对抗苦寒泻下药引起的大鼠胃肠运动亢进；山药能提高胃液分泌量和胃液酸度，对脾虚模型小鼠具有止泻和提高抗寒能力的作用。此外，还有抗肿瘤、抗突变、抗氧化、抗衰老等作用。

【功能与主治】味甘，性平。归脾、肺、肾经。能补脾养胃，生津益肺，补肾涩精。用于脾虚食少，久泻不止，肺虚喘咳，肾虚遗精，带下，尿频，虚热消渴。麸炒山药补脾健胃。用于脾虚食少，泄泻便溏，白带过多。用量15~30g。

穿山龙 Dioscoreae Nipponicae Rhizoma

本品为薯蓣科植物穿龙薯蓣 *Dioscorea nipponica* Makino 的干燥根茎。全国大部分地区有分布。根茎呈类圆柱形，稍弯曲，长15~20cm，直径1.0~1.5cm。表面黄白色或棕黄色，有不规则纵沟、刺状残根及偏于一侧的突起茎痕。质坚硬，断面平坦，白色或黄白色，散有淡棕色维管束小点。气微，味苦涩。主要含有甾体皂苷类，如薯蓣皂苷（dioscin）、纤细皂苷（gracillin）、穗菝葜甾苷（asperin）等，还含有25-D-螺甾-3，5-二烯（25-D-spirosta-3，5-diene）及对羟基苄基酒石酸（piscidic acid）。本品含薯蓣皂苷（$C_{45}H_{72}O_{16}$）不得少于1.3%。本品有镇咳祛痰作用，较大剂量时有平喘作用。总皂苷10mg/kg能显著降低兔动脉压，减慢心率、增大心肌收缩力、增加24小时尿量、改善冠状循环，显著降低血胆甾醇水平，降低β/α-脂蛋白比例等。此外，还有免疫抑制和抗病毒等作用。本品性温，味甘、苦。归肝、肾、肺经。能祛风除湿，舒筋通络，活血止痛，止咳平喘。用于风湿痹病，关节肿胀，疼痛麻木，跌扑损伤，闪腰岔气，咳嗽气喘。用量9~15g，也可制成酒剂用。

《中国药典》收载的其他薯蓣科生药

欧美国家常用薯蓣科植物药

48. 鸢尾科 Iridaceae

多为草本，有根状茎、块茎或鳞茎。叶常基生，条形、剑形或为丝状，基部常成鞘状。花多辐射对称，单生，数朵簇生或多花排列成总状、穗状、聚伞或圆锥花序；花被片6，排列成2轮，下部合生成一花被管；雄蕊3；花柱1。蒴果。

本科约70余属，1600余种，广布于热带、亚热带及温带地区。我国有11属，约70余种。主要的属有射干属（*Belamcanda*）、鸢尾属（*Iris*）、番红花属（*Crocus*）、唐菖蒲属（*Gladiolus*）等。主要的生药有西红花、射干、鸢尾等。

本科植物化学成分主要如下。①黄酮类：射干中的鸢尾苷（tectoridin）具有抗炎、解热的活性。②类胡萝卜素类：番红花中的番红花苷类成分具有抗血栓、降血脂、抗氧化等活性。此外，还含有蒽醌、皂苷和一些特殊氨基酸。

*西红花　Croci Stigma

【来源】 本品为鸢尾科植物番红花 *Crocus sativus* L. 的干燥柱头。

【植物形态】 多年生草本，株高10～15cm。球茎扁圆球形，外有黄褐色膜质包被。叶基生，条形，长15～25cm，宽2～4mm，叶缘反卷；叶丛基部包有4～5片膜质鞘状叶。花茎甚短，不伸出地面；花顶生，花被片6，倒卵圆形，淡紫色，花筒管细长，4～6cm；雄蕊3，花药基部箭形；雌蕊1，花柱橙红色，长约4cm，上部3分枝，分枝弯曲而下垂，柱头略扁，顶端楔形，子房狭纺锤形。蒴果椭圆形，长约3cm，直径约1.5cm，具三钝棱。种子多数球形。花期11月。

【产地】 原产于欧洲南部，上海、江苏、浙江等地有栽培。

【采制】 开花期晴天的早晨采集花朵，摘下柱头，通风晾干或在40～50℃烘干。

【性状】 呈线形，三分枝，长约3cm。暗红色，上部较宽而略扁平，顶端边缘显不整齐的齿状，内侧有一短裂隙，下端有时残留一小段黄色花柱。体轻，质松软，无油润光泽，干燥后质脆易断。气特异，微有刺激性，味微苦。

以柱头色棕红、黄色花柱少者为佳。

【显微特征】 粉末橙红色。①表皮细胞表面观长条形，壁薄，微弯曲，有的外壁凸出呈乳头状或绒毛状，表面隐约可见纤细纹理。②柱头顶端表皮细胞绒毛状，直径26～56μm，表面有稀疏纹理。③草酸钙结晶聚集于薄壁细胞中，呈颗粒状、圆簇状、梭形或类方形，直径2～14μm。此外，可见螺纹及环纹导管、花粉粒（图12－102）。

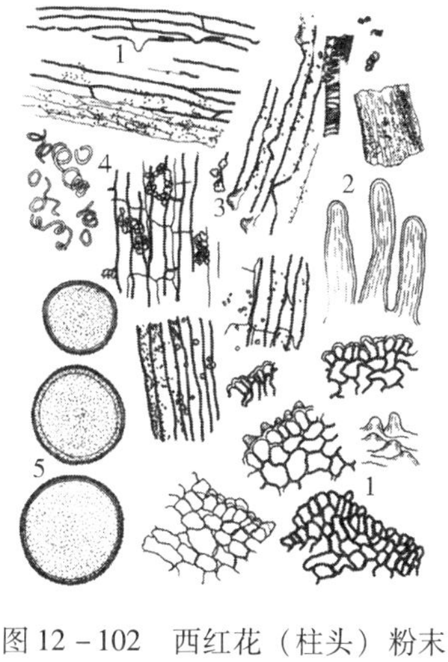

图12－102　西红花（柱头）粉末

1. 表皮细胞；2. 柱头顶端细胞；3. 草酸钙结晶；4. 导管；5. 花粉粒

【化学成分】 ①类胡萝卜素类约2%，主要为西红花苷（crocin）Ⅰ、Ⅱ、Ⅲ、Ⅳ，西红花酸（crocetin），西红花苦苷（picrocrocin），西红花单甲酯（β-crocetin），西红花二甲酯（γ-crocetin），α-，β-胡萝卜素（α-，β-carotene）等。②挥发油

约0.4%，主要为西红花醛（safranal）、萜烯等。

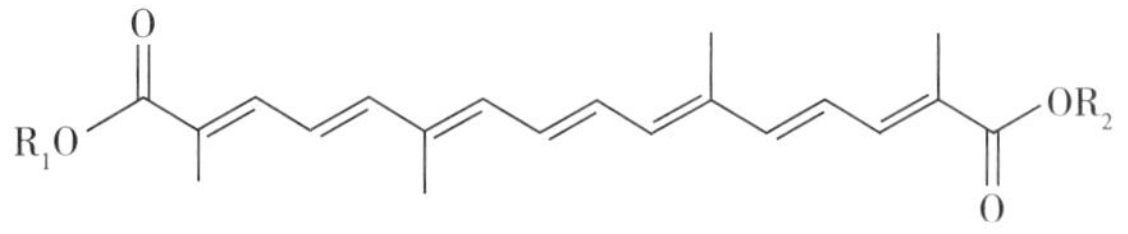

	R_1	R_2
西红花酸	H	H
西红花苷Ⅰ	β-D-gentiobiosyl	β-D-gentiobiosyl
西红花苷Ⅱ	β-D-gentiobiosyl	β-D-glucosyl
西红花苷Ⅲ	β-D-gentiobiosyl	H
西红花苷Ⅳ	β-D-glucosyl	H

【理化鉴定】（1）薄层色谱：粉末甲醇超声提取，上清液作为供试品溶液；以西红花药材作为对照，硅胶G板，乙酸乙酯－甲醇－水（100∶16.5∶13.5）展开，分别置日光和紫外光灯（365nm）下检视。供试品色谱中，在与对照药材色谱相应的位置上，显相同颜色的斑点或荧光斑点（避光操作）。

（2）取本品浸水中，可见橙黄色成直线下降，并逐渐扩散，水被染成黄色，无沉淀。柱头呈喇叭状，有短缝；在短时间内，用针拨之不破碎。

（3）取本品少量，置白瓷板上，加硫酸1滴，酸液显蓝色，经紫色缓缓变为红褐色或棕色（检查西红花苷和苷元）。

（4）精密称取干燥细粉30mg，甲醇70ml索氏提取，提取液转移定容至100ml，精密量取5ml，甲醇定容至50ml，作为供试品溶液，照紫外－可见分光光度法，在458nm的波长处测定吸光度，458nm与432nm波长处的吸光度的比值应为0.85～0.90。

【检查】干燥失重不得过12.0%；总灰分不得过7.5%。采用紫外－可见分光光度法，在432nm的波长处测定吸光度，不得低于0.50。

【浸出物】照醇溶性浸出物测定法项下的热浸法测定，用30%乙醇作溶剂，不得少于55.0%。

【含量测定】采用高效液相色谱法测定西红花苷-Ⅰ、西红花苷-Ⅱ和苦番红花素的含量，本品按干燥品计算，含西红花苷-Ⅰ（$C_{44}H_{64}O_{24}$）、西红花苷-Ⅱ（$C_{38}H_{54}O_{19}$）的总量不得少于10.0%，含苦番红花素（$C_{16}H_{26}O_7$）不得少于5.0%。

【药理作用】①活血作用：西红花水提物对血液凝固、血小板聚集及血栓形成等有明显的抑制作用。②兴奋子宫作用：西红花水煎液对小鼠、兔、猫、豚鼠、犬的在体、离体子宫均有明显的兴奋作用。③降血脂作用：西红花总苷具有降血脂作用。此外，西红花还有抗炎、镇静、免疫调节、抗肿瘤、改善学习和记忆障碍等作用。

【功能与主治】味甘，性平。归心、肝经。能活血化瘀，凉血解毒，解郁安神。用于经闭癥瘕，产后瘀阻，温毒发斑，忧郁痞闷，惊悸发狂。用量1～3g，煎服或沸水泡服。孕妇慎用。

射干 Belamcandae Rhizoma

本品为鸢尾科植物射干 *Belamcanda chinensis*（L.）DC. 的干燥根茎。全国大部分地区有分布。主产于河南、湖北、江苏、安徽、江西等省。根茎呈不规则结节状，长3～

10cm，直径 1～2cm。表面黄褐色、棕褐色或黑褐色，皱缩，有较密的环纹。上面有数个圆盘状凹陷的茎痕，偶有茎基残存；下面有残留的细根及根痕。质硬，断面黄色，颗粒性。气微，味苦、微辛。主含异黄酮类成分，鸢尾苷（tectoridin）及其苷元鸢尾黄素（tectorigenin）、野鸢尾苷（iridin）及其苷元野鸢尾黄素（irigenin）等。本品含次野鸢尾黄素（$C_{20}H_{18}O_8$）不得少于 0. 10%。具有抗炎、解热、抗病原微生物、抗氧化、利尿等作用。本品味苦，性寒。归肺经。能清热解毒，消痰，利咽。用于热毒痰火郁结，咽喉肿痛，痰涎壅盛，咳嗽气喘。用量 3～10g。

欧美国家常用鸢尾科植物药

49. 禾本科 Gramineae

草本或木本。茎特征为秆，多直立，节和节间明显。单叶互生，2 列；常由叶片和叶鞘等组成。花序以小穗为基本单位，然后再排成各种复合花序；小穗轴（花序轴）基部的苞片称为颖；花常两性，小穗轴上具小花 1 至多数；小花基部的两枚苞片，特称为外稃和内稃；花被片退化成鳞被（浆片），常 2～3 枚；雄蕊多为 3～6，花药常丁字状着生；雌蕊 1，子房上位，1 室，胚珠 1，花柱 2～3，柱头羽毛状。颖果。

本科约有 750 属，1 万余种，广泛分布于全世界。我国有 225 属，1200 多种。主要的生药有薏苡仁、麦芽、白茅根、淡竹叶、竹茹等。

本科植物表皮细胞常含硅质体，气孔保卫细胞为哑铃形，叶上表皮常有运动细胞，叶肉无栅栏组织与海绵组织的分化，主脉维管束具维管束鞘。

本科植物常含生物碱、黄酮类化合物、萜类、脂肪油等活性成分。本科是种子植物中的 1 个大科，具有重要的经济价值和药用价值。

*薏苡仁　Coicis Semen

始载于《神农本草经》，列为上品。《本草纲目》载："薏苡，人多种之。二三月宿根自生，叶如初生芭茅，五六月抽茎开花结实。有两种：一种黏牙者，尖而壳薄，即薏苡也，其米白色如糯米，可作粥饭及磨面食，亦可同米酿酒。一种圆而壳厚，坚硬者，即菩提子也。"

【来源】本品为禾本科植物薏米 *Coix lacryma-jobi* L. var. *mayuen*（Roman.）Stapf 的干燥成熟种仁。

【植物形态】一年或多年生草本，高 1～1. 5m。须根较粗，直径可达 3mm。秆直立，约具 10 节。叶片线状披针形，长可达 30cm，宽 1. 5～3cm，边缘粗糙，中脉粗厚，于背面凸起；叶鞘光滑，上部者短于节间；叶舌质硬，长约 1mm。总状花序腋生成束；雌小穗位于花序之下部，外面包以骨质念珠状的总苞，总苞约与小穗等长；能育小穗第 1 颖下部膜质，上部厚纸质，先端钝，第 2 颖舟形，被包于第 1 颖中；第 2 外稃短于第 1 外稃，内稃与外稃相似面较小；雄蕊 3，退化，雌蕊具长花柱；不育小穗，退化成筒状的颖，雄小穗常 2～3 枚生于第 1 节，无柄小穗第 1 颖扁平，两侧内折成脊而具不等宽之翼，第2颖舟形，内稃与外稃皆为薄膜质；雄蕊3；有柄小穗与无柄小穗相似，但较小或有更退化者。颖果外包坚硬的总苞，卵形或卵状球形。花期7~9月，果期9~10月。

【产地】 主产于福建、江苏、河北、辽宁等地。此外，四川、江西、湖北、湖南、广东、广西、贵州、云南、陕西、浙江等地均有栽培。销全国，并出口。

【采制】 于9~10月茎叶枯黄，果实呈褐色，大部成熟（约85%成熟）时，割下植株，集中立放3~4天后脱粒，筛去茎叶杂物，晒干或烤干，用脱壳机械脱去总苞和种皮，即得。

【性状】 种仁呈宽卵形或长椭圆形，长4~8mm，宽3~6mm。表面乳白色，光滑，偶有残存的黄褐色种皮；一端钝圆，另端较宽而微凹，有1淡棕色点状种脐；背面圆凸，腹面有1条较宽而深的纵沟。质坚实，断面白色，粉性。气微，味微甜。

以粒大充实、色白、无皮碎者为佳。

【显微特征】 粉末淡类白色。主为淀粉粒，单粒类圆形或多面形，直径2~20μm，脐点星状；复粒少见，一般由2~3分粒组成。

【化学成分】 主要含有蛋白质、脂类、挥发油和多糖类成分。①脂类：主要有薏苡仁酯（coixenolide）、α-单油酸甘油酯（α-monoolein）、甾醇脂等，游离脂肪酸中亚油酸含量最高，另含棕榈酸（palmitic acid）、硬脂酸（stearic acid）、顺-8-十八碳烯酸（*cis*-8-octadecenoic acid）等。②挥发油：含69种成分，主要有己醛（hexanal）、己酸（hexanoic acid）、2-乙基-3-羟基丁酸己酯（2-ethyl-3-hydroxy-hexylbutrate）、γ-壬内酯（γ-nonalactone）、壬酸（nonanoic acid）等。③多糖类：有葡聚糖，酸性多糖CA-1、CA-2，薏苡多糖（coixan）A、B、C等多种成分。此外，还含有薏苡素（coixol）、维生素 B_1、维生素 B_2、尼克酸和维生素E以及多种微量元素。

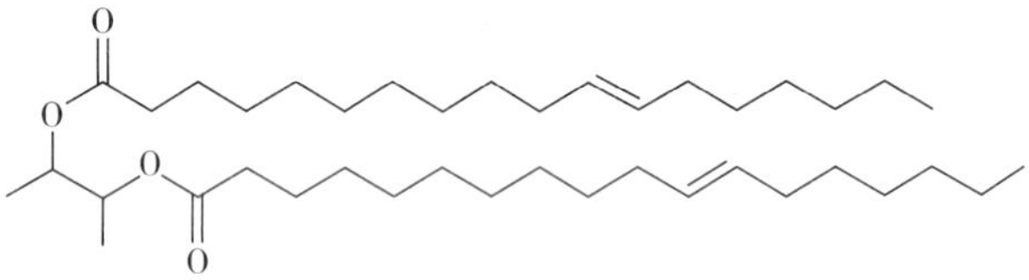

薏苡仁酯

【理化鉴定】 薄层色谱：取粉末用石油醚(60~90℃)提取，作为供试品溶液；以薏苡仁油对照提取物作为对照，硅胶G板，石油醚（60~90℃）-乙醚-冰醋酸（83∶17∶1）展开，5%香草醛硫酸溶液，105℃加热。供试品色谱中，在与对照提取物色谱相应的位置上，显相同颜色的斑点。

液相色谱：取粉末用乙腈-二氯甲烷（65∶35）提取，作为供试品溶液；以薏苡仁油对照提取物、甘油三油酸酯作为对照，注入液相色谱仪。供试品色谱图中，应呈现与对照品色谱峰保留时间一致的色谱峰；并呈现与对照提取物色谱峰保留时间一致的7个主要色谱峰。

【检查】 杂质不得过2%；水分不得过15.0%；总灰分不得过3.0%。

黄曲霉毒素检测：本品每1000g含黄曲霉毒素 B_1 不得过5μg，含黄曲霉毒素 G_2、黄曲霉毒素 G_1、黄曲霉毒素 B_2 和黄曲霉毒素 B_1 的总量不得过10μg。玉米赤霉烯酮：

本品每 1000g 含玉米赤霉烯酮不得过 500μg。

【浸出物】照醇溶性浸出物热浸法测定，无水乙醇作溶剂，不得少于 5.5%。

【含量测定】采用高效液相色谱法测定甘油三油酸酯含量。本品按干燥品计算，含甘油三油酸酯（$C_{57}H_{104}O_6$）不得少于 0.50%。

【药理作用】①抗肿瘤作用：薏苡仁所含不饱和脂肪酸（亚油酸）为其主要的抗癌成分，对多种癌细胞均有抑制作用，并能显著延长荷瘤动物生存期。薏苡仁甲醇提取物对非洲淋巴瘤病毒（EB 病毒）早期抗原（EB-EA）的激活作用有强烈的抑制活性，并有拮抗肿瘤促进剂的作用，α-单亚麻酯是其活性成分之一。②免疫调节作用：薏苡仁所含葡聚糖和酸性多糖 CA-1、CA-2 均有抗补体活性。③降血糖作用：薏苡多糖 A、B、C 具有降血糖作用，以多糖 A 活性最强。薏苡仁油也有降血糖作用，其降血糖作用可被丙酮酸钠拮抗。此外，尚有解热镇痛、抗炎、促排卵等作用。

【功能与主治】味甘、淡，性凉。归脾、胃、肺经。能利水渗湿，健脾止泻，除痹，排脓，解毒散结。用于水肿，脚气，小便不利，脾虚泄泻，湿痹拘挛，肺痈，肠痈，赘疣，癌肿。用量 9～30g。孕妇慎用。

白茅根　Imperatae Rhizoma

本品为禾本科植物白茅 *Imperata cylindrica* Beauv. var. *major*（Nees）C. E. Hubb. 的干燥根茎。全国大部分地区均产。根茎呈长圆柱形，长 30～60cm，直径 0.2～0.4cm。表面黄白色或淡黄色，微有光泽，具纵皱纹，节明显，稍突起，节间长短不等，通常长 1.5～3cm。体轻，质略脆，断面皮部白色，多有裂隙，放射状排列，中柱淡黄色，易与皮部剥离。气微，味微甜。含芦竹素（arundoin）、印白茅素（cylindrin）、薏苡素（coixol）、羊齿烯醇（fernenol）、西米杜鹃醇（simiarenol）、异山柑子萜醇（isoarborinol）、白头翁素（anemonin）等。白茅根有利尿、促凝血、提高心肌对 ^{86}Rb 的摄取量、增强免疫等功能。本品味甘，性寒。归肺、胃、膀胱经。能凉血止血，清热利尿。用于血热吐血，衄血，尿血，热病烦渴，湿热黄疸，水肿尿少，热淋涩痛。用量 9～30g。

《中国药典》收载的其他禾本科生药

欧美国家常用禾本科植物药

50. 棕榈科 Palmae（Arecaceae）

PPT：50 棕榈科，51 天南星科

乔木或灌木，稀藤本。叶互生，大型，常绿，常集生于茎顶；叶柄基部常扩大成为具有纤维状结构的鞘。花小，两性或单性，同株或异株，肉穗花序分枝或不分枝，并被 1 至多枚大型的佛焰状总苞，雄蕊 6，排成两轮。子房上位。浆果、核果或坚果。

本科共 210 属，2800 余种，分布于美洲和亚洲的热带、亚热带。我国有 22 属，约 72 种，主要分布于南部至东南部各省，主要有槟榔属（*Areca*）、黄藤属（*Daemonorops*）、棕榈属（*Trachycarpus*）等。主要的生药有槟榔、棕榈、麒麟竭、蒲葵等。

本科植物多含有硅质体，如槟榔属、棕竹属（*Rhapis*）、蒲葵属（*Livistona*）等；叶肉组织多含草酸钙针晶，有时为方晶或砂晶，如槟榔属、棕榈属等。

本科植物的化学成分主要有黄酮类、生物碱、多元酚和缩合鞣质等。①黄酮类成分：如血竭素（dracorhodin）、血竭红素（dracorubin）等。②生物碱类成分：如槟榔碱（arecoline）、去甲槟榔碱（guvacoline）、槟榔次碱（arecaidine）等。③多元酚和鞣质类：本科植物普遍存在，多是缩合鞣质，如儿茶素（catechin）、表儿茶素（*l*-epicatechin）、槟榔鞣质等。

*槟榔 Arecae Semen

【来源】为棕榈科植物槟榔 *Areca catechu* L. 的干燥成熟种子。

【植物形态】常绿高大乔木，主干不分枝。叶大，羽状全裂，丛生茎顶，长达2m，光滑无毛。肉穗花序生于叶鞘束下，排成圆锥花序状，外被大型佛焰苞；花单性，雌雄同株，花瓣3；雌花着生于小穗的基部，子房上位，1室。坚果卵圆形或长椭圆形，含大型种子1枚。每年开花2次，花期3~8月，冬花不结果，果期11月至次年2月。

【产地】原产于印度尼西亚、马来西亚等地。我国海南、福建、台湾、广西、云南有栽培。

【采制】春末至秋初采收成熟果实，用水煮后干燥，除去果皮，取出种子，干燥。

【性状】种子呈扁球形或圆锥形，高1.5~3.5cm，底部直径1.5~3cm。表面淡黄棕色或淡红棕色，具稍凹下的网状沟纹，底部中心有圆形凹陷的珠孔，其旁有1明显疤痕状种脐。质坚硬，不易破碎，断面可见棕色种皮与白色胚乳相间的大理石样花纹。气微，味涩、微苦。

以个大、体重、坚实、断面颜色鲜艳、无破裂者为佳。

【显微特征】种子横切面：种皮组织分内、外层，外层为数列切向延长的扁平石细胞，内含红棕色物，石细胞形状、大小不一，常有细胞间隙；内层为数列薄壁细胞，含棕红色物，并散有少数维管束。外胚乳较狭窄，种皮内层与外胚乳常插入内胚乳中，形成错入组织；内胚乳细胞白色，多角形，壁厚，纹孔大，含油滴和糊粉粒（图12-103）。

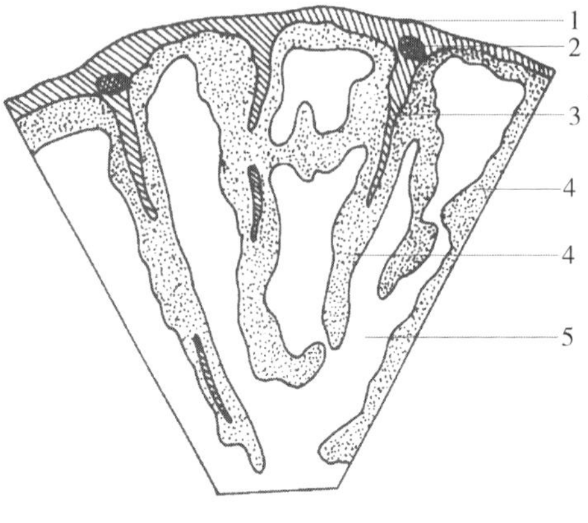

图12-103　槟榔（种子）横切面

1. 种皮外层；2. 维管束；3. 种皮内层；4. 外胚乳；5. 内胚乳

粉末：棕紫色。①内胚乳碎片众多，无色，完整的细胞呈不规则多角形或类方形，壁半纤维性，厚6~11μm，有大的类圆形纹孔，孔径8~19μm。②外胚乳细胞呈类方形或类多角形，壁较厚，有少数细小纹孔，胞腔内多充满红棕色至深棕色物。③种皮石细胞鞋底形或纺锤形，直径24~64μm。偶见中果皮纤维束及内果皮细胞。

【化学成分】主含生物碱类，如槟榔碱（arecoline）、槟榔次碱（arecaidine）、去甲基槟榔碱（guvacoline）、去甲基槟榔次碱（guvacine）等，均以与鞣酸（tannic acid）

结合形式存在。此外，还含有鞣质、脂肪油、氨基酸、糖类等。

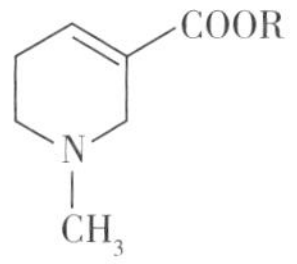

槟榔碱　　$R = CH_3$

槟榔次碱　　$R = H$

【理化鉴定】（1）薄层色谱：取粉末，用含碳酸盐缓冲液的乙醚回流提取，乙醚液挥干，残渣加甲醇溶解后离心，取上清液，作为供试品溶液；以槟榔药材、氢溴酸槟榔碱作为对照，硅胶 G 板，环己烷－乙酸乙酯－浓氨试液（7.5∶7.5∶0.2）展开，碘蒸气显色。供试品色谱中，在与对照药材色谱和对照品色谱相应的位置上，显相同颜色的斑点。

（2）取粉末 0.5g，加水 3～4ml，加 5% 硫酸液 1 滴，微热数分钟，滤过，取滤液 1 滴于玻片上，加碘化铋钾试液 1 滴，即显混浊，放置后，置显微镜下观察，有石榴红色的球晶或方晶产生（检查槟榔碱）。

【检查】 水分不得过 10.0%。

黄曲霉毒素检测：本品每 1000g 含黄曲霉毒素 B_1 不得过 5μg，含黄曲霉毒素 G_2、黄曲霉毒素 G_1、黄曲霉毒素 B_2 和黄曲霉毒素 B_1 的总量不得过 10μg。

【含量测定】 采用高效液相色谱法测定槟榔碱。本品按干燥品计算，含槟榔碱（$C_8H_{13}NO_2$）不得少于 0.20%。

【药理作用】 ①驱虫作用：槟榔有使寄生虫体产生松弛性麻痹的驱虫作用，主用于驱绦虫、蛲虫及抗血吸虫，其有效成分为槟榔碱。②对胆碱受体的作用：槟榔碱具有兴奋 M 胆碱受体的作用，槟榔碱也能兴奋 N 胆碱受体，兴奋骨骼肌、神经节和颈动脉，对中枢神经系统也有拟胆碱作用。③抗病原微生物作用：槟榔有抗流感病毒和抑制许兰黄癣菌、堇色毛癣菌等皮肤真菌的作用。此外，槟榔尚有抗高血压、抗癌的作用。

【功能与主治】 味苦、辛，性温。归胃、大肠经。能杀虫，消积，行气，利水，截疟。用于绦虫病，蛔虫病，姜片虫病，虫积腹痛，积滞泻痢，里急后重，水肿脚气，疟疾。用量 3～10g；驱绦虫、姜片虫用量可增至 30～60g。

附：大腹皮 Arecae Pericarpium

本品为棕榈科植物槟榔 *Areca catechu* L. 的干燥果皮。冬季至次春采收未成熟的果实，煮后干燥，纵剖两瓣，剥取果皮，习称“大腹皮”；春末至秋初采收成熟果实，煮后干燥，剥取果皮，打松，晒干，习称“大腹毛”。大腹皮，略呈椭圆形或长卵形瓢状，长 4～7cm，宽 2～3.5cm，厚 0.2～0.5cm；外果皮深棕色至近黑色，具不规则的纵皱纹及隆起的横纹，顶端有花柱残痕，基部有果梗及残存萼片；内果皮凹陷，褐色或深棕色，光滑呈硬壳状；体轻，质硬，纵向撕裂后可见中果皮纤维；气微，味微涩。大腹毛，略呈椭圆形或瓢状；外果皮多已脱落或残存；中果皮棕毛状，黄白色或淡棕色，疏松质柔；内果皮硬壳状，黄棕色或棕色，内表面光滑，有时纵向破裂；气微，味淡。主含儿茶素。本品味辛，性微温。归脾、胃、大肠、小肠经。能行气宽中，行水消肿。用于湿阻气滞，脘腹胀闷，大便不爽，水肿胀满，脚气浮肿，小便不利。用量 5～10g。

知识链接

槟榔作为四大嗜好品之一的研究应用情况

槟榔主产于中非和东南亚，我国引种栽培已有1500多年的历史，以海南、台湾两地栽培较多。近些年来，槟榔产业不断扩大，槟榔产业已经成为某些国家和地区经济的重要组成部分，仅在印度的规模就为每年超过数亿美元。尽管槟榔种子、果皮等均可入药，但槟榔主要以咀嚼嗜好品的形式消费，成为位于尼古丁、乙醇和咖啡因之后的世界第四大嗜好品。咀嚼槟榔的习惯在许多国家已经延续了几个世纪，主要作为南亚地区、南太平洋地区和南非地区以及中国的台湾地区和湖南省的一种传统习俗，据文献报道，全世界有6亿~12亿人咀嚼槟榔。2003年8月7日，WHO国际癌症研究机构（IARC）在特别刊物第85卷中向国际社会发出警告：嚼食槟榔会致癌，并认定槟榔是一类致癌物。2009年10月，IARC再次确认加烟草的槟榔咀嚼物、未加烟草的槟榔咀嚼物和槟榔果是一类致癌物；槟榔会诱发口腔癌症，有足够的证据表明未加烟草的槟榔咀嚼物导致食管癌，有限的证据表明槟榔能导致肝癌。为了减少口腔癌的发病风险，应尽可能改变嚼食槟榔的不良习惯。由于槟榔可能带来的公共卫生问题，一些国家或地区早已开始控制，如美国1976年就严禁各州之间运输槟榔果，加拿大直接禁止销售槟榔产品。

血竭 Draconis Sanguis

本品为棕榈科植物麒麟竭 *Daemonorops draco* Bl. 果实渗出的树脂经加工制成。主产于印度尼西亚、马来西亚、印度等地。通常根据加工情况，分为“原装血竭”和“加工血竭”。原装血竭呈扁圆形、圆形或不规则块状，大小不等；表面暗红色、红色或砖红色，多粗糙，有光泽，质脆易碎，碎断面光亮。常因品质不同而含有果皮、鳞片等少量杂质。加工血竭系原装血竭掺入辅料加工炼制而成，常见的商品有“手牌”和“皇冠牌”等，均有金色商标印于血竭底部。加工血竭多呈类圆四方形或方砖形，直径6~8cm，厚约为4cm，每块重约250g；表面暗红色，有光泽，附有因摩擦而成的红粉，质硬而脆，破碎面红色，研粉为砖红色。气微，味淡。在水中不溶，热水中软化，溶于乙醇、乙醚及苯等。主含红色树脂类化合物，如血竭素（dracorhodin）、血竭红素（dracorubin）、去甲血竭素（nordracorhodin）、去甲血竭红素（nordracorubin）、(2*S*)-5-甲氧基-6-甲基-7-黄烷醇、(2*S*)-5-甲氧基-7-黄烷醇、2，4-二羟基-5-甲基-6-甲氧基查耳酮、2，4-二羟基-6-甲氧基查耳酮、血竭黄烷A；此外还含海松酸、异海松酸、松香酸等。采用高效液相色谱法测定，本品含血竭素（$C_{17}H_{14}O_3$）不得少于1.0%。血竭有抗血栓、抗菌、抗炎、镇痛、抗心律失常等作用。本品味甘、咸，性平。归心、肝经。能活血定痛，化瘀止血，生肌敛疮。用于跌打损伤，心腹瘀痛，外伤出血，疮疡不敛。用时研末，用量1~2g，或入丸剂。外用研末撒或入膏药用。

51. 天南星科 Araceae

多年生草本。叶常具块茎或根茎。叶常基生，单叶或复叶，基部常具膜质鞘，叶脉网状。肉穗花序，具佛焰苞；花小，单性或两性，单性花常无花被，雄蕊1~8；两性花常具花被 4 ~ 6；子房上位，1 至数室，每室具 1 至数胚珠。浆果，密集于花序轴上。

本科约 115 属，2000 余种，广泛分布于全世界，主分布于热带和亚热带。我国约 35 属，210 余种，分布于长江以南各省区。重要的药用属为半夏属（*Pinellia*）、天南星属（*Arisaema*）、菖蒲属（*Acorus*）等，主要生药有半夏、天南星、石菖蒲、白附子等。

本科的植物的地下茎常有大型的黏液细胞，内含草酸钙针晶束，如半夏属、天南星属、芋属（*Colocasia*）等。有的含有油细胞，如菖蒲属、千年健属（*Homalomena*）等。块茎或根茎常具周木型或有限外韧型维管束，如半夏属、天南星属、菖蒲属等。

本科植物的化学成分有生物碱、挥发油、皂苷、氨基酸、甾醇类、黄酮类、氰苷、聚糖等十几类成分，其中许多成分具生理活性，如半夏的生物碱成分、石菖蒲的挥发油成分等。

* 半夏　Pinelliae Rhizoma

始载于《神农本草经》，列为下品。苏颂谓："二月生苗，一茎，茎端三叶，浅绿色，颇似竹叶，而生江南者似芍药叶。"《植物名实图考》记载："有长叶、圆叶二种，同生一处，夏亦开花，如南星而小，其梢上翘如蝎尾。"

【来源】 天南星科植物半夏 *Pinellia ternata*（Thunb.）Breit. 的干燥块茎。

【植物形态】 多年生草本，高 15 ~ 30cm。块茎球形或扁球形，直径 1 ~ 2cm。叶基生，多 1 ~ 2 片，1 年生叶为单叶，心状箭形或椭圆状箭形，2 ~ 3 年后老叶为三出复叶，小叶长椭圆形或披针形，近叶柄基部内侧有珠芽。花单性同株，肉穗花序，花序梗长，佛焰苞绿色，雄花生于花序上端，雌花生于基部，淡绿色，花序顶端的附属物青紫色，伸出佛焰苞外呈鼠尾状。浆果卵状椭圆形，熟时红色。花期 5 ~ 7 月，果期 8 ~ 9 月（彩图 36）。

【产地】 我国大部分地区均有生产，主产于四川、湖南、湖北、河南、安徽、贵州、浙江、江苏等地。

【采制】 夏、秋两季采挖，洗净，除去外皮和须根，晒干。多炮制后应用，即制半夏。主要炮制品如下。

清半夏：取净半夏，大小分开，用 8% 白矾溶液浸泡至内无干心，口尝微有麻舌感，取出洗净，切厚片，干燥。

姜半夏：取净半夏，大小分开，用水浸泡至内无干心，取出；另取生姜切片煎汤，加白矾与半夏共煮透，取出，晾干或晾至半干，干燥；或切薄片，干燥。

法半夏：取净半夏，大小分开，用水浸泡至内无干心，取出；另取甘草适量，加水煎煮两次，合并煎液，倒入用适量水制成的石灰液中，搅匀，加入上述已浸透的半夏，浸泡；每日搅拌 1 ~ 2 次，并保持浸液 pH 在 12 以上，至剖面黄色均匀，口尝微有麻舌感时，取出洗净，阴干或烘干。

【性状】 块茎类球形，有的稍偏斜，直径 1 ~ 1.5cm。表面白色或浅黄色，顶端有凹陷的茎痕，周围密布麻点状根痕；下面钝圆，较光滑。质坚实，断面洁白，富粉性。气微，味辛辣、麻舌而刺喉（彩图 36）。

以色白、质坚实、粉性足者为佳。

【显微特征】块茎横切面：表皮多残存，其内侧为10余列木栓细胞。外韧型及周木型维管束散生于基本薄壁组织中。椭圆形黏液细胞随处可见，针晶散在或存在于黏液细胞中。薄壁细胞含淀粉粒，特别是内侧细胞含淀粉粒较多（图12－104）。

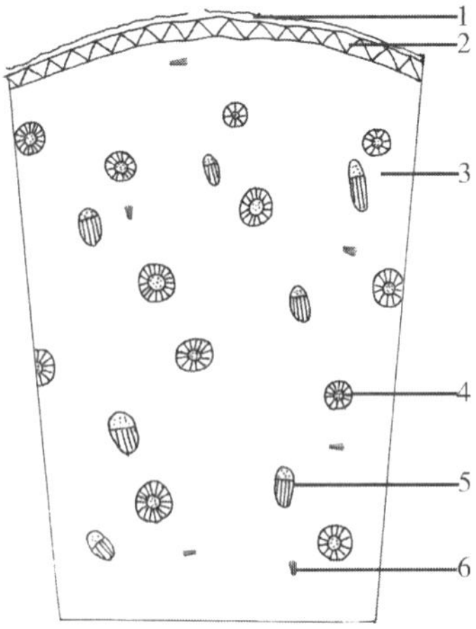

图12－104 半夏（块茎）横切面
1. 表皮；2. 木栓层；3. 薄壁组织；4. 周木维管束；5. 外韧维管束；6. 草酸钙针晶束

粉末：类白色。①淀粉粒甚多，单粒类圆形、半圆形或圆多角形，直径2～20μm，脐点短缝状、人字状或星状，大粒层纹隐约可见；复粒由2～6分粒组成。②草酸钙针晶众多，成束存在于椭圆形黏液细胞中，或随处散在，针晶长20～144μm。③有螺纹、环纹导管，直径10～24μm，非木化或木化（彩图37）。

【化学成分】①氨基酸及蛋白质类：含β-，γ-氨基丁酸（β-，γ-aminobutyric acid），天冬氨酸，精氨酸，缬氨酸等多种氨基酸，及半夏蛋白Ⅰ（pinelline Ⅰ）等。②生物碱类：含有Ⅰ-麻黄碱（Ⅰ-ephedrine）、胆碱（choline）等。③挥发油：有3-乙酰氨基-5-甲基异噁唑（3-acetylamino-5-methylisoxazole）、丁基乙烯基醚（butyl-ethylene ether）、3-甲基二十烷（3-methyleicosane）等。此外，尚含鸟苷（guanosine）、尿黑酸（homogentisic acid）、原儿茶醛（protocatechualdehyde）等。

【理化鉴定】薄层色谱：①粉末甲醇回流提取，滤过，滤液作为供试品溶液；以精氨酸、丙氨酸、缬氨酸、亮氨酸作为对照，硅胶G板，正丁醇－冰醋酸－水（8:3:1）展开，茚三酮试液显色。供试品色谱中，在与对照品色谱相应的位置上，显相同颜色的斑点。②粉末乙醇回流提取，滤过，滤液作为供试品溶液；以半夏药材作为对照，硅胶G板，石油醚（60～90℃）－乙酸乙酯－丙酮－甲酸（30:6:4:0.5）展开，10%硫酸乙醇溶液显色。供试品色谱中，在与对照药材色谱相应的位置上，显相同颜色的斑点。

【检查】水分不得过13.0%；总灰分不得过4.0%。

【浸出物】照水溶性浸出物冷浸法测定，不得少于7.5%。

【药理作用】①镇咳祛痰作用：生半夏、制半夏具有明显的镇咳祛痰作用。②镇吐和催吐作用：制半夏具有较好的镇吐作用，减少呕吐次数，可能与抑制呕吐中枢有关。生半夏有催吐作用。③抗癌作用：半夏生物碱、多糖及稀醇和水提取物均有明显的抗实验性肿瘤作用。④抗生育作用：半夏蛋白具有明显的抑制孕酮分泌、抗着床、抗早孕的作用，具有较好的抗生育作用。此外，半夏还有抗心律失常、抗实验性溃疡、促细胞分裂、降血脂等作用。

【功能与主治】味辛，性温；有毒。归脾、胃、肺经。能燥湿化痰，降逆止呕，消痞散结。用于湿痰寒痰，咳喘痰多，痰饮眩悸，风痰眩晕，痰厥头痛，呕吐反胃，胸脘痞闷，梅核气；外治痈肿痰核。内服一般炮制后使用，3～9g。外用适量，磨汁涂或研末以酒调敷患处。不宜与川乌、制川乌、草乌、制草乌、附子同用；生品内服宜慎。

知识链接

1. 河北、河南、江苏、山西等省有以掌叶半夏 *Pinellia pedatisecta* Schott 的块茎作半夏用，其块茎扁平且不规则，直径1.5～5cm，多以小粒混用。其显微特征的主要区别点为：复粒由2～10多分粒组成，针晶长13～96μm。含掌叶半夏碱。

2. 水半夏：为同科植物鞭檐犁头尖 *Typhonium flagelliforme*（Lodd.）Blume 的块茎，主产于广西，曾在广东、广西、福建等地作半夏入药。块茎呈椭圆形、圆锥形或半圆形，直径0.5～1.5cm，高0.8～3cm；表面类白色或淡黄色，不平滑，有多数隐约可见的点状根痕；上端类圆形，常有凸起的叶痕或芽痕，下端略尖；质坚实，断面白色，粉性；气微，味辛辣，麻舌而刺喉。能燥湿化痰，用于咳喘痰多，支气管炎等。本品有镇咳作用，而无镇吐作用。

此外，半夏商品还有犁头尖 *Typhonium divaricatum* Decne.、滇南星 *Arisaema yunnanense* Buch.、紫盔南星 *A. franchetianum* Engl.、滴水珠 *Pinellia cordata* N. E. Brown 等的块茎，大半夏 *P. ployphylla* S. L. Hu. 的小块茎作半夏，都应予以区别，不宜混淆。

天南星　Arisaematis　Rhizoma

本品为天南星科植物天南星 *Arisaema erubescens*（Wall.）Schott.、异叶天南星 *A. heterophyllum* Bl. 或东北天南星 *A. amurense* Maxim. 的干燥块茎。主产于陕西、甘肃、四川、贵州、云南等省区。块茎呈扁球形，高1～2cm，直径1.5～6.5cm。表面类白色或淡棕色，较光滑，顶端有凹陷的茎痕，周围有麻点状根痕，有的块茎周边有小扁球状侧芽。质坚硬，不易破碎，断面不平坦，白色，粉性。气微辛，味麻辣。本品含生物碱，如掌叶半夏碱（pedatisectine）；氨基酸，如鸟氨酸、精氨酸、尿黑酸、γ-氨基丁酸等；黄酮类，如芹菜素（apigenin）；以及植物凝集素（phytohemagglutinin）等。本品含总黄酮以芹菜素（$C_{15}H_{10}O_5$）计不得少于0.050%。天南星有祛痰、镇痛、镇静、抗惊厥、抗肿瘤、抗心律失常等药理作用。天南星有毒，中毒可致咽喉烧灼感，口舌麻木，黏膜糜烂，水肿，流涎，张口困难，严重者可窒息；皮肤接触可致瘙痒。本品味苦、辛，性温；有毒。归肺、肝、脾经。能散结消肿。外用治痈肿，蛇虫咬伤。外用生品适量，研末以醋或酒调敷患处。孕妇慎用；生品内服宜慎。

《中国药典》收载的其他天南星科生药

欧美国家常用天南星科植物药

52. 莎草科 Cyperaceae

草本，常具根茎或少数兼具块茎。地上茎（特征秆）三棱形。叶基生或秆生，叶片狭长，叶鞘闭合。花两性或单性，着生于鳞片（颖片）腋间，花被缺或退化成下位鳞片或下位刚毛，有时雌花为果囊包裹；雄蕊 3；子房上位，1 室，胚珠 1 枚，柱头 2～3。小坚果。

本科有 80 多属，4000 余种，广泛分布于世界各地。我国有 28 属，500 多种，分布于全国各地。药用有 16 属，110 种。重要的药用植物有莎草属（*Cyperus*）的莎草，荸荠属（*Eleocharis*）的荸荠，藨草属（*Scirpus*）的荆三棱等。

香附 Cyperi Rhizoma

本品为莎草科植物莎草 *Cyperus rotundus* L. 的干燥根茎。主产于山东、福建、浙江、湖南。根茎多呈纺锤形，有的略弯曲，长 2～3.5cm，直径 0.5～1cm。表面棕褐色或黑褐色，有纵皱纹，并有 6～10 个略隆起的环节，节上有未除净的棕色毛须和须根断痕；去净毛须者较光滑，环节不明显。质硬，经蒸煮者断面黄棕色或红棕色，角质样；生晒者断面色白而显粉性，内皮层环纹明显，中柱色较深，点状维管束散在。气香，味微苦。本品含挥发油约 1%，主要为香附烯（cyperene）、α-香附酮（α-cyperone）、β-香附酮（β-cypenone）、香附醇（cyperol）、异香附醇（isocyperol）、香附醇酮（cyperolone）、香附烯酮（cyperenone）、环氧香附烯（epoxyquairene）、莎草薁酮（rotundone）、α-莎草醇（α-rotunol）、β-莎草醇（β-rotunol）等。本品含挥发油不得少于 1.0%（ml/g）。香附可使动物的离体子宫收缩减弱、张力降低，并对支气管痉挛有保护作用；挥发油具雌激素样作用；此外，尚有解热、镇痛、抗炎、中枢抑制、保肝利胆等作用。本品味辛、微苦、微甘，性平。归肝、脾、三焦经。能疏肝解郁，理气宽中，调经止痛。用于肝郁气滞，胸胁胀痛，疝气疼痛，乳房胀痛，脾胃气滞，脘腹痞闷，胀满疼痛，月经不调，经闭痛经。用量 6～10g。

其他常用莎草科植物药

PPT：53 姜科

53. 姜科 Zingiberaceae

多年生草本，块茎或根茎通常有芳香或辛辣味。单叶基生或茎生，常 2 行排列；多有叶鞘和叶舌。花单生或组成穗状、总状或圆锥花序；花两性，常两侧对称；花被片 6 枚，2 轮；雄蕊花丝具槽，侧生的 2 枚联合成 1 唇瓣；子房下位。蒴果，稀浆果。

本品约 50 属，1000 余种，分布于热带、亚热带地区。我国约 19 属，200 余种，主产于西南、华南至东南部，药用 15 属，约 100 种，主要的属有山姜属（*Alpinia*）、豆蔻属（*Amomum*）、姜黄属（*Curcuma*）、姜花属（*Hedychium*）、山柰属（*Kaempferia*）、姜属（*Zingiber*）。主要的生药有砂仁、草豆蔻、草果、益智、郁金、莪术、姜黄、姜、高良姜、山柰等。

本科植物的组织内一般均有油细胞。

本科植物多含挥发油，挥发油的主要成分为单帖和倍半萜，多具有解表散寒、理气健胃的作用，有的还有抗肿瘤、抗菌等作用。

*砂仁 Amomi Fructus

原名缩砂蜜，始载于《药性论》，谓："缩砂蜜出波斯国"。《图经本草》载："苗茎似高良姜，高三四尺……开花在根下，五六月成实，五七十枚作一穗。状似益智，皮紧厚而皱，有粟纹，外有细刺。黄赤色。皮间细子一团，八隔，可四十余粒，如大黍米，微黑色，七月、八月采。"

【来源】本品为姜科植物阳春砂 *Amomum villosum* Lour.、绿壳砂 *A. villosum* Lour. var. *xanthioides* T. L. Wu et Senjen 或海南砂 *A. longiligulare* T. L. Wu 的干燥成熟果实。

【植物形态】阳春砂：多年生常绿草本，高达 1.5m 或更高。地下根状茎圆柱形，横走，有节；地上茎直立，无分枝。叶排为二列，无柄；叶片窄长圆形或条状披针形，羽状平行脉；叶鞘抱茎。穗状花序成疏松的球形，具花 8~12 朵，白色，雄蕊 3，2 枚退化。雌蕊花柱细长，先端嵌生两药室之中，柱头漏斗状高于花药；子房下位，球形，有细毛。蒴果椭圆形，成熟时红棕色，有肉刺。种子多数。花期3~6月，果期8~9月（彩图 38）。

绿壳砂：与阳春砂相似，区别点为：叶线状披针形，两面无毛，叶舌长 4mm，多绿色；花茎上被绢毛，花药顶端的附属物呈半月形，两侧为耳状。蒴果坚硬，绿色，长椭圆形或球状三角形，直径约 2cm，具软刺。其果实入药称缩砂。

海南砂：主要区别点为：叶片线状披针形，两面无毛；叶舌披针形，棕黄色，膜质，无毛；蒴果卵圆形，较长，被片状、分枝的短软刺。

【产地】阳春砂主产于我国广东阳春，故名"阳春砂仁"；海南省亦产，多栽培。绿壳砂主产于云南南部，海南砂主产于海南。

【采制】7~8 月间果实成熟时采收，低温烘干。临用时取种子捣碎；果皮亦入药。

【性状】阳春砂、绿壳砂：果实呈椭圆形或卵圆形，有不明显的三棱，长 1.5~2cm，直径 1~1.5cm。表面棕褐色，密生刺状突起，顶端有花被残基，基部常有果梗。果皮薄而软。种子集结成团，具三钝棱，中有白色隔膜，将种子团分成 3 瓣，每瓣有种子 5~26 粒。种子为不规则多面体，直径 2~3mm；表面棕红色或暗褐色，有细皱纹，外被淡棕色膜质假种皮；质硬，胚乳灰白色。气芳香而浓烈，味辛凉、微苦（彩图 38）。

海南砂：果实呈长椭圆形或卵圆形，有明显的三棱，长 1.5~2cm，直径 0.8~1.2cm。表面被片状、分枝的软刺，基部具果梗痕。果皮厚而硬。种子团较小，每瓣有种子 3~24 粒；种子直径 1.5~2mm。气味稍淡。

以个大、饱满、坚实、种子棕红色、香气浓、搓之果皮不易脱落者为佳。

【显微特征】阳春砂种子横切面：假种皮有时残存。种皮表皮细胞 1 列，径向延长，壁稍厚；下皮细胞 1 列，含棕色或红棕色物。油细胞层为 1 列油细胞，长 76~106μm，宽 16~25μm，含黄色油滴。色素层为数列棕色细胞，细胞多角形，排列不规则。内种皮为 1 列栅状厚壁细胞，黄棕色，内壁及侧壁极厚，细胞小，内含硅质块。外胚乳细胞含淀粉粒，并有少数细小草酸钙方晶。内胚乳细胞含细小糊粉粒和脂肪油滴。胚位于中央（图 12-105，彩图 39）。

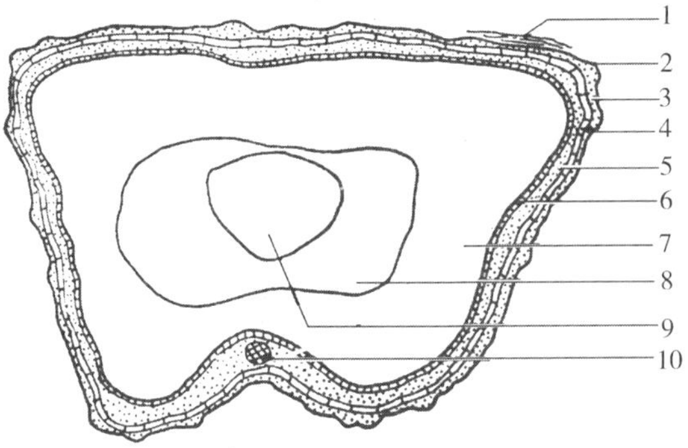

图 12-105　砂仁（种子）横切面

1. 假种皮；2. 表皮；3. 下皮（含色素）；4. 油细胞层；
5. 色素层；6. 内种皮；7. 外胚乳；8. 内胚乳；9. 胚；10. 种脊

粉末：灰棕色。①种皮表皮细胞淡黄色，表面观长条形，常与下皮细胞上下层垂直排列；下皮细胞含棕色或红棕色物。②色素层细胞皱缩，界限不清楚，含红棕色或深棕色物。③油细胞无色或淡黄色，断面观 1 列，类长方形，有的胞腔内可见油滴。④内种皮厚壁细胞红棕色或黄棕色，表面观多角形，壁厚，非木化，胞腔内含硅质块；断面观为 1 列栅状细胞，内壁及侧壁极厚，胞腔偏外侧，内含硅质块。⑤外胚乳细胞类长方形或不规则形，充满细小淀粉粒集结成的淀粉团，有的包埋有细小草酸钙方晶。⑥内胚乳细胞含细小糊粉粒和脂肪油滴（彩图 39）。

【化学成分】主要含挥发油，为乙酸龙脑酯（borneol acetate）、樟脑（camphor）、柠檬烯（limonene）、龙脑（borneol），α-蒎烯（α-pinene）、β-蒎烯（β-pinene）、芳樟醇（linalool）、橙花叔醇（nerolidol）等。

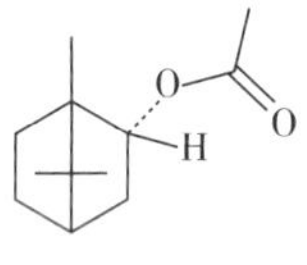

乙酸龙脑酯

【理化鉴定】薄层色谱：取本品提取挥发油，加乙醇制成供试品溶液；以乙酸龙脑酯作为对照，硅胶 G 板，环己烷－乙酸乙酯（22∶1）展开，5% 香草醛硫酸溶液显色。供试品色谱中，在与对照品色谱相应的位置上，显相同的紫红色斑点。

【检查】水分不得过 15.0%。

【含量测定】（1）采用挥发油测定法测定挥发油。阳春砂、绿壳砂种子团含挥发油不得少于 3.0%（ml/g）；海南砂种子团含挥发油不得少于 1.0%（ml/g）。

（2）采用气相色谱法测定乙酸龙脑酯。本品按干燥品计算，含乙酸龙脑酯（$C_{12}H_{20}O_2$）不得少于 0.90%。

【药理作用】①对胃肠道平滑肌的作用：砂仁种子提取液能明显增强豚鼠离体回肠的节律性运动，并使收缩幅度增大。大剂量则使张力减弱、振幅降低，并能拮抗乙酰胆碱和氯化钡对肠管的兴奋作用。砂仁还能增进小鼠肠道运动，增进胃肠运输功能。②抗溃疡作用：砂仁对应激性小鼠溃疡有明显的抑制作用，能显著抑制大鼠的胃酸分泌。③抑制血小板聚集：砂仁对 ADP 诱导的血小板聚集有明显的抑制作用，剂量增大，则作用时间延长。此外，还有显著的镇痛、抗氧化作用。

【功能与主治】 味辛，性温。归脾、胃、肾经。能化湿开胃，温脾止泻，理气安胎。用于湿浊中阻，脘痞不饥，脾胃虚寒，呕吐泄泻，妊娠恶阻，胎动不安。用量3～6g，后下。

知识链接

1. 缩砂（进口砂仁） 为姜科植物缩砂 *Amomum xanthioides* Wall. 的干燥果实或种子团。主产于越南、缅甸、泰国及印度尼西亚，又名"西砂仁"；我国云南勐腊县等地也产。果实表面黄棕色至棕色，密具片刺状突起，种子团类圆形，直径0.8～1cm，表面暗棕色，外被白色粉霜；分3室，每室种子12～24粒，种子直径约2.5mm。种子含挥发油1.7%～3%。

2. 砂仁叶油 为由阳春砂新鲜叶蒸馏得到的挥发油。为无色或淡黄色的澄清液体。有砂仁的香气，味辣，有行气、健胃、消胀、止呕功效。用量3～6g，入煎剂宜后下。

豆蔻　Amomi Fructus Rotundus

本品为姜科植物白豆蔻 *Amomum kravanh* Pierre ex Gagnep. 或爪哇白豆蔻 *A. compactum* Soland ex Maton 的干燥成熟果实。前者称"原豆蔻"，后者称"印尼白蔻"，用时取种子。原产于越南、柬埔寨、泰国、印度尼西亚、缅甸等国，我国云南、广东、广西有栽培。原豆蔻类球形，直径1.2～1.8cm。表面黄白色至淡黄棕色，有3条较深的纵向槽纹，顶端有突起的柱基，基部有凹下的果柄痕，两端均具浅棕色绒毛。果皮体轻，质脆，易纵向裂开，内分3室，每室含种子约10粒；种子呈不规则多面体，背面略隆起，直径3～4mm，表面暗棕色，有皱纹，并被有残留的假种皮。气芳香，味辛凉略似樟脑。印尼白蔻个略小。表面黄白色，有的微显紫棕色。果皮较薄，种子瘦瘪。气味较弱。本品主要含挥发油，为桉油精（cineole）、β-蒎烯（β-pinene）、α-松油醇（α-terpineol）等。原豆蔻仁含挥发油不得少于5.0%（ml/g）；印尼白蔻仁不得少于4.0%（ml/g）；豆蔻仁含桉油精（$C_{10}H_{18}O$）不得少于3.0%。豆蔻具芳香健胃、祛风作用，能促进胃液分泌，兴奋肠管蠕动，驱除肠内积气，并抑制肠内异常发酵；低浓度豆蔻煎剂对豚鼠离体肠管具有兴奋作用，但高于1%浓度及挥发油饱和水溶液则呈抑制作用。本品味辛，性温。归肺、脾、胃经。能化湿行气，温中止呕，开胃消食。用于湿浊中阻，不思饮食，湿温初起，胸闷不饥，寒湿呕逆，胸腹胀痛，食积不消。用量3～6g，后下。

草果　Tsaoko Fructus

本品为姜科植物草果 *Amomum tsaoko* Crevost et Lemaire 的干燥成熟果实。主产于云南、广西、贵州。秋季果实成熟时采收，除去杂质，晒干或低温干燥。果实呈长椭圆形，具三钝棱，长2～4cm，直径1～2.5cm。表面灰棕色至红棕色，具纵沟及棱线，顶端有圆形突起的柱基，基部有果梗或果梗痕。果皮质坚韧，易纵向撕裂。剥去外皮，中间有黄棕色隔膜，将种子团分成3瓣，每瓣有种子多为8～11粒。种子呈圆锥状多面体，直径约5mm；表面红棕色，外被灰白色膜质的假种皮，种脊为一条纵沟，尖端有凹状的种脐；质硬，胚乳灰白色。有特异香气，味辛、微苦。主要含挥发油，为α-蒎烯（α-pinene）、β-蒎烯（β-pinene）、桉油精（cineole）、芳樟醇（linalool）、樟脑（camphor）、α-松油醇（α-terpineol）等。本品种子团含挥发油不得少于1.4%（ml/g）。草果煎剂及挥发油中的主成分桉油精具有镇痛解热作用；所含α-蒎烯和β-蒎烯具有镇咳和祛痰作用。本品味辛，性温。归脾、胃经。能燥湿温中，截疟除痰。用于寒湿内阻，脘腹胀痛，痞满呕吐，疟疾寒热，瘟疫发热。用量3~6g。

*莪术 Curcumae Rhizoma

原名蓬莪茂，始载于《雷公炮炙论》。《图经本草》载："蓬莪茂生西戎及广南诸州，今江、浙或有之。"

【来源】本品为姜科植物蓬莪术 *Curcuma phaeocaulis* Val.、广西莪术 *C. kwangsiensis* S. G. Lee et C. F. Liang 或温郁金 *C. wenyujin* Y. H. Chen et C. Ling 的干燥根茎。后者习称"温莪术"。

【植物形态】蓬莪术：多年生草本。主根茎陀螺状至锥状陀螺形，侧根茎指状，须根末端常膨大成肉质纺锤状。叶鞘下端常为褐紫色。叶片长圆状椭圆形，叶柄短，叶片基部下延成叶柄，两面无毛，叶脉中部两侧有1~2cm宽的紫色晕。穗状花序圆柱状，从根茎中抽出，有苞片20多枚，上部苞片长椭圆形，粉红色至紫红色，中下部苞片近圆形，淡绿色至白色；花萼白色，顶端3裂；花冠管裂片长圆形，黄色，不相等，后方的1片较大，顶端具小尖头；侧生退化雄蕊比唇瓣小；唇瓣黄色，近倒卵形，顶端微缺；花药长约4mm，药隔基部具叉开的距；子房无毛。花期4~6月。

广西莪术：多年生草本。主根茎卵圆形，肉质，侧根茎指状。须根细长，末端常膨大成肉质纺锤状的块根，断面白色。叶片长椭圆形，两面密被粗柔毛，叶柄短，叶片基部下延至叶柄。穗状花序，上部苞片长椭圆形，先端粉红色至淡紫色，中下部苞片卵圆形，淡绿色，腋内有花2至数朵；萼筒白色，先端具3齿；花冠近漏斗形，花瓣3，粉红色；侧生退化雄蕊形状与花瓣相似，淡黄色，唇瓣近圆形，淡黄色，先端微凹；子房下位，花柱细长，基部有棒状附属体。花期4~9月。

温郁金：叶片约比广西莪术大一倍，无毛。穗状花序先叶抽出，上部苞片红色较深；花冠白色，子房密被长柔毛。花期4~6月。

【产地】蓬莪术主产于四川，销西北和西南地区；广西莪术（桂莪术）主产于广西，销华北、华南和其他地区，并有部分出口；温郁金（温莪术）主产于浙江，销江苏、浙江、上海、天津、北京等地。

【采制】冬季茎叶枯萎后采挖，洗净，蒸或煮至透心，晒干或低温干燥后除去须根和杂质。

【性状】蓬莪术：呈卵圆形、长卵形、圆锥形或长纺锤形，顶端多钝尖，基部钝圆，长2~8cm，直径1.5~4cm。表面灰黄色至灰棕色，上部环节突起，有圆形微凹的须根痕或残留的须根，有的两侧各有1列下陷的芽痕和类圆形的侧生根茎痕，有的可见刀削痕。体重，质坚实，断面灰褐色至蓝褐色，蜡样，常附有灰棕色粉末，皮层与中柱易分离，内皮层环纹棕褐色。气微香，味微苦而辛。

广西莪术：环节稍突起，断面黄棕色至棕色，常附有淡黄色粉末，内皮层环纹黄白色。

温莪术：断面黄棕色至棕褐色，常附有淡黄色至黄棕色粉末。气香或微香。

以个子均匀、体重质坚实、表面皮纹细结、无须根者为佳。

【显微鉴定】根茎横切面：木栓细胞数列，有时已除去。皮层散有叶迹维管束；内皮层明显。中柱较宽，维管束外韧型，散在，沿中柱鞘部位的维管束较小，排列较密。薄壁细胞充满糊化的淀粉粒团块，薄壁组织有含金黄色油状物的细胞散在（图12－106）。

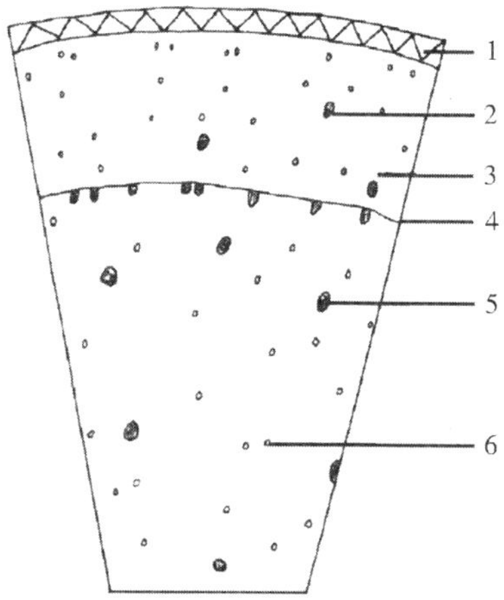

图12－106　莪术（根茎）横切面

1. 木栓层；2. 叶迹维管束；3. 皮层；4. 内皮层；5. 中柱维管束；6. 油细胞

粉末：黄色或棕黄色。油细胞多破碎，完整者直径62～110μm，内含黄色油状分泌物。导管多为螺纹导管、梯纹导管，直径20～65μm。纤维孔沟明显，直径15～35μm。淀粉粒大多糊化。

【化学成分】含挥发油1%～2.5%，由多种倍半萜衍生物和大牻牛儿酮（吉马酮，germacrone）、莰烯等组成。广西莪术尚有龙脑（borneol）、莪术呋喃酮（curzerenone）、莪术醇（curcumol）等。蓬莪术有莪术呋喃烯酮、龙脑等。温莪术有莪术双酮（curdione）等。

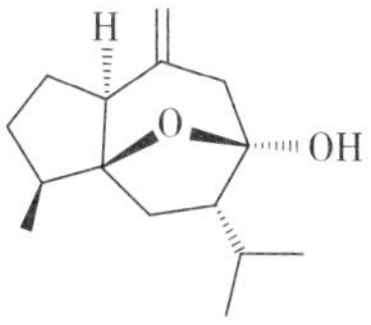

莪术醇

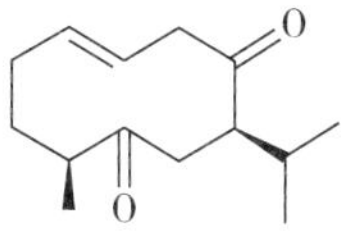

莪术双酮

【理化鉴定】薄层色谱：粉末用石油醚（30～60℃）超声提取，滤过，滤液蒸干，残渣加无水乙醇溶解，作为供试品溶液；以吉马酮作为对照，硅胶G板，石油醚（30～60℃）－丙酮－乙酸乙酯（94∶5∶1）展开，1%香草醛硫酸溶液显色。供试品色谱中，在与对照品色谱相应的位置上，显相同颜色的斑点。

【检查】采用紫外－可见分光光度法测定，在242nm波长处，吸光度不得低于0.45。水分不得过14.0%；总灰分不得过7.0%；酸不溶性灰分不得过2.0%。

【浸出物】照醇溶性浸出物测定法项下的热浸法测定，用稀乙醇作溶剂，不得少于7.0%。

【含量测定】采用挥发油测定法测定挥发油。本品含挥发油不得少于1.5%（ml/g）。

【药理作用】①抗肿瘤作用：莪术醇可诱导肝癌细胞系HepG2细胞凋亡；能显著诱导白血病L1210细胞凋亡；诱导慢性粒细胞白血病K562细胞分化；β-榄烯对小鼠艾氏腹水瘤（ECA）和网织细胞肉瘤腹水型（ARS）有稳定的疗效，对大鼠吉田肉瘤腹水型（YAS）和小鼠S180均有一定的抑制作用。②升高白细胞作用：莪术挥发油、莪术醇可明显对抗小鼠注射环磷酰胺引起的白细胞减少，促进白细胞升高。③对心血管系统的影响：莪术挥发油可对抗由 ADP 和肾上腺素诱导的血小板凝聚时间延长；莪术水提液还可显著降低血液黏度。水煎剂及醇制剂可增加犬股动脉血流量。此外，尚有抗早孕、保肝、抗菌、抗病毒等作用。

【功能与主治】味辛、苦，性温。归肝、脾经。能行气破血，消积止痛。用于癥瘕痞块，瘀血经闭，胸痹心痛，食积胀痛。用量 6 ~ 9g。孕妇禁用。

*干姜 Zingiberis Rhizoma

始载《神农本草经》，列为中品。陶弘景谓：“凡作干姜法：水淹三日，去皮置流水中六日，更乱去皮，然后晒干，置瓷缸中酿三日，乃成。”

【来源】本品为姜科植物姜 *Zingiber officinale* Rosc. 的干燥根茎。

【植物形态】多年生草本，株高 0.5 ~ 1m，根茎肥厚，多分枝，有芳香及辛辣气味。叶两列，无柄，几抱茎，叶片披针形至线状披针形。花葶单独自根茎抽出；穗状花序椭圆形，花黄绿色，裂片 3；雄蕊 1；子房 3 室，花柱 1。栽培者很少开花。

【产地】主产于四川、贵州，销全国并出口。

【采制】冬至霜降前采挖根茎，除去茎叶及须根，洗净为“生姜”；经晒干或低温干燥为“干姜”；趁鲜切片晒干或低温干燥者称为“干姜片”；将干姜砂烫至鼓起，表面棕褐色为“炮姜”。

【性状】干姜：呈扁平块状，具指状分枝，长 3 ~ 7cm，厚 1 ~ 2cm。表面灰黄色或浅灰棕色，粗糙，具纵皱纹和明显的环节。分枝处常有鳞叶残存，分枝顶端有茎痕或芽。质坚实，断面黄白色或灰白色，粉性或颗粒性，内皮层环纹明显，维管束及黄色油点散在。气香、特异，味辛辣。

干姜片：呈不规则纵切片或斜切片，具指状分枝，长 1 ~ 6cm，宽 1 ~ 2cm，厚 0.2 ~ 0.4cm。外皮灰黄色或浅黄棕色，粗糙，具纵皱纹及明显的环节。切面灰黄色或灰白色，略显粉性，可见较多的纵向纤维，有的呈毛状。质坚实，断面纤维性。气香、特异，味辛辣。

以质坚实、外皮灰黄色、断面色黄白、粉性足、少筋脉、气味浓者为佳。

【显微鉴定】根茎横切面：木栓层为多列木栓化细胞，常发生在皮层，细胞排列不整齐，外侧常有薄壁细胞及表皮存在。皮层中散有外韧型叶迹维管束；内皮层明显，凯氏带可见。中柱占大部分，有多数外韧型维管束散列，近中柱鞘处维管束形小，排列紧密。薄壁组织中散有多数油细胞；薄壁细胞内含众多淀粉粒（图 12 - 107）。

粉末：淡黄棕色。①淀粉粒众多，长卵圆形、三角状卵形、椭圆形、类圆形或不规则形，直径 5 ~ 40μm，脐点点状，位于较小端，也有呈裂缝状者，层纹有的明显。②油细胞及树脂细胞散于薄壁组织中，内含淡黄色油滴或暗红棕色物质。③纤维成束或散离，先端钝尖，少数分叉，有的一边呈波状或锯齿状，直径 15 ~ 40μm，壁稍厚，非木化，具斜细纹孔，常可见菲薄的横隔。④梯纹导管、螺纹导管及网纹导管多见，少数为环纹导管，直径 15 ~ 70μm。导管或纤维旁有时可见内含暗红棕色物的管状细胞，直径 12 ~ 20μm（图 12 - 108）。

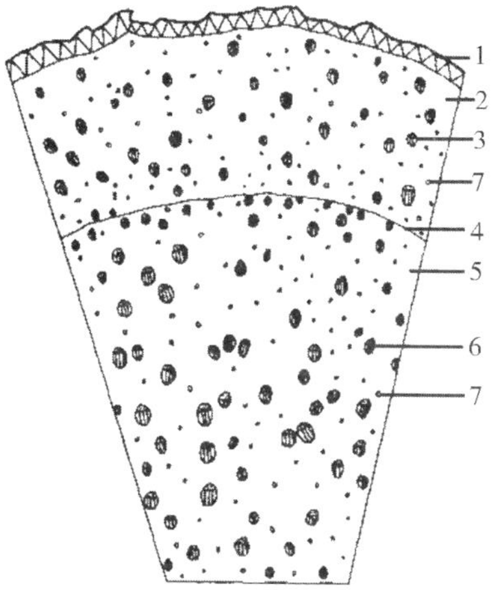

图 12－107　姜（根茎）横切面

1. 木栓层；2. 皮层；3. 叶迹维管束；4. 内皮层；5. 中柱；6. 维管束；7. 油细胞

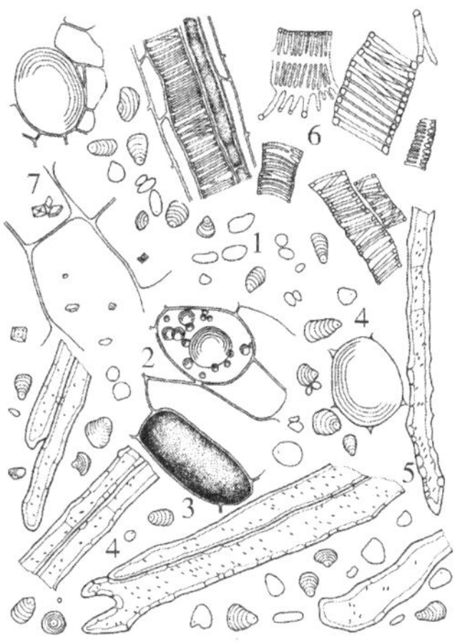

图 12－108　姜（根茎）粉末

1. 淀粉粒；2. 油细胞；3. 树脂细胞；4. 纤维；5. 色素细胞；6. 导管；7. 草酸钙方晶

【化学成分】 干姜含挥发油 1.2% ~2.8%，主要为 α-姜烯（α-zingiberene）、桉油精（cineole）、芳樟醇（linalool）、α-姜黄烯（α-curcumene）等；还含辛辣成分姜辣素（即姜酚，gingerol，包括 4-姜辣素、6-姜辣素、8-姜辣素、10-姜辣素、12-姜辣素等）、6-姜辣二酮（6-gingerdione）、6-姜烯酚（即 6-姜辣烯酮，6-shogaol）等。

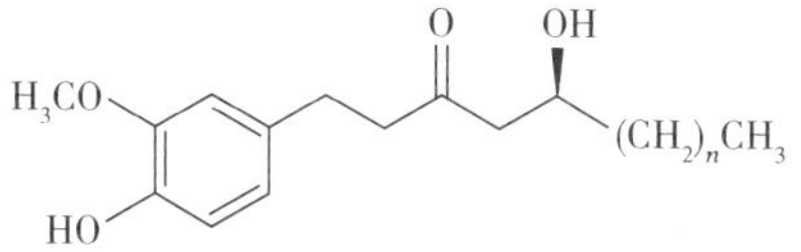

6-姜辣素，$n=4$
8-姜辣素，$n=6$
10-姜辣素，$n=8$

【理化鉴定】 薄层色谱：粉末乙酸乙酯超声提取，过滤，滤液作为供试品溶液；以干姜药材、6-姜辣素作对照，硅胶 G 板，石油醚(60 ~90℃) – 三氯甲烷 – 乙酸乙酯(2:1:1) 展开，香草醛硫酸试液显色。供试品色谱中，在与对照药材色谱和对照品色谱相应的位置上，显相同颜色的斑点。

【检查】 水分不得过 19.0%；总灰分不得过 6.0%。

【浸出物】 照水溶性浸出物热浸法测定，不得少于 22.0%。

【含量测定】 采用挥发油测定法测定挥发油。本品含挥发油不得少于 0.8%（ml/g）。

采用高效液相色谱法测定 6-姜辣素含量。本品按干燥品计算，含 6-姜辣素（$C_{17}H_{26}O_4$）不得少于 0.60%。

【药理作用】 ①抑制肠运动：姜的辣味成分姜酚、姜酮等给兔灌胃能使其肠管松弛，蠕动减慢。②镇痛解热：生姜油、姜酚及干姜醚或水提物有明显的镇痛作用及对酵母致热大鼠有解热作用。③抗炎作用：干姜浸剂、姜酚、6-姜辣烯酮对大鼠角叉菜胶性足跖肿胀有明显的抑制作用。此外，生姜尚有止吐、抗血栓及血小板聚集、抗菌、抗氧化、抗肿瘤等作用。

【功能与主治】 味辛，性热。归脾、胃、肾、心、肺经。能温中散寒，回阳通脉，温肺化饮。用于脘腹冷痛，呕吐泄泻，肢冷脉微，寒饮喘咳。用量 3 ~ 10g。

草豆蔻　Alpiniae Katsumadai Semen

本品为姜科植物草豆蔻 *Alpinia katsumadai* Hayata 的干燥近成熟种子。主产于广东、海南、广西。种子团类球形，直径 1.5 ~ 2.7cm。表面灰褐色，中间有黄白色的隔膜，将种子团分成 3 瓣，每瓣有种子多数，粘连紧密，种子团略光滑。种子为卵圆状多面体，长 3 ~ 5mm，直径约 3mm，外被淡棕色膜质假种皮，种脊为一条纵沟，一端有种脐；质硬，将种子沿种脊纵剖两瓣，纵断面观呈斜心形，种皮沿种脊向内伸入部分约占整个表面积的 1/2；胚乳灰白色。气香，味辛、微苦。含桉油精（cineole）、α-葎草烯（α-humulene）、醋酸龙脑酯（borneol acetate）等挥发油，另含小豆蔻明（即豆蔻素，cardamonin）、山姜素（alpinetin）、乔松素（pinocembrin）、槲皮素（quprcetin）等黄酮类成分，以及桤木酮（alnusone）等。本品含挥发油不得少于 1.0%（ml/g）；含山姜素（$C_{16}H_{14}O_4$）、乔松素（$C_{15}H_{12}O_4$）和小豆蔻明（$C_{16}H_{14}O_4$）的总量不得少于 1.35%，含桤木酮（$C_{19}H_{18}O$）不得少于 0.50%。草豆蔻浸出液可使胃蛋白酶的活力显著升高。本品味辛，性温。归脾、胃经。能燥湿行气，温中止呕。用于寒湿内阻，脘腹胀满冷痛，嗳气呕逆，不思饮食。用量 3 ~ 6g。

高良姜　Alpiniae Officinarum Rhizoma

本品为姜科植物高良姜 *Alpinia officinarum* Hance 的干燥根茎。主产于广东、广西、云南、台湾。根茎圆柱形，多弯曲，有分枝，长 5 ~ 9cm，直径 1 ~ 1.5cm。表面棕红色至暗褐色，有细密的纵皱纹和灰棕色的波状环节，节间长 0.2 ~ 1cm，一面有圆形的根痕。质坚韧，不易折断，断面灰棕色或红棕色，纤维性，中柱约占 1/3。气香，味辛辣。主含挥发油，为桉油精（cineole）、α-杜松稀（α-cadinene）、蒎烯（pinene）、高良姜酚（galangol）等，另含高良姜素（galangin）、山柰酚（kaempferol）等黄酮类成分。本品含高良姜素（$C_{15}H_{10}O_5$）不得少于 0.70%。本品煎剂对豚鼠离体肠管有兴奋作用，并有抑菌、镇痛、抗血栓形成、抑制血小板聚集、抗缺氧、利胆等作用。本品味辛，性热。归脾、胃经。能温胃止呕，散寒止痛。用于脘腹冷痛，胃寒呕吐，嗳气吞酸。用量 3 ~ 6g。

益智　Alpiniae Oxyphyllae Fructus

本品为姜科植物益智 *Alpinia oxyphylla* Miq. 的干燥成熟果实。主产于广东、海南。果实呈椭圆形，两端略尖，长 1.2 ~ 2cm，直径 1 ~ 1.3cm。表面棕色或灰棕色，有纵向凹凸不平的突起棱线 13 ~ 20 条，顶端有花被残基，基部常残存果梗。果皮薄而稍韧，与种子紧贴，种子集结成团，中有隔膜将种子团分为 3 瓣，每瓣有种子 6 ~ 11 粒。种子呈不规则的扁圆形，略有钝棱，直径约 3mm，表面灰褐色或灰黄色，外被淡棕色膜质的假种皮；质硬，胚乳白色。有特异香气，味辛、微苦。主要含挥发油，油中含桉油精（cineole）、月桂烯（myrcene）、α-蒎烯（α-pinene）、芳樟醇（linalool）、香茅醇（citronellol）、姜烯（zingiberene）等。果皮含刺激性成分益智仁酮（yakuchinone）A、B。本品种子含挥发油不得少于 1.0%（ml/g）。本品甲醇提取物对豚鼠左心房具有强大的正性肌力作用，所含的努特卡扁柏醇对兔主动脉具钙拮抗活性，并能显著抑制胃损伤。此外，本品还有抑制前列腺素和升高小鼠外周血白细胞等作用。本品味辛，性温。能暖肾固精缩尿，温脾止泻摄唾。用于肾虚遗尿，小便频数，遗精白浊，脾寒泄泻，腹中冷痛，口多唾涎。用量 3～10g。

姜黄　Curcumae Longae Rhizoma

本品为姜科植物姜黄 *Curcuma longa* L. 的干燥根茎。主产于四川、广西、广东、云南、贵州、福建、台湾、陕西。根茎呈不规则卵圆形、圆柱形或纺锤形，常弯曲，有的具短叉状分枝，长 2～5cm，直径 1～3cm。表面深黄色，粗糙，有皱缩纹理和明显环节，并有圆形分枝痕及须根痕。质坚实，不易折断，断面棕黄色至金黄色，角质样，有蜡样光泽，内皮层环纹明显，维管束呈点状散在。气香特异，味苦、辛。主要含姜黄素（curcumin）、去甲氧基姜黄素（desmethoxycurcumin）、去二甲氧基姜黄素（bis-desmethoxycurcumin）等酚类物质。尚含姜黄酮（turmerone）、芳姜黄酮（arturmerone）、姜黄烯（curcumene）、龙脑（borneol）等挥发油类成分。本品种子含挥发油不得少于 7.0%（ml/g）；含姜黄素（$C_{21}H_{20}O_6$）不得少于 1.0%。姜黄素可诱导人肺癌 A549 细胞、人乳腺癌 McF27 细胞、胃癌 SGC－7901 等肿瘤细胞的凋亡。姜黄浸膏及姜黄素有抑制血小板聚集、增强纤溶及抗心肌缺血等作用；煎剂对小鼠及豚鼠离体子宫有兴奋作用，但大剂量时表现为痉挛性收缩。此外，还有利胆、抗氧化、抗生育、抗突变及抗病原微生物等作用。本品味辛、苦，性温。归脾、肝经。能破血行气，通经止痛。用于胸胁刺痛，胸痹心痛，痛经经闭，癥瘕，风湿肩臂疼痛，跌扑肿痛。用量 3～10g。外用适量。

《中国药典》收载的其他姜科生药

54. 兰科 Orchidaceae

PPT：54 兰科

多年生草本，土生、附生或腐生。单叶基生或茎生，常具叶鞘。花两性，常两侧对称；花被片 6，花瓣状，排成 2 轮；外轮 3 枚为萼片，上方中央的 1 片称中萼片，下方两侧的 2 片称侧萼片；内轮 3 枚花被片，侧生的 2 片为花瓣，中央 1 片称唇瓣，常特化成各种形状；雄蕊与花柱愈合生成合蕊柱；能育雄蕊通常 1 枚，花粉粒黏结成花粉块；雌蕊子房下位，3 心皮，1 室，侧膜胎座。常为蒴果。种子极多，细小，无胚乳，种皮常在两端延长成翅状。

本科约 700 属，20000 余种。分布于热带、亚热带与温带地区。我国约 171 属，1200 多种。主要属有白及属（*Bletilla*）、兰属（*Cymbidium*）、石斛属（*Dendrobium*）、天麻属（*Gastrodia*）、斑叶兰属（*Goodyera*）、羊耳蒜属（*Liparis*）、石仙桃属（*Pholidota*）等。主要的生药有天麻、石斛、白及、山慈菇等。

本科植物根髓部明显；茎具散生的有限维管束，周韧型或外韧型；薄壁组织常有含草酸钙针晶束的黏液细胞；叶片气孔为平轴式。

本科植物主要含酚苷类（phenolic glycosides）、生物碱类（alkaloids）、黄酮类（flavonoid）、香豆素类（coumarins）以及挥发油（essential oil）等，具有一定的药理活性。

* 天麻 Gastrodiae Rhizoma

原名赤剑。载于《神农本草经》，列为上品。《开宝本草》载有天麻。寇宗奭谓："赤剑天麻苗也"。苏恭谓："赤剑是芝类。茎似箭杆，赤色。端有花，叶赤色，远看如箭有羽……其根皮肉汁，大类天门冬，惟无心脉尔。去根五六寸，有十余子卫之，似芋，可生啖之。"

【来源】 为兰科植物天麻 *Gastrodia elata* Bl. 的干燥块茎。

【植物形态】 多年生共生植物。块茎横生，椭圆形或卵圆形，肉质，有环节，节上有膜质鳞叶。茎单一，直立，高 30 ~ 150cm，黄褐色，无绿叶。叶鳞片状，互生，膜质，下部鞘状抱茎。总状花序顶生；苞片膜质，披针形，长约 1cm；花淡黄绿色或橙红色，萼片与花瓣合生成壶状，口部偏斜，顶端 5 裂；唇瓣白色，先端 3 裂；合蕊柱，子房下部倒卵形，柄扭转，柱头 3 裂。蒴果长圆形或倒卵形。种子多数，极细小，呈粉末状。花期 6 ~ 7 月，果期 7 ~ 8 月。天麻种子须与白蘑科紫萁小菇 *Mycenaosmun dicola* Lange. 共生萌发形成原球茎，萌发成的原球茎再与白蘑科密环菌 *Armillariella mellea* (Vahl ex Fr.) Karst. 共生长成天麻块茎（彩图 40）。

【产地】 主产于四川、云南、贵州、湖北、陕西，现多为培植品。销全国并出口。

【采制】 立冬后至次年清明前采挖，立即洗净，除去粗皮，蒸透，敞开，低温干燥。

【性状】 本品呈椭圆形或长条形，略扁，皱缩而稍弯曲，长 3 ~ 15cm，宽 1.5 ~ 6cm，厚 0.5 ~ 2cm。表面黄白色至淡黄棕色，有纵皱纹及由潜伏芽排列而成的横环纹多轮，有时可见棕褐色菌索。顶端有红棕色至深棕色鹦嘴状芽或残留茎基；另端有圆脐形疤痕。质坚硬，不易折断，断面较平坦，黄白色至淡棕色，角质样。气微，味甘。

以质地坚实沉重、有鹦哥嘴、断面明亮、无空心者质佳（冬麻）；质地轻泡、有残留茎基、断面色晦暗、空心者质次（春麻）。见彩图 40。

【显微特征】 横切面：表皮有残留，下皮由 2 ~ 3 列切向延长的栓化细胞组成。皮层为 10 数列多角形细胞，有的含草酸钙针晶束。较老块茎皮层与下皮相接处有 2 ~ 3 列椭圆形厚壁细胞，木化，纹孔明显。中柱占绝大部分，有小型周韧维管束散在；薄壁细胞亦含草酸钙针晶束（图 12 - 109，彩图 41）。

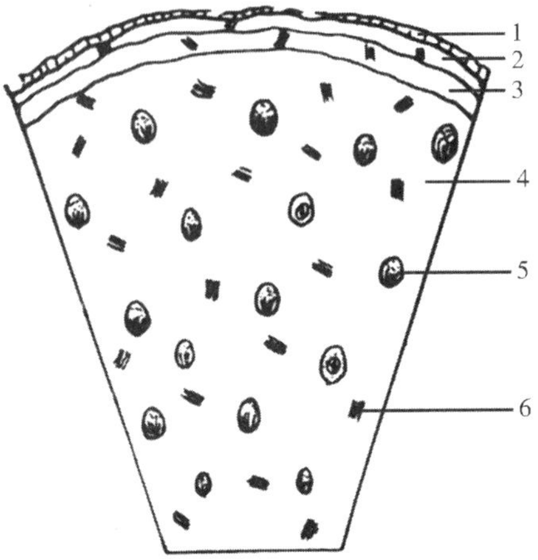

图 12 - 109 天麻（块茎）横切面

1. 表皮；2. 下皮；3. 皮层；4. 中柱；5. 维管束；6. 草酸钙针晶束

粉末：黄白色至黄棕色。①厚壁细胞椭圆形或类多角形，直径 70 ~ 180μm，壁厚 3 ~ 8μm，木化，纹孔明显。②草酸钙针晶成束或散在，长 25 ~ 75（93）μm。③用甘油醋酸试液装片观察含糊化多糖类物的薄壁细胞无色，有的细胞可见长卵形、长椭圆形或类圆形颗粒，遇碘液显棕色或淡棕紫色。螺纹导管、网纹导管及环纹导管直径 8 ~ 30μm（彩图 41）。

【化学成分】①酚类及酚苷类：天麻苷（天麻素，gastrodin，1%），天麻醚苷（gastrodioside）、对羟基苯甲醇（*p*-hydroxybenzylalcohol）、对羟基苯甲醛（*p*-hydroxybenzaldehyde）、4-羟苄基甲醚（4-hydroxybenzyl methylether）、4-（4′-羟苄氧基）苄基甲醚［4-（4′-hydroxybenzyloxy）-benzylmethylether］、双（4-羟苄基）醚［bis（4-hydroxybenzyl）ether］、香草醇（vanillyl alcohol）等。②有机酸及其酯类：柠檬酸（citric acid）、柠檬酸甲酯（methyl citrate）、柠檬酸双甲酯（dimethyl citrate）、琥珀酸（succinic acid）、棕榈酸（palmitic acid）等。③多糖类：天麻葡聚多糖 WGEW 和 AGEW，其硫酸酯化衍生物（sulfation derivative）具有强烈的抑制登革热病毒的作用。另含 β-谷甾醇（β-sitosterol）、胡萝卜苷（daucosterol）、天麻羟胺（gastrodamine）等。

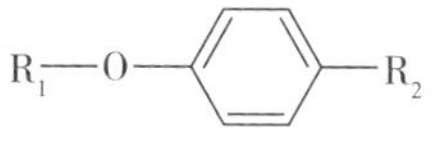

天麻苷　R_1 = β-D-glc，R_2 = CH_2OH

对羟基苯甲醇　R_1 = H，R_2 = CH_2OH

对羟基苯甲醛　R_1 = H，R_2 = CHO

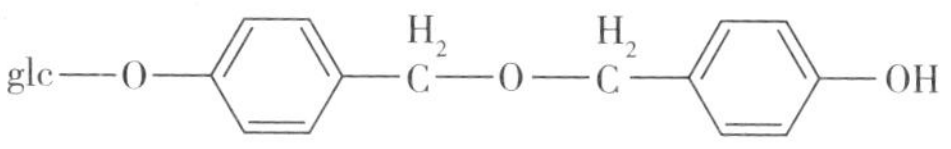

天麻醚苷

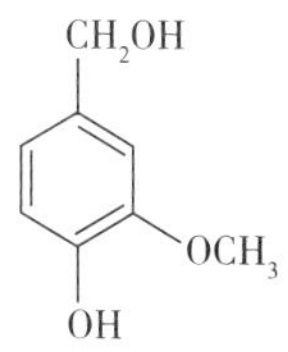

香草醇

【理化鉴定】薄层色谱：粉末甲醇超声提取，制备供试品溶液；以天麻对照药材、天麻素对照品作为对照，用硅胶 G 板，以二氯甲烷 - 乙酸乙酯 - 甲醇 - 水（2∶4∶2.5∶1）展开，对羟基苯甲醛溶液显色。供试品色谱中，在与对照药材色谱和对照品色谱相应的位置上，显相同颜色的斑点。

特征图谱：取本品粉末用 50% 甲醇超声提取，制备供试品溶液。天麻对照药材、天麻素对照品、对羟基苯甲醇对照品为参照。高效液相色谱法测定。供试品色谱中应呈现 6 个特征峰，并应与对照药材色谱中的 6 个特征峰相对应，其中峰 1、峰 2 应与天麻素对照品和对羟基苯甲醇对照品参照物峰保留时间一致。

【检查】水分不得过 15.0%；总灰分不得过 4.5%。二氧化硫残留量不得过 400mg/kg。

【浸出物】照醇溶性浸出物热浸法测定，稀乙醇作溶剂，不得少于 15.0%。

【含量测定】采用高效液相色谱法测定天麻素和对羟基苯甲醇的含量。本品按干燥品计算，含天麻素（$C_{13}H_{18}O_7$）和对羟基苯甲醇（$C_7H_8O_2$）的总量不得少于 0.25%。

【药理作用】①抗惊厥作用：天麻浸膏和注射液、天麻素及其苷元、天麻多糖具有明显的对抗戊四氮所致惊厥的作用。天麻制剂能延长致痫的潜伏时间，降低致痫电位的幅度，缩短惊厥发作的持续时间，对抗小鼠精神运动性发作，对抗谷氨酸钠诱发的小鼠癫痫发作。②镇静、催眠作用：天麻煎剂、天麻素及其苷元能减少小鼠自发活动，显著延长巴比妥钠诱导的小鼠睡眠时间，对抗咖啡因引起的中枢兴奋作用，可增强氯丙嗪的中枢抑制作用，并可抑制苯丙胺的中枢兴奋作用。③镇痛作用：天麻制剂能对抗小鼠腹腔注射醋酸引起的扭体反应及提高热板刺激的痛阈。④保护脑神经细胞的作用：天麻素能改善缺氧引起的脑神经细胞内乳酸脱氢酶（LDH）漏出，维持细胞膜的流动性，并降低 LDH 的生成，明显减轻脑神经细胞损伤。⑤抗眩晕作用：天麻醇提物能改善旋转诱发的小鼠厌食症状，提高旋转后小鼠在水迷宫中的空间辨别能力，并能显著改善旋转后小鼠的自主活动能力。⑥对心血管的作用：天麻所含的数种酚性成分均有不同程度的血管扩张作用；天麻及其制剂有一定程度的降压作用；天麻能降低 ADP 诱发的急性肺血栓致小鼠死亡率，有抗血小板聚集作用；天麻及天麻素有减慢心率、降低心肌耗氧量、提高小鼠抗缺氧能力的作用，具有一定的抗心肌缺血作用。此外，天麻还具有抗衰老、抗炎、抗抑郁等作用。

【功能与主治】 性平，味甘。归肝经。能息风止痉，平抑肝阳，祛风通络。用于小儿惊风，癫痫抽搐，破伤风，头痛眩晕，手足不遂，肢体麻木，风湿痹痛。用量 3 ~ 10g。

知识链接

1. 天麻苷注射液可治疗以头痛、头晕、睡眠障碍为主要症状的脑外伤综合征；可治疗三叉神经痛、坐骨神经痛、心绞痛、神经衰弱、血管性头痛和抑郁性神经症、眩晕症、癫痫、高血压、肢体麻木等症。另外，天麻可以治疗老年性痴呆症，可明显改善神经功能缺损和生活能力。

2. 天麻过去全为野生，现野生变家种，开始大面积栽培供药用。用密环菌的培养液做成制剂，经药理和临床证明具有与天麻类似的功效。

3. 天麻较常见的伪品有：①茄科植物马铃薯 *Solanum tuberosum* L. 的干燥块茎；②菊科植物大丽菊 *Dahlia pinnata* Cav. 的干燥块根；③紫茉莉科植物紫茉莉 *Mirabilis jalapa* L. 的干燥根；④菊科植物双舌蟹甲草 *Cacalia davidii*（F.）Hand-Mazz 的干燥根茎（“羊角天麻”）；⑤美人蕉科芭蕉芋 *C. edulis* Ker. 的根茎。天麻伪品较多，应注意鉴定。

*石斛 Dendrobii Caulis

始载于《神农本草经》，列为上品。陶弘景谓：“今用石斛出始兴。生石上，细实，以桑灰汤沃之，色如金，形如蚱蜢髀者佳。”苏颂谓：“一种似大麦，累累相连，头生一叶，而性冷，名麦斛；一种茎大如雀髀，叶在茎头，名雀髀斛。其他斛如竹，而节间生叶也”。李时珍谓：“其根纠结甚繁，干则白软。其茎叶生皆青色，干则黄色。开红花。节上自生须根。人亦折下以砂石栽之。”

【来源】 本品为兰科植物金钗石斛 *Dendrobium nobile* Lindl.、霍山石斛 *D. huoshanense* C. Z. Tang et S. J. Cheng、鼓槌石斛 *D. chrysotoxum* Lindl. 或流苏石斛 *D. fimbriatum* Hook. 的栽培品及其同属植物近似种的新鲜或干燥茎。

【植物形态】 金钗石斛：为多年生附生草本。茎丛生，直立，上部多回折状，肉质肥厚，稍扁，基部稍窄而圆，长 10 ~ 60cm，粗达 1.3cm，具槽纹，多节。叶近革质，矩圆形，长 6 ~ 12cm，宽 1 ~ 3cm，先端偏斜状凹缺；叶鞘抱茎，总状花序生于上部节上，基部被鞘状苞片 1 对，有花 1 ~ 4 朵，具卵状苞片；花大，花径 6 ~ 8cm，下垂，白色，先端带淡红色或淡紫色，唇瓣卵圆形，边缘微波状，基部有 1 深紫色斑块，两侧有紫色条纹。蒴果。花期 5 ~ 8 月。

霍山石斛：茎直立，肉质，长3～9cm，从基部上方向上逐渐变细，基部上方粗3～18mm，不分枝，具3～7节，节间长3～8mm，淡黄绿色，有时带淡紫红色斑点，干后淡黄色。叶革质，2～3枚互生于茎的上部，斜出，舌状长圆形，长9～21cm，宽5～7mm，先端钝并且微凹，基部具抱茎的鞘；叶鞘膜质，宿存。总状花序1～3个，具1～2朵花；花淡黄绿色，开展；中萼片卵状披针形，先端钝，具5条脉；侧萼片镰状披针形，先端钝，基部歪斜；花瓣卵状长圆形，先端钝，具5条脉；唇瓣近菱形，长和宽约相等，1～1.5cm、基部楔形并且具1个胼胝体，上部稍3裂，两侧裂片之间密生短毛，近基部处密生长白毛；中裂片半圆状三角形，先端近钝尖，基部密生长白毛并且具1个黄色横椭圆形的斑块；花期5月。

鼓槌石斛：茎直立，肉质，纺锤状，长6～30cm，中部粗1.5～5cm，具2～5节间，有多数圆钝的条棱；叶互生，长圆形，长达19cm，宽2～3.5cm，先端急尖而有钩转；总状花序近顶端叶腋发出，有花5～8朵，花瓣金黄色，唇瓣金黄色，中央有一深红色斑块。花期3～5月。

流苏石斛：茎粗壮，长50～100cm，粗0.8～1.2（～2）cm，斜立或下垂，圆柱形，肉质；叶互生，长圆形或长圆状披针形，长8～15cm，宽2～3.6cm，先端急尖，有时稍二裂；花序生于老茎节间，有花6～12朵，花瓣黄色，唇瓣黄色，中央部分有一深紫色斑块，边缘流苏状。花期4～6月。

【产地】主产于广西、贵州、广东、云南、四川、安徽等省区。

【采制】全年均可采收，以春末夏初和秋季采集者为好，鲜用者除去根和泥沙；干用者采收后，除去杂质，用开水略烫或烘软，再边搓边烘晒，至叶鞘搓净，干燥。霍山石斛11月至翌年3月采收，除去叶、根须及泥沙等杂质，洗净，鲜用，或加热除去叶鞘制成干条；或边加热边扭成螺旋状或弹簧状，干燥，称霍山石斛枫斗。

【性状】鲜石斛：呈圆柱形或扁圆柱形，长约30cm，直径0.4～1.2cm。表面黄绿色，光滑或有纵纹，节明显，色较深，节上有膜质叶鞘。肉质多汁，易折断。气微，味微苦而回甜，嚼之有黏性。

金钗石斛：呈扁圆柱形，长20～40cm，直径0.4～0.6cm，节间长2.5～3cm。表面金黄色或黄中带绿色，有深纵沟。质硬而脆，断面较平坦而疏松。气微，味苦。

霍山石斛：干条呈直条状或不规则弯曲形，长2～8cm，直径1～4mm。表面淡黄绿色至黄绿色，偶有黄褐色斑块，有细纵纹，节明显，节上有的可见残留的灰白色膜质叶鞘；一端可见茎基部残留的短须根或须根痕，另一端为茎尖，较细。质硬而脆，易折断，断面平坦，灰黄色至灰绿色，略角质状。气微，味淡，嚼之有黏性。鲜品稍肥大。肉质，易折断，断面淡黄绿色至深绿色。气微，味淡，嚼之有黏性且少有渣。枫斗呈螺旋形或弹簧状，通常为2～5个旋纹，茎拉直后性状同干条。

鼓槌石斛：呈粗纺锤形，中部直径1～3cm，具3～7节。表面光滑，金黄色，有明显凸起的棱。质轻而松脆，断面海绵状。气微，味淡，嚼之有黏性。

流苏石斛：呈长圆柱形，长20～150cm，直径0.4～1.2cm，节明显，节间长2～6cm。表面黄色至暗黄色，有深纵槽。质疏松，断面平坦或呈纤维性。味淡或微苦，嚼之有黏性。

鲜品以青绿色、肥满多叶、嚼之发黏者为佳。干品以色金黄、有光泽、质柔韧者为佳。

【显微特征】金钗石斛横切面：表皮细胞1列，扁平，外被鲜黄色角质层。基本组织细胞大小较悬殊，有壁孔，散在多数外韧型维管束，排成7～8圈。维管束外侧纤维束新月形或半圆形，其外侧薄壁细胞有的含类圆形硅质块，木质部有1～3个导管直径较大。含草酸钙针晶细胞多见于维管束旁（图12－110）。

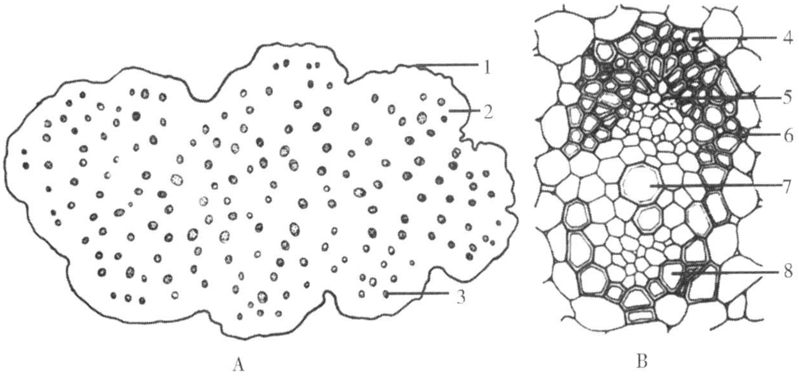

图12－110 金钗石斛（茎）横切面

A. 横切面；B. 维管束构造

1. 表皮；2. 薄壁组织；3. 维管束；4. 纤维群；5. 韧皮部；6. 硅质块；7. 木质部；8. 内侧纤维

霍山石斛横切面：表皮细胞1列，扁平，外壁及侧壁稍增厚，微木化，外被黄色或橘黄色角质层，有的外层可见无色的薄壁细胞组成的叶鞘层。基本薄壁组织细胞多角形，大小相似，其间散在9～47个维管束，近维管束处薄壁细胞较小，维管束为有限外韧型，维管束鞘纤维群呈单帽状，偶成双帽状，纤维1～2列，外侧纤维直径通常小于内侧纤维，有的外侧小型薄壁细胞含有硅质块。草酸钙针晶束多见于近表皮处薄壁细胞或近表皮处维管束旁的薄壁细胞中。

鼓槌石斛横切面：表皮细胞扁平，外壁及侧壁增厚，胞腔狭长形；角质层淡黄色。基本组织细胞大小差异较显著。多数外韧型维管束略排成10～12圈。木质部导管大小近似。有的可见含草酸钙针晶束细胞（图12－111）。

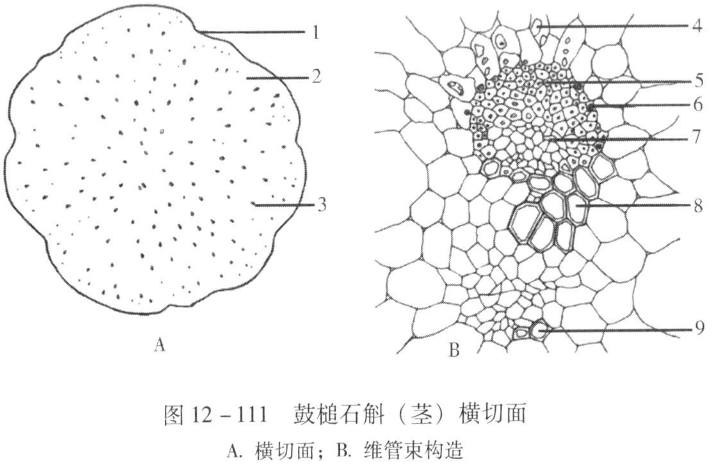

图12－111 鼓槌石斛（茎）横切面

A. 横切面；B. 维管束构造

1. 表皮；2. 薄壁组织；3. 维管束；4. 分枝状细胞；5. 纤维群；6. 硅质块；7. 韧皮部；8. 木质部；9. 内侧纤维

流苏石斛横切面：表皮细胞扁圆形或类方形，壁增厚或不增厚。基本组织细胞大小相近或有差异，散列多数外韧型维管束，略排成数圈。维管束外侧纤维束新月形或呈帽状，其外缘小细胞有的含硅质块；内侧纤维束无或有，有的内外侧纤维束连接成鞘。有的薄壁细胞含草酸钙针晶束和淀粉粒（图12－112）。

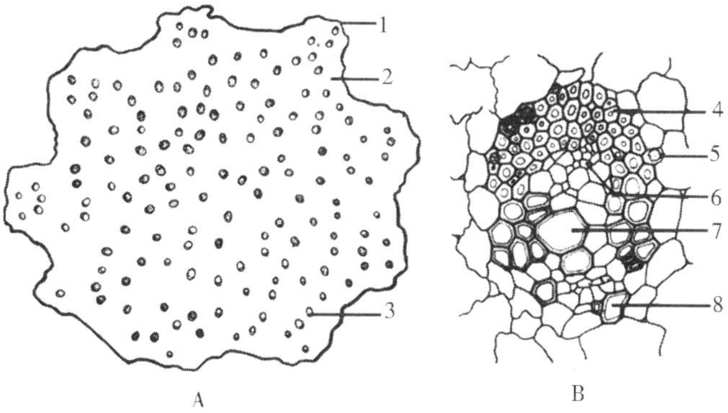

图12－112　流苏石斛（茎）横切面

A. 横切面；B. 维管束构造

1. 表皮；2. 薄壁组织；3. 维管束；

4. 纤维群；5. 硅质块；6. 韧皮部；7. 木质部；8. 内侧纤维

粉末：灰绿色或灰黄色。①角质层碎片黄色；表皮细胞表面观呈长多角形或类多角形，垂周壁连珠状增厚。②束鞘纤维成束或离散，长梭形或细长，壁较厚，纹孔稀少，周围具排成纵行的含硅质块的小细胞。③木纤维细长，末端尖或钝圆，壁稍厚。网纹导管、梯纹导管或具缘纹孔导管直径12～50μm。④草酸钙针晶成束或散在。

【化学成分】主含生物碱类成分，如石斛碱（dendrobine）、6-羟基石斛碱（6-hydroxydendrobine）、石斛酮碱（即金钗石斛碱，nobilonine）、石斛醚碱（即金钗碱，dendroxine）、6-羟基石斛醚碱（6-hydroxydendroxine）、4-羟基石斛碱（4-hydroxydendrobine）、石斛酯碱（dendrine）等。此外，石斛属植物普遍含有毛兰素（erianin）、石斛酚（dendrophenol）等联苄类成分。

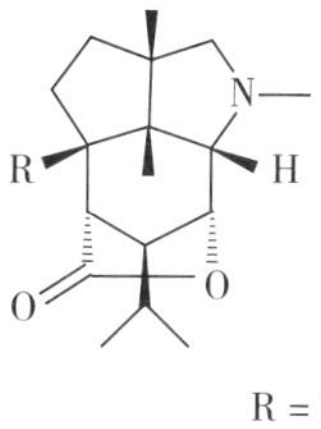

石斛碱　　R = H

6-羟基石斛碱　　R = OH

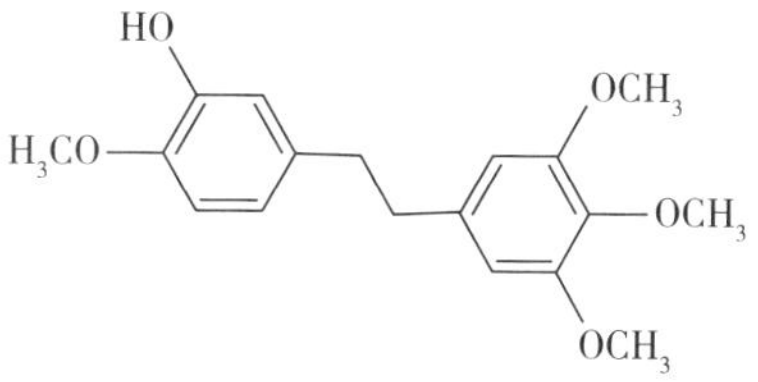

毛兰素

【理化鉴定】金钗石斛：粉末甲醇超声提取，取滤液作为供试品溶液；以石斛碱作为对照，硅胶G板，石油醚（60～90℃）－丙酮（7∶3）展开，碘化铋钾试液显色。供试品色谱中，在与对照品色谱相应的位置上，显相同颜色的斑点。

霍山石斛：粉末无水甲醇超声提取，制备供试品溶液；以霍山石斛对照药材、夏佛塔苷对照品作为对照，聚酰胺薄膜，乙醇－丁酮－乙酰丙酮－水（4∶4∶1∶17）展开，5%三氯化铝乙醇溶液显色。供试品色谱中，在与对照药材色谱和对照品色谱相应的位置上，显相同颜色的荧光斑点。

鼓槌石斛：粉末甲醇超声提取，取滤液作为供试品溶液；以毛兰素作为对照，硅胶G板，石油醚（60~90℃）-乙酸乙酯（3:2）展开，10%硫酸乙醇溶液显色。供试品色谱中，在与对照品色谱相应的位置上，显相同颜色的斑点。

流苏石斛：粉末甲醇超声提取，取滤液作为供试品溶液；以石斛酚作为对照，硅胶G板，石油醚（60~90℃）-乙酸乙酯（3:2）展开，10%硫酸乙醇溶液显色。供试品色谱中，在与对照品色谱相应的位置上，显相同颜色的斑点。

聚合酶链式反应-限制性内切酶长度多态性：霍山石斛样品加液氮研磨，制备供试品溶液，以霍山石斛对照药材作为对照，进行PCR-RFLP反应和电泳检测。霍山石斛供试品凝胶电泳图谱中，在与对照药材凝胶电泳图谱相应的位置上，在100~200bp间应有单一DNA条带，且PCR产物与酶切产物的条带位置一致。空白对照无条带。

特征图谱：霍山石斛样品甲醇超声提取，制备供试品溶液，以霍山石斛对照药材、夏佛塔苷对照品作对照，进行高效液相色谱法测定。供试品色谱中应呈现5个特征峰，并应与对照药材参照物色谱峰中的5个特征峰保留时间相对应，其中峰1应与对照品参照物峰保留时间相对应。

【检查】水分：干石斛不得过12.0%；总灰分：干石斛不得过5.0%，霍山石斛不得过7.0%。

【含量测定】金钗石斛：采用气相色谱法测定石斛碱含量。本品按干燥品计算，含石斛碱（$C_{16}H_{25}NO_2$）不得少于0.40%。

鼓槌石斛：采用高效液相色谱法测定毛兰素含量。本品按干燥品计算，含毛兰素（$C_{18}H_{22}O_5$）不得少于0.030%。

霍山石斛：采用紫外-可见分光光度法测定，本品按干燥品计算，含多糖以无水葡萄糖（$C_6H_{12}O_6$）计，不得少于17.0%。

【药理作用】①免疫促进与抗衰老作用：金钗石斛水煎剂对小鼠腹腔巨噬细胞的吞噬能力有明显的促进作用。石斛类似单胺氧化酶（MAO）的抑制剂，起抗衰老作用。②抗白内障作用：石斛煎剂对小鼠半乳糖性白内障有延缓和治疗作用。③抗肿瘤作用：石斛乙醇提取物对人肺癌细胞A549等细胞株具有显著的细胞毒性作用。④对消化系统的作用：金钗石斛浸膏对豚鼠离体肠管平滑肌有兴奋作用。金钗石斛煎剂可使浅表性胃炎患者的胃排酸量、胃泌素明显增高。此外，石斛还有降血糖、降血脂、抗炎等作用。

【功能与主治】味甘，性微寒。归胃、肾经。能益胃生津，滋阴清热。用于热病津伤，口干烦渴，胃阴不足，食少干呕，病后虚热不退，阴虚火旺，骨蒸劳热，目暗不明，筋骨痿软。用量6~12g；鲜品15~30g。

知识链接

1. 铁皮石斛 Dendrobii officinalis Caulis 单列收入《中国药典》，为兰科植物铁皮石斛 *Dendrobium officinale* Kimura et Migo 的干燥茎。剪去部分须根，边加热边扭成螺旋形或弹簧状，烘干称为“铁皮枫斗”（耳环石斛）；切成段，干燥或低温烘干，习称“铁皮石斛”。铁皮枫斗，呈螺旋形或弹簧状，通常为2~6个旋纹，茎拉直后长3.5~8cm，直径0.2~0.4cm；表面黄绿色或略带金黄色，有细纵皱纹，节明显，节上有时可见残留的灰白色叶鞘；一端可见茎基部留下的短须根；质坚实，易折断，断面平坦，灰白色至灰绿色，略角质状。气微，味淡，嚼之有黏性。铁皮石斛，呈圆柱形的段，长短不等。铁皮石斛多糖有较好的免疫增强作用。功效同石斛。以色铁绿、饱满、结实者为佳。

2. 霍山石斛为最早使用的石斛品种之一，在历史上被认为是石斛中的佳品，为产于安徽霍山的道地药材，但因过度采集，野生资源濒危，2021年被《国家重点保护野生植物名录》列为一级保护植物。

3. 在商品石斛中，曾多次发现有兰科石仙桃属植物石仙桃 *Pholidota chinensis* Lindl. 的根状茎及假鳞茎混作石斛入药。干品呈黄棕色，根状茎圆柱形，直径约3mm，节间长2~5mm，上生假鳞茎略呈长圆柱形，有纵横纹，长2~4cm，粗约5mm，肉质，易折断，断面平坦。

白及　Bletillae Rhizoma

本品为兰科植物白及 *Bletilla striata* (Thunb.) Reichb. f. 的干燥块茎。夏、秋两季采挖，除去须根，洗净，置沸水中煮或蒸至无白心，晒至半干，除去外皮，晒干。主产于安徽、浙江、江西、贵州、四川、湖南、湖北。块茎呈不规则扁圆形，多有2~3个爪状分枝，少数具4~5个爪状分枝，长1.5~6cm，厚0.5~3cm。表面灰白色至灰棕色，或黄白色，有数圈同心环节和棕色点状须根痕，上面有突起的茎痕，下面有连接另一块茎的痕迹。质坚硬，不易折断，断面类白色，角质样。气微，味苦，嚼之有黏性。主含菲类化合物，如2,4,7-三甲氧基菲(2,4,7-trimethoxy phenanthrene)、2,4,7-三甲氧基-9,10-二氢菲（2,4,7-trimethoxy-9,10-dihydrophenanthrene）、白及联菲A、B、C（blestriarene A，B，C）等；以及联苄类化合物，如3,3′,5-三甲氧基联苄(3,3′,5-trimethoxybibenzyl)、3,5-二甲氧基联苄（3,5-dimethoxybibenzyl）等。本品含1，4-二[4-(葡萄糖氧)苄基]-2-异丁基苹果酸酯（$C_{34}H_{46}O_{17}$）不得少于2.0%。本品有良好的止血作用。此外，还有抗菌、抗肿瘤、抗溃疡和预防肠粘结的作用。本品性微寒，味苦、甘、涩。归肺、肝、胃经。能收敛止血，消肿生肌。用于咯血，吐血，外伤出血，疮疡肿毒，皮肤皲裂。用量6~15g；研粉吞服3~6g。外用适量。不宜与川乌、制川乌、草乌、制草乌、附子同用。

《中国药典》收载的其他兰科生药

欧美国家常用兰科植物药

第十三章　动物类生药

PPT

学习目标

1. 掌握　带＊重点生药的来源（包括动物拉丁名）、主产地、采收加工、性状特征、显微及理化鉴定特征、主要化学成分、药理作用和功效。

2. 熟悉　动物类生药的分类与其所含化学成分；一般动物类生药的基原、性状特征、化学成分和功能与主治。

3. 了解　动物与植物的区别；动物体基本结构与个体发育常用术语；动物类生药鉴定的一般规律。

动物类生药是指以动物的全体（水蛭、全蝎、蜈蚣）或其某一部分（鹿茸、龟甲、石决明、蛤蟆油）、生理产物（麝香、蟾酥）或病理产物（珍珠、僵蚕、牛黄）以及动物的加工品（阿胶）等供药用的一类生药。

我国对动物药的应用有着悠久的历史，远在四千多年前，甲骨文就记载麝、犀、牛、蛇等40余种药用动物。我国历代本草学著作均收载数目不等的动物药，如《神农本草经》收载动物药65种，其中如鹿茸、麝香、牛黄等至今仍为常用中药品种，唐代《新修本草》收载动物药128种，明代《本草纲目》收载动物药461种，清代《本草纲目拾遗》收载动物药160种。《中国药典》收载动物类生药47种，删除了动物药穿山甲。

从近代的发展来看，我国已将不少药用动物由野生变为人工养殖。据不完全统计，现已人工养殖的动物类生药有30余种，如人工养麝，活体取香；人工养熊，引流胆汁。通过品种鉴定、理化分析和临床研究，我国在扩大新药源和寻找类同品、代用品方面也取得了一定的成绩。例如人工牛黄、人工麝香。现又出现新阿胶（猪皮胶）、水牛角、黄牛角、山羊角等类似品或代用品，已逐步为临床采用。

第一节　概述

一、动物的命名

动物的学名是根据国际命名法规，采用林奈的双名法，由属名和“种加词”组成，其后面附上命名人的姓氏。属名和命名人姓氏的第一个字母须大写，属名和“种加词”用斜体表示，这些规则与植物学名相同，如驴 *Equus asinus* L. 等。但有些动物学名与植物学名也存在着一定的差异。

1. 改变属名后重新组合的动物学名，保留原命名人姓氏，并外加圆括号，而重新组合的命名人名一般不写出来，例如，五步蛇（尖吻蝮）原学名为 *Deinagkistron acutus* Guenther，学名重新组合后为 *Agkistrodon acutus*（Guenther），后者为《中国药典》正名。

类似的还有乌梢蛇 *Zaocys dhumnades*（Cantor）、乌龟 *Chinemys reevesii*（Gray）等。

2. 动物在种以下的分类等级只有亚种（subspecies），在表示亚种的名称时不加“subsp.”或“ssp.”，而是把“亚种加词”写在“种加词”后面，同时也不再写该种命名人的姓氏，只写亚种命名人的姓氏。例如，中华大蟾蜍 *Bufo bufo gargarizans* Cantor，该学名第一个词 *Bufo* 为属名，第二个词 *bufo* 为“种加词”，第三个词 *gargarizans* 为“亚种加词”，Cantor 为亚种命名人姓氏。

3. 动物如果为亚属，则亚属名放在属名和“种加词”之间，并且外加括号，亚属名第一个字母大写。例如，乌龟 *Chinemys*（*Geoclemys*）*reevesii*（Gray），第一个词为属名，第二个词为亚属名，第三个词为“种加词”，最后为原学名命名人姓氏，外加括号表示该学名是重新组合的。

4. 属名和种加词完全相同（即重名），在动物学名中允许，但在植物学名中是不允许的。如 *Bufo bufo gargarizans* Cantor。

二、动物类生药的分类

古代动物药的分类是根据动物类别或药用部位，动物的习性或生药特征来进行的，如《新修本草》将动物药分为人、兽、禽、虫、鱼五部；《本草纲目》将动物药由低等动物到高等动物，从无脊椎动物到脊椎动物，由虫到兽再到人，分为虫、鳞、介、禽、兽、人六部，每部之中又再进一步细分。这种分类方法和排列次序已具有初步的进化论思想。

现代动物药的分类方法很多，有的根据药用动物在自然界的分类地位，按动物类生药在各门中的分布情况，由低等动物到高等动物进行分类；有的按照药用部位进行分类；有的按照动物药所含化学成分进行分类；有的按照药理作用或功效进行分类等。

三、动物类生药的活性成分

（一）氨基酸、多肽、蛋白质、酶类

1. 氨基酸 氨基酸（amino acids）在生物体内以肽键结合，构成结构和功能不同的蛋白质，是维系生命的基本物质。作为药用的氨基酸已有一百余种，其中包括组成蛋白质的 20 余种氨基酸。动物类生药普遍含有各种不同的氨基酸，有的氨基酸具有直接的药理作用，如牛黄中的牛磺酸（taurine）具有刺激胆汁分泌和降低眼压的作用，能增强心脏细胞功能，用于治疗心肌梗死、心绞痛和心力衰竭等。

2. 多肽、蛋白质 多肽和蛋白质是一类重要的生物活性成分，一些多肽、蛋白质类制剂已广泛用于临床。如水蛭素（hirudin）是水蛭唾液腺中的一种多肽类物质，一级结构由 65 个氨基酸残基组成，该物质具有很强的抑制凝血酶的作用，是一种高效抗凝血剂和抗血栓剂。蝎毒素（tiyustoxin）是一类由 20 ~ 80 个氨基酸残基组成的毒性多肽或蛋白质，对神经系统有广泛的生物活性。

3. 酶 从人尿中提取制成的尿激酶（urokinase）可直接激活纤溶酶原使其转变为纤溶酶，纤溶酶具有很强的溶解纤维蛋白的作用，临床上已经用于治疗脑血栓、脑栓塞、周围动静脉血栓症、肺栓塞和心肌梗死等疾病。

（二）非肽含氮类

非肽含氮类活性成分在动物中分布广泛，多数具有类似生物碱的性质。

1. 胍类衍生物 胍可以看作脲分子中的氧被亚氨基酸取代而成的化合物，又称亚氨基脲，胍分子中除去一个氢原子后的基团称为胍基。河豚毒素（tetrodotoxin，TTX）就是从海洋河豚类生物的卵巢及肝脏中提取的具有强烈毒性的胍类化合物，此类成分又是选择性的钠离子通道阻断剂，具有极强的镇痛和局麻作用。

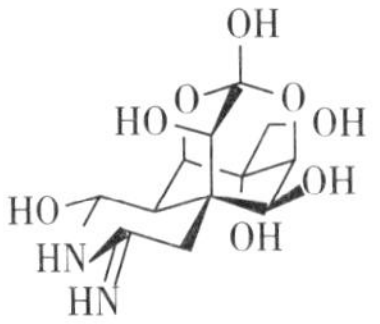

河豚毒素

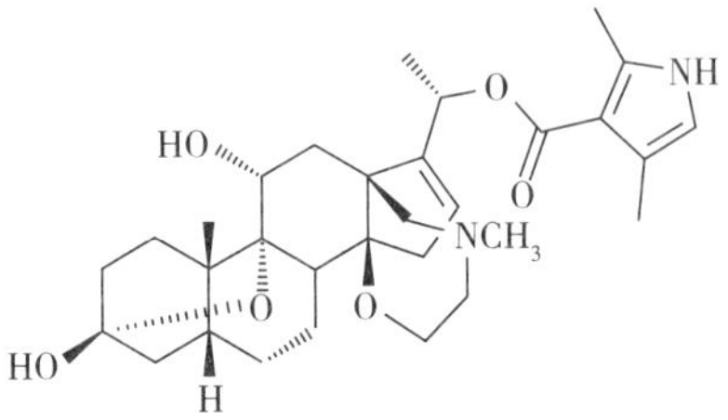

箭毒蛙碱

2. 甾类生物碱 箭毒蛙碱（batrachotoxin，BTX）是从哥伦比亚西部密林中的箭毒蛙 *Phyllobates aurothaenia* 中分离出来的剧毒生物碱，该化合物对肌肉和中枢神经具有麻痹作用。

3. 环外含氮类 沙海葵毒素（palytoxin，PTX）是从腔肠动物毒沙海葵中分离的毒性极强的化合物，该化合物是迄今发现的非蛋白毒素中毒性最强的酰胺类化合物，具有抗癌、溶血等多种生物活性。

4. 吲哚类 中华大蟾蜍 *Bufo bufo gargarizans* Cantor 或黑眶蟾蜍 *B. melanostictus* Schneider 皮肤及耳后腺分泌物含有以蟾蜍色胺（bufotenine）为基本骨架的吲哚类生物碱，主要是5-羟色胺（5-hydroxytryptamin）及其衍生物，如脱氢蟾蜍色胺（dehydrobufotenine）、蟾蜍色胺内盐（bufotenidine）、蟾蜍绿啶（bufoviridine）等。此类化合物对肠管、血管等平滑肌有收缩作用，可引起血压上升、呼吸兴奋，并有抗利尿作用。

5. 吡啶类 麝香含有吡啶类生物碱，如麝香吡啶（muscopyridine），羟基麝香吡啶A、B（hydroxymuscopyridine A，B）等。

6. 吡咯衍生物 此类化合物分子中存在共轭体系，具有特殊的吸光能力并呈现出各种颜色，如脊椎动物的血红蛋白、胆汁中的胆红素（bilirubin）及氧化产物胆绿素等，具有刺激红细胞生成、抗氧化等生理作用。

（三）甾体类

甾体类成分几乎存在于所有动物体中，具有生物活性的甾体类化合物主要包括激素类、蟾毒配基类、胆汁酸类以及海洋甾体类。

1. 激素类 甾体激素类广泛存在于生物体内，是一种重要的内源性生理活性物质，天然存在和人工合成的又具有生物活性的甾体激素有上千种，按其生理作用可分为糖皮质激素、盐皮质激素、雄激素、雌激素、孕激素五种。如鹿茸中的雌酮（oestrone）和雌二醇（estradiol）；紫河车中的孕甾酮（progesterone）；此外，昆虫和甲壳类动物中存在蜕皮激素，可促进昆虫和甲壳类动物细胞生长，此类激素具有促进人体蛋白合成、降血脂和抑制血糖升高等作用。

2. 蟾毒配基类 主要存在于蟾蜍的耳后腺与皮肤腺的分泌物中，是一类结构类似强心甾类而有毒的化合物，具有强心作用，主要表现在增强心肌收缩力、增加心输出量等。

3. 胆汁酸类　胆汁酸（bile acid）是胆甾酸与甘氨酸或牛磺酸以酰胺键连接而成的化合物，是脊椎动物胆汁的主要成分。胆汁的生理功能主要通过胆甾酸的作用来实现。胆汁酸能促进脂肪酸、胆固醇、脂溶性维生素、胡萝卜素及 Ca^{2+} 等的吸收，有利胆作用，对神经系统有镇静、镇痛及解痉的作用。迄今为止发现的胆甾酸已经有 100 多种，其中最重要的有胆酸（cholic acid）、去氧胆酸（deoxycholic acid）、鹅去氧胆酸（chenodeoxycholic acid）、熊去氧胆酸（ursodeoxycholic acid）、猪去氧胆酸（hyodeoxycholic acid）等。

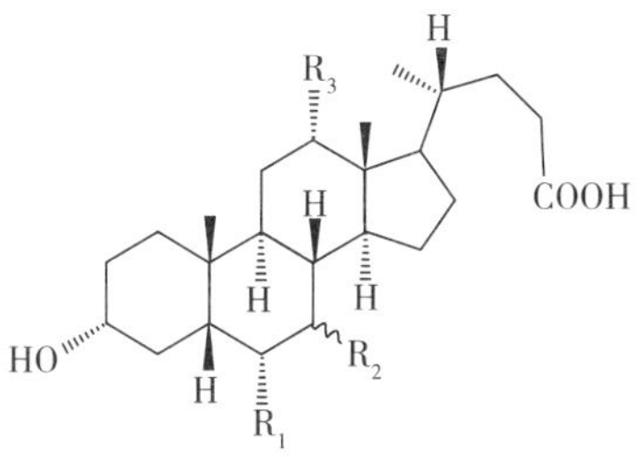

	R_1	R_2	R_3
胆酸	H	α-OH	OH
去氧胆酸	H	H	OH
鹅去氧胆酸	H	α-OH	H
熊去氧胆酸	H	β-OH	H
猪去氧胆酸	OH	H	H

（四）萜类

动物中萜类成分较多，尤其是从海洋无脊椎动物中分离出的萜类更多，在陆地动物中也陆续发现一系列活性物质。斑蝥素（cantharidin）就是从芫青科昆虫南方大斑蝥 *Mylabris phalerata* Pallas 或黄黑小斑蝥 *M. cichorii* Linnaeus 中分离出来的一种单萜类防御性物质，该成分具有抗癌、升高白细胞和抗病毒等作用。

（五）多糖类

甲壳质（chitin）也称壳多糖或几丁质等，部分水解脱乙酰基得到脱乙酰甲壳质。甲壳质在自然界中分布很广，广泛存在于植物、菌类细胞壁、甲壳纲动物及昆虫中，如虾蟹外壳、乌贼骨架及昆虫翅膀等。甲壳质一般与蛋白质、碳酸钙、磷酸钙等紧密缔合成络合体，共同形成表皮及生物体的支撑组织。

4-硫酸软骨素（chondroitin 4-sulfate），亦称硫酸软骨素 A（chondroitin sulfate A），是最早发现的一种酸性黏多糖，具有降低血脂、抗动脉粥样硬化和抗粥样斑块形成的作用，同时具有抗凝血作用。6-硫酸软骨素（即硫酸软骨素 C）广泛分布于各种结缔组织中。

第二节　重要的动物类生药

*水蛭　Hirudo

始载于《神农本草经》。《本草经疏》载："水蛭，味咸苦气平，有大毒，其用与虻虫相似，故仲景方中往往与之并施。咸入血走血，苦泄结，咸苦并行，故治妇人恶血、瘀血、月闭、血瘕积聚，因而无子者。血蓄膀胱，则水道不通，血散而膀胱得气化之职，水道不求其利而自利矣。堕胎者，以具有毒善破血也。”

【来源】本品为水蛭科动物蚂蟥 *Whitmania pigra* Whitman、水蛭 *Hirudo nipponica* Whitman 或柳叶蚂蟥 *W. acranulata* Whitman 的干燥全体。

【产地】主产于山东、江苏。

【采制】夏、秋两季捕捉。用沸水烫死，晒干或低温干燥。

【性状】蚂蟥：呈扁平纺锤形，全体具有多数环节，长4～10cm，宽0.5～2cm。背部黑褐色或黑棕色，稍隆起，用水浸后，可见黑色斑点排成5条纵纹；腹面平坦，棕黄色。两侧棕黄色，前端略尖，后端钝圆，两端各具1吸盘，前吸盘不显著，后吸盘较大。质脆，易折断，断面胶质状；气微腥。

水蛭：呈扁长圆柱形，体多弯曲扭转，长2～5cm，宽0.2～0.3cm。

柳叶蚂蟥：狭长而扁，长5～12cm，宽0.1～0.5cm。

以体小、条整齐、黑褐色、无杂质者为佳。

【化学成分】新鲜水蛭唾液含抗凝血物质水蛭素（hirudin），属于多肽类，易溶于水，在干燥生药中已被破坏。干燥生药主要含蛋白质、肝素（heparin）、抗凝血酶（autithrombin）及氨基酸，其中以谷氨酸、天冬氨酸、亮氨酸、赖氨酸和缬氨酸含量较高。

【理化鉴定】薄层色谱：粉末用乙醇超声提取，滤过，滤液作为供试品溶液。以水蛭对照药材作为对照，用硅胶G板，正己烷－乙酸乙酯（4∶1）展开，10%硫酸乙醇溶液显色。供试品溶液色谱中，在与对照药材色谱相应的位置上，显相同的紫红色斑点，紫外光灯（365nm）下显相同的橙红色荧光斑点。

【检查】水分不得过18.0%；总灰分不得过8.0%；酸不溶性灰分不得过2.0%。酸碱度应为5.0～7.5。

重金属及有害元素：采用原子吸收分光光度法或电感耦合等离子体质谱法测定，铅不得过5mg/kg，镉不得过1mg/kg，砷不得过2mg/kg，汞不得过0.2mg/kg，铜不得过20mg/kg。

黄曲霉毒素检测：本品每1000g含黄曲霉毒素 B_1 不得过5μg，含黄曲霉毒素 G_2、黄曲霉毒素 G_1、黄曲霉毒素 B_2 和黄曲霉毒素 B_1 的总量不得过10μg。

【含量测定】采用生物检定法测定抗凝血酶活性。取本品粉末约1g，精密称定，精密加入0.9%的氯化钠溶液5ml，充分搅拌，浸提30分钟，并时时振摇，离心，精密量取上清液100μl，置试管中，加入含0.5%（牛）纤维蛋白原（以凝固物计）的三羟甲基氨基甲烷盐酸缓冲液200μl，摇匀，置水浴（37℃±0.5℃）温浸5分钟，滴加每1ml中含40单位的凝血酶溶液（每1分钟滴加1次，每次5μl，边滴加边轻轻摇匀）至凝固（水蛭）或滴加每1ml中含10单位的凝血酶溶液（每4分钟滴加1次，每次2μl，边滴加边轻轻摇匀）至凝固（蚂蟥、柳叶蚂蟥），记录消耗凝血酶溶液的体积，按下式计算：

$$U = C_1V_1/C_2V_2 \tag{13-1}$$

式中，U为每1g含抗凝血酶活性单位，U/g；C_1 为凝血酶溶液的浓度，μg/ml；C_2 为供试品溶液的浓度，g/ml；V_1 为消耗凝血酶溶液的体积，μl；V_2 为供试品溶液的加入量，μl。

中和一个单位的凝血酶的量，为一个抗凝血酶活性单位。

本品每 1g 含抗凝血酶活性，水蛭应不低于 16.0U；蚂蟥、柳叶蚂蟥应不低于 3.0U。

【药理作用】①抗凝血作用：水蛭素不受热或乙醇的破坏，水提液和醇提液具有抗凝血酶作用，水蛭素是特效凝血酶抑制剂。②抗血栓形成作用：水蛭素对各种血栓病都有效，尤其是对静脉血栓和弥漫性血管内凝血（DIC）。③降低血脂作用：水蛭对胆固醇（TC）和三酰甘油（TG）的升高有较好的抑制作用。④抗血小板聚集作用：水蛭素能抑制凝血酶同血小板的结合，抑制血小板受凝血酶刺激的释放，并能使凝血酶与血小板解离。⑤对心血管系统的作用：水蛭素还能对抗凝血酶所致离体蛙心收缩力增强，增加心肌营养性血流量。

【功能与主治】性平，味咸、苦；有小毒。能破血，逐瘀，通经。用于癥瘕痞块，血瘀经闭，跌扑损伤。用量 1 ~ 3g。孕妇禁用。

知识链接

1. 水蛭素是迄今为止最强的凝血酶抑制剂，它与凝血酶结合形成一种非共价复合物，该复合物的解离常数为 10 ~ 12 数量级，且反应速度极快。水蛭素与凝血酶的亲和力极强，1μg 即可中和 5μg 凝血酶，相应于摩尔数比 1∶1，即中和一个国际单位（NIH 单位）凝血酶的水蛭素量为一个抗凝单位（IAT – u）的水蛭素。

2. 水蛭素是一类很有前途的抗凝化瘀药物，可用于治疗各种血栓疾病，尤其是用于静脉血栓和 DIC 的治疗；也可用于外科手术后预防动脉血栓的形成，预防溶解血栓后或血管再造后血栓的形成；改善体外血液循环和血液透析过程。显微外科手术常因吻合处血管栓塞而失败，采用水蛭素可促进伤口愈合。

3. 国外生产的水蛭素半合成衍生物 hirudin PA 和 γ-hirudin 等抗血栓制剂已广泛用于临床，主要用于治疗高血压性脑出血、脑内血肿和脑血栓等引起的中风偏瘫、半身不遂、口眼歪斜、中风语塞等病证。

4. 水蛭素在肿瘤治疗中的作用：能阻止纤维肉瘤、骨肉瘤、血管肉瘤、黑素瘤和白血病等肿瘤细胞的转移。水蛭素还可配合化学治疗和放射治疗，因促进肿瘤中的血液流动而增强疗效。

全蝎　Scorpio

本品为钳蝎科动物东亚钳蝎 *Buthus martensii* Karsch 的干燥体。春末至秋初捕捉，除去泥沙，置沸水或沸盐水中，煮至全身僵硬，捞出，置通风处，阴干。主产于河南、山东等地。本品头胸部与前腹部呈扁平长椭圆形，后腹部呈尾状，皱缩弯曲，完整者体长约 6cm。头胸部呈绿褐色，前面有 1 对短小的螯肢及 1 对较长大的钳状脚须，形似蟹螯，背面覆有梯形背甲，腹面有足 4 对，均为 7 节，末端各具 2 爪钩；前腹部由 7 节组成，第 7 节色深，背甲上有 5 条隆脊线。背面绿褐色，后腹部棕黄色，6 节，节上均有纵沟，末节有锐钩状毒刺，毒刺下方无距。气微腥，味咸。主要成分如下。①蝎毒素类：如蝎毒素（tityustoxin）是一类相对分子量为 6000 ~ 9000，由 20 ~ 80 个氨基酸残基组成的类似蛇毒神经毒的毒性蛋白，包括昆虫类神经毒素、甲壳类神经毒素、抗癫痫活性的多肽（antiepilepsy peptide，AEP）、哺乳动物神经毒素、镇痛活性多肽，如蝎毒素（tityustoxin）Ⅲ及蝎毒素Ⅳ等。②有机酸类：如蝎酸（katsu acid）、牛磺酸（taurine）、亚油酸（linoleic acid）、亚麻酸（linolenic acid）、山芋酸（behenic acid）等。具有抗惊厥、抗癫痫、镇痛、抗凝血、抗血栓、促纤溶等药理作用。本品性平，味辛；有毒。能息风镇痉，通络止痛，攻毒散结。用于肝风内动，痉挛抽搐，小儿惊风，中风口㖞，半身不遂，破伤风，风湿顽痹，偏正头痛，疮疡，瘰疬。用量 3 ~ 6g。孕妇禁用。

蜈蚣 Scolopendra

本品为蜈蚣科动物少棘巨蜈蚣 *Scolopendra subspinipes mutilans* L. Koch 的干燥体。春、夏两季捕捉，用竹片插入头尾，绷直，干燥。主产于湖北、浙江、江苏、安徽、河南等地。蜈蚣呈扁平长条形，长 9 ~ 15cm，宽 0.5 ~ 1cm。由头部和躯干部组成，全体共 22 个环节。头部暗红色或红褐色，略有光泽，有头板覆盖，头板近圆形，前端稍突出，两侧贴有颚肢一对，前端两侧有触角一对。躯干部第一背板与头板同色，其余 20 个背板为棕绿色或墨绿色，具光泽，自第 4 ~ 20 个背板上常有 2 条纵沟线；腹部淡黄色或棕黄色，皱缩；自第 2 节起，每节两侧有步足一对；步足黄色或红褐色，偶有黄白色，呈弯钩形，最末一对步足尾状，故又称尾足，易脱落。质脆，断面有裂隙。气微腥，有特殊刺鼻的臭气，味辛，微咸。化学成分如下。①蛋白质、肽、氨基酸类：蜈蚣毒是糖蛋白类物质。蛋白质水解液含有牛磺酸、鸟氨酸、天冬氨酸、苏氨酸等 19 种氨基酸。游离的氨基酸为脯氨酸、丝氨酸和精氨酸等。②脂肪酸类：如棕榈烯酸、油酸、亚油酸、亚麻酸、花生酸、二十碳二烯酸、二十碳三烯酸以及棕榈油酸等。尚含胆甾醇、胆甾醇酯、三酰甘油酯、角鲨烯、磷脂和 5-羟色胺（serotonin）。蜈蚣具有抗惊厥、抗肿瘤、抗菌、抗炎、抗心肌缺血等药理作用。本品性温，味辛；有毒。能息风镇痉，通络止痛，攻毒散结。用于肝风内动，痉挛抽搐，小儿惊风，中风口㖞，半身不遂，破伤风，风湿顽痹，偏正头痛，疮疡，瘰疬，蛇虫咬伤。用量 3 ~ 5g。孕妇禁用。

土鳖虫 Eupolyphaga，Steleophaga

本品为鳖蠊科昆虫地鳖 *Eupolyphaga sinensis* Walker 或冀地鳖 *Steleophaga plancyi* (Boleny) 的雌虫干燥体。捕捉后置沸水中烫死，晒干或烘干。主产于河南、江苏、浙江、河北等地。野生或饲养。以河南产量最大，江苏产的质量最佳。地鳖呈扁平卵形，长 1.3 ~ 3cm，宽 1.2 ~ 2.4cm。前端较窄，后端较宽，背部紫褐色，具光泽，无翅。前胸背板较发达，盖住头部；腹背板 9 节，呈覆瓦状排列。腹面红棕色，头部较小，有丝状触角 1 对，常脱落，胸部有足 3 对，具细毛和刺。腹部有横环节。质松脆，易碎。气腥臭，味微咸。冀地鳖长 2.2 ~ 3.7cm，宽 1.4 ~ 2.5cm。背部黑棕色，通常在边缘带有淡黄褐色斑块及黑色小点。化学成分如下。①蛋白质、氨基酸类：含血纤维蛋白溶酶原激活物样成分，尚含有谷氨酸、酪氨酸、丙氨酸等多种氨基酸。②脂肪酸类：含棕榈酸、硬脂酸、油酸、亚油酸、亚麻酸及豆蔻酸等。③挥发油：主要为萘、樟脑及正己醛、1,4-二氯苯等。土鳖虫具有抗凝血、抗心脑缺氧、调节血脂、愈合骨折创伤等药理作用。本品性寒，味咸；有小毒。能破血逐瘀，续筋接骨。用于跌打损伤、筋伤骨折，血瘀经闭，产后瘀阻腹痛，癥瘕痞块。用量3～10g。孕妇禁用。

蝉蜕 Cicadae Periostracum

本品为蝉科昆虫黑蚱 *Cryptotympana pustulata* Fabricius 的若虫羽化时脱落的皮壳。夏、秋两季收集，除去泥沙，晒干。主产于山东、河北等地。蝉蜕形似蝉而中空，略呈椭圆形而弯曲，长3.5cm，宽约2cm。表面黄棕色，半透明，有光泽。头部有丝状触角1对，多已断落，复眼突出。额部先端突出，口吻发达，上唇宽短，下唇伸长呈管状。胸部背面呈十字形裂开，裂口向内卷曲，脊背两旁具有小翅2对；腹面有足3对，被黄棕色细毛。腹部钝圆，共9节。体轻，中空，易碎。气微，味淡。主要含有甲壳质（chitin）、*N*-乙酰多巴胺二聚体 trans-1 及 trans-2、氨基酸、腺苷三磷酸酶及多种无机元素。本品具有解热、镇痛、抗惊厥、抗肿瘤、抗过敏和镇静等药理作用；*N*-乙酰多巴胺二聚体 trans-1 及 trans-2 具有抗氧化、抗炎活性，并具有强烈的抑制酪氨酸酶的活性，可作为化妆品中的皮肤增白剂。本品性寒，味甘。能疏散风热，利咽，透疹，明目退翳，解痉。用于风热感冒，咽痛音哑，麻疹不透，风疹瘙痒，目赤翳障，惊风抽搐，破伤风。用量3～6g。

*斑蝥 Mylabris

始载于《神农本草经》，列为下品。《本草纲目》载："治疝瘕，解疔毒、沙虱毒、轻粉毒。"

【来源】 本品为芫青科昆虫南方大斑蝥 *Mylabris phalerata* Pallas 或黄黑小斑蝥 *M. cichorii* Linnaeus 的干燥虫体。

【产地】 主产于河南、安徽、广西等地。

【采制】 夏、秋两季捕捉，闷死或烫死后晒干。

【性状】 南方大斑蝥：呈长圆形，长1.5～2.5cm，宽0.5～1cm。头及口器向下垂，有较大的复眼及触角各1对，触角多已脱落。背部具黑色革质鞘翅1对，有3条黄色或棕黄色的横纹；鞘翅下面有棕褐色薄膜状透明的内翅2片。胸腹部乌黑色，胸部有足3对，有特殊的臭气（彩图42）。

黄黑小斑蝥：体型较小，长1～1.5cm。

以个大、完整、颜色鲜明、无败油气味者为佳。

【化学成分】 含斑蝥素（cantharidin，1%～2%）、羟基斑蝥素（hydroxycantharidin）、脂肪酸（12%）、挥发油、甲酸、树脂、甲壳质、色素及蜡样物质。另外还含As、Ba、Be、Co等28种以上的无机元素。

斑蝥素有抗癌作用，但毒性大。其半合成品羟基斑蝥胺（*N*-hydroxylcatharamine）、去甲斑蝥酸钠（sodium demethylcantharidate）、去甲斑蝥素（norcantharidin）等斑蝥素衍生物，毒性较斑蝥素低，抗癌疗效更加明确，其中，羟基斑蝥胺的毒性仅为斑蝥素的1/500。

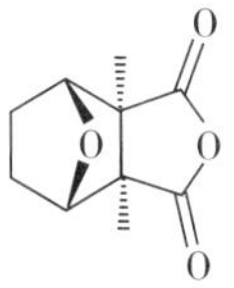

斑蝥素

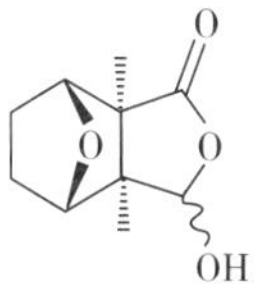

羟基斑蝥素

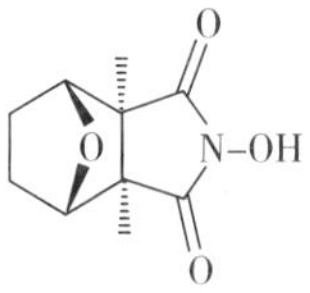

羟基斑蝥胺

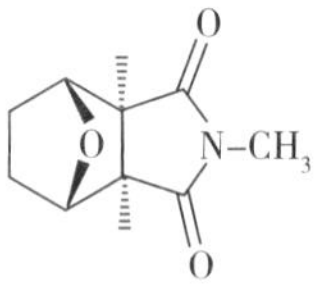

甲基斑蝥胺

【理化鉴定】（1）取粉末约0.15g，进行微量升华，得斑蝥素无色升华物，放置片刻，镜检呈柱形、棱形结晶。

（2）薄层色谱：粉末用三氯甲烷超声提取，滤过，滤液蒸干，残渣用石油醚（30～60℃）洗后，加三氯甲烷溶解，作为供试品溶液。以斑蝥素对照品作对照，用硅胶G薄层板，以三氯甲烷-丙酮（49∶1）展开，取出，晾干，喷以0.1%溴甲酚绿乙醇溶液，105℃加热显色。供试品色谱中，在与对照品色谱相应的位置上，显相同颜色的斑点。

【含量测定】采用高效液相色谱法测定斑蝥素。本品含斑蝥素（$C_{10}H_{12}O_4$）不得少于0.35%。

【药理作用】①抗肿瘤作用：斑蝥素及其衍生物的抗癌活性显著，主要是通过抑制癌细胞的蛋白质合成而影响DNA和RNA的合成，从而抑制癌细胞的生成、分裂、侵袭和转移。斑蝥素及其衍生物对原发性肝癌疗效显著。去甲斑蝥素对人早幼粒白血病HL-60细胞株的DNA合成有明显的抑制作用。②发泡作用：斑蝥（主要是其所含的斑蝥素）对皮肤、黏膜有发赤、发泡作用，曾用作抗刺激药。其刺激性颇强烈，但组织穿透力较弱，因此作用较缓慢，仅有中度疼痛，通常不涉及皮肤深层，所形成的泡很快痊愈而不遗留疤痕。对黏膜或皮肤创口，作用剧烈，较难痊愈。③抗真菌作用：斑蝥水浸剂（1∶4）对蓝色毛癣菌等皮肤真菌有不同程度的抑制作用。④毒性：斑蝥素小鼠腹腔注射的LD_{50}为1.25～1.7mg/kg；口服毒性颇大，可引起肠胃炎及肾炎；特别是肾脏及泌尿道，对斑蝥素很敏感，小量可扩张肾小球，中毒量主要损伤肾小管。斑蝥素10～30mg即可使人中毒而死。

【功能与主治】本品性热，味辛；有大毒。能破血逐瘀，散结消癥，攻毒蚀疮。用于癥瘕，闭经，顽癣，瘰疬，赘疣，痈疽不溃，恶疮死肌。用量0.03～0.06g，炮制后多入丸散用；外用适量，研末或浸酒醋，不宜大面积用。孕妇禁用。本品及斑蝥素制剂临床用于肝癌、肺癌。

知识链接

1. 红娘子 蝉科昆虫黑翅红娘子 *Huechys sanguinea* De Geer 或褐翅红娘子 *H. philaemata* Fabricins 的干燥体。主产于湖南、河南、湖北、江苏、四川、安徽、河北等地；以湖南、河南产量较大。功效与斑蝥相似。

2. 青娘子 芫青科昆虫绿芫青 *Lytta caraganae* Pallas 的干燥体。7～8月捕捉，沸水中烫死，晒干。主产于江苏、安徽、浙江等地。含斑蝥素，功效与斑蝥相似。

3. 斑蝥的炮制 米炒斑蝥，可降低毒性。由于斑蝥素在84℃开始升华，其升华点为110℃，米炒时锅温为128℃，由于米炒受热均匀，斑蝥素部分升华而含量降低，从而毒性减弱，米斑蝥含斑蝥素应为0.25%～0.65%。

僵蚕 Bombyx Batryticatus

本品为蚕蛾科昆虫家蚕 *Bombyx mori* Linnaeus 4～5 龄的幼虫感染（或人工接种）白僵菌 *Beauveria bassiana*（Bals.）Vuillant 而致死的干燥体。多于春、秋季生产，将感染白僵菌病死的蚕用石灰吸水后晒干或焙干。主产于江苏、浙江。本品略呈圆柱形，多弯曲皱缩。长 2～5cm，直径 0.5～0.7cm。表面灰黄色，被有白色粉霜状的气生菌丝和分生孢子。头部较圆，足 8 对，体节明显，尾部略呈二分歧状。质硬而脆，易折断，断面平坦，外层白色，中间有亮棕色或亮黑色的丝腺环 4 个。气微腥，味微咸。化学成分如下。①核苷类：如尿嘧啶、尿苷、黄嘌呤、次黄嘌呤及 6-*N*-羟乙基腺嘌呤。②蛋白质、肽、氨基酸类：含环脂肽类白僵菌素、昆虫毒素及溶纤维蛋白酶、脂酶、壳质酶，尚含甘氨酸、赖氨酸等多种氨基酸。③甾类：含羟基促蜕皮甾酮、过氧毒角甾醇、麦角甾-6，22-二烯-3β，5α，8α-三醇、7β-羟基胆甾醇及变态活性雌激素。④芳香族化合物：4-*O*-甲基葡萄糖苷类芳香族化合物，6-甲氧基-7-*O*-β-D-（4′-甲氧基）吡喃葡萄糖基香豆素。此外，还含有白僵菌黄色素（bassianins）和 3-羟基犬尿素（3-hydroxykynurenine）两种色素，脂肪及 Mg、Ca、Zn 等多种无机元素。僵蚕外被白色粉霜含有草酸铵。本品具有降血糖、抗凝血、镇静、抗癌、抗惊厥等药理作用，其中，草酸铵是抗惊厥的有效成分。本品性平，味咸、辛。能息风止痉，祛风止痛，化痰散结。用于肝风夹痰，惊厥抽搐，小儿急惊，破伤风，中风口㖞，风热头疼，目赤咽痛，风疹瘙痒，发颐痄腮。用量 5～10g。

*蟾酥 Bufonis Venenum

始载于《药性论》，原名蟾蜍眉脂。《本草纲目》载："取蟾酥不一：或以手捏眉棱，取白汁于油纸上及桑叶上，插背阴处，一宿即自干白，安置竹筒内盛之……"其原动物蟾蜍始载于《名医别录》。

【来源】本品为蟾蜍科动物中华大蟾蜍 *Bufo gargarizans* Cantor 或黑眶蟾蜍 *B. melanostictus* Schneider 的干燥分泌物。

【动物形态】中华大蟾蜍：体长一般在 10cm 以上，体粗壮，头宽大于头长，吻端圆，吻棱显著；鼻孔近吻端；眼间距大于鼻间；鼓膜明显，无犁骨齿，上下颌亦无齿。前肢长而粗壮，指趾略扁，趾侧微有缘膜而无蹼，指长顺序为 3、1、4、2，指关节下瘤多成对，常突 2，外侧者大。后肢粗壮而短，胫跗关节前达肩部，左右跟部不相遇，趾侧有缘膜，蹼常发达，内跖变形长而大，外跖突小而圆。皮肤极粗糙，头顶部较平滑，两侧有大而长的耳后膜，其余部分满布大小不等的圆开瘰疣，排列较规则的为头的瘰疣，斜行排列几与耳后腺平行。此外，沿体侧之瘰疣排列亦较规则，胫部之瘰疣更大，个别标本有不明显的跗褶，腹面皮肤不光滑，有小疣。颜色亦异颇大，生殖季节雄性背面多为黑绿色，体侧有浅色的斑纹；雌性背面色较浅，瘰疣乳黄色，有时自眼后沿体侧有斜行之黑色纵斑，腹面乳黄色，有棕色或黑色细花纹。雄性个体较小，内侧三指有黑色婚垫，无声囊。

黑眶蟾蜍：体长 7～10cm，雄性略小；头高，头宽大于头长；吻端圆，吻棱明显，鼻孔近吻端，眼间距大于鼻间距，鼓膜大，无犁骨齿，上下颌均无齿，舌后端无缺刻。头部沿吻棱、眼眶上缘、鼓膜前缘及上下颌缘有十分明显的黑色骨质棱或黑色线。头顶部显然下凹，皮肤与头骨紧密相连。前肢细长；指、趾略扁，末端色黑；指长序为3、1、4、2；指关节下瘤多成对外常突大，内侧者略小，均为棕色，后肢短，胫跗关节前达肩后方，左右跟部不相遇；足短于胫；趾侧有缘膜，相连成半蹼，关节下瘤不明显；内跖突略大于外跖突。皮肤极粗糙，除头顶部无疣外，其余布满大小不等的圆形疣粒，疣粒上有黑点或刺；头两侧为长圆形耳腺；近脊中线由头后至臀部有2纵行排列较规则的大疣粒。体大的黑眶蟾蜍腹面满布小棘。生活时体色变异较大，一般为黄棕色略具棕红色斑纹。雄性第1、2指基部内侧有黑色婚垫，有单咽下内声囊。

【产地】 团蟾酥主产于河北、山东、四川、湖南，辽宁、湖北、新疆也产；片蟾酥主产于江苏、浙江。

【采制】 多于夏、秋两季捕捉蟾蜍，洗净，挤取耳后腺及皮肤腺的白色浆液。将浆液用铜筛滤净泥土及杂质，然后刮入圆形的模型中晒干，干燥后成扁圆形团块或棋子状，统称为“团蟾酥”或“团酥”。如棋子状的亦称“棋子酥”。也有将滤净的浆汁涂在玻璃板、磁盆或竹箬上晒干的，均呈薄片状，统称为“片蟾酥”或“片酥”；盆晒的亦称“盆酥”；箬晒的亦称“箬酥”。加工时，应注意勿使浆汁染入眼中，以免发生肿痛，如已染入，可用紫草汁洗涤，有消肿之效。

【性状】 干燥的蟾酥呈扁圆形团块状或片状。棕褐色或红棕色。团块状者质坚，不易折断，断面棕褐色，角质状，微有光泽；片状者质脆，易碎。断面红棕色，半透明。气微腥，味初甜而后有持久的麻辣感，粉末嗅之作嚏。遇水即起泡沫，并泛出白色乳状液；用锡纸包碎块少许，烧之即熔为油状。

以色红棕、断面角质状、半透明、有光泽者为佳。

【化学成分】 蟾酥的化学成分复杂，主要有以下类型化合物。

蟾蜍甾二烯类：蟾蜍甾二烯类化合物有游离型和结合型之区分。游离型称蟾毒苷元，至今已发现20多种，主要有蟾毒灵（bufalin）、远华蟾毒基（telocinobufagin）、日本蟾毒它灵（gamabufotalin）、蟾毒它灵（bufotalin）、嚏根草苷元（hellebrigenin）、蟾毒它里定（bufotalidin）、沙蟾毒基（arenobufagin）、伪异沙蟾毒基（φ-bufarenogin）、脂蟾毒配基（resibufogenin）、华蟾毒基（cinobufagin）、华蟾毒它灵（cinobufotalin）、羟基华蟾毒基（cinobufaginol）、南美蟾毒基（marinobufagin）、脂蟾毒基（resibufagin）。结合型又分为蟾毒（如蟾毒灵-3-辛二酸精氨酸酯）、蟾毒配基脂肪酸酯（如蟾毒灵-3-辛二酸氢酯）和蟾毒苷元硫酸酯（如蟾毒灵-3-硫酸酯）3种类型。从蟾酥中还能分离出日本蟾毒它灵-3-酸性辛二酸酯、沙蟾毒精-3-酸性辛二酸酯和脂蟾毒苷元-3-酸性丁二酸酯等部分水解产物。

强心甾烯蟾毒类：有沙门苷元-3-辛二酸精氨酸酯、沙门苷元-3-庚二酸精氨酸酯、沙门苷元-3-硫酸酯、沙门苷元-3-酸性辛二酸酯等。

吲哚碱类：有5-羟色胺（serotonin）、蟾蜍色胺（bufotenine）、蟾酶施铵（bufotenidine）、蟾蜍硫堇（bufothionine）、脱氢晚蜍色胺（dehydrobufotenine）。

甾醇类：有胆甾醇（cholesterol）、7α-羟基胆甾醇（7α-hydroxycholesterol）、7β-羟基胆甾醇（7β-hydroxycholesterol）、麦角甾醇（ergosterol）、菜油甾醇（campesterol）、β-谷甾醇（β-sitosterol）等。

其他：多糖类、有机酸、氨基酸、肽类、肾上腺素（adrenaline）等。

【理化鉴定】(1) 本品断面沾水，即呈乳白色隆起。

(2) 取本品粉末0.1g，加甲醇5ml，浸泡1小时，滤过，滤液加对二甲氨基苯甲醛固体少量，滴加硫酸数滴，即显蓝紫色。

(3) 取本品粉末0.1g，加三氯甲烷5ml，浸泡1小时，滤过，滤液蒸干，残渣加醋酐少量使溶解，滴加硫酸，初显蓝紫色，渐变为蓝绿色。

(4) 粉末用乙醇加热回流提取，滤过，滤液加乙醇稀释后作为供试品溶液。以蟾酥对照药材和脂蟾毒配基及华蟾酥毒基对照品为对照，用硅胶G板，环己烷-三氯甲烷-丙酮（4:3:3）展开，10%硫酸乙醇溶液显色。供试品色谱中，在与对照药材色谱相应的位置上，显相同颜色的斑点；在与对照品色谱相应的位置上，显相同的一个绿色及一个红色斑点。

【检查】水分不得过13.0%；总灰分不得过5.0%；酸不溶性灰分不得过2.0%。

【含量测定】采用高效液相色谱法测定华蟾酥毒基和脂蟾毒配基。本品含华蟾酥毒基（$C_{26}H_{34}O_6$）和脂蟾毒配基（$C_{24}H_{32}O_4$）的总量不得少于6.0%。

【药理作用】①强心作用：蟾酥毒有洋地黄样作用，小剂量能加强离体蟾蜍心脏收缩，大剂量则使心停于收缩期。②抗肿瘤作用：蟾毒配基类对小鼠肉瘤S180、宫颈癌U14、腹水型肝癌等均有抑制作用。③对呼吸、血压的作用：蟾蜍灵、华蟾蜍配基、华蟾蜍它灵及日本蟾蜍它灵静脉注射（0.05mg/kg），均可引起麻醉兔的呼吸兴奋和血压上升。④局部麻醉作用：蟾酥80%乙醇提取物有表面麻醉作用，在兔角膜及人舌试验，作用比的卡因慢而持久，有局部刺激性。蟾酥中以蟾蜍灵局麻作用最强，相当于可卡因的90倍。其余依次为华蟾蜍它灵、华蟾蜍配基、日本蟾蜍它灵等。⑤对中枢神经系统的作用：蟾酥有镇痛作用，在小鼠热板法、电击法、兔中枢神经总和机能法中，都能提高痛阈，但治疗指数较低。⑥平喘、镇咳作用：预先皮下注射蟾蜍色胺，对5-羟色胺喷雾引起的豚鼠气管痉挛有明显的保护作用。

【功能与主治】本品性温，味甘、辛；有毒。能解毒，止痛，开窍醒神。用于痈疽疔疮，咽喉肿痛，中暑神昏，痧胀腹痛吐泻。用量0.015~0.03g，多入丸散用。外用适量，可治疗痈肿恶疮。

知识链接

1. 蟾皮 为蟾蜍科动物中华大蟾蜍或黑眶蟾蜍等的皮。皮的特殊成分，一般与蟾酥相似。具有抗鸭乙型肝炎病毒、抗癌、升高血压的作用。本品味苦，性凉；有毒。能清热解毒，利水消肿。主治痈疽、肿毒、瘰疬、肿瘰、疳积腹胀及慢性气管炎。内服：煎汤，3~9g；或研末服。外用：适量，鲜用，敷贴；或干品研末调敷。

2. 中日药典对比 两国药典动物来源相同。性状项下，两国药典描述基本一致，但《日本药局方》描述了2种不同的规格。鉴定项下，《中国药典》规定了水试、两种显色反应及以蟾酥对照药材和2种主成分为对照的TLC方法鉴定，而《日本药局方》只有TLC法鉴定且以1种成分为对照。含量测定项下，《中国药典》规定2种主成分的总量不得少于6.0%，《日本药局方》除此2成分外增加了蟾毒灵，并规定3种成分的总量不得少于5.8%。

龟甲 Testudinis Carapax et Plastrum

本品为龟科动物乌龟 *Chinemys reevesii*（Gray）的背甲及腹甲。全年均可捕捉，以秋、冬两季为多，捕捉后杀死，或用沸水烫死，剥取背甲及腹甲，除去残肉，晒干。主产于江苏、浙江、安徽等地。背甲呈长椭圆形拱状，长 7.5 ~ 22cm，宽 6 ~ 18cm。外表面棕褐色或黑褐色，脊棱 3 条。颈盾 1 块，前窄后宽；椎盾 5 块，第 1 椎盾长大于宽或近相等，第 2 ~ 4 椎盾宽大于长；肋盾两侧对称，各 4 块，缘盾每侧 11 块，臀盾 2 块。腹甲呈板片状，近长方椭圆形，长 6.4 ~ 21cm，宽 5.5 ~ 17cm。外表面淡黄棕色至棕黑色，盾片 12 块，每块常具紫褐色放射状纹理，腹盾、胸盾和股盾中缝均长，喉盾、肛盾次之，肱盾中缝最短；内表面黄白色至灰白色，有的略带血迹或残肉，除净后可见骨板 9 块，呈锯齿状嵌接；前端钝圆或平截，后端具三角形缺刻，两侧残存呈翼状向斜上方弯曲的甲桥。质坚硬。气微腥，味微咸。本品含骨胶原（collagen）、蛋白质、维生素、脂肪等。具有延缓衰老、影响甲状腺功能、子宫兴奋、免疫调节等药理作用。本品性微寒，味咸、甘。能滋阴潜阳，益肾强骨，养血补心，固经止崩。用于阴虚潮热，骨蒸盗汗，头晕目眩，虚风内动，筋骨痿软，心虚健忘，崩漏经多。用量 9 ~ 24g，先煎。

鳖甲 Trionycis Carapax

本品为鳖科动物鳖 *Trionyx sinensis* Wiegmann 的背甲。全年均可捕捉，以秋、冬两季为多，捕捉后杀死，置沸水中烫至背甲上的硬皮能剥落时，取出，剥取背甲，除去残肉，晒干。主产于安徽、江苏、浙江等地。呈椭圆形或卵圆形，背面隆起，长 10 ~ 15cm，宽 9 ~ 14cm。外表面黑褐色或墨绿色，略有光泽，具细网状皱纹及灰黄色或灰白色斑点，中间有 1 条纵棱，两侧各有左右对称的横凹纹 8 条，外皮脱落后，可见锯齿状嵌接缝。内表面类白色，中部有突起的脊椎骨，颈骨向内卷曲，两侧各有肋骨 8 条，伸出边缘。质坚硬。气微腥，味淡。本品含中华鳖多糖、骨胶原、角蛋白，以及甘氨酸、天冬氨酸、苏氨酸等氨基酸；磷酸钙、碳酸钙及 Zn、Cu、P、Se 等多种无机元素。具有补血、抗肿瘤、增强免疫、抗肝纤维化等药理作用。本品性微寒，味咸。能滋阴潜阳，退热除蒸，软坚散结。用于阴虚发热，骨蒸劳热，阴虚阳亢，头晕目眩，虚风内动，手足瘈疭，经闭、癥瘕，久疟。用量 9 ~ 24g，先煎。

蛤蚧 Gecko

本品为壁虎科动物蛤蚧 *Gekko gecko* Linnaeus 的干燥体。全年均可捕捉，除去内脏，拭净，用竹片撑开，使全体扁平顺直，低温干燥。主产于广西、云南、广东等地。全体呈扁片状，头颈部及躯干部长 9 ~ 18cm，头颈部约占 1/3，腹背部宽 6 ~ 11cm，尾长 6 ~ 12cm。头略呈扁三角状，两眼多凹陷成窟窿，口内有细齿，生于颚的边缘，无异型大齿。吻部半月形，吻鳞不切鼻孔，与鼻鳞相连，上鼻鳞左右各 1 片，上唇鳞 12 ~ 14 对，下唇鳞 21 片。腹背部呈椭圆形，腹薄。背部呈灰黑色或银灰色，有黄白色、灰绿色或橙红色斑点散在或密集成不显著的斑纹，脊椎骨及两侧肋骨突出。四足均具 5 趾；趾间仅具蹼迹，足趾底有吸盘。尾细而坚实，微现骨节，与背部颜色相同，有 6 ~ 7 个明显的银灰色环带，有的再生尾较原生尾短，且银灰色环带不明显。全身密被圆形或多角形微有光泽的细鳞，气腥，味微咸。蛤蚧的化学成分如下。①磷脂类：含磷脂酰胆碱、溶血磷脂酰胆碱、神经鞘磷脂、磷脂酰乙醇胺、磷脂酰甘油、磷脂酸等磷脂类成分。②脂肪酸类：含月桂酸、豆蔻酸、花生酸、硬脂酸、油酸、花生四烯酸、棕榈酸、棕榈油酸、亚麻酸等多种脂肪酸。③氨基酸类：含甘氨酸、天冬氨酸、亮氨酸、赖氨酸、精氨酸、谷氨酸等多种氨基酸。尾部的氨基酸含量高于躯干部。蛤蚧具有调节免疫功能、抗衰老、影响生殖系统和呼吸系统、抗炎、降血糖及提高机体抗应激反应等药理作用。本品性平，味咸。能补肺益肾，纳气定喘。用于肺肾不足，虚喘气促，劳嗽咳血，阳痿，遗精。用量 3 ~ 6g，多入丸散或酒剂。

金钱白花蛇 Bungarus Parvus

本品为眼镜蛇科动物银环蛇 *Bungarus multicinctus* Blyth 的幼蛇干燥体。夏、秋两季捕捉，剖开蛇腹，除去内脏，擦净血迹，用乙醇浸泡处理后，盘成圆形，用竹签固定，干燥。分布于安徽、浙江、江西、福建、台湾、湖北、湖南、广东、海南、广西、四川、贵州、云南等地。本品呈圆盘状，盘径 3 ~ 6cm，蛇体直径 0.2 ~ 0.4cm，头盘在中间，尾细，常纳口内。背部黑色或灰黑色，微有光泽，有 48 ~ 58 个白色环纹，黑白相间，交有 1 条显著突起的脊棱。脊鳞片较大，呈六角形；脊鳞细密，通身 15 行；腹部黄白色鳞片稍大；尾部鳞片单行。气微腥，味微咸。银环蛇蛇毒含有 α-环蛇毒素、β-环蛇毒素、γ-环蛇毒素（α-bungarotoxin、β-bungarotoxin、γ-bungarotoxin），K_2-环蛇毒素、K_3-环蛇毒素。此外，尚含有鸟嘌呤核糖苷（guanosine）及磷脂酶（phospholipase）A_2。蛇体含蛋白质、脂肪、氨基酸及钙、磷、镁、铁、铝、锌、锶、钛、锰、钒、铜等 21 种元素。本品性温，味甘、咸；有毒。能祛风，通络，止痉。用于风湿顽痹，麻木拘挛，中风口眼㖞斜，半身不遂，抽搐痉挛，破伤风，麻风疥癣，瘰疬恶疮。用量 2 ~ 5g。研粉吞服1 ~ 1.5g。

蕲蛇 Agkistrodon

本品为蝰科动物五步蛇 *Agkistrodon acutus*（Güenther）的干燥体。多于夏、秋两季捕捉，剖开蛇腹，除去内脏，洗净，用竹片撑开腹部，盘成圆盘状，干燥后拆除竹片。呈圆盘状，盘径 17 ~ 34cm，体长可达 2m。头在中间稍向上，呈三角形而扁平，吻端向上，习称"翘鼻头"。上腭有管状毒牙，中空尖锐。背部两侧各有黑褐色与浅棕色组成的"V"形斑纹 17 ~ 25 个，其"V"形的两上端在背中线上相接，习称"方胜纹"，有的左右不相接，呈交错排列。腹部撑开或不撑开，灰白色，鳞片较大，有黑色类圆形的斑点，习称"连珠斑"；腹内壁黄白色，脊椎骨的棘突较高，呈刀片状上突，前后椎体下突基本同形，多为弯刀状，向后倾斜，尖端明显超过椎体后隆面。尾部骤细，末端有三角形深灰色的角质鳞片 1 枚。气腥，味微咸。本品性温，味甘、咸；有毒。能祛风，通络，止痉。用于风湿顽痹，麻木拘挛，中风口眼㖞斜，半身不遂，抽搐痉挛，破伤风，麻风疥癣。用量 3 ~ 9g；研末吞服，一次 1 ~ 1.5g，一日 2 ~ 3 次。

*麝香 Moschus

始载于《神农本草经》。《本草经疏》载：麝香，其香芳烈，为通关利窍之上药，凡邪气着人，淹伏不起，则关窍闭塞，辛香走窜，自内达外，则毫毛骨节俱开，邪从此而出，故主辟恶气、温疟、中恶、心腹暴痛、胀急痞满、风毒诸证也。其主痫痓者，借其气以达于病所也。苦辛能杀虫，故主去三虫。辛温主散，故能去面黵及目中肤翳。性能开窍，故主难产堕胎也。今人又用以治中风、中恶、痰厥、猝仆，兼入膏药敷药，皆取其开窍通经络，透肌利关窍之功耳。

【来源】 本品为鹿科动物林麝 *Moschus berezovskii* Flerov、马麝 *M. sifanicus* Przewalski 或原麝 *M. moschiferus* Linnaeus 成熟雄体香囊中的干燥分泌物。

【动物形态】 林麝：体长约 75cm，体重约 10kg。毛角较深，深褐色或灰褐色，成体身上一般无显著肉桂黄或土黄点状斑纹。耳背色多为褐色或黑褐色；耳缘、耳端多为黑褐色或棕褐色，耳内白色，眼的下部有两条白色或黄白色毛带延伸至颈和胸部。成年雄麝有 1 对以上犬齿外露，称獠牙，腹下有 1 个能分泌麝香的腺体囊，开口于生殖孔相近的前面。雌麝无腺囊和獠牙。尾短小，掩藏于臀毛中。

马麝：体形较大，体长 85～90cm，体重 15kg 左右。全身沙黄褐色或灰褐色，后部棕褐色较强。面、颊、额青灰色，眼上淡黄，眼下黄棕色。耳背端部及周缘黄棕色，耳内周缘、耳基沙黄色或黄棕色。颈背有栗色块斑，上有土黄色或肉桂黄色毛丛形成 4～6 个斑点排成两行。颈下白色带纹不显，因有棕褐色和白毛混杂而形成黄白区。腹面为土黄色或棕黄色（图 13－1）。

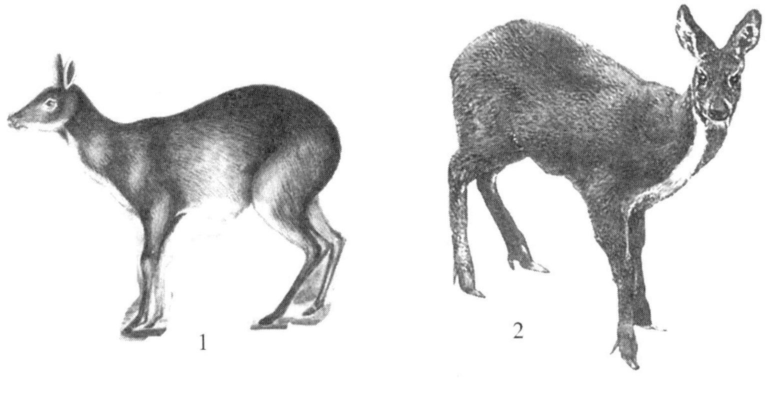

图 13－1 麝

1. 林麝；2. 马麝

原麝：体长 85cm 左右，体重 12kg 左右。耳长直立，上部圆形，鼻端裸出无毛。雄性上犬齿发达，露出唇外，向后弯曲成獠牙。雌性上犬齿小，不露出唇外。四肢细长，后肢比前肢长，所以臀部比背部高。主蹄狭长，侧蹄长能及地面。尾短隐于臀毛内。雄性脐部与阴囊之间有麝腺，成囊状，即香囊，外部略隆起，香囊外及中骨有两小口，前为麝香囊口，后为尿道口。通体为棕黄褐色、黑褐色等，嘴、面颊灰褐色，两颊有白毛形成的两个白道直连颔下。耳背、耳尖棕褐色或黑褐色，耳内白色。从颈下两侧各有白毛延至腋下成两条白色宽带纹，颈背、体背有土黄色或肉桂黄色斑点，排成 4～6 纵行。腹面毛色较淡，多为黄白色或黄棕色。四肢内侧呈浅棕灰色，外侧深棕或棕褐色。尾浅棕色。

【产地】 主产于四川、西藏、云南、陕西、甘肃、内蒙古；此外，东北、河南、安徽、湖北、广西、贵州、青海等地亦产。

【采制】 分猎麝取香和活体取香两种。野麝多在冬季至次春猎取，猎获后，割取香囊，阴干，习称“毛壳麝香”；剖开香囊，除去囊壳，习称“麝香仁”。家麝直接从其香囊中取出麝香仁，阴干或用干燥器密闭干燥。

【性状】 毛壳麝香：为扁圆形或类椭圆形的囊状体，直径3～7cm，厚2～4cm。开口面的皮革质，棕褐色，略平，密生白色或灰棕色短毛，从两侧围绕中心排列，中间有1小囊孔。另一面为棕褐色略带紫的皮膜，微皱缩，偶显肌肉纤维，略有弹性，剖开后可见中层皮膜呈棕褐色或灰褐色，半透明，内层皮膜呈棕色，内含颗粒状、粉末状的麝香仁和少量细毛及脱落的内层皮膜（习称“银皮”）。见彩图43。

麝香仁：野生者质软，油润，疏松；其中颗粒状者习称“当门子”，呈不规则圆球形或颗粒状，表面多呈紫黑色，油润光亮，微有麻纹，断面深棕色或黄棕色；粉末状者多呈棕褐色或黄棕色，并有少量脱落的内层皮膜和细毛。饲养者呈颗粒状、短条形或不规则的团块；表面不平，紫黑色或深棕色，显油性，微有光泽，并有少量毛和脱落的内层皮膜。气香浓烈而特异，味微辣、微苦带咸。

毛壳麝香以饱满、皮薄、仁多、捏之有弹性、香气浓烈者为佳。麝香仁以当门子多，颗粒色紫黑，粉末色棕褐，质柔润，香气浓烈者为佳。

【显微特征】 棕褐色或黄棕色。分泌物为无数不定型颗粒状物集成的半透明或透明团块，淡黄色或淡棕色；团块中包埋或散在有方形、柱状、八面体或不规则的晶体；并可见圆形油滴，偶见毛及表皮层组织碎片（图13－2）。

【化学成分】 林麝麝香：含有麝香酮（muscone）、麝香吡啶（muscopyridine）、雄性激素、胆甾醇（cholesterol）及胆甾醇酯等。

马麝麝香：含胆甾醇和胆甾醇酯。

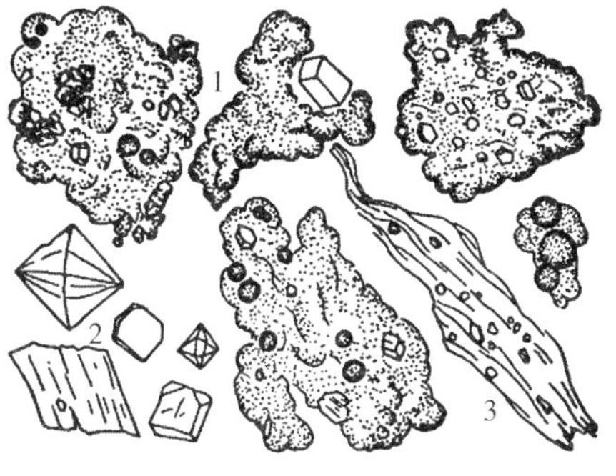

图13－2　麝香粉末

1. 分泌物团块；2. 结晶；3. 表皮组织碎片

原麝麝香：主要含有麝香酮（muscone），麝香吡啶（muscopyridine），羟基麝香吡啶A、B（hydroxymuscopyridine A，B）等大分子环酮。另含5α-雄甾烷-3，17-二酮（5α-androstane-3，17-dione），5β-雄甾烷-3，17-二酮（5β-androstane-3，17-dione），3α-羟基-5α-雄甾烷-17-酮（3α-hydroxy-5α-androstane-17-one），3β-羟基-雄甾-5-烯-17-酮（3β-hydroxy-androst-5-en-17-one），3α-羟基-5α-雄甾烷-17-酮（3α-hydroxy-5α-androstan-17-one），雄甾-4-烯-3，17-二酮（androst-4-en-3，17-dione），雄甾-4，6-二烯-3，17-二酮（androst-4，6-diene-3，17-dione），5β-雄甾烷-3α-17β-二醇（5β-androstane-3α-17β-diol），3α-羟基-雄甾-4-烯-17β-酮（3α-hydroxy-androstan-4-en-17β-one）等10余种雄甾烷衍生物；麝香中的脂肪酸同胆甾醇、甘油和其他脂肪醇结合成酯和蜡，已确认的有：甘油二棕榈酸油酸酯、甘油棕榈二油酸酯、甘油三油酸酯，棕榈酸甲酯、油酸甲酯等；形成蜡的几乎都是支链结构有C_{20}～C_{34}的醇；此外，麝香还含

有一种相对分子质量为1000的多肽，另有一种相对分子质量为5000~6000的多肽，其水解后检出15种氨基酸，主要有甘氨酸（glycine）、丝氨酸（serine）、谷氨酸（glutanic acid）、缬氨酸（valine）和天冬氨酸（aspartic acid）等，以及纤维素、胆酸（cholic acid）、胆甾醇、胆甾醇酯等。

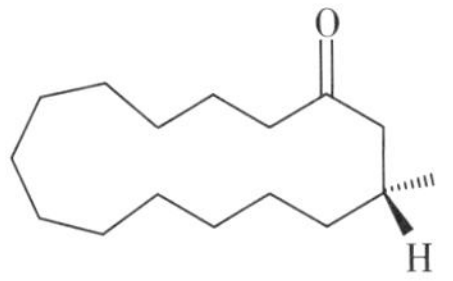

麝香酮

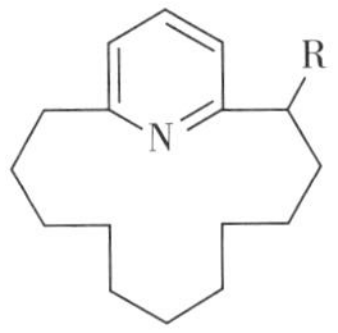

麝香吡啶 R=H
羟基麝香吡啶B R=OH

【理化鉴定】取细粉加五氯化锑共研，香气消失，再加氨水少许共研，香气恢复。

取狭长滤纸条，悬入本品乙醇提取液中，1小时后取出，干燥，在紫外光灯（365nm）下观察，上部呈亮黄色，中间显青紫色，有时均呈亮黄色带绿黄色。加1%氢氧化钠液变为黄色。

【检查】本品不得检出动、植物组织以及矿物和其他掺伪物，不得有霉变。干燥失重不得过35.0%；总灰分不得过6.5%。

【含量测定】采用气相色谱法测定麝香酮。本品含麝香酮（$C_{16}H_{30}O$）不得少于2.0%。

【药理作用】①对中枢神经系统的作用：天然麝香酮或人工麝香酮小剂量对大白鼠食物运动性条件反射无显著影响，中等剂量（0.01~0.06mg/kg）可使阳性条件反射潜伏期延长或反应消失，分化相改善，有个别动物分化相受到抑制；大剂量（1mg/kg）时则使大多数动物呈中毒现象，表现为阳性条件反射的反应不规则或消失，分化相受到抑制。②对呼吸、循环系统的影响：麝香对离体心脏有兴奋作用，麝香酊静脉注射于家兔及犬，可使血压上升、呼吸次数增加，人工及天然麝香酮静脉注射于麻醉猫亦均有升压作用，使呼吸次数及频率增加。③对子宫的作用：麝香对离体及在位子宫均呈明显的兴奋作用，后者更为敏感，妊娠的又较非妊娠的敏感，其对非妊娠的兴奋作用发生较慢但较持久。④抗菌、抗炎作用：麝香酊的稀释液，在试管内能抑制大肠杆菌及金黄色葡萄球菌。

【功能与主治】本品性温，味辛。能开窍醒神，活血通经，消肿止痛。用于热病神昏，中风痰厥，气郁暴厥，中恶昏迷，经闭，癥瘕，难产死胎，心腹暴痛，痈肿瘰疬，咽喉肿痛，跌扑伤痛，痹痛麻木。用量0.03~0.10g，多入丸散。孕妇禁用。

知识链接

1. 人工麝香 是根据天然麝香的组成，以合成麝香酮（*dl*-muscone）为主，按一定比例与其他物质配制而成。经药理实验、理化分析、临床试验证明，人工麝香与天然麝香的性质和功效近似，并对心绞痛有显著的缓解作用。

2. 灵猫香 为食肉目灵猫科小灵猫 *Viverricula indica* Desmarest 的生殖器与肛门间沟内左右二腺分泌的香液。含特殊酮“香猫酮”。外科膏散中可作麝香的代用品。

*鹿茸　Cervi Cornu Pantotrichum

始载于《神农本草经》。《本草经疏》载："鹿茸，禀纯阳之质，含生发之气。妇人冲任脉虚，则为漏下恶血，或瘀血在腹，或为石淋。男子肝肾不足，则为寒热、惊痫，或虚劳洒洒如疟，或羸瘦、四肢酸疼、腰脊痛，或小便数利。泄精、溺血。此药走命门、心包络及肝、肾之阴分，补下元真阳，故能主如上诸证，及益气强志也。痈肿疽疡，皆营气不从所致，甘温能通血脉，和腠理，故亦主之。"

【来源】本品为鹿科动物梅花鹿 *Cervus nippon* Temminck 或马鹿 *C. elaphus* Linnaeus 的雄鹿未骨化密生茸毛的幼角。前者习称"花鹿茸"，后者习称"马鹿茸"。

【动物形态】梅花鹿：体长约 1.5m，体重 100kg 左右。眶下腺明显，耳大直立，颈细长。四肢细长，后肢外侧踝关节下有褐色足迹腺，主蹄狭小，侧蹄小。臀部有明显的白色臀斑，尾短。雄鹿有分叉的角，全长时有 4～5 叉，眉叉斜向前伸，第二枝与眉叉较远，主干末端再分两小枝。梅花鹿冬毛棕色，白色斑点不显。鼻面及颊部毛短，毛尖沙黄色。从头顶起沿脊椎到尾部有一深棕色的背线。白色臀斑有深棕色边缘。腹毛淡棕，鼠蹊部白色。四肢上侧同体色，内侧色稍淡。夏毛薄，无绒毛，红棕色，白斑显著，在脊背两旁及体侧下缘排列成纵行，有黑色的背中线。腹面白色，尾背面黑色，四肢色较体色为浅。

马鹿：体形较大，体长 2m，体重超过 200kg。肩高约 1m，背平直肩部与臀部高度相等。鼻端裸露，耳大呈圆锥形。颈长约占体长 1/3，颈下被毛较长。四肢长，两侧蹄较长，能触及地面。尾短，雄性有角，眉叉向前伸，几与主干成直角，主枝稍向后略向内弯，角面除尖端外均较粗糙，角基有一小圈瘤状突。冬毛灰褐色。嘴、下颌深棕色，颊棕色，额部棕黑色。耳外黄褐、耳内白色。颈部与身体背面稍带黄褐色，有一黑棕色的背线。四肢外侧棕色，内侧较浅。臀部有黄赭色斑。夏毛较短，没有绒毛，呈赤褐色。

【产地】花鹿茸主产于吉林，辽宁、黑龙江、河北、四川等省亦产，品质优。马鹿茸主产于黑龙江、吉林、内蒙古、新疆、青海、四川等省区，东北产者习称"东马鹿茸"，又名"关东茸""关东青"，品质较优；西北产者习称"西马鹿茸"，品质较次。现均有人工饲养。

【采制】一般分锯茸和砍茸两法。

锯茸：雄鹿从第三年开始锯茸，每年可采收 1～2 次。每年采 2 次者，第一次在清明后 45～50 天，习称"头茬茸"，第二次约在立秋前后，习称"二茬茸"。每年采一次者，约在 7 月下旬。锯时将鹿用绳子拖离地面，迅速将茸锯下，伤口敷"七厘散"或"玉真散"，贴上油纸，放回鹿舍。锯下之茸，须立即加工。先洗去茸毛上不洁物，并挤去一部分血液，将锯口部用线绷紧，缝成网状，另在茸根钉上小钉，缠上麻绳。然后固定于架上，置沸水中反复烫 3～4 次，每次 15～20 秒，使茸内血液排出，至锯口处冒白沫，嗅之有蛋黄气味为止，全部过程需 2～3 小时。然后晾干。次日再烫数次，风干或烤干。烤时悬在烘架上，以 70～80℃的无烟炭火为宜，烤 2～3 小时后，取出晾干再烤，反复烤 2～3 次，至茸皮半干时，再风干及修整。

砍茸：此法现已少用，适用于生长 6～10 年的老鹿或病鹿、死鹿。老鹿一般在 6～7 月采收。先将鹿头砍下，再将鹿茸连脑盖骨锯下，刮除残肉、筋膜。绷紧脑皮，然后将鹿茸固定于架上，如上法反复用沸水烫，烫的时间较锯茸为长，需 6 ~ 8 小时。烫后掀起脑皮，将脑骨浸煮一小时，彻底挖净筋肉，再用沸水烧烫脑皮至 7 ~ 8 成熟。再阴干及修整。

【性状】 梅花鹿茸：呈圆柱状分枝，具 1 个分枝者习称“二杠”，主枝习称“大挺”，长 17 ~ 20cm，锯口直径 4 ~ 5cm，离锯口约 1cm 处分出侧枝，习称“门庄”，长 9 ~ 15cm，直径较大挺略细。外皮红棕色或棕色，多光润，表面密被红黄色或棕黄色的细茸毛，下部毛较疏，分岔间具 1 条灰黑色筋脉，皮茸紧贴。锯口黄白色，有致密的蜂窝状小孔，外围无骨质。体轻。具 2 个分枝者，习称“三岔”，大挺长 23 ~ 33cm，直径较二杠细，略呈弓形，微扁，枝端略尖，下部多有纵棱筋及突起疙瘩，皮红黄色，茸毛较疏而粗。气微腥，味微咸（彩图 44）。

二茬茸与头茬茸相似，但挺长而不圆或下粗而上细，下部有纵棱筋。皮灰黄色，毛较粗糙，锯口外围往往骨化，质较重，无腥气。

马鹿茸：较粗大，分叉较多，1 个侧枝者习称“单门”，2 个者习称“莲花”，3 个者习称“三岔”，4 个者习称“四岔”，或更多。

东马鹿茸“单门”大挺长 25 ~ 27cm，直径约 3cm。外皮灰黑色，茸毛灰褐色或灰黄色，锯口面外皮较厚，灰黑色，中部密布细孔，质嫩。“莲花”大挺长可达 33cm，下部有棱筋，锯口面蜂窝状小孔稍大。“三岔”皮色深，质较老。“四岔”毛粗而稀，大挺下部具棱筋及疙瘩，分枝顶端多无毛，习称“捻头”。

西马鹿茸大挺多不圆，顶端圆扁不一，长 30 ~ 100cm。表面有棱，多抽缩干瘪，分枝较长且弯曲，茸毛粗长，灰色或黑灰色。锯口色较深，常见骨质。气腥臭，味咸。

以茸形粗壮、饱满、皮毛完整、质嫩、油润、无骨棱、无钉者为佳。

【显微特征】 粉末淡黄色。①表皮角质层表面颗粒状，茸毛脱落后的毛窝呈圆洞状。②毛茸毛干中部直径 13 ~ 50μm，表面由扁平细胞（鳞片）呈覆瓦状排列的毛小皮包围，细胞的游离缘指向毛尖，皮质有棕色色素，髓质断续或无。③毛根常与毛囊相连，基部膨大作撕裂状。④骨碎片表面有纵纹及点状孔隙；骨陷窝呈类圆形或类棱形，边缘骨小管呈放射状沟纹；横断面可见大的圆形孔洞，边缘凹凸不平。未骨化骨组织表面具多数不规则的块状突起物。⑤角化棱形细胞多散在，无色或淡黄色；呈类长圆形，略扁，直径 9 ~ 18μm，长 36 ~ 77μm。

【化学成分】 ①磷脂类：从花鹿茸中提得卵磷脂（lecithin）、脑磷脂（cephalin）、糖脂（glycolipin）、神经磷脂（neuromyelin）、溶血磷脂酰胆碱、神经鞘磷脂、磷脂酰胆碱、溶血磷脂酰乙醇胺、磷脂酰肌醇、磷脂酰丝氨酸、磷脂酰乙醇胺、磷脂酰甘油、双磷脂酰甘油、磷脂酸。从花鹿茸的神经节苷脂（gangliosides）中分得 *N*-acetyl GM3（Neu5Ac）、*N*-glycolyl GM3（Neu5Gc）、*N*-acetyl GM3（Neu5Ac）等 5 个神经节苷脂成分。②氨基酸、肽类：含氨基酸约 50%，有色氨酸、亮氨酸、赖氨酸等 17 种氨基酸。从花鹿茸中分离出鹿茸多肽 Ⅰ 和鹿茸多肽 Ⅱ。③糖及苷类：含葡萄糖胺、半乳糖胺、酸性黏多糖、三磷酸腺苷、硫酸软骨素 A（chondroitin A sulfate）、尿苷、乌苷、腺苷及次黄嘌呤、尿嘧啶等。此外，还含脂肪酸类、雌二醇（estradiol）、雌酮（oestrone）、脑素（ceramide）、维生素 A 油（oleovitamin A）、肌酸酐（creatinine）。

【理化鉴定】（1）取本品粉末 0.1g，加水 4ml，加热 15 分钟，放冷，滤过。取滤液1ml，加茚三酮试液3滴，摇匀，加热煮沸数分钟，显蓝紫色；另取滤液1ml，加10%氢氧化钠溶液2滴，摇匀，滴加0.5%的硫酸铜溶液，显蓝紫色（氨基酸的定性反应）。

（2）薄层色谱：粉末用70%乙醇超声提取，滤过，滤液作供试品。同时用鹿茸对照药材和甘氨酸作对照。用硅胶G板，正丁醇-冰醋酸-水（3∶1∶1）展开，2%茚三酮丙酮溶液显色。供试品色谱中，在与对照药材和对照品色谱相应的位置上，显相同颜色的斑点。

【药理作用】①对心血管的作用：从西伯利亚斑鹿的鹿茸中抽提出的鹿茸精，大剂量使血压降低、心振幅变小、心率减慢，并使外周血管扩张。中等剂量引起离体心脏活动显著增强，心收缩幅度变大，并使心率加快、输出量增加；对衰弱的心脏，其强心作用特别显著，对节律不齐的离体心脏可使节律恢复，同时使心脏收缩加强加速。鹿茸精口服时，对伴有低血压的慢性循环障碍，可使脉搏充盈、血压上升，心音变得更有力。②强壮作用：鹿茸精为良好的全身强壮剂，它能提高机体的工作能力，改善睡眠和食欲，并能降低肌肉的疲劳。鹿茸对大白鼠的脑、肝、肾等组织，能显著提高其耗氧量。③对性功能的影响：鹿茸酊剂对未成年雄性大鼠的前列腺和精囊腺的生长有促进作用，能使雄鼠血浆中睾丸酮含量增高，并能增加未成年雄性小鼠睾丸、前列腺-精囊、提肛肌-海绵球肌的重量。④对创伤的影响：鹿茸对长期不易愈合和一时新生不良的溃疡和创口，能增强再生过程，并能促进骨折的愈合，影响氮素及碳水化合物的代谢。鹿茸精对头、颈部受伤的家兔，可使异常的脑电波、糖酵解（颈髓部的糖酵解在创伤时受到抑制）、酶活性（颈髓部的已糖磷酸激酶、甘油磷酸激酶、GPT在受伤时活性降低）得到改善。

【功能与主治】本品性温，味甘、咸。能壮肾阳，益精血，强筋骨，调冲任，托疮毒。用于阳痿滑精，宫冷不孕，羸瘦，神疲，畏寒，眩晕耳鸣耳聋，腰脊冷痛，筋骨痿软，崩漏带下，阴疽不敛。用量1～2g。研末冲服。

附1：鹿角 Cervi Cornu

本品为马鹿 *Cervus elaphus* Linnaeus 或梅花鹿 *C. nippon* Temminck 已骨化的角或锯茸后翌年春季脱落的角基，分别称“马鹿角”“梅花鹿角”“鹿角脱盘”。性温，味咸。能温肾阳，强筋骨，行血消肿。用于肾阳不足，阳痿遗精，腰脊冷痛，阴疽疮疡，乳痈初起，瘀血肿痛。用量6～15g。

附2：鹿角胶 Cervi Cornus Colla

本品为鹿角经水煎煮、浓缩制成的固体胶。呈扁方形块。黄棕色或红棕色，半透明，有的上部有黄白色泡沫层。质脆，易碎，断面光亮。气微，味微甜。含多种氨基酸、维生素B_{12}、微量元素。本品含L-羟脯氨酸不得少于6.6%、甘氨酸不得少于13.3%、丙氨酸不得少于5.2%、L-脯氨酸不得少于7.5%。性温，味甘、咸。能温补肝肾，益精养血。用于肝肾不足所致的腰膝酸冷，阳痿遗精，虚劳羸瘦，崩漏下血，便血尿血，阴疽肿痛。用量3～6g，烊化兑服。

附3：鹿角霜 Cervi Cornu Degelatinatum

本品为鹿角去胶质的角块。体轻、质酥，有黏牙感。性温，味咸、涩。能温肾助阳，收敛止血。用于脾肾阳虚，白带过多，遗尿尿频，崩漏下血，疮疡不敛。用量9～15g，先煎。

知识链接

1. 鹿茸片 取鹿茸，燎去茸毛，刮净，以布带缠绕茸体，自锯口面小孔灌入热白酒，并不断添酒，至润透或灌酒稍蒸，横切薄片，压平，干燥。

2. 鹿茸粉 取鹿茸燎去茸毛，刮净，劈成碎块，研成细粉。

3. 鹿胎 为梅花鹿或马鹿的水胎（包括胎鹿、胎盘和羊水）的干燥品。能益肾阳，补精血。制剂有鹿胎膏，用于治疗妇科病。

4. 鹿鞭 为梅花鹿或马鹿的干燥阴茎和睾丸。能补肾阳，益精血，强阳事。

* 牛黄 Bovis Calculus

始载于《神农本草经》。《新修本草》载："牛黄，今出莱州、密州、淄州、青州、嵩州、戎州。牛有黄者，必多吼唤喝，拍而得之，谓之生黄，最佳。黄有三种：散黄粒如麻豆；漫黄若鸡卵中黄，在肝胆间；团黄为块形，有大小，并在肝胆中。"

【来源】 本品为牛科动物牛 *Bos taurus domesticus* Gmelin 干燥的胆结石。习称"天然牛黄"。

【产地】 主产于华北、东北、西北等地，分别称京牛黄、东牛黄、西牛黄。河北省已生产"人工培植牛黄"。

【采制】 牛黄多见于瘦弱的病牛，取出结石，去净附着的薄膜，吸去胆汁，阴干。切忌风吹日晒，以防碎裂或变色。取自胆囊的牛黄习称"胆黄"，取自胆管或肝管的牛黄习称"管黄"或"肝黄"。

【性状】 胆黄：完整者呈卵形，方圆形或三角形，直径0.6～3（4.5）cm。表面黄红色至棕黄色，深浅不一，细腻而稍有光泽；有时外部有一层黑色光亮的薄膜，习称"乌金衣"；有的表面有裂纹，亦有呈麻面而不光滑的表面。质轻松脆，易于破碎。断面棕黄或金黄色，深浅不等，亦显光泽，有排列整齐的环状层纹，重重相叠。气清香，味先微苦，后微甜。入口芳香清凉，嚼之不黏牙，可慢慢溶化。以少许粉末，和以清水，涂于指甲上能染黄色，经久不褪，习称"透甲"或"挂甲"。

管黄：呈管状或破碎的小片，表面不平或有横曲纹。长约3cm，直径1～1.5cm，表面红棕色或棕褐色，不光滑，有裂纹及小突起。断面也有很少的层次，内心多有空隙，色较深。

以身干、表面光泽细腻、体轻质松脆、断面层纹薄而整齐、味苦而甘、清香而凉、无杂质为佳，挂乌金衣者更好。传统经验认为，国产牛黄和金山牛黄品质好于印度牛黄，管黄不及胆黄质佳。

【显微特征】 本品水合氯醛装片不加热，可见不规则团块，由多数黄棕色或棕红色小颗粒集成，遇水合氯醛液色素迅速溶解，并显鲜明金黄色，久置后变绿色。

【化学成分】 ①胆色素类：天然牛黄含有胆红素（bilirubin），胆红素分为游离胆红素、结合胆红素和共价胆红素3种。其中，结合胆红素结合的主要是葡萄糖醛酸，共价胆红素是指与蛋白（主要是白蛋白）共价结合的胆红素。②胆汁酸（bile acids）类：包括胆酸（cholic acid）、去氧胆酸（deoxycholic acid），胆汁酸盐等。③氨基酸类：丙氨酸（alanine）、甘氨酸（glycine）、牛磺酸（taurine）、天冬氨酸（aspartic acid）、精氨酸（arginine）、亮氨酸（leucine）、蛋氨酸（methionine）等多种氨基酸及两种酸性肽类成分——平滑肌收缩物质 SMC-S_2 和 SMC-F。尚含胆甾醇（cholesterol），麦角甾醇（ergosterol），脂肪酸（fatty acid），卵磷脂（lecithin），维生素 D，无机元素钙、钠、铁、钾、铜、镁、磷等。

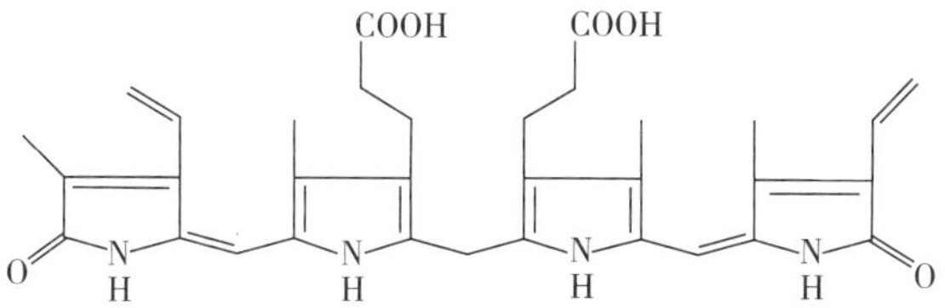

胆红素

【理化鉴定】（1）取本品少量，加清水调和，涂于指甲上，能将指甲染成黄色，习称“挂甲”。

（2）取本品少许，用水合氯醛试液装片，不加热，置显微镜下观察：不规则团块由多数黄棕色或棕红色小颗粒集成，稍放置，色素迅速溶解，并显鲜明金黄色，久置后变绿色。

（3）取本品粉末 10mg，加三氯甲烷 20ml，超声处理 30 分钟，滤过，滤液蒸干，残渣加乙醇 1ml 使溶解，作为供试品溶液。另取胆酸对照品、去氧胆酸对照品，加乙醇制成每 1ml 各含 2mg 的混合溶液，作为对照品溶液。照薄层色谱法（通则 0502）试验，吸取上述两种溶液各 2μl，分别点于同一硅胶 G 薄层板上，以异辛烷 - 乙酸乙酯 - 冰醋酸（15∶7∶5）为展开剂，展开，取出，晾干，喷以 10% 硫酸乙醇溶液，在 105℃加热至斑点显色清晰，置紫外光灯（365nm）下检视。供试品色谱中，在与对照品色谱相应的位置上，显相同颜色的荧光斑点。

（4）取本品粉末 10mg，加三氯甲烷 - 冰醋酸（4∶1）混合溶液 5ml，超声处理 5 分钟，滤过，取滤液作为供试品溶液。另取胆红素对照品，加三氯甲烷 - 冰醋酸（4∶1）混合溶液制成每 1ml 含 0.5mg 的溶液，作为对照品溶液。照薄层色谱法（通则 0502）试验，吸取上述两种溶液各 5μl，分别点于同一硅胶 G 薄层板上，以环己烷 - 乙酸乙酯 - 甲醇 - 冰醋酸（10∶3∶0.1∶0.1）为展开剂，展开，取出，晾干。供试品色谱中，在与对照品色谱相应的位置上，显相同颜色的斑点。

【检查】 水分不得过 9.0%；总灰分不得过 10.0%。

游离胆红素：取本品粉末 10mg，精密称定，置 50ml 量瓶中，加三氯甲烷 30ml，微温，放冷，加三氯甲烷至刻度，摇匀，滤过，取滤液，在 453nm 波长处测定吸光度，不得过 0.70。

【含量测定】（1）采用薄层色谱扫描法测定胆酸。本品含胆酸（$C_{24}H_{40}O_5$）不得少于 4.0%。

（2）采用高效液相色谱法测定胆红素。本品含胆红素（$C_{33}H_{36}N_4O_6$）不得少于25.0%。

【药理作用】①对中枢神经系统的作用：对小鼠自发活动有显著的抑制作用，能明显延长戊巴比妥钠、水合氯醛致小鼠睡眠时间，具有镇静和催眠作用。②对心血管系统的作用：牛黄具有加强心脏收缩的作用，并对自发性或肾性高血压大鼠有明显而持久的降压作用。③对平滑肌的作用：牛黄对乙酰胆碱引起的大鼠肠平滑肌兴奋有一定的抑制作用，培植牛黄的作用较强。④利胆保肝作用：牛黄能松弛胆总管与括约肌，有显著的促进胆汁分泌的作用。对四氯化碳所致小鼠肝损伤有明显的保护作用。⑤抗炎作用：牛黄对大鼠蛋清性足肿胀、甲醛性足肿胀、二甲苯所致小鼠耳肿胀、大鼠棉球肉芽肿增生具有显著的抑制作用。此外，尚有抗病毒、抗菌、抗肿瘤、镇咳祛痰等作用。

【功能与主治】性凉，味甘。能清心，豁痰，开窍，凉肝，息风，解毒。用于热病神昏，中风痰迷，惊痫抽搐，癫痫发狂，咽喉肿痛，口舌生疮，痈肿疔疮。用量0.15～0.35g，多入丸散，外用适量，研末敷患处。

知识链接

1. 人工牛黄 本品是以牛胆汁酸、胆红素、胆固醇与无机盐（硫酸镁、硫酸亚铁和磷酸三钙）为原料，与淀粉混合而成，临床疗效与天然品大体相似。人工牛黄多数为土黄色疏松粉末，也有制成不规则球形或方形的产品。呈浅棕黄色或金黄色。质轻、松，水溶液亦能使指甲染成黄色。气微清香而略腥，味微甜而苦，入口后无清凉感。《中国药典》规定本品含胆酸不得少于13.0%，含胆红素不得少于0.63%。

2. 体外培育牛黄 以牛科动物牛 *Bos taurus domesticus* Gmelin 的新鲜胆汁作母液，加入去氧胆酸、胆酸、复合胆红素钙等制成。《中国药典》规定本品含胆酸不得少于6.0%，含胆红素不得少于35.0%。

3. 培植牛黄 是在牛胆囊中植入异物，人为地使胆囊中胆汁感染，使可溶性胆汁凝固，沉积而成。

*羚羊角 Saigae Tataricae Cornu

始载于《神农本草经》。《本草纲目》载："羚羊角，入厥阴肝经。肝开窍于目，其发病也，目暗障翳，而羚羊角能平之。肝主风；在合为筋，其发病也，小儿惊痫，妇人子痫，大人中风搐搦，及经脉挛急，历节掣痛，而羚羊角能舒之。魂者肝之神也，发病则惊骇不宁，狂越僻谬，而羚角能安之。血者肝之藏也，发病则瘀滞下注，疝痛毒痢，疮肿瘰疬，产后血气，而羚角能散之。相火寄于肝胆，在气为怒，病则烦懑气逆，噎塞不通，寒热及伤寒伏热，而羚角能降之。"

【来源】本品为牛科动物赛加羚羊 *Saiga tatarica* Linnaeus 的角。

【产地】赛加羚羊主要栖息于荒漠及半荒漠的开阔地区，性喜干旱。以各种植物为食，如梭梭，蒿类、羽茅等。一般边食边行。在我国仅分布于新疆北部的边境地区。

【动物形态】赛加羚羊，又名高鼻羚羊。体形中等，身长1～1.4m。肩高雄兽为70～83cm，雌兽为63～74cm。头大。鼻吻膨大，鼻孔亦大，且能灵活伸缩和左右摆动。额前部分较隆突。眼大，耳短。四肢细小，蹄低而长。尾细短，下垂。雌兽有乳头4对。夏毛短而密，紧贴皮肤。全身呈棕黄色或栗色，脸面部较淡，背脊中央有狭长的一条呈肉桂色；颈下方、胸腹部及四肢内侧几呈白色。雄兽有角，长于眼眶之上，向后微倾。角基部为棕黄色，上部黄白色如蜡，表面约有20个轮脊，角上部至尖端处光滑无轮脊。雌兽无角，仅有短的突起。

【采制】 全年均可捕捉，捕得后，将角从基部锯下。一般以8~10月猎取者色泽最好。

【性状】 本品呈长圆锥形，略呈弓形弯曲，长15~33cm，类白色或黄白色，基部稍呈青灰色。嫩枝对光透视有“血丝”或紫黑色斑纹，光润如玉，无裂纹，老枝则有细纵裂纹。除尖端部分外，有10~16个隆起环脊，间距约2cm，用手握之，四指正好嵌入凹处。角的基部横截面圆形，直径3~4cm，内有坚硬质重的角柱，习称“骨塞”，“骨塞”长约占全角的1/2或1/3，表面有突起的纵棱与其外面角鞘内的凹沟紧密嵌合，从横断面观，其结合部呈锯齿状。除去“骨塞”后，角的下半段成空洞，全角呈半透明，对光透视，上半段中央有一条隐约可辨的细孔道直通角尖，习称“通天眼”。质坚硬。气微，味淡。

以质嫩、色白、光润、内含红色斑纹、无裂纹者为佳。

【显微特征】 羚羊角横切面：可见组织构造多少呈波浪状起伏。角顶部组织波浪起伏最为明显，在峰部往往有束存在，束多呈三角形；角中部稍呈波浪状，束多至双凸透镜形；角基部波浪形不明显。束呈椭圆形至类圆形。髓腔的大小不一，长径10~50（80）μm，以角基部的髓腔最大，束的皮层细胞扁梭形，3~5层。束间距离较宽广，充满着近等径性多边形、长菱形或狭长形的基本角质细胞。皮层细胞或基本角质细胞均显无色透明，其中不含或仅含少量细小浅灰色色素颗粒，细胞中央往往可见一个折光性强的圆粒或线状物。

粉末：淡灰白色。为不规则碎块，近白色、淡黄白色或淡灰色，微透明，均匀分布有多数长圆形、新月形、长条形空隙，偶见空隙周围显细密放射状纹理；有的碎块隐约可见长梭形纹理。

【化学成分】 含角蛋白（keratin）、磷酸钙、不溶性无机盐以及赖氨酸（lysine）、丝氨酸（serine）、谷氨酸（glutamic acid）、苯丙氨酸（phenylalanine）、亮氨酸（leucine）、天冬氨酸（aspartic acid）、酪氨酸（tyrosine）等17种氨基酸，并含五种磷脂类成分，即卵磷脂（lecithine）、脑磷脂（cephalin）、神经鞘磷脂（sphingomyelin）、磷脂酰丝氨酸（phosphatidylserine）、磷脂酰肌醇（phosphatidylinositol）。

【药理作用】 ①镇静和抗惊厥作用：可显著延长睡眠时间，降低咖啡因引起的惊厥率，增加其恢复率。②解热作用：具有明显的解热作用。③对循环系统的作用：小剂量可使心脏收缩，中等剂量可致心传导阻滞，大剂量则引起心率减慢、振幅减小，最后心跳停止。

【功能与主治】 性寒，味咸。能平肝熄风，清肝明目，散血解毒。用于肝风内动，惊痫抽搐，妊娠子痫，高热惊厥，癫痫发狂，头痛眩晕，目赤翳障，温毒发斑，痈肿疮毒。用量1~3g，多入丸散。

阿胶 Asini Corii Colla

本品为马科动物驴 *Equus asinus* L. 的干燥皮或鲜皮经煎煮、浓缩制成的固体胶。将驴皮浸泡，去毛，切成小块，再漂泡洗净，分次水煎，滤过，合并滤液，用文火浓缩至稠膏状，冷凝，切块，阴干。主要产于山东、浙江，辽宁、河北亦产。呈长方形或方形胶块，棕色至黑褐色，有光泽。质硬而脆，断面光亮，碎片对光照视呈棕色半透明状。气微，味微甘。阿胶主含骨胶原（collagen），相对分子量约为 130000，系多肽类物质，水解后可得明胶、蛋白质及多种氨基酸。尚含纤维粘连蛋白（fibronectin）和糖胺多糖。山东阿胶的蛋白质含量约为 80%，含甘氨酸、脯氨酸、羟脯氨酸、丙氨酸、精氨酸和苏氨酸等 19 种氨基酸。另含 Zn、Cu、Mn 等 20 多种无机元素。本品含 L-羟脯氨酸不得少于 8.0%，含甘氨酸不得少于 18.0%，含丙氨酸不得少于 7.0%，含 L-脯氨酸不得少于 10.0%。本品含特征多肽以驴源多肽 A_1（$C_{41}H_{68}N_{12}O_{13}$）和驴源多肽 A_2（$C_{51}H_{82}N_{18}O_{18}$）的总量计应不得少于 0.15%。阿胶具有促进造血功能、抗辐射损伤、抗休克、影响免疫功能、止血、抗缺氧、耐寒冷和抗疲劳、影响钙代谢等药理作用。本品性平，味甘。能补血滋阴，润燥，止血。用于血虚萎黄，眩晕心悸，肌痿无力，心烦不眠，虚风内动，肺燥咳嗽，劳嗽咯血，吐血尿血，便血崩漏，妊娠胎漏。用量 3 ~ 9g，烊化兑服。

*海马 Hippocampus

《本草纲目》载：“海马，雌雄成对，其性温暖，故难产及阳虚多用之，如蛤阶、郎君子之功也。”

【来源】 本品为海龙科动物线纹海马 *Hippocampus kelloggi* Jordan et Snyder、刺海马 *H. histrix* Kaup、大海马 *H. kuda* Bleeker、三斑海马 *H. trimaculatus* Leach 或小海马（海蛆）*H. japonicus* Kaup 的干燥体。

【产地】 线纹海马主产广东、福建、台湾。刺海马主产于海南。大海马主产于广东、海南。三斑海马主产于广东、福建。小海马主产于辽宁、河北、山东、广东沿海。

【采制】 夏、秋两季捕捞。捕后除去内脏，洗净，晒干；或除去外部灰、黑色膜和内脏后，将尾盘起，晒干，选择大小相似者，用红线缠扎成对。

【性状】 线纹海马：呈扁长形而弯曲，体长约 30cm。表面黄白色。头略似马头，有冠状突起，具管状长吻，口小，无牙，两眼深陷。躯干部七棱形，尾部四棱形，渐细卷曲，体上有瓦楞形的节纹并具短棘。体轻，骨质，坚硬。气微腥，味微咸。

刺海马：体长 15 ~ 20cm。头部及体上环节间的棘细而尖。

大海马：体长 20 ~ 30cm。黑褐色。

三斑海马：体侧背部第 1、4、7 节的短棘基部各有 1 黑斑。

小海马（海蛆）：体形小，长 7 ~ 10cm。黑褐色。节纹及短棘均较细小。

以个大、色白、体完整、坚实、洁净者为佳。

【显微特征】 线纹海马：粉末白色或黄白色。①横纹肌纤维较多，近无色、淡黄色或棕色，多碎断；侧面观直径 45 ~ 144μm，有细密横纹，明暗相间，横纹平直或微波状；横断面易见，呈类长方形、类矩圆形、菱形或长卵形，表面平滑，可见细点状或裂隙状孔隙。②胶原纤维，直径 13 ~ 27μm，相互缠绕成团，隐约可见纵向细纹理。胶原纤维团常与含灰色颗粒状物的组织碎片相连接。③皮肤碎片近无色或淡黄色，表面观细胞界线分不清楚，隐约可见不规则微波状纵横纹理，布有棕色颗粒状色素物，散在或聚集成星芒状。④骨碎片无色或淡灰色，呈不规则形碎块，骨陷窝呈长条形、裂缝状或类长圆形，排列不规则，边缘内小管较稀疏。

刺海马：粉末灰黄色。①横纹肌纤维较多，近无色或淡黄色，成块或碎断，有细密横纹，阴暗相间，横纹微波状，横断面类距圆形，表面平滑。②胶原纤维散离或成团束，隐约可见纵向纹理，常与含灰色颗粒状物的组织碎片相连接。③表皮碎片近无色或淡黄色，表面观细胞界线明显，多角形，棕色颗粒状色素物密集，多聚集为星芒状。④骨质碎片无色或淡灰色，不规则碎片状，骨陷窝呈长条状、裂缝状，排列不规则，边缘内小管稀疏。

大海马：粉末棕色或黄棕色。①横纹肌纤维较多，近无色或淡黄色，多碎断，成束，横纹不明显，横断面类矩圆形，表面平滑，可见细点裂缝状孔隙。②胶原纤维多散离或 2 ~ 3 成束，可缠绕成团，可见纵向细纹理，常与含灰色颗粒状物的组织碎片相连接。③皮肤碎片不少见，近无色或淡黄色。表面观细胞界线不明显，可见不规则纹理，棕红色颗粒状色素物质稀疏，聚集成星芒状。④骨质碎片无色或淡灰色，不规则碎片状，骨陷窝中小型长条状、裂缝状，排列不规则，边缘内小管稀疏。

小海马：粉末深棕色或棕色。①横纹肌纤维较多，近无色，多碎断，有明暗相间的横纹，横纹平直，横断面类圆形，表面平滑。②胶原纤维成束或散离，隐约可见纵向纹理，常与含灰色颗粒状物的组织碎片相连接。③皮肤碎片近无色或淡黄色，表面观细胞界线不明显，隐约可见不规则微波状纵横纹理，布有棕色颗粒状色素物，散在或成团。④骨质碎片无色或淡灰色，呈不规则块状，骨隐窝呈长条状、裂缝状或类长圆形，排列不规则，边缘内小管稀疏。

【化学成分】（1）三斑海马含有谷氨酸（glutamic acid）、天冬氨酸（aspartic acid）、甘氨酸（glycine）、脯氨酸（proline）、丙氨酸（alanine）、亮氨酸（leucine）等 17 种氨基酸；钙、磷、钠、钾、镁、铁、锶、硅等 19 种无机元素。另外还含有硬脂酸（stearic acid）、胆甾醇（cholesterol）。此外还推测含有胆甾二醇（cholesterdiol）。

（2）刺海马含有蛋白质（protein）、脂肪（fat）和多种氨基酸。皮肤黄色素为 γ-胡萝卜素（γ-carotene），红色素为虾青素（astaxanthin）、喇蛄素（astacene），黑色为黑色素（melanin）。另含乙酰胆碱酯酶、胆碱酯酶、蛋白酶。

（3）大海马含精氨酸（arginine）、天冬氨酸、丙氨酸、脯氨酸、谷氨酸等 20 多种氨基酸，尚含有药用价值较高的牛磺酸（tourine）。另外还含有大量的钙、镁、钾、钠、铁，较多的锌、锰、铜和少量的铬、钴、硒等无机元素。

【药理作用】①性激素样作用：线纹海马的乙醇提取物，可诱生和延长正常雌小鼠的动情期，对去势鼠则可使其出现动情期，并使子宫及卵巢（正常小鼠）重量增加。②延缓衰老作用：海马的水、醇提取物能延长小鼠缺氧和存活时间，延长小鼠的游泳时间，有助于提升抗应激力，增强体质和对外界不良刺激的抵抗力，增强动物的记忆力。海马对单胺氧化酶 B（MAO-B）活性、过氧化脂质均有显著影响。

【功能与主治】性温，味甘、咸。能补肾壮阳，散结消肿。主治肾虚阳痿，宫冷不孕，遗尿，虚喘，癥瘕积聚，跌打损伤，痈疮肿毒。用量 3 ~ 9g，研末，1 ~ 1.5g。外用适量，研末掺或调敷。

海龙　Syngnathus

本品为海龙科动物刁海龙 *Solenognathus hardwickii*（Gray）、拟海龙 *S. biaculeatus*（Bloch）或尖海龙 *S. acus* Linnaeus 的干燥体。多于夏、秋两季捕捞，刁海龙、拟海龙除去皮膜及内脏，洗净，晒干；尖海龙直接洗净，晒干。刁海龙主产于广东。拟海龙主产于福建、广东。尖海龙主产于山东、辽宁、浙江。刁海龙体狭长侧扁，全长 30 ~ 50cm，表面黄白色或灰褐色。头部具管状长吻，口小，无牙，两眼圆而深陷，头部与体轴略呈钝角。躯干部宽 3cm，五棱形，尾部前方六棱形，后方渐细，四棱形，尾端卷曲。背棱两侧各有 1 列灰黑色斑点状色带。全体被以具花纹的骨环及细横纹，各骨环内有突起粒状棘。胸鳍短宽，背鳍较长，有的不明显，无尾鳍。骨质，坚硬。气微腥，味微咸。拟海龙体长平扁，躯干部略呈四棱形，全长 20 ~ 22cm，表面灰黄色，头部常与体轴成一直线。尖海龙体细长，成鞭状，全长 10 ~ 30cm，未去皮膜，表面黄褐色。有的腹面可见育儿囊，有尾鳍。质较脆弱，易撕裂。海龙含有以下化学成分。①甾体类：如尖海龙含胆甾-4-烯-3-酮（cholesta-4-ene-3-one）、胆甾-5-烯-3-酮（cholesta-5-ene-3-one）、胆甾-4,6-二烯-3-酮（cholesta-4,6-diene-3-one）、胆甾醇（cholesterol）、胆甾-4,6-二烯-3-醇（cholesta-4,6-diene-3-ol）、胆钙化甾醇（维生素 D_3，cholecalciferol）、胆甾醇苯甲酸酯（cholesterol benzoate）、胆甾-5-烯-3β,7α-二醇（cholesta-5-ene-3β,7α-diol）、胆甾醇硬脂酸酯（cholesterol stearate）等。其中，胆甾-4-烯-3-酮和胆甾-3，6-二酮在三种海龙中均有。②蛋白质和氨基酸：蛋白质含量达 60% 以上，以刁海龙最高。还含苏氨酸、缬氨酸、蛋氨酸、异亮氨酸等多种氨基酸。③脂肪酸：含多种脂肪酸，其中，不饱和脂肪酸 6，9，12-十八碳三烯酸（octadeca-6，9，12-trienoic acid）和 4，7，10，13，16，19-二十二碳六烯酸的含量较高。尚含锰、锌等微量元素。本品具有以下药理作用。①性激素样作用：醇提取物能增加正常雄性小鼠的精子数和精子存活率；明显增加环磷酰胺造模小鼠的精子数量、精子成活率以及性腺、性器官的重量。②抗癌作用：拟海龙水提物对正常人外周血淋巴细胞有明显的促增殖作用，对 Hela、Eca-109、肺鳞癌等人癌细胞株具有抑制作用。尖海龙提取物对 Hela、GLC-82、SK-RB-3 和小鼠肺腺癌 LA795 细胞株有抑制和杀伤作用。③抗疲劳作用：海龙能延长小鼠负重游泳时间。④对心肌细胞的作用：甾体化合物胆甾-4-烯-3-酮和胆甾-3，6-二酮能显著降低心肌细胞的搏动数，并对心幅有加强作用。本品性温，味甘、咸。能温肾壮阳，散结消肿。用于肾阳不足，阳痿遗精，癥瘕积聚，瘰疬痰核，跌扑损伤；外治痈肿疔疮。用量 3 ~ 9g。外用适量，研末敷患处。

石决明　Concha Haliotidis

本品为鲍科动物杂色鲍 *Haliotis diversicolor* Reeve、皱纹盘鲍 *H. discus hannai* Ino、羊鲍 *H. ovina* Gmelin、澳洲鲍 *H. ruber*（Leach）、耳鲍 *H. asinina* Linnaeus 或白鲍 *H. laevigata*（Donovan）的贝壳。夏、秋两季捕捉，去肉，洗净，干燥。杂色鲍主产于

广东、福建等地；皱纹盘鲍主产于辽宁、山东等地；羊鲍和耳鲍主产于台湾、海南等地；澳洲鲍主产于我国海南以及澳大利亚和新西兰；白鲍主产于澳大利亚。杂色鲍呈长卵圆形，内面观略呈耳形，长7~9cm，宽5~6cm，高约2cm。表面暗红色，有多数不规则的螺肋和细密生长线，螺旋部小，体螺部大，从螺旋部顶端开始向右排列有20余个疣状突起，末端6~9个开孔，孔口与壳面平。内面光滑，具珍珠样彩色光泽。壳较厚，稍光滑，质坚硬，不易破碎，端面厚0.5~10mm，有较明显的层次。气微，味微咸。皱纹盘鲍呈长椭圆形，长8~12cm，宽6~8cm，高2~3cm。表面灰棕色，有多数粗糙而不规则的皱纹，生长线明显，常有苔藓类或石灰虫等附着物，末端4~5个开孔，孔口突出壳面，壳较薄，端面0.5~5mm。羊鲍近圆形，长4~8cm，宽2.5~6cm，高0.8~2cm。壳顶位于近中部而高于壳面，螺旋部与体螺部各占1/2，从螺旋部边缘有2行整齐的突起，尤以上部较为明显，末端4~5个开孔，呈管状。澳洲鲍呈扁平卵圆形，长13~17cm，宽11~14cm，高3.5~6cm。表面砖红色，螺旋部约为壳面的1/2，螺肋和生长线呈波状隆起，疣状突起30余个，末端7~9个开孔，孔口突出壳面。耳鲍狭长，略扭曲，呈耳状，长5~8cm，宽2.5~3.5cm，高约1cm。表面光滑，具翠绿色、紫色及褐色等多种颜色形成的斑纹，螺旋部小，体螺部大，末端5~7个开孔，孔口与壳平，多为椭圆形，壳薄，质较脆。白鲍呈卵圆形，长11~14cm，宽8.5~11cm，高3~6.5cm。表面砖红色，光滑，壳顶高于壳面，生长线颇为明显，螺旋部约为壳面的1/3，疣状突起30余个，末端9个开孔，孔口与壳平。杂色鲍贝壳主含碳酸钙，并含壳角质及多种无机元素。壳角质经盐酸水解后得到甘氨酸、天冬氨酸、丙氨酸、丝氨酸、谷氨酸等16种氨基酸。皱纹盘鲍贝壳含碳酸钙90%以上，有机质约3.7%，多种无机元素，还含壳角质、胆素。本品含碳酸钙不得少于93.0%。石决明具有以下药理作用。①保肝作用：能减轻四氯化碳所致小鼠肝损伤后的肝细胞肿胀、汇管区炎症和肝细胞的坏死程度，有助于肝细胞再生，对肝损害有保护作用。②耐缺氧作用：常压下缺氧试验表明，杂色鲍贝壳提取液对小鼠有明显的耐缺氧作用。③对循环系统的作用：可使离体小鼠肺的灌流量增加，扩张气管、支气管平滑肌。本品性寒，味咸。能平肝潜阳，清肝明目。用于头痛眩晕，目赤翳障，视物昏花，青盲雀目。用量6~20g，先煎。

珍珠　Margarita

本品为珍珠贝科动物马氏珍珠贝 *Pteria martensii*（Dunker）、蚌科动物三角帆蚌 *Hyriopsis cumingii*（Lea）或褶纹冠蚌 *Cristaria plicata*（Leach）等双壳类动物受刺激而形成的不附着于外壳的外来粒子聚合而形成的稠密凝结物。天然珍珠全年可采，以12月份为多。人工养殖珍珠，为接种后养殖2年，秋末采收，自动物体内取出，洗净，干燥。海水珍珠主产于广东、广西、海南等地。淡水人工养殖珍珠主产于江苏、安徽、黑龙江、上海等地。本品呈类球形、长圆形、卵圆形或棒形，直径1.5~8mm。表面类白色、浅粉色、浅黄绿色或浅蓝色，半透明，光滑或微有凹凸，具特有的彩色光泽。质坚硬，破碎面显层纹。天然珍珠形较圆，表面多平滑细腻，内外一色。淡水养殖珍珠外形不规则，比天然品颗粒大，多为长粒形，光泽弱，断面中央有异物。气微，无味。用火烧有爆裂声。珍珠含碳酸钙、角蛋白、氨基酸和无机元素。尚含卟啉类化合物（porphyrins）、类胡萝卜素、毛莨黄素（flavoxanthin）、葡萄胺、黄色素葡萄胺、半乳糖胺等。珍珠有以下药理作用。①抗衰老作用：珍珠水解液可明显提高中老龄大鼠 SOD 活性，减少脂质过氧化物（LPO）生成，减低脂褐质含量。②对眼组织的修复作用：珍珠粉对治疗兔角膜烫伤具有一定的作用，并可以明显控制和减缓半乳糖性白内障的发生和发展，对动物初期半乳糖性白内障有明显的治疗作用。③对消化系统的作用：大鼠灌胃和腹腔注射去钙珍珠层粉注射液，能显著促进大鼠醋酸性胃溃疡的愈合。本品性寒，味甘、咸。能安神定惊，明目消翳，解毒生肌，润肤祛斑。用于惊悸失眠，惊风癫痫，目赤翳障，疮疡不敛，皮肤色斑。用量 0.1 ~ 0.3g，多入丸散用。外用适量。

《中国药典》收载的其他动物类生药

《中国药典》删除的动物类生药

第十四章 矿物类生药

PPT

学习目标

1. 掌握 带*重点矿物类生药的来源、主产地、采收加工、性状特征、显微及理化鉴定特征、主要化学成分、药理作用和功能与主治。

2. 熟悉 矿物类生药的鉴定；一般矿物类生药的基原、性状特征、化学成分和功效。

3. 了解 矿物的性质和重要矿物药的分类。

矿物类生药（mineral drug）包括可供药用的天然矿物（如自然铜、朱砂、炉甘石等），矿物加工品（如轻粉、芒硝等）及动物或动物骨骼化石（如龙骨、石燕等）。我国使用矿物类生药的历史非常久远，历代本草中都有相关药材的记载。《神农本草经》收载矿物药46种。《新修本草》收载矿物药60种。《本草纲目》收载矿物药161种，对矿物药进行了比较全面的分类和阐述。《本草纲目拾遗》又增加了38种矿物药。《中国药典》收载矿物药25种。

矿物类生药是以无机化合物为主要成分的一类重要药物，虽然种类相对于植物药、动物药偏少，但在临床上有着多方面的医疗作用，如：矿物药中含有铜（Cu）、铁（Fe）、钙（Ca）、磷（P）、锰（Mn）等元素的，可作为滋养性和兴奋性药物；矿物药中含有镁（Mg）、钾（K）、钠（Na）等成分的，可作为泻下、利尿药；矿物药中含有硫（S）、砷（As）、汞（Hg）等成分的，可作为治疗梅毒及疥癣的药物；矿物药中含有铝（Al）、铅（Pb）、锌（Zn）等成分的，可作为收敛药物。因此，矿物类生药是生药中一类重要的药物，与来源于动植物药不同的是，其为不可再生资源。我国矿物生药资源极其丰富，深入研究和充分利用矿物类生药，是药学工作者的重要任务之一。

第一节 概述

一、矿物药的分类

矿物在矿物学上的分类，通常是以阴离子为依据而进行的，主要有氧化物类、硫化物类、卤化物类、硫酸盐类、矿酸盐类、硅酸盐类。依据中医药学观点，矿物药中的阳离子通常对药效起重要作用，所以生药学中以阳离子为依据进行分类。常见的矿物类生药分类如下。

1. 钾化合物类 硝石（KNO_3）等。

2. 钠化合物类 芒硝（$Na_2SO_4 \cdot 10H_2O$）、玄明粉（Na_2SO_4）、硼砂［$Na_2(B_4O_5(OH)_4) \cdot 8H_2O$］、大青盐（NaCl）等。

3. 钙化合物类 石膏（$CaSO_4 \cdot 2H_2O$）、寒水石（$CaCO_3$）、龙骨［$CaCO_3$、

$Ca_3(PO_4)_2$等]、紫石英（CaF_2）等。

4. 镁化合物类 滑石[$Mg_3(Si_4O_{10})(OH)_2$]等。

5. 铝化合物类 白矾[$KAl(SO_4)_2 \cdot 12H_2O$]、赤石脂[$Al_4(Si_4O_{10})(OH)_8 \cdot 4H_2O$]等。

6. 锌化合物类 炉甘石（$ZnCO_3$）等。

7. 铁化合物类 赭石（Fe_2O_3）、磁石（Fe_3O_4）、自然铜（FeS_2）等。

8. 铜化合物类 胆矾（$CuSO_4 \cdot 5H_2O$）、铜绿等。

9. 汞化合物类 朱砂（HgS）、轻粉（Hg_2Cl_2）、红粉（HgO）等。

10. 铅化合物类 铅丹（Pb_3O_4）、密陀僧（PbO）等。

11. 砷化合物类 雄黄（As_2S_2）、雌黄（As_2S_3）、信石（As_2O_3）等。

12. 硅化合物类 白石英、玛瑙、浮石（SiO_2）、青礞石等。

13. 铵化合物类 白硇砂（NH_4Cl）等。

14. 其他类 硫黄（S）、琥珀等。

二、矿物的性质

矿物是由地质作用而形成的天然单体或化合物。每种矿物具有一定的物理和化学性质，这些性质取决于其化学成分及其结晶构造。人们常常利用其性质来认识和鉴定不同种类的矿物。矿物具有鉴定意义的特性如下。

1. 结晶习性 多数固体矿物为结晶体。在含水矿物中，水在矿物中存在的形式直接影响矿物的性质。矿物中的水，按其存在的形式，分为两大类：一类是不加入晶格的吸附水或自由水；另一类是加入晶格组成的，包括以水分子（H_2O）形式存在的结晶水，如石膏（$CaSO_4 \cdot 2H_2O$）和以 H^+、OH^- 等离子形式存在的结晶水，如滑石[$Mg_3(Si_4O_{10})(OH)_2$]。各种含水的固体矿物的失水温度，因水存在形式的不同而不同，这种性质可用于鉴定矿物。

2. 结晶形状 由结晶质（晶体）组成的矿物，都具有固定的结晶形状。凡是质点呈规律排列者为晶体，而且无论其形态、大小是否相同，在同一温度下，同一物质的最小单位晶胞，其三维空间的棱长和晶面夹角都是相同的，一般称其为晶体常数。通过结晶形状及 X 射线衍射手段，可以准确地鉴定不同的晶体矿物。

3. 透明度 矿物透光能力的大小称为透明度。透明度是鉴定矿物的主要特征之一。按矿物磨至0.03mm 标准厚度时比较其透明度，分为三类：透明矿物（如石英、云母等）、半透明矿物（如辰砂、雄黄等）、不透明矿物（如代赭石、滑石等）。透明度是鉴定矿物的特征之一。在显微镜下鉴定时，通常透明矿物利用偏光显微镜鉴定，不透明矿物利用反光显微镜鉴定。

4. 颜色 矿物的颜色，主要是矿物对光线中不同波长的光波均匀吸收或选择吸收而表现的性质。一般分为三类。①本色：矿物的成分和内部构造所决定的颜色，如朱红色的辰砂。②外色：由混入的有色物质染成的颜色。外色的深浅，除与带色杂质的量有关外，还与分散的程度有关，如紫石英、大青盐等。③假色：某些矿物中，有时可见变彩现象，这是投射光由于晶体内部裂缝面、解理面及表面的氧化膜的反射而引起光波的干涉作用所产生的颜色，如云母、方解石等。

矿物粉末的颜色，在矿物学上称为“条痕”，即矿物在白色毛瓷板上划过后所留下的颜色线条。条痕比矿物的表面颜色更为固定，因而具有重要的鉴定意义。有的条痕与矿物本身颜色相同，如辰砂；有的则不同，如自然铜本身为亮黄色，而条痕则为黑色。磁石与赭石两者表面均为灰黑色，不易区分，但磁石条痕为黑色，而赭石条痕为樱桃红色，容易区分。

5. 光泽 矿物表面对于投射光线的反射能力称为光泽。反射能力的强弱，也就是光泽的强度。矿物的光泽由强至弱分为金属光泽（如自然铜等）、金刚光泽（如朱砂等）、玻璃光泽（如硼砂等）等。有的矿物的断口或集合体由于表面不平滑、存在细微裂缝及小孔，引起一部分反射光散射或相互干扰，则可形成特殊的光泽，如珍珠光泽（云母等）、绢丝光泽（石膏等）、油脂光泽（硫黄等）、土状光泽（高岭石等）。

6. 硬度 矿物抵抗某种外力机械作用特别是刻划作用的程度，称为硬度。鉴定矿物硬度一般采用摩氏硬度计。不同硬度的矿物按硬度分为十级，如表 14 -1 所示。

表 14 -1 矿物的硬度分级

矿物	滑石	石膏	方解石	萤石	磷灰石	正长石	石英	黄玉石	刚玉石	金刚石
硬度（级）	1	2	3	4	5	6	7	8	9	10
绝对硬度	2.4	36	109	189	536	759	1120	1427	2060	10060

鉴定硬度时，可取样品矿石与上述标准矿石互相刻划，使样品受损的最低硬度等级为该样品的硬度。在实际工作中，通常用手指甲（约为 2）、铜钥匙（3.5）、小刀（5.5）、玻璃（7）等刻划矿石，粗略估计其硬度。

精密测定矿石的硬度，可使用测硬仪或显微硬度计等，测定硬度时，须在矿物单体的新解离面上进行。

7. 脆性、延展性和弹性 脆性是指矿物容易被击破或压碎的性质，如自然铜、方解石等。延展性是指矿物能被压成薄片或拉伸成细丝的性质，如各种金属。弹性是指矿物在外力作用下变形，除去外力后，能恢复原状的性质，如云母等。

8. 磁性 指矿物本身可以被磁铁或电磁铁吸引或其本身能吸引铁物体的性质，如磁石（磁铁矿）等。矿物的磁性与其化学成分中含有磁性元素铁（Fe）、钴（Co）、镍（Ni）、锰（Mn）、铬（Cr）等有关。

9. 比重 指在温度为 4℃时，矿物与同体积的水的重量比。各种矿物的比重在一定条件下为一常数，是鉴定矿物的重要物理常数。如石膏的比重为 2.3，辰砂为 8.09 ~ 8.20，水银为 13.6。

10. 解理、断口 矿物受力沿一定结晶方向裂开成光滑平面的性质称为解理。解理是某些结晶物质特有的性质，其形成和晶体构造的类型有关。如云母、方解石等可完全解理，石英没有解理。矿物受力后不是沿一定结晶方向断裂而形成的断裂面称为断口。断口形状有：锯齿状、平坦状、贝壳状、参差状等。

11. 气味 有些矿物有特殊的气味，如雄黄灼烧有砷的蒜臭，胆矾具涩味，食盐具咸味等。

12. 吸湿性 少数矿物具有吸着水分的能力，因而可以吸、黏舌头或润湿的双唇，有助于鉴定，如雄黄、龙骨、软滑石（高岭石）等。

三、矿物类生药的鉴定

矿物类生药的鉴定，一般采用以下方法。

1. 性状鉴定 外形明显的矿物类生药，首先根据矿物的一般性质进行鉴定。除检查外形、颜色、质地、气味等外，还应检查其硬度、条痕、透明度、解理、断口、磁性以及比重。

2. 显微鉴定 对于外形无明显特征或细小颗粒状，特别是粉末状的矿物类生药，可使用显微镜，观察其形状、透明度和颜色等。在矿物类生药的研究中，常常使用透射偏光显微镜来研究透明的非金属矿物的晶形、解理和化学性质，如折射率、双折射率；用反射偏光显微镜对不透明与半透明的矿物进行形态、光学性质和某些必要的物理常数的检查。矿物类生药除少数为不透明者外，绝大多数属于透明矿物。以下着重介绍矿物药的透射偏光显微镜鉴定。

在偏光显微镜下鉴定矿物药，是利用薄片和碎屑来进行的。用碎屑时，将药材的细小颗粒置于载玻片上，盖好盖玻片，并且往载玻片与盖玻片之间滴入水或浸油，即可观察有关光学性质。若利用薄片进行鉴定，就需要专门磨制薄片。利用偏光显微镜的不同组合，观察和测定矿物药折射率和晶体对称性所表现的光学特征和常数，可用于鉴定和研究晶质矿物药。单偏光镜下观测的主要是矿物的某些外表特征，如形态、解理、颜色、多色性、突起、糙面和贝克线等。正交偏光镜是同时使用振动方向互相垂直的两个偏光镜，可观测消光（视域内矿物呈现黑暗）及消光位、干涉色及色级、双晶特征等。锥光镜是用正交偏光加上聚光镜的组合来观察干涉图，确定矿物轴性、光性正负，估计光轴角（2V）大小。

3. 理化鉴定 采用一般的理化分析方法，能对矿物药的成分进行定性和定量。这对于外形及粉末无明显特征或剧毒的生药，如玄明粉、信石等，尤为必要。《中国药典》还规定了一些矿物药的含量测定，如雄黄、白矾、芒硝等。随着现代科学技术的迅速发展，国内外对矿物药的鉴定已采用许多新技术。如用 X 射线衍射法分析龙骨的成分；用热分析和 X 射线荧光分析，研究滑石的成分；用原子发射光谱分析，测定龙骨中的元素；用固体荧光法和比色法，测定龙骨中放射性元素铀的含量等。将光谱分析和 X 射线光谱分析用于矿物的鉴定和研究，能快速、准确地进行定性和定量。对很细小的胶态矿物，还可用电子显微镜进行观察。应用这些先进的分析技术，不但能对矿物类生药的成分和含量进行快速的测定，而且对含有的其他微量元素，特别是有害元素也能进行检测，这对于保证用药的安全和有效是十分重要的。

第二节 矿物类生药分述

*朱砂 Cinnabaris

始载于《本草经集注》。《本草经疏》载："丹砂，味甘微寒而无毒，盖指生砂而言也。《药性论》云，丹砂君，清镇少阴君火之药。安定神明，则精气自固。火不妄炎，则金木得平，而魂魄自定，气力自倍。五脏皆安，则精华上发，故明目。心主血脉，心火宁谧，则阴分无热而血脉自通，烦满自止，消渴自除矣。丹砂体中含汞，汞味本辛，故能杀虫，宜乎《药性论》谓其有大毒，若经伏火及一切烹炼，则毒等砒、硇，服之必毙。”

【来源】本品为硫化物类矿物辰砂族辰砂，也有人工合成品。

【产地】主产于贵州、湖南、四川、广西等地。

【采制】采挖后，选取纯净者，用磁铁吸净含铁的杂质，再用水淘去杂石和泥沙，研成细粉，或用水飞法制成极细的粉末。

【性状】本品为块状或颗粒状集合体，呈颗粒状或块片状，鲜红色或暗红色，条痕红色或褐红色，具光泽，有平行的完全解理。断口呈半贝壳状或参差状。硬度 2 ~2.5。比重 8.09 ~8.20。体重，质脆，片状者易破碎，粉末状者有闪烁的光泽，气微，味淡。该品水飞时，片状或颗粒物易研碎，其混悬液呈朱红色，乳钵底部无残渣。商品常以形态不同分为朱宝砂、镜面砂和豆瓣砂（彩图 45）。

（1）朱宝砂　又名洋尖砂、泽光砂。呈细小片块状或颗粒状，色红明亮，触之不染手。

（2）镜面砂　又名劈砂、片砂。呈斜方形或长条形的片状，厚薄不一，边缘不齐，色红而鲜艳，光亮如镜面，微透明，质较松脆，易破碎。

（3）豆瓣砂　又名豆砂、个砂。呈块状，较大，方圆形或多角形，颜色发暗或现灰黑，体重质坚而不易碎。

以色鲜红、有光泽、质脆者为佳。

【显微特征】普通显微镜下，呈不规则颗粒状，大小不一，红棕色，边缘常不透明而呈现暗黑色，且较不平整，微小颗粒呈黑色。反射偏光镜下，反射色为蓝灰色，内反射为鲜红色；偏光色颜色常被内反射掩盖；反射率 27%（伏黄）。透射偏光镜下为红色，透明，平行消光，干涉色鲜红色；一轴晶；正光性。折射率 $N_o = 2.913$，$N_e = 3.272$；双折射率较高，$N_e - N_o = 0.359$。

【化学成分】朱砂的主要成分为硫化汞（HgS），理论上含汞（Hg）86.2%，硫（S）13.8%；但常夹杂种种物质，其中最常见者为雄黄、磷灰石、沥青质等，其中含有砷（As）、铅（Pb）、锑（Sb）等无机元素。人工制品较纯，一般含 HgS 量可达 99.9% 以上。

【理化鉴定】（1）取本品粉末，用盐酸湿润后，在光洁的铜片上摩擦，铜片表面显银白色光泽，加热烘烤后，银白色即消失。

$$HgS + 2HCl \longrightarrow HgCl_2 + H_2S\uparrow$$

$$HgCl_2 \xrightarrow{Cu} CuCl_2 + Hg\text{（银白色）}$$

（2）取本品粉末 2g，加盐酸 - 硝酸（3∶1）的混合溶液 2ml 使溶解，蒸干，加水 2ml 使溶解，滤过，滤液显汞盐与硫酸盐的鉴定反应。

【检查】采用铁盐检查法检查，颜色与标准铁溶液制成的对照液比较，不得更深。

【含量测定】取本品粉末约 0.3g，精密称定，置锥形瓶中，加硫酸 10ml 与硝酸钾 1.5g，加热使溶解，放冷，加水 50ml，并加 1% 高锰酸钾溶液至显粉红色，再滴加 2%

硫酸亚铁溶液至红色消失后，加硫酸铁铵指示液 2ml，用硫氰酸铵滴定液（0.1mol/L）滴定。每 1ml 硫氰酸铵滴定液（0.1mol/L）相当于 11.63mg 的硫化汞（HgS）。本品含硫化汞（HgS）不得少于 96.0%。

【药理作用】①本品有镇静、催眠作用。②外用能扼杀皮肤细菌及寄生虫。③对消化系统的作用：人工朱砂给家兔灌胃 0.1～0.2g/kg，能使尿排出的总氮量增加，体重亦有增加。

【功能与主治】性微寒，味甘；有毒。具有清心镇惊，安神解毒的功效。用于心悸易惊，失眠多梦，癫痫发狂，小儿惊风，视物昏花，口疮，喉痹，疮疡肿毒。用量 0.1～0.5g，多入丸散服，不宜入煎剂。外用适量。本品有毒，不宜大量服用，也不宜少量久服，孕妇及肝肾功能不全者禁服。

知识链接

硫化汞的合成方法

取适量汞置反应罐内，加入 1.3～1.4 倍量（重量比）硝酸（比重 1.4），任其自然反应，至无汞后，加一倍量水稀释，在搅拌时逐渐加入按汞量计算 1.21 倍量的含结晶水硫化钠或 0.7～0.8 倍量硫化钠水溶液至完全生成黑色硫化汞，反应结束时，溶液控制在 pH 9 以下。黑色硫化汞用倾泻法反复洗涤 3～4 次，布袋过滤，滤液烘干，加入 4% 量的升华硫，混匀后，加热升华，即得紫红色的块状硫化汞，其反应式如下：

$$Hg + 4HNO_3 \longrightarrow Hg(NO_3)_2 + 2NO_2\uparrow + 2H_2O$$

$$3Hg + 8HNO_3 \longrightarrow 3Hg(NO_3)_2 + 2NO\uparrow + 4H_2O$$

$$Hg(NO_3)_2 + Na_2S \longrightarrow HgS(\text{黑色}\downarrow) + 2NaNO_3$$

（黑色）

$$\xrightarrow[\triangle]{\text{升华}} HgS(\text{紫红色})$$

赭石 Haematitum

本品为氧化物类矿物刚玉族赤铁矿。采挖后，除去杂石。主产于河北、山西、山东、四川等地。本品为鲕状、豆状、肾状集合体，多呈不规则的扁平块状。暗棕红色或灰黑色，条痕樱红色或红棕色，有的有金属光泽。一面多有圆形的突起，习称“钉头”，另一面与突起相对应处有同样大小的凹窝。体重，质硬，砸碎后断面显层叠状。硬度 5.5～6.0。比重 5.0～5.3。气微，味淡。主含三氧化二铁（Fe_2O_3），含铁量 54%～56%，尚含少量的硅（Si）、铝（Al）、钙（Ca）、镁（Mg）、钡（Ba）、钛（Ti）、砷（As）及微量的锶（Sr）、铅（Pb）、锌（Zn）、钒（V）、铜（Cu）、铍（Be）等元素。本品含铁不得少于 45.0%。生赭石混悬液给小鼠灌胃，可升高白细胞数；赭石对肺和肝脏有损害作用，不可久服。本品性寒，味苦。能平肝潜阳，重镇降逆，凉血止血。用于眩晕耳鸣，呕吐，噫气，呃逆，喘息，吐血，衄血，崩漏下血。用量 9～30g，先煎。孕妇慎用。

雄黄　Realgar

本品为硫化物类矿物雄黄族雄黄。采挖后除去杂质，或由低品位矿石浮选生产的精矿粉而得。主产于湖北、湖南、贵州、云南、四川等地。为块状或粒状集合体，呈不规则块状。深红色或橙红色，表面常附有橙黄色粉末，手触之易被染成橙黄色。条痕淡橘红色，晶面有金刚石样光泽。质脆，易碎，断面具树脂样光泽，硬度1.5~2.0，比重3.4~3.6。微有特异的臭气，味淡。精矿粉为粉末状或粉末集合体，质松脆，手捏即成粉，橙黄色，无光泽。主含二硫化二砷（As_2S_2），实为四硫化四砷（As_4S_4）。尚含有少量的硅（Si）、铁（Fe）、铝（Al）、钙（Ca）、镁（Mg）、钡（Ba）及微量的锰（Mn）、钛（Ti）、铅（Pb）、锶（Sr）、铜（Cu）等元素。雄黄中有时含砷的氧化物，服用后易引起中毒，故应先做三氧化二砷（As_2O_3）的限量检查，不得超过限量。本品含砷量以二硫化二砷计不得少于90.0%。本品具有抗病原微生物作用，水浸剂对皮肤真菌有抑制作用；对常见的化脓性球菌、肠道致病菌等有抑菌作用，对金黄色葡萄球菌、大肠杆菌有杀灭作用。此外，还有抗肿瘤作用。本品性温，味辛；有毒。能解毒杀虫，燥湿祛痰，截疟。用于痈肿疔疮，蛇虫咬伤，虫积腹痛，惊痫，疟疾。用量0.05~0.1g，多入丸散用。外用适量，熏涂患处。内服宜慎。不可久用，孕妇禁用。雄黄遇热易分解产生剧毒的三氧化二砷，故忌用火煅。

*信石　Arsenicum

始载于《开宝本草》。

【来源】 为氧化物类矿物砷华矿石，但也有用毒砂（硫砷铁矿）或雄黄加工制成的。也称砒石。

【产地】 主产于江西、湖南、广东等地。

【采制】 全年可采。采挖后，除去泥沙及杂石。少数为选取天然的砷华矿石，多数为加工烧炼而成。老法：将毒砂砸成小块，除去杂石，置容器内，与煤、木炭或木柴烧炼，然后升华，即得信石，此法设备简单，但对操作工人健康有害。新法：选取纯净雄黄，砸成小块，入容器内使雄黄燃烧，分解成三氧化二砷和二氧化硫，然后通过冷凝管道，使三氧化二砷得到充分冷凝，即得信石，二氧化硫另从烟道排出。

【性状】 商品分红信石和白信石两种，但白信石极少见，药用多以红信石为主。

红信石（红信、红砒）呈不规则块状，大小不一，粉红色，具黄色与红色彩晕，略透明或不透明，具玻璃样、丝绢样光泽，质脆，易砸碎，气微，该品极毒，不能口尝。烧之有蒜臭味。

白信石（白信、白砒）无色或白色，其余特征同上。质较纯，毒性比红信石强。

红信石以块状、具晶莹直纹、色红润、无渣滓者为佳。白信石以白色块状、具晶莹直纹、无杂质者为佳。

【显微特征】 粉末白色、灰黄色至橙红色。在普通显微镜下观察，可见众多近长方形或不规则多面体，有时多数晶体相聚成堆，有的为不定型或呈片状，无色或橙黄色。偏光镜下为无色均质体晶粒，有时呈异常双折射，折射率为1.75，表面正突起，有交错的纹理，全消光。

【化学成分】主含三氧化二砷（As_2O_3）。红信石、白信石的三氧化二砷含量均在96%以上。不纯品含三硫化二砷（As_2S_3），还常含有硫（S）、铁（Fe）等杂质，故呈红色，尚含少量的铁（Fe）、锡（Sn）、镍（Ni）、锑（Sb）等元素。

【理化鉴定】取该品少许置闭口管中缓缓加热，有白色升华物（As_4O_6）生成（纯品137℃升华）。

（1）取少许上述升华物，加水2ml，加氢氧化钠试液4滴，煮沸使溶，冷后加硝酸银试液2滴，产生黄色沉淀。

$$As_4O_6 + 12NaOH \longrightarrow 4Na_3AsO_3 + 6H_2O$$

$$3AgNO_3 + Na_3AsO_3 \longrightarrow Ag_3AsO_3 \downarrow + 3NaNO_3$$

（2）另取上述升华物少许，加少量水煮沸使溶解，即生成亚砷酸，加硫化氢试液及浓盐酸后生成絮凝状黄色沉淀。

$$As_4O_6 + 6H_2O \longrightarrow 4H_3AsO_3$$

$$2H_3AsO_3 + 3H_2S \longrightarrow As_2S_3 \downarrow \text{（黄色）} + 6H_2O$$

此外，尚可用X射线衍射法、差热/热重分析法和红外光谱法进行鉴定。

【药理作用】①抗病原微生物作用：信石对疟原虫、阿米巴原虫及其他微生物具有杀灭作用。②抗肿瘤作用：砷为原浆毒物，能抑制含巯基酶的活性，从而能抑制癌细胞的氧化过程，阻止细胞呼吸，干扰其代谢。③局部腐蚀作用：外用或内服对皮肤、黏膜有强烈的腐蚀作用。

【功能与主治】性大热，味辛、酸；有大毒。能蚀疮去腐，平喘化痰，截疟。用于寒喘，疟疾；外用治淋巴结结核，骨、关节结核，结核性瘘管，牙疳，痔疮。用量1～3mg，多入丸、散剂；外用适量。孕妇禁用。

知识链接

本品剧毒，口服外用均可引起中毒，因此必须严格注意。口服中毒后，突然发生急性胃肠炎，口有金属味，咽部灼热感，口渴，全身剧痛，剧烈的恶心、呕吐、腹泻，泻出大量血性或黏液性水样粪便。并可导致脱水及循环衰竭、尿少、腓肠肌痉挛、昏迷等，可在1～2日内死亡。慢性中毒，常致皮肤、黏膜损害，溃疡、硬皮症、毛发脱落、鼻炎、鼻出血、结膜炎等。重者可致剥脱性皮炎、疲乏、头晕、共济失调、腹痛、腹泻、肝大、黄疸、消瘦、贫血、多发性神经炎等。

解救方法：①口服者尽早洗胃；②纠正水和钠代谢失调及酸中毒，大量补液，或用弱碱性药静脉注射；③休克可用强心剂及升压药；④有效解毒剂为二巯基丙醇，应尽早应用；有血色蛋白尿者应口服碳酸氢钠1～2g，一日3次；⑤应用大量维生素C、B_1、B_6等；⑥腹绞痛者，可用杜冷丁或吗啡；⑦中药一般可用防风50g，调冷开水一次口服。

滑石 Talcum

本品为硅酸盐类矿物滑石族滑石，习称“硬滑石”。采挖后，除去泥沙及杂石。主产于山东、江西、辽宁等省。多为块状集合体，呈不规则块状。白色、黄白色或淡蓝灰色，有蜡样光泽。质软，细腻，条痕白色，手摸有润滑感，无吸湿性，置水中不崩散。硬度1，比重2.7～2.8。气微，味淡。主含含水硅酸镁［$Mg(Si_4O_{10})(OH)_2$］，其中含二氧化硅（SiO_2）63.5%，氧化镁（MgO）31.7%，水分4.8%，通常一部分氧化镁被氧化亚铁替换，并常含有Al_2O_3等杂质，尚含有铝（Al）、锰（Mn）、镍（Ni）、钙（Ca）、钾（K）、铜（Cu）、钡（Ba）、钠（Na）等元素，也常伴有白云石、菱镁石和磷灰石等酸溶性杂质。滑石粉颗粒小，总面积大，能吸着大量化学刺激物或毒物，散布于黏膜、疮面，能形成被膜，减少对局部的摩擦，又能吸收分泌液促进干燥结痂，所以对皮肤、黏膜具有保护作用。内服后能保护肠管，起消炎、止泻之效。本品性寒，味甘、淡。能利尿通淋，清热解暑；外用祛湿敛疮。用于热淋，石淋，尿热涩痛，暑湿烦渴，湿热水泻；外治湿疹，湿疮，痱子。用量10~20g，先煎。外用适量。

*石膏　Gypsum Fibrosum

始载于《神农本草经》。《本草经疏》载：石膏，辛能解肌，甘能缓热，大寒而兼辛甘，则能除大热，故《本经》主中风寒热，热则生风故也。邪火上冲，则心下有逆气及惊喘；阳明之邪热甚，则口干舌焦不能息，邪热结于腹中，则腹中坚痛；邪热不散，则神昏谵语；肌解热散汗出，则诸证自退矣。惟产乳、金疮，非其用也。

【来源】 本品为硫酸盐类矿物石膏族石膏。

【产地】 主产于湖北、甘肃、安徽、河南、四川等地。

【采制】 全年可采。采挖后，除去泥沙及杂石。

【性状】 本品为纤维状集合体。呈长块状、板块状或不规则块状。白色、灰白色或淡黄色；条痕白色；有的半透明。上下两面较平坦，无纹理及光泽；纵断面通常呈纵向纤维状纹理，具绢丝样光泽。体重，质软，指甲可刻划成痕，硬度为1.5~2.0，比重2.3。气微，味淡（彩图46）。

以色白、块大、质松脆、纵断面如丝、无夹层、无杂石者为佳。

【显微特征】 粉末白色。普通显微镜下：呈不规则块状或近方形，白色半透明，边缘不规则，多层重叠，表面光滑或可见斜纹。透射偏光镜下：薄片中无色透明；晶形柱状或纤维状；低负突起，糙面不显著。一组解理明显。干涉色为Ⅰ级灰白色至黄白色；多为斜消光，有时为平行消光。锥光镜下：二轴晶；正旋光性；光轴角$2V=58°$。折射率$N_p=1.521$，$N_m=1.523$，$N_g=1.530$。

【化学成分】 主要成分为含水硫酸钙（$CaSO_4 \cdot 2H_2O$）。其中CaO为32.5%，SO_2为46.6%，H_2O为20.9%，此外常有黏土、砂粒、有机物、硫化物等杂质混入。煅石膏为无水硫酸钙（$CaSO_4$）。

【理化鉴定】（1）取本品粉末约2g，于140℃烘20分钟，加水1.5ml搅拌，放置5分钟，呈黏结固体（检查结晶水）。

（2）取本品约2g，置具有小孔软木塞的试管内，灼烧，管壁有水生成，小块变为不透明体（检查结晶水）。

（3）取本品粉末约0.2g，加稀盐酸10ml，加热使溶解。溶液照下述方法试验：①取溶液约2ml，加甲基红指示液2滴，用氨试液中和，再滴加盐酸至恰呈酸性，加草酸铵试液，即生成白色沉淀；分离，沉淀不溶于醋酸，但可溶于盐酸（检查钙盐）。②取溶液约2ml，加氯化钡试液，即生成白色沉淀；分离，沉淀在盐酸或硝酸中均不溶解（检查硫酸盐）。

【检查】重金属不得过10mg/kg，砷盐含砷量不得过2mg/kg。

【含量测定】采用滴定法测定含水硫酸钙含量。本品含含水硫酸钙（$CaSO_4 \cdot 2H_2O$）不得少于95.0%。

【药理作用】①解热作用：本品煎剂试验注射或天然石膏1∶1煎剂，直肠给药4ml于消毒牛乳或三联菌苗致发热的家兔；证明有解热作用，但纯品石膏无解热作用，故认为天然石膏的解热作用与其中含有的杂质有关，退热作用与主成分钙无关。石膏煎剂对白细胞致热原性发热有抑制作用，石膏的这个作用与中枢环核苷酸含量变化有关，石膏使脑脊液环单磷酸腺苷含量低于对照发热兔，而环磷酸鸟苷含量高于发热兔。②消炎作用：石膏内服经胃酸作用，一部分变成可溶性钙盐，至肠吸收入血能增加血清钙离子浓度，可抑制神经应激能（包括体温调节中枢神经），减低骨骼肌的兴奋性，缓解肌肉痉挛，又能减少血管渗透性，故有解毒、镇痉、消炎的作用。③对免疫的影响：石膏煎剂灌胃，可使烧伤大鼠的脾与腹腔巨噬细胞的cAMP含量增高，也使血浆环单磷酸腺苷及PGE_2含量增高。对烧伤大鼠，石膏煎剂尚可使T淋巴细胞数增加，淋转率也增高，并使腹腔巨噬细胞吞噬功能加强。④收敛作用：煅石膏外用收敛黏膜，减少分泌。⑤抗病毒作用：用斑点杂交法试验，石膏煎剂25%～100%浓度，有降低乙型肝炎病毒脱氧核糖核酸（HBV-DNA）含量的作用。

【功能与主治】性大寒，味甘、辛。清热泻火，除烦止渴。用于外感热病，高热烦渴，肺热喘咳，胃火亢盛，头痛，牙痛。用量15～60g，先煎。或入丸散剂。外用，煅研撒或调敷。

附：煅石膏 Gypsum Ustum

本品为石膏的炮制品，石膏用照明煅法煅至酥松。呈白色的粉末或酥松块状物，表面透出为红色的光泽，不透明。体较轻，质软，易碎，捏之成粉。气微，味淡。本品含硫酸钙（$CaSO_4$）不得少于92.0%。本品性寒，味甘、辛、涩。能收湿，生肌、敛疮、止血。外治溃疡不敛，湿疹瘙痒，水火烫伤，外伤出血。外用适量，研末撒敷患处。

龙骨 Os Draconis

本品为古代哺乳动物如三趾马、象类、犀类、牛类、鹿类等的骨骼化石或象类门齿的化石。前者习称“龙骨”，后者习称“五花龙骨”。全年可采，挖出后，除去杂质。五花龙骨质酥脆，出土后，露置空气中极易碰碎，当用毛边纸粘贴。主产于山西、内蒙古、陕西、甘肃、河北等地。龙骨呈骨骼状或已破碎呈不规则的块状，大小不一。表面白色、灰白色或浅棕色，多较平滑，有的具纹理或裂隙，或具棕色条纹和斑点。质硬，断面不平坦，色白，细腻如粉质，关节处有多数蜂窝状小孔。吸湿性强，舐之黏舌。气微，无味。五花龙骨呈圆柱状或不规则块状，直径6～25cm。全体呈淡灰白色或淡黄色，夹有蓝灰色及红棕色深浅粗细不同的花纹。表面平滑，略有光泽，有的有小裂隙。质硬，较酥脆，易片状剥落，吸湿性强，舐之黏舌，易风化破碎。气微，无味。龙骨主含碳酸钙（$CaCO_3$）和磷酸钙［$Ca_3(PO_4)_2$］，其主成分为氧化钙CaO、CO_2、P_2O_5。尚含乙酸、丙酸、丁酸及*d*-龙脑（*d*-borneol）等。还含有铁（Fe）、锌（Zn）、铜（Cu）、锰（Mn）、钴（Co）、镍（Ni）、钼（Mo）、钒（V）、锶（Sr）、钡（Ba）、钛（Ti）、镧（La）、锆（Zr）、铋（Bi）、镉（Cd）、铅（Pb）等20多种微量元素。灌服龙骨混悬液，能显著提高戊巴比妥钠的催眠作用，具有抗回苏灵所致惊厥的作用，还能缩短凝血时间。本品性平，味甘、涩。能镇静安神，收敛涩精。外用生肌敛疮。

硫黄　Sulfur

本品为自然元素类矿物硫族自然硫，采挖后，加热熔化，除去杂质；或用含硫矿物经加工制得。主产于河南、山西、湖北、山东及台湾等地。硫黄呈不规则块状。黄色或略呈绿黄色。表面不平坦，常具多数小孔隙，脂肪光泽。条痕白色或淡黄色。用手紧握置于耳边，可闻轻微爆裂声。体轻，质松脆，易砸碎。有的断面针状结晶形。硬度1～2，比重2.05～2.08。具特异臭气，味淡。可升华，燃烧时易熔融，为蓝色火焰，并具有二氧化硫的臭气味。主含硫（S），此外含有钙（Ca）、铝（Al）、硅（Si）、砷（As）、铁（Fe）、镁（Mg）、锰（Mn）等。砷含量较高，还含有黏土、沥青等。本品含硫不得少于98.5%。本品有以下药理作用。①杀菌与杀虫作用：硫黄与皮肤接触，在体温下可生成硫化氢及五硫磺酸，有杀灭疥虫的作用。②泻下作用：硫黄内服后在体内转变为硫化氢，能刺激胃肠黏膜，使之兴奋蠕动，导致缓泻。③对中枢神经系统的作用：硫黄对水合氯醛、乙醇引起的小鼠睡眠作用无明显影响，而对氯丙嗪及硫喷妥钠的中枢抑制作用具有明显的加强作用，提示硫黄对脑干有抑制性影响。此外，还有一定的镇咳、祛痰作用。本品性温，味酸；有毒。外用止痒杀虫疗疮；内服补火助阳通便。外治用于疥癣，秃疮，阴疽恶疮；内服用于阳痿足冷，虚喘冷哮，虚寒便秘。内服1.5～3g，炮制后入丸散服；外用适量，研末油调涂敷患处。孕妇慎用。不宜与芒硝、玄明粉同用。

芒硝　Natrii Sulfas

本品是硫酸盐类矿物芒硝经加工精制而成的结晶体。多产于海边碱土地区、矿泉、盐场附近及潮湿的山洞中。取天然产的不纯芒硝（俗称“土硝”），加水溶解，放置，使杂质沉淀，过滤，滤液加热浓缩，放冷后析出结晶，习称“皮硝”或“朴硝”。再将朴硝重新结晶即为芒硝。为棱柱状，长方形，或不规则块状及粒状，两端不整齐，大小不一，无色透明或类白色半透明，质脆易碎，断面呈玻璃样光泽。硬度1.5～2.5，比重1.48。条痕白色，断口贝壳状。气微，味咸。主含含水硫酸钠（$Na_2SO_4 \cdot 10H_2O$），尚含钙（Ca）、镁（Mg）、锶（Sr）、铁（Fe）、铝（Al）、钛（Ti）、硅（Si）、砷（As）等多种元素，芒硝常夹杂食盐、硫酸钙、硫酸镁等。暴露在空气中易失水，表面常呈白粉状，称“风化硝”。本品含硫酸钠不得少于99.0%。本品具有泻下作用，内服后硫酸根离子不易被肠黏膜吸收，存留肠内成为高渗溶液，使肠内水分增加，引起机械性刺激，促进肠蠕动，引起泻下作用。本品性寒，味咸、苦。能泻下通便，润燥软坚，清火消肿。用于实热积滞，腹满胀痛，大便燥结，肠痈肿痛。外治乳痈，痔疮肿痛。用量6～12g，一般不入煎剂，待汤剂煎得后，溶入汤液中服用。外用适量。孕妇慎用。不宜与硫黄、三棱同用。

《中国药典》收载的其他矿物类生药

参考文献

[1] 徐国钧，施大文．生药学［M］．北京：人民卫生出版社，1987.

[2] 徐国钧，徐珞珊，何宏贤，等．中国药材学［M］．北京：中国医药科技出版社，1996.

[3] 李萍，陈道峰，李会军，等．生药学［M］．北京：中国医药科技出版社，2005.

[4] 肖培根．新编中药志（1～4卷）［M］．北京：化学工业出版社，2002.

[5] 赵守训，黄泰康，丁志遵，等．中药辞海（1～4卷）［M］．北京：中国医药科技出版社，1997.

[6] 赵宇新，张志军．西太平洋地区四国药典（中国、日本、韩国、越南）药材标准检测方法和限度值的比较［J］．国际中医中药杂志，2006（6）：327－339.

[7] 黄宝斌，杨青云，许明哲，等．药品补充检验方法和检验项目审批管理工作10年回顾与发展的思考［J］．中国药事，2014，28（5）：453－456.

[8] 赵中振，梁之桃，郭平．海外植物药的质量标准——对中药标准化的一些启示［J］．中国中药杂志，2009，34（16）：2119－2125.

[9] 陈宏降，李祥，陈建伟，等．三白草的质量标准研究［J］．中草药，2010，41（6）：997－999.

[10] 国家编委会．国内外药品标准对比分析手册——基本药物卷（1～4卷）［M］．北京：中国医药科技出版社，2014.

[11] Chen H, Li X, Chen J, et al. Simultaneous determination of eleven bioactive compounds in *Saururus chinensis* from different harvesting seasons by HPLC-DAD [J]. *Journal of Pharmaceutical and Biomedical Analysis*, 2010, 51 (4): 1142－1146.

[12] Hwang BY, Lee JH, Jung HS, et al. Sauchinone, a lignan from Saururus chinensis, suppresses iNOS expression through the inhibitiion of transactivation Activity of NF-κB [J]. *Planta Med*, 2003, 69 (12): 1096－1101.

[13] Lee AK, Sung SH, Kim YC, et al. Inhibition of lipopolysaccharide－inducible nitric oxide synthase, TNF-alpha and COX-2 expression by sauchinone effects on I-kappaBalpha phosphorylation, C/EBP and AP-1 activation [J]. *Br J Pharmacol*, 2003, 139 (1): 11－20.

[14] Sung SH, Lee EJ, Cho JH, et al. Sauchinone, a lignan from Saururus chinensis, attenuates CCl_4-induced toxicity in primary cultures of rat hepatocytes [J]. *Biol Pharm Bull*, 2003, 23 (5): 666－668.

[15] Sung SH, Kim YC. Hepatoprotective diastereomeric lignans from. *Saururus chinensis* herbs [J]. *J Nat Prod*, 2000, 63 (7): 1019－1021.

[16] Song H, Kim YC, Moon A. Sauchinone, A lignan from *Saururus chinensis*, inhibits staurosporine-induced apoptosis in C6 rat glioma cells [J]. *Biol Pharm Bull*, 2003, 26 (10): 1428－1430.

[17] Seo CS, Lee YK, Kim YJ, et al. Protective effect of lignans against sepsis from the roots of Saururus chinensis [J]. *Biol Pharm Bull*, 2008, 31 (3): 523－526.

[18] Ma CJ, Kim SR, Kim J, et al. Meso-dihydro-guaiaretic acid and licarin A of Machilus thunbergii protect against glutamate-induced toxicity in primary cultures of a rat cortical cells [J]. *Br J Pharmacol*, 2005, 146 (5): 752－759.

[19] 袁昌齐，冯煦．欧美植物药［M］．南京：东南大学出版社，2004.

生药原植（动）物拉丁学名索引

彩　图

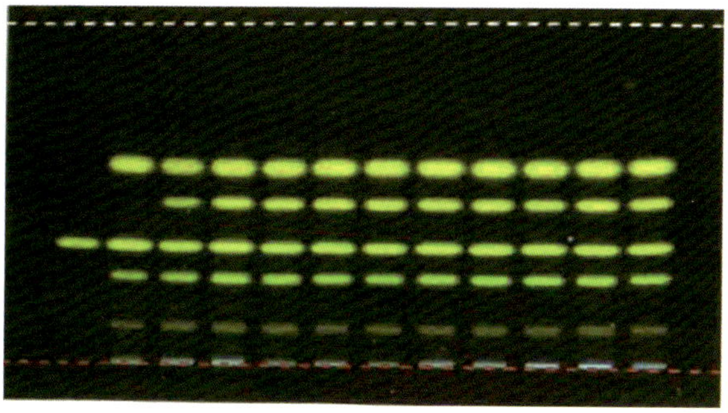

彩图 1　黄连薄层色谱鉴定图（365nm 紫外光检视）

S 盐酸小檗碱；1. 云连对照药材；2. 雅连对照药材；3. 味连对照药材；4. 黄连（购自广西）；5. 黄连（购自江西）；6. 黄连（购自河北）；7. 黄连（购自广东）；8. 黄连（购自上海）；9. 黄连（购自河南）；10. 黄连（购自四川）；11. 黄连（购自贵州）

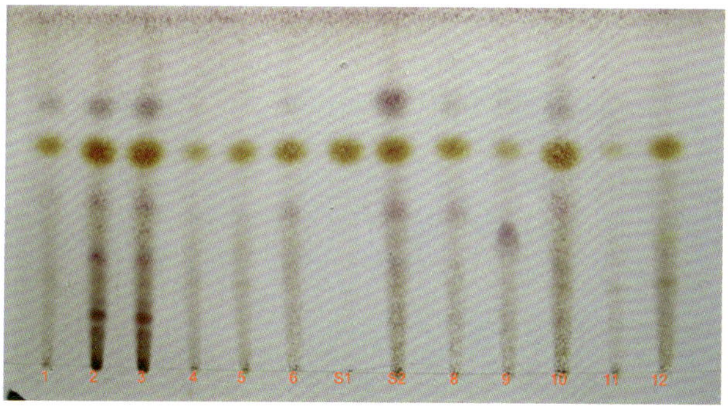

彩图 2　三白草薄层色谱图

1. 湖北 080822；2. 浙江 080821；3. 江苏 080610；4. 河北 081127；5. 安徽 081127；6. 安徽 081201；S1. 三白草酮；S2. 三白草对照药材；8. 河南 081129；9. 湖北 081130；10. 湖北 061213；11. 江苏 812114；12. 江苏 080910

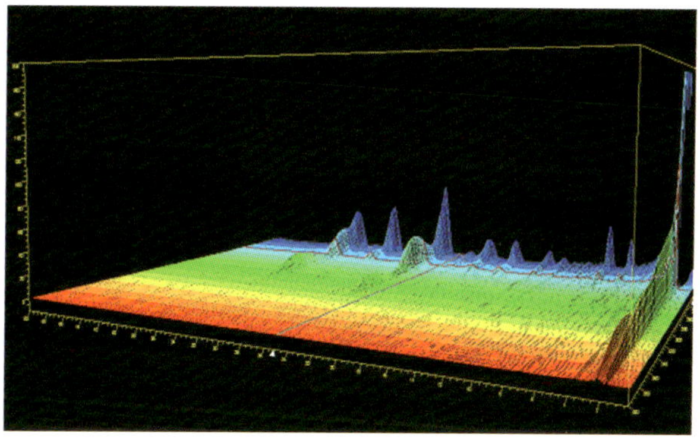

彩图 3　三白草药材样品 HPLC 3D 图

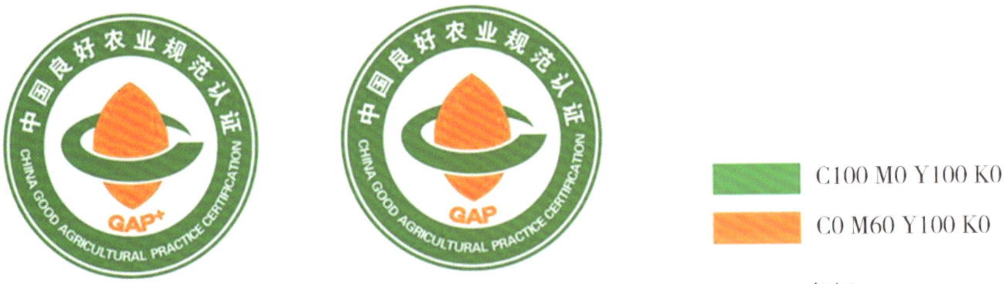

一级认证标志　　二级认证标志　　色标

彩图 4　GAP 认证标志

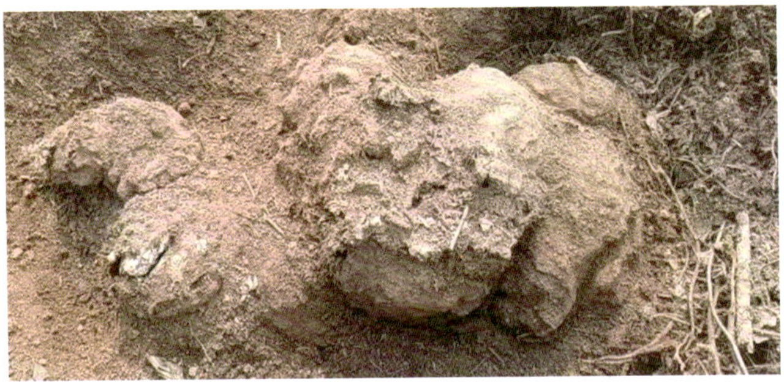

彩图 5　茯苓（*Poria cocos*）生境

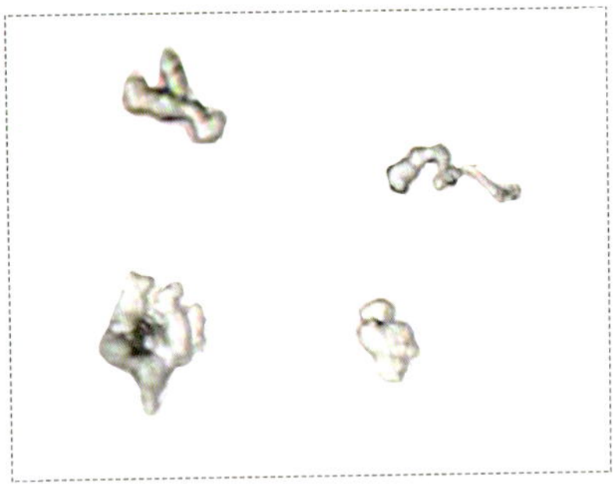

彩图 6　茯苓（*Poria cocos* 菌核）粉末
菌丝团块

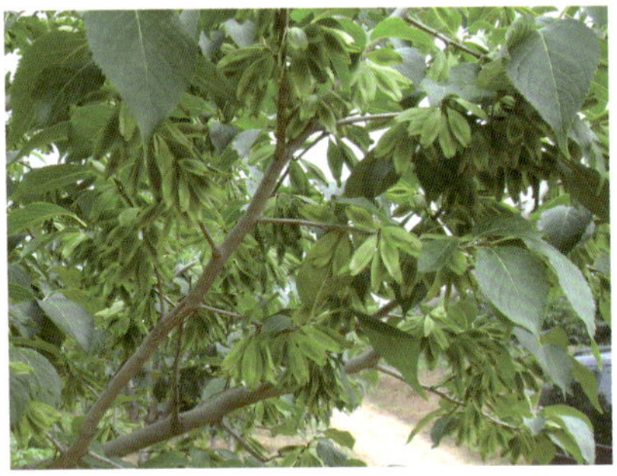

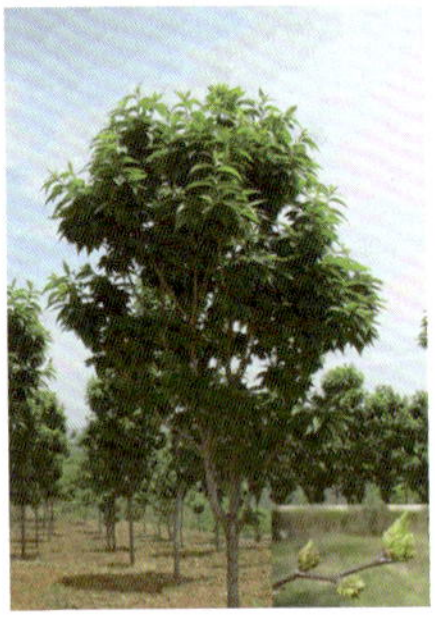

彩图 7　杜仲（*Eucommia ulmoides*）植物雌株及雄株

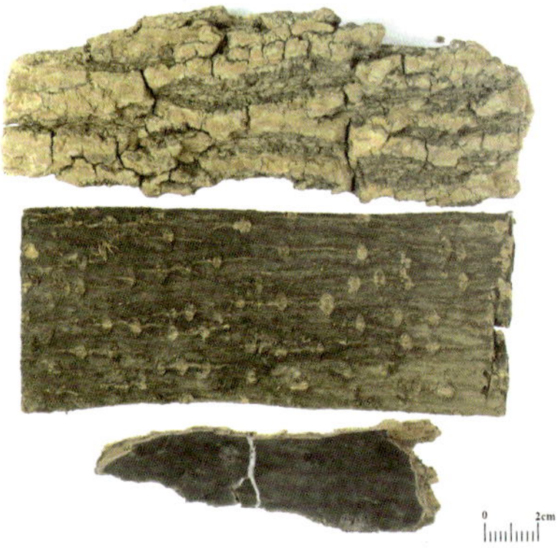

彩图 8　杜仲药材

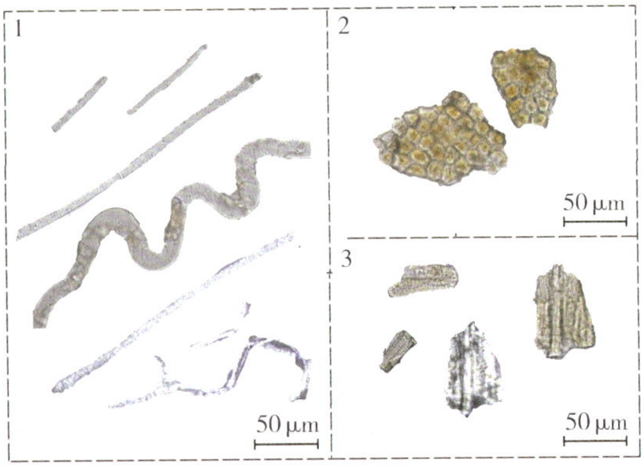

彩图 9　杜仲（*Eucommia ulmoides* 皮）粉末
1. 橡胶丝；2. 木栓细胞；3. 石细胞

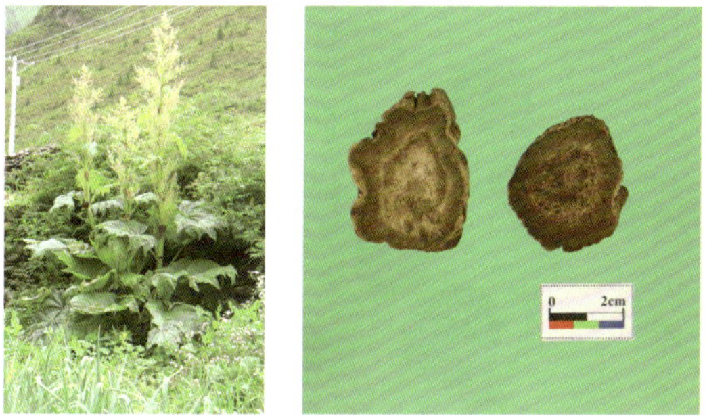

彩图 10 掌叶大黄（*Rheum palmatum*）植物及大黄药材

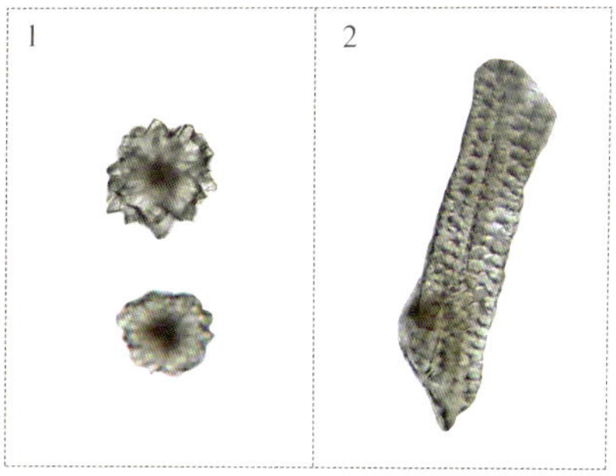

彩图 11 大黄（*Rheum palmatum* 根及根茎）粉末

1. 草酸钙簇晶；2. 导管

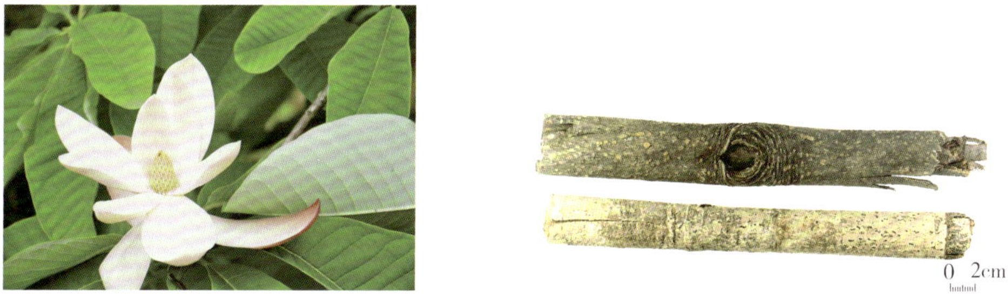

彩图 12 厚朴（*Magnolia officinalis*）植物及药材

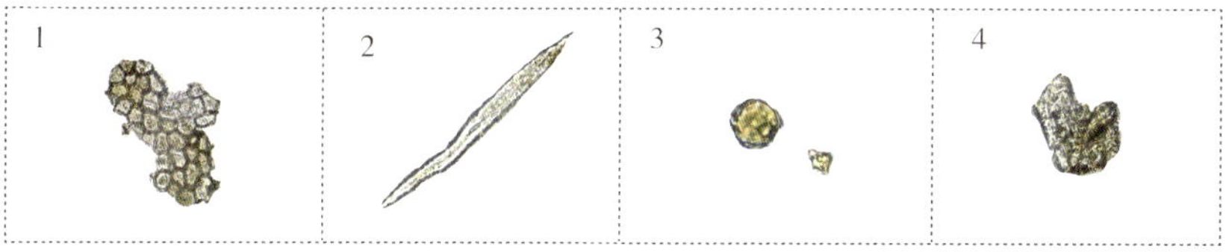

彩图 13 厚朴（*Magnolia officinalis* 皮）粉末

1. 木栓细胞；2. 纤维；3. 油细胞；4. 石细胞

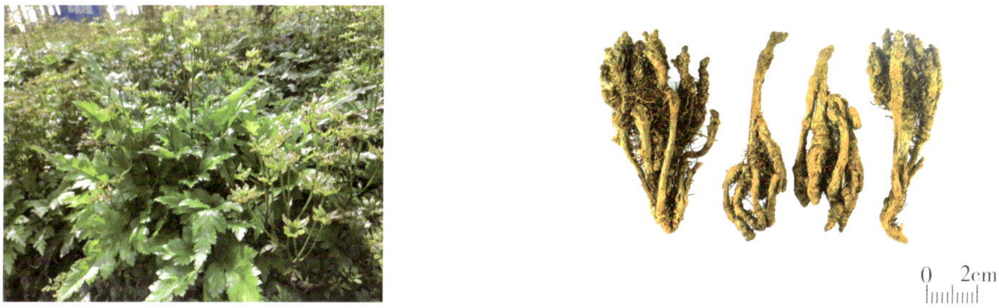

彩图 14 黄连（*Coptis chinensis*）植物及味连药材

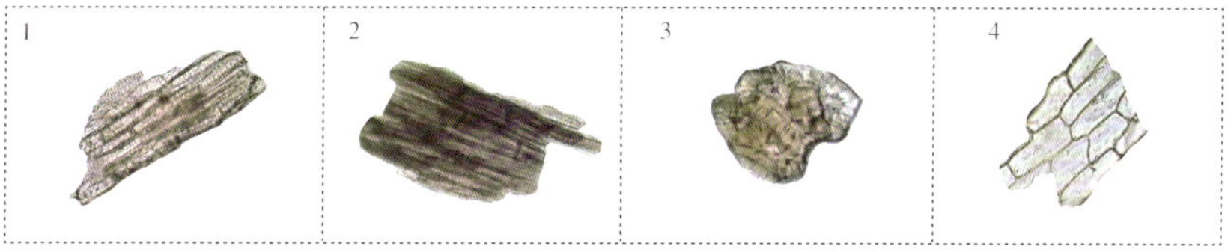

彩图 15 黄连（*Coptis chinensis* 根茎）粉末

1. 导管；2. 木纤维；3. 石细胞；4. 鳞叶表皮细胞

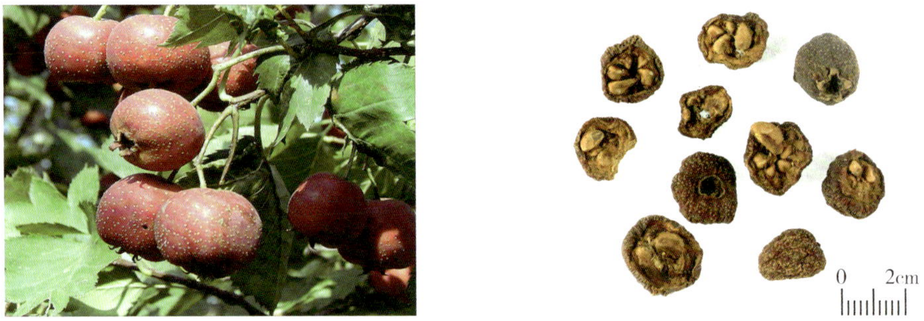

彩图 16　山楂（*Crataegus pinnatifida*）植物及药材

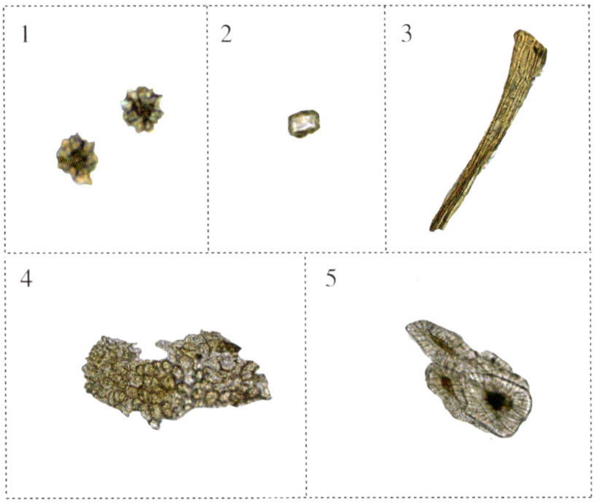

彩图 17　山楂（*Crataegus pinnatifida* 果实）粉末

1. 草酸钙簇晶；2. 方晶；3. 纤维；4. 果皮表皮细胞；5. 种皮厚壁细胞

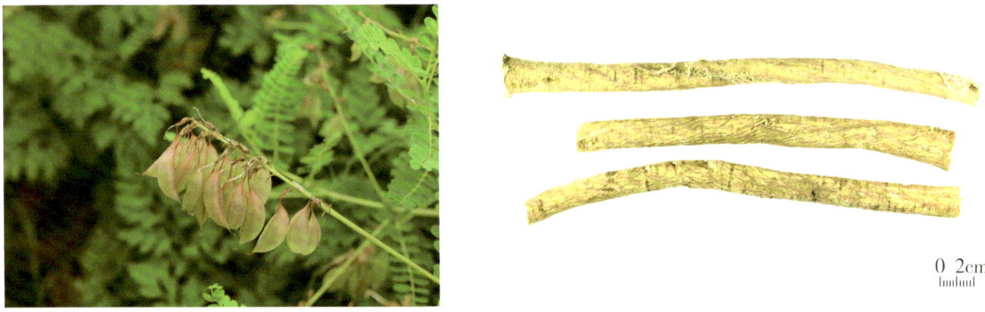

彩图 18　膜荚黄芪（*Astragalus membranaceus*）植物及黄芪药材

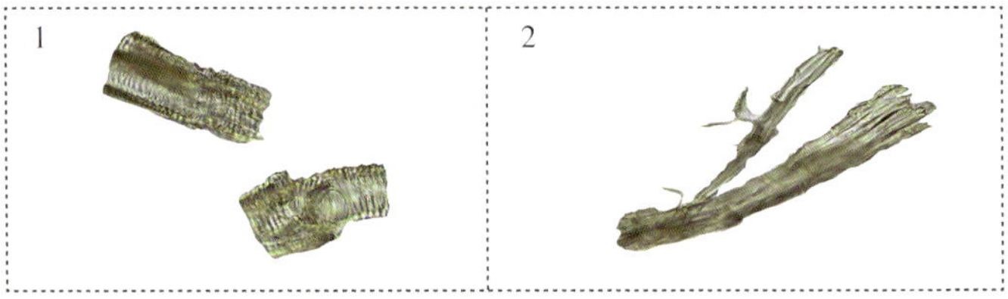

彩图 19　黄芪（*Astragalus membranaceus* 根）粉末

1. 导管；2. 纤维

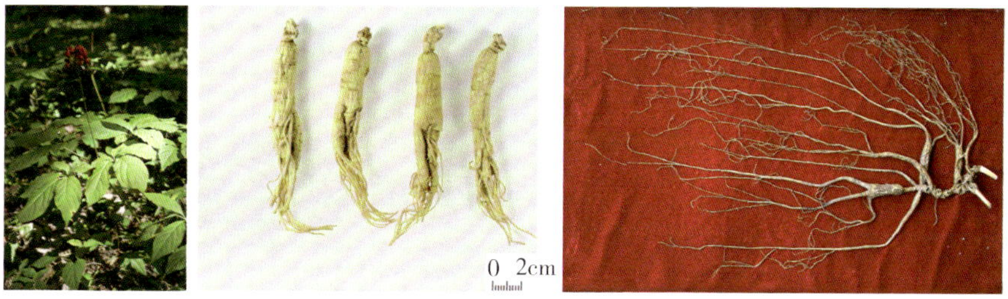

彩图 20　人参（*Panax ginseng*）植物及药材

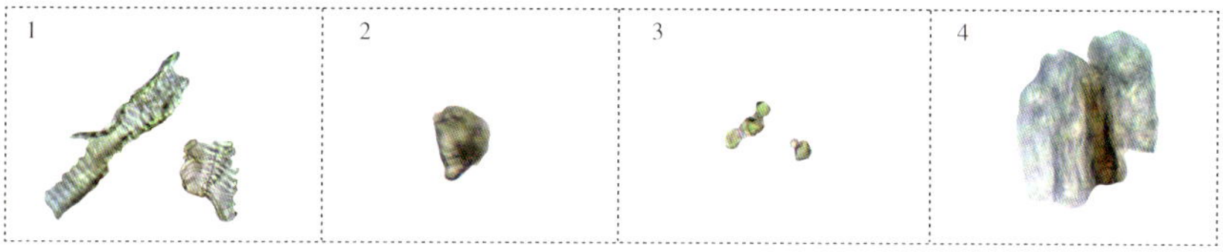

彩图 21　人参（*Panax ginseng* 根和根茎）粉末

1. 导管；2. 淀粉粒；3. 簇晶；4. 树脂道

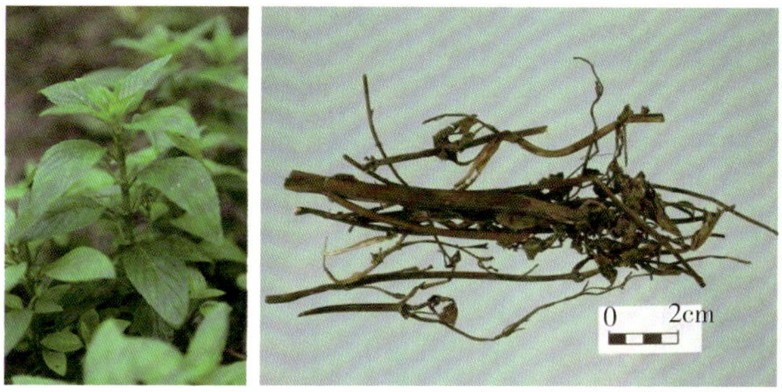

彩图 22　薄荷（*Mentha haplocalyx*）植物及药材

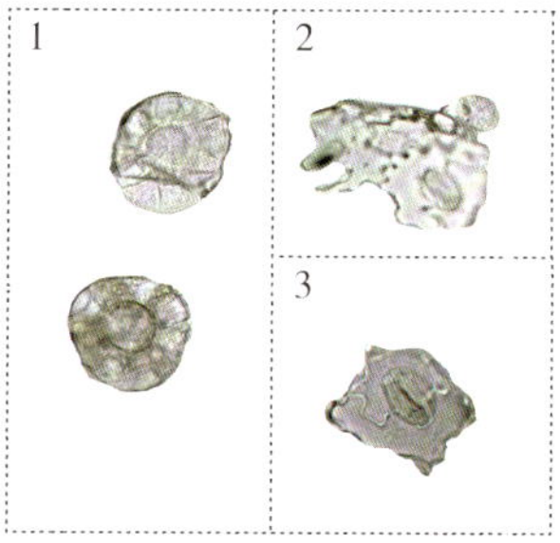

彩图 23　薄荷（*Mentha haplocalyx* 叶）粉末

1. 腺鳞；2. 小腺毛及气孔；3. 气孔

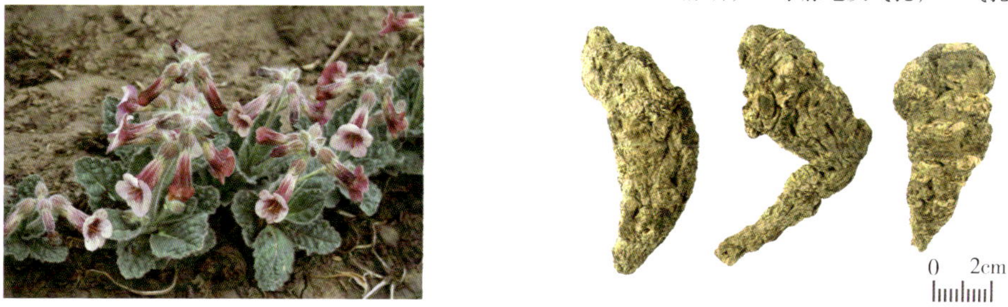

彩图 24　地黄（*Rehmannia glutinosa*）植物及生地药材

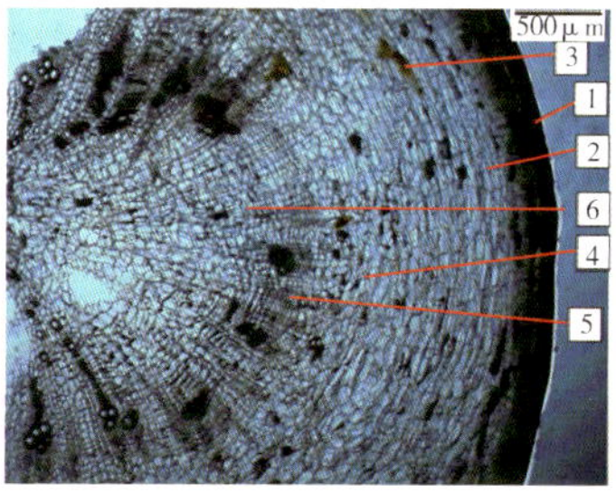

彩图 25　地黄（*Rehmannia glutinosa* 根）横切面

1. 木栓层；2. 栓内层薄壁细胞；3. 分泌细胞；4. 韧皮部；5. 木质部；6. 髓

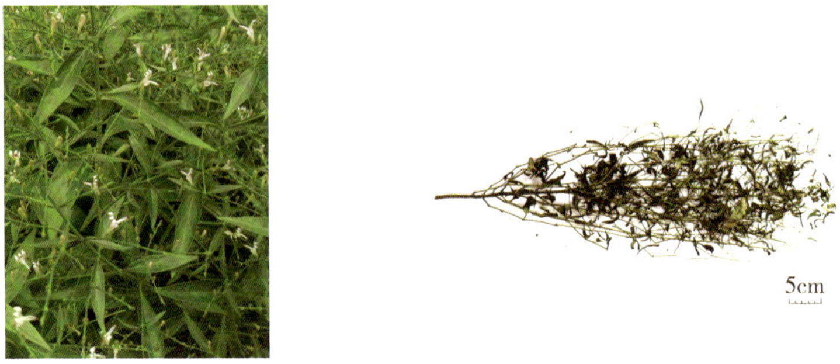

彩图 26　穿心莲（*Andrographis paniculata*）植物及药材

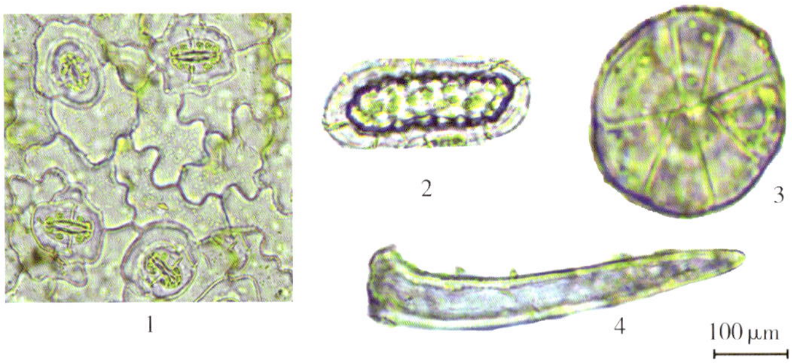

彩图 27　穿心莲（*Andrographis paniculata* 叶）表面观

1. 气孔及表皮细胞；2. 钟乳体；3. 腺鳞；4. 非腺毛

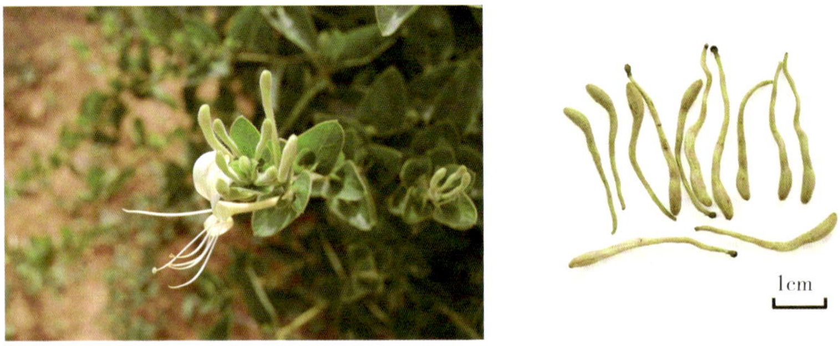

彩图 28　忍冬（*Lonicera japonica*）植物及金银花药材

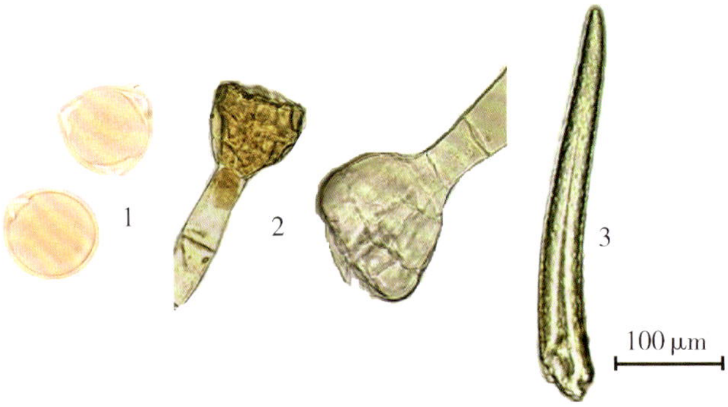

彩图 29　金银花（*Lonicera japonica* 花）粉末

1. 花粉粒；2. 腺毛；3. 非腺毛

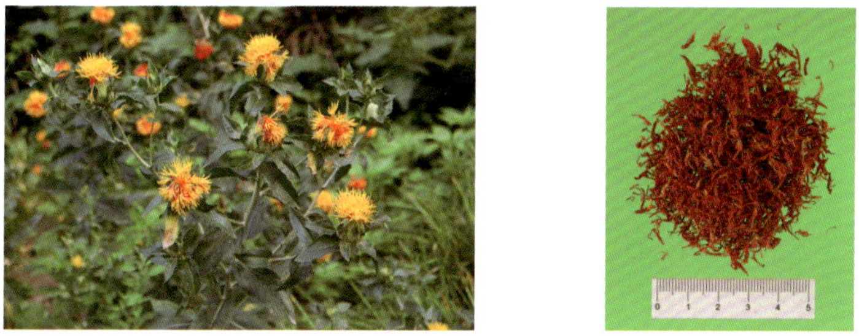

彩图 30　红花（*Carthamus tinctorius*）植物及药材

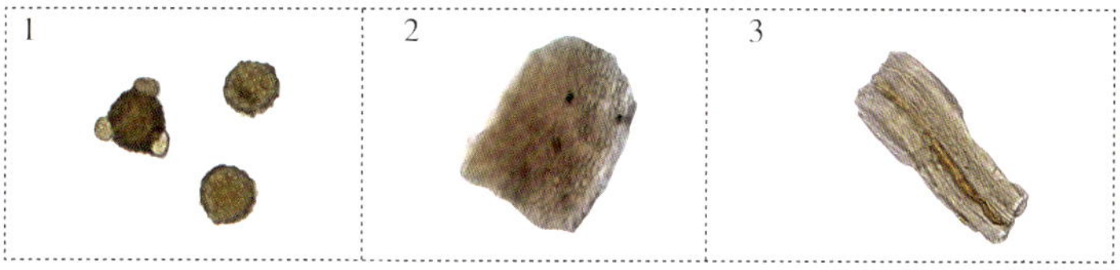

彩图 31　红花（*Carthamus tinctorius* 花）粉末

1. 花粉粒；2. 花冠碎片；3. 分泌细胞

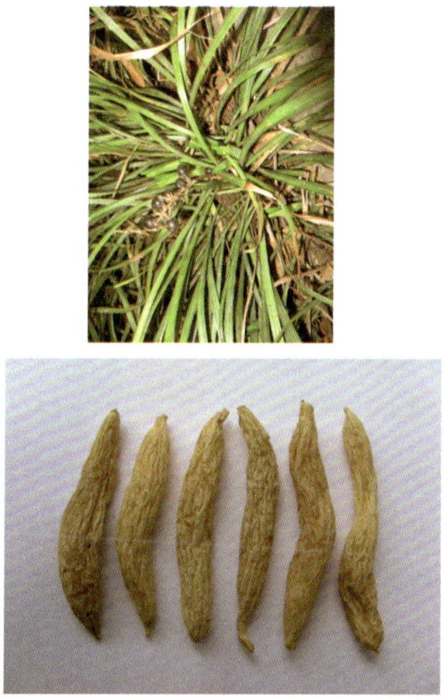

彩图 32　麦冬（*Ophiopogon japonicus*）植物及药材

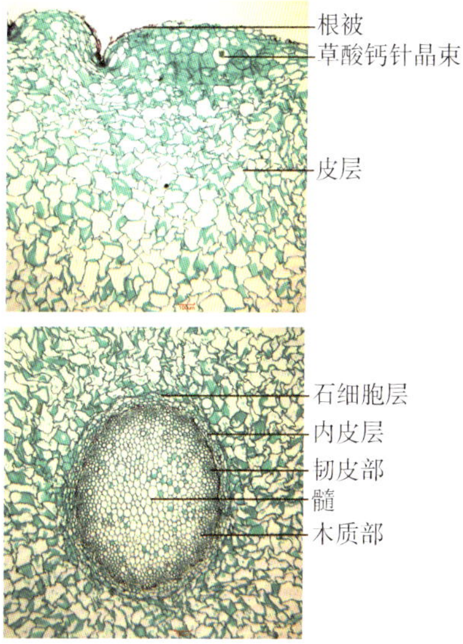

彩图 33　麦冬（*Ophiopogon japonicus* 块根）横切面

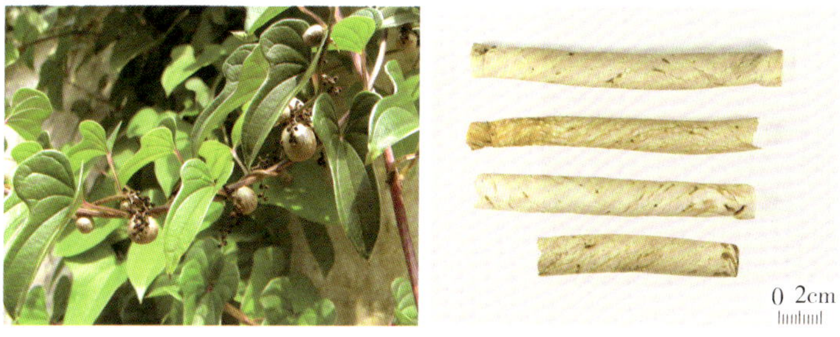

彩图 34　薯蓣（*Dioscorea opposita*）植物及山药药材

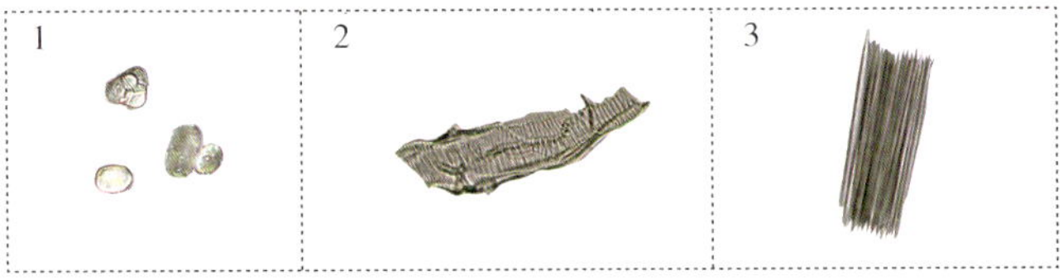

彩图 35　山药（*Dioscorea opposita* 根茎）粉末

1. 淀粉粒；2. 草酸钙针晶；3. 导管

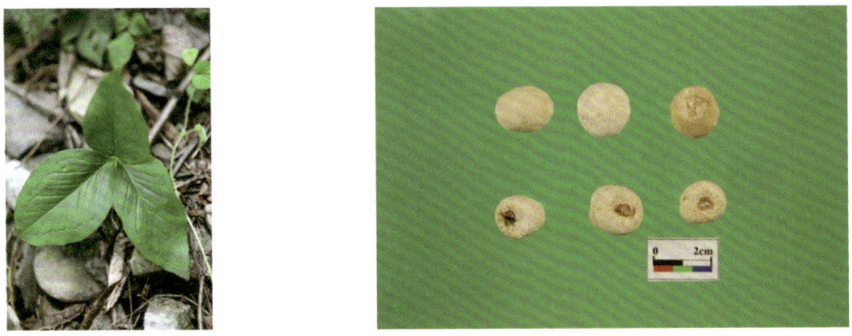

彩图 36　半夏（*Pinellia ternata*）植物及药材

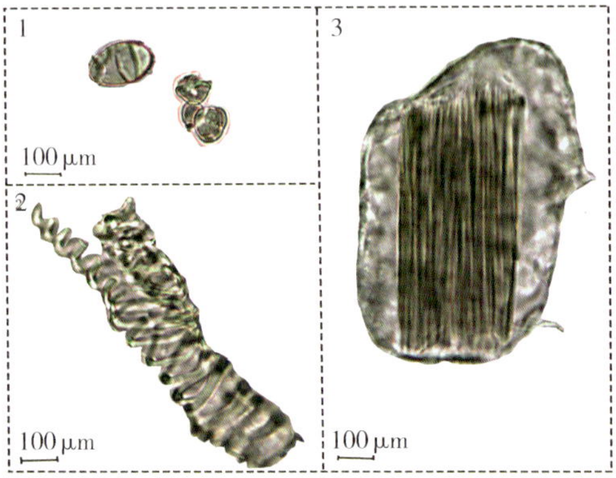

彩图 37　半夏（*Pinellia ternata* 块茎）粉末

1. 淀粉粒；2. 螺纹导管；3. 草酸钙针晶

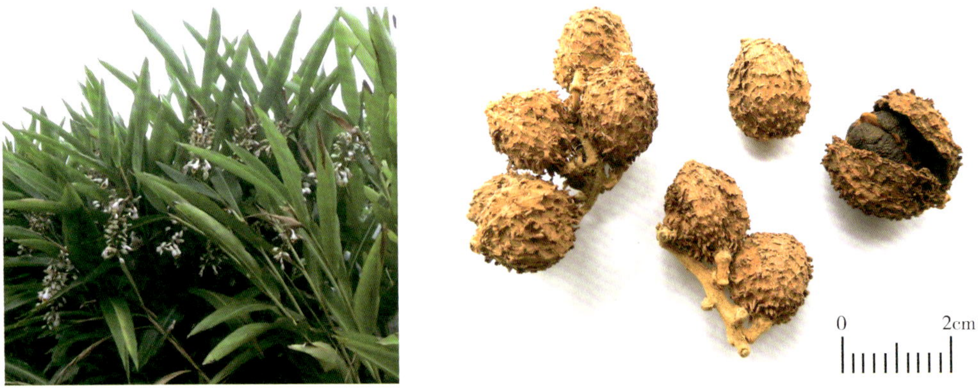

彩图 38　阳春砂（*Amomum villosum*）植物及砂仁药材

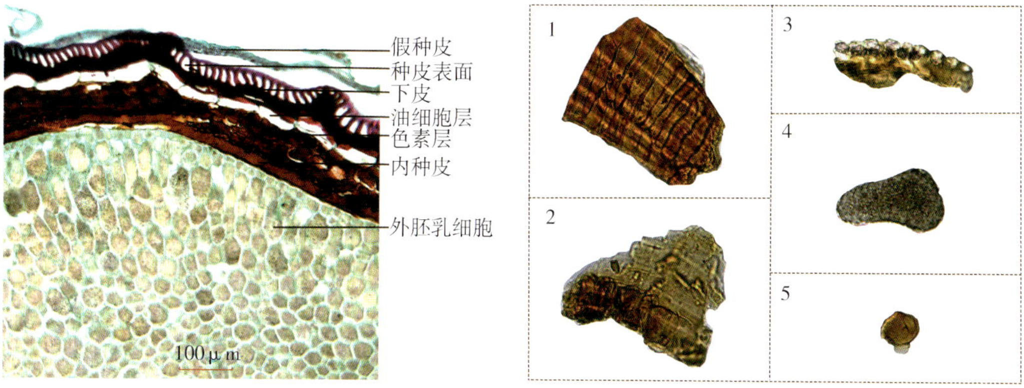

彩图 39　砂仁（*Amomum villosum* 种子）横切面及（果实）粉末

1. 种皮表皮及下皮细胞；2. 内种皮厚壁细胞；

3. 色素层细胞；4. 胚乳细胞；5. 油细胞

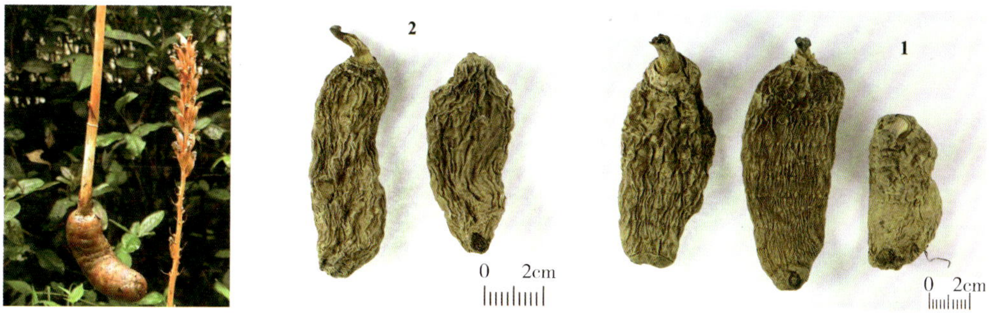

彩图 40　天麻（*Gastrodia elata*）植物及药材

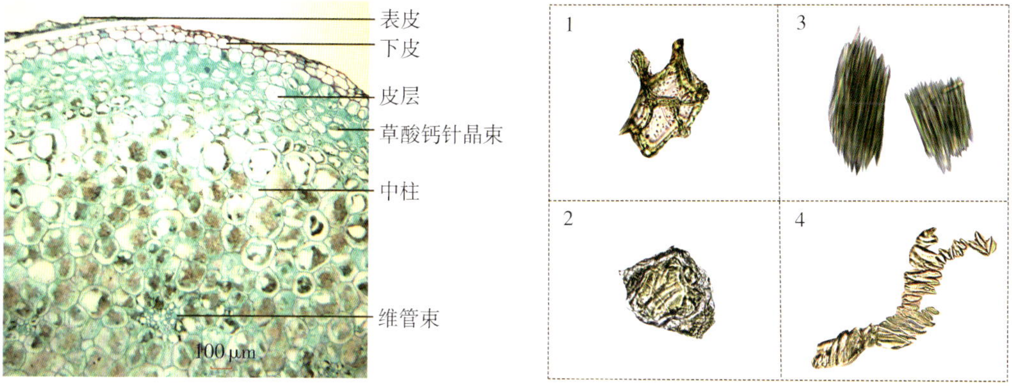

彩图 41　天麻（*Gastrodia elata* 块茎）横切面及粉末

1. 厚壁细胞；2. 糊化多糖细胞；3. 草酸钙针晶；4. 导管

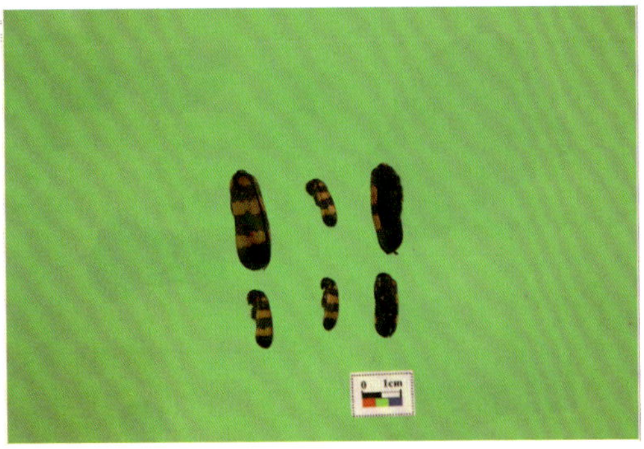

彩图 42 斑蝥药材

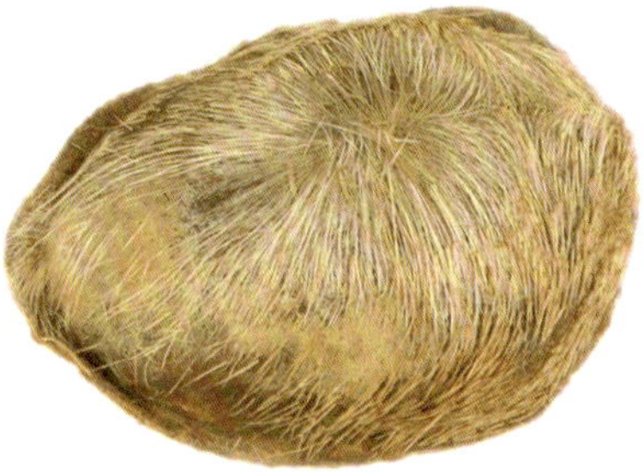

彩图 43 麝香药材（毛壳麝香）

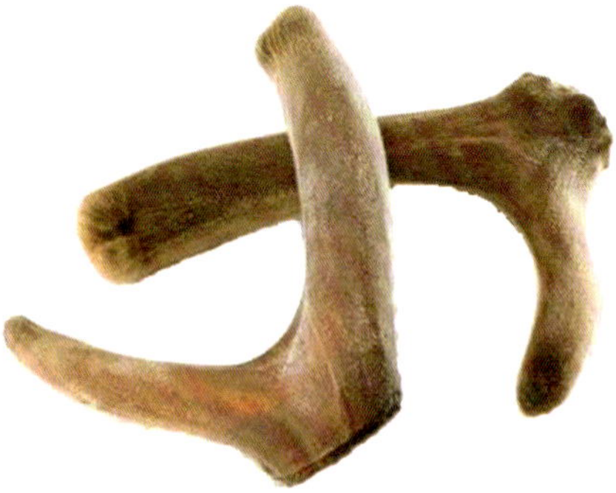

彩图 44 鹿茸药材（梅花鹿茸）

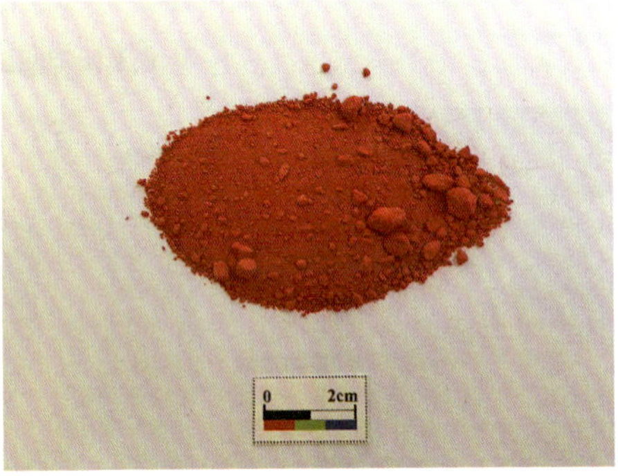

彩图 45 朱砂药材

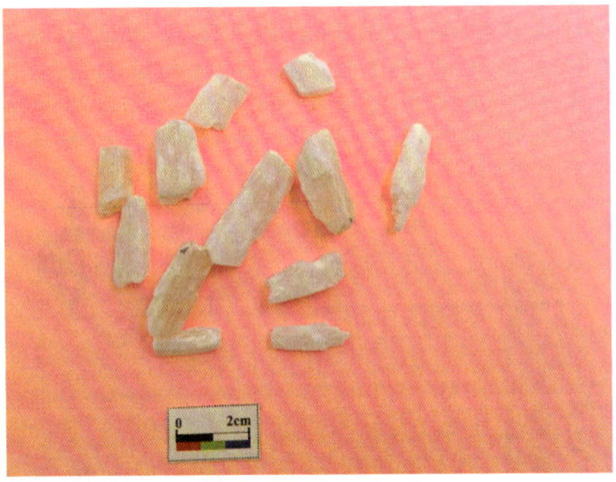

彩图 46 石膏药材